U0291930

儿童视觉发育诊断与治疗

Visual Development, Diagnosis, and Treatment of the Pediatric Patient

主　编　Pamela H. Schnell
Marc B. Taub
Robert H. Duckman

第2版

Second Edition

主　译　周　悦　乔　彤

译　者（以姓氏拼音为序）

柴　勇	方一明	冯景娆	顾国贞	金丽文	孔繁琪
李晓柠	刘　娜	刘陇黔	刘宁宁	罗　杰	孟晓丽
乔　彤	施　维	宋叶飞	田春雨	汪育文	王　凤
王　娜	王　雪	王乐今	王奇骅	王韧琰	王育文
肖　林	徐冬冬	杨　晖	杨　晓	杨智宽	易军晖
张　聪	张铭志	郑佩杰	周　悦	卓小华	

人民卫生出版社
·北京·

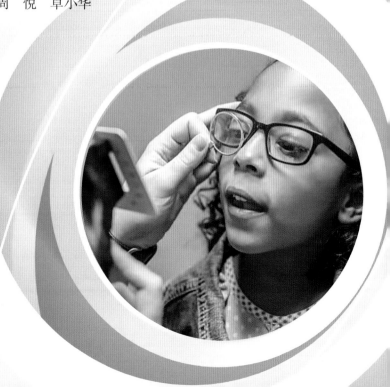

Pamela H. Schnell, Marc B. Taub, Robert H. Duckman: Visual Development, Diagnosis, and Treatment of the Pediatric Patient, 2nd ed, ISBN: 9781975111441

© 2020 by Lippincott Williams and Wilkins, a Wolters Kluwer business. All rights reserved.

This is a Simplified Chinese translation published by arrangement with Lippincott Williams & Wilkins/Wolters Kluwer Health, Inc., USA.

本书提供了药物的适应证、副作用和剂量疗程，可能根据实际情况进行调整。读者须阅读药品包括盒内的使用说明书，并遵照医嘱使用。本书的作者、编辑、出版者或发行者对因使用本书信息所造成的错误、疏忽或任何后果不承担责任，对出版物的内容不做明示的或隐含的保证。作者、编辑、出版者或发行者对由本书引起的任何人身伤害或财产损害不承担任何责任。

图书在版编目（CIP）数据

儿童视觉发育诊断与治疗 / （美）帕姆·H. 施内尔
（Pamela H. Schnell），（美）马克·B. 陶布
（Marc B. Taub），（美）罗伯特·H. 杜克曼
（Robert H. Duckman）主编；周悦，乔彤主译 . —北京：
人民卫生出版社，2023.5
　　ISBN 978-7-117-34268-1

　　Ⅰ.①儿⋯　Ⅱ.①帕⋯ ②马⋯ ③罗⋯ ④周⋯ ⑤乔
⋯　Ⅲ.①小儿疾病 – 视觉障碍 – 诊疗　Ⅳ.①R779.7

中国版本图书馆 CIP 数据核字（2022）第 252123 号

人卫智网	www.ipmph.com	医学教育、学术、考试、健康，购书智慧智能综合服务平台
人卫官网	www.pmph.com	人卫官方资讯发布平台

图字：01-2020-4656 号

儿童视觉发育诊断与治疗
Ertong Shijue Fayu Zhenduan yu Zhiliao

主　　译：周　悦　乔　彤
出版发行：人民卫生出版社（中继线 010-59780011）
地　　址：北京市朝阳区潘家园南里 19 号
邮　　编：100021
E - mail：pmph @ pmph.com
购书热线：010-59787592　010-59787584　010-65264830
印　　刷：人卫印务（北京）有限公司
经　　销：新华书店
开　　本：787×1092　1/16　印张：48　字数：1168 千字
版　　次：2023 年 5 月第 1 版
印　　次：2023 年 6 月第 1 次印刷
标准书号：ISBN 978-7-117-34268-1
定　　价：358.00 元

打击盗版举报电话：**010-59787491**　**E-mail：WQ @ pmph.com**
质量问题联系电话：010-59787234　**E-mail：zhiliang @ pmph.com**
数字融合服务电话：**4001118166**　　**E-mail：zengzhi @ pmph.com**

主译简介

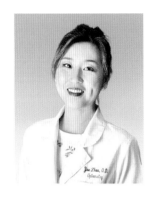 **周　悦**　视光学博士（OD），医学博士（MD），美国视觉发育视光师协会资深会员（FCOVD），美国眼视光学院高级研究员（FAAO），美国西部健康大学视光学博士，美国学习与视觉协会创始人，爱悦国际视光教育平台创始人，美国 ONO Eye Care Center 创始人。

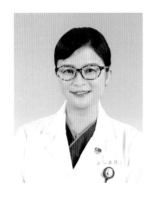 **乔　彤**　主任医师、眼科学博士，AAO、WOPOS 会员，中国女医师协会第一届眼科专业委员会委员，中国残疾人联合会集善光明健康行斜视弱视组组长，中国女医师协会第三届眼科专业委员会儿童眼病组副组长，上海医学会眼科分会斜视组副组长，人民日报健康版全国近视防控专家组委员。

主　编

Pamela H. Schnell, OD, FAAO
Associate Professor
Southern College of Optometry
Memphis, Tennessee

Marc B. Taub, OD, MS, FAAO, FCOVD, FNAP
Professor
Chief, Vision Therapy and Rehabilitation
Southern College of Optometry
Memphis, Tennessee

Robert H. Duckman, OD, MA, FAAO
Professor Emeritus
State University of New York
College of Optometry
New York, New York

Deborah Amster, OD, FAAO, FCOVD
Associate Clinical Professor
Chief, Pediatrics
State University of New York
College of Optometry
New York, New York

Amelia G. Bartolone, OD, FAAO
Mid-Hudson Vision Therapy
New Paltz, New York
Consulting Optometrist
Northeast Center for Rehabilitation and Brain Injury
Lake Katrine, New York

Marie I. Bodack, OD, FAAO, FCOVD
Associate Professor
Chief, Pediatric Primary Care Services
Southern College of Optometry
Memphis, Tennessee

T. Rowan Candy, BS Optom, PhD, FARVO
Professor
Indiana University School of Optometry
Bloomington, Indiana

Ida Chung-Lock, OD, MSHE, FCOVD, FAAO
Associate Dean of Academic Affairs
Western University of Health Sciences College of Optometry
Pomona, California

Patricia M. Cisarik, OD, PhD, FAAO
Professor
Southern College of Optometry
Memphis, Tennessee

Karl Citek, OD, PhD, FAAO
Professor
College of Optometry
Pacific University
Forest Grove, Oregon

Janette D. Dumas, OD, FAAO, FCOVD
Associate Professor

Southern College of Optometry
Memphis, Tennessee

Christina Esposito, OD, FAAO, FCOVD
Assistant Professor
Arizona College of Optometry
Midwestern University
Glendale, Arizona

Alicia Groce, OD, FAAO
Assistant Professor
Southern College of Optometry
Memphis, Tennessee

MH. Esther Han, OD, FCOVD, FAAO
Associate Clinical Professor
State University of New York
College of Optometry
New York, New York

Silvia Han, OD, FAAO
Assistant Professor
Southern California College of Optometry
Marshall B. Ketchum University
Fullerton, California

Paul A. Harris, OD, FCOVD, FACBO, FAAO, FNAP
Professor
Southern College of Optometry
Memphis, Tennessee

Geoffrey A. Heddle, OD, FCSO
Private Practice
Granger, Indiana

Kristi A. Jensen, OD, FCOVD
Optometric Center for Family Vision Care and Vision Therapy
San Carlos, California

Barry S. Kran, OD, FAAO
Professor
New England College of Optometry
Boston, Massachusetts
Optometric Director
NECO Center for Eye Care Low Vision Clinic
Perkins School for the Blind
Watertown, Massachusetts

James Kundart, OD, MEd, FAAO, FCOVD-A
Professor
Pacific University College of Optometry
Forest Grove, Oregon

Eunice Myung Lee, OD, FAAO
Assistant Professor
Coordinator, Pediatric Contact Lens Service
Southern California College of Optometry
Marshall B. Ketchum University
Fullerton, California

Stefania M. Paniccia Lombardi, OD, MS, FAAO
Faculty of Medicine
Oios Puerto Rico
Metro Pavia Clinic Arecibo
Arecibo, Puerto Rico

Richard London, MA, OD, FAAO
Professor Emeritus
College of Optometry
Pacific University
Forest Grove, Oregon

Don W. Lyon, OD, MS, FAAO
Clinical Professor
Indiana University School of Optometry
Bloomington, Indiana

Kelly A. Malloy, OD, FAAO
Professor
Chief, Neuro-Ophthalmic Disease Service
Pennsylvania College of Optometry
Salus University
Elkins Park, Pennsylvania

Rebecca Marinoff, OD, FAAO
Associate Clinical Professor
State University of New York
College of Optometry
New York, New York

Caitlin C. Miller, OD, FAAO
Assistant Professor
Arizona College of Optometry
Midwestern University
Glendale, Arizona

Mark Rosenfield, MCOptom, PhD, FAAO
Professor
State University of New York
College of Optometry
New York, New York

Nicole C. Ross, OD, MSc
Associate Professor
New England College of Optometry
Boston, Massachusetts
Attending Optometrist, Low Vision Rehabilitation
NECO Center for Eye Care
Perkins School for the Blind
Watertown, Massachusetts

Daniella Rutner, OD, MS, FAAO, FCOVD
Associate Clinical Professor
Chief, Vision Rehabilitation
State University of New York
College of Optometry
New York, New York

Amar Sayani, OD, FAAO
Assistant Professor
Nova Southeastern University
College of Optometry
Fort Lauderdale, Florida

Julie Shalhoub, OD, FAAO
Assistant Professor
Southern College of Optometry
Memphis, Tennessee

Jennifer S. Simonson, OD, FCOVD
Boulder Valley Vision Therapy, P.C.
Boulder, Colorado

Samantha Slotnick, OD, FAAO, FCOVD
Private Practice
Scarsdale, New York

Glen T. Steele, OD, FCOVD, FAAO, FNAP
Professor
Southern College of Optometry
Memphis, Tennessee

Yin C. Tea, OD, FAAO
Associate Professor
Chief, Pediatrics and Binocular Vision
Nova Southeastern University

College of Optometry
Davie, Florida

Kara Tison, OD, FAAO
Assistant Professor
Department of Ophthalmology and Visual Sciences
University of Louisville
Louisville, Kentucky

Mary Bartuccio Valentino, OD, FAAO, FCOVD
Associate Professor
Southern College of Optometry
Memphis, Tennessee

Marilyn Vricella, OD, FCOVD
Associate Clinical Professor
State University of New York
College of Optometry
New York, New York

Jeffrey J. Walline, OD, PhD, FAAO
Associate Dean for Research
College of Optometry
The Ohio State University
Columbus, Ohio

Darick Wright, MA, COMS, CLVT
Orientation and Mobility Coordinator
Vision Studies Program
University of Massachusetts—Boston
Boston, Massachusetts

Melissa A. Zarn Urankar, OD, FAAO
Assistant Professor
Southern College of Optometry
Memphis, Tennessee

第 1 版编者名单

Israel Abramov, PhD
Professor
Applied Vision Institute, Psychology Department
Brooklyn College of the City University of New York
Brooklyn, New York
Chapter 8

Jay M. Cohen, OD, FAAO
Professor of Optometry
Clinical Sciences Department
State University of New York
College of Optometry
New York, New York
Chapter 21

Jojo W. Du, BAppSc (Optom), MS
Private Practice
Brisbane, Australia
Chapter 7

David E. FitzGerald, OD, FAAO, FCOVD
Clinical Professor Emeritus
State University of New York
College of Optometry
New York, New York
Chapter 4

James Gordon, PhD
Professor
Psychology Department
Hunter College of the City University of New York
New York, New York
Chapter 8

David A. Maze, OD, FCOVD, FAAO
Private Practice

Westmont, Illinois
Chapter 9

Jordan R. Pola, PhD
Distinguished Teaching Professor
Department of Biological and Vision Sciences
State University of New York
College of Optometry
New York, New York
Chapter 5

前　言

第一次接触这本书是在 2013 年，我在美国读视光学博士的时候，这本书对我当时的学习、实习以及毕业后的执业有非常大的启发和帮助。当我 2020 年惊喜地得知第 2 版在美国面市时，就立刻联系 Dr. Schnell 和出版社，并迅速组建了国内的翻译和审校团队。

近 30~40 年来，随着医疗科技的飞速发展，视觉与脑发育的研究越来越深入，以至于如今很多发育性视觉问题的诊疗方案较 20 年前，出现了一些颠覆性的临床诊疗应用。

目前，在北美与其他许多欧美国家已经形成了一套较完善的从出生到成年，视觉发育关键时期的系统的诊疗体系。强调这一类人群的眼科及视觉发育问题——防远大于治，完全有可能将 90% 的此类视觉问题在病因阶段就进行处理和干预，从根本上降低疾病的发生率，为社会和家庭带来根本性的益处。

我国儿童眼科尤其是视觉发育和视觉康复诊疗目前还处于初级阶段，这方面的临床系统指南类书籍几乎处于空白状态。这也大大限制了我国相关领域的人才培养以及临床诊疗向更深层次的发展和快速地普及的可能性。

本书的严谨和系统性，使其一直成为北美很多视光学学院的教学参考书，是一本在临床诊疗和研究方面非常有价值的书籍。而第 2 版，更精益求精、与时俱进地加入了很多最新的循证诊断和治疗方案，例如：如何给低龄的儿童开展视觉训练，运动视觉，儿童低视力康复以及护理指南等等，使整本书具有更强的临床应用性，更好地指导一线儿童眼科工作者为患者提供更系统和更高层次的诊疗服务。

原书中很多理念和概念都是首次被翻译成中文。近一年的时间里，几十位儿童视觉发育方面的眼科教授、视光学医生以及治疗师等经过反复推敲、校对、查阅文献和相关书籍，以求更精准地翻译出作者的原意，将这本最新版的教科书级别的儿童视觉发育诊疗指南呈现给中国广大的相关医务工作者。

愿本书能给中国儿童眼病的诊疗带来结构性、革命性的启发，让"防大于治"的理念和诊疗体系能真正地得到实践并迅速普及全国，造福每一个社区和家庭。

再次感谢本书的中文翻译团队的每一位成员，爱悦国际视光教育，以及人民卫生出版社对本书的大力支持！

周　悦

2023 年 4 月

原著前言

我们对婴幼儿以及儿童视觉发育的了解相对较新。直到过去的 30~40 年，我们才认识到儿童的视觉功能是多么的精密且复杂。我们仍然有很多不了解的领域，但在过去的 30~40 年，已经有大量的科学研究，研究了从出生到青春期的视觉功能。本书编写的动机，旨在作为一本教科书，用于视光学课程。这本书一开始只是一本纯粹的理论书。然而，随着本书内容的拓展，那些决定成为视光学医生的本专业学生，也需要了解评估婴幼儿视觉功能的实际应用。这本书的概念被扩展到儿童患者的实践或诊断方面。随着本书第二部分的编写，问题出现了，如果发现异常情况该怎么办？医生需要治疗患者。因此，增加了本书的第三部分内容——治疗。这本书的独特之处在于可以从理论上了解视觉发育、检查方式和治疗模式。这一点非常重要，因为越来越多的婴幼儿以及儿童在私人诊所就诊，需要临床医生提前做好准备。

美国儿科学会、美国儿科眼科学会和美国视光协会建议，儿童应该在 6 个月、2~3 岁、入学时进行视觉评估，这一点极为重要，以便尽早发现视觉问题，进行干预。"InfantSEE"就是这样一个项目，约有 4 000 名视光学医生参与其中，承诺为每个不满一岁的儿童进行免费的视觉评估。目的是早发现视觉异常，如斜视、屈光参差、弱视或病理性眼病，早干预是恢复正常视觉功能最有效的方法。各州立法机构正在制定法律，要求所有儿童在入学前必须进行视觉检查，随着越来越多州的法律通过将眼科检查作为入学的一项硬性要求，越来越多的儿童将出现在眼科诊所。

本书提供了视觉发育的理论背景，幼儿检查的基本临床方法，视觉异常的管理指南，儿童正常发育的信息，以及对有特殊需要儿童的讨论。

本书主要是为眼保健护理者所作，也可供作业、物理和言语治疗师阅读。这里有大量的治疗项目，可用于改善眼球追踪、眼球注视和手眼协调能力。当然，它也是任何视觉发育课程的理想教材。

Robert H. Duckman，2006

原著致谢

2011年,当我来到田纳西州的孟菲斯,加入我的母校南部视光学院(Southern College of Optometry, SCO)成为一名老师时,我已经开始考虑更新这本令人惊叹的书。我在纽约州立大学视光学院(State University of New York College of Optometry)做了10年的教师,很荣幸能成为Bob原始写作团队的一员。在SCO工作的前几周,我联系了Bob,问他是否计划推出第2版;我有时间,可以开始更新我的章节吗?他让我放手去做,如果我有兴趣,可以自己承担第2版的内容!虽然当时我还没有准备好解决这个问题,但没过多久,Marc和我就合作了多个项目!很快,我们就清楚地认识到,我们已经为迎接这一挑战做好了准备。

我对Bob的远见深表感谢。创作这部分内容,填补了文献中一个急需的空白,我非常感谢他对我的信任,起初我是作为撰稿人,现在是主编之一。把这样一个"爱的结晶"托付给他人并不容易,感谢他允许我把这个项目推向未来。还感谢Marc加入了我们。我们真的是一支伟大的团队!南部视光学院给予了我出乎意料的支持,让我再次开始了这类项目。非常感谢政府部门和同事们的鼓励。还要感谢我们的编写团队。对现有章节的更新,以及几个全新章节的撰写,都是完整而详细的,大家竭尽全力帮助我们,共同实现此版本的出版。

最后,如果没有我的丈夫David,我将无法完成此项目。他在整个过程中都提供了帮助。他允许我独自一人在客房里撰写内容,并为我提供了无数咖啡及葡萄酒!他为我做了无数次饭,他毫不犹豫地处理我在这一工作中遗漏的细节。他在我工作时,清楚知晓何时留我独处,何时劝我休息。谢谢你,亲爱的,这部分是为了表达对你的感谢。

Pamela H. Schnell

我要感谢我的家人在我投入这个项目中给予我的支持。我的妻子Elissa给了我在工作日和周末写作和编辑加工所需的时间。我的孩子Seth和Ari,在足球和棒球训练时允许我编辑,这值得称赞。感谢我的父母和岳父母检查我的进度,在每一步都给予支持。感谢南部视光学院提供的所有支持,特别是图书馆工作人员,他们似乎能立即找到我们需要的一切,感谢出版团队,他们为这本书提供了大量照片。我很荣幸能与这群了不起的作家合作。他们真的是最好的。感谢他们的努力,感谢他们付出自己的时间。我也很荣幸再次与Pam共事。

Marc B. Taub

我想把这本书献给Pamela Schnell和Marc Taub,感谢他们为第2版的问世所做的巨大努力。我还想把它献给全世界数百万需要,但没有得到充分视觉护理的儿童。

Robert H. Duckman

目　　录

第3部分 治疗策略

引　言

Pamela H. Schnell　　Marc B. Taub　　Robert H. Duckman

第 1 版引言

在 40 年前,当问及眼科护理专业人员时,他们会建议家长,在孩子 5 岁左右时检查眼睛。当时人们认为,儿童在出生时视力不好,直到 5 岁左右才能达到 20/20 的视力。儿童在眼科医生办公室都是"不受欢迎的人"。原因很简单,很少有可用的测试,评估婴儿能看到或看不到什么,医护人员在面对这些小小的孩子时,感到"无能"和"不舒服",甚至被他们吓倒。让我困惑的是,我的学生都掌握了青少年和成年人的测试方法,但当他们面对小孩时,又表现得像个新手。因此,视觉检查通常推迟到孩子们进入小学时进行。到 5 岁时,临床医生才开始评估视力,以及眼位、屈光和眼部健康。

大约在 20 世纪 60 年代末 70 年代初,实验心理学家利用 Robert Fantz 关于婴儿视觉偏好的一些观察结果,开始探索婴儿的视觉功能。当他们收集数据并发表时,越来越多的人对进一步研究婴幼儿的视觉功能产生了兴趣。慢慢地,这些科学家开始意识到,婴儿的视觉能力明显比任何人想象的都强。

心理测量对于科学研究是必要的,但太耗时和烦琐,无法用于临床。因此,在一段时间内,实验室内开发的用于测量婴儿视觉能力的技术,仍然留在实验室中。到 20 世纪 80 年代初,已经收集了足够的数据来建立规范,并开始"简化"实验室测试。有了新生儿和幼儿的既定测试,可以缩短检查程序,实现阈值结果。例如,一种称为强制选择性优先观看(FPL)的技术,基于 Fantz 的观察结果,婴儿在观看时,会更喜欢观看有图案的视野,而不是具有相同亮度值的均匀视野。这是 FPL 测试所基于的前提。于是,这个测试诞生了。在早期,不知道不同年龄的婴儿能看到什么。因此,所有年龄段的人都必须接受心理测试。这确实花费了数年时间,但在收集了足够的数据后,他们能够使用这项技术,为不同年龄的婴儿和学步幼儿建立常模表。这些标准基于数千名婴儿和青少年,以及数万次试验。在汇编这些数据时,确定了该测试的年龄标准。一旦确定了年龄标准,研究人员就开始尝试简化该测试,使检查更快捷,从而更具临床应用价值。这项技术慢慢地从一个完全不切实际的实验室范式,转变为今天在临床环境中对婴儿进行评估的行为敏锐度测量标准。

婴儿视觉功能的所有方面,都以类似的方式进行了探讨:婴儿立体视觉、婴儿融像、婴儿对比敏感度功能、婴儿色觉等。对习得语言能力前的儿童的视觉功能的研究,最让我着迷的是实验室范式的令人难以置信的独创性。实验心理学家通过发现一些可以全面推广到所有婴儿的行为,调整了他们所需要的信息。然后,他们"创造"了实验设计,使他们能够获得想要的信息。他们使用这些设计来获得所需的视觉信息,最终,这些技术被转化为可靠的临床

1

工具。因此，我们现在有了一系列临床工具，可以用来评估婴儿的视觉功能。这为什么如此重要？随着婴儿视觉研究多年来的发展，我们学到了许多以前未知的东西。我们所学到的一件重要事情是，婴儿的视觉能力和复杂程度，比以前所认为的要有能力和成熟得多。事实上，在视觉功能的许多方面，婴儿在6月龄或更早的时候的表现得几乎与成年人一样好。例如，人们认为新生儿在出生时不能完成近距离调节，调节能力被"锁定"在5D。因此，新生儿能看清的距离不超过20cm（8英寸，1英寸约为2.54cm）。然而，最近的实验清楚地表明，新生儿可以进行调节。新生儿的调节反应可能不如成年人准确，但确实存在。到2~3月龄时，这些反应接近成年人的准确度。

随着我们开始更多地了解婴儿视觉系统的早熟性，以及实验室获得的可用于评估视觉功能的临床技术，临床医生开始评估年龄越来越小的儿童。由于对婴儿视觉能力的了解不断增加，并开发了临床工具来评估婴儿的视觉能力，因此在儿童早期评估视觉变得更加重要。现在普遍建议婴儿在6月龄时进行第1次眼科检查，而不是像1970年之前通常建议的5岁。美国儿科学会[1]、美国小儿眼科和斜视协会[2]、美国眼科学会[3]、美国视光协会[4]都发表了声明，建议儿童在6月龄之前进行首次视觉检查。我们知道，到6月龄时，婴儿在许多方面都具有接近成人的视觉功能。

我们也知道，如果能更早地诊断出视觉问题，就能更早地开始治疗。如果能够及早干预，在剥夺造成不可逆转的丧失之前，将会有更好的机会，恢复正常的视觉功能。我们在6月龄时对斜视性弱视进行干预，比在5岁或15岁时更容易。如果能在早期识别屈光参差，就可以为双眼提供正常的刺激，防止屈光参差性弱视。通常，早期发现眼部病变，可以从生理和功能角度改善儿童的预后。随着视觉发育领域的发展，我们现在有了探索和干预的工具，以改善、恢复视觉功能，提高儿童一生的生活质量。

视觉障碍会对孩子的发育产生非常重要的影响。除了视觉方面，它还可能导致生长和发育、姿势、社会互动、抬头、视觉意识和探索、空间概念、平衡和听觉方向等方面的异常。例如，如果婴儿出生时患有视觉障碍，视觉能力可能会严重受损，以至于无法与父母进行眼神交流，这严重干扰了亲子关系的发展。另一个例子是，婴儿俯卧在婴儿床上时，抬起躯体和头部的刺激，是来自婴儿床外物体的刺激（该刺激，可使婴儿重复这种运动活动）。如果视觉障碍不允许婴儿有足够的分辨能力"看到"空间中的物体，儿童将失去兴趣，不会抬起头部和躯体。这将对上半身肌肉的发育产生重大影响。视觉驱动着视觉系统之外的其他系统的发育，因此视觉异常会影响许多领域的发育。

婴儿期和蹒跚学步期似乎最具"可塑性"。与7岁儿童、青少年或成年人的同等剥夺相比，这段时间内的剥夺将产生更大的影响。这也是一段因剥夺而丧失功能最容易恢复的时期。视觉问题的早期诊断对视觉功能、运动功能、认知发展和学习有很大影响。当发现视觉异常时，视光师有能力介入并进行干预。这会对儿童的发展产生巨大影响。

所以写作本书。我坚信，及时诊断视觉问题，进行早期干预，对于视觉异常的婴幼儿恢复正常视觉至关重要。然而，尽管社会需求不断增长，目前还并没有足够的资源，来为所有婴儿进行评估。如果所有婴幼儿的父母都为他们的孩子进行眼科检查，那么这方面的临床医生就会严重短缺。因此，我们的目标必须是培养更多的临床医生，使他们在为幼儿提供视觉需求方面知识渊博、得心应手。作为纽约州立大学视光学院的视光学教授，我教视觉发育课程十多年了。但从未发现一本著作能满足我在课程中所教授知识的所有方面。因此，我到处收集，直到我收集了所有需要的内容。我想我应该写一本书，作为视觉发育课程的教材。然而，我也是该学院临床医院——大学视光中心的一名临床医生，在那里我可以看到婴儿和儿童患者。我教学生应该对这些患者做什么，为什么这样做，以及如何做，我教他们早期干预的重要性。但对婴儿的干预不同于对成年患者的干预。对婴儿的干预必须考虑到发育因素，例如何时适合配戴镜片，以及如何开处方。必须根据孩子和他们的父母情况进行修改。因此，在临床环境中，他们学习婴儿视觉检查的实际问题。他们学习如何评估婴儿，临床技术是什么，然后学习干预。

我写本书的目的有三，因此这本书分为 3 个主要部分：第 1 部分是视觉发育的理论讨论；第 2 部分描述可用于评估儿童视觉功能的临床工具；第 3 部分是关于可用于解决这些问题的临床技术。我希望每个人都能以足够的舒适程度离开，以便将他们的经验分享在儿童患者的检查和视觉护理的研究上。

在我的职业生涯和与孩子们的相处中，还有一件事让我感到惊讶，那就是我从女儿出生起就对她进行了观察，事实上，成年人低估了孩子的能力，无论是视觉能力、认知能力还是运动能力。这点非同寻常，似乎是普遍存在的。直到 20 世纪 70 年代初，人们普遍认为儿童不能通过视觉很好地发挥功能，并且在认知上，他们无法理解周围的世界。只是在过去 40 年里，我们才开始了解婴儿的视觉系统到底有多早熟，以及我们有多低估了他们的能力。在我女儿只有 3 天大的时候，就能对一些视觉刺激表现出出色的扫视注视。她在很小的时候就能保持注意力并准确地扫视，这点与我在视光学校学到的不同。在视光学校，我了解到儿童直到 5 岁左右才具备成人视觉能力。多年来，事实证明，在很多方面都需要修正。

在本书中，始终牢记"功能"。如果不了解功能是什么，我们就无法知晓成人和新生儿功能之间是否有显著差异。考虑到这一点，我将指出视觉的主要功能，是从我们所处的环境中收集的光学空间信息，以便我们能够拥有在该环境中知道运动所需的感官信息。有了视觉，我们可以做和指导许多其他事情。但最重要的是，视觉提供了引导空间运动所需的信息。

视觉是一个让我们了解环境空间布局的过程，这一过程本质上是不断发展的。我一直很好奇新生儿在出生的第 1 天"看到"了什么。如果可能的话，我很乐意去当一个 1 天大的婴儿，感知一下事物。虽然婴儿看到的东西可能还没有任何认知上的意义，但它"看起来"和我们看见的是一样的吗？我们知道婴儿的视力低下，但确实存在。新生儿肯定可以保持注视和改变注视。从一开始，色觉（如果存在的话）就远远不是三色性的。同样没有认知成分的形式感知也是存在的。通过视觉科学，我们学习了一些关于视觉功能及其发展的知识。我们越来越接近最早视觉体验的"真相"。

出生后，另一个问题出现了，这是一个过去常常让先天与后天对立的问题。在最古老的形式中，人们会问，这是自然还是发育来的？早期，人们试图证明基因或环境"控制"了发育。然而，今天我们更多地关注各自的贡献。有些事情完全归因于其中一个或另一个，但还有许多其他事情涉及两者的重大贡献。未成熟的中央凹可能是先天和后天共同促进发育的最好例子之一。出生时，中央凹比成人中央凹大得多，并且视锥细胞排列松散（未成熟的视锥体）。出生时，有来自内核层（inner nuclear layer，INL）的细胞，覆盖在中央凹上方。在最初的几个月里，这些 INL 细胞呈放射状向外迁移，而中央凹锥体呈放射状向内迁移。人们已经注意到，出生后不会出现新的中央凹锥体，在这种迁移过程中，细胞之间的连接不会中断，迁移的位置保持准确。因此，"自然"负责细胞的迁移，"发育"负责"重新校准"每个锥体的空间值，以便在整个迁移过程中，物体的定位保持准确。

关于视觉，我们仍然在探索，但我们的知识正在不断增长。我希望这些知识能够扩展，临床医生能够更普遍地接受婴幼儿的视觉护理。

为了强调早期视觉检查的重要性，目前正在采取两项举措。一是各州进行立法授权，如肯塔基州和田纳西州，所有儿童在入学前，都要进行全面的视觉检查。还有其他州正试图颁布类似的立法。二是 2005 年 6 月开始的倡议，被称为"InfantSEE"，这是一个涉及约 4 000 名美国视光学医生的项目，为了鼓励父母尽早检查婴儿的眼睛，他们将在婴儿出生后的第一年内，提供免费的公共卫生服务，进行初步的眼睛和视觉评估。InfantSEE 将强调弱视和病理性视觉问题的早期诊断和干预，如斜视、屈光参差和眼部健康异常。随着 InfantSEE 的引入和州立法规定的早期眼科检查，对儿科患者服务的视光专业人员的需求将增加，公众也将意识到这些检查的可用性和重要性。视觉问题的早期识别和早期干预，将减少屈光性和斜视性弱视、屈光参差性弱视和调节性内斜视等疾病的患病率。视觉是一种非常重要的学习方式，未经矫正的视觉异常会显著影响学习。如前所述，最重要的是尽早发现这些异常并干预。通常情况下，视觉异常在造成严重且往往不可逆转的损害之前无法识别。

在私立儿童医院中，只有 39% 的 3 岁儿童接受了视觉问题筛查[5]。此外，在接受视觉测试但未通过的孩子中，有一半的父母不知道这一事实。在 4 岁以下的儿童中，进行视觉评估的儿童不到 40%[5-6]。眼部疾病是视觉问题的主要原因，并在约 5% 的人群中会导致弱视[6-9]。视觉障碍是美国第四大最常见的残疾，也是儿童时期最常见的残疾[10]。像这样的情况很容易列出，更困难的是改变统计数字，以便更多的儿童在早期接受筛查和 / 或评估。这样，在可以通过干预恢复正常视觉功能的年龄，可以发现这些问题并治疗。

眼科护理专业人员，无论是视光学医生还是眼科医生，都有能力改变和塑造生活。医生在儿童足够小的年龄时，对现有的视觉问题进行干预，可以将其异常视觉系统恢复正常功能，从而影响整体生活。我们一生都在学习，我们学习的一个非常重要的部分，是通过视觉来实现的[11]。如果输入"损坏"，输出也会"损坏"。在足够小的年龄就被"抓住"并接受干预的儿童可以完全康复。这样，这些孩子就可以过上正常的生活，并且一辈子都不会受视觉系统异常影响。所有改变都来自早期的简单干预。希望本书能再次激励那些不喜欢与孩子打交道的人，让他们适应并开始工作，让那些喜欢与孩子一起工作的人，扩展他们的专业知识。我希望这本书能够实现这两个目标。

Robert H. Duckman，2006

第 2 版补充

上面的引言是为这本书的第 1 版而写的，在很多方面仍然适用。这本教科书的需求量巨大。几年前，在完成对另一本书的编写后的一次讨论中，那本书的作者希望用他的母语写一篇关于儿童视觉的书籍，并询问了英语版的儿科著作。我们很快发现，最完整的文本，正是这本书，但当时它已经有 12 年的历史了。Pam 是该教材第 1 版的多个章节作者。我们联系了 Bob,他现在居住在科罗拉多州,已经退休,正在环游世界。当问他是否有兴趣制作第 2 版时,他告诉我们,之前已经提出过要求,但当时他已接近退休,没有时间在离开纽约州立大学之前完成下一版。在我们开口前,他先问我们是否会考虑推进这个项目,当然,我们马上就同意了!

当我们仔细检查内容时,我们发现需要以某种方式更新所有的章节,因为证据基础已经改变。在某些内容上,需要全新的章节。我们还决定增加新的主题,以扩大本书的适用范围,包括关于特殊人群、电生理、运动视觉和神经功能的章节。我们赞同 Bob 的想法,这本书激励了所有的视光学医生(那些不愿意检查这些人群以扩大他们的舒适区的医生,以及那些已习惯检查儿童患者,继续成长和增加理解深度的医生)。作为南部视光学院的教师,我们也赞同 Bob 的观点,即需要一本著作来教学生有关儿童视力和视觉发育的知识。我们拥有的第 1 版在过去的 12 年中,是非常宝贵的,我们希望新版对其他人也同样有用。我们非常自豪地为您带来这本关于儿童视觉的里程碑式著作的第 2 版。

Pamela H. Schnell,Marc B. Taub,2019

参考文献

1. American Academy of Pediatrics, Committee on Practice and Ambulatory Medicine, Section on Ophthalmology. Eye examination and vision screening in infants, children, and young adults. *Pediatrics.* 1996; 98:153–157.

2. American Association for Pediatric Ophthalmology and Strabismus. Eye care for the children of America. *J Pediatric Ophthalmol Strabismus*. 1991;28:64–67.

3. American Academy of Ophthalmology. *Pediatric Eye Evaluations: Preferred Practice Pattern.* San Francisco, CA: American Academy of Ophthalmology; 1997.

4. Scheiman M, Amos C, Ciner E, et al. *Pediatric Eye and Vision Examination: Optometric Clinical Practice Guideline*. St. Louis, MO: American Optometric Association; 1994:1–45.

5. Wasserman RC, Croft CA, Brotherton SE. Preschool vision screening in pediatric practice: a study from the Pediatric Research in Office Settings (PROS) Network. *Pediatrics.* 1992;89:834–838.

6. Granet DB, Hoover A, Smith AR, et al. A new objective digital computerized vision screening system. *J Ped Ophthalmol and Strabismus.* 1999;36:251–256.

7. Simons K. Preschool vision screening: rationale, methodology and outcome. *Surv Ophthalmol.* 1996;41: 3–30.

8. Stayte M, Reeves B, Wortham C. Ocular and vision defects in preschool children. *Br J Ophthalmol.* 1993;77: 228–232.

9. Ehrlich MI, Reinecke RD, Simons K. Preschool vision screening

for amblyopia and strabismus. Programs, methods, guidelines. *Surv Ophthalmol*. 1983;28:145–163.

10. Ciner EB, Dobson V, Schmidt PP, et al. A survey of vision screening policy of preschool children in the United States. *Surv Ophthalmol*. 1999;43:445–457.

11. Murphy J. Our myopic view of children's vision and the Rx for it. *Rev of Optom*. 1999; Sept:94–99.

第 1 部分

视 觉 发 育

第一章

视觉系统的发育

T. Rowan Candy

视觉让我们与周围世界进行互动。为了将视觉信息与其他感官信息整合,必须用大脑可以理解的语言——生物电位来表达视觉信息。因此,视觉系统第一阶段的主要任务便是将图像转化为可以理解的电位。

成年人的视觉系统便能够实现这个目标。眼睛转到相应的注视方向时,视网膜上便会形成图像,图像所包含的信息通过约 1.2 亿光感受器被转化为膜电压。光感受器上的信息继而有序地传输到视觉皮质等处。为了帮助患者能够利用这项功能,视觉科学家和临床医师需要了解如此健全的视觉系统是如何形成的,为什么会出现视觉系统异常,出现异常该如何治疗以及预防这些异常的出现。

本章旨在介绍我们对视觉系统结构演变的认识。分为两部分——两个关键步骤:构建透明光学系统,无极变焦,形成图像;构建神经系统,不仅能收集信息,并在儿童发育过程中不断校准。研究表明,视觉系统的构建主要根据遗传基因谱表达的空间结构和时间顺序来定义(Beebe[1] 和 van Horck、Weinl 与 Holt[2] 回顾了同源基因的调节功能综述),同时受局部环境和神经活动的影响而优化和调整[3-4]。

构建透明光学系统

成人眼的光学系统包括角膜、瞳孔和晶状体。房水和玻璃体支撑眼球,保证这些光学组件与视网膜成像平面之间的合理距离,并为这些光学结构提供营养需求,避免血管长入而混浊。下述章节将介绍人体内是如何形成这一透明和谐的光学系统的。这些内容来源于对人体组织进行光电显微镜检查,在 Duke-Elder[5]、Mann[6] 和 Barishak[7] 的书中有详尽的综述。这些综述是下述章节和 Ozanics 与 Jakobiec 编写章节的基础[8]。

胚胎期(妊娠期前 2 个月)

孕期前 8 周是胚胎期,基本的眼睛结构处于形成过程中。在这一时期,感染或创伤等意外伤害会造成相对严重的眼部结构和视觉系统异常。

孕 22 天左右,即受孕后 3 周末,人类胚胎中开始出现胚眼[9]。神经外胚层发育成神经系统,沿着胚胎长度卷成管状。此时,胚胎不足 1cm 长。神经管的一端衍化生成大脑,并由三个部分(前脑、中脑和后脑)组成。

眼睛首先出现在中脑(位于即将形成的端脑和间脑之间)的神经管壁上(图 1.1A)。此时的眼睛仅是位于胚胎前端表面的管壁两侧凸起的一部分。这些膨胀凸出持续延展,同时神经管另一端封闭,总时长约为 24 天。外翻部分形成视泡和视茎,视茎中部空心,与大脑相连(图 1.1B,图 1.2A)。视泡是眼睛的一部分,视茎将眼睛与大脑连接起来(图 1.1C,图 1.2B)。

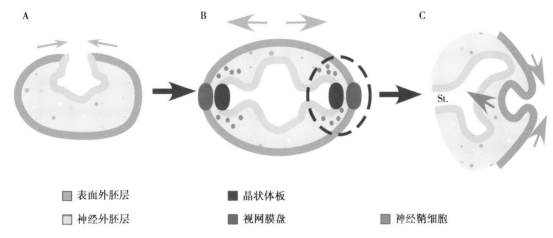

图 1.1　人眼在胚胎早期的发育(体现了表面外胚层和神经外胚层的作用)。A. 第 22 天,神经管闭合,视沟形成;B. 第 4 周,视泡膨大,晶状体板和视网膜盘形成;C. 第 5 周,视泡凹陷视茎末端(St.),晶状体泡形成

　　胚胎外层神经管周围是表面外胚层细胞。在视泡与视茎延展过程中,视泡与表面外胚层细胞的距离越来越近,诱导对应的表面外胚层细胞不断变厚,将渐渐形成晶状体。在胚胎 27 天时,这部分增厚区域形成晶状体板(图 1.1B)[8]。表面外胚层细胞在视泡的存在下才能形成基板[10]。这个事实说明正常发育过程中细胞间的互相作用非常重要。可以说,视泡诱发了晶状体板的形成。视泡另一表面外胚层细胞能够诱导邻近的视泡形成厚厚的视网膜盘(图 1.1B)。此时孕期的异常可能导致相对严重的畸形,如无眼球或小眼球(第十三章和第十四章)。

视杯的形成与基本光学结构

　　胚胎第 4 周末,视泡和晶状体板各自折叠并向脑部方向凹陷。视泡折叠早于表面外胚层细胞几日,形成了两层的视杯。表面外胚层细胞对折形成了晶状体泡。晶状体泡是细胞围绕的中空球状物,最终会在第 33 天与表面外胚层细胞层脱离,落在视杯口处(图 1.1C,图 1.2B),杯口是即将形成瞳孔的位置。

　　角膜是眼睛另一个主要光学组件,由坐落于晶状体泡上和凹陷的视杯口处的表面外胚层细胞形成。与晶状体泡脱离后,表面外胚层进一步凹陷,进而形成眼睑和部分角膜(连续的结膜囊)。但此次的凹陷组织不再脱离形成空心球(图 1.3,图 1.4B)。将来形成眼睑边缘的组织开始从两端向中间生长,最后融合成线状边界。角膜部分的表面外胚层进一步形成角膜上皮,最初仅为基底膜上的两层细胞。从禽类模型上发现:未来角膜的大小取决于视杯大小。视杯小意味着正常范围的小角膜[11]。再次体现了眼睛结构之间的局部相互作用。

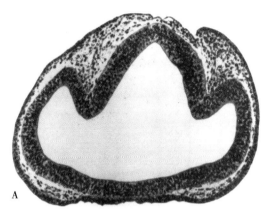

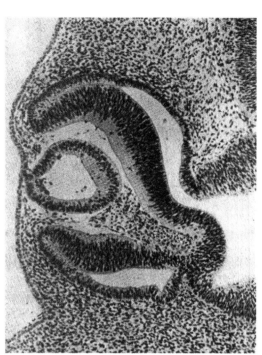

图 1.2　与图 1.1 中的示意图相对应的组织。A. 人类胚胎形成 4 周时，通过前脑截面可见闭合的神经管、视泡和尚未成形的视柄（对应图 1.1B 中，晶状体板和视网膜盘形成前的结构）（ Reprinted with permission from Hamilton WJ, Boyd JD, Mossman HW. *Human Embryology : Prenatal Development of Form and Function.* 4th ed. Philadelphia, PA : JB Lippincott ; 1972. ）; B. 人类胚胎形成 5 周，已发育出视杯和视泡（对应图 1.1C ）（ Republished with permission of The Association for Research in Vision and Ophthalmology from Smelser GK. Embryology and morphology of the lens. *Invest Ophthalmol.* 1965 ; 4（ 4 ）: 398-410 ; permission conveyed through Copyright Clearance Center, Inc. ）

　　因此，在妊娠期第 5 周，未来晶状体的结构已经位于原始角膜后方的视杯口处，并摆好位置，将来会成像在正发育中的视网膜上。表面外胚层的基底层位于晶状体泡外围，随后变厚形成囊膜包绕成熟晶状体。

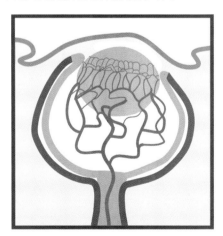

图 1.3　胚胎期末玻璃体血管系统示意图

　　在第 5~7 周，晶状体逐渐成熟（在邻近的视杯诱导下）。最靠近视网膜的后极部囊壁细胞向前延伸，填充到中空部分（图 1.4，图 1.5 ）; 然后继续向前延伸，在第 45 天时与前壁细胞相遇，此时晶状体变硬，形成晶状体胚胎核。胚胎核近似于球形，核内的纤维为初始晶状体纤维。随后，视杯诱导晶状体前表面的细胞向垂直赤道部迁移。这些细胞中的细胞器开始解体，细胞延长形成更多纤维。纤维尖端延伸至晶状体囊下方的初始晶状体纤维上，向前延伸至晶状体的前极，向后延伸至晶状体的后极。从赤道部周围不同位置的细胞延伸出的纤维尖端汇合晶状体缝，形成临床上可见的前后 Y 形缝。

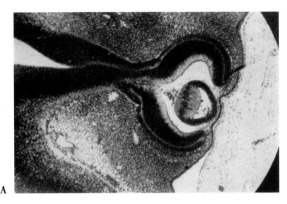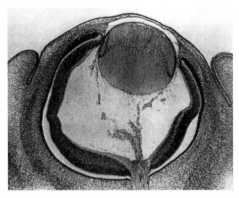

图 1.4　妊娠期光学显微镜下的人眼。A. 5 周；B. 7 周（A：Reprinted from Barber AN.Embryology of the Human Eye. St. Louis，MO：CV Mosby；1955. Copyright © 1955 Elsevier. With permission；B：Reprinted with permission from Smelser GK.Embryology and morphology of the lens. *Invest Ophthalmol.* 1965；4（4）：398-410. Permission conveyed through Copyright Clearance Center，Inc. ）

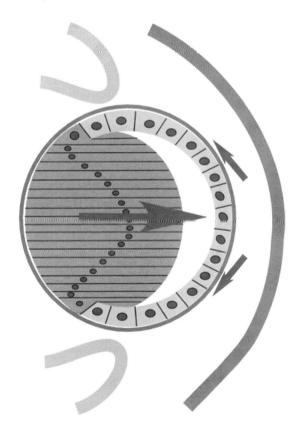

图 1.5　晶状体泡示意图，展示了待成形的晶状体囊和初始
晶状体纤维的形成

　　妊娠期第 7 周，第一层次生纤维已经形成，后续更多纤维逐层顺序堆叠。妊娠期不同时期出现健康问题（如风疹感染），婴儿晶状体的局部区域或某层晶状体纤维就有可能形成先天性白内障（第十三章）。在妊娠期第 8 周，晶状体前后直径依然大于平行虹膜的跨赤道直径。

婴儿刚出生时,晶状体差不多呈球形;儿童时期会发生逆转;成年时期,以椭圆形态平行于虹膜平面。因此,在婴儿出生后的前几个月或几年内,晶状体的光学特性会发生显著变化(第四章)。

视杯位于晶状体后方,其发育过程中的最大特点是非对称性凹陷。非对称凹陷起始于眼球下方鼻侧。最深的视杯凹陷,包含部分视柄都位于此处。这种非对称发育致使视杯和视茎的眼下方鼻侧出现一条长长的胚胎裂隙(图1.6)。发育过程中,裂隙会逐渐闭合;如未闭合,则会出现临床罕见的眼组织缺损。

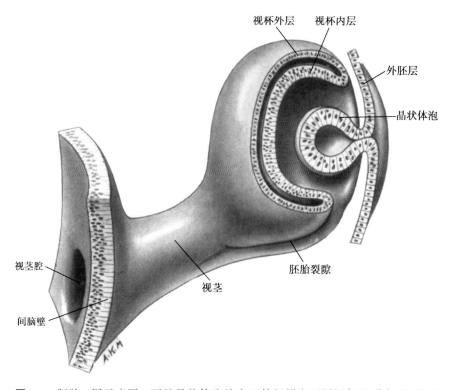

图1.6　胚胎5周示意图。可见晶状体泡从表面外胚层和两层视杯上脱离,视茎和视杯底部可见胚胎裂隙(Reprinted with permission from Hamilton WJ, Boyd JD, Mossman HW. *Human Embryology: Prenatal Development of Form and Function.* 4th ed. Philadelphia, PA: JB Lippincott; 1972.)

视杯两层壁将形成眼球后部的视网膜色素上皮层(retinal pigment epithelium, RPE)和视网膜神经上皮层,以及眼球前部的虹膜和睫状体组成部分。该处解剖结构的另一重要临床意义是:成人视网膜脱落发生在妊娠早期胚胎眼后部的视网膜色素上皮层和视网膜神经层重叠相遇的交界处。

支持组织的形成

支撑视网膜神经上皮层、晶状体和角膜功能的其他眼部组织一般源于第三类胚胎组织中胚层(区别于神经外胚层和表面外胚层)。头部和颈部中胚层与身体其他部分略有不同:头部没有中胚层体节。眼睛内部和眼周的中胚层由常规中胚层组成,但主要来源于神经嵴细胞。这些细胞迁移至眼睛,并于妊娠期第 26 天时,与表面外胚层共同包围住视泡(见图 1.1B),两者结合形成眼间质。神经嵴细胞还将形成牙齿、中耳骨骼、脑膜和内分泌腺的组成部分。因此,神经嵴细胞发育异常会导致多个组织先天畸形[12]。

间质组织对眼前段发育的主要作用:在妊娠期第 7 周,三波神经嵴细胞移至前房。如果迁移受到阻碍将会导致多种前房疾病[13]。第一波神经嵴细胞移至角膜表面外胚层和晶状体之间,形成早期的多层角膜和小梁内皮。第二波神经嵴细胞从周围迁移到发育中的角膜上皮和内皮之间区域,形成角膜细胞和角膜基质。第三波神经嵴细胞会形成虹膜基质。

间质组织沿视杯和视茎上的胚胎裂隙进入眼睛后部(见图 1.6),向视杯中注入间质形成玻璃体,并为早期的后房提供血液。未来的角膜、房水、晶状体和玻璃体的透明度很大程度上取决于其内容物的性质和空间位置。幸运的是:这个血管系统提供营养不会破坏未来组织的透明度,也不能永久性阻挡通往视网膜的光路。血液供应的形成主要分为两个阶段。第一阶段,玻璃体系统仅存在于妊娠期,通常在婴儿出生前退化。事实上,它确实会短暂阻挡光路,但出生后它不再是有效供应系统。

玻璃体系统的供应来源于眼动脉末端(颈内动脉的分支)。眼动脉末端穿过胚胎裂隙进入视茎,然后沿着凹陷的视茎管腔,通过未来的视神经头进入视杯。这条动脉便是玻璃体动脉,穿过玻璃体向前生长,通过分支与晶状体后表面相连。这些分支在晶状体后表面形成毛细血管网,即后晶状体血管膜;同时继续向前延伸,与视杯外周的环形血管相连。环形血管主要由视杯外表面附近的血管形成(在妊娠期第 7~8 周,在视杯外围开始形成睫状动脉)。这个环形血管是晶状体前表面的第二套环形血供,形成前晶状体血管膜。妊娠期第2 个月结束时,玻璃体系统已完全形成。其血液通过脉络膜中的开始发育的血管到达静脉系统(见图 1.3,图 1.4)。

玻璃体发育也经历两个循序阶段。原始玻璃体自妊娠期第 5 周开始发育,源于通过胚胎裂隙迁移而来的间质和连接感觉视网膜与晶状体后侧的外胚层纤维。原始玻璃体和玻璃体血管一样,也会退化,被更成熟的二代玻璃体系统取代。在妊娠期第 6 周原始玻璃体出现的时候,二代玻璃体系统便开始形成。二代玻璃体在感觉视网膜上形成紧密的纤维网络,与原始玻璃体完全不融合,同时逐渐将原始玻璃体推离视网膜,迫使原始玻璃体移向玻璃体动脉(连接视盘与晶状体)。

在妊娠期第 6 周,胚胎裂隙开始闭合,同时将后房(包含新形成的透明玻璃体血管和玻璃体)包围起来。闭合线大约始于视杯一侧的中间位置,自此向前后延伸。在妊娠期第 7 周,闭合线两端的最后一个缺口闭合。如前所述,若裂隙无法完全闭合,则会导致缺损(第十四章)。

视杯外层分化为视网膜色素上皮层,为感光细胞和视网膜神经上皮层提供支持。在妊娠期第 5 周,视网膜色素上皮层由两到三层细胞组成;这些细胞第 5 周结束时停止有丝分裂,同时依次形成所有的色素颗粒(与表皮黑素细胞相似)(见图 1.4A)。在妊娠期第 6 周,视杯外层发育成熟,为单层细胞厚,其顶端凸向将来感光细胞外段(见图 1.4B)。同时,基膜开始形成 Bruch 膜。大约妊娠期第 8 周以后,视网膜色素上皮细胞的数量和形态不再变化,但黑素体会不断生成色素,直至第 27 周。在妊娠期后期和出生后,色素上皮细胞通过扩张而非分裂导致视网膜色素上皮面积变大[14]。

在妊娠期第 2 个月,间质细胞开始形成结构包围视杯外部。妊娠期第 4 周,视网膜色素上皮外的间质中可见脉络膜原始血管和基质成分;第 5 周,背侧和腹侧眼动脉的毛细血管环绕视杯形成完整的血管网络,毛细血管网的形成似乎取决于视网膜色素上皮中色素的发展,同时与围绕视杯边缘的环形血管和杯内玻璃体系统的环形血管吻合。胚胎裂隙闭合时,杯外毛细血管与杯内血管的连接断开。这些毛细血管与两个大型血管网(眶上和眶下静脉丛)松散相连,血液通过这两个血管网流出。第 7 周,巩膜的第一批细胞在早期脉络膜上分化并聚集,这些细胞最早出现在视杯赤道部前方,然后继续向前延伸到未来的角膜缘,向后移行到视神经。

眼外肌能够移动眼球,保证双眼单视,首先表现为间质组织的小密集凝块。在妊娠期 26 天,由第Ⅲ对脑神经支配的眼外肌开始出现;27 天,由第Ⅵ对脑神经支配的外直肌出现;29 天,由第Ⅳ对脑神经支配的上斜肌开始出现;大约 31 天,第Ⅲ对和第Ⅵ对脑神经从大脑长入眼外肌的密集凝块中;33 天,第Ⅳ对脑神经随后长入;胚胎期末可见纤维状的滑车形成[8]。

胎儿期(妊娠期第 9 周至胎儿出生)

胎儿的发育期从妊娠期第 9 周起,至第 38 周左右出生后止。这一时期的特点为眼组织功能发育期,在此期间的健康问题往往会导致功能异常,而非大体结构异常。

角膜

妊娠期第 8 周时,表面外胚层形成原始上皮细胞,第一波间质形成内皮细胞,第二波间质形成角膜基质。上皮由基膜上的外部鳞状细胞和基底柱状细胞组成。基质由 15 层细胞组成,细胞中的胶原纤维快速形成。基质周边连接已经扩展回视杯外部的聚集间质,这些间质形成发育中的巩膜。到妊娠期第 3 个月末,内皮细胞已经形成与成人一样的单层细胞,其基膜就是最早的后界层(又称德塞梅膜,Descemet 膜)。因此,在第 4 个月初,角膜仅缺失前界层(又称鲍曼膜,Bowman 膜)。Bowman 膜形成于妊娠期第 5 个月,第一阶段就是无细胞结构。在接下来的几个月,这些角膜层将不断分化发育。

Ozanics、Rayborn 和 Sagun[15]指出,妊娠中期,角膜上皮中分布着许多神经末梢,角膜存在于神经管和囊泡中,能够传导刺激。

角膜的最终透明度取决于胶原纤维的类型和空间排列。这些纤维在数周内与角膜表面平行分布,随着角膜的生长增厚、变长。早期的胚胎角膜是半透明的而不是透明的。当胎儿期含水量得到控制并保持平衡时,角膜才变成透明(在此期间与成人角膜一样,角膜基质是亲水的,需要通过代谢泵来除水)。在妊娠期第 4 个月眼房水开始形成时,闭锁小带开始发育,紧紧地封住内皮边界。Ehlers、Matthiessen 和 Andersen[16]发现,未定型的人眼角膜直径能够从妊娠期第 12 周的 2mm 增至第 16 周的 4.2mm;第 35 周时,角膜直径达到 9.3mm(胎儿出生后,角膜直径只能增加 20% 左右)。达到成人角膜直径长度后,胶原蛋白的生长更新速度会变慢。

角膜在妊娠期第 3 个月生长速度极快(相对于眼睛的其他结构),同时角膜缘区域的间质组织出现。两者共同导致角膜曲率大于巩膜曲率。胎儿出生时,角膜屈光力超过 50D,明显高于多数成人[17],这对新生儿眼睛的总屈光力具有显著影响[18-20](见第四章)。

前房

进入胎儿期,视杯前部、晶状体和角膜之间的空间充满了间质,间质将形成前房和前房角。此时,尚未形成前房的空泡比成人前房小很多,且没有延伸至未成形的前房角(图 1.7,

图 1.8）。实际上，将房水从眼中排出的结构大致会在未来正确的位置形成，但此时，这些结构完全被间质包围。在妊娠期第 4 个月，早期小梁网由未分化的间质细胞三角团块组成，前点在角膜基质和内皮之间形成。因此，角膜内皮位于网状结构和前房之间，结构与成人不同，成人的网状结构是开放的，能够从前房中排出房水（见图 1.7）。巩膜静脉窦（施莱姆管，Schlemm 管）开始形成松散的碎片集合，然后在接下来的 3 个月中合并；在第 7 个月，某些象限的 Schlemm 管形成，完整的 Schlemm 管将在第 9 个月完全形成。在妊娠期的后半段，小梁网和 Schlemm 管的细胞分化形成空腔，行使排出和过滤房水的功能[21-22]。

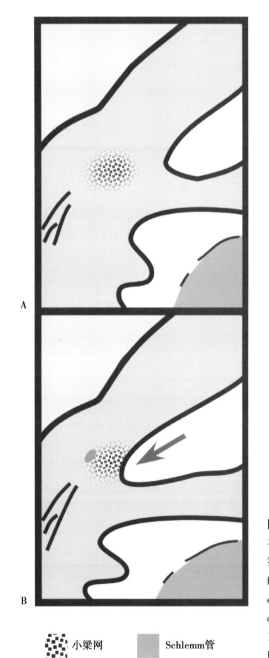

小梁网　　Schlemm管

图 1.7　前房角发育示意图。A. 小梁网在中央组织中形成；B. 小梁网在妊娠期第 7 个月左右暴露于前房角（Based on a figure from Shields MB, Buckley E, Klintworth GK, et al. Axenfeld-Rieger syndrome. A spectrum of developmental disorders. *Surv Ophthalmo.* 1985；29（6）：387-409. Copyright © 1985 Elsevier.With permission.）

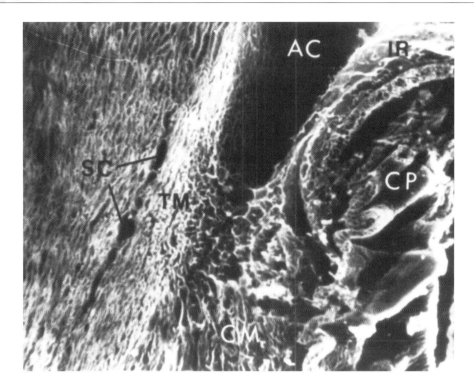

图 1.8 妊娠期第 7 个月左右的人类胚胎,前房角(AC)的扫描电子显微镜照片。前房角顶点与 Schlemm 管(SC)中部区域齐平。CP. 睫状突;TM. 小梁网状结构;IR. 虹膜;CM. 睫状肌。×90(Reprinted from Anderson DR. The development of the trabecular meshwork and its abnormality in primary infantile glaucoma. *Trans Am Ophthalmol Soc.* 1981;79;458-485. Copyright © 1981 Elsevier. With permission.)

随着房水排出系统发育,小梁网和睫状体之间的细胞开始分离,使前房角向外周延伸。睫状肌和睫状体开始毗邻小梁网,不过在房角开放时,它们向后移,让房角结构暴露于房水前(见图 1.7,图 1.8)。孕 7 月左右小梁网前已经没有遮挡,但睫状体和虹膜继续向后滑行直至出生后近 1 年。

Kupfer 和 Ross[24]、Pandolfi 和 Astedt[25] 测量了胎儿眼中的房水流出情况,发现妊娠期第 7 个月前的房水流出量为 0.09μL/(min·Hg),第 8 个月时的流出量为 0.3μL/(min·Hg)。

房水流出量明显减少的婴儿会罹患青光眼(第十三章,第十四章)。许多研究检查了这些眼睛的组织,发现睫状体和虹膜在这类眼睛中的位置比正常眼睛更靠前。这些结构与小梁网后部重叠,类似于妊娠第 7 或第 8 个月时胎儿的房角。有许多证据表明,青光眼的成因很多,包括房角发育提前终止、小梁网分化中断[26] 或小梁网状结构太粗壮,导致房角关闭[23]。这类眼睛中有小梁网和 Schlemm 管,手术切开房角一般都很成功。在其他更复杂的发育异常和综合征中,也可能存在类似的前房畸形[12],类似的原因可导致继发性青光眼。在这些情况下,许多研究探索了这些异常在神经嵴细胞迁移和终末诱导中的作用。如前所述,许多患儿存在源自相同细胞的其他邻近结构异常[27-28]。

睫状体与虹膜

前房后壁由虹膜和睫状体组成。视杯的前部构成这些结构的主体,外部色素层形成睫状上皮、前虹膜上皮以及括约肌和开大肌,内部无色素层形成更多睫状上皮和虹膜后色素上皮。在妊娠期第 12 周,视杯的外层和内层在前部紧密贴合,位于待成形的瞳孔和虹膜后方。视杯的内外层相交处开始形成 70~75 个径向脊,从瞳孔向外辐射,构成睫状突的前体。视杯内外层的分化需要晶状体来诱导。睫状突的外围视杯其他部分形成一个光滑的平面,将发育成睫状体平坦部。

Ozanics 和 Jakobiec[8] 介绍了妊娠期第 4~6 个月睫状"通道"的形成过程。睫状突中有色睫状上皮细胞和无色睫状上皮细胞最表面紧邻的细胞间隙扩大,形成了这些"通道"。睫状"通道"可能与房水分泌有关,是房水的主要存储空间。有学者研究了早产儿的眼内压,其中两项研究发现,在妊娠期第 25~37 周时,婴儿的平均眼内压约为 10mmHg[29-30]。在整个儿童期,儿童的眼内压均低于成人。

原始睫状肌纤维出现于妊娠期第 3 个月末,位于睫状突区域和巩膜聚集团块的间质中。在妊娠期第 4 个月,间质形成有序的纤维和纤维束,纵向纤维先于环形纤维。纤维的前端附着于发育中的巩膜突上,在妊娠期第 7.5 个月形成肌腱(胎儿出生后睫状肌束的大小和结构仍会继续发育)。这部分肌肉通过悬韧带影响晶状体形状。在妊娠期第 4 个月形成的这些纤维被认为是玻璃体形成的第三阶段,因为它们出现在玻璃体中,但其蛋白质是由睫状上皮形成的。

在妊娠期第 3 个月末,睫状褶形成后,褶皱区域和瞳孔边缘之间的视杯壁开始快速生长。该区域延伸形成虹膜上皮。不同于视网膜和睫状体,虹膜的两层都是色素。色素沉着自妊娠中期开始出现在瞳孔边缘,一直到第 7 个月时延伸至虹膜根部。第三层虹膜基质形成于虹膜上皮表面的前房中。间质分化为虹膜基质,始于虹膜上皮生长阶段之前。间质细胞相互独立地排列在上皮上,没有连接和基膜,彼此之间存在较大的细胞间隙。这种排列方式形成大隐窝,胎儿出生后,大隐窝与基质中的色素继续发育[31]。Mund、Rodrigues 和Fine[32]发现,足月胎儿的虹膜中大部分黑素体已经成熟,而决定个体虹膜颜色的色素细胞似乎是在胎儿出生后形成的。

成熟的虹膜组织需要通过括约肌和开大肌来控制瞳孔大小。这些肌肉来自神经外胚层,最终会位于虹膜基质中。括约肌首先以褶皱的形式出现在视杯边缘附近的虹膜前上皮层(视杯的外层)。在妊娠期第 5 个月,无色素区域出现肌原纤维;在第 6 个月,结缔组织隔与毛细血管侵入肌束;在第 7 个月,可能发生细胞间传导。在妊娠期第 6 个月时,瞳孔开大肌纤维出现。开大肌出现在括约肌旁边的外周处,并向外延伸至虹膜根部,此处虹膜与睫状体相连。开大肌发挥功能的时间早于括约肌。26 周左右出生的早产儿的瞳孔可能比正常出生的婴儿更大。在妊娠期第 7 个月末,瞳孔开始对光产生反应[33-34]。

晶状体

晶状体位于虹膜和睫状体后方,并且在胎儿期继续生长。对接成 Y 形缝的晶状体纤维在中央胚胎核周围形成胎儿核。

后房——玻璃体和脉管系统

在妊娠期第 3 个月末,次级玻璃体差不多完全形成,将原始玻璃体和玻璃体血管系统的残余压缩成一个圆锥体,即 Cloquet 管。圆锥体的顶点位于视盘处,基部位于晶状体的后表面。

在妊娠期第4个月,在细胞凋亡(程序性细胞死亡)和巨噬细胞的作用下,玻璃体系统开始退化。后晶状体血管膜和玻璃体动脉周围的血管复合体首先退化,随后玻璃体动脉本身也开始退化[35]。在妊娠期第7个月,玻璃体动脉中的血液完全停止流动;在第8个月从视盘脱离;在第9个月完全消失,使后房充满成年人一样的透明次级玻璃体。

退化过程如果发生中断,会导致相对罕见的先天性疾病,即永存原始玻璃体增生症,在Cloquet管中留下多余物质,导致眼睛视轴(视力)被阻挡,并形成继发性青光眼。一般认为,成年人的飞蚊症也是玻璃体血管系统的残余物引起的。

像成人一样的视网膜血液供应将为视网膜内部2/3的区域提供营养。这些血管起源于玻璃体系统离开视神经的位置。虽然后房中的玻璃体系统会退化,但穿过神经视觉系统的部分会融入视网膜中央动脉和静脉中。妊娠期第4个月,视网膜血管在视乳头的玻璃体动脉附近出现,然后向视网膜周边蔓延。妊娠期第4~7个月,毛细血管每天生长约0.1mm,是为了满足由中央向四周逐渐分化视网膜的代谢需求。妊娠期第8个月,毛细血管到达鼻侧锯齿缘,在第9个月到达颞侧锯齿缘[36]。正常情况下,中心凹无血管区在妊娠期第7个月左右达到成年大小。胎儿出生后3个月左右成熟毛细血管形态最终形成。若胎儿早产或体重过低,则可能导致毛细血管严重受损(早产儿视网膜病变)(第十四章)。

视网膜色素上皮——脉络膜和巩膜

视网膜色素上皮在胎儿期之前完成有丝分裂。因此,组织中的细胞数量是固定的。为了覆盖不断生长的视网膜区域,视网膜色素上皮必须不停地延展重新排列。在妊娠期第4个月,视网膜色素上皮的覆盖面积约为240mm^2;2岁左右,覆盖面积达到800mm^2[8]。视网膜色素上皮细胞在生长过程中,会失去与神经视网膜的紧密联系,由于视网膜细胞仍在迁移,视网膜色素上皮与感光器层之间的邻接关系不能维持。两层之间的滑动出现了视网膜下腔。但出生后视网膜色素上皮细胞会随着感光细胞向中央迁移(见视网膜的发育)[37]。

视网膜色素上皮外的脉络膜发育包括三波血管发育和基质组织分化。源于间质的基质组织松散地围绕着血管。脉络膜在妊娠期第7个月左右开始色素化,从后极开始并扩散到前葡萄膜。葡萄膜黑色素细胞与真皮黑色素细胞同源,而黑素颗粒则来源于神经系统。脉络膜在妊娠期早期起到了完全的供应和支持作用,妊娠期第5个月,脉络膜已经分化完全[5]。

巩膜组织比脉络膜更紧凑,其发育的边缘蔓延至视神经,穿过视神经形成筛板。巩膜纤维一直在变厚,但胎儿出生时巩膜依旧很薄,透过巩膜能够看到部分色素。

葡萄膜脉管系统——虹膜、睫状体和脉络膜

在胚胎期,眼睛的血管由间质中的内皮管构成,动脉和静脉之间没有明显区别。这些血管构成视杯内的玻璃体系统,以及视杯上未来脉络膜层间的毛细血管网和原始睫状后长动脉。这些外侧血管网将形成脉络膜毛细血管,妊娠期第3个月,由睫状后短动脉提供血液,将血液从眼动脉,穿过视神经头周围的巩膜输送出去。与此同时,脉络膜毛细血管丛和巩膜之间形成第二个脉络膜层,即静脉网络。静脉网络中较粗的血管穿过巩膜,形成涡静脉。妊娠期第4个月,现有两个脉络膜层之间会形成第三个脉络膜层。该层由毛细管层和静脉层之间的动脉连接而成。妊娠期第5个月,所有脉络膜层均已形成。妊娠期第7个月,脉络膜

层已经完全分化。

睫状后长动脉在巩膜下方向前延伸,到达葡萄膜前部的虹膜和睫状体,与睫状前动脉相遇。睫状前动脉源于眼动脉的肌支和泪腺分支,穿过角膜缘附近的巩膜。睫状前动脉形成于妊娠期第4个月。妊娠期第6个月,长睫状后动脉与睫状前动脉吻合,形成虹膜主要血管环。该血管环衍生出另外三组血管:虹膜浅支,位于虹膜深处并放射状延伸至瞳孔外周的中间血管,以及睫状返支返回睫状体,为睫状突提供血液。

眼外肌

提上睑肌是最后形成的眼外肌,在胚胎期结束时与上直肌的背侧分离,并沿跨过上直肌上面横向延伸到上眼睑。在妊娠期第4个月,提上睑肌发育完成,到达最终位置。在妊娠期第3个月末,其他眼外肌的肌腱与巩膜在赤道部附近融合[8]。在妊娠期第4个月,肌肉逐渐没入肌腱。

眼睑和泪腺系统

胚胎期结束时,由凹陷的表面外胚层形成的眼睑,在角膜前方相向生长(图1.4B)。在妊娠期第3个月初,上下眼睑边缘相遇并融合;随后外部皮肤角质化;在第5个月眼睑再次分裂之前,眼睑腺体出现。眼轮肌最早出现在妊娠期第10周,位于真皮表面和睑板表面之间的间质中。

发育中的泪腺可见于胚胎末期,提睑肌肌腱在妊娠期第5个月将泪腺分开。鼻泪管系统在妊娠期第6个月明显出现,但在出生后3~4年才发育完全。鼻泪管狭窄或阻塞导致流泪,是幼儿群体中比较常见的现象(第十三章)。

总结

在妊娠期第3周,胚胎眼睛开始形成;在第4个月,能够在视网膜上形成外部环境图像的大体光学结构出现。因此,光学视觉系统的严重发育异常一般是妊娠早期发生的。

从妊娠期第8个月开始,眼睛的发育速度明显减慢;胎儿出生后的眼睛发育主要是眼睛屈光力调整(如角膜相对扁平),出生后早几年眼轴长度会增加。

构建神经视觉系统

构建神经视觉系统需要建立视网膜上图像编码机制、可靠的信息传输过程、准确的转动眼球和聚焦,以及能够随着个体的成长(如瞳孔间距增加)为系统提供重新校准的能力。跟踪视网膜或视觉皮层中单个神经元的线性传导,或跟随轴索到达目标组织的径路,需要复杂的实验技术,例如:标记重复细胞分裂产生的所有细胞;标记视网膜细胞沿突触到达视觉皮层最终靶标的路线。新兴技术在不断发展,我们对视觉过程的神经科学的理解认识也在快速积累。许多研究神经视觉系统发育的技术,都实施在妊娠期和生命周期较短的动物模型上,例如小鼠和雪貂,当然物种间的相似性是解读人类神经视觉系统的关键。人类尚未完全克服建立神经视觉系统所面临的挑战,但目前已经出现很多通用主题思想。下文将基于多个物种数据对这些主题思想进行解读。

本节分为三个部分。第一部分介绍了早期感觉视觉通路中主要神经结构的形成,视网膜、外侧膝状体核(lateral geniculate nucleus,LGN)和初级视觉皮层 V1[5-8]。第二部分讲述了串联这些神经结构的视神经、视交叉、视束和视放射的发育。第三部分介绍了每个神经结构内细化突触联系的形成过程。

主要神经结构的形成

视网膜、外侧膝状体核和视觉皮层中的细胞均来源于神经外胚层,故其发育过程中具有很多共同阶段。最原始的细胞经过多次分裂,生成成熟组织中的大量细胞。有些细胞偏离分裂周期,从"细胞起源"的位置,迁移到其最终位置完成分化和成熟;而其他细胞则继续分裂产生更多细胞。有趣的是,妊娠过程中细胞完成最终分裂而偏离分裂周期的时间,很大程度决定了其将形成的细胞类型。另一规律是,在这些组织的形成过程中,生成的细胞数量比成年人实际需要的多。视觉系统在发育过程中会消灭很多细胞(通过细胞凋亡或程序性细胞死亡)[38]。

下文将仔细介绍视网膜、外侧膝状体核和视觉皮层的具体发育过程。

视网膜

视杯内层继续发育形成神经视网膜。视泡凹陷形成视杯后,其内层来源于同源神经母细胞,这些细胞将发育形成神经视网膜各层和有支持作用的 Müller 细胞。这些神经母细胞首先快速规律地有丝分裂,迅速增加细胞数量。从视网膜内部向外部延伸扩张其厚度(图 1.9,从第 1~5 阶段循环)。在开始细胞复制过程中,神经母细胞的细胞核移至视网膜色素上皮侧,复制其 DNA;随后移至玻璃体侧,分裂为两个子细胞,子细胞继续重复该过程。接收到内部或外部信号后,细胞会停止对称分裂,进行非对称分裂。在非对称分裂阶段,其中一个子细胞继续进行分裂;另一个子细胞则迁移至视网膜层的最终位置,分化具备成熟细

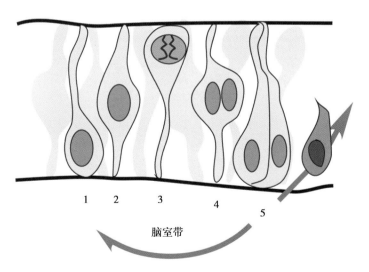

图 1.9 细胞增殖过程中,发生在视网膜、外侧膝状体核和视觉皮层的细胞周期示意图。第 5 阶段分裂出两个细胞,或者同时再次进入细胞循环,或者其中之一迁移至组织中的最终层

胞的特征（见图 1.9，其中一个子细胞继续进行第 1~5 阶段分裂；另一个则离开分裂周期）。细胞的最终迁移位置和形成细胞类型取决于不对称分裂发生时间。许多研究表明，仍处于分裂周期中的细胞可以移植到另一胎龄的眼睛上，并形成这个年龄的各层细胞[39]。换言之，这些早期细胞属于多能细胞，其最终形成的细胞类型在末次不对称分裂之前刚刚确定。如果将这些已经进入终末分裂的细胞移植到其他不同胎龄的组织中，则会形成适合供体组织（而非受体组织）的细胞。了解这个过程对将来去修复受损或异常视网膜具有重要意义。

　　细胞开始进行分裂，然后先在中央视网膜完成从对称分裂到不对称分裂的转变，继而后续阶段发育视网膜各层并一直向四周延伸。在妊娠早期，组织由外核增殖层和玻璃体附近的内边缘带（几乎无核）组成（见图 1.4A）。在妊娠期第 5 周，后极可见内外两层神经母细胞层，两者之间是相对空的过渡层 Chievitz 层；第 8 周时，从后极到眼赤道均可看到两层神经母细胞层和过渡层（图 1.10A）。

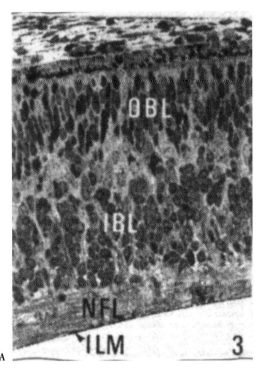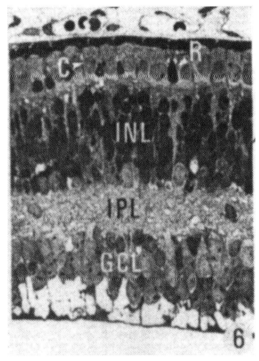

图 1.10　发育中的人眼视网膜。A. 妊娠期第 8 周的视网膜后极，可见外层（OBL）和内层（IBL）神经母细胞层、早期神经纤维层（NFL）和内界膜（ILM）；B. 妊娠期 4 个月，可见所有主要结构［视杆细胞（R）、视锥细胞（C）、内核层（INL）、内网层（IPL）和神经节细胞层（GCL）］（A and B: Reprinted from Hollenburg MJ, Spira AW. Early development of the human retina. *Can J Ophthalmol.* 1972; 7（4）: 472-491. Copyright © 1972 Elsevier. With permission.）

　　在妊娠期第 3 个月，神经节细胞最早偏离细胞周期、迁移并分化为成熟细胞。这些细胞迁移至初始神经节细胞层，约一周后开始寻求连接发育为神经纤维层，Chievitz 过渡层转变为初始内丛状层（图 1.10B）。视锥细胞、水平细胞和某些类型的无长突神经细胞继神经节细胞后马上形成，而其他类型的无长突神经细胞、视杆细胞和双极细胞也随后形成。同样，这些阶段首先从视网膜中央开始，逐渐从视网膜中央扩散到外围，持续至妊娠期第 7 个月左右。锯齿缘形成于妊娠期第 6 个月，其扇形边缘在胎儿出生后成熟[8]。因此，所有细胞分裂在胎儿出生前基本已经结束；出生后的眼部发育主要表现为视网膜细胞重新排列，而不是新细胞的产生。

在妊娠中期（第 4.5 个月），成年视网膜所有层的中央部分已经可见；同时，丛状层出现突触。重要的是，感光细胞的外段此时尚未出现，感光细胞活性对这阶段发育没有影响。

除了穿过视网膜深度迁移至最终位置的细胞，其他细胞也迁移到达不同距离的视网膜，形成相应的局部结构。独一无二的黄斑结构最早出现于妊娠期第 11 或第 12 周。将来的黄斑中心凹最初因为神经节细胞堆积而呈现为增厚的状态。成年人眼的黄斑中心凹没有视网膜内层，神经节细胞需要从中心凹迁移离开后才会形成中心凹窝。这种迁移在妊娠期第 7 个月开始，一直延续到胎儿出生后的第 11~15 个月[40]。第二次迁移的是未成熟的中心凹视锥细胞。胎儿出生时，视锥细胞内段宽度大约是成人的三倍，而外段则是成年人的十分之一。这些宽视锥细胞排列松散。因此在妊娠其后期以及出生后中心凹的发育过程中，光感受器会向中心凹中央迁移。迁移过程中，中心凹中感光细胞的密度不断增加；无杆区面积不断缩小，直到胎儿出生后大约 5 年稳定[40]。虽然神经节细胞向四周迁移，感光细胞向中央迁移，却始终保持细胞间的原始相互连接（形成于妊娠期第 10~15 周）。随着连接的神经纤维延伸，最终形成了 Henle 纤维。

除了中心凹中的细胞重组之外，成年视网膜整个表面的细胞密度梯度不同。研究最多的例子之一是视网膜神经节细胞的密度梯度变化，在中心凹附近最高、以非同心圆层次逐步下降[41]。细胞的不同密度是经过一系列过程作用形成的[42]。在胎儿期，视网膜每周生长 10~15mm^2。胎儿出生后，视网膜面积从出生时 590mm^2 继续发育到成人 1 250mm^2[43-44]。这种发育大部分是非对称的：赤道部和锯齿缘之间的扩展面积大于后极部，在某种程度上降低了外周区域的细胞密度。导致细胞密度分布不均的另一个因素是细胞凋亡。Provis 和 Van Driel[42] 用视神经的神经节细胞轴突的数量，代表视网膜中神经节细胞的数量，发现在妊娠期第 16 周时人神经中轴突的数量为 370 万，达到峰值；随后直至第 20 周，轴突数量迅速减少；在第 30 周时，轴突数量进一步减至 110 万。他们认为，细胞凋亡可帮助视网膜细胞密度梯度降低。在妊娠期，细胞凋亡会导致轴突数量意外地降低 50% 以上；猴子群体中也是这样[45]。实际上，如果没有收到来自周围环境的信号，所有神经节细胞都会发生程序性死亡。

外侧膝状体核

外侧膝状体核（lateral geniculate nucleus，LGN）中的神经发生过程与视网膜相同（见图 1.9）。发生有丝分裂的细胞也会偏离细胞周期，沿着脑室侧穿过 LGN 组织。在妊娠期第 9.5 周，人类细胞正处于终末分裂阶段，并在 LGN 中迁移，但在这个时间点并未形成专门连接一只眼或其他类成年人的层状结构。因为这一过程需要其他刺激[46]。尽管细胞已经迁移就位，但形成层状结构还需要延迟 12 周，至妊娠期第 25 周，成年状层状结构正式形成[47]。

视觉皮层

初始视觉皮层的发育规律与大部分大脑皮质相似。新生皮质与成年人一样有六层，而细胞产生则从妊娠第 6 周一直延续到妊娠第 5 个月。实际上，灵长类在妊娠中期都会产生皮质神经元（图 1.11）。再一次，有丝分裂细胞周期中的细胞核在脑室带的引导下延伸穿过组织结构（见图 1.9）。对于皮质，脑室区的许多组成层都位于未来的大脑皮质板之下，这些层是短暂的，不会持续到成熟阶段。

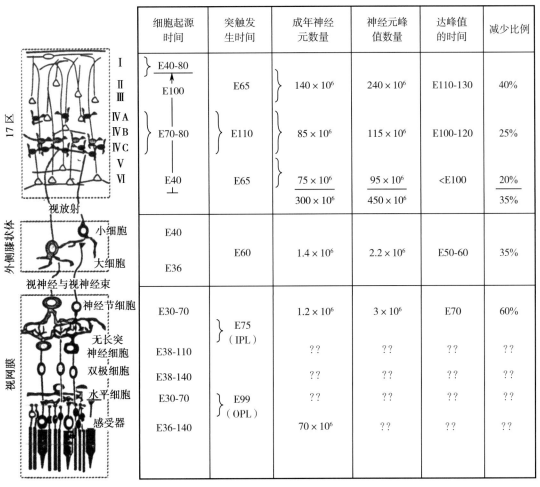

	细胞起源时间	突触发生时间	成年神经元数量	神经元峰值数量	达峰值的时间	减少比例
17区	E40-80 / E100	E65	140×10^6	240×10^6	E110-130	40%
	E70-80	E110	85×10^6	115×10^6	E100-120	25%
	E40	E65	75×10^6	95×10^6	<E100	20%
			300×10^6	450×10^6		35%
外侧膝状体	E40 / E36		1.4×10^6	2.2×10^6	E50-60	35%
视网膜 神经节细胞	E30-70	E75（IPL）	1.2×10^6	3×10^6	E70	60%
无长突神经细胞	E38-110		??	??	??	??
双极细胞	E38-140		??	??	??	??
水平细胞	E30-70	E99（OPL）	??	??	??	??
感受器	E36-140		70×10^6	??	??	??

图 1.11 恒河猴神经视觉系统的发育历程（妊娠期 165 天）（Reprinted by permission from Springer: Lent R, ed. *The Visual System from Genesis to Maturity. An Overview.* 1st ed. Boston, MA: Birkhäuser; 1992. Copyright © 1992 Birkhäuser Boston.）

在妊娠期间，皮质板下方形成的过渡亚板层发挥非常有趣的作用。从皮质下结构生长出的轴突（如外侧膝状体核）旨在支配皮质发育，在这些亚层中的"等待"，待皮质板成形。亚板也被认为，对后期脑干连接的皮质结构及局部皮质 - 皮质回路的组织结构有重要影响[48]。亚板形成于妊娠中期，在妊娠后期退化，在白质中留下一些细胞。亚板退化异常可能导致某些形式的癫痫[49]。

皮质发生开始不久后，一些有丝分裂后的细胞离开细胞周期，开始向目标层迁移。和视网膜与外侧膝状体核一样，皮质细胞在最后的细胞分裂之前也是多能细胞，末次分裂时间决定了其最终所在的目标层和细胞类型[50-51]。细胞沿着神经胶质向上迁移到皮质板中，沿相邻神经胶质细胞迁移的细胞则形成了相邻的放射状圆柱，这些放射状圆柱分别对应一个空间区域。皮质的其他区域也遵循同样的机制。

皮质中所有的层（从 1 到 6）都是从内向外生成的：最先形成的是最内层（即第 6 层），随后到达其他层的细胞，必须沿着神经胶质细胞，并爬过原来已形成的细胞层，形成新的一层。唯一例外的是顶部的边缘带，它将形成未来的第 1 层，它在妊娠早期与脑室带一起形成。穿过原已形成的细胞层的细胞会排列在边缘带的下方，逐层形成。许多先天性神经系统疾病是神经皮质迁移异常造成的（如无脑回畸形[52-53]）。

皮质中的程序性细胞死亡也会造成细胞数量骤减。所有皮质区域都存在这个现象。在妊娠中期，猴子的初级视觉皮层神经元数量比成年期多 35%[54]。

轴突生长与引导

Robinson 和 Dreher[55] 采集了 13 个不同物种从受孕到睁开眼睛的总时间，计算了主要发育环节的耗时百分比。他们注意到，这些物种的视网膜神经节、LGN 和皮层下细胞的形成时间，约为睁眼前总时间的 30%~40%。如果这些细胞出现的时间决定了这些结构的位置，那么这些信息传递功能的轴突如何确定自己在成百上千的细胞和轴突中的生长方向？Robinson 和 Dreher 指出，第一代视网膜神经节细胞的轴突在睁眼前总时间的 40%~45% 时到达 LGN 和上丘；LGN 的轴突在睁眼前总时间的 50%~60% 时到达皮质下亚板区域（见图 1.11）。

视网膜 - 膝状体投射

轴突从视网膜神经节细胞延伸至 LGN 的第一个挑战在于找到离开眼睛的路径，它们必须向着视茎生长并穿通视茎出去，视茎将形成视神经[56]。

成年人的每根视神经中约有 100 万个神经节细胞轴突。这些轴突，特别是外周轴突，需要横越视网膜去寻找抵达神经头端这个目标的路径。现在很多研究表明，轴突朝向视神经生长依赖于视网膜组织短暂表达的分子信号的引导。其实，表面受体暴露在引导分子信号后的几分钟内，轴突的行为就会发生改变[57-58]。

生长轴突的最前端形成生长锥。生长锥负责为轴突寻找移动路径，对各种吸引或排斥分子标记作出反应，并接受其引导（图 1.12）。例如，一个分子标记环在外周包围着神经节细胞的膨胀波，限制生长锥向外周方向生长，从而鼓励它们轴突从细胞体向着中心横越视网膜生长[59]。其他标记（例如 Slit 1）能够引导轴突向神经头端方向生长，还有的标记会引导生长锥穿出眼睛（例如将 Netrin 1 环状置于老鼠视神经头周围[60]）。神经纵轴周围的抑制分子将生长中的轴突控制在恰当的通道内（例如 Sema5A[61]）。其他研究记录了相关因子控制视网膜内固有回路的形成。

视网膜神经节细胞轴突的生长锥一旦沿视神经从眼中延伸出去，就会面临严峻的发育挑战。在视交叉来自颞侧视网膜的轴突需要与来自鼻侧视网膜的轴突分开，从而延伸到同侧或对侧的视觉皮层。这是第一个例子，两个生长锥在空间上的基本相同位置需要沿完全不同的方向生长，此时确定每个细胞体的视网膜位置非常关键[62]。这个实例体现了引导分子与生长锥上特定受体之间的相互作用。很多研究都会关注这个实例，因为结果非常明确：轴突要么越过中线进入对侧视神经束，要么偏离回到同侧视神经束。解决这个问题的关键在于这个事实：生长锥能合成自身的蛋白质来短暂应答它们外部环境中的局部线索信号。例如，生长锥中 cAMP 和 cGMP 的比值，决定了生长锥是否会被引导分子 netrin 1 吸引或排斥[63]。因此，生

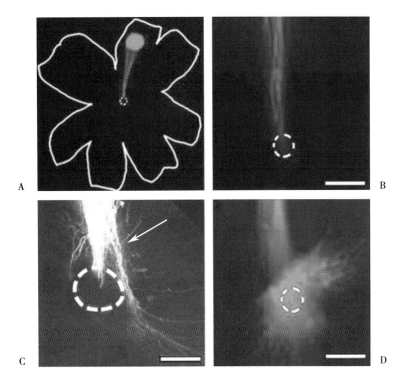

图 1.12　轴突在视网膜表面寻找到达视盘（虚线圆）的路径。A. 标记的外周视网膜神经节细胞按照常规的自然路径将轴突延伸至视盘；B. 轴突直接到达视盘的路径放大图（所有比例尺均等于 100μm）；C. 在一种具有异常引导标记的突变视网膜中，有些轴突发生分离，无法穿出视盘；D. 在另一异常中，轴突散开，无法穿过到达神经（Reprinted from Oster SF, Sretavan DW. Connecting the eye to the brain: the molecular basis of ganglion cell axon guidance. *Br J Ophthalmol.* 2003; 87 (5): 639-645, with permission from BMJ Publishing Group Ltd. ）

长锥内部细胞组成决定了它完全不一样的行为方式，而这个反过来可以作为其视网膜位置的永久标识。实际上，生长锥如果在逻辑上能够根据外部环境调整自身行为，将大有裨益。分子引导的吸引 - 排斥平衡很重要；否则，生长锥将朝着视盘处的吸引标记物生长，但无法穿过视盘离开眼睛。无数潜在的引导信号同时作用于数百万个生长轴突，这个要点非常有利于我们认识非典型轴突生长的临床疾病（如白化病的异常视交叉，第十四章）。

　　虽然我们尚不了解人体中引导分子的详细信息，但视束纤维早在妊娠期第 7~8 周就进入了人类外侧膝状体中[64]。猴子的对侧眼部纤维早于同侧眼部纤维到达 LGN 边缘[65]。许多轴突被设想为到达了不合适的目标位置，需要启动细胞凋亡机制清除这些多余的细胞。

膝状体投射

　　鉴于视野上能找到 LGN 和皮质区域两者对应的地形图，LGN 的轴突也像视网膜一样，必须保留着外侧膝状体细胞体的空间位置信息。

　　再次，LGN 的轴突生长锥在导向分子的引导下沿着路径到达视觉皮层。不过，不同于 LGN 的是：轴突不会直接长入最终位置的组织中（皮层Ⅳ），而要像之前提到的那样在皮质板下的过渡亚板中等待数周[65-67]。有时候,轴突到达亚板后,其突触后细胞还未形成。在多物种研究中,Robinson 和 Dreher[55] 指出,从受孕到睁开眼睛的总时间中,轴突在亚板中等待时间约占 11%~28%。据推测,在人妊娠期第 11~13 周时,人类丘脑轴突第一次在亚板中形成突触[48, 68];在第 23~25 周时,突触才见于皮质板(虽然轴突可能早就抵达此处)中[68]。因此,人类数据与 Robinson 和 Dreher 的结论一致。在亚板中的等待期,不清楚轴突在做什么。但亚板中确实包含了端脑中最早的神经元、递质和受体系统。这表明亚板组织可能具有重要临床意义。

突触形成

生长的轴突从视网膜到达 LGN,再从 LGN 到达视觉皮质时,它们首先在整个目标组织中建立弥散性网络。如果轴突引导的这个基本策略确定,它们可能会在更多分子标记物的诱导下形成了粗略的地形图。然而,在成年人中,每个轴突在目标组织中形成的突触连接系统极为精确。例如,外侧膝状体核的连接会形成眼睛特化层,而视觉皮层中的连接则会形成眼睛特化柱——眼优势柱。如何从弥散性神经分布细化成精准定义的突触?

基于临床证据和动物模型的实验表明,神经活动对这些连接的细化具有显著影响[69-70]。如果新生儿单眼光学质量太差或出生后眼睑闭合,会出现异常神经信号传播以及突触连接完善异常,导致受影响眼睛的视觉性能急剧下降,人类在这个过程中形成弱视。

大量文献分析了神经活动在突触连接完善中的作用,形成了神经结构(包括除视觉系统以外的结构)发育的理论框架。

1949 年,Donald Hebb[71] 在还没有实验证据来检验这一假设之前,就提出了发生这一过程的理论。他提出:“当细胞 A 的轴突与细胞 B 之间的距离足够近,且能够持续反复刺激细胞 B 时,两个细胞或其中一个细胞便会发生某种生长过程或代谢变化,细胞 A 刺激细胞 B 的效率便会提高”(图 1.13)。这对视觉系统的发育意味着什么?若轴突从外侧膝状体核到达视觉皮层,则可以理解为 LGN 细胞的轴突足够靠近突触后皮层细胞,能够反复刺激皮层细胞,此时 LGN 和皮层细胞之间的连接将会加强。换句话说,“相互刺激的细胞彼此连接。”因此,活跃且能刺激突触后细胞的突触前细胞将得到增强,而基本不刺激突触后细胞的前细胞将丧失对后细胞的影响作用。神经科学的许多分支学科已经对这些相互作用的机制进行

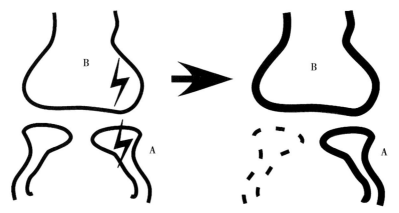

图 1.13　突触竞争示意图,如果突触前细胞和突触后细胞(A,B)经常相互刺激,则其突触连接会增强

了研究。研究结果对远离视觉感官的学习过程和获得记忆过程具有重要的提示作用。下述章节将介绍当前对 LGN 和视觉皮层发育中 Hebbian 突触的细化认知。

视网膜 - 膝状体投射

最早,视觉皮层印证了神经活动在突触细化中的重要作用。近期,研究人员提出了类似的框架,论证了 LGN 中眼睛特化层的形成。未成熟的外侧膝状体包含来自双眼的弥散性连接,但在人类妊娠期第 22 周左右,在单眼驱动下出现持续定型的细胞层[64,72]（图 1.14）。很多物种在睁眼之前都会经历从弥散性结构到层状结构的转变。那么,当详细的视觉场景没有转换成动作电位时,神经活动又如何促成相应的细化？这个问题已经在猫和雪貂中得到了广泛的研究。使用河豚毒素阻止动作电位,抑制单眼的神经活动会导致睁眼前这些本应该在 LGN 中形成的层无法按时形成[73-74]。因此,动作电位对眼睛特化层的形成非常关键。在睁开眼睛之前,如何根据神经活动精确地规划视网膜地形图和眼睛特化层？

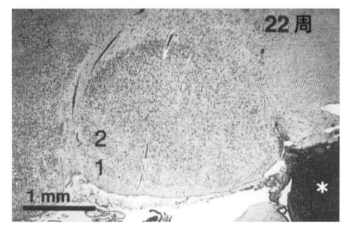

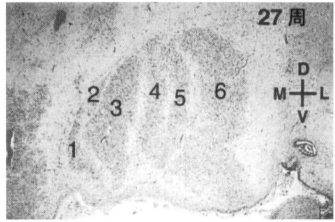

图 1.14　A. 自妊娠期第 22 周开始,人类外侧膝状体核中开始出现分层现象；B. 分层最初垂直于成熟时的排列,但随着时间变化,旋转方向改变（From Hevner RF. Development of connections in the human visual system during fetal midgestation: a DiI-tracing study. *J Neuropathol Exp Neurol*. 2000; 59（5）: 385-392. Reprinted by permission of American Association of Neuropathologists.）

在眼睛特化层形成过程中，（大鼠和雪貂）视网膜中的神经节细胞会产生自发活动，刺激突触后 LGN 细胞[75]。因此，细胞活动是存在的，但要想刺激突触细化、形成视网膜地形图和眼睛特化层，一个 Hebbian 框架需要最近邻相关性和双眼不同步性：视网膜近邻们会"一起连接"，而来自两眼的轴突则不会。通过记录雪貂的单个神经节细胞活动，Galli 和 Maffei[76]发现自发性动作电位爆发持续 5s 左右，两次之间最多间隔 2min。运用光学成像和多电极记录技术可以同时记录这些细胞的自发动作电位[77]。纵观所有细胞，可以发现这些爆发电位会形成波浪状，随着时间的推移，在视网膜不同方向延伸[78]。也就是说，细胞与相邻细胞之间的 5s 爆发电位存在一定延迟；这些持续性延迟形成波浪状，在组织中朝一个方向移动，由此产生了最近邻互相关联，这个关联与"活动代表地形图"的观点一致。每次爆发间约 2min 的间隔会产生双眼不同步性。因此，活动可以指导 LGN 哪个突触应加强或哪个突触应弱化，从而构建合理的系统。Hevner[64]指出，在妊娠期第 20 周时，突触前轴突分隔进入人类 LGN 中的眼特化层。

LGN 中的突触细化过程结束后，结构进入稳定状态，不受未来的视觉影响。在睁眼后的发育过程中，异常活动不会大幅度改变 LGN 的结构。神经活动细化突触的时间点至关重要，这体现在发育过程中的敏感期概念中。这个基本概念是：结构中的突触仅在发育过程中有限的可塑期内，易受到异常视觉影响。在此之前和之后，组织中的神经活动模式不会对发育过程造成显著影响。因此，在 LGN 中，敏感期发生在睁眼之前。然而，在包括猫、猴子和人类在内的许多物种的视觉皮层中，敏感期会延续至睁开眼睛以后。这对弱视形成具有重要意义。实际上，大脑不同部位可能存在多个敏感期。

膝状体 - 皮层投射

关于初级视觉皮层中突触连接出生后细化的研究有很多，主要是由于有助于对弱视的临床认识[79]，同时也能为突触前轴突与突触后皮层细胞建立连接时的 Hebbian 竞争关系提供直接支持。这方面有很多相关文献综述[80-82]。

成熟的初级视觉皮层包含许多重叠的协调的表征系统。例如，视网膜地形、优势眼和定向刺激同时影响着组织的结构。突触活动在细化突触连接中的作用已经得到广泛研究，包括眼睛特化分离为眼优势柱。许多物种一般在妊娠后期（甚至睁眼后）才分离成柱。突触连接首先遍布整个组织，然后分离到单眼主导的区域，形成柱状结构，垂直于皮层组织的分层结构。

大量研究表明，在发育敏感期，两眼争夺皮层区域会严重影响成熟组织的结构。如果因白内障、上睑下垂或眼睑闭合（动物模型）单眼视力受阻，未受影响的眼睛的轴突会与皮层神经元建立牢固的连接；受影响的眼睛中的神经活动会大大减少，导致皮层中受该眼刺激的突触丧失。如图 1.15A 所示，右侧显示出生后单眼被遮住的猴子优势眼皮层细胞分布情况，皮层细胞接受来自未被遮住的眼睛的驱动。

图 1.15B 为另一种临床操作，对猫的眼外肌进行手术（模仿临床斜视），而不再是封闭眼球，改变两只眼睛交替传导图像，使双眼中的图像不再在视觉皮层中匹配。在敏感时期进行这种手术会导致大脑皮质中双眼突触完全分离。对于多数动物，突触后皮层细胞由单眼驱动，而非由双眼同时驱动双侧部分皮层细胞，这与双眼不匹配时双眼活动相互关系缺乏的现象相吻合。双眼突触不会在同一突触后细胞上同时增强，支持立体视觉等功能的双眼细胞几乎不复存在。双眼兴奋作用和抑制作用失衡是弱视的某些特征的基础[83]。

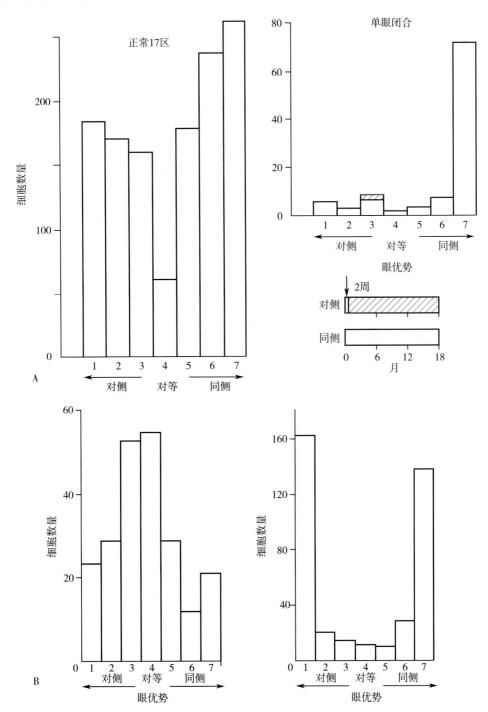

图1.15 眼优势直方图展示了每个皮层细胞与每只眼睛的响应程度。A. 左侧直方图为正常猴子的数据,右侧直方图为在关键或敏感期单眼闭合的猴子的数据。单眼闭合后,大多数细胞对未闭合的同侧眼做出响应;B. 左侧直方图为正常猫的数据,右侧直方图为斜视猫的数据。很多细胞对单眼做出响应,只有少数细胞能够对双眼做出响应(A:From Hubel DH, Wiesel TN, LeVay S.Plasticity of ocular dominance columns in monkey striate cortex. *Philos Trans R Soc Lond B Biol Sci*. 1977;278:377-409, with permission. B:Reprinted with permission from Hubel DH, Wiesel TN. Binocular interaction in striate cortex of kittens reared with artificial squint. *J Physiol*. 1965;28(6):1029-1040. Copyright © 1965 The American Physiological Society(APS). All rights reserved)

出生后人类的皮层回路会出现显著的突触细化。Huttenlocher 和 de Courten[84]的研究表明，人类视觉皮层中突触的峰值出现在胎儿出生后 8 个月左右。因此，婴儿的视觉体验可能对皮层发育产生显著影响。就双眼视发育而言，大约 7 岁之前都是人类皮层发育的最敏感时期[85]。

这种出生后可塑性对视觉系统有哪些好处呢？这当然是有代价的，患有斜视、屈光参差或相关疾病的儿童，面临着皮层视觉功能丧失的风险。但在婴儿成长和视网膜神经元迁移过程中，这种可塑性为出生后系统重新校准提供了基础。例如，如果一个孩子需要获得良好的立体视觉，视觉系统必须仔细比较双眼视网膜对应点，确定视网膜视差的三维方向。如果胎儿出生后，光感受器在视网膜上的位置发生变化，且瞳孔间距离增加，光感受器的视觉方向和三维空间位置所对应的水平视差都会发生改变。因此，为了准确解决这些信息变动，视觉系统必须在婴儿成长过程中重新校准。

总结

本章旨在为对儿童患者感兴趣的人群，提供一个临床和功能导向的视觉系统发育的综述。如表 1.1 所示，列出了胚胎学的年表。如需进一步了解视觉系统的各个结构，请详细阅读本章的参考文献。

表 1.1　眼睛结构形成时间一览表

时间	神经外胚层	眼色素层结构	结缔组织	外流通道和透明介质
胚胎期： 1 个月（1.5~8mm） 2 个月（8~40mm）	视原基形成视裂 含黑素体的色素上皮 内外神经母细胞层和 Chievitz 层；神经节和 Müller 细胞；视茎中的视神经纤维	视杯周围的窦状血管 视裂中的玻璃体血管 脉络膜毛细血管与初始睫状后动脉相连；静脉丛；脉络膜中的胶原蛋白纤维	角膜上皮和内皮； 基质中的胶原蛋白原纤维；前巩膜凝结块	晶状体板 晶状体囊泡、原生和次生纤维一期缝 原生玻璃体；次生玻璃体发端
胎儿期： 3 个月（40~70mm）	内外部丛状层； 未成熟的锥体突触和内部丛状层中的突触	脉络膜血管分层； Bruch 膜成形；弹性纤维出现；视杯开始发育	Descemet 膜出现；角膜神经分布；巩膜包围眼部，出现部分弹性纤维	晶状体直径为2mm，有 Y 形缝；玻璃体脉管系统退化；Druault 束出现
4 个月（70~120mm）	视网膜血管进入神经纤维层； 视盘中有血管化区域； Bergmeister- 视乳头	脉络膜中出现血管中层；睫状褶变密，肌肉原生细胞生长；虹膜括约肌原生细胞出现	Bowman 膜开始形成；角膜曲率异于巩膜	小带纤维形成；玻璃体系统（除瞳孔膜外）萎缩；Schlemm 管出现

续表

时间	神经外胚层	眼色素层结构	结缔组织	外流通道和透明介质
5个月（130~170mm）	视杆细胞突触；水平细胞分化；视网膜毛细血管周围的外周细胞和筛板、神经帽衍生神经鞘	脉络膜出现色素细胞；Bruch膜完全成形；睫状体通道有睫状上皮；虹膜括约肌和基质成熟	Bowman膜成熟；巩膜突、前房延伸至巩膜处	悬韧带纤维附着在原生体薄板周围
6个月（170~220mm）	视网膜细胞的最终排列；黄斑分化开始；明确的锯齿缘出现	脉络膜循环性动脉分支；环状睫状肌和虹膜扩张纤维开始形成；房角加深；瞳孔直径约5mm		房水开始形成
7个月（220~260mm）	光感受器外段分化；中心凹无血管区出现；筛状板结构成熟	色素层黑色素细胞数量增加；睫状体中出现环形纤维和狭窄的平坦部；瞳孔开大肌延伸至虹膜根部		房角加深，组织密度降低；Cloquet管轮廓出现
8个月（260~300mm）	两层神经节细胞覆盖黄斑凹陷；视网膜毛细血管鼻侧到达锯齿缘和颞侧赤道部	瞳孔括约肌具备功能性；基质中出现神经末梢		小梁网状结构逐渐成熟；Schlemm管内皮出现空泡；可测流出量
9个月（300~500mm以上）	视网膜循环系统建立，毛细血管抵达内核层并延伸到外周；视神经髓鞘形成	虹膜基质黑素体数量增加。出现小血管环；瞳孔膜萎缩		晶状体呈球形；直径4.5~6mm

不同参考文献中的测量方法差异较大。本表采用约值。

Reproduced with permission from Ozanics, Jakobiec. *Ocular Anatomy, Embryology and Teratology*. In: Frederick A. Jakobiec, ed.Philadelphia, PA: Harper and Row; 1982.

　　本领域的许多最新研究充分利用了遗传学和分子生物学的最新成果，经常使用动物模型中的人类同源基因来研究基因表达和环境相互作用的影响。随着新技术、新方法的出现，我们对先天性小儿视觉系统疾病的遗传基础有了进一步了解。尽管我们目前正在综合运用各种手段（眼镜、眼罩、视觉训练）干预特定时期的神经活动，或通过手术修复异常，但我们对疾病预防的研究才刚刚起步。

参考文献

1. Beebe DC. Homeobox genes and vertebrate eye development. *Invest Ophthalmol Vis Sci.* 1994;35(7): 2897–2900.
2. van Horck FP, Weinl C, Holt CE. Retinal axon guidance: novel mechanisms for steering. *Curr Opin Neurobiol.* 2004;14(1):61–66.
3. Katz LC, Shatz CJ. Synaptic activity and the construction of cortical circuits. *Science.* 1996;274(5290):1133–1138.
4. Cline H. Sperry and Hebb: oil and vinegar? *Trends Neurosci.* 2003;26(12):655–661.
5. Duke-Elder S, Cook C. Embryology. In *Systems of Ophthalmology, vol 3, Normal and Abnormal Development, Pt. 1.* St Louis, MO: CV Mosby; 1963.
6. Mann IC. *The Development of the Human Eye.* New York: Grune and Stratton; 1964.
7. Barishak YR. *Embryology of the Eye and its Adnexa.* 2nd revised ed. Basel: Karger; 2001.
8. Ozanics V, Jakobiec F. Prenatal development of the eye and its adnexae. In: Jakobiec F, ed. *Ocular Anatomy, Embryology and Teratology, Chap 2.* Philadelphia, PA: Harper and Row; 1982:11–96.
9. O'Rahilly R. The timing and sequence of events in the development of the human eye and ear during the embryonic period proper. *Anatomy Embryology.* 1983;168(1):87–99.
10. Worgul BV. Lens. In: JakobiecF, ed. *Ocular Anatomy, Embryology and Teratology, Chap 12.* Philadelphia, PA: Harper and Row; 1982:355–389.
11. Hay E. Development of the vertebrate cornea. *Int Rev Cytol.* 1980;63:263–322.
12. Shields MB, Buckley E, Klintworth GK, et al. Axenfeld-Rieger syndrome. A spectrum of developmental disorders. *Surv Ophthalmol.* 1985;29(6):387–409.
13. Bahn CF, Falls HF, Varley GA, et al. Classification of corneal endothelial disorders based on neural crest origin. *Ophthalmology.* 1984;91(6):558–563.
14. Hollenberg MJ, Spira AW. Human retinal development: ultrastructure of the outer retina. *Am J Anat.* 1973;137(4):357–385.
15. Ozanics V, Rayborn M, Sagun D. Some aspects of corneal and scleral differentiation in the primate. *Exp Eye Res.* 1976;22(4):305–327.
16. Ehlers N, Matthiessen ME, Andersen H. The prenatal growth of the human eye. *Acta Ophthalmol (Copenh).* 1968;46(3):329–349.
17. Sevel D, Isaacs R. A re-evaluation of corneal development. *Trans Am Ophthalmol Soc.* 1988;86:178–207.
18. Mandell RB. Corneal contour of the human infant. *Arch Ophthalmol.* 1967;77(3):345–348.
19. Inagaki Y. The rapid change of corneal curvature in the neonatal

period and infancy. *Arch Ophthalmol.* 1986;104(7):1026–1027.

20. Insler MS, Cooper HD, May SE, et al. Analysis of corneal thickness and corneal curvature in infants. *CLAO J.* 1987;13(3):182–184.

21. Barishak YR. The development of the angle of the anterior chamber in vertebrate eyes. *Doc Ophthalmol.* 1978;45(2):329–360.

22. Hamanaka T, Bill A, Ichinohasama R, et al. Aspects of the development of Schlemm's canal. *Exp Eye Res.* 1992;55(3):479–488.

23. Anderson DR. The development of the trabecular meshwork and its abnormality in primary infantile glaucoma. *Trans Am Ophthalmol Soc.* 1981;79:458–485.

24. Kupfer C, Ross K. The development of outflow facility in human eyes. *Invest Ophthalmol.* 1971;10(7): 513–517.

25. Pandolfi M, Astedt B. Outflow resistance in the foetal eye. *Acta Ophthalmol (Copenh).* 1971;49(2):344–350.

26. Arora R, Aggarwal HC, Sood NN. Observations on the histopathology of trabecular meshwork with reference to the pathogenesis of congenital glaucoma. *Glaucoma.* 1990;12(4):112–116.

27. Kupfer C, Kaiser-Kupfer MI. Observations on the development of the anterior chamber angle with reference to the pathogenesis of congenital glaucomas. *Am J Ophthalmol.* 1979;88(3 Pt 1):424–426.

28. Doran RM. Anterior segment malformations: Aetiology and genetic implications. *Br J Ophthalmol.* 1991;75(10): 579.

29. Tucker SM, Enzenauer RW, Levin AV, et al. Corneal diameter, axial length, and intraocular pressure in premature infants. *Ophthalmology.* 1992;99(8):1296–1300.

30. Spierer A, Huna R, Hirsh A, et al. Normal intraocular pressure in premature infants. *Am J Ophthalmol.* 1994; 117(6):801–803.

31. Spierer A, Isenberg SJ, Inkelis SH. Characteristics of the iris in 100 neonates. *J Pediatr Ophthalmol Strabismus.* 1989;26(1):28–30.

32. Mund ML, Rodrigues MM, Fine BS. Light and electron microscopic observations on the pigmented layers of the developing human eye. *Am J Ophthalmol.* 1972;73(2):167–182.

33. Isenberg SJ, Molarte A, Vazquez M. The fixed and dilated pupils of premature neonates. *Am J Ophthalmol.* 1990;110(2):168–171.

34. Robinson J, Fielder AR. Pupillary diameter and reaction to light in preterm neonates. *Arch Dis Child.* 1990;65(1 Spec No):35–38.

35. Zhu M, Madigan MC, van Driel D, et al. The human hyaloid system: cell death and vascular regression. *Exp Eye Res.* 2000;70(6):767–776.

36. Michaelson IC. The mode of development of the vascular system of the retina with some observations on its significance for certain retinal diseases. *Trans Ophthalmol Soc UK.* 1948;68:137–180.

37. Robinson SR, Hendrickson A. Shifting relationships between photoreceptors and pigment epithelial cells in monkey retina: implications for the development of retinal topography. *Vis Neurosci.* 1995;12(4):767–778.

38. Cellerino A, Bähr M, Isenmann S. Apoptosis in the developing visual

system. *Cell Tissue Res.* 2000;301(1): 53–69.

39. McConnell SK, Kaznowski CE. Cell cycle dependence of laminar determination in developing neocortex. *Science.* 1991;254(5029):282–285.

40. Yuodelis C, Hendrickson A. A qualitative and quantitative analysis of the human fovea during development. *Vision Res.* 1986;26(6):847–855.

41. Wassle H, Grunert U, Rohrenbeck J, et al. Retinal ganglion cell density and cortical magnification factor in the primate. *Vision Res.* 1990;30(11):1897–1911.

42. Provis JM, van Driel D. Retinal development in humans: the roles of differential growth rates, cell migration and naturally occurring cell death. *Aust N Z J Ophthalmol.* 1985;13(2):125–133.

43. Wilmer HA, Scammon RE. Growth of the components of the human eyeball. I. Diagrams, calculations, computations and reference tables. *Arch Ophthalmol.* 1950;43(4):599–619.

44. Scammon RE, Wilmer HA. Growth of the components of the human eyeball. II. Comparison of the calculated volumes of the eyes of the newborn and of adults, and their components. *Arch Ophthalmol.* 1950;43(4):620–637.

45. Rakic P, Riley KP. Overproduction and elimination of retinal axons in the fetal rhesus monkey. *Science.* 1983;219(4591):1441–1444.

46. Huberman AD. Mechanisms of eye-specific visual circuit development. *Curr Opin Neurobiol.* 2007;17(1): 73–80.

47. Hitchcock PF, Hickey TL. Prenatal development of the human lateral geniculate nucleus. *J Comp Neurol.* 1980;194(2):395–411.

48. Kostovic I, Rakic P. Developmental history of the transient subplate zone in the visual and somatosensory cortex of the macaque monkey and human brain. *J Comp Neurol.* 1990;297(3):441–470.

49. Palamini A, Anderman F, Olier A, et al. Focal neuronal migration disorders and intractable partial epilepsy; Results of surgical treatment. *Ann Neurol.* 1991;30: 750–757.

50. Rakic P. Neurons in rhesus monkey visual cortex: systematic relation between time of origin and eventual disposition. *Science.* 1974;183(123):425–427.

51. Desai AR, McConnell SK. Progressive restriction in fate potential by neural progenitors during cerebral cortical development. *Development.* 2000;127(13):2863–2872.

52. Dobyns WB, Andermann E, Andermann F, et al. X-linked malformations of neuronal migration. *Neurology.* 1996; 47(2):331–339.

53. Dobyns WB, Truwit CL. Lissencephaly and other malformations of cortical development: 1995 update. *Neuropediatrics.* 1995;26(3):132–147.

54. Williams RW, Ryder K, Rakic P. Emergence of cytoarchitectonic differences between areas 17 and 18 in the developing rhesus monkey. *Abstr Soc Neurosci.* 1987;13:1044.

55. Robinson SR, Dreher B. The visual pathways of eutherian mammals and marsupials develop according to a common timetable. *Brain Behav Evol.* 1990;36(4):177–195.

56. Haupt C, Huber AB. How axons see their way--axonal guidance in the visual system. *Front Biosci.* 2008; 13:3136–3149.

57. Sperry RW. Chemoaffinity in the orderly growth of nerve fiber patterns and connections. *Proc Natl Acad Sci U S A.* 1963;50:703–709.

58. Campbell DS, Holt CE. Chemotropic responses of retinal growth cones mediated by rapid local protein synthesis and degradation. *Neuron.* 2001;32(6):1013–1026.

59. Brittis PA, Canning DR, Silver J. Chondroitin sulfate as a regulator of neuronal patterning in the retina. *Science.* 1992;255(5045):733–736.

60. Deiner MS, Kennedy TE, Fazeli A, et al. Netrin-1 and DCC mediate axon guidance locally at the optic disc: loss of function leads to optic nerve hypoplasia. *Neuron.* 1997;19(3):575–589.

61. Oster SF, Deiner M, Birgbauer E, et al. Ganglion cell axon pathfinding in the retina and optic nerve. *Semin Cell Dev Biol.* 2004;15(1):125–136.

62. Herrera E, Garcia-Frigola C. Genetics and development of the optic chiasm. *Front Biosci.* 2008;13:1646–1653.

63. Nishiyama M, Hoshino A, Tsai L, et al. Cyclic AMP/GMP-dependent modulation of Ca^{2+} channels sets the polarity of nerve growth-cone turning. *Nature.* 2003; 424(6943):990–995.

64. Hevner RF. Development of connections in the human visual system during fetal mid-gestation: a DiI-tracing study. *J Neuropathol Exp Neurol.* 2000;59(5):385–392.

65. Rakic P. Prenatal development of the visual system in rhesus monkey. Philosophical Transactions of the Royal Society of London—Series B. *Biol Sci.* 1977; 278(961):245–260.

66. Lund RD, Mustari MJ. Development of the geniculocortical pathway in rats. *J Comp Neurol.* 1977;173(2):289–306.

67. Shatz CJ, Luskin MB. The relationship between the geniculocortical afferents and their cortical target cells during development of the cat's primary visual cortex. *J Neurosci.* 1986;6(12):3655–3668.

68. Molliver ME, Kostovic I, van der Loos H. The development of synapses in cerebral cortex of the human fetus. *Brain Res.* 1973;50(2):403–407.

69. Hubel DH, Wiesel TN. Binocular interaction in striate cortex of kittens reared with artificial squint. *J Neurophysiol.* 1965;28(6):1041–1059.

70. Hubel DH, Wiesel TN, LeVay S. Plasticity of ocular dominance columns in monkey striate cortex. *Philos Trans R Soc Lond B Biolo Sci.* 1977;278(961):377–409.

71. Hebb DO. *The Organization of Behavior; a Neuropsychological Theory.* New York: Wiley; 1949.

72. Khan AA, Wadhwa S, Bijlani V. Development of human lateral geniculate nucleus: an electron microscopic study. *Int J Dev Neurosci.*

1994;12(7):661–672.

73. Sretavan DW, Shatz CJ, Stryker MP. Modification of retinal ganglion cell axon morphology by prenatal infusion of tetrodotoxin. *Nature*. 1988;336(6198): 468–471.

74. Shatz CJ, Stryker MP. Prenatal tetrodotoxin infusion blocks segregation of retinogeniculate afferents. *Science*. 1988;242(4875):87–89.

75. Mooney R, Penn AA, Gallego R, et al. Thalamic relay of spontaneous retinal activity prior to vision. *Neuron*. 1996;17(5):863–874.

76. Galli L, Maffei L. Spontaneous impulse activity of rat retinal ganglion cells in prenatal life. *Science*. 1988; 242(4875):90–91.

77. Shatz CJ. Form from function in visual system development. In: *The Harvey Lectures, Series 93*. New York: Wiley-Liss; 1999:17–34.

78. Meister M, Wong RO, Baylor DA, et al. Synchronous bursts of action potentials in ganglion cells of the developing mammalian retina. *Science*. 1991;252(5008):939–943.

79. Kiorpes L. The puzzle of visual development: Behavior and neural limits. *J Neurosci*. 2016;36(45):11384–11393.

80. Mitchell DE, Timney B. Postnatal development of function in the mammalian visual system. In: *Handbook of Physiology—The Nervous System III (Vol. 3)*. Washington, DC: American Physiological Society; 1984:501–555.

81. Sur M, Leamey CA. Development and plasticity of cortical areas and networks. *Nat Rev Neurosci*. 2001; 2(4):251–262.

82. Berardi N, Pizzorusso T, Ratto GM, et al. Molecular basis of plasticity in the visual cortex. *Trends Neurosci*. 2003;26(7):369–378.

83. Shooner C, Hallum LE, Kumbhani RD, et al. Asymmetric dichoptic masking in visual cortex of amblyopic macaque monkeys. *J Neurosci*. 2017;37(36): 8734–8741.

84. Huttenlocher PR, de Courten C. The development of synapses in striate cortex of man. *Hum Neurobiol*. 1987; 6(1):1–9.

85. Banks MS, Aslin RN, Letson RD. Sensitive period for the development of human binocular vision. *Science*. 1975;190(4215):675–677.

第二章

幼儿视敏度

Rebecca Marinoff　　Marilyn Vricella　　Robert H. Duckman

回想一下上一次眼睛检查：了解完视觉和健康问题后，医生会对你进行视敏度检测。视敏度是衡量患者感知形状和细节的能力，帮助临床医生诊断和管理各个年龄段的眼部疾病。检测结果为接下来的检查提供参考。视敏度降低的原因有很多，例如屈光不正、眼部异常、视路疾病、全身性疾病或中枢神经系统疾病。检测对象的视敏度为 20/20 时，临床医生便可以确认被检测者不存在明显的屈光不正和眼部疾病。

如需驾驶汽车、飞机，成为警务人员或参军，则必须满足特定的视敏度标准。视觉功能的其他测量指标包括视野和对比敏感度等。但视敏度是必测项，且视敏度的检测结果最重要。

婴儿视敏度检测尤其重要，因为婴儿期是视觉系统发育最快且干预最有效的时期[1]。但婴幼儿视敏度检测非常困难，结果准确性差，且可能与视觉功能无关。另外，在视敏度达到 20/20 之前，婴儿需要经历一系列发育过程。儿童视敏度的检测方法与成年人不同，检测结果不一定具有可比性。

视敏度检测类型、儿童的年龄和注意力都会影响测量结果。平均视敏度会随着年龄的增长逐渐改善。Leone 等使用 Teller 视敏度卡（Teller acuity cards, TAC）检测视敏度时，发现 2 岁以内是儿童视敏度提高最快的时期[2]。视敏度的提高反映了眼睛和视路在解剖学和生理学层面的发育，包括视锥细胞密度和成熟度的提高以及视神经纤维髓鞘的形成[2]。美国视光协会（American Optometric Association）和美国公共卫生协会（American Public Health Association）建议，应在孩子 6 月龄时进行第一次眼睛检查。因此，临床医生应该掌握婴儿视敏度的检测与解读能力。

从发育角度来看，人类婴儿的视敏度随着时间变化越来越好。胎儿刚出生时，眼睛的结构还没有完全发育成熟。在正常的婴儿发育过程中，解剖层面和生理层面的变化会促进眼睛进一步发育（第一章）。解读视敏度测试结果时，应结合测量方法和儿童认知交流能力。已有研究表明，对于 48 周内的婴儿，即便视觉皮质受损，其视觉行为依然正常[3]。相反，婴儿视敏度下降也未必代表视觉功能异常，而可能是当前发育阶段的正常水平。除了考虑发育阶段外，还应该记住，视敏度测试是一种主观测试，被测试的孩子必须集中精力，测试结果才会准确有效。如果测试时婴儿注意力不够集中，测试结果可能比预期差。如果测试过程中，孩子注意力不集中或不配合，应另行安排测试时间。

因为婴儿的眼睛还在发育中，婴儿视敏度一般低于成人。在没有重大临床发现的情况下，婴儿视敏度较低属于正常现象。随着婴儿的成长和发育，其视敏度会接近成人水平，但会因测试手段和时间等因素存在个体差异。

婴儿出生时视敏度一般较差,然后随着时间的推移不断提高。本章主要关注视敏度的改善过程。在解读儿童的视觉功能之前,临床医生必须充分了解规范数据。例如,如果一个婴儿的视敏度为 20/100,但在明确孩子的年龄和所采用的测试方法之前,我们无法判断测试结果是否正常。如果儿童 8 月龄,测试方法为视觉诱发电位,则测试结果为异常。因为在视觉诱发电位测试中,6 月龄的婴儿对棋盘方块的反应应该达到 20/20。对于同一个孩子,如果采用强制选择性优先观看(forced-choice preferential looking,FPL)进行测试,则该测试结果为正常。

在讨论视敏度发育之前,必须先定义可以测量的不同类型的视敏度。本文介绍了四种视敏度类型,每个类型各有优劣,不应横向比较。

1. 最小可见或可检测视敏度指能够判断给定的视觉刺激是否存在,或判断个体能够感知到的最小刺激(最小可检测物体)是什么。可检测视敏度并不是最佳的视敏度衡量指标,因为其测试结果受刺激强度的影响(即调整刺激的强度可以改变视敏度)。例如,在不透明的背景上开一个很小的口子,并在口子后面放置一个光刺激,测试对象可能能够看到光刺激,也可能看不到。若测试对象看不到光刺激,可以不断增加亮度,直至测试对象能够看到光刺激。此时,视敏度因刺激的调整而改变。如果调整刺激便能改变视敏度,则这种测试方法并不准确。视觉诱发电位和视动性眼球震颤(optokinetic nystagmus,OKN)是常用的婴儿视敏度检测方法。

2. 最小可辨别(或可分辨)视敏度可以衡量个体分辨轮廓的能力。个体能分辨出的视敏度验光字体元素的可辨别度越低,可分辨视敏度越好(图 2.1)。与其他视敏度测量方法一样,最小可分辨视敏度也会随着时间的推移不断改善。尽管很多研究都将最小可分辨视敏度等同于基于最小视角的 Snellen 视力,但最小可分辨视敏度与可识别视敏度并不完全相同。

Landolt C(或残轮)视力测试便属于可分辨视敏度测试,当 C 朝上下左右旋转时,测试对象必须找到字母 C 上的缺口。患者只需要判断字母 C 上开口(而非字母本身)的方

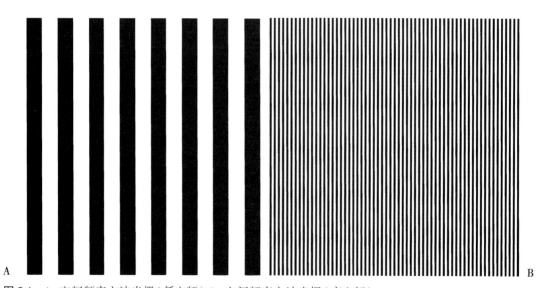

图 2.1   A. 空间频率方波光栅(低空频);B. 空间频率方波光栅(高空频)

向/位置,因此这项测试属于分辨测试而非识别测试。TAC 是另一种可分辨视敏度测试,测试对象需要从亮度相同的背景中分辨出光栅。Lea 条栅卡是手持式拨片,其光栅刺激类型与 TAC 相同(图 2.2)。条栅卡比 TAC 更轻、更便携,价格也更便宜[4]。

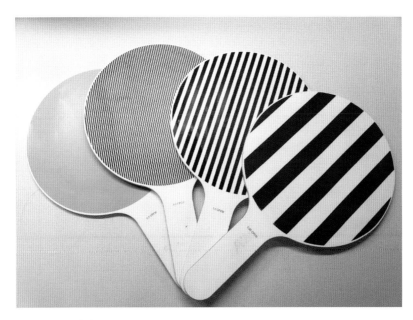

图 2.2 Lea 条栅卡

Cardiff 视敏度测试(Cardiff acuity test,CAT)是另一种可分辨视敏度测试,以图片代替验光字体,且包含复杂的空间成分[5]。这种测试适用于对 TAC 不感兴趣的学步儿童(图 2.3)。第十二章会详细介绍这些可分辨视敏度测试。

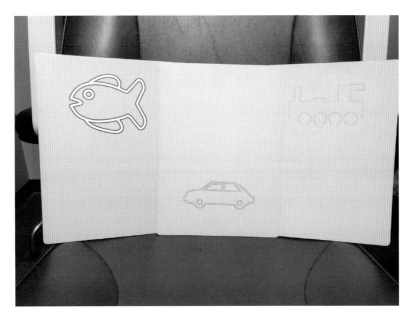

图 2.3 Cardiff 卡片

3. 游标视敏度（超视敏度）衡量眼睛感知刺激物元素之间错位的能力，并与不存在错位的刺激物感知结果进行对比（如位于不同水平位置的两根竖条）。眼睛对错位的感知能力优于对相邻轮廓的分辨能力（分辨力），且这种能力随着时间的推移不断变化。从出生后3个月开始，婴儿的错位感知能力就超过了分辨力[6-8]，即超视敏度（图 2.4）。超视敏度对光学失焦适应性极强。屈光不正虽然会大大降低可分辨视敏度，但对超视敏度影响很小[9]。

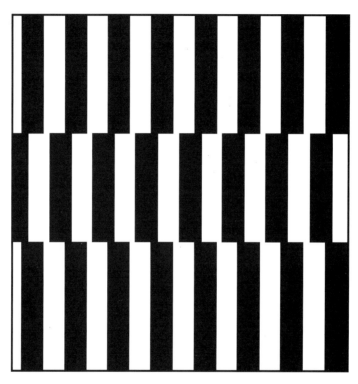

图 2.4　游标空间频率目标

4. 识别视敏度要求测试对象既能分辨又能标示或识别视觉符号或字母，一般用于年龄较大的测试对象。这类对象能够主观地报告在 Snellen 视敏度字母表、图片表、数字表等上看到的东西。一般从 2~2.5 岁开始，测试对象便能够接受这项测试。4 岁时，大多数儿童可以通过匹配或命名验光字体完成识别视敏度测试。识别视敏度包括分辨验光字体中的细节，并在认知层面上识别刺激物。第十二章将讨论数字和字母验光字体与图片之间的区别。相比字母或数字验光字体，Allen 图片验光字体的视敏度检测结果往往更好。对于年龄较大的测试对象来说，识别视敏度是最常用的视敏度测量方法。临床医生需要注意，目标太小时（即目标达到阈值时），儿童会随机猜测答案，而成年人则会继续努力发掘目标（即刺激）[10]。

临床精华

　　Lea 条栅卡是分别展示的，为了防止婴儿将注意力停留在医生身上，建议医生在测试期间身穿纯色衣服。

先天还是后天

视觉发育取决于环境因素还是遗传因素？对于这个问题，存在着两派观点：一派把视觉发育归因于先天因素，另一派则归因于后天因素。人们对事物的看法往往是非黑即白的（即要么是先天派，要么是后天派）。但两个学派都不能完美地解答所有问题。问题的关键不是"先天和后天"二选一，而是"先天和后天的作用各占多大比例"。因此，研究视觉发育时，我们要明确的是先天因素和后天因素对视觉发育的影响各占多大比例。针对这个问题，Brown 和 Yamamoto 率先开展了对比研究[11]。他们研究了三组儿童：健康的足月儿、健康的早产儿和存在异常（非眼科疾病）的足月儿。

根据研究设计，如果视敏度发育取决于环境因素，那么健康的早产儿拥有"更多"视觉体验，其视敏度应该比健康的足月儿更好。举例来说，实际年龄 3 月龄的早产儿若早产 2 个月，则其校正年龄为 1 个月，他比正常出生的 1 月龄足月儿多 2 个月的视觉经历，其视敏度也会更好。而事实并非如此。

研究认为，视敏度发育取决于孕后年龄，符合基因先天论的观点。Brown 和 Yamamoto[11]发现，在妊娠期 34~44 周，视敏度发育速度为每月 0.46 个频程。近期，Weinacht 等[12]发现，早产儿的"额外"视觉经历对视敏度发育没有影响（也不影响婴儿出生后前几个月的双眼视觉）。Spierer 等[13]研究发现，根据 TAC 测试结果，早产儿视敏度（单眼和双眼）比同年岁的足月儿差。这些研究都论证了基因在视敏度发育中的作用。

上述研究都没有体现环境在视敏度发育中的作用。基于对动物的研究，Hubel 和 Wiesel 指出，虽然整个视觉系统的特定连接取决于先天机制，但早期的视觉经历对这些先天连接的维持与全面发育至关重要。关于在黑暗环境中长大或患有斜视等疾病的动物的研究表明，环境对视敏度发育具有显著影响[14]。

关于婴儿视敏度的早期研究

几十年来，临床医生和研究人员一直在研究视敏度的发育。随着对视觉发育认识的深化以及视觉功能试验范式的复杂化，视觉相关的知识基础发生了重大变化。开始研究视敏度发育之前，视觉科学家必须拥有一种或多种视敏度测试仪器。这些仪器的开发往往源于实验室，其功能一经验证，便会在整个临床上得到推广。

早在 20 世纪 60 年代初，Teller 和 Movshon[8]已经开始研究视觉发育过程；在此之前，相关研究较少，且研究结果往往并不可靠。当时，关于婴儿视敏度的研究只有一项，采用的测试工具是 OKN。一方面，婴儿 OKN 很难观测到（观测者一般选择拍录婴儿的眼睛活动，以便事后研究是否存在 OKN）；另一方面，存在视觉皮层严重或完全损失的婴儿也存在 OKN[15-17]。Daw[18]指出："OKN 主要发生在皮层下，需要刺激较大范围的视野才能产生"。对于观察者来说，要引起 OKN，儿童必须将精力集中在鼓上，并适应其表面。未产生 OKN 可能只是注意力不集中而已。因此，我们无法确定 OKN 是否存在。

20 世纪 60 年代初，发育心理学家 Fantz[19-21]发表了婴儿模式偏好的研究结果。1962

年,Fantz 等[22]发表了基于婴儿偏好模式得出的视敏度早期发育数据,并将数据与婴儿的 OKN 反应进行比较。Fantz 得出的视敏度高度准确地反映了目前公认的婴儿空间视敏度。

早在 20 世纪 70 年代初,儿科医生和眼科保健工作人员就在测试儿童能否注视和追踪(集中注意力于透照器或其他视觉刺激上),但未对婴幼儿进行视敏度测量。5 岁左右孩子能读出标准视敏度表上的字母时,此时的视敏度便被正式记录下来。许多研究人员继续沿用基于注视和追踪反应的方法评估婴儿的早期视觉功能。20 世纪 50 年代—70 年代,随着 Fantz 研究结果的发表,越来越多的临床医生开始尝试从电生理层面或行为层面量化婴幼儿的视敏度。Fantz[23]的研究结果清楚地表明,在有选择的情况下,正常健康的婴儿更喜欢看对比度较高、轮廓较多、复杂度较高的物体。1975 年,Fantz 和 Fagan[24]的研究结果显示,在出生后的前 6 个月中,婴儿都或多或少地喜欢看复杂度更高的物体。同年,Fantz 和 Miranda[25]发现,相比直线,新生儿对曲线的偏好更明显。这种偏好与孕龄(而非实际年龄)有直接关系。

FPL 是行为临床技术,也是最常用的婴儿视觉功能评估技术。FPL 常用的刺激物是方波空间频率光栅(黑白条纹相间)。根据 Fantz 的结论,面对有图案的对象和亮度相同的无图案对象,婴儿会选择有图案的对象。当有图案的对象是方波空间频率光栅(图 2.1)、亮度与纯灰色对象相同时,若儿童能分辨出光栅的条纹,则他们倾向于看方波空间频率光栅。当空间频率降到阈值以下,且婴儿无法分辨出光栅的条纹时,条纹就会呈灰色。婴儿看到的就是两个纯灰色对象,对图案的偏好就会消失。包括 TAC、Lea 条栅卡和 CAT 在内的可分辨视敏度测试均使用 FPL 方法来呈现目标。FPL 也可用来测试超视敏度,只要能感知到错位刺激,婴儿就会表现出对错位方波光栅刺激的偏好。

可通过在眼睛上每度视角所占的周期数(一条黑条纹和一条白条纹构成一个周期)来描述空间频率光栅。周期数越少,每度视角中的黑白条纹数量越少。每度视角的周期数(cpd)越大,条纹数越多。因此,高空间频率光栅中的黑白条纹更细。易于被记住的空间频率是 30cpd。30cpd 相当于识别 20/20 验光字体所需的分辨率。Snellen 视敏度不适合用于表示空间视敏度,空间视敏度应该用 cpd 表示。

强制选择性优先观看相关研究

早在 1978 年,Dobson 等[26]就在探索利用婴儿先天的优先观看模式来量化"视敏度",这也许是 FPL 最早的临床应用。在此之前,已经通过心理测量手段收集了大量数据,形成了这种视敏度测试的规范。

心理测量程序冗长耗时,临床可行性差。在心理测量程序中,需向婴儿展示 100 多组空间频率幻灯片。测量过程中,需要两个人配合:一人向婴儿展示幻灯片;另一人观察婴儿的观看方向,但自己无法看到幻灯片。幻灯片展示者负责记录另一人的观察判断是否正确。为了确定视敏度阈值,往往需要多次重复整个程序,因为在整个测量程序中,婴儿未必能够始终保持专注和配合。为了提高程序的可行性,研究人员简化了测量步骤[27-31]。

Dobson 等[26]最早尝试将 FPL 投入临床应用。他们对 4 周、8 周、12 周和 16 周的儿童进行测试,以期找到每个年龄组能够做出反应的最小条纹宽度。测试目标是确定 FPL 的年龄标准,以便临床医生明确不同年龄段婴儿的正常反应。这项研究初步得出了诊断性条纹宽度(diagnostic stripe widths,DSW)约值。在 76 名接受测试的婴儿中,69 名完成了测试。不过要想获得标准数据,应该提供更多样本。

了解特定年龄段的婴儿应该对哪些刺激作出反应后,临床医生就能判断儿童的视敏度是否正常,但不存在视敏度阈值。临床医生根据采集儿童 DSW 的空间频率光栅,向儿童展示一组空间频率幻灯片及其对应的纯灰色空间频率光栅,然后判断观察者的判断正确率是否达到 70%~75%。若是,则孩子的视敏度发育是正常的。临床医生无法判断婴儿的实际视敏度是否优于 DSW,但可以知道婴儿视敏度发育是正常的。这种方式更具有临床可行性,DSW 测量也能快速完成。FPL DSW 程序的年龄范围与 Snellen 近似当量见表 2.1。

表 2.1 1~9 月龄的诊断条宽[10]

年龄 / 月	角距	Snellen 当量
1~2	40'	20/800
3	30'	20/600
4	20'	20/400
6	5'	20/100
9	2.5'	20/50

Reprinted from Leat SJ, Yadav NK, Irving EL. Development of visual acuity and contrast sensitivity in children. *J Optom.* 2009; 2 (1): 19-26. Copyright © 2009 Elsevier. With permission.

Gwiazda 等[32-33]创建、测试了一种快速优先观看程序,并收集了 2~58 周龄的正常婴儿的数据。对于不存在视力问题的健康婴儿,视敏度测试耗时不足 5min,相比此前的心理测量程序有了很大进步。测试所用光栅为 1.5~18cpd,大约以半倍频程为单位。研究人员测量了水平、垂直和右斜空间频率光栅的视敏度,发现视敏度从 4 周时的 20/1200(水平和垂直光栅)稳步提升到 1 岁时的水平光栅 20/50 和垂直光栅 20/60。

1982 年,Mayer 等[34]使用阶梯式优先观看法评估 11 天 ~5 岁有眼科疾病儿童的视敏度。不同于以往的随机展示,实验人员对幻灯片进行排序,按照空间频率从低到高的顺序(楼梯状)展示幻灯片。实验人员反复展示某一空间频率同宽条纹,直至测试对象在 70% 的时间里不再表现出刺激偏好。此时,实验人员便会获得视敏度阈值,不再对阈值以外的视敏度进行测试,从而显著降低测试和评分时间。

20 世纪 80 年代,婴幼儿视敏度的行为测量法逐渐流行起来。FPL 能够为临床医生提供重要的婴儿视觉功能信息。随着这项技术的普及,研究人员获得了越来越多的数据,从而更好地定义规范、简化程序。20 世纪 80 年代中期,随着商用 TAC 的出现,这项技术的临床应用范围越来越广,越来越多的临床医生开始使用这些卡片来检查婴儿的视觉。在临床实践中,TAC 用于评估包括婴幼儿在内的非语言患者[4]。TAC 的设计原理是:当面前同时出现有图案的对象和空白对象时,婴儿会优先看向有图案的对象[5]。Yudcovitch 等对比了 Lea 条栅卡的临床测试数据和 TAC 测试数据。虽然样本量很小,但研究人员认为,在临床环境中,Lea 条栅卡和 TAC FPL 法都在行为测量层面得出了有效的数据[4]。

随着婴儿对周围世界的兴趣越来越大,他们对黑白线条的兴趣也在逐渐降低。对于正常婴儿,成功测量视敏度的上限是 12 个月左右。若婴儿存在多种残疾,则 FPL 的适用年龄会更大[35]。发育障碍儿童对目标的关注度具有不确定性。

1~2 岁是发育关键期,弱视往往在这个年龄阶段出现,而视敏度测量又非常困难。研究者通过探索操作性条件范式(是一种由刺激引起的行为改变)来测量大龄婴幼儿的行为视力。Dobson 等[36] 使用操作性 FPL(OFPL)测量 6 月龄~3 岁儿童的行为敏锐度,据此定义诊断光栅频率,用于 6~36 月龄婴儿的视敏度筛查。经过训练,测试对象会看向或指向低空间频率光栅;做对后会得到积极强化(机械玩具)。经过反复强化,建立测试对象对条纹的反应;然后对每个孩子进行测试,找出 12~36 月龄儿童的诊断性光栅频率。测试结果表明,除 18 月龄的儿童外,所有年龄组的测试对象都具有确定的诊断性光栅频率。随后,研究人员公布了预期诊断性光栅频率表(表 2.2)。Atkinson 和 Braddick 使用 OFPL 对年龄较大的儿童进行了视敏度测试,3 岁时的可分辨视敏度非常接近但不完全等同于成年人水平[10]。

表 2.2　诊断性光栅频率表:1~36 月龄

年龄/月	方法	诊断性光栅频率/cpd
12	OFPL	4.6
18	OFPL	?
24	OFPL	6.9
30	OFPL	11.1
36	OFPL	11.1

使用 FPL 评估婴儿视敏度的研究者普遍认为,这种方法非常适用于婴幼儿,快速准确,对正常儿童和视力或神经系统受损的儿童都非常有效(图 2.5)。Teller 等[37] 认为,使用 FPL(行为)敏锐度卡法测量视敏度,更加简便快捷。McDonald 等[38] 发现,TAC 能够准确测量一岁以内正常婴儿的单眼视力。Preston 等[39] 发现,敏锐度卡能够有效测量患有眼疾(如无晶状体、上睑下垂、斜视)眼睛的视敏度。Birch[40] 发现,FPL 方法能够有效识别单眼视力缺陷。Mohn 等[41] 研究了神经系统正常和异常的婴幼儿:神经系统正常儿童的研究结果与之前的数据高度一致,TAC 能够有效评估正常儿童和神经系统受损儿童的视敏度。

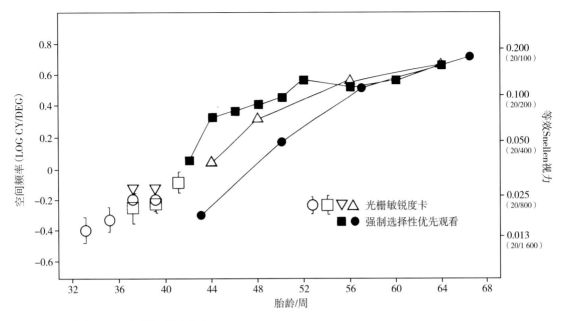

图 2.5 早产儿和足月儿的视敏度发育

相比视敏度,对比敏感度函数(contrast sensitivity function, CSF)能够更加全面地描述视觉功能,一般通过正弦波空间频率光栅测量;而视敏度(空间视觉)则多用方波光栅来测量。两者是否具有可比性? 1990 年,Jackson 等[42]开发了一套正弦波光栅视力卡。研究纳入了 83 名受试者,平均年龄为 41.5 月龄(范围为 3~69 月龄)。对比发现,83% 的受试者 TAC 视敏度与正弦波敏锐度相同。研究人员据此判断,正弦波空间卡可以用来测量儿童 FPL。然而,与正弦波空间频率光栅卡相比,TAC 在婴幼儿和发育障碍儿童的视力测量中应用更为广泛。

在婴幼儿等无法表达的人群中,TAC 是最佳的主观视敏度测量方法,在实验室和临床实践中广受欢迎。Hartmann 等[43]使用 TAC 检测了 900 多名儿童的视敏度。数据采集存在偏差,主要用于评估干预结果。研究结论显示,TAC 能够有效监测语前眼病患者治疗方案的效果。研究人员还特别指出,现在已经能够量化视敏度发育和视敏度治疗效果。

鉴于 TAC 的临床使用范围越来越广泛,Vital-Durand[44]研究了视觉分辨率发育的线性规律,发现婴儿出生后的第一年内,光栅敏锐度的发育具有高度规律性,两眼之间的差异从未超过最小可测量差异(1/2 倍频程),双眼视敏度略好于单眼视敏度。

FPL 的研究结果足够可靠且具有可重复性才有意义。Mash 等[45]对 342 名婴幼儿和儿童的视敏度与双眼视敏度差异进行了观察者可信度分析。测试结果显示,67% 的测试对象的测试 - 再测试得分相差不超过半个倍频程,87% 的测试对象得分相差一个倍频程以内。关于眼间视敏度差分,54% 的时间差分在半个倍频程以内,76% 的时间在一个倍频程以内。研究认为,TAC 视敏度检测结果是可靠的,但建议反复测量,以此确认视敏度估值,这对患者诊断和后续治疗至关重要。由于视敏度测量结果受患者的兴奋状态、注意力和身体健康状况影响,这些结果看起来可以接受。

视觉诱发电位

在通过行为方法收集婴儿视敏度数据的同时,电生理方法也开始逐渐兴起。这些客观的婴儿视敏度测量方法包括稳态视觉诱发电位(steady state visual evoked potential, ssVEP)及其变本。技术在不断进步,虽然硬件很贵,但有条件的实验者或临床医生能够快速完成视敏度评估。VEP 评估从视网膜到视觉皮层的传入视觉通路是否完整。评估结果不提供任何有关儿童所见的感知信息。考虑到这一局限性,VEP 可以作为婴儿体检的项目之一。研究表明,从婴儿 3 月龄开始,VEP 的数据明显优于 FPL 数据,且两项数值都会随着年龄的增长不断改善[46-47]。第二十二章将详细介绍电诊断检查。

视动性眼球震颤

在 FPL 和 VEP 技术出现之前,视动鼓是量化婴幼儿视敏度的唯一方法。视动性眼球震颤(optokinetic nystagmus, OKN)是由移动的视觉刺激引发的、不自主的眼球反应。当观察者盯着一个移动目标时,可以引起 OKN。在 OKN 测试中,移动目标是一系列黑白相间条纹。如果婴幼儿能够看到条纹(即能够识别刺激的最小间隔),眼睛就会缓慢地往旋转的方向移动,然后快速收回,形成眼球震颤。这种反应是不自主的,反映儿童能够看到条纹。通过改变条纹宽度和注视距离,可以获得儿童视敏度相关信息。

在测量婴儿视敏度时,OKN 也存在一定的局限性。首先,引出反应是关键,不过没有引起反应并不代表儿童不具备分辨刺激细节的能力。OKN 要求孩子专注并适应目标,如果婴儿没有兴趣参加测试或处于空想状态,就无法引起反应。此外,获得 Snellen 视敏度所需的对比度分辨率与垂直条纹在水平面上移动的现象并不是一回事[48]。在 OKN 测试中,垂直条纹会在水平面上旋转,旋转刺激的视网膜面积远比 Snellen 字母大得多。同时还需要考虑刺激诱发 OKN 反应时的移动,移动必须能够引起视觉系统中被刺激结构与细节识别结构之间的相互作用。

视动性眼震仪的条纹宽度是固定的。为了调整条纹宽度的角距,一旦在起始距离产生了 OKN,临床医生就需要将视动性眼震仪慢慢从儿童视线范围内移开,然后根据 OKN 消失的距离估测视敏度。可以根据 OKN 消失的位置简单计算分辨率视敏度。随着目标物的后退,儿童视野中条纹和视动鼓的角距越来越小,儿童参与测试的兴趣也会消失。儿童不再响应是否意味着已经达到视敏度阈值?还是说儿童失去了对目标的兴趣、转而去关注其他东西呢?如前所述,有响应说明儿童看到了目标,但没有响应并不一定意味着孩子无法辨别刺激细节。

1983 年, van Hof-van Duin 和 Mohn[17] 开展了一项研究。研究结果表明,皮层功能丧失或患有皮质盲的儿童也可能做出 OKN 响应。因此,OKN 的工作机制是在皮层下介导的。OKN 可能与视觉皮层功能问题并不相关。如果患有皮质盲的儿童也能产生 OKN 反应,那么可以考虑将 OKN 测试作为非语言儿童视觉功能的临床工具。

FPL 与 VEP 对比

临床医生评估婴儿视敏度的工具是 VEP 和不同版本的 FPL。两者是否具有可比性？在儿童出生后的第一年，VEP 测得的视敏度比 FPL 好 200% 左右。原因之一在于，使用 VEP 更容易引起反应，测试对象不需要长时间保持注意力集中的状态。婴儿睡觉时都可能产生闪光 VEP 反应。图形 VEP 需要测试对象保持注意力高度集中，但测试时间比 FPL 短得多。精简后的 FPL 程序依然要求测试对象保持（比 VEP）更长时间的注意力集中状态，否则无法达到视敏度阈值。其次，VEP 用于观察视觉通路的完整性（即光线能否从视网膜直接到达视皮质）。FPL 属于更高级的认知任务，刺激信息通过认知到达皮质层。根据儿童是否能看到刺激物，做出视觉偏好的认知决定。VEP 关注的是视觉通路的完整性，而 FPL 程序则更关注测试对象实际看到的东西。

视敏度取决于年龄和测试方式。我们需要使用不同的方法来观察视敏度随时间的变化，发现不管使用 OKN、FPL 还是 VEP，婴儿出生后的视敏度都会逐渐提高。使用 FPL 测得的发育速度比 VEP 慢很多。根据 Marg 等[49]的研究，6 月龄的健康婴儿能够对 VEP 刺激做出反应，敏锐度分辨力为 20/20。当时，这一结论让人颇为困惑，当时人们普遍认为，儿童 5 岁时，眼睛的视敏度才能达到 20/20。Marg 等的发现带来了大量新数据，极大地丰富了相关知识，据此可以评估任何年龄段的视觉功能、确定任何年龄段的临床视觉发现。Leat 等使用主观 / 行为方法总结了研究结论。这些研究表明，儿童视敏度达到成人水平的确切年龄存在个体差异。一般而言，儿童的视敏度在 6~10 岁[10]时达到成人水平（见表 2.1）。通过对视敏度的准确测量和解读，我们可以尽早地诊断并治疗视敏度问题，检测视觉功能的改善效果。

婴儿视觉的计算机自适应测试

眼动跟踪的婴儿视力自适应计算机测试（ACTIVE）是一个基于计算机的系统：刺激物显示在 LCD 屏幕上，远程眼动跟踪器精确地跟踪婴儿的注视反应[1]。作为分辨视敏度检测工具，该系统适用于非言语测试对象。不同于 FPL 视敏度测试，远程眼动追踪器不需要有经验的临床医生来判断婴儿的固视情况。

游标视敏度（超视敏度）

视觉发育研究人员对游标视敏度很感兴趣，因为这是一种基于皮质处理的超视敏度。游标刺激的位移小于视网膜感受器的直径和间距。为了检测到游标刺激，需要在视觉加工的高级阶段，让多个感受器同时聚集。游标视敏度具有检测两条线未对齐的能力[17]，在成人群体中，这种方法的检测结果比光栅敏锐度（空间可分辨视敏度）好十倍左右。然而，游标视敏度一开始并不优于光栅敏锐度，需要一些时间才能超越它。

在 FPL 测试中，Shimojo 等[6]使用游标移动显示器评估了 2~9 月龄健康婴儿的游标视敏度。当游标偏移幅度增加时，婴儿才能看到刺激的移动。最初，这些健康婴儿的游标视敏度不如光栅敏锐度;3 月龄时,游标视敏度开始优于光栅敏锐度。研究人员表示,4 月龄时,游标视敏度显著优于光栅敏锐度,并且始终保持较优状态。研究者认为,游标视敏度和光栅敏锐度之间的差异或许能够有效反映中枢神经系统的发育情况。Manny 和 Klein[50-51]使用动态三交替跟踪强迫选择方法测量了 1~14 月龄婴儿的游标视敏度。研究结果显示,从出生起到至少 11 月龄时,测试对象的游标视敏度不断改善,且优于光栅敏锐度。由于部分年龄较大的婴儿(>11 月龄)对刺激物的注意力不集中,研究结论无法推广至 11 月龄以上的婴儿群体。Shimojo 和 Held[52]纵向研究了 22 名婴儿,测量了光栅敏锐度和游标视敏度(移动 - 声音显示)。研究结果显示,在 11~12 周龄时,光栅敏锐度优于游标视敏度;但 20 周龄时,游标视敏度的发育速度显著快于光栅敏锐度。研究人员认为,婴儿视觉系统可能存在空间欠采样问题。超视敏度一般取决于皮层机制,且其作用时间不同于光栅敏锐度[7]。线性偏移可通过信号检测机制产生 VEP[53]。

Shimojo 等[6]的测试结果显示,从 4 月龄开始,游标视敏度会优于光栅敏锐度。研究人员认为,游标视敏度和立体视觉(两种超敏度形式)的发育历程相同,可能具有共同的神经机制。两种功能发挥作用的年龄与第 IV 视皮层中眼优势柱的分离时间吻合[6]。

一般而言,游标敏锐度从出现之日起就会快速增长。Brown[54]发现,9 周龄时,游标视敏度为 40′ 的角距。大约 11 周龄以后,游标视敏度将保持在大约 17′ 的角距。游标视敏度的出现时间远早于立体视觉,但立体视觉的提升速度更快。基于这些观察结果,Brown 指出,这两种超敏度不太可能拥有相同的神经机制。Skoczenski 和 Norcia[55]通过 VEP 方法观测游标视敏度时,得出的结论是:VEP 游标视敏度和行为游标视敏度一样,在胎儿出生后的第一年内都很不成熟。不同的结论可能是测量方法差异造成的。使用行为法和电生理法测量视敏度也得出了不同的结论。视敏度极可能受到视网膜因素的限制[55]。

视敏度的临床解读

Leone 等[2]提供了 6~72 月龄儿童的标准视敏度值。统计分析发现,除年龄外,其他因素也会影响视敏度。在 3m 处的电子视敏度测试仪上呈现单个条形边框包围的 HOTV 字母时,早产儿、新生儿入住重症监护室等因素(调整年龄)与视力下降显著相关。在对种族和性别进行进一步调整后,仅早产会对新生儿视敏度产生显著影响。家庭收入较高的儿童,其平均视敏度显著优于同龄人。根据 ATS 方案进行 HOTV 测试时,60 月龄儿童的视敏度接近 6/6[56]。在所有视敏度检测(Teller II、ATS HOTV 和线性 ETDRS 或 HOTV logMAR 表)中,与视敏度相关性最强的因素是年龄[2]。

总结

婴幼儿视敏度检测非常重要,因为检测结果能够反映儿童的发育是否正常。婴儿出生时,眼球和视觉系统尚未发育成熟,导致新生儿视敏度较差。随着时间的推移,婴儿的视敏度会逐渐改善,直至达到成年人水平。在幼儿能够接受识别敏锐度检测之前,可分辨视敏度是最常用的视敏度检测方法。基于发育心理学设计的 FPL 方法可用于检测可分辨视敏度。

由于婴儿注意力持续时间较短,为提高 FPL 的临床适用性,研究人员简化了检测流程。相比行为法(FPL),使用电生理法(VEP)测得的数据显示婴幼儿的视敏度发育速度更快。但行为数据能够更加准确地反映婴儿实际看到的东西。电生理法和行为法的规范数据库已经建立,现在可以对婴幼儿进行快速临床测试,判断其视敏度是否正常。临床医生应了解各项测试的规范值,因为婴幼儿和成年人的测试结果不具有可比性。

参考文献

1. Jones PR, Kalwarowsky S, Atkinson J, et al. Automated measurement of resolution acuity in infants using remote eye tracking. *Invest Ophthalmol Vis Sci*. 2014; 55:8102–8110.
2. Leone J, Mitchell P, Kifley A, et al. Normative visual acuity in infants and preschool-aged children in Sydney. *Acta Ophthalmologica*. 2014;92:e521–e529.
3. Dubowitz LM, Mushin J, De Vries L, et al. Visual function in the newborn infant: Is it cortically mediated? *Lancet*. 1986;1(8490):1139–1141.
4. Yudcovitch L, Linden ME, Maeda J, et al. An evaluation of infant visual acuity using Lea Grating Paddles and Teller Acuity Cards. *J Optom Vis Dev*. 2004:35(3/4):224–229.
5. Anstice NS, Thompson B. The measurement of visual acuity in children: An evidence-based update. *Clin Exp Optom*. 2014;97:3–11.
6. Shimojo S, Birch EE, Gwiazda J, et al. Development of Vernier acuity in infants. *Vision Res*. 1984;24(7):721–728.
7. Zanker J, Mohn G, Weber U, et al. The development of Vernier acuity in human infants. *Vision Res*. 1992;32(8):1557–1564.
8. Teller DY, Movshon JA. Visual development. *Vision Res*. 1986;26(9):1483–1506.
9. Schwartz, SH. *Geometrical and Visual Optics: A Clinical Introduction*. New York: McGraw-Hill Education; 2002:176.
10. Leat SJ, Yadav NK, Irving EL. Development of visual acuity and contract sensitivity in children. *J Optom*. 2009;2:19–26.
11. Brown AM, Yamamoto M. Visual acuity in newborn and pre-term infants measured with grating acuity cards. *Am J Ophthalmol*. 1986;102(2):245–253.
12. Weinacht S, Kind C, Monting JS, et al. Visual development in pre-term and full-term infants: A prospective masked study. *Invest Ophthalmol Vis Sci*. 1999;40(2):346–353.
13. Spierer A, Royzman Z, Kuint J. Visual acuity in premature infants. *Ophthalmologica*. 2004;218(6):397–401.
14. Wiesel TN. The postnatal development of the visual cortex and the influence of environment. *Bioscience Reports*. 1982;2:351–377.
15. Kagan K, Nakamura M, Furuya N, et al. Analysis of optokinetic nystagmus in patients with lesions on the left unilateral parietal lobe or the entire left hemisphere. *Acta Otolaryngol Suppl*. 2001;545:166–169.

16. Morrone MC, Atkinson J, Cioni G, et al. Developmental changes in optokinetic mechanisms in the absence of unilateral cortical control. *Neuroreport.* 1999;10(13): 2723–2729.

17. Van Hof-van Duin J, Mohn G. Optokinetic and spontaneous nystagmus in children with neurological disorders. *Behav Brain Res.* 1983;10(1):163–175.

18. Daw NW. Visual Development. New York: Plenum Press; 1995:32.

19. Fantz RL. Pattern vision in newborn infants. *Science.* 1963;140:296–297.

20. Fantz RL. Visual perception from birth as shown by pattern selectivity. *Ann N Y Acad Sci.* 1965;118: 793–814.

21. Schiffman HR. *Sensation and Perception*. New York: John Wiley and Sons; 1976:333–336.

22. Fantz R, Ord J, Udelf M. Maturation of pattern vision in infants during the first six months. *J Comp Physiol Psych.* 1962;55:907–917.

23. Fantz RL. The origin of form perception. *Sci Am.* 1961;204:66–72.

24. Fantz RL, Fagan JF. Visual attention to size and number of pattern details by term and pre-term infants during the first six months. *Child Dev.* 1975;16:3–18.

25. Fantz RL, Miranda SB. Newborn infant attention to form of contour. *Child Dev.* 1975;46(1):224–228.

26. Dobson V, Teller DY, Lee CP, et al. A behavioral method for efficient screening of visual acuity in young infants. I. Preliminary laboratory development. *Invest Ophthalmol Vis Sci.* 1978;17(12):1142–1150.

27. Fulton AB, Manning KA, Dobson V. A behavioral method for efficient screening of visual acuity in young infants. II. Clinical application. *Invest Ophthalmol Vis Sci.* 1978;17(12):1151–1157.

28. Gwiazda J, Brill S, Held R. New methods for testing infant vision. *Sight Sav Rev.* 1979;49(2):61–69.

29. Fulton AB, Manning KA, Dobson V. Infant vision testing by a behavioral method. *Ophthalmology.* 1979;86(3):431–439.

30. Atkinson J, Braddick O. New techniques for assessing vision in infants and young children. *Child Care Health Dev.* 1979;5(6):389–398.

31. Dobson V. Behavioral tests of visual acuity in infants. *Int Ophthalmol Clin.* 1980;20(1):233–250.

32. Gwiazda J, Brill S, Mohindra I, et al. Preferential looking acuity in infants from two to fifty-eight weeks of age. *Am J Optom Physiol Optics.* 1980;57(7): 428–432.

33. Gwiazda J, Wolfe J, Brill S, et al. Quick assessment of PL acuity in infants. *Am J Optom Physiol Optics.* 1980;57: 420–427.

34. Mayer DL, Fulton AB, Hansen RM. Preferential looking acuity obtained with a staircase procedure in pediatric patients. *Invest Ophthalmol Vis Sci.* 1982;23(4): 538–543.

35. Duckman RH, Selenow A. Visual acuity in neurologically impaired children. *Am J Optom Physiol Optics.* 1983;60(10):817–821.

36. Dobson V, Salem D, Mayer DL, et al. Visual acuity screening of

children 6 months to 3 years of age. *Invest Ophthalmol Vis Sci.* 1985;26(8):1057–1063.

37. Teller DY, McDonald MA, Preston K, et al. Assessment of visual acuity in infants and children: The acuity card procedure. *Dev Med Child Neurol.* 1986;28(6): 779–789.

38. McDonald M, Sebris SL, Mohn G, et al. Monocular acuity in normal infants: the acuity card procedure. *Am J Optom Physiol Optics.* 1986;63(2):127–134.

39. Preston KL, McDonald M, Sebris SL, et al. Validation of the acuity card procedure for assessment of infants with ocular disorders. *Ophthalmology.* 1987;94(6): 644–653.

40. Birch EE, Hale LA. Criteria for monocular acuity deficit in infancy and early childhood. *Invest Ophthalmol Vis Sci.* 1988;29(4):636–643.

41. Mohn G, van Hof-van Duin J, Fetter WP, et al. Acuity assessment of non-verbal infants and children: Clinical experience with the acuity card procedure. *Dev Med Child Neurol.* 1988;30(2):232–244.

42. Jackson GR, Jessup NS, Kavanaugh BL, et al. Measuring visual acuity in children using preferential looking and sine wave cards. *Optom Vis Sci.* 1990;67(8): 590–594.

43. Hartmann EE, Ellis GS Jr, Morgan KS, et al. The acuity card procedure: Longitudinal assessment. *J Pediatr Ophthalmol Strabismus.* 1990;27(4):178–184.

44. Vital-Durand F. Acuity card procedure and the linearity of grating resolution development during the first year of human infants. *Behav Brain Res.* 1992;49(1): 99–106.

45. Mash C, Dobson V, Carpenter N. Interobserver agreement for measurement of grating acuity and interocular acuity differences with the Teller acuity card procedure. *Vision Res.* 1995;(2):303–312.

46. Sokol S, Moskowitz A. Comparison of patterned VEPs and preferential looking behavior in three-month-old infants. *Invest Ophthalmol Vis Sci.* 1985;26(3): 359–365.

47. Sokol S, Moskowitz A, McCormack G, et al. Infant grating acuity is temporally tuned. *Vision Res.* 1988; 28(12):1357–1366.

48. Campos EC, Chiesi C. Critical analysis of visual function evaluating techniques in newborn babies. *Int Ophthalmol.* 1985;8(1):25–31.

49. Marg E, Freeman DN, Peltzman P, et al. Vision in human infants: evoked potential measurements. *Invest Ophthalmol.* 1976;15(2):150–152.

50. Manny RE, Klein SA. The development of Vernier acuity in infants. *Curr Eye Res.* 1984;3(3):453–462.

51. Manny RE, Klein SA. A three alternative tracking paradigm to measure Vernier acuity of older infants. *Vision Res.* 1985;25(9):1245–1252.

52. Shimojo S, Held R. Vernier acuity is less than grating acuity in 2- and 3-month olds. *Vision Res.* 1987;27(1):77–86.

53. Manny R. The visually evoked potential in response to Vernier offsets

in infants. *Human Neurobiol.* 1988;6(4): 273–279.

54. Brown AM. Vernier acuity in human infants: Rapid emergence shown in longitudinal study. *Optom Vis Sci.* 1997;74(9):732–740.

55. Skoczenski AM, Norcia AM. Development of VEP Vernier acuity and grating acuity in human infants. *Invest Ophthalmol Vis Sci.* 1999;40(10):2411–2417.

56. Holmes JM, Beck RW, Repka MX, et al.; Pediatric Eye Disease Investigator Group. The amblyopia treatment study visual acuity testing protocol. *Arch Ophthalmol.* 2001;119(9):1345–1353.

第三章

对比敏感度函数

Karl Citek

日常生活中的场景丰富又复杂,物体的亮度、颜色和大小各不相同(图 3.1A)。视敏度(visual acuity, VA)检查仅评估患者识别高对比度目标的能力,这与真正的视觉环境相去甚远。而在日常生活中,许多视敏度正常或接近正常的患者也会抱怨视觉有问题。

对比敏感度(contrast sensitivity, CS)是指在相对亮度略有变化的情况下,视觉系统检测、区分或识别物体的能力。如图 3.1B 所示,物体和背景可能是灰色的,除去颜色信息,与图 3.1A 相同。视敏度检查不能准确评估患者的对比敏感度,单凭视敏度也无法充分解释低对比度图像感知困难问题或其他任何视觉功能异常。实际上,视敏度只是对比敏感度函数(contrast sensitivity function, CSF)上的一个点。

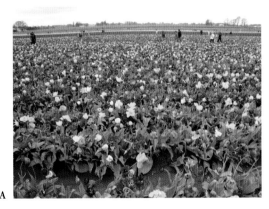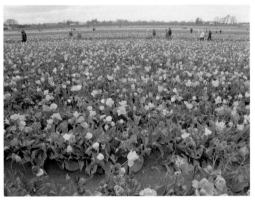

图 3.1　A. 含有全色和亮度信息的郁金香花田;B. 仅具有亮度信息的郁金香花田

动态变化也是真实物体的另一特征,例如视野范围内的水平移动、景深移动和闪烁。对物体感知的正确与否取决于观察者的生理、心理和认知处理与反应。例如,视网膜功能受损会导致色觉缺失;双眼视功能低下会导致深度感知困难,无法同时关注中心和周边的目标;在适应环境亮度的过程中(例如从阳光明媚的街道走进黑暗的电影院),反应阈值会发生变化。

以上讨论的因素并不是影响视觉功能的所有因素。但评估患者的视觉功能,同时兼顾所有因素并不现实。因此,临床上一般在保持其他因素恒定不变或处于可控情况下,只检测视觉功能的一个方面。举例来说,色觉测试一般采用亮度恒定、大小相似但颜色不同的视标;自动视野计在不同的空间位置展示大小恒定但亮度不同的视标;视力表则使用大小不同的高对比度(即黑白两色)视标。

本章主要介绍关于对比敏感度的科学和临床基础知识,评估对比敏感度的测试方法和设备,回顾从婴儿期到成年期的对比敏感度变化,讨论影响对比敏感度的各个因素。由于对比敏感度涉及范围较广,本章对颜色对比度、瞬时对比敏感度(即闪烁)(视觉诱发电位测试环境除外)和包含对比敏感度的综合性测试不做论述。

对比敏感度测试的相关定义与命名

非专业人士一般并不熟悉大多数生理反应的振幅范围和测量单位。为了充分理解对比敏感度测试、正确解读对比敏感度函数,我们需要对某些术语和概念进行定义。在日常交流中,有些术语可以互换使用,但在本章讨论中,以下术语具有明确定义,不可相互替换。

亮度(L):指光源发出或被照亮物体反射的物理光量;常用度量单位是坎德拉每平方米(cd/m^2)。明度是指人类视觉系统对发光物体的感知,可能会受适应性、后效以及视野中是否存在其他物体的影响。

对比度(C):指物体(L_{max})与其背景(L_{min})之间的亮度差(物体比背景明亮)。相对于大而均匀的背景,物体本身可能很小;也可能是一条单独(不重复)的边缘,将视觉区域的亮区与暗区分隔开来。对比度表示这种亮度差相对比物体亮度的比率或百分比

$$C=(L_{max}-L_{min})/L_{max}$$

电视、计算机显示器以及智能手机等电子显示器的制造商通常根据简易对比度(L_{max}/L_{min})判断设备的性能:一般将L_{min}归一化为1,报告数据格式一般为300:1或1 000 000:1。

调制(M):重复图案(一般称为光栅)的对比度,无法判断图案中哪些部分是"物体",哪些部分是"背景",如图3.2所示的斑马[由一系列浅色(L_{max})和深色(L_{min})条纹构成]。调制(也称Michelson对比度)为亮度差与亮度总和之比

$$M=(L_{max}-L_{min})/(L_{max}+L_{min})$$

亮度的测量范围涵盖图案的所有组成部分。调制也可以表示为最大亮度与平均亮度之差除以平均亮度(L_{avg})的数学等效比

$$M=(L_{max}-L_{avg})/L_{avg}$$

其中

$$L_{avg}=(L_{max}+L_{min})/2$$

图3.2B中图像条纹的平均亮度与图3.2A中的图像相同,但调制降低了。如果目标的深色部分为全黑(即$L_{min}=0$),则无论目标或图案的性质如何,对比度和调制均为100%。与此同时,相比单个物体和背景(物体和背景的亮度与光栅明暗区域的亮度相同)的组合,明暗区域亮度相似的光栅的调制完全不同。例如,亮度为$L_{max}=55cd/m^2$、$L_{min}=45cd/m^2$的光栅的调制率为10%,而具有相同亮度的单个物体和背景的对比度为18.1%。大多数对比敏感度测试生产商都将其图表和仪器称为某些"对比度"级别上的刺激,但能够正确地测量、报告调制值。为此,我们有时也称目标具有高对比度或低对比度(虽然准确的术语是调制度)。读者应该根据上下文判断实际所指的概念。

阈值是指诱发生理或认知反应所需的最低刺激水平。但个体对刺激的反应未必一定需要在认知层面感知到刺激的存在。例如,那些没有老视的人几乎意识不到视网膜图像模糊,

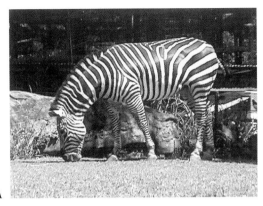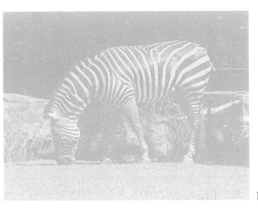

图 3.2　A. 高对比度的斑马；B. 低对比度的斑马。两图中的平均亮度相同

因为在正常情况下他们可以调节不同距离的目标。敏感度是阈值的倒数。在对比敏感度函数中，横坐标上的点表示最低敏感度，对应 100% 的对比度（或调制）视标。

对数：幂的逆运算。例如，一般人类对亮度的明视灵敏度为 $1\sim65\,000\mathrm{cd/m}^2$。从数学上讲，用 0~5 个对数单位来描述这一范围更方便。对于对比敏感度函数，由于对空间频率和敏感度的反应范围都很大，因此多用对数函数表示反应范围，函数曲线呈倒 U 型（见下文）。

多数空间视觉反应都可以通过角度度量，例如度、弧分或弧秒。眼睛运动和视觉分辨率的常用度量单位分别是棱镜度和 Snellen 分数，两者均代表两个直线距离的比值。一个棱镜度等于 1 个单位在 100 个单位距离上的横向位移，例如 1m 距离下 1cm 的位移。Snellen 分数的分子代表测试距离（单位为英尺或米），分母为目标对应 5′ 大小的参考距离。因此，我们将正常视敏度值定为 20/20（英制）和 6/6（公制）。

空间频率表示目标在给定区域或空间内，重复图案或光栅出现的次数。在一系列条纹中，一个周期代表一对明暗条纹。频率通常指每度的周期数（cpd）。对于 20/20 的视敏度，字母 "E" 中每个横线和间隙对应 1′，整个字母对应 5′。因此，字母 "E" 上一个周期（即一个横线和一个间隙）对应 2′。因为 1° 为 60′，所以字母 "E" 的空间频率为 30cpd。将 cpd 转换为 Snellen 分数时，需注意空间频率与 Snellen 分数的分母的乘积是常数。对于 20 英尺（1 英尺约 0.3m）的 Snellen 分数，使用

$$600=（空间频率）\times（Snellen 分母）$$

对于 6m 的 Snellen 分数，使用

$$180=（空间频率）\times（Snellen 分母）$$

如图 3.2 所示，斑马腿部的条纹比脖子或躯干上更窄。因此，腿部条纹空间频率较高。物体不同部分的相位和方向可能也存在区别。斑马腿部的条纹基本是水平的，躯干上的条纹基本是垂直的；前后腿部条纹的方向和频率虽然相似，但不完全对齐，因而存在相位差。

调制传递是指光学系统准确生成物体图像的能力，表示为给定空间频率下图像调制与物体调制度之比。由于衍射、色差和单色像差，以及聚焦和度数误差，图像永远无法完美地反映物体本身。若空间频率较低，则图像模糊并不明显；若空间频率较高，则图像几乎完全模糊，如图 3.3 所示。

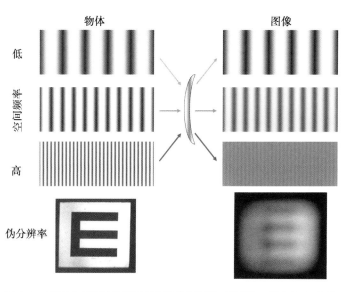

图 3.3　不同空间频率下穿过透镜的调制传递图像。低空间频率的
图像几乎不受衍射和像差的影响,高空间频率的图像则完全模糊。
当光学系统充分离焦,导致图像相对物体发生相移时,就会出现伪分
辨率。此时,成像的"E"看起来有 4 个横向线条

随着像差或离焦增加,系统的分辨能力会大大降低,即使空间频率中低水平,其成像结果也会是均匀的灰色。但是,在充分离焦的情况下,系统可能显示伪分辨率。此时,图像的明暗区域会相对于对象呈现出 180° 的相移(也就是相位反转)。因此,未矫正的 8D 近视患者可能会模糊地看到 20 英尺外字母表顶部的"E",看起来有 4 个横向线条。

从技术层面讲,深浅条纹图案为方波光栅,每个条纹上的亮度恒定,条纹交界处亮度发生离散变化。根据三角正弦函数,正弦波(正弦)光栅的亮度会呈现从最大变成最小、然后回归最大的变化。图 3.3 顶部的垂直条纹是正弦波光栅,底部字母"E"中的横向线条则形成方波光栅。

从数学上讲,正弦波函数比方波函数更单纯:正弦波仅包含单个空间频率。就像乐器的音色或不同乐器演奏同一音符,方波的基本频率与具有相同最大、最小位置的正弦波相对应,某些谐波或泛音只是基本频率的倍数。Cornsweet[3]、Schwartz[4]和 Palmer[5]对这个问题进行了深入讨论。可以说,方波的谐波频率是其基本频率的奇数倍,且谐波频率的幅度显著低于基本频率。因此,名义空间频率为 10cpd 的方波光栅也会产生 30cpd、50cpd、70cpd 等(较暗)的空间频率。10cpd 对应 Snellen 分数为 20/60,30cpd 对应 Snellen 分数为 20/20。因此,即便个体的视敏度为 20/20,当面对高对比度的目标时,也无法检测到低对比度的 30cpd 谐波频率和其他任何高阶频率。因此,10cpd 的方波光栅看起来与 10cpd 的正弦波光栅是一样的。

对比敏感度函数的构成

不管是简单的单透镜(如眼镜)还是复杂的透镜系统(例如望远镜和照相机),调制传

递函数（modulation transfer function，MTF）给出了所有可能的空间频率的调制传递。在人类视觉系统中，可比较的一组反应被称为对比敏感度函数。但神经和皮层处理过程以及眼球的光学系统都会影响对比敏感度函数曲线（后续讨论不考虑完全失明或神经/皮层功能严重受损的极端情况）。

理想的对比敏感度函数如图3.4所示（实线）。观察人员可以看到空间频率和对比度（或调制）在曲线及以下的任何目标，但看不到曲线上方的目标。对比敏感度函数由两个截然不同的部分组成：对高空间频率的反应和对低空间频率的反应。需注意，"高"和"低"是相对的，两者之间不存在一致或独立的界限。对高空间频率的反应主要取决于视网膜前光学系统（即眼睛和辅助透镜或光学介质）的质量。对低空间频率的反应在某种程度上是由神经（即视网膜和前皮层）处理机制介导的[4]。此外，可以通过皮层处理机制来进一步增强或弱化对比敏感度函数。下文将详细介绍不同场景下的皮层处理机制。

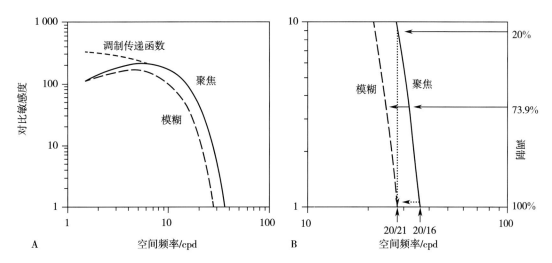

图3.4 A. 视敏度为20/16的理想化的正常"聚焦"对比敏感度函数（实线）；基于调制传递函数的低频敏感度；视敏度为20/21的"模糊"对比敏感度函数（长虚线）；B. 高空间频率局部细节图：轻微模糊对视敏度的影响最小，但对对比敏感度的影响显著（Adapted with permission from Rabin J，Wicks J. Measuring resolution in the contrast domain：the Small Letter Contrast Test. *Optom Vis Sci.* 1996（6）；73：398-403.）。此外，使用90%和100%调制图表评估视敏度时，评估结果几乎不存在实质性差异

对比敏感度函数的高频端点（或截止点）对应患者的视敏度，其中目标调制为100%时，患者才能正确报告看到的目标。在实际操作过程中，视力表的标准要求，深色视标的亮度不超过浅色背景亮度的15%（对应85%的最小对比度，或73.9%的最小调制）[6]。如图3.4B所示，即便对于稍微离焦的眼睛，最大调制的轻微降低对测得的视敏度几乎没有实际影响。Rabin和Wicks也指出[7]，由于高空间频率下的对比敏感度函数曲线非常陡峭，轻微光学离焦（即视网膜模糊像）仅会引起视敏度轻微下降（约一行），但对比敏感度则会大幅降低。在图3.4B中，对于聚焦眼睛仅需20%的调制就能分辨出的目标，模糊眼睛则需要近100%的调制。

在对比敏感度函数的低频端点，视网膜神经节细胞的侧抑制作用会导致曲线骤跌[3-4]。

马赫带（图 3.5）也是由这种现象造成的：边缘任意一侧亮度显著提高和降低，将浅色表面和深色表面分离开来（两种表面的空间亮度都是均匀的）。在马赫带中，除单个正方形以外的所有内容均被覆盖，确定该正方形亮度的均质性。

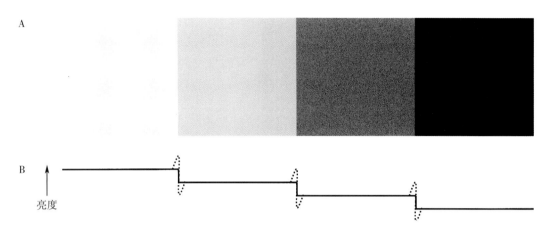

图 3.5　马赫带。A. 亮度均匀的阴影正方形，其位置会让人感觉到不均匀的阴影；B. 阴影正方形的实际亮度侧视图（实线）和感知到的亮度侧视图（虚线），受视网膜神经节细胞的侧抑制影响，眼睛会感知到边缘任意一侧的亮度出现显著提高和降低

　　经黄斑中心凹注视，成年人对比敏感度函数的峰值一般是 3~5cpd，但绝对敏感度存在显著的个体差异[8-9]。有些人可能会错误地将对比敏感度函数中部区域的高敏感度称为"中频增强"，即视网膜后加工至少可以突破由衍射控制的光学系统的调制传递极限，未提及球面像差、彗差、色差和其他高阶像差（不考虑屈光不正）[2-3,10]。理论上，受衍射控制的视觉系统在低频下的敏感度会出现显著提升，相对比实际观察到的敏感度下降（见图 3.4）。

对比敏感度测试参数

　　对比敏感度的临床评估包括当前所有的主客观技术和程序。与测试视觉功能的其他方面（如视敏度、色觉和闪烁敏感度）一样，对比敏感度测试必须考虑患者的测试执行能力。例如，成年人非常清楚对比敏感度的测试要求，可以轻松地完成测试，但婴儿却无法大声读出标准视敏度表上的字母。

　　对比敏感度测试可以分为不同的类别，很多测试同时属于多个类别，具体取决于刺激物性质和数据收集方法。

主观参数与客观参数

　　主观测试要求观察者对刺激做出响应，如要求患者阅读验光表上的字母，或判断是否存在光栅图案或光栅图案的方向。主观测试也称为心理物理测试，因为观察者必须处理刺激并给予响应。

　　在客观测试中，测量响应时可以不给出反馈。客观测试有时会涉及复杂的仪器。例如，红外自动验光计仅在对齐的情况下才会显示读数,不考虑患者的屈光或调节状态,甚至不考虑患者能否看到目标。VEP 可以测量患者对闪烁刺激的皮质反应,对患者和临床医生来说都是客观的。

需注意,强制选择性优先观看(forced preferential looking, FPL)技术对临床医生而言是主观的,因为医生需要在不知道刺激位置的情况下确定婴儿凝视的方向;对患者而言是客观的,因为患者看到刺激物后不需要给出任何物理响应(除了简单本能的眼睛或头部移动)[11]。

符号与正弦波光栅

所有符号或视标,如字母、数字和线条(例如 Lea 符号和 Hiding Heidi 卡)都是基于方波和矩形波。根据上文内容可知,字母"E"最能体现方波。矩形波的深浅条纹不对称(例如字母"O"中相对部分之间的分隔),但其空间频率特性与正弦波和方波一致[12]。因此,方便起见,书中关于方波的论述均包括矩形波。其他字符和图片均源于同一数学原理。本章还将涉及其他类型的空间分布(如锯齿波),不构成与方波或正弦波的对比[12]。

纯粹主义者可能会说,正弦波是唯一适合对比敏感度测试的刺激,因为正弦波不包括方波中的高阶谐波频率。但对于对比敏感度函数中的高空间频率部分,这个问题尚无定论,因为在等于或大于患者分辨率上限三分之一的空间频率中,尚看不到高阶谐波。对于低于分辨率上限三分之一的空间频率(如小于 10cpd,或 20/20 视敏度的 Snellen 得分大于 20/60),若光栅呈现高调制,患者可能只能感知到高阶谐波。若光栅基本频率的调制较低,高阶谐波的调制也会相应降低,导致高阶谐波进入对比敏感度函数上方的不可见区域。

不过 Campbell 和 Robson[12]发现,使用方波与正弦波进行测试时,敏感度更高。无论空间频率如何,敏感度的增幅始终约为 27%,与方波分量基频振幅较大的现象一致。假设正弦波光栅和方波光栅的最大和最小亮度相同,则方波基频的振幅比正弦波高 $4/\pi$(=1.273)倍。虽然差距较大,但敏感度的对数值仅增加了约 0.1 个单位,属于多数方法测试结果的正常波动范围(见下文)。

印刷视力表与投影视力表

所有印刷视力表均需完全均匀的亮度,以免视力表的某个区域出现强反射("热点")形成眩光,或出现光线不足。多数印刷视力表都有具体的照明说明,有的还会提供用于校准的照度计。有的视力表是用半透明纸张印刷的,用配套的灯箱进行后照明。相对来说,这种视力表的测量结果受房间照明差异影响较小。所有印刷图表都需要每隔几年更换一次,因为背景可能发黄,印刷字体可能褪色,导致标称调制改变。具体更换时间取决于使用频率和周围环境。如果条件允许,应经常更换、清洁近视视力表,因为指纹中的油脂和灰尘会影响视力表的完整性。

投影视力表包括适用于标准投影仪、计算机显示器、电视和示波器的视力表。为了避免无意中降低投影仪屏幕上的图像对比度("冲洗")、在显示器玻璃表面上形成热点,或周围亮度过高,室内照明必须控制在最低水平[13]。此外,须正确校准、调整和维护显示器,定期清洁显示器表面,避免灰尘和指印堆积(尤其是在儿科科室中)。

完整对比敏感度函数与有限对比敏感度函数

只有当多个空间频率目标中的所有目标以不同对比度呈现时,才能测得完整的对比敏感度函数。由于对比敏感度函数的形状通常是不变的[11],因此仅通过 4~5 个代表性空间频率结果即可确定函数在图形上的位置。大多数印刷光栅视力表和标准投影仪视力表都符合这一原则。

多数视力表都是固定一个维度:调制(如 Bailey-Lovie 视力表)或空间频率(如 Pelli-Robson 视力表、Mars 视力表和 Rabin 视力表),同时调整另外一个维度。此时只能评估对比敏感度函数上的单个点。对于熟悉标准视敏度测试的患者来说,对比敏感度测试非常简单快捷。对比敏感度测试结果与视敏度结果一般用于对患者的视觉功能进行临床描述。当然,有些视力表的空间频率是变化的、调制是固定的,同时提供不同调制的版本,从而获得完整的对比敏感度函数。

使用计算机视力表时,临床医生可以灵活调整空间频率和调制,如 ClearChart 4X 和 Smart System 2。这些视力表可以按照不同的对比度展示不同大小的字母、数字或符号,或不同空间频率的光栅。如果需要测试 4 个或 5 个以上的空间频率,则测试时间会比正常时间长很多。

单一目标与多重目标

多数对比敏感度临床测试会同时(如在完整的字母视力表上)或按顺序(如在能够将单个目标分离开来的显示器或投影视力表上)显示一系列单一视标。测试要求患者报告:每个视标的方向("辨别"光栅),或每个视标的形状("识别"符号)。

要想评估对比敏感度的细微变化或对比敏感度函数的整体变化,需要采取强制选择性优先观看。这种方法至少为患者提供两个选项,其中只有一个选项能够测得需要观察的特征。因此,FPL 是一项检测任务。在这项技术中,一种刺激具有光栅,而另一种刺激则具有相同亮度的灰色斑块。刺激可以在计算机显示器上同时或按顺序展示。患者不需要辨识视标或其特征,只需要指出哪个刺激中包含视标。在视觉功能极端受损的情况下,患者可能无法在认知上意识到视标的存在,但可能猜测出正确结果。为了避免假阳性反应带来的不良影响,通常会采用极限或阶梯法在每个空间频率上进行多次测试。这样测得的结果是准确的,但测试耗时较长,短则 5min 以上[14-15],长则 15~20min(全面评估)[2]。

对比敏感度测试

正弦波光栅

在 20 世纪 80 年代以前,对比敏感度测试主要局限于实验室和诊所。这种机构一般配有价值不菲的显示器和电子图形发射器,后者能够产生正弦波光栅,可用于对比度测试。1984 年,Ginsburg[8]引入了 Vistech 印刷视力表,用于对比敏感度的临床评估(图 3.6A)。视力表中有 5 个正弦空间频率光栅(1.5cpd、3cpd、6cpd、12cpd 和 18cpd),每个光栅具有 8 个

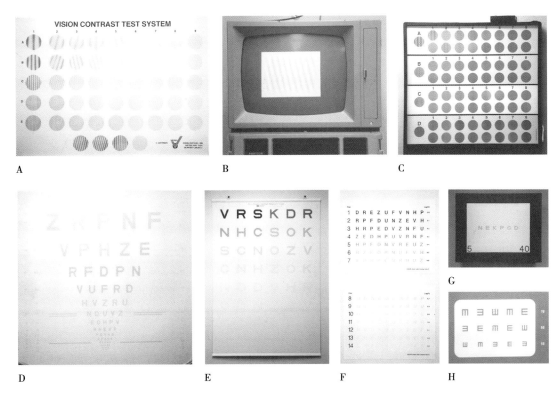

图 3.6 普通对比敏感度（CS）视力表 + 仪器（未按比例绘制）。A. Vistech 印刷图表；B. 带光栅目标的 ClearChart 显示器；C. 后照明 CSV-1000；D. Bailey-Lovie 印刷视力表；E. Pelli-Robson 印刷视力表；F. Rabin 小写字母印刷对比测试视力表；G. ClearChart 字母视力表；H. 标准高对比度投影视力表（室内亮度）

调制级别（各行第 9 个图案都是均匀灰色）。每个光栅以垂直、左旋 15° 和右旋 15° 三个方向展示，患者需要正确识别光栅的方向。

在 ClearChart（图 3.6B）显示器上，临床医生可以在相似的方向上（垂直、左旋、右旋）单独或按顺序显示相似的光栅。患者需要辨别所呈示光栅的方向。基于计算机和显示器的其他研究工具一般会使用强制选择性优先观看：受试者需要从两个（及以上）显示对象中辨别出哪个显示对象包含刺激。所有显示器均需正确校准、调整。

Vistech 视力表（Lighthouse International）已广泛用于对比敏感度的临床研究（如 Katz[16]）。作为 FPL 测试的重要组成部分，Vistech 视力表在儿童患者中的测试效果比其他视力表更有效[17-18]。这种视力表也可经过幻灯片投影，校准后也可用于近距离测试。类似视力表包括功能视锐度对比测试（Vistech 图表的前身）、Optec 视觉筛查器以及 CSV-1000（图 3.6C）等后照明视力表。CSV-1000 视力表使用另一种强制选择性优先观看技术：所有光栅都是垂直的，同时存在相同亮度的灰色光栅。

一方面，建立精确的正弦波光栅成本高、技术难度大；另一方面，印刷视力表还存在其他缺点：①患有欠矫或未矫正的屈光不正（特别是散光未矫正）时，患者难以正确识别光栅[19]；②临床医生很难将这项测试用于 5 岁以下的儿童[15, 20-22]；③评估者的测量存在差异性[23]；④测试重复性差[24-25]；⑤与其他正弦波[26]或符号对比敏感度测试的相关性差[21]。重复性差可能由上下限效应造成的，因为评估患者的视觉功能时，单一视力表可能无法提供足够的对比度和空间频率范围[25]。同样,可供显示的视标数量有限也会导致相关性问题[21]。

为了克服屈光不正和某些像差(特别是散光)的影响,引入了计算机生成的旋转对称图案,包括浅色和深色的同心环[27]以及放射状的星星[28]。这些图案有望用于临床环境中,特别是用作筛选工具。

符号

20 世纪 80 年代,临床环境中的低对比敏感度评估引入了字母视力表。Bailey-Lovie 视力表(图 3.6D)包含不同大小和恒定调制的字母[29],调制度在 1.25%~25%,且远近距离的对比度高(用于标准视敏度测试)。Lea 符号和 Hiding Heidi 卡也具有类似的目标参数,用于儿童视敏度测试。但受下限效应影响,这些工具不能充分测试视觉正常的儿童[30]。

Pelli-Robson 视力表(图 3.6E)包含恒定大小、不同调制度的字母[31],1m 处的字母大小为 1cpd(20/600)。同样,Mars Letter 对比敏感度测试在 50cm 处的空间频率为 1.25cpd(20/480)。20 世纪 90 年代,Rabin 和 Wicks 设计了小写字母对比测试(图 3.6F),空间频率恒定为 24cpd(20/25)[7]。这项测试后期发展为 Rabin 对比敏感度测试(精确视力),空间频率恒定为 12cpd(20/50)。Pelli-Robson 视力表、Mars 视力表和 Rabin 视力表之间的区别主要在于,前两者的空间频率一般低于峰值敏感度(即在低频下降区域),而后者的空间频率往往高于峰值敏感度(即在高频区域)。

计算机视力表一般可以按照 0.1 个对数单位的对比增量展示任何字母。例如,ClearChart(图 3.6G)可展示从 100%(0.0 个对数单位)到 2.5%(1.6 个对数单位)的调制,而 Smart System 2 的调制则可低至 0.8%(2.1 个对数单位)。

临床医生可将任何标准的高对比度投影视力表转换为低对比度数据(图 3.6H)。必须使用具有可变功率控制的均匀补充光源和照度计来准确校准测试。但相比商业测试,这种测试更加耗时、麻烦,可靠性可能会更低(如果未正确调整和校准)。

和正弦波光栅视力表一样,符号视力表也存在很多物理缺陷:适当调整照明设备和显示器(如适用),存在欠矫或未矫正的屈光不正的情况,难以用于测试年幼的儿童患者。

视觉诱发电位

视觉诱发电位指将电极置于患者头皮的视觉皮层,记录大脑在受到刺激时的微小脑电活动。患者在显示器上看到闪烁的图案,一般是棋盘格。如果皮层活动的变化与展示的刺激同步,则表示患者"看见"了目标;否则,可能不存在响应,或出现随机响应。

测得的响应会受到以下因素的影响:①电极的位置和连接;②刺激的大小和闪烁率;③屈光不正未矫正,以及任何导致无法形成清晰、聚焦的视网膜像的眼部介质问题。

视觉诱发电位可以用于评估 1 周龄婴儿的视觉功能[32],且其对比敏感度结果始终优于所有心理物理测试(比较图 3.7A 和图 3.7B 中的数据)。造成这种差异的原因可能包括:①刺激的性质:在视觉诱发电位测试中,闪烁图片出现在视野中央和周边;而在心理物理测试中,闪烁图片则主要固定地出现在视野中央;②展示大量图片,输出信号平均化;③适当的响应只能证明视觉系统中的视觉皮层是完整的,但无法评估更加高级的视觉、认知或运动处理过程;而在心理物理测试中,这些处理过程对能否获得成功的结果至关重要[11]。

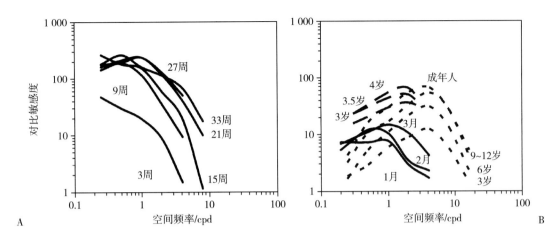

图 3.7 通过不同方法测得的婴幼儿对比敏感度函数。A. 使用扫描视觉诱发电位测得的 3~33 周龄婴儿数据（Adapted from Norcia AM，Tyler CW，Hamer RD. Development of contrast sensitivity in the human infant.*Vision Res.* 1990；30（10）：1475-1486. Copyright © 1990 Elsevier. With permission. ）；B. 使用强制选择性优先观看法获得的 1~3 月龄婴儿数据（From Banks MS，Salapatek P. Acuity and contrast sensitivity in 1-, 2-, and 3-month-old human infants. *Invest Ophthalmol Vis Sci.* 1978；17：361-365）和 3 岁、3.5 岁以及 4 岁儿童数据（From Atkinson J，French J，Braddick O. Contrast sensitivity of preschool children. *Br J Ophthalmol.* 1981；65：525-529）；使用阶梯法获得的 3 岁、6 岁、9~12 岁以及成年人数据（From Beazley LD，Illingworth DJ，Jahn A，et al. Contrast sensitivity in children and adults. *Br J Ophthalmol.* 1980；64：863-866）

人类对比敏感度的发育

图 3.7 展示了使用 VEP[33]、FPL[34-35] 和阶梯式心理物理技术测得的婴幼儿数据[36]。尽管不同技术的响应范围不同，但随着年龄的增长：①对比敏感度函数始终保持倒 U 形；②图中的对比敏感度函数向上移动（即对低对比度更加敏感）；③图中的对比敏感度函数向右移动（即对高对比度更加敏感）[11]。其他研究数据（图 3.7 中未展示）也得出了类似结论[14,33,37-38]。这一结论不仅适用于婴儿，也适用于猕猴幼猴[39]。

有证据表明，对比敏感度函数不是单一函数，而是由六个左右的单独较小函数（通道）重叠而成。每个通道仅对特定的空间频率作出响应[4]。这在某种程度上呼应了视觉系统的大细胞和小细胞解剖通路。

其他证据表明，若 3~5 月龄的婴儿对比敏感度较差（特别是 ≥2.5cpd 时），可能会影响立体视觉[40]。首因推测是屈光参差或未矫正的屈光不正，甚至可能会导致弱视（见下文）。

如图 3.7 中的两组曲线所示，采用 VEP 技术测得的婴儿表现明显优于心理物理技术的测试结果。Norcia 等[37] 使用 VEP 测试时发现，当空间频率低于 1cpd 时，10 周龄婴儿的对比敏感度水平与成年人相似，而 8 月龄婴儿的高频截止点为 16.3cpd（约 20/37），超过了成年人测试结果的 50%（31.9cpd，约 20/19）。根据心理物理技术的测试结果表明，儿童的对比敏感度至少要在 7~9 岁时[17,38,41-42]（甚至青春期时[36,43]）才达到成年人水平。

对比敏感度的影响因素

影响视网膜图像质量的任何内外部因素,都有可能降低受试者对低对比度刺激的反应性。一般而言,外部因素只会造成暂时性视觉障碍;影响视网膜图像质量的因素消失后,视觉功能便会恢复正常。大多数情况下,除非出现极度的视网膜像质退化,外部因素只会降低对高频(或部分中频)的敏感度。

而内部因素则可能导致长期甚至永久性的对比敏感度降低。两种因素之间的自然分界线是角膜。对比敏感度的下降幅度取决于病情的部位和严重程度。本节总结了部分致病因素。

环境因素

整体亮度

随着周围亮度的降低,整体视觉功能可能会立即或逐渐变差。但对于处于中间视觉的正常受试者来说,只有针对图片的对比敏感度函数会下移,表示对低对比度的敏感度降低,但对空间频率的敏感度没有变化[44]。只有当亮度达到暗视水平时,空间分辨率才会相应降低,视杆的敏锐度也会下降[45]。

气候因素

造成光散射的任何天气条件(如雾、霾、烟)都会降低视网膜成像的质量,与环境中的光线水平无关(图 3.8)。随着天气状况的恶化,眼睛发现低对比度刺激的能力会降低,先是对高空间频率、然后是对所有空间频率。

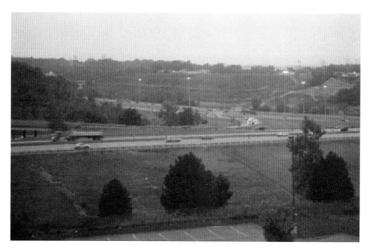

图 3.8　阴雨早晨的景观

眩光光源

接近受试者的光源或其成像会干扰视网膜成像,从而产生眩光。眩光包括白天的直射光或反射光、夜间汽车前灯及路灯的直射光或反射光。眩光主要影响高空间频率。如果眩光过强,可能导致眼睛无法睁开。

标准光源

许多常见的光源无法在可见光谱范围内均匀发光。白炽光源(如浪漫餐厅中的标准灯泡、蜡烛和灯具)在光谱的长波长(红色)范围内产生大部分光能输出,在短波长(蓝色)范围内则仅能产生少量光能输出。因此,红色的衬衫或桌布看起来会是深红色,而蓝色的裤子看起来则可能接近于黑色。

荧光光源一般不会产生连续光谱,而是以离散波长的形式产生多个线状光谱。除非被观察的物体仅反射光输出很少的光谱部分,否则不会对对比敏感度造成影响。这种情况下,物体看起来亮度降低,颜色外观可能会发生变化。

低压钠灯属于极端情况,但在公共停车场和城市街道照明中非常常见。低压钠灯通过黄色波长发射窄带光谱,不发射红色或蓝色波长。因此,任何不是黄色的物体都会显示为灰色阴影(图3.9)。由于白色物体能够反射所有波长,所以图3.9A中的墙壁呈淡黄色,红色上衣、鞋子和蓝色腕带则非常模糊。

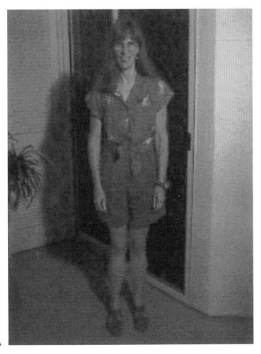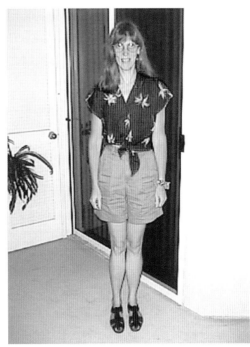

图 3.9 窄带低压钠灯(A)和闪光灯(全光谱)灯(B)下拍摄的夜间场景

角膜前光学系统

房屋窗户和汽车挡风玻璃

有轻微划痕、凹痕或表面缺陷的窗户和挡风玻璃会导致表面光线衍射,甚至会在光线进入眼睛之前造成图像模糊。患者一般会反映看到光晕或多重光线(尤其是晚上)。窗户和挡风玻璃上沾有指纹、污迹或锈蚀时会导致光散射,形成外观褪色的图像。挡风玻璃上的雨水如果不及时清理,也会产生类似的效果。

眼镜、护目镜和安全性能眼镜

如上所述,两个表面上都没有抗反射涂层的镜片会产生多重表面反射,这些表面反射会形成眩光光源(白天夜晚都会发生)。有轻微划痕、凹痕或表面缺陷的镜片,或沾有指纹、污迹或锈蚀的镜片,也会存在与窗户和挡风玻璃相同的问题。

在特定条件下,若镜片色泽密度或光谱变色曲线不当,可能存在危险。夜间驾车时配戴深色太阳镜或白天驾车时配戴特殊色调的眼镜(如橙色滑雪镜),会使得驾驶员很难看清交通信号灯、其他车辆、行人和其他物体。色觉缺陷患者不应穿着特定颜色,因为这会进一步扭曲患者对该颜色的感知。

隐形眼镜

表面缺陷(如硬性透气隐形眼镜上的划痕)一般不会造成直接问题,因为镜片周围一般都有足够的泪膜,用于掩饰细微缺陷。如果配戴的眼镜上划痕明显,则应更换镜片。另外,若维护不当,镜面上容易出现蛋白质堆积和其他碎屑,导致光线散射。

随着现在有色和变色隐形眼镜的应用,镜片上也会出现色彩密度或光谱变色曲线不当的问题。

眼内光学系统

角膜

角膜水肿一般是因过度使用隐形眼镜造成的,会在光源周围产生眩光和光晕进而影响高空间频率的对比敏感度。更正隐形眼镜护理措施一般可以改善水肿情况。准分子激光原位角膜磨镶术(laser in situ keratomileusis, LASIK)后,角膜瓣下微条纹会使高、中空间频率的对比敏感度降低;微条纹消失后,情况会逐渐得到改善[46]。若 LASIK 皮瓣或准分子激光角膜切削术(photorefractive keratectomy, PRK)消融区大小与瞳孔相当,则角膜表面会形成光散射、破坏高空间频率(尤其是晚上);夜晚时,患者会在灯光周围看到光晕[47]。当患者到了一定年龄、瞳孔的散大程度得到控制时,或患者适应了图像的不清晰,这种情况才会得以改善。此外,屈光手术或角膜移植术造成的瘢痕可能导致所有空间频率上的对比敏感度下降,具体下降幅度取决于瘢痕的数量[48]。

房水

由活动性感染或炎症引起的房水细胞和眩光会产生光散射,降低高空间频率的对比敏感度。

晶状体

早期白内障会造成高阶像差和光散射,影响视敏度和高空间频率对比敏感度[49]。需要在晶状体变得完全浑浊之前将其摘除,换上单焦点或多焦点的人工晶状体。近期研究表明,若存在眩光,则单焦点人工晶状体的不同设计都会相同程度地降低中间视觉的对比敏感度[50]；至少一个多焦点人工晶状体将在远距条件下严重降低中间视觉的高空间频率对比敏感度，在近距条件下严重降低所有空间频率的对比敏感度[51]。患者应了解在不同环境条件下可能遇到的视觉障碍。

玻璃体液化

飞蚊症（特别是靠近中央凹的飞蚊症）会散射眼睛内的光线，降低高空间频率的对比敏感度。

屈光不正欠矫或未矫正的屈光不正

在大约一臂长的位置观看图 3.2，同时不断增加试镜片，至少补偿 +2D 的近附加。图 3.2B 中的斑马几乎会与背景融为一体，而图 3.2A 中斑马背面上的条纹仍然可见。高空间频率和中空间频率的对比敏感度会降低。由于近视眼和非近视眼之间的球差不同，近视眼对正负离焦具有不同程度的敏感度，因此他们报告的减少的调节反应可以用来解释中空间频率的近视漂移（约 3cpd）。对比敏感度函数中也会出现对应的"凹陷"（参见下文"适应"）[18,52]。

另一方面，在可控的情况下，当散光轴平行于光栅时，近视散光离焦（即子午线模糊）会影响所有空间频率上的对比敏感度。当散光轴位与光栅成 45° 倾斜角时，柱镜的总屈光力等于球面屈光力的一半（即等效球镜）；当散光轴位垂直于光栅时，柱镜不会导致对比敏感度降低[18]。

神经性因素

中央视网膜与周边视网膜

对于正常周边视网膜，对比敏感度函数移至图表的左侧，高频截止点（约 3~6cpd）对应 20/200~20/100 的视敏度下降。同样，峰值敏感度出现在 1cpd 或以下[45]。

适应

每个空间频率通道都可以单独适应，降低该空间频率范围内的对比敏感度，形成对比敏感度函数上的凹陷波。若其他空间频率的方向与刺激方向不一致，则该适应不会影响其他空间频率。对于近视未矫正的受试者，其对比敏感度函数可能会出现一个或多个类似的凹陷波[18,52]。

病理性因素

视网膜与视神经

对于影响视网膜功能的任何疾病，发病先兆都会首先体现在中低空间频率对比敏感度的降低上。例如，视网膜色素变性患者可能在十几岁时就表现出低空间频率上的对比敏感度丧失[53]。尽管早期青光眼患者对比敏感度降低的可能性很小[54]，但长期来看，视网膜整体功能都会受到影响，包括没有出现明显视野缺损的区域[55]。对比敏感度降低还会导致遗传性视网膜变性患者的中央凹旁视锥密度降低[56]，以及镰状细胞疾病患者在眼相干断层扫描成像中的视网膜厚度降低[57]。

有人提出，对青光眼、视神经炎和视神经萎缩患者来说，使用动态条纹图案评估视动性眼球震颤的动态对比敏感度测试比静态测试更准确[58]。此外，相比没有经历复发性视神经炎的患者，在首次发病后10年内罹患复发性视神经炎的多发性硬化患者的对比敏感度下降更严重[59]。

皮层或全身性因素

对于正常的成年人，双眼对比敏感度优于单眼[60-61]。对于3~36月龄的正常婴儿，单眼对比敏感度与双眼相似；但12月龄婴儿除外，该年龄阶段的双眼对比敏感度显著低于单眼[9]。这应该与婴儿视觉系统各组成部分的发育速度不同有关。因此，若3岁及以下儿童的双眼对比敏感度与单眼相似，则属于正常现象。

但无论任何年龄阶段，若单眼对比敏感度显著高于双眼，则患者很可能患有弱视[62]。对于幼年经历过眼球摘除术的患者来说，测量其单眼可发现其皮层双眼细胞的发育不足。这些患者从未拥有过真正意义上的双眼视力，因而其单眼对比敏感度异常出色，总体对比敏感度比双眼对照组中视力更好的眼睛还好[63]。

眼球后退综合征[64]、唐氏综合征[65-66]、低出生体重儿[67]、自闭症谱系障碍[68]等疾病也会导致部分或全部空间频率上的对比敏感度丧失。经历过创伤性脑损伤的患者的对比敏感度虽然不一定会降低，但戴上彩色滤光片后双眼对比敏感度会出现改善[69]。

早产儿[70-71]和低视力儿童[72]并未表现出对比敏感度降低。同样，几项关于阅读障碍的研究报告显示，相比正常受试者，阅读障碍患者的对比敏感度并没有显著降低[73-75]，但混合组受试者的低空间频率对比敏感度均变低[76]。

最后，中枢神经系统抑制类药物（包括酒精[77]和抗癫痫类药物[78]以及产前服用有机溶剂[79]）会导致对比敏感度降低。

总结

很多环境和有机因素都会影响个体的对比敏感度。单纯依靠对比敏感度降低并不能得出疾病诊断结论。但如果怀疑存在特定健康状况或疾病，可以对对比敏感度进行监测。对比敏感度降低也是判断潜在视力丧失的重要依据[80]。随着实验室和临床研究的进步，我们将会更加快速准确地对视敏度良好但依然抱怨有视觉问题的患者进行检测。同样，我们还能定期检测婴幼儿的发育情况，确保其视觉系统发育正常，同时也可尽早发现、治疗潜在疾病。

参考文献

1. Newacheck JS, Haegerstrom-Portnoy G, Adams AJ. Predicting visual acuity from detection thresholds. *Optom Vis Sci*. 1990;67:184–191.
2. Applegate RA, Hilmantel G, Thibos LN. Visual performance assessment. In: MacRae SM, Krueger RR, Applegate RA, eds. *Customized Corneal Ablation: The Quest for Super Vision*. Thorofare, NJ: Slack Incorporated; 2001:81–92.
3. Cornsweet T. *Visual Perception*. New York: Academic Press; 1970.

4. Schwartz SH. *Visual Perception: A Clinical Orientation*. 2nd ed. Stamford, CT: Appleton & Lange; 1999.

5. Palmer SE. *Vision Science: Photons to Phenomenology*. Cambridge, MA: MIT Press; 1999.

6. American National Standard for Ophthalmics. *Instruments—General-Purpose Clinical Visual Acuity Charts, ANSI Z80.21-2010(R2015)*. Alexandria, VA: The Vision Council; 2015.

7. Rabin J, Wicks J. Measuring resolution in the contrast domain: the small letter contrast test. *Optom Vis Sci*. 1996;73:398–403.

8. Ginsburg AP. A new contrast sensitivity vision test chart. *Am J Optom Physiol Opt*. 1984;61:403–407.

9. Adams RJ, Courage ML. Monocular contrast sensitivity in 3- to 36-month-old human infants. *Optom Vis Sci*. 1996;73:546–551.

10. Brunette I, Bueno JM, Parent M, et al. Monochromatic aberrations as a function of age, from childhood to advanced age. *Invest Ophthalmol Vis Sci*. 2003;44:5438–5446.

11. Teller DY. First glances: the vision of infants. *Invest Ophthalmol Vis Sci*. 1997;38:2183–2203.

12. Campbell FW, Robson JG. Application of Fourier analysis to the visibility of gratings. *J Physiol*. 1968; 197:561–566.

13. Cox MJ, Norman JH, Norman P. The effect of surround luminance on measurements of contrast sensitivity. *Ophthalmic Physiol Opt*. 1999;19:401–414.

14. Adams RJ, Courage ML. Contrast sensitivity in 24- and 36-month-olds as assessed with the contrast sensitivity card procedure. *Optom Vis Sci*. 1993;70:97–101.

15. Richman JE, Lyons S. A forced choice procedure for evaluation of contrast sensitivity function in preschool children. *Invest Ophthalmol Vis Sci*. 1994;65:859–864.

16. Katz M. Contrast sensitivity through hybrid diffractive, Fresnel, and refractive prisms. *Optometry*. 2004;75:509–516.

17. Adams RJ, Courage ML. Using a single test to measure human contrast sensitivity from early childhood to maturity. *Vision Res*. 2002;42:1205–1210.

18. Drover JR, Courage ML, Dalton SM, et al. Accuracy of the contrast sensitivity card test for infants: retest variability and prediction of spatial resolution. *Optom Vis Sci*. 2006;83:228–232.

19. Woods RL, Strang NC, Atchison DA. Measuring contrast sensitivity with inappropriate optical correction. *Ophthalmic Physiol Opt*. 2000;20:442–451.

20. Rogers GL, Bremer DL, Leguire LE. Contrast sensitivity functions in normal children with the Vistech method. *J Pediatr Ophthalmol Strabismus*. 1987;24:216–219.

21. Mantyjarvi MI, Autere MH, Silvennoinen AM, et al. Observations on the use of three different contrast sensitivity tests in children and young adults. *J Pediatr Ophthalmol Strabismus*. 1989;26:113–119.

22. Westall CA, Woodhouse JM, Saunders K, et al. Problems measuring contrast sensitivity in children. *Ophthamic Physiol Opt*. 1992;12:244–248.

23. Elliott DB, Whitaker D. Clinical contrast sensitivity chart evaluation. *Ophthalmic Physiol Opt*. 1992;12:275–280.

24. Reeves BS, Wood JM, Hill AR. Vistech VCTS-6500 charts—within- and between-session reliability. *Optom Vis Sci*. 1991;68:728–737.

25. Pesudovs K, Hazel CA, Doran RM, et al. The usefulness of Vistech and FACT contrast sensitivity charts for cataract and refractive surgery outcomes research. *Br J Ophthalmol*. 2004;88:11–16.

26. Scialfa CT, Tyrrell RA, Garvey PM, et al. Age differences in Vistech near contrast sensitivity. *Am J Optom Physiol Opt*. 1988;65:951–956.

27. van Gaalen KW, Jansonius NM, Koopmans SA, et al. Relationship between contrast sensitivity and spherical aberration: comparison of 7 contrast sensitivity tests with natural and artificial pupils in healthy eyes. *J Cataract Refract Surg*. 2009;35:47–56.

28. Grein H-J, Jungnickel H, Strohm K, et al. Measuring contrast sensitivity of the human eye with modified Siemens stars. *Optom Vis Sci*. 2010;87:501–512.

29. Bailey IL, Lovie JE. New design principles for visual acuity letter charts. *Am J Optom Physiol Opt*. 1976;53:740–745.

30. Leat SJ, Wegmann D. Clinical testing of contrast sensitivity in children: age-related norms and validity. *Optom Vis Sci*. 2004;81:245–254.

31. Pelli DG, Robson JG, Wilkins AJ. The design of a new letter chart for measuring contrast sensitivity. *Clin Vis Sci*. 1988;2:187–199.

32. Norcia AM, Tyler CW. Spatial frequency sweep VEP: visual acuity during the first year of life. *Vision Res*. 1985;25:1399–1408.

33. Norcia AM, Tyler CW, Hamer RD. Development of contrast sensitivity in the human infant. *Vision Res*. 1990;30:1475–1486.

34. Banks MS, Salapatek P. Acuity and contrast sensitivity in 1-, 2-, and 3-month-old human infants. *Invest Ophthalmol Vis Sci*. 1978;17:361–365.

35. Atkinson J, French J, Braddick O. Contrast sensitivity function of preschool children. *Br J Ophthalmol*. 1981;65:525–529.

36. Beazley LD, Illingworth DJ, Jahn A, et al. Contrast sensitivity in children and adults. *Br J Ophthalmol*. 1980;64:863–866.

37. Norcia AM, Tyler CW, Hamer RD. High visual contrast sensitivity in the young human infant. *Invest Ophthalmol Vis Sci*. 1988;29:44–49.

38. Gwiazda J, Bauer J, Thorn F, et al. Development of spatial contrast sensitivity from infancy to adulthood: psychophysical data. *Optom Vis Sci*. 1997;74: 785–789.

39. Movshon JA, Kiorpes L. Analysis of the development of spatial contrast sensitivity in monkey and human infants. *J Opt Soc Am A*. 1988;5:2166–2172.

40. Schor CM. Development of stereopsis depends upon contrast sensitivity and spatial tuning. *JAOA*. 1985;56: 628–635.

41. Scharre JE, Cotter SA, Block SS, et al. Normative contrast sensitivity data for young children. *Optom Vis Sci.* 1990;67:826–832.

42. Ellemberg D, Lewis TL, Liu CH, et al. Development of spatial and temporal vision during childhood. *Vision Res.* 1999;39:2325–2533.

43. Benedek G, Benedek K, Deri S, et al. The scotopic low-frequency spatial contrast sensitivity develops in children between the ages of 5 and 14 years. *Neurosci Lett.* 2003;345:161–164.

44. Lew H, Seong G-J, Kim S-K, et al. Mesopic contrast sensitivity functions in amblyopic children. *Yonsei Medical Journal.* 2003;44:995–1000.

45. Levi DM, Klein SA, Yap YL. Positional uncertainty in peripheral and amblyopic vision. *Vision Res.* 1987;27:581–597.

46. Quesnel NM, Lovasik JV, Ferremi C, et al. Laser in situ keratomileusis for myopia and the contrast sensitivity function. *J Cataract Refract Surg.* 2004;30:1209–1218.

47. Gauthier CA, Holden BA, Epstein D, et al. Assessment of high and low contrast visual acuity after photorefractive keratectomy for myopia. *Optom Vis Sci.* 1998;75:585–590.

48. Yagci A, Egrilmez S, Kaskaloglu M, et al. Quality of vision following clinically successful penetrating keratoplasty. *J Cataract Refract Surg.* 2004;30:1287–1294.

49. Fujikado T, Kuroda T, Maeda N, et al. Light scattering and optical aberrations as objective parameters to predict visual deterioration in eyes with cataracts. *J Cataract Refract Surg.* 2004;30:1198–1208.

50. Hayashi K, Hayashi H. Effect of a modified optic edge design on visual function: texture-edge versus round-anterior, slope-side edge. *J Cataract Refract Surg.* 2004;30:1668–1674.

51. Montes-Mico R, Espana E, Bueno I, et al. Visual performance with multifocal intraocular lenses: mesopic contrast sensitivity under distance and near conditions. *Ophthalmology.* 2004;111:85–96.

52. Radhakrishnan H, Pardhan S, Calver RI, et al. Effect of positive and negative defocus on contrast sensitivity in myopes and non-myopes. *Vision Res.* 2004;44:1869–1878.

53. Hyvarinen L. Contrast sensitivity in visually impaired children. *Acta Ophthalmol Suppl.* 1983;157:58–62.

54. Wood JM, Lovie-Kitchin JE. Evaluation of the efficacy of contrast sensitivity measures for the detection of early primary open-angle glaucoma. *Optom Vis Sci.* 1992;69:175–181.

55. McKendrick AM, Badcock DR, Morgan WH. Psychophysical measurement of neural adaptation abnormalities in magnocellular and parvocellular pathways in glaucoma. *Invest Ophthalmol Vis Sci.* 2004;45:1846–1853.

56. Hirota M, Morimoto T, Kanda H, et al. Relationships between spatial contrast sensitivity and parafoveal cone density in normal subjects and patients with retinal degeneration. *Ophthalmic Surg Lasers Imaging Retina.* 2017;48:106–113.

57. Martin GC, Dénier C, Zambrowski O, et al. Visual function in asymptomatic patients with homozygous sickle cell disease and temporal macular atrophy. *JAMA Ophthalmol.* 2017;135:1100–1105.

58. Abe H, Hasegawa S, Takagi M, et al. Contrast sensitivity for the stationary and drifting vertical stripe patterns in patients with optic nerve disorders. *Ophthalmologica.* 1993;207:100–105.

59. Optic Neuritis Study Group. Visual function more than 10 years after optic neuritis: experience of the optic neuritis treatment trial. *Am J Ophthalmol.* 2004;137: 77–83.

60. Derefeldt G, Lennerstrand G, Lundh B. Age variations in normal human contrast sensitivity. *Acta Ophthalmologica (Copenhagen).* 1979;57:679–690.

61. Rabin J. Two eyes are better than one: binocular enhancement in the contrast domain. *Ophthalmic Physiol Opt.* 1995;15:45–48.

62. McKee SP, Levi DM, Movshon JA. The pattern of visual deficits in amblyopia. *J Vision.* 2003;3:380–405.

63. Nicholas JJ, Heywood CA, Cowey A. Contrast sensitivity in one-eyed subjects. *Vision Res.* 1996;36:175–180.

64. Marshman WE, Dawson E, Neveu NM. Increased binocular enhancement of contrast sensitivity and reduced stereoacuity in Duane syndrome. *Invest Ophthalmol Vis Sci.* 2001;42:2821–2825.

65. Courage ML, Adams RJ, Hall EJ. Contrast sensitivity in infants and children with Down syndrome. *Vision Res.* 1997;37:1545–1555.

66. Suttle CA, Turner AM. Transient pattern visual evoked potentials in children with Down syndrome. *Ophthalmic Physiol Opt.* 2004;24:91–99.

67. O'Connor AR, Stephenson TJ, Johnson A, et al. Visual function in low birthweight children. *Br J Ophthalmol.* 2004;88:1149–1153.

68. Guy J, Mottron L, Berthiaume C, et al. The developmental trajectory of contrast sensitivity in autism spectrum disorder. *Autism Res.* 2016;9:866–878.

69. Jackowski MM. Altered visual adaptation in patients with traumatic brain injury. In: Suchoff IB, Ciuffreda KJ, Kapoor N, eds. *Visual and Vestibular Consequences of Acquired Brain Injury.* Santa Ana, CA: Optometric Extension Program Foundation; 2001:145–173.

70. Jackson TL, Ong GL, McIndoe MA, et al. Monocular chromatic contrast threshold and achromatic contrast sensitivity in children born prematurely. *Am J Ophthalmol.* 2003;136:710–719.

71. Oliveira AG, Costa MF, Souza JM, et al. Contrast sensitivity threshold measured by sweep visual evoked potential in term and preterm infants at 3 and 10 months of age. *Braz J Med Biol Res.* 2004;37:1389–1396.

72. Lovie-Kitchin JE, Bevan JD, Hein B. Reading performance in children with low vision. *Clin Exp Optom.* 2001;84:148–154.

73. Victor JD, Conte MM, Burton L, et al. Visual evoked potentials in dyslexics and normals: failure to find a difference in transient or

steady-state responses. *Vis Neurosci*. 1993;10:939–946.

74. O'Brien BA, Mansfield JS, Legge GE. The effect of contrast on reading speed in dyslexia. *Vision Res*. 2000;40:1921–1935.

75. Williams MJ, Stuart GW, Castles A, et al. Contrast sensitivity in subgroups of developmental dyslexia. *Vision Res*. 2003;43:467–477.

76. Slaghuis WL, Ryan JF. Spatio-temporal contrast sensitivity, coherent motion, and visible persistence in developmental dyslexia. *Vision Res*. 1999;39:651–668.

77. Pearson P, Timney B. Effects of moderate blood alcohol concentrations on spatial and temporal contrast sensitivity. *J Stud Alcohol*. 1998;59:163–173.

78. Hilton EJ, Hosking SL, Betts T. The effect of antiepileptic drugs on visual performance. *Seizure*. 2004;13:113–128.

79. Till C, Rovet JF, Koren G, et al. Assessment of visual functions following prenatal exposure to organic solvents. *Neurotoxicology*. 2003;24:725–731.

80. Schneck ME, Haegerstrom-Portnoy G, Lott L, et al. Low contrast vision function predicts subsequent acuity loss in an aged population: the SKI study. *Vision Res*. 2004;44:2317–2325.

第四章

屈 光 不 正

David E. FitzGerald　Pamela H. Schnell

从出生到学龄期的人眼屈光状态发育一直(特别是过去四十年)是几大理论模型和大量研究的关注重点。这些研究发表的文献,浩如烟海,有些还很复杂。因此,如果不熟悉相关知识,就很难将研究成果应用于诊疗患者的实际工作中去。本章回顾了人眼屈光状态的动态发育过程。

正视化过程对于认识人眼屈光状态的早期发育至关重要。本章首先介绍了正视化过程,接下来回顾了相关光学干预手段对正视化影响的研究报告,随后详细讨论了早产儿和新生儿的屈光状况,概述了从婴儿期到学龄前、再到小学阶段的屈光状况,最后分析了近视、远视、屈光参差和散光的形成。

正视化

正视化是一个经常被讨论的话题,但很少人对其进行定义,因为这一过程涉及很多层面。以下是一种合理的标准定义:

"假设某种机制能够协调人眼各组成结构的形成和发育,则该过程会提高正视和接近正视的概率[1]。"

因此,假设该过程的预期结果是正视:在调节放松的状态下,从无穷远处物体发出的平行光线到达眼睛视网膜上的焦点或接近焦点[2]。从临床角度来讲,正视化是指眼睛的屈光状态逐步过渡到低度远视至正视的屈光范围的过程,不管最初的屈光状态是远视、近视还是散光[3-4]。Sorsby 等[3]将正视的屈光范围定义为 +0.50D 到 +1.00D,标准差为 ±1.00D。

有人指出,正视化是被动过程,自然和遗传是主要影响因素;也有人认为,正视化属于主动过程,营养和环境是主要影响因素。此外,有证据表明,正视化的结果主要取决于四个因素:健康的眼睛、健康的环境、可操作的屈光范围和完整的正视化机制[5-10]。

被动正视化

被动正视化学派认为,自然和遗传是关键因素。因此,大多数眼睛的自然生长和发育是可预测的。Larsen[11-14]使用超声追踪了儿童出生后至 13 岁的眼球生长变化:出生时,眼轴约为 16.5mm;出生后的前两年,轴长增加 3.8mm;2~5 岁,平均增加 1.2mm。眼球增长主要由于玻璃体腔的延长。Larsen 指出,平均而言,男性眼轴长于女性,但出生时眼轴的性别差异几乎不存在。2 岁时,男性眼轴比女性长 0.3mm。这种差异会一直持续到青春期,最终的长度差别可达 0.5mm[11-14]。与此同时,晶状体和角膜变平,前房加深。这些因素都会影响眼睛的整体屈光[11-17]。

被动正视化的理论基础源于可预测的程序化生长。另外,遗传因素也是被动正视化的重要理论依据。孩子近视的概率与父母是否近视有直接关系。根据 Gwiazda 等人的研究[18],如果父母双方都是近视眼,则孩子近视的概率为 42%;如果父母一方是近视眼,则孩子近视的概率为 22.5%;如果父母双方都不是近视眼,则孩子近视的概率为 8%。Ong 和 Ciuffreda[19]发现,如果父母双方都是近视眼,孩子近视的概率为 60%;在 Goss 和 Jackson[20]的研究中,这一数字为 57%;而 Zadnik 等[21]的研究结果则为 12%。同时,Zadnik 指出,不管父母是否近视,角膜曲率基本上都是 44.00D[21]。很多其他研究(包括双胞胎研究),都验证了遗传因素对近视的影响[22-26]。

主动正视化

主动正视化学派认为,正视化是由视网膜模糊像介导的[27-28]。视觉系统可以推测到模糊像的存在,随后做出适当的模糊补偿反应。大量动物研究结论为主动正视化提供了依据。形觉剥夺和图像退化与眼睛生长和屈光状态密切相关[29-30]。

动物研究

凹凸透镜、不同程度的遮挡,以及形觉剥夺可引起幼年灵长类动物视觉系统光学离焦。用镜片模拟远视或近视的屈光状态时,为了保证图形共轭性,小鸡或猴子的眼轴会发生改变;如果在特定时间段内移除施加条件,则眼睛的补偿性适应会做出适当的反应,确保图形共轭[5-6,8,27,31]。Smith 等[32]指出,短时间的正常视物即能够抵消相对较长时间的形觉剥夺。在对猴子的研究中,Smith 和 Hung[33]指出,不同程度的形觉剥夺与由此产生的轴性近视存在正相关。初始小剂量的慢性离焦会导致"分级现象"[33]。

人类研究

人眼的形觉剥夺可能是由生理损伤和严重离焦造成的。在出生时或完全发育之前,眼睛损伤会面临生理和功能受损的风险。文献中提到的相关疾病包括上睑下垂、眼睑改变、角膜混浊、青光眼、白内障、无晶状体、玻璃体异常、视网膜异常和早产儿视网膜病变[34-45]。这些疾病往往会导致眼轴延长和近视。在同卵双胞胎的研究中,患有白内障的眼睛发生了这种轴性改变[31,46-47]。

主动正视化和被动正视化是相互依存、相互补充的。Saunders 等[48]指出,正视化是主动、被动相结合的过程。

正视化的影响因素

正视化的实现要求必须具备几个先决条件:健康的眼睛,健康的刺激环境,完整的正视化机制,特定年龄阶段的屈光状态必须处于正常范围内。

健康的眼睛和健康的环境

眼部疾病和异常会影响眼睛及其屈光状态。在动物研究中,最严重的近视化出现于早发性(基本上是出生时)眼睑闭合[6,49-50]。闭合的时间越长,伤害性越大[51]。同样,视觉环境的改变（不管是源于限定性刺激、形觉剥夺还是光学离焦）也会对正视化产生重要影响。对于形觉剥夺（近视），眼睛无法作出适当的调整，导致生长不受控制、屈光异常恶化[9]。这个过程既涉及局部（眼睛）控制[38,52-56]，也涉及一定程度的较高水平（大脑）控制。如果视神经被切断或调节受限，则正视化过程的精确性会受到影响[5,27,57]：前者对正视化的影响更大，后者也在雏鸡中表现出一定的调节控制作用。

完整的正视化机制

目前尚不清楚为什么有些患者无法正视化或抑制了正视化进程。原因之一可能是正视化机制受损。有研究人员已经提出了导致正视化机制受损的部分诱因。

弱视或斜视患者的正视化进程会发生改变[58-60]。Abrahamsson 等[58]和 Lepard[59]发现，斜视发生后，患者斜视眼的远视会加重。一项针对斜视性弱视患者的（超声）研究显示，远视患者的主导眼向正视化发展，而近视患者的非主导眼眼轴则会伸长[61]。Almeder 等[62]对686 名 3 月龄 ~9 岁的儿童开展了纵向研究，发现微小斜视会导致屈光参差发育缓慢。此外，相比普通人群，精神障碍者（不包括智力低下）或神经肌肉疾病患者发生屈光不正的可能性更高，这也验证了更高水平的正视化控制系统的存在[63-65]。

Evans 等[37]指出，正视化异常与视觉输入或神经传递不良相关。先天性色盲患者出现屈光不正的概率更高。全色盲患者的远视较低，但散光明显增加。这表明正视化机制存在异常。Evans[37]认为，近视与早发性图像退化和视网膜功能发育延迟有关，而远视则会导致正常的视网膜神经发育进程失败（如色盲、Leber 氏先天性黑矇症、白化病和无虹膜）[37,66-67]。患有其他疾病（例如唐氏综合征和脆性 X 染色体综合征[68-70]）的患者也可能存在类似问题。

屈光状态的范围

在一项针对 6 月龄 ~4 岁儿童的纵向研究中，Aurell 和 Norrsell[71]发现，如果在 6 月龄时的远视性屈光不正达到 4.00D 及以上，且存在斜视，则正视化进程会受到损害。该研究中，不存在斜视的孩子正视化进程不受影响。

1 岁时近视 2.50D 及以上的儿童往往正视化会受到影响，而屈光度较低的儿童可发生正常正视化[72]。Smith 等[9]指出，正视化进程可以抵消适量的离焦；但猴子的离焦调整范围比小鸡更适中。Ingram 等和 Atkinson 等的研究[72-75]设定了屈光范围。正视化进程的发生并不意味着实现真正的正视。Ingram 等[75]将正视化标准设定为远视度更高的子午线下降到 +3.50D 及以下，但其样本中 81% 的受试者的远视度更高子午线下降为 +5.00D 及以下[75]。此外，在一些研究中，并非每种远视屈光度的最终屈光状态都有统计[75-76]。Atkinson 等[76]研究发现，若婴儿任一子午线远视 6.00D 以上，屈光参差 2.00D，或近视 3.00D，则应推荐立即治疗。在研究人员看来，进行适当的关注和察觉限制正视化的屈光度非常重要[76]。

对 6 月龄远视儿童进行了为期 3 年的随访后发现，远视 4.00D 的儿童发生斜视的概率为 21%；远视 5.50D 的概率为 36%；远视 6.00D 的概率增加到 48%。与非斜视儿童相比，斜视儿童的调节能力较差，且无法正视化[7]。这再一次强调，正常屈光度范围的问题值得考虑。

上述研究中，90% 的样本屈光范围在 +5.00D 至 −4.50D 之间[77-80]。统计学上，第一个标准差范围内 67% 的样本符合，在第二个标准差范围内 95% 的样本符合。这似乎是符合逻辑的,在某种程度上,屈光不正太大,以至于眼睛无法遵循正视化进程。但是,也存在例外情况。

光学干预对正视化的影响

正常情况下,初始屈光度较高时,远视度数会降低更多,一般与不戴眼镜有关[7,73-74]。调节能力差的远视儿童一般无法正视化且更倾向于变成斜视;而调节力较强的远视儿童则能够正视化且双眼眼位能够维持正位[7]。高度远视儿童更容易出现内斜视。因此,确定凸透镜度数时往往面临两难的选择:既要防止眼位偏斜又不能影响正视化进程。

这个问题已经有了一些研究,但结论却不一而同。某些情况下,远视处方会欠矫1.00~2.00D[73-74]。Atkinson 等[74]指出,矫正远视并不会影响婴儿的正视化进程,但远视足矫可能会对正视化产生不利的影响。需要注意的是,治疗组和未治疗组的远视度数降幅差异为 0.3D(3.40D 降至 3.10D);9~36 月龄,两组的整体远视度数都降低了 1.20D。在 Atkinson 等[74]的研究中,对照组远视度数的初始屈光度为 1.90D,9~36 月龄,屈光度降低了 0.40D。Ingram 等[75]的研究结果显示,在幼年时对儿童进行屈光矫正往往会使其远视程度比同龄人更高。Dobson 等[81]发现,相比未矫正的对照组患者,经矫正的调节性内斜视患者的远视度数更高。问题的关键可能在于调节力和灵活度:调节力差的孩子往往会出现斜视和无法正视化,而调节力好的孩子则倾向于正视化,且双眼眼位发育正常。Ingram 等[7,75]指出,不论是否进行屈光矫正,先天性病变可能导致斜视儿童的调节力低下和正视化受损,因为眼睛的模糊处理机制存在缺陷。

如前所述,视觉系统需要识别出模糊像,这就涉及斜视或屈光问题(或模糊),表现某只眼睛无法感知到正视化信号。Ingram 等[73]指出,无论是否配戴眼镜,远视和斜视患者均缺乏正视化能力,这可能是视觉系统先天性缺陷造成的。模糊的持续时间和程度也会导致远视和斜视患者无法正视化。实际上,如果斜视眼倾向于变为远视度更高,这预示着患眼缺乏准确的调焦能力。在这项研究中,虽然全程配戴眼镜会妨碍正视化进程,但对照组的非斜视患者的确能够正视化。需要注意的是,斜视眼的远视程度更严重[73]。其他研究表明,从 6 月龄时开始长期配戴远视眼镜会阻碍正视化进程。不过在这些研究中,婴儿的屈光不正都在远视的预期正常范围内[75,82]。

婴幼儿的屈光状态

多年来,许多研究人员对新生儿、婴幼儿、学龄前儿童和学龄儿童的屈光状态开展了大量横向和纵向研究。他们通过各种方法来确定屈光不正,从而导致标准上存在某些差异。早期研究者使用检眼镜评估新生儿的屈光度:有些情况下不使用睫状肌麻痹剂;有些情况下则对患者或对患者和检查者都使用睫状肌麻痹剂[83]。近年来,检影法、电脑验光和光学验光已经成为选择方法。有些研究者选择睫状肌麻痹剂,有些研究者则使用检影法。

早产儿

早产儿指妊娠期少于 37 周分娩出的新生儿。依据出生体重分为低体重出生儿(不足 2 500g)、超低体重出生儿(不足 1 500g)和极低体重出生儿(不足 1 000g)[84]。早产、超低体重出生儿、早产儿视网膜病变晚期、手术干预与近视的严重程度之间呈正相关性[85-87]。早产儿视网膜病变越严重、出生体重越重,发生近视、高度近视、屈光参差和散光的概率就越高[88-97]。受纳入体重标准、是否存在早产儿视网膜病变以及是否需要手术干预三重因素影响,下文各项研究的结论也不尽相同。

Choi 等[98]发现,6 月龄 ~3 岁,近视度数会逐渐增加。研究人员将样本分为无早产儿视网膜病变(R-0),有早产儿视网膜病变但无瘢痕性早产儿视网膜病变(R-1)和瘢痕性早产儿视网膜病变(R-2)。近视和高度近视的发病率和严重程度从 R-0 到 R-2 递增。冷冻疗法会加剧近视的严重程度。6 月龄 ~3 岁,R-1 组的近视度数会逐渐增加。对于高度近视,R-0 组一般不存在,R-1 组的发病率则会翻倍。R-2 组的高度近视患病率最高,6 月龄时便会出现[98],该组包括出生体重较轻的早产儿。Page 等[91]指出,相比出生体重在 751~1 000g 的新生儿,体重小于 751g 的新生儿在出生后第一年内发生近视的概率高 3.2 倍,比出生体重在 1 001~1 250g 的新生儿高 10 倍。他们还指出,在早产人群中,散光和屈光参差与高度近视高度相关。此外,早产儿视网膜病变程度与近视的严重程度相关:前者每恶化一度,12 月龄幼儿患近视的可能性就会增加一倍[91]。Laws 等[89]指出,早产儿视网膜病变越严重,发生近视、散光和屈光参差的可能性越大。

Quinn 等[92]对出生体重不足 1 251g 的婴儿进行了多中心研究,在出生后的第 3、12 和 24 个月对婴儿进行了睫状肌麻痹剂检查。屈光度标准为近视(≥0.25D)、高度近视(≥5.00D)、散光(≥3.00D)、屈光参差(>2.00D)。在 3 个月的检查中,出生体重极低人群的近视(31%)、高度近视(4%)和屈光参差(73%)发生率更高;在 12 个月的检查中,近视、高度近视和屈光参差的发生率分别增加到 36%,9% 和 73%。散光的发生率较高,与近视和高度近视有关。屈光参差也与近视高度相关。散光与出生体重之间不存在显著相关性。相比 3 个月的检查,12 个月检查时的总体散光发生率会降低,而近视、高度近视和屈光参差的发生率则会增加。在 24 个月的检查中,每种屈光状态相对不变[92]。因此,从这些资料来看,在 12 个月时,研究人群的屈光状态进入稳定状态(图 4.1)。正视化的效果可以通过减少远视性屈光不正的发生数量和度数来说明。

与此相反,Holmstrom 等[99]对 6~30 月龄的有或无早产儿视网膜病变的早产新生儿(体重≤1 500g)开展了随访研究。6 月龄时,近视的发生率是 8%;30 月龄时,发生率增加到 10%。接受冷冻治疗的婴儿的近视发生率在 30%~40%。在 6 月龄婴儿中,52% 的婴儿散光度数大于 1.00D;在 30 月龄婴儿中,散光发生率为 26%。逆规散光的发生率更高,83% 的样本中散光轴保持稳定。6 月龄婴儿中的屈光参差发生率为 6.5%,30 月龄婴儿中的发生率为 8.4%。整体而言,早产儿视网膜病变的严重程度与屈光状态的严重程度和发生率之间呈正相关[99]。

上述很多研究都包含发生早产儿视网膜病变的婴儿,在一定程度上可能存在数据偏倚。因此需要对未出现早产儿视网膜病变的早产儿进行研究。对刚出生、足月龄、6 月龄、12 月龄和 48 月龄时的无早产儿视网膜病变的早产儿进行了睫状肌麻痹剂屈光检查,并与足月儿对照组数据进行对比。足月龄时,近视的发生率较高,但散光和屈光参差发生率与足月儿对照组相当。在校正胎龄 6 月龄时,早产儿的远视增加率与对照组无明显差异。在 12 月龄时,超低体重出生儿的屈光参差程度更严重。在 12~48 月龄,平均等效球镜量没有明显变化,但散光发生率降低。48 月龄时,散光大于 1.00D 的情况较少见[94]。这项研究的主要结论在于:对于校正胎龄 12 月龄的婴儿,无早产儿视网膜病变的早产儿与足月儿的屈光状态差别不大。对于 6~42 月龄的健康早产儿,保持较低的远视度数,与足月儿相当[100]。

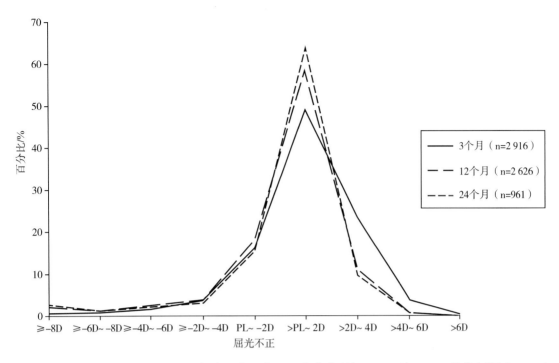

图 4.1 早产儿屈光不正。三项研究检查中屈光不正的分布（从 –8.00D 到 +6.00D，单位间隔为 2.00D）（Reprinted from Quinn GE, Dobson V, Repka MX, et al.Development of myopia in infants with birth weights less than 1251 grams. *Ophthalmology*. 1992；99（3）；329-340. Copyright © 1992 Elsevier. With permission.）

　　Gallo 和 Lennerstrand[101] 对 5~10 岁的瑞典早产儿（<1 501g；<33 周）进行了随访研究。研究未提供早产儿视网膜病变数据，因此，纳入标准仅为出生体重和妊娠期。研究人员将早产儿数据与足月儿对照组进行了比较，得出的结论是：早产儿眼部异常的发病率显著高于足月儿。早产儿与足月儿的近视发生率分别为 6.3% 和 1.8%，屈光参差发生率分别为 5.9% 和 1.5%，斜视发生率分别为 9.9% 和 2.1%[101]。

新生儿

　　1925 年，Wibaut[102] 公布了 2 398 名新生儿的屈光检查结果。数据由数位眼科医生提供，但检查未使用标准方法，导致了检查者之间的内部差异。超过 88% 的婴儿存在屈光不正，介于正视与远视 4.00D 之间，众数和中位数为 2.00D[102]。

　　大多数足月新生儿的远视屈光度为 +2.00D，标准差为 ±2.75D，符合正态分布，呈钟形曲线[103-105]。Cook 和 Glasscock[106] 对 1 000 例新生儿进行了睫状肌麻痹验光，发现 73% 的眼睛存在远视，23% 的眼睛存在近视。远视的平均屈光度为 2.07D。每组的散光发生率约为 28%。86% 以上的眼睛屈光范围在 +5.00D 和 –5.00D 之间。样本中有 370 名白人新生儿和 670 名黑人新生儿。两组之间的主要区别在于，黑人组中 3.00~5.00D 的近视对象更多[106]。黑人婴儿的高度近视发病率高于白人婴儿，但后者的学龄近视发生率更高[77]。Mayer 等[107] 对 514 名 1~48 月龄儿童进行了睫状肌麻痹横断面研究，其中 85% 的儿童是白人。1 月龄的 64 只眼睛的平均屈光度为远视 2.20D，95% 的可预测范围为远视 5.51D 至近视 1.12D[107]。Goldschmidt[83] 对哥本哈根 356 例 2~10 天的新生儿进行了睫状肌麻痹剂检影：20% 为正视眼，56% 为近视眼，24% 为远视眼。平均屈光度为 +0.62D，标准差为 ± 2.24D。平均而言，男孩的远视度数高四分之一屈光度，标准差的性别差异不大。在新生儿中，97% 的屈光不正在 +5.00D 到 −4.00D 之间；只有一个新生儿存在远视异常[103]。

Mohindra 检影是评估屈光状态的另一种方法[108-109]。总体而言，相比睫状肌麻痹检影，Mohindra 检影结果的远视较低，尤其是在婴儿和学龄前儿童中[77, 110-112]。Santonastaso[113] 指出，在散光检测方面，非睫状肌麻痹检影和睫状肌麻痹检影之间存在 16% 的差异。

Gwiazda 等[18] 使用 Mohindra 检影发现，新生儿群体的屈光范围为远视 4.50D 至近视 4.50D，平均屈光度为低度近视（图 4.2）。在 144 只眼中，22% 是正视眼。Gwiazda 等[18] 指出，在研究样本中，近视多发于出生后的前 2 个月。6 月龄时，近视度数很低；1 岁时，远视的平均屈光度为 0.50D，并且在未来 7 年中趋于稳定。Ingram 和 Barr[72] 还指出，在幼儿和学龄前阶段，屈光状态维持在 1 岁时的水平。

但一项睫状肌麻痹检影研究中，出生后的前几周发现了类似的相对远视漂移[114]。从第 2~12 周期间，近视和远视新生儿的平均屈光度漂移为 +1.44D；平均等效球镜值的屈光范围为 +4.30D 到 −1.83D，其中大多数婴儿的平均等效球镜度为 2.60D 的远视。12~26 周，未发现明显漂移。但 26~52 周，近视漂移为 0.76D，屈光范围减小。前述变化符合正视化定义。研究样本中，1.3% 的样本（1 个孩子）存在屈光参差；在 12 月龄前，屈光参差状态未发生变化。出生后前 3 个月的散光最严重，多数情况下能降至不具有临床影响的水平[114]。

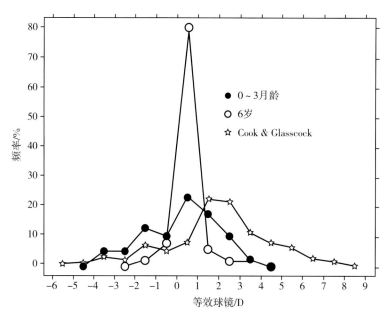

图 4.2　新生儿、婴儿和 6 岁儿童的屈光不正分布，基于 Cook RC、Glasscock RE 对新生儿的研究得出的等效球镜度分布（Cook RC, Glasscock RE. Refractive and ocular findings in the newborn. *Am J Ophthalmol*. 1951；34：1407-1413）；Gwiazda J、Thorn F、Bauer J 等对 0~3 月龄和 6 岁儿童的研究（Gwiazda J, Thorn F, Bauer J, et al.Emmetropization and the progression of manifest refraction in children followed from infancy to puberty. *Clin Vis Sci*. 1993；8：337-344, with permission. ）

婴儿期到学龄前期

进入学龄前期,出生时屈光不正的钟形分布会转变为成人状的尖峰分布,平均屈光不正范围为 +0.50~+1.00D,标准差约为 ±1.00D(图 4.3)[3]。正视形成于出生后的前 1 年,在出生后第 2 年达到最高水平[48,74,115]。Ingram[74]发现,出生后一年,屈光进入稳定状态;而在中国香港的婴儿中,平均等效球镜度下降主要发生在 40 周龄[116]。Mayer 等[107]对 1~48 月龄的儿童开展了随访研究。18 月龄时,平均等效球镜度降低了 1.00D,降至 1.00~1.25D。在接下来的 30 个月,屈光度保持在该水平[107]。Ehrlich 等[117]对 8.5~38.5 月龄的儿童进行了睫状肌麻痹验光,并将儿童分为近视组和对照组。8.5 月龄时,近视组的平均等效球镜度为 –0.53D,对照组为 +1.44D。近视组的年变化幅度为 +0.44D,最终平均等效球镜度为 +0.61D;对照组在 38.5 月龄时,平均等效球镜度没有变化[117]。Mohindra 和 Held[108]发现,正视化发生在出生后的前 4~5 年,并导致低度远视。在 Gwiazda 等[18]的纵向研究中,近视和远视的新生儿在 5 岁时都会表现出远视屈光状态。近视组的远视程度比远视组轻(图 4.4)。除了度数(图 4.5)外,在横断面研究中也呈现类似规律。一般而言,儿童的屈光状态在 5~7 岁时达到稳定的正视水平[118]。

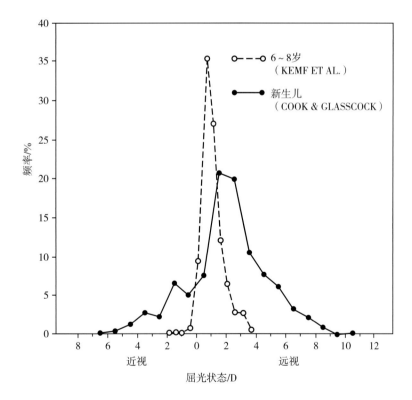

图 4.3 正视变化。新生儿的平均等效球镜值呈钟形分布;6~8 岁儿童呈尖峰态分布(Reprinted with permission from Sivak JG, Bobier WR. Optical components of the eye: embryology and post-natal development. In: Rosenblum AA, Morgan MW, eds.*Principles and Practice of Pediatric Optometry*. 1st ed. Philadelphia, PA: JB Lippincott; 1990: 40. Figure 2b.)

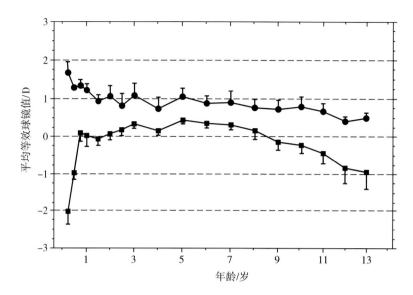

图 4.4　从婴儿期到青春期的屈光分布。近视(■)和远视(●)儿童平均等效球镜值的纵向分布（Reprinted from Gwiazda J, Thorn F, Bauer J, et al. Emmetropization and the progression of manifest refraction in children followed from infancy to puberty. *Clin Vis Sci*. 1993；8；337-344. Copyright © 1993 Elsevier. With permission.）

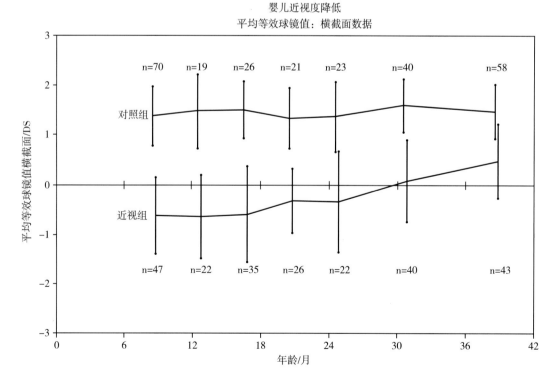

图 4.5　8.5~38.5 月龄的屈光状态。先天性近视儿童和对照组儿童屈光度分布中的平均等效球镜值横截面分布（Reprinted from Ehrlich DL, Atkinson J, Braddick O, et al. Reduction of infant myopia：a longitudinal cycloplegic study. *Vision Res*. 1995；35（9）；1313-1324. Copyright © 1995 Elsevier. With permission.）

学龄期

Baldwin[77]认为,80% 的 5~7 岁儿童的屈光不正介于 +0.50~+3.00D。在这个年龄段中,远视大于 +5.00D 的比例不到 5%,近视的比例小于 3%。在 5 岁的儿童中,近视的发病率非常低[119-120]。Hirsch[119]对 9 552 名学龄儿童开展研究,近视度数大于 1.00D 的儿童比例不到 1%。他指出,5 岁儿童近视大于 1.00D 的情况很少,除非孩子患有先天性或早发性高度近视[88]。美洲原住民和非裔美国人的远视发病率较高[118]。小学阶段(5~14 岁),远视度数逐渐降低 0.25~0.50D 左右[78, 119-120]。在此期间,学龄儿童近视发病率增加,是屈光改变的主要原因。尽管大多数儿童的屈光状态维持在相对稳定的远视状态,但学龄儿童近视发病率增加会降低远视程度[103]。

Hirsch[121]报告显示,81% 的 6 岁儿童的散光度小于 0.25D;13 岁左右时,72% 的儿童的散光度小于 0.25D。与此同时,逆规散光的儿童比例从 3% 增长到 11%[121],可能与近视的发病率增加有关。Parssinen[122]发现,逆规散光的增加和近视发病率增加有关,与初始的散光水平无关。

过去十年,研究人员分析了影响近视发生和进展的多种因素,包括户外活动量、抗毒蕈碱药物的使用、渐进多焦点眼镜、屈光不正欠矫和周边屈光[123-127]。有些因素已被证明具有统计学意义上的显著作用。增加每天平均户外活动时间有望推迟学龄期近视的出现时间,降低近视的总体进展。另有两项针对中国儿童的研究讨论了学校有针对性的视力干预计划,两项计划均延迟了近视的出现时间、减慢了近视的进展速度[123, 126]。Huang[128]研究了南京的 1 200 名大学一年级学生,发现每天进行 2h 的户外活动能够减慢大学生群体的近视进展速度。Saxena[129]在德里的某个群体中也得出了类似结论:2h 以上的户外运动能够减缓近视的进展速度。Theophanous 等[130]报告,60min 及以上的运动时间(未说明室外运动还是室内运动)能够让近视发病率降低 10%。Rotolo[124]研究了地中海高加索儿童的周边屈光度,发现相对周边屈光无法预测近视的出现或进展。

Baldwin[77]指出,严重的视力问题是由先天性或遗传性因素造成的。高度屈光不正(无论是近视还是远视)都极有可能是先天性的。先天性高度近视的发病率是高度远视的 2 到 3 倍[111, 131]。先天性高度近视一般不会明显进展[88, 132]。

远视、近视、屈光参差和散光的发育

近视

5~7 岁的近视发病率最低(1%~2%)[133]。在大多数研究中,近视眼的标准定义为至少 –0.50~–1D[119, 134-136]。犹太人、日本人和中国人的近视发病率最高。Mutti 等[137]发现,遗传是青少年近视首要风险因素。学业过重、用眼过度也会加重近视[137]。Goss[138]发现,近距离眼位中相比正位和 6△ 以内的外隐斜,内隐斜儿童的近视进展更快[138]。此外,亚洲人、城市居民、近距离工作的人、阅读过多或受过高等教育的人以及女性的近视发病率更高[139-140]。过去 10 年,东亚人口的近视发病率显著增长[141]。研究发现,15 岁的近视发病率从 69% 到 85% 不等[128, 142]。其他研究发现,5~6 岁时的近视发病率为 5%,青少年的发病率为 25%[143]。其他地区的研究发现,德里青少年的近视发病率是 13.1%[129],挪威 16~19 岁的近视发病率是 13%[144],沙特阿拉伯 3~14 岁儿童的近视发病率是 3.54%[145]。近视可按近视度数分类:小于 –3.00D 为轻度近视,–3.00~–5.75D 为中度近视,–6.00D 以上为重度近视;也可以按发病年龄分类:先天性、学龄期近视和青年期近视[146]。先天性或早发性近视贯穿婴儿期,后期可能发展为正视,也可能发展为高度近视。高度近视一般不会明显进展[88,132]。

近视进展

女性往往比男性更早发生近视,终止进展的时间也更早。两者之间的差异约为 2 岁[79-80,119,131]。近视发生较早往往会导致进展终止时的最终近视度数较高[147-148]。Baldwin[77] 指出,大多数高度近视儿童一般在 5 岁时发展为近视,年均近视进展约为 –0.50D;如果近视发生在 9 岁之前,则最终的度数至少为 –2.00D,平均等效球镜度为近视 –4.00D 左右。如果近视出现于 10 岁以后,则平均等效球镜度为 –1.75D,上限约为 –3.00D;近视度数大于 –6.00D 的情况极为少见[77]。在学龄儿童和年轻成人中,近视发病率较高[139]。

根据芬兰的一项研究,在 11 岁前患近视的儿童中,70% 儿童在 16 岁时近视度数为 –3.00~–5.75D。样本中的其他近视儿童被划分为 16 岁时近视度数低于 –3.00D 的儿童(12.5%)和近视度数为 –6.00D 及以上的儿童(17.5%)。对于近视出现于 11~15 岁的儿童,样本中 66.7% 的儿童 16 岁时近视度数低于 –3.00D,32.2% 的儿童 16 岁时近视度数在 –3.00~–5.75D,高度近视的样本比例为 1.1%。在 214 名儿童中,95.8% 的 16 岁以下儿童的近视度数小于 –6.00D[147]。

报告显示,台湾学龄儿童 6 岁时的近视发病率为 12%,12 岁时增加至 56%,15 岁时增加至 76%,女童的发病率和近视度数都更高。Lin[149] 指出,近视的早发与发病率相关,佐证了"发病越早,近视度数越高"的说法[131,150-152]。

Hirsch[134] 对 5 岁和 6 岁儿童的屈光状态展开了为期 8 年的随访(直到 13~14 岁)。分析 Hirsch 的研究数据,可以得出以下推论:①若儿童在 5~6 岁时的远视度数为 +1.50D 及以上,则其 13~14 岁时依然远视;②很多 5~6 岁时远视度数为 +0.50~+1.25D 的儿童,在 13~14 岁时能够正视(正视的屈光度介于 –0.50~+1.00D 之间);③很多 5~6 岁时屈光度为平光或 ≤+0.50D 的儿童,在 13~14 岁时会出现近视。对于 5~6 岁时已经近视的儿童,13~14 岁时近视会加重[134]。Gwiazda[18] 发现,若出生时或出生后前几个月出现近视,可据此预测未来的近视进展。尽管这类婴儿可能发展成正视或低度远视,学龄期依然可能出现近视(图 4.4)。

Langer[153] 对 263 名 5~15 岁的加拿大儿童样本开展研究后,指出对于近视度大于 –0.50D 的儿童,其近视呈线性进展,直至儿童时期近视进展终止。Goss 和 Winkler[131] 发现,女孩和男孩分别在 15 岁和 17 岁前终止近视进展。两位研究人员指出,90% 样本的儿童时期的近视呈线性进展,并据此得出结论:近视儿童的屈光度变化大于远视或正视儿童[131]。

Mäntyjärvi[152] 使用睫状肌麻痹检影对 1 118 名 7~15 岁的斯堪的纳维亚儿童展开了 1~8 年的随访研究。在横断面研究部分,近视儿童的年均进展为 –0.46~–0.93D,远视儿童的年均进展为 –0.03~–0.11D;在纵向研究部分,近视儿童的年均进展为 –0.55D,而远视儿童的年均进展为 –0.21D。由此得出结论,远视儿童的正视化进展速度显著慢于同龄儿童的近视进展[152]。

Brien Holden 视觉研究所[154] 的最新研究报告指出,全球近视发病率约为 22.9%,高度近视发病率约为 2.7%。换言之,全球约有 14 亿近视患者。根据当前的近视进展趋势,该研究推测，到 2050 年，全球近视人数约为 47.6 亿人，约占全球人口的 49.8%。

一项多中心纵向研究发现，不同种族之间屈光状态存在显著差异[155]。样本中的种族包括非裔（n=534）、亚裔（n=491）、西班牙裔（n=463）和高加索裔（n=1 035），年龄范围为 5~17 岁。在本研究中，近视定义为屈光度小于等于 –0.75D，远视定义为屈光度大于等于 +1.25D，散光定义为两条子午线间存在 1.00D 的差异。在样本中，近视占比 9.2%，远视占比 12.8%，散光占比 28.4%。亚裔的近视发病率最高（18.5%），其次是西班牙裔（13.2%）、非裔（6.6%）和高加索裔（4.4%）。高加索裔的远视发病率最高（19.3%），其次是西班牙裔（12.7%）、非洲裔（6.4%）和亚裔（6.3%）。西班牙裔的散光发病率最高（36.9%），其次是亚裔（33.6%）、高加索裔（26.4%）和非裔（20%）。最新研究也得出了相似的种族和族裔分布结论[141]。

远视

不同于近视，远视度数不会在学龄期间增加。儿童期远视的发病率虽然比其他屈光不正都高，但相关研究却屈指可数。如上节所述，6 岁时远视度数大于 +1.25D 的儿童在整个青春期很可能都会存在远视，远视度数较低的同龄人也是如此[134]。Zadnik 等[78]发现，研究样本中远视度数降幅小于 0.25D；Mäntyjärvi[152]也指出，在 7~15 岁的远视儿童中，远视度数降幅极小。Kempf 等[156]对华盛顿特区 6~12 岁的学龄儿童使用后马托品滴眼液进行散瞳验光发现，随着年龄的增长，远视总体上会得到改观，但大多数儿童仍然存在远视；高年龄组的远视屈光度中位数略大于 0.50D。

初始的横断面近视纵向研究数据由 Orinda 发表于 1993 年。研究样本主要是高加索人，按一年级、三年级和六年级以及性别平均分组。使用托吡卡胺滴眼液 25min 后进行电脑验光。研究结论显示：平均而言，从 6~12 岁，远视度数小幅度减低，从 +0.73D 降至 +0.50D[78]。

调节性内斜视

对于调节性内斜视患者，远视度数在 3~6 岁约增加 1.00D[157]。其他研究称，7 岁之前远视度数都会增加[158-162]。从 7 岁到青春期，远视度数会逐渐降低，但平均总体变化幅度不足 1.00D。很多该类研究未能发现或排除残余性斜视、双眼视功能异常或弱视的受试者，也未充分鉴别弱视程度。因此，远视度数的平均降幅主要体现在主导眼上，非主导眼的远视度数基本不变。高度远视更趋向于维持不变。

先天性因素

高度远视是指远视屈光度大于 +5.00D[162]，一般与许多先天性或早发性异常相关，包括小眼球、扁平角膜、中央凹发育不全、Leber 氏先天性黑矇症和视神经萎缩[139]。在这些异常情况下，眼睛无法正视化，导致高度远视。X 染色体综合征、唐氏综合征和 Rubinstein-Taybi 综合征等疾病也与远视有关[68-70,139]。与先天性高度近视一样，先天性高度远视一般不会进展。这类高度屈光不正一般都存在一些先天性缺陷[77]。高度远视的风险因素包括遗传[139]。

屈光参差

中国婴儿的屈光参差发病率明显偏低，9 月龄婴儿的发病率很低。在 Edwards 的研究中[116]，没有婴儿的球镜屈光参差大于 2D 或散光屈光参差大于 1D。在另一项研究中，只有 1.3% 的 1 岁英国婴儿的屈光参差大于 1D[114]。其他研究发现的屈光参差发病率则较高。一项对 310 名 1~4 岁的屈光参差儿童开展了为期 3 年的随访研究，每年进行一次屈光状态检查。研究期间，屈光参差为 1.00D、1.50D 和 ≥2.00D 的发病率相对不变，分别为 11%、5% 和 2%；各个屈光度的变化规律不存在共性，有些儿童的屈光参差会消失或保持不变，有些儿童则会出现进一步进展[163]。Ingram 和 Barr[72] 在面向 1~3.5 岁儿童的研究中也发现，不同屈光度的变化规律不存在共性。Abrahamsson 对屈光参差度为 3.00D 及以上的婴儿展开研究[164]，发现了三种屈光参差变化规律：①屈光参差加剧，导致弱视；②屈光参差平均下降 3.00D，未导致弱视；③屈光参差平均下降 1.2D，导致弱视、斜视或两者兼有。研究人员据此得出结论：如果 1 岁时远视性屈光参差为 3.00D 及以上，则 10 岁时屈光参差依然存在的概率为 90%，弱视的概率为 60%。此外，研究人员指出，如果不存在弱视或斜视，则出现严重的持续性屈光参差的可能性很低[164]。

学龄期，双眼视功能低下（如集合不足）可能会导致屈光参差进一步发展。Flom 和 Bedell[165] 发现，5~12 岁的儿童的屈光参差发病率为 3.4%；Hirsch[166] 发现，青少年的屈光参差发病率为 6%。

Almeder 等[62] 提出一个理念，屈光参差是由微小角度内斜视导致的：主导眼可保持正位，而斜视眼则无法维持，导致远视逐渐加重。其他研究也证明了这一结论[58-59, 71]。Burtolo 等[61] 随访了斜视患者的注视和非主导眼屈光状态。研究发现，非主导眼的远视度数降低（眼轴增加）滞后于主导眼，近视患者的结果则相反。外斜往往是交替性的，这可能会导致同等的屈光状态[62]。

散光

散光在新生儿和婴幼儿中都很常见。大多数研究认为，2 岁前，散光会快速降低，降低速度不尽相同[81, 167-170]。不同研究报道的发病率最高的年龄也有所不同，但均在出生后第一年内。Mohindra[169] 对受试者进行检影验光，发现约 30% 的新生儿（1~10 周龄）的散光度数为 1D 及以上；11~20 周龄时，发病率达到峰值，约 57%，其中一半以上的婴儿散光度数为 2.00D 及以上；20~50 周龄时，散光度数显著降低（>2.00D），总体发病率也减少。随访了 3~6 月龄散光度数为 2D 及以上的 28 只眼。50 周龄时，半数眼睛（14 只眼睛）未出现散光，7 只眼睛的散光度数降低了 1D 及以上，还有 7 只眼睛的散光度数保持在 2.50~4.00D。Mohindra 指出，散光消失后一般不会再次出现，但仅 30% 的重度散光患者在 1 岁以后发生了散光消失。Fulton 等[171] 发现，散光在 30~50 周龄的婴儿中发生率最高。Howland 等[172] 采用了非睫状肌麻痹验光，Gwiazda 等[168] 使用了近距检影。两项研究均发现，出生后 6 个月内散光发生率较高。Lyle 等[173] 基于多项研究绘制了从出生至 5 岁时的散光变化趋势曲线。6 月龄时的散光度在 2.00~2.50D，18 月龄时降至 1.00D，24 月龄时降至 0.50D 以下（图 4.6）。

Mutti 等[174] 发现，出生后前 3 年，散光会逐渐减少，从 3 月龄的 41.6% 降至 36 月龄的 4.1%。研究人员还发现，散光减少和球性屈光的正视化是两个独立变量[174]。Wood 等[114] 注意到，散光度数随着时间的推移逐渐降低；若散光度数大于 1.50D，则降低速度更快。Saunders 等[48] 指出，正视化速度与初始屈光状态直接相关（屈光不正越严重，同时间内正视化的量越大）。基于线性回归结果，Mohindra 和 Held[108] 建议，若出生时的散光度数为

3.00D,则 129~256 周龄时,散光度数基本会降低到 1.00D。若 2 岁以后未及时治疗严重散光,则会大大增加弱视的风险[175]。

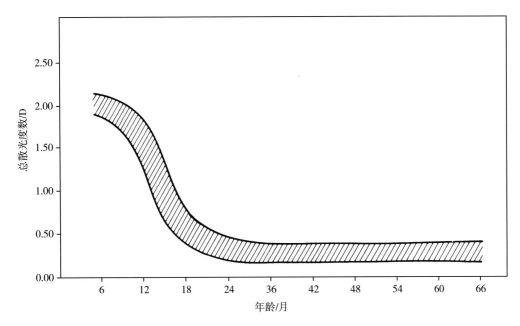

图 4.6 6 岁以下儿童的散光。6 岁以下儿童的总散光度数如图所示(Reprinted from Lyle WM. Astigmatism. In: Grosvenor T, Flom MC, eds. *Refractive Anomalies*. Boston: Butterworth-Heinemann; 1991: 146-173. Copyright © 1991 Elsevier. With permission.)

Edwards[116]对 10 周龄的中国婴儿进行睫状肌麻痹检影发现,24% 的儿童存在 2D 及以上的散光;37 周龄时,散光发生率降至 2%。尽管散光的程度与高加索婴儿相似,但中国婴儿多为顺规散光[116,176-177]。在另一项针对中国婴儿的研究中,Chan 和 Edwards[178]还注意到,胎儿出生后的 1 年内散光度数迅速下降,并稳定下来。在香港儿童中,1 岁时依然存在顺规散光的患者,不太可能实现正视[116]。有些人认为,眼睑生理结构是顺规散光的病因之一[116,179]。在部分美洲土著儿童中,顺规散光的发病率很高且持续存在[180-183],对相似血统的其他文化地区(例如墨西哥和南美)具有参考意义。

在西班牙,Montes-Mico[184]使用非睫状肌麻痹检影对散光进行了横向研究,发现对于1.00D 及以上的散光,2 岁儿童的发病率为 44.3%,12 岁儿童的发病率则为 5.2%。

Ingram 等[185]对 6 月龄婴儿开展随机研究,随机选择婴儿是否配戴 2.00D 远视矫正镜。研究发现,正常人群中远视度数的降低与散光变化无关。正常组和斜视组的散光度数均显著降低,但斜视组的降幅较小[185]。

Ingram 和 Barr[72]发现,1 岁时近视度数在任一子午线大于等于 −2.50D 的儿童往往无法正视化,但近视度数较低的儿童则可正视化。Ehrlich 等[117]放宽了年龄范围,研究了8.5~38.5 月龄近视儿童的散光降低情况,发现更近的子午线的度数下降不超过 3.50D。对照组包括较高屈光不正子午线不超过 3.50D 远视的散光儿童。3 岁时,近视组正视化为低度远视。两组的散光程度均随着年龄的增长而降低:逆规和顺规散光的子午线均呈正视化进展。与近视组相比,对照组的整体远视水平依然较高。因此,正视化不受近视、远视以及轴向的影响[117]。但应注意本研究中屈光不正的标准定义。

尽管大多数研究人员都认同,散光能够迅速下降,但关于散光轴位的研究却不尽相同。顺规和逆规是主要的散光方向。如前所述,Ehrlich 发现,不管是顺规还是逆规,散光都会随着时间的推移显著下降[108]。9 月龄时,顺规散光的发病率较高(81%),逆规散光的发病率为 17%。Fulton 等[171]发现,逆规散光的百分比略高于顺规散光,但两者十分相似。Mohindra 等[108,169]的研究显示,逆规散光的儿童患者远多于顺规散光。Mutti 等[139]发现,37% 的 3 月龄婴儿患有顺规散光,2% 的婴儿患有逆规散光。36 月龄时,散光主要轴向发生了逆转,3.2% 的幼儿患逆规散光,0.9% 的幼儿患顺规散光。斜向散光也随着年龄的增长而下降:发生率从 1 岁时的 4% 降至 20 月龄时的 1%,度数降至 1.00D 及以下[114-115]。逆规散光的持续存在与近视进展有关[18,134,146]。一般而言,顺规散光可能持续到 6 岁[121,186-187]。Dodson 等[93]发现,相比顺规散光儿童,3.6 岁以下逆规散光儿童在 5.6 岁时依然患有逆规散光的概率高 2.5 倍。Hirsch[121]指出,6 岁时,顺规散光与逆规散光的比例为 5:1,在 12 岁时为 2:1。Woodruff[186]发现,3~6 岁儿童的顺规散光发病率较高;而 Lyle[173]则发现,5~10 岁儿童的顺规散光发病率较高。

Lyle[173]梳理了多项研究,发现 6 月龄时逆规散光的发病率最高,随后呈稳定下降趋势,5 岁时降至约 3%。6 月龄以上,顺规散光的发病率约为 10%,9 月龄时达到峰值的 40%,随后呈稳定下降趋势,48 月龄时降至 10%。54 月龄时,顺规散光发病率与逆规散光发病率相同[173]（图 4.7）。Dobson 等[188]指出,在睫状肌麻痹下验光结果显示散光随着年龄的增长而降低,出生后直到 3.5 岁,逆规散光是主要的散光形式;5.5 岁时,顺规散光是主要的散光形式[188]。

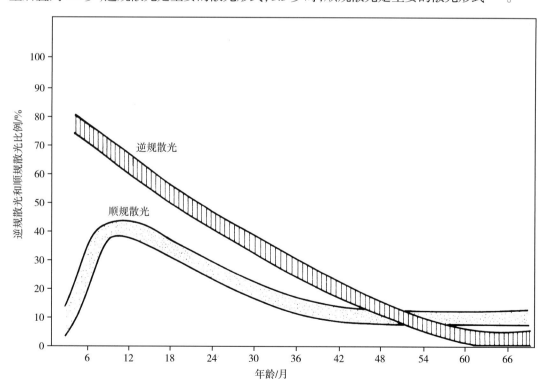

图 4.7 6 岁以下儿童的逆规散光与顺规散光。6 岁以下儿童的散光走势（Reprinted from Lyle WM. Astigmatism. In: Grosvenor T, Flom MC, eds. *Refractive Anomalies*. Boston: Butterworth-Heinemann; 1991: 146-173. Copyright © 1991 Elsevier. With permission. ）

总结

大多数足月发育正常的儿童,显著的屈光不正也并不少见。球镜度数呈钟形曲线分布,位于中低度数远视的均值周围[79]。出生后前几年,正视化对初始屈光不正有显著影响。面对环境刺激,健康的眼睛会发生主动和被动的正视化进程,使屈光不正显著下降。因此到学龄期(5~7岁)时,经历尖峰分布后,平均屈光状态会成为远视[18,108,156]。与此同时,部分小学学龄儿童开始发展为青少年近视。一般而言,近视出现越早,最终的近视度数越高[147-148]。学龄儿童的近视度数会逐渐加深,并于青少年初期至后期停止加深[134]。学龄期,"真正"远视的儿童往往屈光状态稳定,几乎不发生变化。散光的变化规律与远视相似:新生儿通常会出现散光的屈光状态,出生后前几年会下降到较低水平[108,167]。学龄期,严重散光的发病率在2%~4%[121,168]。

参考文献

1. Hofstetter HW, Griffin JR, Berman MS, et al. *Dictionary of Visual Science and Related Clinical Terms*. 5th ed. Boston, MA: Butterworth Heinemann; 2000:172.

2. Grosvenor T. *Primary Care Optometry*. Boston, MA: Butterworth-Heineman; 1996:17.

3. Sorsby A, Sheridan M, Leary GA, et al. Visual acuity and ocular refraction of young men: findings in a sample of 1,033 subjects. *BMJ*. 1960;1:1394–1398.

4. Lam SR, LaRoche GR, De Becker I, et al. The range and variability of ophthalmological parameters in normal children aged 4.5 to 5.5 years. *J Pediatr Ophthalmol Strabismus*. 1996;33:251–256.

5. Troilo D, Wallman J. The regulation of eye growth and refractive state: an experimental study of emmetropization. *Vision Res*. 1991;31:1237–1250.

6. Wiesel TN, Raviola E. Myopia and eye enlargement after neonatal lid fusion in monkeys. *Nature*. 1977; 266:66–68.

7. Ingram RM, Gill LE, Goldacre MJ. Emmetropisation and accommodation in hypermetropic children before they show signs of squint: a preliminary analysis. *Bull Soc Belge Ophtalmol*. 1994;253:41–56.

8. Norton TT, Siegwart JT Jr. Animal models of emmetropization: matching axial length to focal plane. *J Am Optom Assoc*. 1995;66:405–414.

9. Smith EL 3rd, Hung LF, Harwerth RS. Effects of optically induced blur on the refractive status of young monkeys. *Vision Res*. 1994;34:293–301.

10. Smith EL 3rd. Spectacle lenses and emmetropization: the role of optical defocus in regulating ocular development. *Optom Vis Sci*.

1998;75:388–398.

11. Larsen JS. The sagittal growth of the eye. IV. Ultrasonic measurement of the axial length of the eye from birth to puberty. *Acta Ophthalmol (Copenh).* 1971;49:873–886.

12. Larsen JS. The sagittal growth of the eye. III. Ultrasonic measurement of the posterior segment (axial length of the vitreous) from birth to puberty. *Acta Ophthalmol (Copenh).* 1971;49:441–453.

13. Larsen JS. The sagittal growth of the eye. II. Ultrasonic measurement of the axial diameter of the lens and anterior segment from birth to puberty. *Acta Ophthalmol (Copenh).* 1971;49:427–440.

14. Larsen JS. The sagittal growth of the eye. I. Ultrasonic measurement of the depth of the anterior chamber from birth to puberty. *Acta Ophthalmol (Copenh).* 1971;49:239–262.

15. Sorsby A. Biology of the eye as an optical system. In: Duane TD, ed. *Clinical Ophthalmology.* Philadelphia, PA: Harper & Row; 1979:1–17.

16. Mark HH. Emmetropization. Physical aspects of a statistical phenomenon. *Ann Ophthalmol.* 1972;4:393–394 passim.

17. Gernet H, Oblrich H. Excess of the human refraction curve. In: Deeney AH, Sarin LK, Meyer D, eds. *Ophthalmic Ultrasound.* St. Louis, MO: CV Mosby; 1969: 42–148.

18. Gwiazda J, Thorn F, Bauer J, et al. Emmetropization and the progression of manifest refraction in children followed from infancy to puberty. *Clin Vis Sci.* 1993;8: 337–344.

19. Ong E, Ciuffreda KJ. *Accommodation, Nearwork and Myopia.* Santa Ana, CA: Optometric Extension Program; 1997.

20. Goss DA, Jackson TW. Clinical findings before the onset of myopia in youth: 4. Parental history of myopia. *Optom Vis Sci.* 1996;73:279–282.

21. Zadnik K, Satariano WA, Mutti DO, et al. The effect of parental history of myopia on children's eye size. *JAMA.* 1994;271:1323–1327.

22. Wold KC. Hereditary myopia. *Arch Ophthalmol.* 1949; 42:225–237.

23. Teikari JM, O'Donnell J, Kapiro J, et al. Impact of heredity in myopia. *Hum Hered.* 1991;41:151–156.

24. Curtin BJ. *The Myopias.* Philadelphia, PA: Harper & Row; 1985.

25. Sorsby A, Sheridan M, Leary GA. Refraction and its components in twins. *Medical Research Council Special Report Series. No. 303.* London: HMSO; 1962.

26. Lin LL, Chen CJ. Twin study on myopia. *Acta Genet Med Gemellol (Roma).* 1987;36:535–540.

27. Troilo D. Neonatal eye growth and emmetropisation a literature review. *Eye (Lond).* 1992;6:154–160.

28. Brown NP, Koretz JF, Bron AJ. The development and maintenance of emmetropia. *Eye (Lond).* 1999;13: 83–92.

29. Smith EL 3rd, Harwerth RS, Crawford ML, et al. Observations on the effect of form deprivation on the refractive status of the monkey. *Invest Ophthalmol Vis Sci.* 1987;28:1236–1245.

30. Ni J, Smith EL 3rd. Effects of chronic defocus on the kitten's refractive

status. *Vision Res.* 1989;29:929–938.

31. Yackle K, FitzGerald DE. Emmetropization: an overview. *J Behav Optom.* 1999;2:38–43.

32. Smith EL 3rd, Hung LF, Kee CS, et al. Effects of brief periods of unrestricted vision on the development of form-deprivation myopia in monkeys. *Invest Ophthalmol Vis Sci.* 2002;43:291–299.

33. Smith EL 3rd, Hung LF. Form-deprivation myopia in monkeys is a graded phenomenon. *Vision Res.* 2000; 40:371–381.

34. Calossi A. Increase of ocular axial length in infantile traumatic cataract. *Optom Vis Sci.* 1994;7:386–391.

35. Lorenz B, Worle J, Friedl N, et al. Ocular growth in infant aphakia. Bilateral versus unilateral congenital cataracts. *Ophthalmic Paediatr Genet.* 1993;14:177–188.

36. Toulemont PJ, Urvoy M, Coscas G, et al. Association of congenital microcoria with myopia and glaucoma. A study of 23 patients with congenital microcoria. *Ophthalmology.* 1995;102:193–198.

37. Evans NM, Fielder AR, Majer DL. Ametropia in congenital cone deficiency—achromatopsia: a defect of emmetropization. *Clin Vis Sci.* 1989;4:129–136.

38. Daw NJ. *Visual Development.* New York: Plenum Press; 1995.

39. Gee SS, Tabbara KF. Increase in ocular axial length in patients with corneal opacification. *Ophthalmology.* 1988;95:1276–1278.

40. Hoyt CS, Stone RD, Fromer C, et al. Monocular axial myopia associated with neonatal eyelid closure in human infants. *Am J Ophthalmol.* 1981;91:197–200.

41. O'Leary DJ, Millodot M. Eyelid closure causes myopia in humans. *Experientia.* 1979;35:1478–1479.

42. Robb RM. Refractive errors associated with hemangiomas of the eyelids and orbit in infancy. *Am J Ophthalmol.* 1977;83:52–58.

43. Miller-Meeks MJ, Bennett SR, Keech RV, et al. Myopia induced by vitreous hemorrhage. *Am J Ophthalmol.* 1990;109:199–203.

44. Lue CL, Hansen RM, Reisner DS, et al. The course of myopia in children with mild retinopathy of prematurity. *Vision Res.* 1995;35:1329–1335.

45. Fledelius HC. Pre-term delivery and subsequent ocular development. A 7-10 year follow-up of children screened 1982-84 for ROP. 4) Oculometric—and other metric considerations. *Acta Ophththalmol Scand.* 1996;74:301–305.

46. Hooker PJ, FitzGerald DE, Rutner D, et al. Monocular deprivation in an identical twin. *Optometry.* 2005; 76:579–587.

47. Johnson CA, Post RB, Chalupa LM, et al. Monocular deprivation in humans: a study of identical twins. *Invest Ophthalmol Vis Sci.* 1982;23:135–138.

48. Saunders KJ, Woodhouse JM, Westall CA. Emmetropisation in human infancy: rate of change is related to initial error. *Vision Res.* 1995;35:1325–1328.

49. Greene PR, Guyton DL. Time course of rhesus lid-suture myopia. *Exp Eye Res.* 1986;2:529–534.

50. Raviola E, Wiesel TN. An animal model of myopia. *N Eng J Med.* 1985;312:1609–1615.

51. Thorn F, Doty RW, Gramiak R. Effect of eyelid suture on development of ocular dimensions in macaques. *Curr Eye Res.* 1981–1982;1:727–733.

52. Christensen AM, Wallman J. Evidence that increased scleral growth underlies visual deprivation myopia in chicks. *Invest Ophthalmol Vis Sci.* 1991;32:2143–2150.

53. Rada JA, Thoft RA, Hassell JR. Increased aggrecan (cartilage proteoglycan) production in the sclera of myopic chicks. *Dev Biol.* 1991;147:303–312.

54. Stone RA, Lin T, Laties AM, et al. Retinal dopamine and form-deprivation myopia. *Proc Natl Acad Sci U S A.* 1989;86:704–706.

55. Stone RA, Laties AM, Raviola E, et al. Increase in retinal vasoactive intestinal peptide after eye lid fusion in primates. *Proc Natl Acad Sci U S A.* 1988;85:257–260.

56. Wallman J. Retinal factors in myopia and emmetropization. In: Grosvenor T, Flom MC, eds. *Refractive Anomalies.* Boston, MA: Butterworth-Heinemann; 1991:270–280.

57. Wallman J, Adams J. Developmental aspects of experimental myopia in chicks: susceptibility, recovery and relation to emmetropization. *Vision Res.* 1987;27:1139–1163.

58. Abrahamsson M, Fabian G, Sjostrand J. Refraction changes in children developing convergent or divergent strabismus. *Br J Ophthalmol.* 1992;76:723–727.

59. Lepard CW. Comparative changes in the error of refraction between fixing and amblyopic eyes during growth and development. *Am J Ophthalmol.* 1975;80:485–490.

60. Kiorpes L, Wallman J. Does experimentally-induced amblyopia cause hyperopia in monkeys? *Vision Res.* 1995;35:1289–1298.

61. Burtolo C, Ciurlo C, Polizzi A, et al. Echobiometric study of ocular growth in patients with amblyopia. *J Pediatr Ophthalmol Strabismus.* 2002;39:209–214.

62. Almeder LM, Peck LB, Howland HC. Prevalence of anisometropia in volunteer laboratory and school screening populations. *Invest Ophthalmol Vis Sci.* 1990; 31:2448–2455.

63. van der Pol BA. Causes of visual impairment in children. *Doc Ophthalmol.* 1986;61:223–228.

64. Hill AE, McKendrick O, Poole JJ, et al. The Liverpool visual assessment team: 10 years experience. *Child Care Health Dev.* 1986;21:37–51.

65. Maino D. *Diagnosis and Management of Special Populations.* St. Louis, MO: CV Mosby; 1995.

66. Wagner R, Caputo AR, Nelson LB, et al. High hypermetropia in

Leber's congenital amaurosis. *Arch Ophthalmol.* 1985;103:1507–1509.

67. Nathan J, Kiely PM, Crewther SG, et al. Disease-associated visual image degradation and spherical refractive errors in children. *Am J Optom Physiol Opt.* 1985;62:680–688.

68. Woodhouse JM, Pakeman VH, Cregg M, et al. Refractive errors in young children with Down syndrome. *Optom Vis Sci.* 1997;74:844–851.

69. Maino D, Schlange D, Maino J, et al. Ocular anomalies in fragile X syndrome. *J Am Optom Assoc.* 1990;61:316–323.

70. Storm RL, PeBenito R, Ferretti R. Ophthalmologic findings in the fragile X syndrome. *Arch Ophthalmol.* 1987;105:1099–1102.

71. Aurell E, Norrsell K. A longitudinal study of children with a family history of strabismus: factors determining the incidence of strabismus. *Br J Ophthalmol.* 1990; 74:589–594.

72. Ingram RM, Barr A. Changes in refraction between the ages of 1 and 3 1/2 years. *Br J Ophthalmol.* 1979; 63:339–342.

73. Ingram RM, Gill LE, Lambert TW. Effect of spectacles on change of spherical hypermetropia in infants who did, and did not, have strabismus. *Br J Ophthalmol.* 2000;84:324–326.

74. Atkinson J, Anker S, Bobier W, et al. Normal emmetropization in infants with spectacle correction for hyperopia. *Invest Ophthalmol Vis Sci.* 2000;41:3726–3731.

75. Ingram RM, Arnold PE, Dally S, et al. Emmetropisation, squint, and reduced visual acuity after treatment. *Br J Ophthalmol.* 1991;75:414–416.

76. Atkinson J, Braddick O, Bobier B, et al. Two infant vision screening programmes: prediction and prevention of strabismus and amblyopia from photo- and videorefractive screening. *Eye (Lond).* 1996;10:189–198.

77. Baldwin WR. Refractive status of infants and children. In: Rosenbloom AA, Morgon MW, eds. *Principles and Practice of Pediatric Optometry.* Philadelphia, PA: JB Lippincott; 1991:104–152.

78. Zadnik K, Mutti DO, Friedman NE, et al. Initial cross-sectional results from the Orinda Longitudinal Study of Myopia. *Optom Vis Sci.* 1993;70:750–758.

79. Hirsch MJ. Sex differences in the incidence of various grades of myopia. *Am J Optom Arch Am Acad Optom.* 1953;30:135–138.

80. Sperduto RD, Seigel D, Roberts J, et al. Prevalence of myopia in the United States. *Arch Ophthalmol.* 1983;101:405–407.

81. Dobson V, Sebris SL, Carlson MR. Do glasses prevent emmetropization in strabismic infants? *Invest Ophthalmol.* 1986;27(Suppl):2.

82. Ingram RM, Arnold PE, Dally S, et al. Results of a randomised trial of treating abnormal hypermetropia from the age of 6 months. *Br J Ophthalmol.* 1990; 74:158–159.

83. Goldschmidt E. Refraction in the newborn. *Acta Ophthalmol (Copenh).*

1969;47:570–578.

84. Lissauer T, Clayden G. *Illustrated Textbook of Pediatrics*. St. Louis, MO: CV Mosby; 1997:79.

85. Saunders KJ, McMulloch DL, Shepherd AJ, et al. Emmetropization following preterm birth. *Br J Ophthalmol*. 2002;86:1035–1040.

86. Saw SM, Chew SJ. Myopia in children born premature or with low birth weight. *Acta Ophthalmol Scand*. 1997;75:548–550.

87. Nissenkorn I, Yassur Y, Mashkowski D, et al. Myopia in premature babies with and without retinopathy of prematurity. *Br J Ophthalmol*. 1983;67:170–173.

88. FitzGerald DE, Chung I, Krumholtz I. An analysis of high myopia in a pediatric population less than 10 years of age. *Optometry*. 2005;76:102–114.

89. Laws D, Shaw DE, Robinson, et al. Retinopathy of prematurity: a prospective study. Review at six months. *Eye (Lond)*. 1992;6:477–483.

90. Robinson R, O'Keefe M. Follow-up on premature infants with and without retinopathy of prematurity. *Br J Ophthalmol*. 1993;77:91–94.

91. Page JM, Schneeweiss S, Whyte HE, et al. Ocular sequelae in premature infants. *Pediatrics*. 1993;92:787–790.

92. Quinn GE, Dobson V, Repka MX, et al. Development of myopia in infants with birth weights less than 1251 grams. The Cryotherapy for Retinopathy of Prematurity Cooperative Group. *Ophthalmol*. 1992;99:329 340.

93. Dobson V, Fulton AB, Manning K, et al. Cycloplegic refractions of premature infants. *Am J Ophthalmol*. 1981; 91:490–495.

94. Fletcher MC, Brandon S. Myopia of prematurity. *Am J Ophthalmol*. 1955;40:474–481.

95. Graham MV, Gray OP. Refraction of premature babies' eyes. *Br Med J*. 1963;1:1452–1454.

96. Rodriguez A, Villarreal J, Homar Paez J. Visual acuity and retinoscopy of preterm and full-term infants during the first year of life. *Ann Ophthalmol*. 1996; 28:46–53.

97. Fledelius HC. Preterm delivery and growth of the eye. An oculometric study of eye size around term-time. *Acta Ophthalmol*. 1992;(204):10–15.

98. Choi MY, Park IK, Yu YS. Long term refractive outcomes in eyes of preterm infants with and without retinopathy of prematurity: comparison of keratometric value, axial length, anterior chamber, and lens thickness. *Br J Ophthalmol*. 2000;84:138–143.

99. Holmstrom M, el Azazi M, Kugelberg U. Ophthalmological long term follow up of preterm infants: a population based, prospective study of the refraction and its development. *Br J Ophthalmol*. 1998;82:1265–1271.

100. Shapiro A, Yanko L, Nawratzki I, et al. Refractive power of premature children at infancy and early childhood. *Am J Ophthalmol*. 1980;90:234–238.

101. Gallo JE, Lennerstrand G. A population-based study of ocular abnormalities in premature children aged 5 to 10 years. *Am J Ophthalmol.* 1991;111:539–547.

102. Wibaut F. Ueger die Emmetropisation und den Ursprung der Spharischen Refractionsanomalien. *Arch Ophthalmol.* 1925;116:596.

103. Hirsch MJ, Weymouth FW. Prevalence of refractive anomalies. In: Grosvenor T, Flom MC, eds. *Refractive Anomalies*. Boston, MA: Butterworth-Heinemann; 1991:270–280.

104. Banks MS. Infant refraction and accommodation. *Int Ophthalmol Clin.* 1980;20:205–232.

105. Sorsby A, Benjamin B, Sheridan M, et al. Refraction and its components during growth of the eye from age three. *Medical Research Council Special Report Series No. 301*. London: HMSO; 1961.

106. Cook RC, Glasscock RE. Refractive and ocular findings in the newborn. *Am J Ophthalmol.* 1951;34:1407–1413.

107. Mayer DL, Hansen RM, Moore BD, et al. Cycloplegic refractions in healthy children aged 1 through 48 months. *Arch Ophthalmol.* 2001;119:1625–1628.

108. Mohindra I, Held R. Refraction of humans from birth to five years. *Doc Ophthalmol.* 1981;28:19–27.

109. Mohindra I. A non-cycloplegic refraction technique for infants and young children. *J Am Optom Assoc.* 1977;48:518–523.

110. Saunders K, Westall C. Comparison between near retinoscopy and cycloplegic retinoscopy in the refraction of infants and children. *Optom Vis Sci.* 1992; 69:615–622.

111. Wesson MD, Mann KR, Bray NW. A comparison of cycloplegic refraction to the near retinoscopy technique for refractive error determination. *J Am Optom Assoc.* 1990;61:680–684.

112. Borghi RA, Rouse MW. Comparison of refraction obtained by a near retinoscopy and retinoscopy under cycloplegia. *Am J Optom Physiol Opt.* 1985;62:169–172.

113. Santonastaso A. La refrazione oculare nei primi anni di vitra. *Ottal Clin Ocul (Italy).* 1930;848.

114. Wood IC, Hodi S, Morgan L. Longitudinal change of refractive error in infants during the first year of life. *Eye (Lond).* 1995;9:551–557.

115. Ehrlich DL, Braddick OJ, Atkinson J, et al. Infant emmetropization: longitudinal changes in refraction components from nine to twenty months of age. *Optom Vis Sci.* 1997;10:822–843.

116. Edwards M. The refractive status of Hong Kong Chinese infants. *Ophthalmic Physiol Opt.* 1991;11:297–303.

117. Ehrlich DL, Atkinson J, Braddick O, et al. Reduction of infant myopia: a longitudinal cycloplegic study. *Vision Res.* 1995;35:1313–1324.

118. Moore B, Lyons SA, Walline J, et al. A clinical review of hyperopia in young children. *J Am Optom Assoc.* 1999; 70:215–224.

119. Hirsch MJ. The changes in refraction between the ages of 5 and 14—

theoretical and practical considerations. *Am J Optom Arch Am Acad Optom.* 1952;29:445–459.

120. Young FA, Beattie RJ, Newby FJ, et al. The Pullman Study—a visual survey of Pullman schoolchildren Part II. *Am J Optom.* 1954;31:445–454.

121. Hirsch MJ. Changes in astigmatism during the first eight years of school: an interim report from the Ojai Longitudinal Study. *Am J Optom Arch Am Acad Optom.* 1963;40:127–132.

122. Parssinen O. Astigmatism and school myopia. *Acta Ophthalmol (Copenh).* 1991;69:786–790.

123. Jin J, Hua W, Jiang X, et al. Effect of outdoor activity on myopia onset and progression in school-aged children in northeast China: the Sujiatun eye care study. *BMC Ophthalmol.* 2015;15:73.

124. Rotolo M, Montani G, Martin R. Myopia onset and role of peripheral refraction. *Clin Optom.* 2017;9: 105–111.

125. Russo A, Semeraro F, Romano MR, et al. Myopia onset and progression: can it be prevented? *Int Ophthalmol.* 2014;34:693–705.

126. Wu P, Tsai C, Wu H, et al. Outdoor activity during class recess reduces myopia onset and progression in school children. *Ophthalmol.* 2013;120:1080–1085.

127. Zadnik K, Sinnott LT, Cotter SA, et al; Collaborative Longitudinal Evaluation of Ethnicity and Refractive Error (CLEERE) Study Group. Prediction of juvenile-onset myopia. *JAMA Ophthalmol.* 2015;133(6):683–689.

128. Huang L, Kawasaki H, Liu Y, et al. The prevalence of myopia and the factors associated with it among university students in Nanjing: a cross-sectional study. *Medicine (Baltimore).* 2019;98(10):e14777.

129. Saxena R, Vashist P, Tandon R, et al. Prevalence of myopia and its risk factors in urban school children in Delhi: the North India Myopia Study (NIM Study). *PLoS ONE.* 2015;10(2):e0117349.

130. Theophanous C, Modjtahedi BS, Batech M, et al. Myopia prevalence and risk factors in children. *Clin Ophthalmol.* 2018;12:1581–1587.

131. Goss DA, Winkler RL. Progression of myopia in youth: age of cessation. *Am J Optom Physiol Optics.* 1983;60: 651–658.

132. Lavrich JB, Nelson LB, Simon JW, et al. Medium to high myopia in infancy and early childhood: frequency, course and association with strabismus and amblyopia. *Eye Musc Surg Quart.* 1993;8:41–44.

133. Grosvenor T, Goss DA. *Clinical Management of Myopia.* Boston, MA: Butterworth-Heinemann; 1999:10.

134. Hirsch MJ. Predictability of refraction at age 14 on the basis of testing at age 6—interim report from The Ojai Longitudinal Study of refraction. *Am J Optom Arch Am Acad Optom.* 1964;41:567–573.

135. Blum HL, Peters HB, Bettman JW. *Vision Screening for Elementary Schools—The Orinda Study.* Berkeley, CA: University of California Press; 1959.

136. Mäntyjärvi M. Incidence of myopia in a population of Finnish school

children. *Acta Ophthalmol (Copenh).* 1983;61:417–423.

137. Mutti DO, Mitchell GL, Moeschberger ML, et al. Parental myopia, near work, school achievement, and children's refractive error. *Invest Ophthalmol Vis Sci.* 2002;43:3633–3640.

138. Goss DA. Variables related to the rate of childhood myopia progression. *Optom Vis Sci.* 1990;67:631–636.

139. Goss DA, Grosvenor TP, Keller JT, et al. Care of the patient with myopia. In: *Optometric Clinical Practice Guidelines.* St. Louis, MO: American Optometric Association; 1997.

140. Zadnik K, Mutti DO. Prevalence of myopia. In: Rosenfield M, Gilmartin B, eds. *Myopia & Nearwork.* Boston, MA: Butterworth-Heinemann; 1998:13–30.

141. Rudnicka AR, Kapetanakis VV, Wathern AK, et al. Global variations and time trends in the prevalence of childhood myopia, a systematic view and quantitative meta-analysis: implications for aetiology and early prevention. *Br J Ophthalmol.* 2016;100:882–890.

142. Chen M, Wu A, Zhang L, et al. The increasing prevalence of myopia and high myopia among high school students in Fenghua city, eastern China: a 15-year population-based survey. *BMC Ophthalmol.* 2018;18:159.

143. Goss DA, Eskridge JB. Myopia. In: Amos JF, ed. *Diagnosis and Management in Vision Care.* Boston, MA: Butterworth; 1987:121–127.

144. Hagen LA, Gjelle JVB, Arnegard S, et al. Prevalence and possible factors of myopia in Norwegian adolescents. *Sci Rep.* 2018;8:13479.

145. Alemam AM, Aldebasi MH, Rehmatullah A, et al. Prevalence of myopia among children attending pediatrics ophthalmology clinic at Ohud hospital, Medina, Saudi Arabia. *J Ophthalmol.* 2018:3708409.

146. Grosvenor T. A review and a suggested classification system of myopia on the basis of age-related prevalence and age of onset. *Am J Optom Physiol Opt.* 1987;64: 545–554.

147. Mäntyjärvi MI. Predicting of myopia progression in school children. *J Pediatr Ophthalmol Strabismus.* 1985; 22:71–75.

148. Goss DA. Childhood Myopia. In: Grosvenor T, Flom MC, eds. *Refractive Anomalies.* Boston, MA: Butterworth-Heinemann; 1991:81–103.

149. Lin LL, Shih YF, Tsai CB, et al. Epidemiologic study of ocular refraction among schoolchildren in Taiwan in 1995. *Optom Vis Sci.* 1999;76:275–281.

150. Goss DA. Linearity of refractive change with age in childhood myopia progression. *Am J Optom Physiol Opt.* 1987;64:775–780.

151. François J, Goes F. Oculometry of progressive myopia. *Bibl Ophthalmol.* 1975;83:277–282.

152. Mäntyjärvi MI. Changes of refraction in schoolchildren. *Arch Opthalmol.* 1985;103:790–792.

153. Langer MA. *Changes in Ocular Refraction from Five to Sixteen.* MS Thesis. Indiana University; 1966.

154. Holden BA, Fricke TR, Wilson DA, et al. Global prevalence of myopia and high myopia and temporal trends from 2000 through 2050. *Ophthalmol.* 2016; 123:1036–1042.

155. Kleinstein RN, Jones LA, Hullett S, et al. Refractive error and ethnicity in children. *Arch Ophthalmol.* 2003; 121:1141–1147.

156. Kempf GA, Collins SD, Jarman EL. Refractive errors in the eyes of children as determined by retinoscopic examination with a cycloplegic. *Public Health Bull No. 182.* Washington, DC: US Government Printing Office; 1928.

157. Raab EL. Hypermetropia in accommodative esotropia. *J Pediatr Ophthalmol Strabismus.* 1984;21:194–198.

158. Repka MX, Wellish K, Wisnicki, et al. Changes in the refractive error of 94 children with acquired accommodative esotropia. *Binocul Vis Strabismus Q.* 1989;4:15–21.

159. Swan KC. Accommodative esotropia. *Ophthalmology.* 1983;90:1141–1145.

160. Wolffe M. Refractive development in strabismic children. *Br J Phsysiol Optics.* 1976;31:1–13.

161. Brown EVL. Net average yearly change in refraction of atropinized eyes from birth to beyond middle age. *Arch Ophthalmol.* 1938;19:719–734.

162. Slataper FJ. Age norms of refraction and vision. *Arch Ophthalmol.* 1950;43:466–481.

163. Abrahamsson M, Fabian G, Sjostrand J. A longitudinal study of a population based sample of children II. The changeability of anisometropia. *Acta Ophthalmol (Copenh).* 1990;68:435–440.

164. Abrahamsson M, Sjostrand J. Natural history of infantile anisometropia. *Br J Ophthalmol.* 1996;80: 860–863.

165. Flom MC, Bedell HE. Identifying amblyopia using associated conditions, acuity and nonacuity features. *Am J Optom Physiol Opt.* 1985;62:153–160.

166. Hirsch MJ. Anisometropia: a preliminary report from the Ojai Longitudinal Study. *Am J Optom Arch Am Acad Optom.* 1967;44:581–585.

167. Howland HC, Sayles N. Photorefractive measurements of astigmatism in infants and young children. *Invest Ophthalmol Vis Sci.* 1984;25:93–102.

168. Gwaizada J, Scheiman M, Mohindra I, et al. Astigmatism in children: changes in axis and amount from birth to six years. *Invest Ophthalmol Vis Sci.* 1984; 25:88–92.

169. Mohindra I, Held R, Gwiazda J. Astigmatism in infants. *Science.* 1978;202:329–331.

170. Atkinson J, Braddick O, French J. Infant astigmatism: its disappearance with age. *Vision Res.* 1980:20:891–893.

171. Fulton AB, Dobson V, Salem BA, et al. Cycloplegic refractions in infant and young children. *Am J Ophthalmol.* 1980;90:239–247.

172. Howland HC, Atkinson J, Braddick O, et al. Infant astigmatism measured by photorefraction. *Science.* 1978;202:331–332.

173. Lyle WM. Astigmatism. In: Grosvenor T, Flom MC, eds. *Refractive Anomalies.* Boston, MA: Butterworth-Heinemann; 1991:146–173.

174. Mutti DO, Mitchell L, Jones LA, et al. Refractive astigmatism and the toricity of ocular components in human infants. *Optom Vis Sci.* 2004;81:753–761.

175. Gwiazda J, Mohindra I, Brill S, et al. Infant astigmatism and meridional amblyopia. *Vision Res.* 1985;25: 1269–1276.

176. Lam CSY, Goh WSH. Astigmatism among Chinese school children. *Clin Exp Optom.* 1991;74:146–150.

177. Chung I, FitzGerald DE, Hughes R. Comparison of MTI Photoscreening to visual examination of Chinese-American preschool children. *J Behav Optom.* 2002;13:3–6, 25.

178. Chan OYC, Edwards M. Refractive error in Hong Kong Chinese pre-school children. *Optom Vis Sci.* 1993;70:501–505.

179. Doxanas MT, Anderson RL. Oriental eyelids: an anatomical study. *Arch Ophthalmol.* 1984;102: 1232–1235.

180. Mohindra I, Nagarai S. Astigmatism in Zuni and Navajo Indians. *Am J Optom Physiol Optics.* 1977;54:121–124.

181. Lyle WM, Grosvenor T, Dean KC. Corneal astigmatism in Amerind children. *Am J Optom Arch Am Acad Optom.* 1972;49:517–524.

182. Hamilton JE. Vision anomalies of Indian school children: the Lame Deer study. *J Am Optom Assoc.* 1976;47:479–487.

183. Maples WC, Herrmann M, Hughes J. Corneal astigmatism in preschool Native Americans. *J Am Optom Assoc.* 1997;68:87–94.

184. Montes-Mico R. Astigmatism in infancy and childhood. *J Pediatr Ophthalmol Strabismus.* 2000;37:349–353.

185. Ingram RM, Gill LE, Lambert TW. Reduction of astigmatism after infancy in children who did and did not wear glasses and have strabismus. *Strabismus.* 2001;9:129–135.

186. Woodruff ME. Cross sectional studies of corneal and astigmatic characteristics of children between twenty-fourth and seventy-second months of life. *Am J Optom Arch Am Acad Optom.* 1971;48:650–659.

187. Lyle WM. Changes in corneal astigmatism with age. *Am J Optom Arch Am Acad Optom.* 1971;48:467–478.

188. Dobson V, Fulton AB, Sebris SL. Cycloplegic refractions of infants and young children: the axis of astigmatism. *Invest Ophthalmol Vis Sci.* 1984;25:83–87.

第五章

眼 球 运 动

Jordan R. Pola　Pamela H. Schnell

过去40年,许多研究都分析了婴儿眼球运动的特征和变化,使用的记录技术包括简单的观察注视方向到严格控制下的眼球运动客观记录实验。整体研究结论是:婴儿出生时或出生后不久的眼球运动一般是不成熟的。但在某些层面,新生儿的眼球运动与成人相似。出生后的几周到几个月(取决于眼动系统的具体情况),眼球运动逐渐与成人趋同。

在研究婴儿眼球运动的同时,眼球运动产生的神经机制也在人和动物中得到广泛研究。研究探索了诱发眼球运动的神经生理活动及其功能,特别是眼动系统模型所体现的功能;充分了解了运动神经元信号的特征及其遇到眼外肌和眼眶组织的阻力时产生有效眼球运动的方式。研究发现,大范围的皮质和皮质下区域会与脑干运动区域一起,随眼球运动而快速或缓慢地放电。

本章主要研究婴儿眼球运动的主要特征及其变化,分析这些特征与眼动系统功能的关系。对每类眼球运动的介绍包括三个方面:成人眼球运动的基本特征以及简单的运动解说模型;婴儿眼球运动的特征和发展;可能影响婴儿眼球运动的机制和过程。此外,本章会概述实验程序,解释眼动数据和结论的获取方式。

扫视

成年人扫视的基本特征

扫视是高速的眼球运动,注视方向从一个空间位置转移到另一个空间位置。通过扫视,我们的黄斑中心凹迅速转移到新目标上,从而最大限度地看清物体。扫视可发生于多种场景:我们会不自主地扫视吸引注意力的对象(或事件),也会条件反射地扫视突然发生的事件。当我们进入房间时,在社交互动中,观察全景时,浏览图片时,我们的眼睛往往会发生反复扫视行为。这种行为(有时也称扫视路径)让我们快速获取物理或社交环境的特征信息。日常生活中,扫视的幅度一般相对较大,范围为2°~40°。小幅度扫视在许多场景下也发挥着重要作用。阅读时,眼睛沿着一行文字移动,产生一系列小幅度扫视行为。注视静止目标时,我们也会发出一系列微扫视动作,将注视方向锁定在目标上。

扫视的潜伏期一般为200~250ms[1]。以下事件对该反应时间很重要:①视觉信号传递到大脑的眼动部位;②处理眼动信号;③眼动信号向眼外肌传递。但是,潜伏期可能存在很大变化,主要取决于具体的刺激信息。例如,在实验中,受试者最初将视线集中在注视目标上；当外围目标出现时，受试者会快速扫视该目标。相比外围目标出现后初始注视目标才消失的情况（"重叠"），外围目标出现时初始注视目标已经消失（"间隙"）的延迟较短[1]。因为在间隙状态下，初始注视目标消失时，注意力集中的状态会自动快速消失；在重叠状态下，注意力消失的过程会因初始注视目标的持续存在而减慢。

扫视是最快速的人类运动行为之一，在某些情况下峰值速度可超过 800°/s[1]。这些动作的重要特征之一在于，在大多数情况下，其反应特征基本不变：以扫视幅度为变量，持续时间呈线性增长，峰值速度呈指数增加[1]。这种反应机制表明，虽然我们可以选择是否扫视，但一旦做出选择，产生动作的机制就会自动启动。为此，在传统意义上，扫视系统被视为是冲动性的，一旦激活就会一直运行，直至任务（创建扫视）完成。

扫视系统由皮质部分和脑干部分组成（图 5.1）。皮质部分负责知觉信息的处理（对目标的感知和关注）、决定何时何地执行扫视、发起系列事件引发扫视运动。脑干部分则负责产生、形成到达眼外肌的实际运动信号。

此时需要提及脑干的主要特征，因为这些特征与扫视以及下文将要讨论的其他类型的眼球运动有关。脑干由冲动产生器和神经整合器组成（见图 5.1）。冲动产生器生成神经冲动。传导到整合器的神经冲动产生了一阶神经活动，同时环绕整合器与一阶神经活动相结合。冲动 - 一阶神经活动到达眼外肌，突破眼动结构的阻力，产生扫视运动（冲动负责克服眼动结构的黏性阻力，产生扫视动作；一阶神经活动负责处理弹性阻力，保证扫视后眼睛处于适当的位置）。

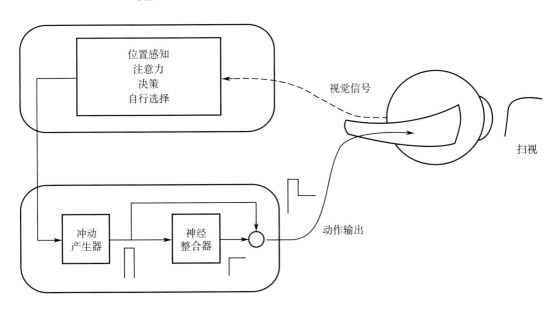

图 5.1 扫视系统的部分控制特征。上方方框为皮质功能，与非自主眼动相关。皮质将信号传递至脑干运动机制（冲动产生器和神经整合器）

婴儿的扫视运动

扫视周边目标

　　Aslin 和 Salapatek[2]对婴儿扫视开展了早期系统研究。研究人员将 1 月龄和 2 月龄的婴儿放在靠背式座椅上,让婴儿看上方镜子中的反射像。使用眼电图(EOG)记录眼动。研究包括两类试验:替代试验和添加试验。在替代试验中,周边目标出现时初始注视目标消失;在添加试验中,周边目标出现时,初始注视目标依然存在。在两类试验中,婴儿的初始扫视方向一般都是错误的(扫视方向偏离周边目标的位置);在替代试验中,这种错误的发生概率远低于添加试验(图 5.2)。随着周边目标的距离不断增加,扫视方向发生错误的可能性也相应增加。

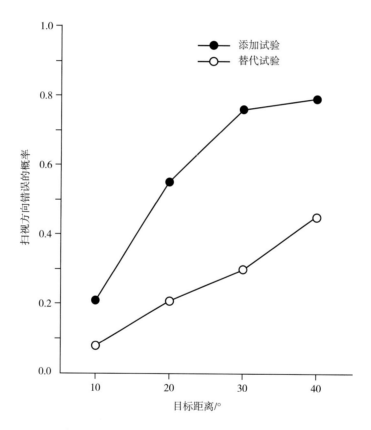

图 5.2　首次扫视周边目标时方向错误的概率(以目标与中央凹的距离为变量)。在添加试验中,扫视方向错误概率比替代试验高(Adapted with permission from Springer: Aslin RN, Salapatek P. Saccadic localization of visual targets by the very young infant. *Percept Psychophys.* 1975; 17(3): 293-302. Copyright © 1975 Psychonomic Society, Inc.)

　　在这项研究中,最令人惊讶的结果是,当婴儿将眼睛转向周边目标时,眼球运动往往包含一连串的扫视(不同于成年人的单次扫视)。扫视的次数从 1 次到 5 次不等。多次扫视的可能性随着周边目标的偏心率增加而增大(图 5.3)。所有的连续扫视的动作幅度趋向于基本相同;每个扫视的动作幅度随着周边目标的偏心率增加而增大。第一次扫视的潜伏期远长于 200ms。周边目标分别位于 10°、20° 和 30° 的位置时,1 月龄婴儿的扫视潜伏期分别为 800ms、1 320ms 和 1 480ms。此外,两次扫视间的潜伏期在 500~900ms。

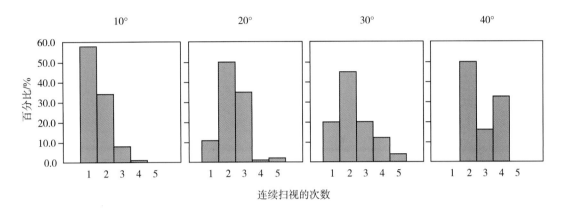

图 5.3　周边目标与黄斑中心凹相距 10°~40° 时的连续扫视百分比(Adapted with permission from Springer: Aslin RN, Salapatek P. Saccadic localization of visual targets by the very young infant. *Percept Psychophys*. 1975; 17(3): 293-302. Copyright © 1975 Psychonomic Society, Inc.)

　　连续扫视的百分比随着时间的延长而逐渐下降,从 1 月龄的 86% 降至 2 月龄的 75%[2],从 3 月龄的 55% 降至 6 月龄的 32%[3]。扫视的一个重要特征是:婴儿扫视的速度 - 幅度关系与成年人相似[3]。

扫描形状和图案的扫视

　　在日常生活中,观察简单的周边目标与日常生活中观察复杂刺激的体验相差甚远。在 Hainline 等的实验中[4],婴儿对几何形状或简单的图案进行扫视,这种任务被认为是接近正常的视觉环境。实验人员抱着 14~151 日龄的婴儿,使婴儿看向实验人员背后的刺激。使用红外角膜反射技术记录眼动。与周边目标研究相反,婴儿观察几何形状或简单图案时不会从一个位置到另一个位置连续扫视。与成年人一样,婴儿以 250ms 或更短的扫视间隔时间对目标进行单次扫视,扫视幅度为 2°~20°。但眼动规律与图案和形状并不相同。观察图案时,婴儿和成人的峰值扫视速度相近;观察形状时,婴儿的峰值扫视速度远低于成人(图 5.4)。

　　婴儿的扫视能力发育很快。Bronson[5-6]表示,婴儿观察简单图案时,扫视幅度在 6~13 周龄会发生显著变化(图 5.5A):6 周龄婴儿的扫视幅度为 1°~5°;到 13 周龄时,扫视幅度显著增加,为 1°~15°。两次扫视之间的固定停留时间也发生了变化(图 5.5B):6 周龄婴儿的停留时间为 0.1~4.0s;13 周龄时,停留时间减少到不足 1.0s。

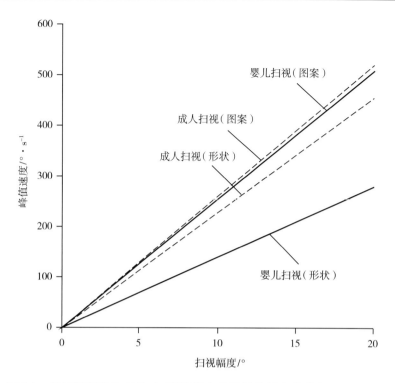

图 5.4　以扫视幅度为变量,扫视峰值速度的最佳拟合曲线(Adapted from Hainline L, Turkel J, Abramov I, et al. Characteristics of saccades in human infants. *Vision Res.* 1984; 24(12): 1771-1780. Copyright © 1984 Elsevier. With permission.)

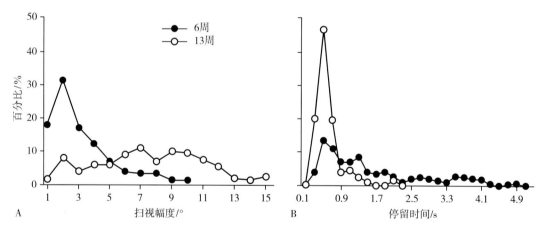

图 5.5　A. 婴儿扫视简单图案时的扫视幅度分布;B. 注视停留时间分布(Adapted from Bronson GW. Infants' transitions toward adult-like scanning. *Child Dev.* 1994; 65(5): 1243-1261. Copyright © 1994 Child Development. Reprinted by permission of John Wiley & Sons, Inc.)

机制

　　婴儿对单个周边目标的扫视反应至少具备三个显著特征:扫视潜伏期非常长;初次扫视经常出现方向性错误;当眼睛转向正确方向时,持续性扫视才会出现[2]。引起这些不同寻常的扫视行为的原因是什么？一种可能原因是因为注意力分离机制不成熟导致的扫视潜伏期长[7]。扫视方向错误和连续扫视可能也是出于同样的原因。当然，也可能是因为婴儿对无突出特征的背景中的周边目标不感兴趣。也可能是因为空间位置的视觉感知机制不成熟，无法被简单的周边目标所激活。

婴儿的扫视还具有许多独特的特点，部分可能源于周边目标扫视机制。例如，婴儿在扫视简单的图案时，两次扫视之间的停留时间较长[5-6]，原因可能在于注意力分离机制不成熟。另外，婴儿扫视形状的速度低于扫视图案的速度[4]，可能是因为婴儿对形状的兴趣小于对图案的兴趣，或者是因为空间定位不准确。

潜在的注意力过程、位置知觉和意志力主要发生在大脑的皮质区域（见图5.1）。这表明，婴儿扫视的许多特征及其与成人扫视方式的差异都源于皮质机制不成熟。事件相关电位的记录直接印证了皮质发育与扫视动作之间的关系。例如，在扫视发生前的8~12ms，成年人会呈现皮层尖峰正电位[8-10]。这种电位源于顶叶皮质，与扫视有关。6月龄婴儿不呈现电位；12月龄时会呈现正电位，但是小于成人正电位，出现时间与成人相似[11]。

与婴儿的大多数眼球运动特征相反，婴儿的扫视速度与成人相似（不管是针对周边目标[3]还是扫描图案[4]）。这意味着，婴儿出生时，负责产生实际运动行为（见图5.1）的脑干机制相对成熟。换言之，婴儿出生时，负责快速扫视的冲动产生器和负责扫视后将眼球固定在合适位置的神经整合器已相对成熟。

平滑追随眼球运动

成人平滑追随眼球运动的基本特征

眼睛追随中低速移动的目标时，便会出现平滑追随眼动。一般来说，平滑追随的主要刺激是视网膜感知到的目标速度（视网膜 - 滑移速度）。追随系统能够对各种刺激做出反应，包括目标速度、目标偏离中心凹的幅度、目标加速度、感知到的目标速度以及相对目标背景运动[1]。

平滑追随眼动发生于对单向目标运动、周期性目标运动或复杂的准随机或随机目标运动的反应过程中。平滑追随眼动的速度一般小于目标速度（相比目标移动速度，平滑追随眼动速度的增幅不足1.0）。此外，随着目标移动速度加快或目标移动愈加复杂，追随速度的增幅会降低。追随速度增幅降低后就会发生扫视，减少眼睛和目标之间的累积误差（即让中心凹靠近目标，保证视线清晰）。

平滑追随的潜伏期约为100ms[1]，远低于扫视的潜伏期。潜伏期时间为视觉信号通过视觉系统到达平滑追随眼动机制所需的时间。和扫视系统一样，平滑追随系统也由皮质和脑干所组成（图5.6）。皮质部分负责感知目标速度、关注目标、发起平滑追随眼动，以及维持眼球追随运动。根据模型，皮质向脑干神经整合器发送速度信号（一阶神经活动），产生眼球定位信号（神经活动的斜坡）。速度和定位信号相结合，传递至眼动器官，产生平滑追随眼动。和扫视系统一样，速度信号主要处理眼动器官的黏性阻力，而定位信号则负责处理弹性阻力。

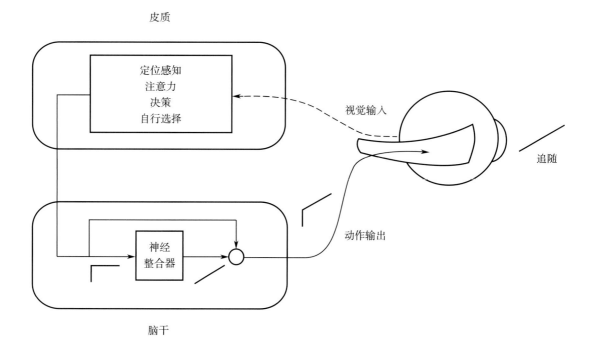

图 5.6　平滑追随眼动系统。上方方框为皮质追随过程,下方方框为神经整合器

婴儿平滑追随眼球运动

注视刺激物时的双眼平滑追随眼球运动

　　Kremenitzer 等[12]对婴儿平滑追随眼动开展了一项早期量化研究。让新生儿(1~3 天)观察一个以 9°/s 至 40°/s 的速度水平移动的大黑圈(12°)。研究人员使用眼电图记录了新生儿的眼动。新生儿偶尔会沿目标移动的方向进行平滑追随眼动,但总体速度较低。随着目标移动速度的增加,平滑追随眼动的速度也会小幅增加(图 5.7)。此外,平滑追随眼动的持续时间从未超过几百毫秒。这项研究可能存在一个问题:大黑圈的移动可能既激活了平滑追随眼动(依赖于中心凹),又激活了视动反应(由周边视网膜驱动,见视动性眼球震颤)。Aslin[13]试图研究没有视动干扰下的平滑追随眼动,他使用较小的目标(2° 宽,8° 高)以正弦波方式移动。结果显示,5~6 周龄婴儿的视线未平稳追随目标,平滑追随眼动最早出现于 8 周龄。

　　两项研究均表明,出生后几周内,婴儿不存在平滑追随眼动,即便有,也非常微弱。最近的研究挑战了这一结果。Philips 等[14]对婴儿平滑追随眼动的研究大概是目前最为详细的。研究中,1~4 月龄的婴儿观察一个以稳定速度移动的小目标(1.7°)。使用眼电图记录婴儿的眼动。一个重要的发现是,1 月龄的婴儿能够跟随目标的移动而发生平滑追随眼球运动。追随速度的增益随着目标速度的提高而降低(图 5.8A)。当目标移动速度较快时,婴儿的追随速度的增益也会随着年龄的增长而增加。例如,当目标移动速度为 24°/s 时,1 月龄婴儿的追随速度增益为 0.48;4 月龄时,增益会增至 0.77;成年人的增益约为 1.0。平滑追随眼动的持续时间也随着年龄的增长而增加(图 5.8B)。例如,当目标速度为 8°/s 时,1 月龄婴儿的平滑追随眼球运动持续时间为 200ms;4 月龄时,则会增至 450ms 左右;成年人的持续时

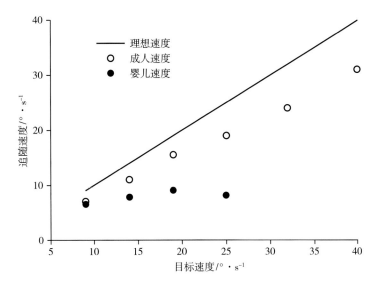

图 5.7　响应黑色圆圈水平移动时的平滑追随眼动速度（婴儿和成人）。直线表示理想的眼动速度（即完全跟随目标速度的眼动速度）（Adapted from Kremenitzer JP, Vaughan HG, Kurtzberg D, et al. Smooth pursuit eye movements in the newborn infant. *Child Dev.* 1979; 50 (2) : 442-448. Copyright © 1979 Child Development. Reprinted by permission of John Wiley & Sons, Inc.）

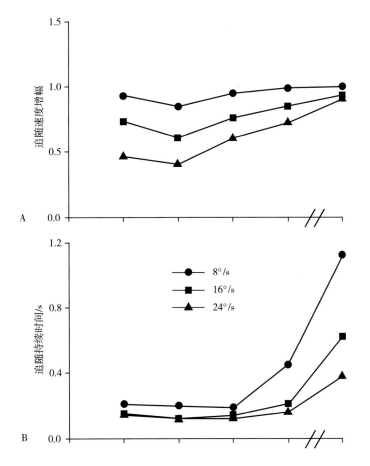

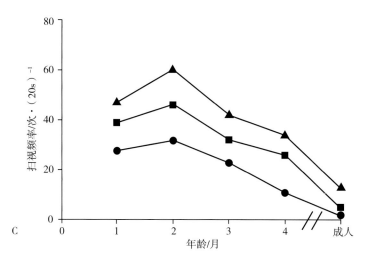

图 5.8　追随速度增幅（A）、追随持续时间（B）和扫视频率（C）随年龄的变化（Adapted from Phillips PO，Finocchio DV，Ong L，et al.Smooth pursuit in 1-to 4-month-old human infants. *Vision Res*.1997；37（21）：3009-3020. Copyright © 1997 Elsevier. With permission.）

间超过 1s。根据预期，追随扫视的频率与追随持续时间成反比。追随扫视的次数会随着年龄的增长而快速减少，直至接近成年人（图 5.8C）。婴儿的追随潜伏期很长，为 300~500ms；成人的追随潜伏期约为 150ms。

Lengyel 等[15]开展了一项类似研究，仅纳入了 1 月龄以下的婴儿。刺激是以 7.50°/s 移动的正方形（9.4°）目标。1 周龄的婴儿也出现了平滑追随眼动。这些婴儿的追随速度增幅约为 0.75，16 周龄时的增幅仍接近 0.75。最小周龄婴儿的追随持续时间在 2~3s，远长于前述研究中的持续时间。

单眼的平滑追随眼球运动

双眼观察（如上所示的研究）会潜在地隐藏眼球运动反应的某些特征，在两只眼睛之间形成神经配偶关联（Hering 氏定律）。例如，如果右眼的视觉信号强于左眼，则右眼在平滑追随眼动的产生过程中发挥主导作用。Jacobs 等[16]观察了婴儿单眼（另一只眼佩戴眼罩）观察移动目标（一只玩具大象）时的平滑追随眼动。与双眼研究的结果一致（见上文），单眼平滑追随速度的增益随年龄的增长而增加（图 5.9）。但在 1~5 月龄的婴儿中，沿颞鼻方向的目标追随速度的增益大于沿鼻颞方向的增益。这种增益的差异随着年龄的增长逐渐缩小，直至 5 月龄时完全消失。此时，追随速度的增益与成年人基本相同。

眼 - 头追踪运动

在大多数眼动研究中，受试者的头部都会被固定住，确保只有眼球运动。在日常生活中，在头部不被固定住的情况下，视觉追踪包含头部运动和眼部运动。Von Hofsten 和 Rosander[17]研究了眼 - 头追踪运动的发育。在头部没有被固定住的情况下，让婴儿观察一个根据正弦函数或三角函数移动的 10° 笑脸目标。结果（图 5.10）显示，在 2~5 月龄的婴儿中，注视追踪（眼睛 + 头部）速度的增益大约为 1.0，近乎完美。随着年龄的增长，婴儿眼睛和头部对注视追踪的相对贡献也发生了变化。在 2 月龄婴儿中，头部追踪速度的增益不足 0.10，而眼睛的增益则约为 0.85。5 月龄以后，头部追踪速度的增益增至 0.5，眼部增益也会相应下降。

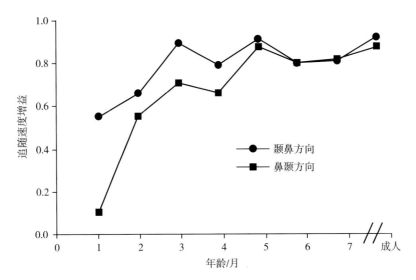

图 5.9　单眼平滑追随目标移动速度的增幅（颞鼻和鼻颞）随年龄的变化 (Adapted from Jacobs M, Harris CM, Shawkat F, et al. Smooth pursuit development in infants. *Aust N Z J Ophthalmol*. 1997; 25 (3) : 199-206. Copyright © 1997 Elsevier. With permission.)

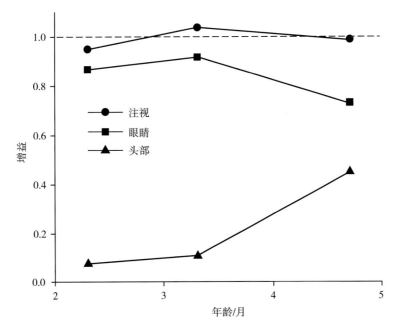

图 5.10　2~5 月龄对目标移动的平滑注视和眼睛和头部追踪 (Adapted from von Hofsten C, Rosander K. Development of smooth pursuit tracking in young infants. *Vision Res*. 1997; 37 (13) : 1799-1810. Copyright © 1997 Elsevier. With permission.)

机制

一般而言,婴儿的平滑追随运动往往持续时间短且较难获得,原因可能在于响应目标移动速度的视觉皮层机制尚未发育成熟(即神经反应与目标移动速度不匹配)。另一相关的可能原因是,与注意力有关的皮质发育过程还不成熟。

婴儿双眼或单眼的追随运动均不易获得。单眼观察时,当目标由颞侧向鼻侧移动时的追随运动会较由鼻侧移向颞侧时更容易观察到[16]。证据表明,单眼视物时,视觉皮层对两个方向的目标移动均有反应,但视束顶盖前区对颞鼻方向的移动反应更强烈(见视动性眼球震颤)。这表明,当皮质不成熟时,顶盖前区在一定程度上负责不对称的追随运动。随着皮质的不断成熟,其在一般的追随运动中发挥的作用也越来越大。随着时间的流逝,不对称性追随运动会逐渐减少,最终消失。

1~4 周龄的婴儿能够追随移动的目标发生平滑眼球运动[14-15]。这意味着,在生命早期,皮质和顶盖前区的速度信号能够传递到脑干神经整合器,在此转变为合适的视觉信号。婴儿的整合器是完整的,能够正常发挥作用。这与扫视系统一致。

聚散性眼球运动

成年人聚散运动的基本特征

当我们从远处的物体看向近处的物体时,眼球会发生集合运动,此时眼睛朝鼻子的方向转动。同样,从近处的物体看向远处时,眼球会发生发散运动,此时眼睛朝远离鼻子的方向转动。除了水平聚散运动外,眼球还会进行垂直聚散运动和旋转运动。本节主要阐述水平聚散运动。

聚散刺激包括双眼视网膜上物体图像的视差、模糊的物像以及物体的不断靠近。大多数正常情况下,三种刺激可不同程度地存在。在特殊的实验状况下,一般仅用一个刺激就可以激发聚散运动。双眼的聚散反应一般存在大约 160ms 的潜伏期,随后眼睛的位置会发生指数性变化,大约耗时 200ms(眼睛旋转到其最终位置的 63% 处所耗时间)[1]。对模糊的反应(无视差)也存在约 160ms 的潜伏期,但眼动的变化速度较慢。需注意,反应的潜伏期以及指数特征只是粗略的概括,实际数据会因研究和受试者而异。

最大聚散速度因目标位置而异。集合(眼睛由视远物转向近处目标)的速度大于散开(眼睛由视近物转向远处目标)。目标位置发生横向和纵向移动时,眼睛需要同时发生聚散和扫视运动。此时,眼睛的聚散速度远大于单纯聚散运动时的聚散速度[1]。

除了位置变动引发的聚散眼动,目标平稳靠近或远离时也会引起聚散眼动。因此,眼睛应该至少具有两套聚散系统:快速聚散系统和慢速聚散系统。

在猴子身上进行的单细胞实验记录表明,聚散系统的功能组织方式与扫视系统和平滑追随系统相似。因此,快速聚散系统可能包含神经冲动的产生器,负责向神经整合器及其周围发送冲动,由冲动 - 阶跃引发聚散眼动(图 5.11)。冲动产生器和神经整合器可能与扫视系统中的不同。同样,慢速聚散系统中可能存在传播到神经整合器的皮质和 / 或皮质下速度信号。

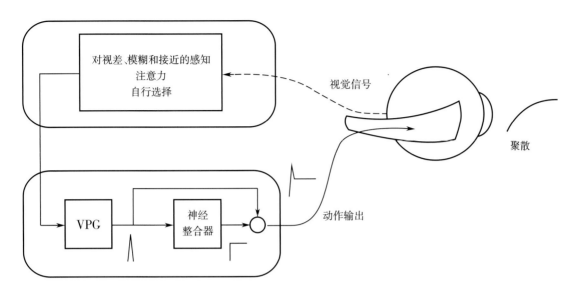

皮质

脑干

图 5.11　聚散眼动系统：皮质聚散过程。聚散冲动产生器（VPG）和神经整合器

婴儿聚散眼动

静态聚散和动态聚散

　　许多早期实验表明，婴儿至少要在 2 月龄时才能完成聚散眼动[18-23]。这些研究都使用角膜映光法来记录眼睛的位置，并假设瞳孔的中心代表注视的方向（即视轴）。但瞳孔的中心和注视的方向未必重合[24]。这意味着早期的研究可能未能准确评估婴儿的聚散能力。

　　Slater 和 Findlay[25]使用角膜映光法对婴儿的聚散眼动开展了三项实验；同时纳入了校正因子，用于确定实际注视方向。这些研究中主要关注聚散眼动（即静态聚散）结束后的眼睛姿势。在第一项实验中，1~8 天大的婴儿先观察远距离的刺激后，再观察近距离刺激，或先观察近刺激后，再观察远刺激。远刺激是 50.8cm 处的垂直灯排，近刺激是 25.4cm 处的垂直灯排。研究结果表明，婴儿能够在远刺激或近刺激方向上进行聚散眼动。平均聚散量约为 2.6°，虽然合理的聚散量应为 3.1°。因此，平均聚散误差约为 0.5°。此外，每种刺激的聚散姿势不稳定，但都在聚散量上下 2° 的范围内波动。在第二项实验中，婴儿分别观察 25.4cm 和 12.7cm 处的垂直灯排。当刺激距离为 25.4cm 时，聚散量与前述结果相同；而当刺激距离为 12.7cm 时，聚散量小很多，或完全不存在。在第三项实验中，婴儿观察 25.4cm 处的三个不同刺激（垂直条带、三角形 + 正方形，以及正方形）。大多数婴儿能够对三个刺激做出一定程度的聚散响应，表明婴儿的聚散系统能够适应不同的视觉环境。

在随后的研究中，Aslin[26]通过眼前段摄影技术来记录聚散眼动过程（即动态聚散眼动）的特征。在一项实验中，1月龄、2月龄、3月龄的婴儿观察发光的十字视标向远处或近处移动。刺激快速或慢速地移动到15~57cm处，由此产生所有的聚散眼动刺激：双眼图像的视差、模糊度和接近度。与 Slater 和 Findlay[25]的研究结果一致，婴儿能够按照刺激移动的方向进行聚散眼动：刺激靠近时发生集合，刺激远离时发生散开。年龄较小的婴儿眼动聚散幅度较小，尤其是在刺激视标高速移动时。另一项实验仅以视差为刺激，测试 3 月龄、4.5月龄、6 月龄婴儿的聚散眼动（婴儿的注意力被刺激吸引，然后在婴儿眼前加入楔形棱镜）。此时，3 月龄和 4.5 月龄的婴儿未表现出任何聚散眼动；而 6 月龄婴儿则表现出了明确的聚散眼动。

聚散视差的发育

Slater、Findlay[25]和 Aslin[26]的研究表明，婴儿期的前几周内就会出现聚散眼动，但对双眼视差做出的聚散反应出现时间会较晚。Thorn 等[27]详细研究了聚散反应的变化以及聚散反应与皮质像差机制之间的关系。研究共纳入 34 个婴儿，自婴儿出生后，每两周进行一次测试，直至第 22 周。聚散试验开始时，测试人员在婴儿面前约 0.5m 处摇晃玩具。当婴儿看着玩具时，测试人员慢慢将玩具移向婴儿，同时观察婴儿的眼睛。婴儿对玩具移动的聚散响应可分为三类：无集合，初步集合以及完全集合。使用可融像刺激与不可融像刺激（即竞争性刺激）的优先观看法分析视差机制。

如图 5.12 所示为初步集合、完全集合和融像倾向的比例。每组数据均呈常态肩形。5 周龄左右的部分婴儿率先表现出融像倾向。初步集合的平均出现时间为第 12.1 周，而完

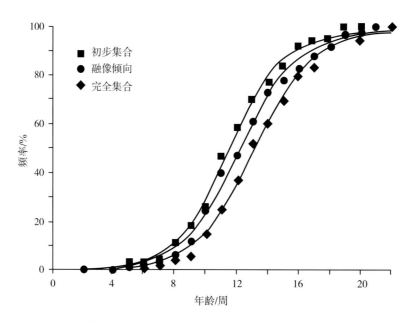

图 5.12　初步集合、完全集合和融像倾向的累积函数（Adapted with permission from Thorn F, Gwiazda J, Cruz AAV, et al. The development of eye alignment, convergence, and sensory binocularity in young infants. *Invest Ophthalmol Vis Sci*. 1994；35（2）：544-553. Permission conveyed through Copyright Clearance Center, Inc.）

全集合的平均出现时间为第 13.7 周。融像倾向的平均出现时间为第 12.8 周,介于初步集合和完全集合之间。第 22 周后,所有婴儿都表现出了完全集合和融像倾向。

机制

在婴儿期前几周,模糊程度和物体接近程度可能是诱发聚散眼动的主要刺激因素,双眼视差发挥的作用较小[26]。皮质视差机制和聚散共同发育表明[27],在 2~6 月龄时,视差已成为主要的聚散眼动刺激因素。多项研究显示[25],新生儿能够对远处和近处的目标作出聚散眼动回应,虽然存在一定的误差和不稳定性。这意味着,在生命早期,脑干运动机制(如聚散冲动产生器和神经整合器)能够正常发挥功能。这与扫视和平滑追随运动机制一致。也就是说,负责控制聚散眼动的皮质机制需要发育数月,而负责聚散眼动的脑干运动机制在出生时或出生后不久就已形成。

前庭眼反射

成年人前庭眼反射的基本特征

前文讨论的眼睛运动都是由视觉刺激驱动的,而前庭眼反射则是由头部旋转所驱动产生的。前庭眼反射的感官信号来自位于头部两侧内耳附近的三个半规管(每个空间维度都有一个)。前庭眼反射是典型的锯齿状眼震模式,由慢相眼动和快相(类似扫视)眼动交替组成。头部旋转时,慢速眼动方向与旋转方向相反,快速眼动方向与旋转方向相同。慢速眼动的目的在于保证眼睛在周围环境中处于稳定状态,以便清晰地观察物体;快速眼动则会改变眼睛的位置,进一步实现慢速眼动。

前庭眼反射的两种主要研究模式分别是周期性旋转(例如按照给定频率从左向右旋转)和恒速单向旋转(例如向左旋转)。在黑暗中进行周期性旋转时,前庭眼反射的速度增幅(慢相速度 / 头部速度)在 0.6~0.7。如果受试者能够看到视觉刺激(例如小型静态目标或静态轮廓全貌),则增幅可达 1.0[1]。对于小型目标,增幅是由平滑追随系统或注视系统激活引起的;对于轮廓全貌,增幅则是由视动系统引起的(见下文)。在黑暗中以恒定速度旋转时,慢相速度以 20s 为时间单位,呈指数下降态势。若受试者看到甚至想象到目标随头部一起旋转,则前庭眼反射会受到抑制。

头部加速能够激活半规管,加速的作用在于使半规管内的内淋巴壶腹帽移位,并因此刺激壶腹帽内的毛细胞。半规管(内淋巴壶腹帽)的作用原理在于过滤头部的加速度,产生与头部速度成比例的神经信号。如图 5.13 中的模型所示,速度信号进入脑干整合器并在周围传播以产生慢相前庭眼动。慢相眼动不仅可以补偿旋转,还会触发扫视冲动产生器(未显示),从而产生快相。该模型还表明,视动、追随和注视系统会影响前庭眼动。

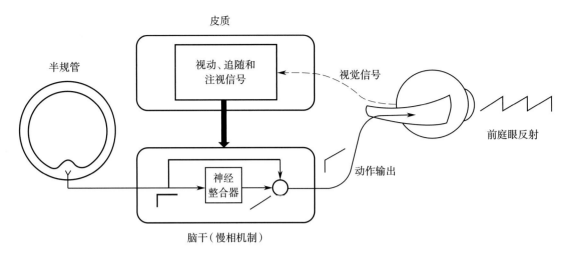

图 5.13 前庭眼系统模型：前庭速度信号进入脑干神经整合器。追随、视动和注视信号也会影响前庭眼动

婴儿前庭眼反射的基本特征

周期性旋转

Finocchio 等[28]研究了几种刺激情况下婴儿前庭眼反射速度的增幅（慢相速度 / 头部速度）。婴儿坐在椅子上，椅子绕约 40° 弧线水平旋转。使用眼电图记录三种条件下的眼动：黑暗中的前庭眼反射，黑白条纹垂直交替的静态全视野前庭眼反射，针对静态小型目标的前庭眼反射。眼动速度的增幅均随年龄的变化而变化（图 5.14）。在黑暗条件下，1 月龄（研

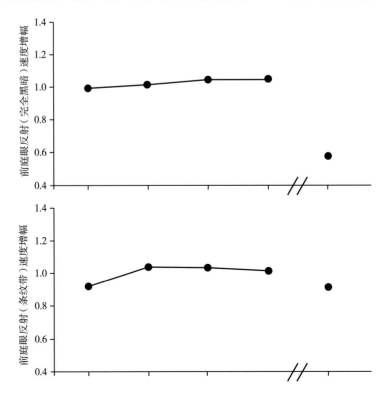

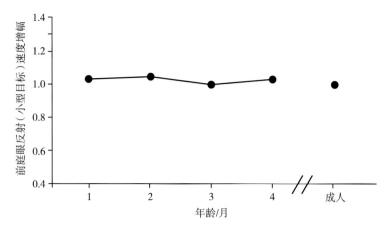

图 5.14 在三种不同条件下（完全黑暗、条纹带和小型目标），前庭眼反射速度的增幅随年龄的变化（Adapted from Finocchio DV, Preston KL, Fuchs AF. Infant eye movements：quantification of the vestibulo-ocular reflex and visual vestibular interactions. *Vision Res.* 1991；31（10）：1717-1730. Copyright © 1991 Elsevier. With permission.）

究中最小）到 4 月龄（研究中最大）婴儿眼动速度的增幅约为 1.0，远大于成年人。在存在小型目标或全视野刺激的条件下，婴儿眼动速度的增幅仍为 1.0 左右，与成年人相似。除了眼动速度的增幅以外，研究还观察了前庭眼反射快相的频率和幅度（图 5.15）：婴儿的快相频率略低于成年人；1~4 月龄时，幅度增加，而成年人的幅度则相对较低。

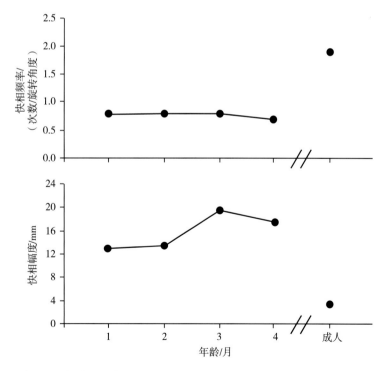

图 5.15 前庭眼反射快相频率和幅度随年龄的变化（Adapted from Finocchio DV, Preston KL, Fuchs AF. Infant eye movements：quantification of the vestibulo-ocular reflex and visual-vestibular interactions. *Vision Res.* 1991；31（10）：1717-1730. Copyright © 1991 Elsevier. With permission.）

　　除速度增幅外,相位滞后也是前庭眼反射的一个重要特点(为确保眼睛在空间中保持稳定,相位滞后应为 180° 左右)。Cioni 等[29]记录了学龄前儿童前庭眼反射的幅度和相位滞后情况。婴儿组为 1~4 周龄,儿童组为 4~7 岁。在黑暗环境中,按顺时针方向旋转学龄前儿童,使用眼电图记录眼睛的运动。学龄前儿童的眼动幅度和相位滞后情况见图 5.16。婴儿组眼动的幅度和相位均低于低频最大值:当频率为 0.05~0.25Hz 时,幅度小于最大值 100,相位滞后小于 180°。儿童组的振幅始终处于或接近最大值,相位滞后接近 180°(最低频率 0.05Hz 时除外)。

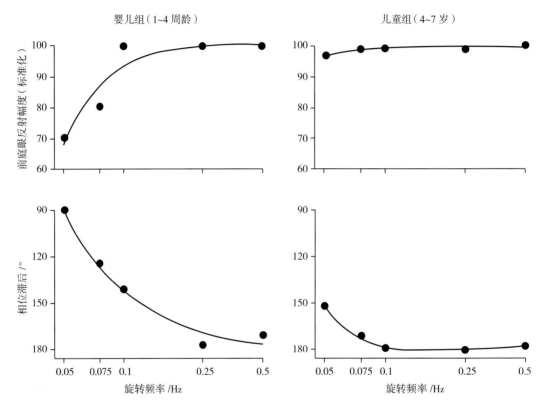

图 5.16　以正弦旋转频率为变量的前庭眼反射幅度和相位滞后。左侧两图为婴儿组的反应,右侧两图为儿童组的反应(Adapted with permission from Cioni G, Favilla M, Ghelarducci B, et al. Development of the dynamic characteristics of the horizontal vestibuloocular reflex in infancy. *Neuropediatrics*. 1984; 15(3): 125-130. © Georg Thieme Verlag KG.)

匀速旋转

　　当婴儿在黑暗环境中以恒定速度旋转时,前庭眼反射的慢相速度会呈指数式下降。在新生儿中,下降的持续时间很短,一般在 1.0s 左右[30]。随着年龄的增长,下降的持续时间会增加。因此,在 5 月龄婴儿中,指数下降的持续时间约为 7.5s;15 月龄时,持续时间约 9.0s[31];成年人的持续时间在 20s 以内(见成年人前庭眼反射的基本特征)。

机制

婴儿前庭眼反射速度的增幅最大为 1.0,而成人的增幅则仅为 0.59[28]。造成这种差别的原因是什么?婴儿在知觉和行为上都不成熟,评估周围世界以及与周围世界有效互动的方式也屈指可数。因此,出生后前几个月,1.0 的增幅能够提供一种自动可靠的方法,保证眼睛位置稳定,从而获得相对良好的视力[28]。在婴儿与周围环境互动的过程中,视动性眼球震颤(见下文)开始发挥作用,这也能够帮助他们加强稳定性。因此,随着年龄的增长,前庭眼反射速度的增幅不需要再保持高位水平。此外,大约出生 5 个月后,视觉追随是通过眼睛和头部运动相结合来实现的(见"平滑追随眼动")。这种追随运动的完成需要抑制前庭眼反射。这种抑制作用也可能缩小前庭眼反射速度增幅[28]。婴儿前庭眼反射速度增幅大,表明前庭眼系统的某些部分在生命早期相对成熟。也就是说,半规管将速度信号发送至神经整合器,在神经整合器中将其转换为眼位信号。这与扫视和追随的原理一致。另外,婴儿前庭眼反射相位滞后导致整合器可能无法完全形成。功能齐全的整合器应该能够产生眼位信号,反映头部位置变化的随时间变化特征。但是低频旋转时,婴儿的相位滞后小于 180°[29]。也就是说,低频旋转时,眼睛移动的位置不能完全补偿头部旋转的位置。研究人员普遍认为,相位滞后不当引发的视网膜图像的滑动激活了影响眼动行为调节的神经机制。经过调整,儿童可能在所有旋转频率上均出现 180° 相位滞后[29]。

新生儿前庭眼反射的持续时间非常短[30],这表明出生时前庭眼系统涉及的过程几乎无法发挥功能。前庭眼反射可以理解为两种速度信号机制的叠加效应:一种是半规管力学机制,另一种是中枢神经回路机制。当头部开始以恒定速度旋转时,壶腹帽便会从静止位置移开,随后再返回到静止位置。但整个往返速度很快,且不受年龄影响。因此,往返过程中产生的信号无法解释为什么新生儿的持续时间只有 1s,而成年人的持续时间长达 20s。但前庭眼系统具有中央速度存储机制[31],将来自半规管的信号转换为持续时间更长的信号。因此,半规管和不成熟的速度存储机制共同导致新生儿的前庭眼反射持续时间较短;速度存储机制在接下来数月的发展使得前庭眼反射持续时间变长[32]。

视动性眼球震颤

成年人视动性眼球震颤的基本特征

视动性眼球震颤(optokinetic nystagmus, OKN)是对广视野移动的反应性眼球运动。与前庭眼反射相似,OKN 也由锯齿状的慢相眼动和快相(类似扫视)眼动交替组成。当视野移动速度为中低速时,则慢相眼动的方向与视野移动方向相同,速度与视野移动速度相近。因此,慢速移动能够使视网膜上的图像基本保持稳定,确保视野清晰。快相眼动的方向与视野移动方向相反,眼睛位置发生改变,更多慢相眼动出现。在 OKN 实验中,常用刺激是按恒定速度水平移动的垂直交替黑白条纹带。视野开始移动时,OKN 的响应存在大约 100ms的延迟。慢相移动的速度增长先快后慢,直至与视野移动速度大致相当。慢相移动速度的快速增长体现了平滑追随系统的变化机制,随后的缓慢增长则是视动性的。当受试者积极响应视野移动时,慢相移动速度的增幅(慢相速度 / 头部速度)往往大于被动观看视野时的增幅[1]。

这种眼动现象很奇怪,因为日常生活中大片视野整体移动的场景非常罕见。实际上,头部旋转时,OKN 与前庭眼反射会相互配合,保证眼睛位置稳定。头部左转时,头部 - 视野相对运动产生的视觉信号会诱发右向慢相视动性响应;与此同时,前庭信号会诱发右向慢相前庭眼反射。随着响应能力的提高,OKN 能够在发生长时旋转时稳定眼睛的位置;前庭眼反射响应速度快、延迟短,能够在旋转开始和短时旋转时稳定眼睛的位置。

视野移动会在视觉皮质区域和多个皮质下核(如副视系统中的视束顶盖前区和终纹背核)中产生速度信号。如图 5.17 所示,速度信号进入神经整合器,诱发慢相 OKN(不含快相冲动产生器)。

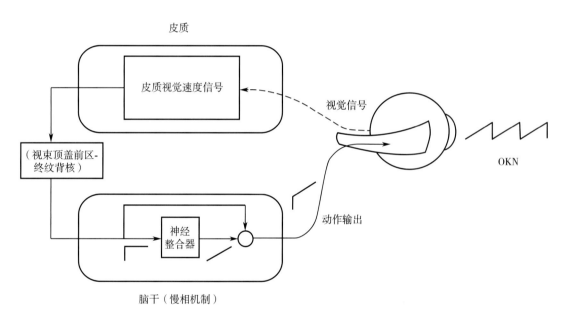

图 5.17　视动系统模型:皮质速度信号、皮质下核和神经整合器。不含 OKN 快相的冲动产生器

婴儿视动性眼球震颤

当婴儿双眼观看宽阔视野移动时,不管移动方向如何,眼球的视动性震颤都相对稳健。相对于视野移动方向,视动性响应是对称的。但单眼观看宽阔视野移动,OKN 会发生显著变化。当视野由鼻侧移动至颞侧时,OKN 远弱于视野由颞侧移至鼻侧时[33-36]。当婴儿几周大时,这种不对称性会非常明显;随着婴儿年龄的增长,不对称性会大大减弱。图 5.18 展示了当视野速度为 25° 时,OKN 在两个方向上的慢相移动速度的比(鼻颞方向上的慢相速度 / 颞鼻方向上的慢相速度)随年龄的变化[36]。不足 1 月龄的婴儿比值小于 0.2(不对称性明显)。随着婴儿年龄的增长,比值大致线性增加。6 月龄左右时,比值约为 1.0(无不对称),即鼻颞方向的 OKN 强度基本上与颞鼻方向一样。

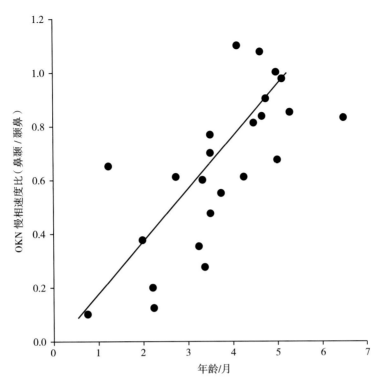

图 5.18　OKN 慢相速度比（鼻颞/颞鼻）随年龄的变化（Adapted from Naegele JR, Held R. The postnatal development of monocular optokinetic nystagmus in infants. *Vision Res.* 1982; 22（3）: 341-346. Copyright © 1982 Elsevier. With permission.）

　　大多数研究都是用由大片黑白条纹组成的视野观察 OKN。这类刺激存在一个问题，即只能诱发视动系统的部分潜在响应特征。Lewis 等[37]开展了一项实验，观察鼻颞方向和颞鼻方向视野移动的单眼视动敏锐度。视动敏锐度指诱发 OKN 的最窄条纹宽度。在这项研究中，3~18 月龄的婴儿观察宽阔垂直条纹视野的水平运动。条纹的空间频率从每秒 0.05~5.0 个周期不等。观察图 5.19 可以发现，在 3 月龄婴儿中，颞鼻方向视野移动的视动敏锐度几乎与 18 月龄婴儿相同。这一结果符合大多数研究结论，即颞鼻方向 OKN 更加强健[33-36]。此外，在 3 月龄婴儿中，鼻颞方向视野移动的视动敏锐度较弱，但会在随后的 15 个月里逐渐增强。这一结果也与较年幼婴儿鼻颞方向 OKN 较弱的事实相符。在 18 月龄前，婴儿的视动敏锐度会一直增强。这表明 6 月龄以后，鼻颞方向的 OKN 会继续发育。这一发现与此前多数研究结果不符[33-36]。

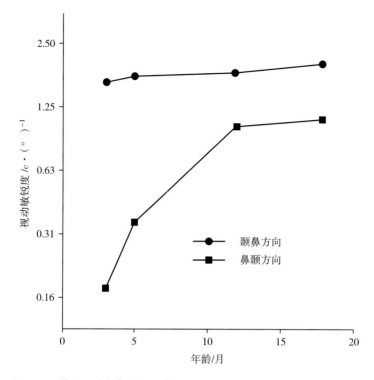

图 5.19 单眼观看颞鼻方向和鼻颞方向视野移动时,视动敏锐度随年龄的变化(Adapted from Lewis TL, Maurer D, Chung JYY, et al. The development of symmetrical OKN in infants: quantification based on OKN acuity for nasalward versus temporalward motion. *Vision Res.* 2000; 40(4): 445-453. Copyright © 1982 Elsevier. With permission.)

机制

观察图 5.20 中的模型可知,副视系统中视束顶盖前区和终纹背核的神经元不仅从对侧眼的鼻侧视网膜接收直接输入,也从对侧和同侧视觉皮质区域(如颞上沟和原生视觉皮层)接收输入。直接输入提供颞鼻方向视野移动的速度信号;皮质输入提供颞鼻方向和鼻颞方向视野运动的速度信号。

根据这种神经排布,当婴儿皮质不成熟时,从视网膜到视束顶盖前区 - 终纹背核的直接输入负责提供诱发 OKN 的主要信号[38]。因此,当婴儿单眼观看物体时,直接输入会导致颞鼻方向上的 OKN 较强、鼻颞方向上的 OKN 较弱甚至不存在(即非对称 OKN)。随着婴儿年龄增长和视觉皮质成熟,皮质输入将逐渐对视束顶盖前区 - 终纹背核中的神经元起主导作用[38]。因此,6 月龄时,婴儿的单眼反应在颞鼻方向和鼻颞方向上均呈现出稳健的 OKN(即对称 OKN)。

早期视觉剥夺会影响皮质功能,进而影响 OKN 发育的正常过程。例如,患有单眼内斜视或单眼先天性白内障的婴儿可能会经历视觉刺激中断。长远角度来看,这些疾病会导致皮质双眼视功能变差或单眼 OKN 不对称[39]。及时矫正斜视或白内障能够促进双眼视功能和 OKN 的正常发育。

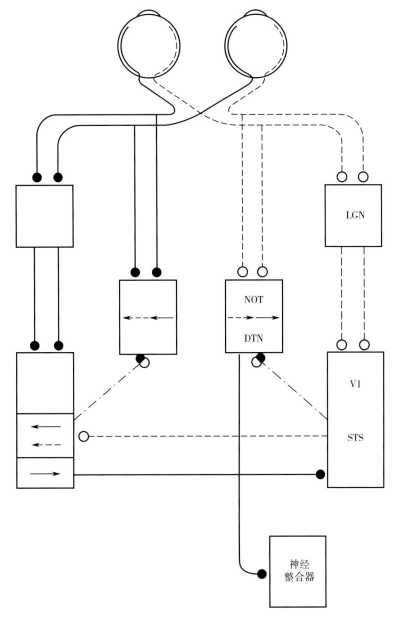

图 5.20 OKN 的神经通路模型。实线表示右侧视野的投影,虚线表示左侧视野的投影。箭头指示视觉系统中各个位置中的刺激移动方向。LGN. 外侧膝状体核;V1. 初级视皮质;STS. 颞上沟;NOT. 视束顶盖前区;DTN. 终纹背核(Adapted from Distler C , Hoffman KP. Development of the optokinetic response in macaques:a comparison with cat and man. *Ann NY Acad Sci.* 2003;1004:10-18. Copyright © 2003 Annals of the New York Academy of Sciences. Reprinted by permission of John Wiley& Sons, Inc.)

这些分析似乎表明,良好的双眼视是 OKN 正常发育的前提。但是,有些情况下,双眼视正常的婴儿也可能存在 OKN 不对称的现象[39]。因此,双眼视功能低下可能并非不对称 OKN 的主要成因[39]。但视觉剥夺会对视觉功能产生一定程度的伤害,例如从皮质区域到视

束顶盖前区 - 终纹背核的视觉移动通路发育不全。这些路径的质量可能是造成 OKN 不对称的直接原因。

讨论与总结

本章的主要目的在于详细介绍婴儿眼球运动的部分重要特征,次要目的在于指出婴儿眼球运动的两大基本特征及其潜在机制。特征之一:婴儿出生时或出生后不久,眼球运动虽然不成熟,但在许多重要方面与成年人的眼球运动相似。特征之二:婴儿的眼球运动会在相对较短的时间(几周到几个月)内发生变化,运动方式几乎与成年人相同。出生时相对成熟的脑干机制会诱发最早的眼球运动;随着大脑皮质区域逐渐成熟,眼球运动的方式也会不断变化。

本章综述涉及的皮质机制多与视觉信息处理有关,因为视觉信息处理影响着眼球运动的形成。因此,目标位置感知在扫视运动中不可或缺,目标速度感知对平滑追随眼动的形成至关重要,双眼视的建立对眼球聚散尤其关键。注意力是与眼球运动相关的重要认知机制。注意力不仅在扫视标记中发挥着重要作用(对具有激励意义的目标尤其重要),而且对精准追随目标移动时的平滑追随眼动也非常关键。知觉过程发展需要数周到数月,而认知过程则会持续数年。

最受关注的脑干机制是产生扫视的冲动产生器和将眼速信号转换为眼位信号的神经整合器。从功能层面来说,这两种机制似乎只能代表脑干的部分方面,但从解剖学角度来看却并非如此。早期研究认为,冲动产生器主要是网状中心[40],局限于网状结构核。现在很多研究则表明,扫视的产生并不仅仅依赖脑干的某一个区域。水平扫视依赖脑桥网状核(如桥旁网状结构),而垂直扫视和扭矩扫视则依赖于中脑核。另外,近期有研究人员指出,冲动产生器以小脑为中心,而小脑与网状核和上丘共同发挥作用[41]。因此,冲动产生器不是一个简单的局部结构,而是分布在不同神经结构上。同样,神经整合过程也不局限于脑干的局部区域。在水平眼球运动中,整合器至少涉及两个下脑干核(前庭核和舌下前置核)以及小脑的各个部分[1]。对于垂直眼球运动和扭矩眼球运动,整合器涉及上脑干核和小脑[1]。总之,冲动的产生和整合过程涉及多个结构,新生婴儿的脑干和相关区域也已成熟。

皮质的发育特征与脑干并不相同。脱离父母和看护人时,皮质感知认知机制就变得尤其重要;而脑干机制多与唤醒、呼吸、血压、消化和心率等基本生理生存层面相关。这些脑干功能表明,新生儿的眼动脑干机制不仅仅是形成成熟行为的基础,同时也在生理需求的满足(与看护人互动)过程中发挥着不可或缺的作用。前文提到,婴儿前庭眼反射速度的提高对于固定眼球位置、获得良好的视敏度至关重要。观察附近的物体(例如母亲)时,快速的前庭眼反射尤其重要。如果婴儿能够像成人一样扫视简单图案,则他们也能扫视面部表情,与他人互动(特别是寻求许可)。因此,如果认为婴儿的眼球运动不成熟,则这些运动有可能会被误读。准确来说,婴儿眼球运动在动态适应环境的过程中发挥作用,并随着外部环境的变化不断成熟。

参考文献

1. Leigh RJ, Zee DS. *The Neurology of Eye Movements*. 3rd ed. New York: Oxford University Press; 1999.
2. Aslin RN, Salapatek P. Saccadic localization of visual targets by the very young infant. *Percept Psychophys*. 1975;17(3):293–302.
3. Richards JE, Hunter SK. Peripheral stimulus localization by infants with eye and head movements during visual attention. *Vision Res*. 1997;37(21):3021–3035.
4. Hainline L, Turkel J, Abramov I, et al. Characteristics of saccades in human infants. *Vision Res*. 1984;(12): 1771–1780.
5. Bronson GW. Changes in infants' visual scanning across the 2- to 14-week age period. *J Exp Child Psychol*. 1990;49(1):101–125.
6. Bronson GW. Infants' transitions toward adult-like scanning. *Child Dev*. 1994;65(5):1243–1261.
7. Matsuzama M. Development of saccade target selection in infants. *Percept Mot Skills*. 2001;93(1):115–123.
8. Kurzberg D, Vaughan HJ. Topographic analysis of human cortical potential preceding self-initiated and visual triggered saccades. *Brain Res*. 1982;243(1):1–9.
9. Balaban CD, Weinstein JM. The human pre-saccadic spike potential: influences of a visual target, saccade direction, electrode laterality and instructions to perform saccades. *Brain Res*. 1985;347(1):49–57.
10. Moster LM, Goldberg G. Topography of scalp potentials preceding self-initiated saccades. *Neurology*. 1990;40(4):644–648.
11. Cisbra G, Tucker LA, Voleins A, et al. Cortical development and saccade planning: the ontogeny of the spike potential. *Neuroreport*. 2000;11(5):1069–1073.
12. Kremenitzer JP, Vaughan HG, Kurtzberg D, et al. Smooth-pursuit eye movements in the newborn infant. *Child Dev*. 1979;50(2):442–448.
13. Aslin RN. Development of smooth pursuit in human infants. In: Fischer DF, Monty RA, Senders JW, eds. *Eye Movements: Cognition and Visual Perception*. Hillsdale, NJ: Lawrence Erlbaum; 1981.
14. Phillips PO, Finocchio DV, Ong L, et al. Smooth pursuit in 1- to 4-month-old human infants. *Vision Res*. 1997;37(21):3009–3020.
15. Lengyel D, Weinacht S, Charlier J, et al. The development of visual pursuit during the first months of life. *Graefes Arch Clin Exp Ophthalmol*. 1998;236(6): 440–444.
16. Jacobs M, Harris CM, Shawkat F, et al. Smooth pursuit development in infants. *Aust NZ J Ophthalmol*. 1997;25(3):199–206.
17. von Hofsten C, Rosander K. Development of smooth pursuit tracking in young infants. *Vision Res*. 1997;37(13):1799–1810.
18. Fantz RL. The origin of form perception. *Sci Am*. 1961;204:66–72.
19. Salapatek P, Kessen W. Visual scanning of triangles by the human newborn. *J Exp Child Psychol*. 1966;3(2): 155–167.

20. Hershenson M. Visual discrimination in the human newborn. *J Compar Physiol Psych.* 1964;58:270–276.

21. Wickelgren LW. Convergence in the human newborn. *J Exp Child Psychol.* 1967;5(1):74–85.

22. Wickelgren LW. The ocular response of human newborns to intermittent visual movement. *J Exp Child Psychol.* 1969;8(3):469–482.

23. Greenberg DJ, Weitzmann F. The measurement of visual attention in infants: a comparison of two methodologies. *J Exp Child Psychol.* 1971;11(2):234–243.

24. Slater AM, Findlay JM. The measurement of fixation position in the newborn baby. *J Exp Child Psychol.* 1972;14(3):349–364.

25. Slater AM, Findlay JM. The corneal-reflection technique and the visual preference method: sources of error. *J Exp Child Psychol.* 1975;20(2):240–247.

26. Aslin RN. Development of binocular fixation in human infants. *J Exp Child Psychol.* 1977;23(1):133–150.

27. Thorn F, Gwiazda J, Cruz AAV, et al. The development of eye alignment, convergence, and sensory binocularity in young infants. *Invest Ophthalmol Vis Sci.* 1994;35(2):544–553.

28. Finocchio DV, Preston KL, Fuchs AF. Infant eye movements: quantification of the vestibulo-ocular reflex and visual-vestibular interactions. *Vision Res.* 1991;31(10):1717–1730.

29. Cioni G, Favilla M, Ghelarducci B, et al. Development of the dynamic characteristics of the horizontal vestibulo-ocular reflex in infancy. *Neuropediatrics.* 1984;15(3): 125–130.

30. Weissman BM, DiScenna AO, Leigh RJ. Maturation of the vestibulo-ocular reflex in normal infants during the first 2 months of life. *Neurology.* 1989;39(4):534–538.

31. Raphan T, Matsuo V, Cohen B. Velocity storage in the vestibulo-ocular reflex arc (VOR). *Exp Brain Res.* 1979;35(2):229–248.

32. Ornitz EM, Kaplan AR, Westlake JR. Development of the vestibulo-ocular reflex from infancy to adulthood. *Acta Otolaryngol (Stockholm).* 1985;100(3–4):180–193.

33. Atkinson J. Development of optokinetic nystagmus in the human infant and monkey infant: an analogue to development in kittens. In: Freeman RF, ed. *Developmental Neurobiology of Vision.* New York: Plenum Press; 1979.

34. Atkinson J, Braddick O. Development of optokinetic nystagmus in infants; an indicator of cortical binocularity? In: Fisher DF, Monty RA, Sanders JW, eds. Eye Movements: Cognition and Visual Perception. Hillsdale, NJ: Lawrence Erlbaum; 1981.

35. Schor CM. Development of OKN in human infants. *Am J Optom Physiol Optics.* 1981;58:80.

36. Naegele JR, Held R. The postnatal development of monocular optokinetic nystagmus in infants. *Vision Res.* 1982;22(3):341–346.

37. Lewis TL, Maurer D, Chung JYY, et al. The development of symmetrical OKN in infants: quantification based on OKN acuity for nasalward versus temporalward motion. *Vision Res.* 2000;40(4):445–453.

38. Distler C, Hoffman KP. Development of the optokinetic response in macaques: a comparison with cat and man. *Ann NY Acad Sci.* 2003;1004:10–18.

39. Westall CA, Eizenman M, Kraft SP, et al. Cortical binocularity and monocular optokinetic asymmetry in early-onset esotropia. *Invest Ophthalmol Vis Sci.* 1998; 39(8):1352–1369.

40. Pola J. Models of the saccadic and smooth pursuit systems. In: Hung JK, Ciuffreda KJ, eds. *Models of the Visual System.* New York: Kluwer Academic/Plenum Publishers; 2002.

41. Quaia C, Lefevre P, Optican LM. Model of the control of the saccades by superior colliculus and cerebellum. *J Neurophysiol.* 1999;82(2):999–1018.

第六章

调　节

Mark Rosenfield

调节是通过改变晶状体的屈光力,使视觉在整个观察距离范围内保持清晰的过程。睫状肌收缩,使睫状体被拉向前,悬韧带附着部被拉向内,从而使悬韧带松弛,晶状体由于黏弹性的特性,曲率半径变得更小[1-3]。

婴儿需要能够准确地调节,以便近距离观察物体。由于大多数新生儿有远视性屈光不正[4-9],他们没有足够的调节能力会使近视力不佳。正常的视觉发育依赖于大脑从每只眼睛接收聚焦清晰的图像[10],准确地调节对此至关重要。

最早有关婴儿主动调节的证据来自一项研究,该研究观察了在使用和不使用睫状肌麻痹剂麻痹调节的条件下,婴儿屈光不正的差异。例如,Howland 对 Santonastaso[11]所提供的数据分析表明,在使用和不使用睫状肌麻痹剂条件下,19 名出生不足 15 天婴儿的球面屈光不正平均值分别为 +0.98D 和 −7.03D。更早时,Jaeger 用直接检眼镜对 100 名 9~16 天龄的婴儿进行非睫状肌麻痹条件下的屈光不正检查,结果显示 78% 的婴儿为近视[12]。值得注意的是,用直接检眼镜评估屈光不正通常被认为是不准确的[13-14]。然而,大多数在睫状肌麻痹条件下测量屈光不正的研究发现近视患病率要低得多。例如,Cook 和 Glassock[4]对在产后护理期间婴儿的 1 000 只眼使用睫状肌麻痹检影检查,发现大约 25% 的眼是近视眼。Goldschmidt[5]对使用阿托品睫状肌麻痹的婴儿(n=356)检查也发现了相似的近视患病率。此外,Elschnig[15]观察出生两天的新生儿,在睫状肌麻痹和非睫状肌麻痹条件下的屈光不正有显著差异。他认为,这些差异为新生儿能够主动调节提供了证据。

在证明新生儿确实具有调节能力之后,随后的研究检查了婴儿对一系列刺激需求的调节反应。这种调节性刺激 - 反应的评估通常在成年人中进行,典型的成人调节性刺激 - 反应功能如图 6.1 所示[1, 16-17]。

Haynes 等人是最早在婴儿身上检查调节反应的人[15]。他们使用动态检影镜检查 22 例 6 天 ~4 月龄正常婴儿的调节反应。注视目标由一个白色卡片组成,其中包含一个外径为 3.8cm 的红色环形物,红色区域内随机印有黑色标记和小圆点。Haynes 等[15]报告说,小于 1 月龄婴儿的调节似乎固定在一个中位数为 19cm(5.3D)的距离。然而,调节反应的灵活性随着年龄的增加而提高,在 4 月龄时就能达到接近成人水平。此外,为了证明婴儿确实具有调节能力,他们测量并比较了 11 名婴儿在睡眠和清醒警觉状态的屈光状态。在这两种条件下,屈光度平均相差 5D。

当重新评估 Haynes 等[15]提供的 9 个小于 1 月龄婴儿的数据时,可以很明显地发现,几乎所有受试者对不断变化的刺激产生的调节反应都不理想,也就是说,他们保持了相对稳定的调节反应。然而,所观察到的调节反应范围很广,从大约 3.5D 到 8.75D 不等。因此,基于这项研究

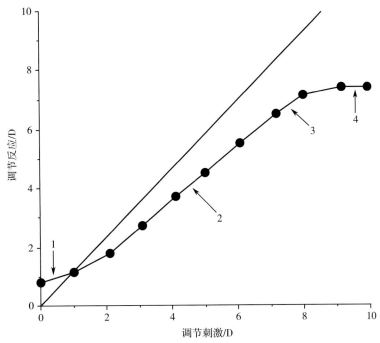

图 6.1 正常成年人的静态调节性刺激 - 反应曲线。1. 初始非线性区域；2. 线性区域；3. 过渡区；4. 饱和区；对角线代表单位比例（或 1∶1）线（Redrawn with permission, from Ciuffreda KJ, Kenyon RV. Accommodative vergence and accommodation in normals, amblyopes and strabismics. In: Schor CM, Ciuffreda KJ, eds. *Vergence Eye Movements: Basic and Clinical Aspects*. Boston, MA: Butterworths; 1983: 101-173. ）

而经常被引用的陈述认为将新生儿的调节固定在大约 5D 是不合理的。更准确的说法是，观察到新生儿的调节反应在一个较大的范围，但是由于目标距离的改变而导致的调节变化很小。

Banks 在一系列研究中也曾使用动态检影镜检查 1~3 月龄的婴儿的调节性刺激 - 反应特征[18]。在一项纵向研究中，研究者对 20 名婴儿进行每周一次的检查以测量其调节能力，持续时间从 1 周到至少 2 个月，实验共测试了 1D、2D、4D 三个刺激值，数据如图 6.2 所示，单个受试者的纵向数据如图 6.3 所示。Banks 注意到，随着年龄的增长有三个变化，即：①刺激 - 反应函数斜率增加；②各年龄组内变异性减少；③平均调节误差下降：即调节刺激和调节反应之间的差异。与 Haynes 等人的研究结果相比，Banks 的研究中观察到 1 月龄、2 月龄、3 月龄婴儿的调节性刺激 - 反应函数的平均斜率分别为 0.51D/D、0.75D/D 和 0.83D/D。与之相比，Haynes 等人观察同龄婴儿的平均斜率分别为 0.06D/D、0.50D/D 和 0.76D/D。

为了解释研究结果与 Haynes 等人结果之间的差异，特别是在 1 个月以下的婴儿中，Banks 表明，Haynes 等人采用注视目标的大小和形式可能对婴幼儿产生不良的调节刺激。圆环所对视角会从注视距离 10cm 时的 23° 变化至注视距离 100cm 时的 2°。因此，在无穷远处注视时，视标上随机印有的黑色标记和小点所成视角可能会小于 15′。新生儿裸眼视力的检查结果也会因方法不同而有很大差异[19-20]，20/400 和 20/800 之间的视力相当于 20′~40′ 的视角[21-22]。因此，Haynes 等人所使用的视标中的许多细节，很可能是因为太小而使受试者无法分辨，这也解释了为什么观察到新生儿受试者调节的变化很小，调节反应似乎被"固定"在一个单一值的现象。

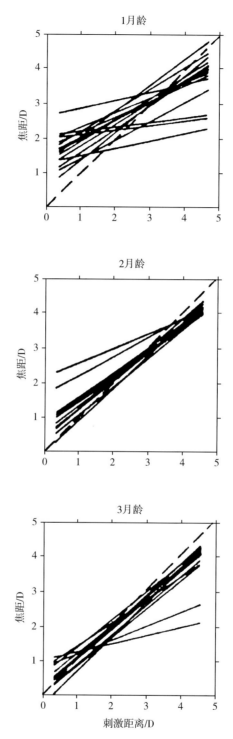

图 6.2 14 名 1 月龄, 2 月龄, 3 月龄婴儿的调节性刺激 - 反应函数。焦距（以屈光度表示）是指眼睛聚焦的距离, 反映了调节反应。最佳拟合线根据每个婴儿的调节反应计算得出。对角虚线代表单位比率（或 1∶1）线（From Banks MS. The development of visual accommodation during earlyinfancy. *Child Dev*. 1980; 51（3）: 646-666. Copyright © 1980 Child Development. Reprinted by permission of John Wiley & Sons, Inc. ）

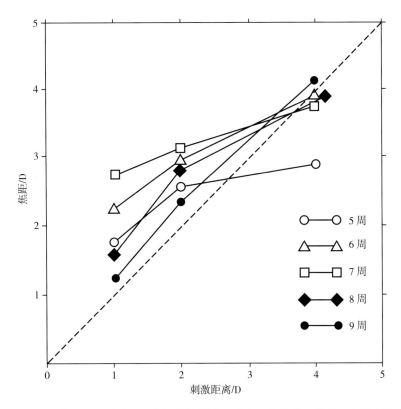

图 6.3　单个 5~9 周龄婴儿的调节性刺激 - 反应函数的纵向测量。焦距（以屈光度表示）是指眼睛聚焦的距离，反映了调节反应。对角虚线表示单位比率（或 1 : 1）线（From Banks MS. The development of visual accommodation during early infancy. *Child Dev.* 1980；51（3）：646-666. Copyright © 1980 Child Development. Reprinted by permission of John Wiley & Sons，Inc.）

　　最近的研究结果也支持这一说法，即 8 周龄以下的婴儿具有调节能力。例如，Horwood 等人观察到 6~7 周龄的足月产婴儿的平均调节反应约为 1.3[23]。有趣的是，Horwood 和 Riddell[24] 报告说，男性婴儿的调节反应明显高于女性，尤其是在 1 月龄的时候。然而，在较早的一份出版物中，Horwood 和 Riddell[25] 指出，婴儿的调节反应往往会从前一次随访的"平稳"到大约两周后的"近似成人"。Tondel 和 Candy[26] 曾用动态自动验光仪检查 8~20 周龄婴儿的快速调节刺激和递变调节刺激，尽管检查过程较为困难，但仍观察到了年龄最小受试者的动态反应，即先是没有反应，但在后期会作出反应。作者认为，婴儿在 8 周龄时，可以在 0.5s 内完成快速反应，同时也可以减弱调节反应，以追踪较慢的运动刺激。

　　婴儿在不同距离情况下的视敏度测量结果也证明他们有能力改变调节反应。例如，Salapatek 等人[27] 采用优先注视法测量 33 例出生 24~63 天足月儿的光栅视力阈值。光栅被放置在所有受试者前 30cm 和 150cm，一些受试者也进行了 60cm 和 90cm 处的视力测试。作者报告说，无论注视距离如何，视力阈值都是"相对恒定的"。Atkinson 等人[28] 也观察到了类似的结果，他们比较了 5 周龄婴儿在 30cm 和 60cm 处的视力，并在两个注视距离上得到了相同的结果。如果婴儿缺乏改变调节反应的能力，当注视目标位置改变导致调节刺激的变化超过眼睛的景深时，视力会显著下降。正如本章后面的一节所指出的，景深（定义为视力范围内的物距范围,视力保持稳定,且在屈光度上等同于聚焦深度)在婴儿中往往很大[29]。因此,这些结果并不能最终证明调节发生了变化。

其他研究者已经使用客观的摄影验光替代动态检影镜来评估受试者的屈光状态。例如,Bradick 等人[30]用正交摄影验光检测 1 天龄婴儿的调节反应。注视视标被放置在 1.5m 和 0.75m 的距离。对于正视者来说,上述距离分别对应 0.67D 和 1.33D 的调节刺激。摄像机操作员充当注视目标,他通过摇动彩色拨浪鼓或玩游戏(如躲猫猫)来吸引婴儿的注意。在 0.75m 处,如果与视网膜共轭的点位于相机前 1.2D 的范围内,即聚焦在 1.3~2.5D,则眼睛可被认为是"聚焦"的。在 1.5m 的距离,聚焦范围被认为在 0.37~1.27D。对于 0.75m 的目标,Braddick 等人报道,大约 50% 的 1~9 天龄的婴儿在这一距离上一直处于聚焦的状态,在 2~3 个月大时达到了 80% 以上。然而,即使在 1~9 天龄的婴儿中,在测量调节时,约 85% 的受试者在三至四次测量中,至少一次被认为可对这个中间距离的目标清晰聚焦。然而,对于更远距离的 1.5m 的目标,1~9 天龄的婴儿中没有一个能持续处于聚焦状态,有 10%~40% 的婴儿在这一距离上表现非持续性聚焦。在 2~3 月龄时,有 85% 和 60% 的受试者可分别在 0.75m 和 1.5m 的距离上表现持续性聚焦,在 6~8 月龄时,这两个距离的聚焦率上升到 100%。

Dobson 等人[31]随后的一项研究也使用了摄影验光测量 3 月龄婴儿的调节反应。在这项研究中,注视目标由水平方向光栅或垂直方向光栅(1.6cpd)或 19′ 的正交条纹组成,它们被放置在 1.5m 和 0.55m 处。这两个距离与 1.15D 的调节刺激变化相对应。散光和非散光受试者调节的平均差异约为 0.8D,表明受试者产生的调节反应略小于调节刺激,但 3 种刺激类型间并无显著性差异。

最近的研究使用视频摄影验光来研究调节反应的动态过程,Howland 等人[32]表明,4~9 月龄婴儿的调节速度可达到每秒 4.6D。这与 Campbell 和 Westheimer[33],以及 Charman 和 Heron[34]在成年受试者中的研究结果非常相似。Downey 等[35]报告,5 周龄的婴儿能够在 33~80cm 的距离内追随无规律的动态刺激。虽然观察到的反应滞后时间略多于成人的平均值,并且表现出更大的变异性,但该研究仍然为 5 周龄婴儿拥有动态调节反应提供了证据。

客观红外验光仪也可用于测量婴儿的调节,该设备较摄影验光和动态检影有许多明显的优点。例如,它检测速度极快(每次读取所需时间不到 1s),完全客观,允许测量大范围的屈光状态(通常是 ±15D 球镜度数和 ±6D 的散光度数)。Aslin 等人[36]曾使用 Canon R-1 开放式电脑验光仪测量 31~118 天龄婴儿的调节,该验光仪也被广泛地应用于一些儿童和成年人的调节研究中[37-39]。他们给予了范围为 1~4D 的双眼调节刺激,结果如图 6.4 所示;Aslin 等人注意到,15 名 9~19 周龄婴儿的调节准确性为中等水平,4 名 10 周龄的受试者为较好水平。这两个年龄组调节性刺激 - 反应函数的平均斜率分别为 0.61D/D 和 0.82D/D,平均调节误差(即调节刺激与调节反应的差异)分别为 0.44D 和 0.35D。因此,10 周龄的调节反应,无论是调节性刺激 - 反应函数的斜率还是调节误差,都类似于成年人水平。有趣的是,对 4 名 5 周龄受试者的研究发现,不仅反应函数斜率很大(0.90D/D),而且调节误差也很大。这些受试者表现出很大的调节超前(即调节反应值超过调节刺激值),平均误差为 2.16D。Shea[40]也用同样的验光仪得到了类似的结果。她观察到,小于 3 月龄的婴儿在注视 34~67cm 的距离时,总是对视标调节过度,有时误差达到了 3D。

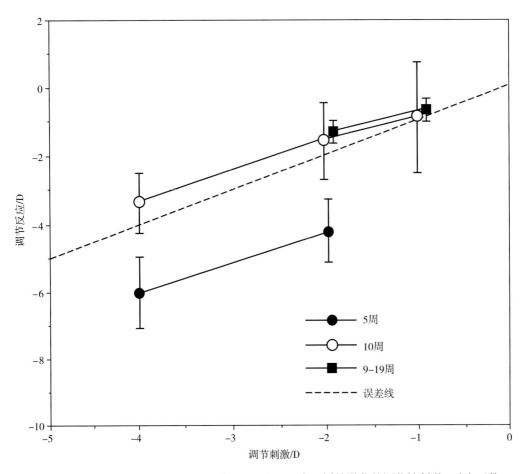

图 6.4 15 名 9~19 周龄婴儿、4 名 10 周龄的婴儿和 4 名 5 周龄婴儿的调节性刺激 - 反应函数，调节使用开放式电脑验光仪测得。误差线表示 ±1 SEM。两种宽松刺激和响应是根据屈光校正绘制的，因此负值表示调节增加（Reprinted from Aslin RN, Shea SL, Metz HS. Use of the Canon R-1 autorefractor to measure refractive errors and accommodative responses in infants. *Clin Vis Sci*. 1990; 5: 61-70. Copyright © 1990 Elsevier. With permission.）

　　Aslin 等人[36]表示，表现出高调节性刺激 - 反应斜率（0.9D/D）的 4 名 5 周龄的孩子，可能处于一种"异常集中的状态"，然而小婴儿表现出过度调节的机制仍不清楚。这种不准确的调节反应可能与眼睛较大的焦深有关，但这也不能解释为何婴儿对视标的刺激不表现出调节滞后而是表现出调节超前。Banks 和 Green 等[41]指出眼睛的焦深与瞳孔直径和视力的乘积成反比。因此，不准确的调节可能是由于年龄小的婴儿瞳孔直径较大（与年龄较大的婴儿、儿童和成人相比）或视力较差所致。因此，Banks 用摄影方法测量 1 月龄、2 月龄、3 月龄婴儿分别注视 0.25m、0.50m 和 1.00m 时的瞳孔直径（每个年龄组 6 人）。1 月龄、2 月龄、3 月龄婴儿在 3 个测试距离的平均瞳孔直径分别为 4.2mm、4.2mm 和 4.6mm，成人对照组的平均瞳孔直径为 5.2mm。不同年龄组的数据差异并不显著（注：小样本量）。Banks 认为瞳孔直径的增加并不能解释不同年龄婴儿在焦深上的差异[18]。

　　然而，在 1~3 月龄的视力和对比敏感度随着年龄增长都有了明显的提升[28,42-44]。Banks 估计随着年龄的增长，焦深也会发生变化；他的结果如图 6.5 所示。应该注意的是，这些结果预测成人的焦深约为 ±0.05D,这比一般报道的成人 ±0.4D 的典型值要小得多。事实上,即使 1 月龄婴儿的预测值是 ±1.0D 也不足以完全解释这个年龄组所观察到的高达 3.00D 的调节超前[45]。Banks 得出的结论是,为了保持图像的清晰性,婴儿可以根据自己的需要进行准确的调节。由于他们的焦深很大,因此在不引起视力下降的情况下,可以存在相当大的调节误差。因此,近感性调节可能是导致 3 月龄以下婴儿调节反应不准确的原因,而不是因为眼球运动系统存在缺陷。

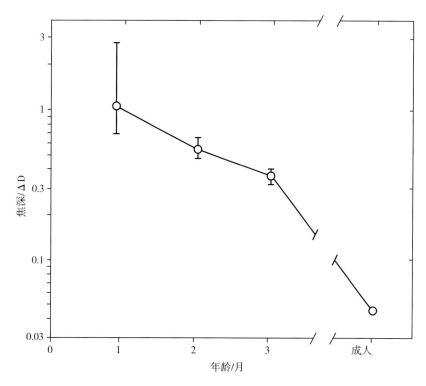

图 6.5　1 月龄,2 月龄,3 月龄婴儿和成人焦深的估计值(From Banks MS. The development of visual accommodation during early infancy. *Child Dev*. 1980; 51(3): 646-666. Copyright © 1980 Child Development. Reprinted by permission of John Wiley & Sons, Inc.)

　　除了检查整个调节反应,其他的研究已经检查了婴儿调节的成分,这些将在以后的章节中讨论。Heath 的调节分类[46](类似于 Maddox 提出的聚散分类[47])定义了调节的四种成分:张力性、近感性、集合性和像模糊性调节。

张力性调节

　　在缺乏适当的视觉刺激的情况下,成人的调节约为 0.5~1.0D。这个值反映了睫状肌神经支配的紧张性水平,该成分被称为张力性调节。然而,调节反应可能是由多种刺激所产生的总体结果[48]。

　　迄今为止,Aslin 和 Dobson[49]发表了唯一一篇详述测量婴儿张力性调节的报告。他们用摄影验光测量眼睛在黑暗中的屈光状态。一个漫射红外线光源和一个红外线敏感电视监视器被用来确保受试者的视线指向摄影验光的照相机。3 个月（ $n=4$ ）、6 个月（ $n=3$ ）、12 个月（ $n=5$ ）和成人（ $n=3$ ）组的张力性调节的平均值（标准差）分别为 1.59D（0.34D）、1.37D（0.21D）、1.35D（0.16D）和 1.14D（0.04D）。虽然这些差异并不显著，但随着年龄的增长，张力性调节有下降的趋势。进一步的研究需要更大的样本量以增加结果的可信度。同时，这一发现也与成人张力性调节的研究结果一致[50-51]，即成人的张力性调节也随着年龄的增长持续下降。

Chen 等[52]对 81 例 1~6 天龄的婴儿进行了睫状肌麻痹和非睫状肌麻痹的检影验光，等效球镜度分别为 +3.55D 和 +0.58D。作者认为这种约 3.00D 的差异，加上非睫状肌麻痹所包含的 0.75D 校正因子[53]，是张力性调节所致。根据这些结果，他们得出新生儿的张力性调节约为 4.00D 的结论。然而，考虑到远视人群，受试者似乎更有可能是利用像模糊性调节来获得更清晰的视网膜图像。这与 Haynes 等人[15]以及 Banks 等人[18]研究的结果一致。此外，对检影镜的光线和检查者的近感性可能会刺激近感性调节（proximally induced accommodation，PIA）[54]，见"近感性调节"部分。

此外，使用睫状肌麻痹效果较弱的药物（0.5% 环戊通和 2.5% 去氧肾上腺素）不太可能消除所有的调节反应。因此，这些新生儿的睫状肌麻痹和非睫状肌麻痹验光度数的差异不能完全归因于张力性调节。因此，由 Aslin 和 Dobson 直接测量的结果更有可能表示该部分的真实值[49]。

近感性调节

近感性调节（proximally induced accommodation，PIA）被定义为由于感知到注视目标明显靠近而产生的调节[47]。许多研究表明，感知到视标的靠近，可以显著增加成人的调节反应[55-57]。Currie 和 Manny[58]曾对婴儿的近感性调节进行检查，他们对 8 例 1.5~3.0 月龄的婴儿进行了偏心摄影验光，测试了四种单眼刺激：①放置在 0.25m 处的 0.5° 棋盘格（调节刺激 =4D）；②放置在 1m 处的 0.5° 棋盘格（调节刺激 =1D）；③放置在 1m 处的 0.5° 棋盘格，通过 −3D 球镜注视（调节刺激 =4D）；④放置在 0.25m 处的漫射光（调节刺激 =4D）。第一种情况将刺激像模糊性调节和近感性调节，而第三种情况将主要刺激像模糊性调节。因此，近感性调节可以通过这两种条件下调节反应的差值来计算。

在检查 1.5 月龄婴儿观察 0.25m 棋盘格的数据时，8 名受试者中有 3 名对 4D 的刺激有 3~5D 的调节反应，而其余 5 名受试者均表现出调节过度，5.16~6.5D 不等。然而，当通过 −3.00D 球镜观察 1m 目标（仅有像模糊性刺激）时，8 名受试者中只有 1 人的调节反应在 3~5D 内，2 人的调节反应约为 6D，其余 4 名受试者（一人数据没有显示出）均表现为调节滞后，调节反应小于或等于 2D。与 0.25m 视标相比，在模糊刺激条件下，6 名受试者中有 5 人对模糊刺激的调节反应较低，两种条件的差异在 0.4~5.5D。

3 月龄组对 0.25m 棋盘格的调节反应更为准确，8 名受试者中有 7 名的调节反应在 3~5D 内（即在刺激的 ±1D 范围内）。然而，当通过 −3.00D 透镜观看 1m 目标时，只有 2 名受试者的调节反应在刺激的 ±1D 范围内。3 名受试者在观察模糊刺激时，其调节反应下降至 1.2~6.5D。而 2 名受试者在只有模糊刺激条件下，调节反应增加了约 1D。

很明显,与仅有模糊刺激相比,同时存在模糊刺激和近感性刺激时,对于放置在 0.25m 处的注视目标,大多数受试者能更准确地调节。这意味着目标的靠近可能在婴儿的调节反应中起到重要的作用。然而另一种解释是婴儿可能对 −3.00D 镜片产生的模糊刺激不能产生良好的调节反应。

Gwiazda 等人[38]以及 Chen 和 O'Leary[59]观察到,当通过负透镜观察相对较远的目标时,年龄较大婴儿的调节反应减少。年龄较小的婴儿对仅有模糊刺激的调节反应不佳也许不足为奇。Currie 和 Manny[58]表示,由于在婴儿的世界中,大多数目标通常都在近距离,他们的调节可能是“预先设定好的”。或者,他们可能根本没有注意到远处的目标。另一种可能是,在低屈光度刺激下,受试者可能在减少调节反应方面效率低下,因此在许多测试条件下他们都有调节过度的倾向。然而,有 50% 的 1.5 月龄的婴儿在通过 −3.00D 镜片观看 1m 目标时有低于 2D 的调节反应,这一观察结果并不支持后者的说法。

有趣的是,有几个受试者对第 4 种刺激,也就是放置 0.25m 的漫射光,表现出较高的调节反应。虽然这一刺激大小理论上为 4D,在现实中,像模糊性刺激产生的调节可能并不多,调节反应很可能仅仅来自对目标靠近的感知。然而,4 名 1.5 月龄和 3 名 3 月龄的受试者表现出至少 4D 的调节反应,这再次表明,目标的靠近对这些受试者来说似乎是产生调节的强有力线索。

集合性调节

在双眼视觉正常的成年人中,调节和集合(为实现和维持双眼注视而进行的双眼运动[60])的过程结合在一起,以获得和维持物像在黄斑中心凹上的清晰聚焦[16]。这些功能协同作用,使聚散引起调节反应,称为集合性调节。反之,调节也可诱导集合,称为调节性集合[61]。Fincham 和 Walton[62]观察到,在 12~24 岁的受试者中,以屈光度为单位的集合性调节等于以米角(MA)为单位的集合。他们认为,这个年龄段的调节反应可能完全是由聚散线索引起的。虽然其他研究观察到的集合性调节和集合之间的比率较低[61, 63-65],但很明显,集合可以引起调节反应。

因此,如果婴儿对于注视目标不能准确地集合,这可能是观察到的不准确调节反应的原因,特别是对于相对较远的目标(例如 1.0m 以外)。Mckenzie 和 Day[66]的实验结果表明,婴儿注视的持续时间随观看距离的变化而变化,距离最近的目标,注视时间最长。在他们的第一个实验中,一个 18cm 的立方体被放置在 90cm 的距离上进行 10 次 10s 的试验,每次试验之间有 5s 的间隔。在这十次试验之后,在 30cm 和 90cm 的观看距离上分别放置一个 18cm 或 6cm 的立方体。注视时长手动计时,注视与否由瞳孔内的角膜反射光位置决定。实验在 6~12 周龄和 13~20 周龄两组受试者身上进行。在注视 90cm 目标时,在 10 次重复试验之间没有观察到注视时长的显著差异。然而,与 90cm 相比,当目标在 30cm 时,受试者的注视时间明显增加。这种注视时间的增加与目标的大小和受试者的年龄无关。在第二次实验中证实了注视时间随观察距离的变化而变化,该结果还表明,无论目标在向受试者靠近时实际尺寸保持不变(从而对眼睛产生增大的视角),还是调整目标尺寸以保持对眼睛所成视角不变时,都存在这种结果。

在考虑婴儿的调节和聚散能力时,Slater 和 Findlay[67]发现,出生 9 天以下的新生儿可以对 25~50cm 的静态目标适当地集合,但对于 12.7cm 左右的目标,它们的聚散反应不太准确。其他的研究也测量了 8 周龄以下婴儿的聚散[68-71]，尽管目前还不清楚这些结果是否仅仅是由融像性聚散产生的[68]。Horwood 认为，在 10~12 周前，近感性调节和聚散可能占主导地位[72]。

为了确定婴儿不能准确地调节是否是由于对注视目标集合不佳所致，Hainline 等人[10]同时测量了 653 名出生 26~365 天婴儿的调节和聚散。注视目标距离 0.25~2m 不等，他们定义了四种表现类型：①良好的调节和聚散；②良好的调节和不良的聚散；③良好的聚散和不良的调节；④不良的调节和聚散。有趣的是，75% 以上的年龄最小受试者（出生 26~45 天）表现出良好的聚散反应（上述的第 1 组或第 3 组），这些受试者中约有 36% 的反应属于第 1 组，即良好的调节和聚散。在出生 74~87 天的年龄组中，属于这一类的受试者的比例增加到了 70% 左右，而随着年龄增加，这一比例相对保持不变。这一发现表明，即使是最小的受试者，大多数也在注视目标。

在检查调节反应时，调节性刺激 - 反应函数的斜率以屈光度表示，如图 6.6 所示。很明显，除了近视个体外，结果发现较高的斜率，尤其是对于远视者。作者指出，对于年龄最小的受试者来说，除了 0.25m 的距离外，再次观察到过度调节的现象。这与其他研究是一致的[36,40]。近视眼受试者较低的斜率可以用试验的刺激来解释。例如，一个未经校正的 3D 的近视眼受试者将不需要对任何距离超过 0.33m 的目标使用调节，只需为 0.25m 的目标使用 1.0D 调节。

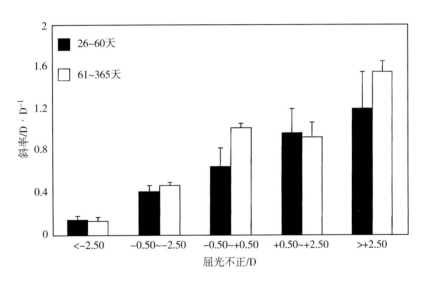

图 6.6 年龄为 21~60 天（$n=82$ 只眼）和 61~365 天（$n=571$ 只眼）受试者的调节性刺激 - 反应函数的斜率与屈光不正的关系（正负值分别代表远视和近视）（Data from Hainline L, Riddell P, Grose-Fifer J, et al. Development of accommodation and convergence in infancy. *Behav Brain Res.* 1992; 49: 33-50.）

Aslin 和 Jackson[73]开展了第一项观察婴儿调节和集合之间相互作用的研究。他们通过比较观察远（距离 =2m）或近（距离 =15cm）目标时瞳孔中心的分离量来测量集合。在某些情况下，使用红绿眼镜创造双眼分视的条件，以便调节刺激只针对单眼，尽管两只眼睛都可以用来测量集合。受试者年龄 8~30 周不等。在单眼注视条件下，即使在

8 周龄婴儿中,当目标移进时,集合也会增加。作者认为,这是调节性集合的结果。然而,Bobier 等人[74]指出,聚散反应的变化可能是由于对目标靠近的感知,而不是模糊像诱导的调节。

Bobier 等人[74]使用底朝外的三棱镜来改变聚散刺激,使用偏心摄影验光测量调节,同时测量调节和聚散。8 名 3~6 月龄婴儿(平均 4.5 月龄)的平均 CA/C(集合性调节改变量与集合改变量之比)为 0.17D/Δ。然而,由于瞳距随年龄增大而增大,年龄较小受试者的集合需求会较小。因此,为了解释这些解剖学上的差异,聚散也用米角(MA)表示。米角被定义为以米为单位的目标距离和以 cm 为单位的瞳距的倒数。8 名受试者的平均 CA/C 值为 0.73D/MA。Bobier 等人在成人对照组中,发现了明显降低的平均比值 0.25D/MA。作者认为 CA/C 随年龄的下降可能反映成人调节幅度的降低(这一结果在其他研究也有体现[63,75]),或可归因于婴儿较大的焦深[18,41]。

随后,Turner 等人[76]测量了婴儿调节和聚散,以量化 AC/A 值(调节性集合改变量与调节改变量之比)。他们观察到,对于 1~54 周的婴儿,如果测量方式准确可靠,那么随着年龄的增长,AC/A 值不会有明显的变化。例如,56.5% 的 1~8 周龄婴儿的平均值为 0.93MA/D(n=26),而 17~26 周龄和 27~54 周龄婴儿的平均值分别为 1.06MA/D 和 1.09MA/D。值得注意的是,这些结果排除了那些在刺激变化时表现出减少调节和聚散反应的受试者。

以上发现表明,在 2~3 月龄的婴儿中,存在调节和聚散之间的同步现象。在早产儿中,Horwood 等人[23]表示,调节和聚散反应的差异越大,联系越弱,需要更长的发育周期。Turner 等人[76]观察到,调节和聚散似乎以不同的速度发展,他们发现调节的发育早于聚散。这一发现不同于早期的 Hainline 等人的研究[10],他们则发现聚散发育早于调节。在早期建立联动关系是很重要的,这些联动关系似乎随着年龄变化而变化。Turner 等人指出,在出生后的第一年里,模糊像诱导的调节和近感性调节刺激聚散的能力就有所不同。

像模糊性调节

如前所述,在出生后的前 3 个月,调节反应的准确性提高似乎是由于感知功能的提高,降低了眼睛的焦深。在自然条件下,调节是由眼睛的集合,所注视物体明显接近的感知,以及视网膜离焦刺激产生的。Rosenfield[77]指出,要量化成人的像模糊性调节,应在单眼注视下用固定的视标进行测量,以确保集合性调节和近感性调节保持不变。调节刺激可以通过引入正负透镜来改变。

Currie 和 Manny[58]使用了这一方法,在题为"近感性调节"一节中有说明。通过一个 −3.00D 球镜,受试者单眼注视距离为 1m 的目标,可以产生一个模糊像刺激。在 7 名 1.5 月龄的受试者中,只有 1 人的调节反应在调节刺激的 ±1D 范围以内,2 人的调节反应约为 6D,其余 4 人的调节反应都小于或等于 2D,表现出明显的调节滞后。8 名 3 月龄大的婴儿在相同条件下测试,只有 2 名受试者调节反应在调节刺激的 ±1D 范围内,2 名受试者的调节反应约为 6.0D,其余 4 名受试者的调节反应小于或等于 2D。考虑到婴儿有调节超前的倾向,在 1.5 月龄和 3 月龄的婴儿中,50% 的婴儿表现出很低的调节反应(<2.0D),这意味着对

模糊像刺激产生的调节反应极小或为零。随后, Horwood 和 Riddell[69] 也观察到了 6~11 周龄婴儿对模糊像的较小调节反应。

有趣的是, 在一项对 2~5 岁的正视儿童的研究中, Chen 和 O'Leary[59] 比较了直接观察近处目标或通过负透镜观察远处目标时调节的准确性。他们观察到两种条件下的平均调节滞后量分别为 0.24D (±0.03D) 和 0.69D (±0.08D)。但是并没有观察到调节滞后和年龄之间的相关性。这些结果表明学龄前儿童可能对负透镜刺激产生较差的调节反应。

这些结果证实了婴儿对只有模糊像的刺激产生的调节反应较差, 这大概是由于他们的视力较差以及未经校正的屈光不正[72], 因此需要近感性调节和集合性调节的输入, 以产生更准确的调节反应。即使是成人, 在没有清晰物象指导的情况下, 对模糊像刺激也可能无法产生准确的调节反应。这在负透镜法测量调节幅度的检查中很常见。检查者需要鼓励和指导被检者对视标一直保持清晰注视, 否则调节反应就会较低[1]。显然, 这样的鼓励和指导对于婴儿来说无法实现。

总结

上述研究结果表明, 婴儿的调节一般在 3~4 个月左右达到成人水平。在此之前, 调节确实能够对刺激的变化作出反应, 但与年龄较大的儿童和成人的正常结果相比, 调节反应值较低。这种较弱的调节反应不仅与婴儿较大的焦深有关 (他们视力较差的结果), 也与注意力不足和对视网膜离焦的有限反应有关。然而, 其他方面, 如对目标靠近的感知, 可能为增加调节反应提供重要的线索[72], 这部分解释了在新生儿群体中经常观察到的调节超前现象。

我们需要考虑为什么婴儿在出生后的早期就有调节能力。由于大多数新生儿在出生时都是远视眼[4-6], 对于远距和近距的目标, 如果没有调节能力, 他们的视力会很差。对于年龄较小的婴儿来说, 大多数的目标都是在近处, 他们很少需要清晰的远视力。因此, 在近处有足够的视力更为重要, 只有当调节使物体所成像聚焦或接近于视网膜时, 才能促进良好的近处视力。此外, 正常的视觉发育取决于大脑从双侧眼睛接收清晰聚焦的图像[10]。

针对婴儿调节能力的测量存在许多方法学上的困难。主观调节反应的测量无法实现, 而客观测量必须准确、迅速, 并包括大范围的反应。保持对刺激的注视和注意力是至关重要的, 在量化刺激需求时必须考虑未经校正的屈光不正的影响。如果不使用睫状肌麻痹剂来麻痹调节, 就无法准确测量婴儿的屈光不正, 而如果使用这些药物, 在失效前则不能进行任何有关调节的测量。

在过去的 40 年里, 虽然对婴儿的调节发育进行了许多研究, 但仍有许多问题未得到解答。例如, 为什么 3 月龄以下的婴儿对近距离的目标经常表现出过度的调节反应? 而年龄较大的儿童和成人很少对近距离目标表现出超过刺激需求的反应[1, 16-17]。对高反应的一个可能的解释是目标较近和景深较大的影响。这会产生一个高但相对不准确的调节反应。另一种可能是, 这些较小的婴儿可能调节发育不良。其他值得在婴儿中进一步研究的领域包括: 在大样本中测量张力性调节和构建一个可量化的模型来显示婴儿的调节和聚散之间的联动关系的发展。这些和其他研究途径将增强我们对婴儿在出生后最初几个月的调节发育的认识。

参考文献

1. Rosenfield M. Accommodation. In: Zadnik K, ed. *The Ocular Examination*. Philadelphia, PA: WB Saunders; 1997:87–121.
2. Weale RA. Presbyopia. *Br J Ophthalmol*. 1962;46: 660–668.
3. Kikkawa Y, Sato T. Elastic properties of the lens. *Exp Eye Res*. 1963;2:210–215.
4. Cook RC, Glasscock RE. Refractive and ocular findings in the newborn. *Am J Ophthalmol*. 1951;34:1407–1413.
5. Goldschmidt E. Refraction in the newborn. *Acta Ophthalmol*. 1969;47:570–578.
6. Fulton AB, Dobson V, Salem D, et al. Cycloplegic refractions in infants and young children. *Am J Ophthalmol*. 1980;90:239–247.
7. Wood ICJ, Hodi S, Morgan L. Longitudinal change of refractive error in infants during the first year of life. *Eye*. 1995;9:551–557.
8. Howland HC. Early refractive development. In: Simons K, ed. *Early Visual Development. Normal and Abnormal*. New York: Oxford University Press; 1993: 5–13.
9. Mayer DL, Hansen RM, Moore BD, et al. Cycloplegic refractions in healthy children aged 1 through 48 months. *Arch Ophthalmol*. 2001;119:1625–1628.
10. Hainline L, Riddell P, Grose-Fifer J, et al. Development of accommodation and convergence in infancy. *Behav Brain Res*. 1992;49:33–50.
11. Santonastaso A. La refrazione oculare nei primi anni di vita. *Ann Ottalmol Clin Ocul*. 1930;58:852–885.
12. Jaeger E. *Ueber die Einstellung des dioptrischen Apparates im menschlichen Auge*. Vienna: Verlag Weissnichtwem; 1861.
13. Borish IM. *Clinical Refraction*, 3rd ed. Chicago: Professional Press; 1970.
14. Duke-Elder S, Abrams D. *System of Ophthalmology, Vol V. Ophthalmic Optics and Refraction*. London: Henry Kimpton; 1970.
15. Haynes H, White BL, Held R. Visual accommodation in human infants. *Science*. 1965;148:528–530.
16. Morgan MW. Accommodation and its relationship to convergence. *Am J Optom Arch Am Acad Optom*. 1944;21: 183–195.
17. Ciuffreda KJ, Kenyon RV. Accommodative vergence and accommodation in normals, amblyopes and strabismics. In: Schor CM, Ciuffreda KJ, eds. *Vergence Eye Movements: Basic and Clinical Aspects*. Boston, MA: Butterworths; 1983:101–173.
18. Banks MS. The development of visual accommodation during early infancy. *Child Dev*. 1980;51:646–666.
19. Dobson V. Visual acuity testing in infants: From laboratory to clinic.

In: Simons K, ed. *Early Visual Development. Normal and Abnormal.* New York: Oxford University Press; 1993:318–334.

20. Møller HU, Larsen DA. Milestones and normative data. In: Lambert SR, Lyons CJ, eds. *Taylor and Hoyt's Pediatric Ophthalmology and Strabismus e-Book*. 5th ed. Edinburgh: Elsevier; 2017:40–49.

21. Yamamoto M, Brown AM. Vision testing of premature infants using grating acuity cards. *Folia Ophthalmol Jpn*. 1985;36:796–799.

22. Dobson V, Schwartz TL, Sandstrom DJ, et al. Binocular visual acuity in neonates: The acuity card procedure. *Dev Med Child Neurol*. 1987;29:199–206.

23. Horwood AM, Toor SS, Riddell PM. Convergence and accommodation development is preprogrammed in premature infants. *Invest Ophthalmol Vis Sci*. 2015;56: 5370–5380.

24. Horwood AM, Riddell PM. Gender differences in early accommodation and vergence development. *Ophthal Physiol Opt*. 2008;28:115–126.

25. Horwood AM, Riddell PM. The development of convergence and accommodation. *Br Ir Orthopt J*. 2004;1:1–9.

26. Tondel GM, Candy TR. Human infants' accommodation responses to dynamic stimuli. *Invest Ophthalmol Vis Sci*. 2007;48:949–956.

27. Salapatek P, Bechtold G, Bushnell EW. Infant visual acuity as a function of viewing distance. *Child Dev*. 1976;47:860–863.

28. Atkinson J, Braddick O, Moar K. Development of contrast sensitivity over the first 3 months of life in the human infant. *Vision Res*. 1977;17:1037–1044.

29. Bennett AG, Rabbetts RB. *Clinical Visual Optics*, 2nd ed. London: Butterworths; 1989:344–346.

30. Braddick O, Atkinson J, French J, et al. A photorefractive study of infant accommodation. *Vision Res*. 1979; 19:1319–1330.

31. Dobson V, Howland HC, Moss C, et al. Photorefraction of normal and astigmatic infants during viewing of patterned stimuli. *Vision Res*. 1983;23:1043–1052.

32. Howland HC, Dobson V, Sayles N. Accommodation in infants as measured by photorefraction. *Vision Res*. 1987;27:2141–2152.

33. Campbell FW, Westheimer G. Dynamics of accommodation responses of the human eye. *J Physiol*. 1960;151:285–295.

34. Charman WN, Heron G. Spatial frequency and the dynamics of the accommodation response. *Optica Acta*. 1979;26:217–228.

35. Downey C, Pace G, Seemiller E, et al. Dynamic characteristics of 5 to 22 week-old infants' accommodation and vergence tracking responses. *J Vision*. 2017;17:443.

36. Aslin RN, Shea SL, Metz HS. Use of the Canon R-1 autorefractor to measure refractive errors and accommodative responses in infants. *Clin Vis Sci*. 1990;5:61–70.

37. Rosenfield M, Ciuffreda KJ. Proximal and cognitively-induced

accommodation. *Ophthal Physiol Opt.* 1990;10: 252–256.

38. Gwiazda J, Thorn F, Bauer J, et al. Myopic children show insufficient accommodative response to blur. *Invest Ophthalmol Vis Sci.* 1993;34:690–694.

39. Zadnik K, Satariano WA, Mutti DO, et al. The effect of parental history of myopia on children's eye size. *JAMA.* 1994;271:1323–1327.

40. Shea SL. Dynamic accommodative responses of young infants. *Invest Ophthalmol Vis Sci (suppl.)* 1992;33:1100.

41. Green DG, Powers MK, Banks MS. Depth of focus, eye size and visual acuity. *Vision Res.* 1980;20:827–836.

42. Banks MS, Salapatek P. Acuity and contrast sensitivity in 1-, 2-, and 3-month old human infants. *Invest Ophthalmol Vis Sci.* 1978;17:361–365.

43. Teller DY. First glances: The vision of infants. *Invest Ophthalmol Vis Sci.* 1997;38:2183–2203.

44. Daw NW. Visual Development. New York: Plenum Press; 1995:32–44.

45. Campbell FW. The depth of field of the human eye. *Optica Acta.* 1957;4:157–164.

46. Heath GG. Components of accommodation. *Am J Optom Arch Am Acad Optom.* 1956;33:569–579.

47. Maddox EE. *The Clinical Use of Prisms and the Decentering of Lenses.* Bristol: John Wright & Sons; 1893:83–106.

48. Rosenfield M, Ciuffreda KJ, Hung GK, et al. Tonic accommodation: A review. I. Basic Aspects. *Ophthal Physiol Opt.* 1993;13:266–284.

49. Aslin RN, Dobson V. Dark vergence and dark accommodation in human infants. *Vision Res.* 1983; 23:1671–1678.

50. Whitefoot H, Charman WN. Dynamic retinoscopy and accommodation. *Ophthal Physiol Opt.* 1992;12:8–17.

51. Mordi JA, Ciuffreda KJ. Static aspects of accommodation: age and presbyopia. *Vision Res.* 1998;38:1643–1653.

52. Chen J, Xie A, Hou L, et al. Cycloplegic and noncycloplegic refractions of Chinese neonatal infants. *Invest Ophthalmol Vis Sci.* 2011;52:2456–2461.

53. Mohindra I. A technique for infant examination. *Am J Optom Physiol Opt.* 1975;52:867–870.

54. Wick B, Currie D. Dynamic demonstration of proximal vergence and proximal accommodation. *Optom Vis Sci.* 1991;68:163–167.

55. Rosenfield M, Gilmartin B. Effect of target proximity on the open-loop accommodative response. *Optom Vis Sci.* 1990;67:74–79.

56. Rosenfield M, Ciuffreda KJ, Hung GK. The linearity of proximally-induced accommodation and vergence. *Invest Ophthalmol Vis Sci.* 1991;32:2985–2991.

57. Rosenfield M, Ciuffreda KJ. Effect of surround propinquity on the

open-loop accommodative response. *Invest Ophthalmol Vis Sci.* 1991;32:142–147.

58. Currie DC, Manny RE. The development of accommodation. *Vision Res.* 1997;37:1525–1533.
59. Chen AH, O'Leary DJ. Free-space accommodative response and minus lens-induced accommodative response in pre-school children. *Optometry.* 2000;71: 454–458.
60. Von Noorden GK. *Burian-Von Noorden's Binocular Vision and Ocular Motility.* St Louis, MO: CV Mosby; 1985:86.
61. Rosenfield M, Gilmartin B. Assessment of the CA/C ratio in a myopic population. *Am J Optom Physiol Opt.* 1988;65:168–173.
62. Fincham EF, Walton J. The reciprocal actions of accommodation and convergence. *J Physiol.* 1957;137: 488–508.
63. Rosenfield M, Ciuffreda KJ, Chen HW. Effect of age on the interaction between the AC/A and CA/C ratios. *Ophthal Physiol Opt.* 1995;15:451–455.
64. Schor CM, Kotulak JC. Dynamic interactions between accommodation and convergence are velocity sensitive. *Vision Res.* 1986;26:927–942.
65. Hung GK, Semmlow JL. Static behavior of accommodation and vergence: Computer simulation of an interactive dual-feedback system. *IEEE Trans Biomed Eng.* 1980;BME-27:439–447.
66. McKenzie BE, Day RH. Object distance as a determinant of visual fixation in early infancy. *Science.* 1972;178:1108–1110.
67. Slater AM, Findlay JM. Binocular fixation in the newborn baby. *J Exp Child Psychol.* 1975;20:248–273.
68. Seemiller ES, Wang J, Candy TR. Sensitivity of vergence responses of 5- to 10-week-old human infants. *J Vis.* 2016;16(3):20,1–12.
69. Horwood AM, Riddell PM. Developmental changes in the balance of disparity, blur, and looming/proximity cues to drive ocular alignment and focus. *Perception.* 2013;42:693–715.
70. Atkinson J, Braddick O. Stereoscopic discrimination in infants. *Perception.* 1976;5:29–38.
71. Bharadwaj S, Candy T. Cues for the control of ocular accommodation and vergence during postnatal human development. *J Vis.* 2008;8:1–16.
72. Horwood AM. 2016 International Orthoptic Congress Burian lecture: Folklore or evidence? *Strabismus.* 2017; 25:120–127.
73. Aslin RN, Jackson RW. Accommodative-convergence in young infants: Development of a synergistic sensory-motor system. *Canad J Psychol.* 1979;33: 222–231.
74. Bobier WR, Guinta A, Kurtz S, et al. Prism induced accommodation in infants 3 to 6 months of age. *Vision Res.* 2000;40:529–537.
75. Bruce AS, Atchison DA, Bhoola H. Accommodation-convergence

relationships and age. *Invest Ophthalmol Vis Sci.* 1995;36:406–413.

76. Turner JE, Horwood AM, Houston SM, et al. Development of the response AC/A ratio over the first year of life. *Vision Res.* 2002;42:2521–2532.

77. Rosenfield M. Accommodation and myopia. In: Rosenfield M, Gilmartin B, eds. *Myopia and Nearwork*. Oxford: Butterworth Heinemann; 1998:91–116.

第七章

双 眼 视 觉

Robert H. Duckman   Jojo W. Du   Patricia M. Cisarik

双眼视觉是指双眼同时受到刺激而产生的一系列视觉功能。在自然观看条件下,双眼视觉用于处理两眼视野共同视觉空间的刺激。人类双眼视野的水平范围大约为120°(图7.1)[1]。

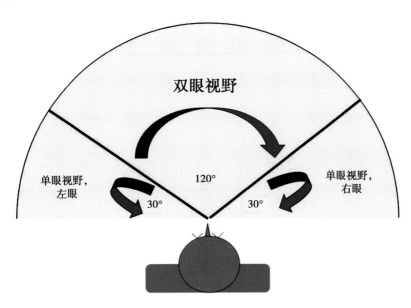

图 7.1 人类双眼视野范围

在视觉空间中,物体以三维呈现。x 和 y 维度指物体的视觉方向,z 维度指物体的深度。视觉方向信息(即 x 轴和 y 轴)可以从单眼视网膜图像的几何结构中获得。然而,深度信息(即 z 轴)无法从单眼视网膜图像中获得,而需要对双眼视网膜图像的信息进行比较。人类的眼睛位于前面,双眼水平分开。这种水平分开为双眼提供了略微不同的物体视图,从而在双眼视网膜图像的水平位置上产生微小差异,即视网膜视差,它提供了深度知觉所需的 z 轴信息[1]。

1903 年,Worth 将双眼视觉分为 3 个相互关联的层次[2]:

1. 同时知觉("Ⅰ级双眼视"或双眼中心凹注视)

2. 融合("Ⅱ级双眼视"或感觉融像)

3. 透视感("Ⅲ级双眼视"或立体视觉)

Worth 提出,在正常双眼视觉的层次结构中,双眼中心凹注视是感觉融像的必要前提,而感觉融像是立体视觉的必要条件。然而,研究和临床经验表明,双眼中心凹注视并非感觉融像或立体视觉的充分条件,事实上,在复视或双眼竞争的情况下也可以体验到立体视觉(图 7.2)。虽然双眼中心凹注视、感觉融像和立体视觉之间的关系并没有像 Worth 所描述的那样明确,但是对双眼视觉的这三个特征的评估通常被用作双眼视觉状态的临床指标。

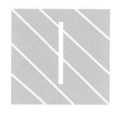

图 7.2   左侧红色视标与绿色视标的交叉融合产生相对于方形框架垂直线的非交叉视差。观察者会体验立体视,同时也会注意到红绿竞争以及相反对角线之间的竞争(左边和中间视标的非交叉融合将逆转线条相对于框架的深度感知)。右侧红色视标与绿色视标的交叉融合产生了相对于方形框架垂直线的交叉视差。观察者会体验到立体视,同时也会注意到红绿竞争以及相反对角线之间的竞争

本章主要基于婴儿研究讨论双眼视觉的发育。内容将按照 Worth 描述的双眼视功能的三个层次来组织。我们将讨论发育 / 行为学研究,以及解剖学 / 神经生理学研究的发现,以描述双眼视觉的发育机制。

眼位与集合 / 双眼中心凹注视

当双眼中央凹朝向同一个目标时,就会产生双眼中心凹注视。由于感觉融像和立体视觉的形成需要双眼相似的视网膜像,同时用双眼中心凹注视目标为处理两个相似视网膜像提供了适当的前提条件。由于婴儿配合欠佳,成人眼位检查方法往往不适用于婴儿。因此,检查者们常使用间接方法测量婴儿的眼位。

研究人员通过检查小于 1 岁的语前幼儿的眼位和集合控制能力,间接研究了双眼同时视,眼位和集合控制能力随着年龄的增长而提高[3],但有证据表明,上述因素并非影响感觉双眼视功能发育时间的限制因素。早期有关眼位的研究表明,婴儿眼位常表现为发散[4-5],提示其双眼注视欠佳,从而解释了感觉融像功能和立体视觉的缺失。而最近的研究表明多数新生儿眼位表现为正位[6],这与早期研究结果相悖,提示皮质发育而非眼位才是早期感觉融像功能的限制因素。

Wickelgren[5]、Maurer 和 de Graaf[4]早期进行的眼位实验是通过呈现视觉目标,并使用角膜摄影记录双眼瞳孔中心的相对位置进行的。他们的研究结果表明,婴儿的视轴通常是发散的。这种研究方法以瞳孔中心为参考来评估眼位,而未补偿光轴与视轴(注视目标到中心凹的连线)的偏差。光轴与视轴的偏差也被称为 α 角。因此,方法学上的错误可能对他们的实验结果有影响。1975 年,Slater 和 Findlay[7]基于 10 英寸(1 英寸约为 2.54cm)和 20 英寸的静态目标刺激产生的不同的集合反应得出结论:出生时即存在双眼注视。他们也使用了角膜摄影方法,但通过使用平均校正方法克服了 α 角的干扰。

Aslin[8]提供的证据表明,婴儿早期双眼眼位的偏斜并非发散的结果。Aslin 通过测量完

全黑暗环境中的瞳距（interpupillary distance，IPD），估计婴儿和成人的静止眼位。1~4月龄婴儿的暗视野集合位置均值为25cm，6~18月龄婴儿为50cm。这些结果证明幼儿对近目标距离的集合不足并非发散偏差的结果，因为他们的暗视野集合眼位是相对集合的。此外，数据表明，幼儿的眼动系统在相对较近的视距内最容易保持双眼注视。然而，光轴与视轴的关系、发育过程中的两眼分离，以及婴儿暗视野集合估计值的有效性尚不确定。

临床观察报告表明，新生儿经常表现出明显的眼位偏斜，以外斜视居多[9-12]。Hainline和Riddell[3]提出，婴儿的一些明显眼位偏斜是由于检查者对共轭的眼球运动和聚散性眼球运动的混淆所致，尤其是通过一张婴儿偏斜注视的照片进行评估时。新生儿的每只眼睛都有一个大Kappa角，这会使婴儿在Hirschberg试验中表现类似外斜视。Kappa角是视轴和光轴之间的夹角，视轴连接注视点与中心凹，光轴垂直于角膜穿过瞳孔中线。

Thorn等[6]利用Hirschberg试验检查34名健康婴儿的眼位情况，结果表明多数婴儿在出生后第一个月是正位。这一结果与既往以检查者面部作为注视目标（婴儿对面部的关注度比光更高）的大样本研究（n 为 1 031~3 316）[10-12]形成对比。值得注意的是，Thorn等人发现，根据婴儿角膜判断自身反射位置的任务远比Hirschberg试验困难得多。当以检查者的面部作为注视目标时的另一个混淆因素是随着年龄增长，婴儿注视面部的特征在改变[3]。研究一致认为，相当大比例的新生儿眼位正位，并且随着年龄增加，婴儿眼位正位的比例逐渐增加[13]。

为了进行双眼中心凹注视，眼睛不仅需要在静止状态下保持相对良好的眼位，而且还需要能够在注视目标移动时，适当改变注视方向。为了确定双眼中心凹注视的维持是否是立体视觉的限制因素，一些研究人员测量了婴儿对静态和动态目标的集合反应能力。

使用角膜摄影技术，Aslin[14]记录了1月龄、2月龄和3月龄大的婴儿对沿双眼中线移动的发光目标的双眼眼位变化。在他的实验中，α角不受目标距离变化的影响，因为角膜反射光是由运动目标产生的，而非先前实验中使用的固定光源[5]。结果表明，婴儿早在1月龄时就具备了向适当方向集合和散开的能力，但到2月龄时才能对近目标产生连续一致的集合反应。此外，对运动速度更快的目标做出适当反应的能力也随年龄的增长而提高[14]。

由于双眼视差提示视觉系统必须改变集合，Aslin[14]还观察到婴儿对三棱镜的扫视再注视反应，临床上称为4△BO测试，用于检查中心凹抑制。在双眼中心凹注视过程中加入三棱镜，有棱镜的一眼目标图像发生偏移，导致视网膜图像落在视网膜非对应点上产生复视。4△BO测试的典型反应包括两种眼球运动：即集合运动与继发的扫视运动。如果有棱镜眼处于抑制状态，则该眼不会检测到棱镜产生的视差，因为移动的图像落在抑制区，所以不会发生眼球运动。如果没有抑制，视觉系统会检测到棱镜产生的视差，并产生复视，进而引起眼球运动进行中心凹再注视并重新融合。Aslin在3月龄、4.5月龄和6月龄大的婴儿（每组6个婴儿）的双眼前方交替放置5△和10△三棱镜（分别使视网膜图像向鼻侧移动2.5°和5°），同时使婴儿注视检查者的脸或玩具。直到6个月大时婴儿才持续出现三棱镜产生的视差诱发的眼球再注视运动[14]。尽管较大的注视目标可能无法诱发婴儿的聚散反应。这一结果与Parks[15]报道的结果一致，即婴儿在4~6月龄时才能对棱镜试验产生持续的扫视反应。

Birch等[16]研究了集合的发育是否意味着立体视觉功能开始出现。他们通过对已知立体视锐度至少为1′视角的大龄婴儿进行的测试验证，比较了使用对集合误差敏感/不敏感的立体目标确定的立体视觉发生年龄。结果表明，无论是否需要精确集合的立体视觉目标，测得立体视觉开始出现年龄无显著差异。因此，精确集合能力的发育并非立体视觉发育的限制因素[16]。Hainline 和 Riddell[3] 通过眼位照片评估了 631 名婴儿（年龄 17~120 天）
注视 25~200cm 处静态目标的单眼和双眼眼位。多数婴儿的双眼眼位状态良好，年龄最小
的婴儿眼位状态变异性较大。上述这些研究结果表明，眼球运动的限制并非双眼感觉功能
发育的主要障碍[14-16]。

　　当使用需要动态改变集合的任务对婴儿进行测试时，就会出现不同的情况。Ling[17] 以
2 英寸/秒（5.08cm/s）的速度将一个由黑色圆盘［直径 2 英寸（5.08cm）］组成的目标沿着
婴儿的双眼中线从 3 英寸（7.62cm）处移动到 36 英寸（91.44cm）处。她得出的结论是，在
整个目标距离范围内的系统性聚散性眼球运动直到出生后第 7 周才会出现。但尚不确定她
使用的目标是否吸引了婴儿的注意力。Aslin[14] 还报道了婴儿在 2 月龄时才会对动态目标
产生连续的集合反应，而直到 3 月龄时才能迅速产生集合反应。这些数据与 Coakes 等人[18]
的研究结果一致，他们发现婴儿出生后 3 月龄时已经建立良好的集合能力。

　　静态注视目标与动态注视目标结果的差异可能是由于所用目标的不同。使用静态注
视目标的研究[3] 表明，即使在婴儿早期也能很好地控制眼球运动。然而，当使用动态注视
目标时[14, 17]，很少有研究报告婴儿有良好的眼动控制，尤其是年龄最小的婴儿。这种差异
表明静态和动态集合调节的机制不同，并且这些机制在婴儿期的发育时间进程也可能不同。
值得注意的是，虽然婴儿对近距离注视目标做出了适当的集合反应，但这种运动并不意味着
婴儿已经实现了双眼中心凹注视，仅仅说明婴儿在用视网膜对应点注视，而这些点不一定与
中心凹相对应。尽管如此，上述研究结果提示立体视觉皮质发育机制似乎是立体视觉发育
的限制因素，而双眼中心凹注视的机制对立体视觉的发育也是必要的，但非限制因素。

　　Horwood 和 Riddell 使用了一种纵向观测婴儿期调节和集合同步改变的视轴屈光测量方
法[19]。他们注意到此前基于婴儿的研究依据多种线索评估调节或集合，如模糊的物像或视
差线索，但尚无研究将移近、视差和模糊线索同时组合起来以探讨上述线索的同步发育。他
们招募了 45 名发育正常的婴儿并对其进行了随访，在研究过程中（研究结束时婴儿年龄 <3
岁），这些婴儿都没有出现斜视、明显的屈光不正或其他眼部病变。此外，他们还用同样的技
术和数据收集方法将婴儿的结果与大龄儿童和成人的结果进行了比较。他们报告说，通过研
究中使用的"自然"目标，6~7 周龄的婴儿可以利用集合和调节能力在所有注视距离上实现清
晰的视觉和眼位对齐；8~9 周龄婴儿的表现已接近成人水平。上述时间框架比先前报道的要
早，并证明了立体视觉不一定要在集合发育之前出现。对于"单调"刺激（即那些单眼、静态
或缺乏细节的刺激），刺激中提供的线索数量的减少会导致婴儿的反应成熟较慢。此外，他们
还发现，8~26 周龄婴儿对模糊、视差和移近等近距离线索的反应相似，而大龄儿童和成人对视
差的反应大于对调节或移近的反应。他们的结论是，婴儿的集合和调节反应的发育并不依赖
于对特定深度线索的敏感性，而是利用任何可用的线索来适当地推动反应的变化。

　　为了解决婴儿期快速变化的 IPD 和远视屈光度减少对眼位的影响问题，Sreenivasan 等
人使用浦肯野（Purkinje）图像眼动跟踪装置和基于视频的偏心摄影验光仪，测量了 17 个正
常发育的 3~5 月龄婴儿的客观融像性聚散幅度和客观隐斜[20]。结果表明，婴儿的集合系统
由于解剖结构的改变必须重新校准时，眼位也能得以维持，因为两个方向上的融像性聚散
幅度足以克服正常发育情形下小到中度的隐斜（以及随着生长而发生的上述参数的变化）。
对于更小的婴儿（5~10 周龄），研究人员同时记录受试者对目标深度移动引起的调节和聚
散，其频率与测试的三个调制幅度的刺激变化的频率相匹配。因此，数据表明，即使在这么

小的年龄的婴儿中,也有一些细微的线索可以驱动聚散反应[21]。在因生长发育引起解剖学变化的期间,聚散适应是另一个可以维持眼位的潜在功能,这在婴儿身上很难测量。然而,Babinsky 等研究了儿童(2.5~7.3 岁)和成年期对短时间(60s)刺激的聚散性适应[22]。他们的结果表明,这一年龄组儿童的聚散性适应与成人相似。

人们感兴趣的还有集合和调节,是被预先设定好在发育过程中的某个时间发生,还是依赖于视觉体验。为了提供一些证据来回答这个问题,Horwood 等人同时测量了 32 名健康早产儿(平均出生年龄为孕 34 周)和 45 名健康足月婴儿(平均出生年龄为孕 40 周)的调节和集合[23]。对这两组数据按实足年龄和校正年龄(胎龄)进行分析。结果表明,按校正年龄比较,6~7 周龄组间的集合反应和调节反应差异不大,但按实足年龄比较有显著性差异。研究小组得出的结论是,调节和融合的成熟似乎是预先设定好的,而不是通过视觉体验来促进的。

感觉融像

感觉融像是双眼视网膜图像的神经信息合并成单一知觉的过程。当双眼中心凹对准视觉空间中的同一物体时,双眼的视网膜图像非常相似。这使得大脑不仅能够将双眼信息整合起来,并将结果解释为来自空间中的单个物体,而且还可以从视网膜图像之间的细微差异中检测出物体的三维信息,这种感知是无法从单眼图像获得的。

双眼单视圆 / 视界圆(horopter)识别空间物体的位置,使双眼图像被视为具有相同的视觉方向,从而使感觉融像实现双眼单视。然而,在视界圆附近的物体也可能出现单一视觉,其图像在视觉方向上略有不同。在视界圆附近,一个物体可以被视为单一物象的区域被称为 Panum 融像区(图 7.3)。对 Panum 融像区的测量表明,该区域在周边比中心更宽[24]。为了在自然观看条件下获得双眼单视(即感觉融像),双眼视网膜图像的高度相似性可以通过眼动协调来实现,以便将注视物体的图像投射并保持在双眼中心凹上。位于 Panum 融像区之外的任何物体的两个图像都会刺激双眼视网膜上的非对应点,从而导致复视或一只眼睛的图像被抑制,这是因为视网膜图像差异过大,无法在视觉皮层进行感觉融像。

如心理物理学和电生理学测量结果所示,婴儿出生时缺乏感觉融像,但在 3~5 月龄时迅速出现感觉融像,这与立体视觉的发育相一致[25]。为了确定感觉融像是否是立体视觉的先决条件,研究人员对健康婴儿和斜视婴儿的感觉融像进行了测量。Braddick 和 Atkinson[26]检测了正常发育的婴儿由随机点图形诱发的视觉诱发电位(VEP),这些图形在相关(可融合)和不相关(竞争)状态之间交替出现。他们发现,双眼视觉诱发电位(作为感觉融像的指标)首次被检测到的中位年龄是 11.4 周。Gwiazda 等人[27]的研究确定,正常发育的婴儿出现感觉融像偏好的年龄为 12.4 周,其中女婴(9.9 周)比男婴(13.8 周)能更早分辨感觉融像与竞争,这与 Gwiazda 等人的观点一致[27]。Thorn 等人[6]使用强制选择性优先观看(forced-choice preferential looking, FPL),不仅发现了相似的感觉融像发生年龄(12.8 周),还发现从竞争性刺激偏好向融合性刺激偏好的转变发生在很短的时间内,通常小于 2 周。Birch 和 Petrig[28]在 149 名健康足月婴儿中同时使用了 FPL 和 VEP 技术,结果发现 2~3 月龄的婴儿很少表现出感觉融像。然而,大多数 5 月龄及以上的婴儿在 6~7 月龄时表现出了感觉融像,并达到了成人的水平。总之,对感觉融像发生年龄的研究表明,感觉融像并非在出生时就存在,而是在出生后的前 6 个月迅速发育。

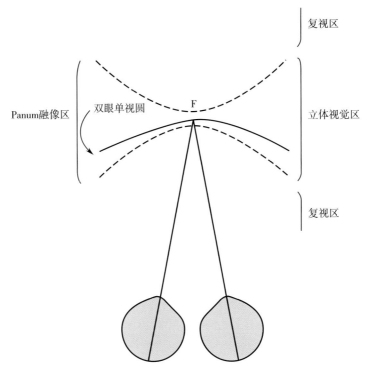

图 7.3　观察者双眼中心凹注视空间一点产生特定单视圆、Panum 融像区、立体视觉区和复视区的示意图

　　为了确定异常视觉经验对感觉融像的影响，一些研究检查了早发性婴儿性内斜视儿童的感觉融像，以深入了解导致斜视发生的事件顺序。Eizenman 等人[29]测量了早期内斜视儿童手术前后对动态随机点相关图（random dot correlograms，RDC）的 VEP 反应。手术前，38% 的儿童可检测到 VEP 反应（与年龄匹配的对照组有显著差异），相比之下，术后有85% 的儿童可检测到 VEP 反应（与年龄匹配的对照组无显著差异）。这表明患有早发性内斜视的儿童具备感觉融像的能力，因此先天性感觉融像缺陷并非内斜视的原因[26]。虽然感觉融像发育的敏感期比立体视觉的长，但及早手术矫正眼位可增加获得感觉融像的可能性[29]。

　　以上数据与 Ing 和 Rezentes 的结果相悖。他们使用 Worth 4 dot 试验，确定了先天性内斜视患儿在手术矫正后实现感觉融像的比例，并将其视为正位年龄和斜视持续时间的函数[30]。他们发现，年龄在 2 岁以下的婴儿中，正位和斜视持续时间均与融合状态无关，这与 Schor 的结果一致。Schor 发现缺乏立体视觉的情况下可以存在感觉融像[31]。Ing 和 Rezentes[32]也表明感觉融像比立体视觉的发育期更长，因为在先天性内斜视的患儿中，94% 的患儿表现出感觉融像，而仅有 74% 的患儿表现出立体视觉[29,31]。有趣的是，Birch 等人[25]表明，尽管婴儿第一年内的内斜视手术矫正与更大的立体视觉发生概率无关，但在那些可测量立体视觉的患者中，在出生后第一年内进行手术的人比后来进行手术的人有更好的立体视觉。同样，Rogers 等人[33]表明，在 1 岁之前进行矫正手术的婴儿内斜视患儿中，有 50% 的患儿在术后 2 周出现了粗糙的立体视觉，50% 的患儿有一定程度的双眼叠加。在1 岁前眼球正位或眼睛斜视持续时间≤12 个月的患者中，立体视觉的存在和质量都得到了显著改善[34]。上述发现共同支持了早期手术矫正眼位有利于立体视觉发育的说法。

Fawcett 和 Birch[35] 通过 $4^{\triangle}$ BO 测试，研究了运动 VEP（motion visual evoked potential，mVEP）不对称性与双眼中心凹融合（一种眼位的测量）之间的联系。他们发现不对称指数和双眼中心凹融合之间存在显著的关系，这表明 mVEP 反应的对称性可以高度预测其在 $4^{\triangle}$ BO 测试中的表现，并且 mVEP 是双眼中心凹融合的标志，因此 mVEP 提供了一种棱镜测试以外的评估双眼中心凹融合的替代方法。正常婴儿在双眼视功能发育前 mVEP 是不对称的，但是随着双眼功能的建立，mVEP 逐渐变得对称[36]。婴儿内斜视的发生中断了这一过程，导致 mVEP 仍然保持不对称[36]。Tychsen 等人[37]研究了诱发性斜视猴的早期眼位矫正和延迟眼位矫正对 mVEP 发育的影响。对照组和早期矫正眼位的猴表现出对称的 mVEP 反应，而延迟矫正眼位和自然斜视猴的 mVEP 反应是不对称的。因此，延迟矫正眼位似乎与永久性 mVEP 发育不良有关，而早期矫正眼位与大脑皮质视觉运动通路的正常发育有关。这些结果表明早期斜视矫正是有益的。与双眼注视一样，体验视网膜图像的感觉融像的能力对立体视觉发育可能是必要的，但不是立体视觉发育的限制因素。

立体视觉

深度知觉由多种视觉线索整合产生，包括单眼线索（如遮挡、相对大小、视野高度、光影、纹理、线性透视和调节）。集合是距离/深度的一个双眼线索。立体视觉是基于双眼视网膜视差感知到的相对深度，产生的深度知觉比集合或任何单眼线索都更为精细[1]。视网膜视差表现为双眼水平分离产生的轻微位置不同的视网膜图像。如果一个物体没有刺激视网膜的对应点，两个图像之间就会产生视网膜视差。如果相对视网膜视差很小，人眼则可感知深度。当视网膜视差超过 Panum 融像区时，若其中一幅图像没有被抑制，就会发生生理性复视。基于双眼线索的深度知觉被描述为与生俱来的，而基于单眼线索的深度知觉是经验线索，必须通过学习获得。

虽然感觉融像使观察者能够从两幅视网膜图像中感知到单一物体，但立体视觉使观察者能够利用视网膜视差计算 z 轴信息来感知深度，利用视觉空间中物体的相对位置估算特定信息来源。然而，立体视觉的感知需要同时满足良好的眼动协调，正常的双眼视功能，以及必要的皮质连接。如果眼位不正，或仅有一只眼睛功能正常，或皮质连接发育不完全（如婴儿），或受损，那么立体视觉功能将受损或难以测量，甚至产生无法测量的立体视觉。立体视觉功能的降低会对生活质量和工作产生不利影响。了解立体视觉的正常发育有利于我们了解早期诊断、干预和管理策略，以最大限度地发挥视觉功能。

立体视觉的发生

视动性眼球震颤研究

视动性眼球震颤（optokinetic nystagmus，OKN）是由运动图案引起的一种有节奏的、非自主的眼球扫视运动，其慢相与目标运动方向相同，快相与目标运动方向相反[38]。OKN

不对称性通常是指单眼注视时,颞侧到鼻侧的刺激运动比鼻侧到颞侧的刺激运动诱发的慢相眼动速度更快(与刺激速度相比)。OKN 不对称与斜视相关[39]。OKN 不对称不仅与双眼视和立体视觉缺陷相关,也与弱视[40]和单侧先天性白内障[41]等其他疾病相关。因此,OKN 对称性不是立体视觉存在的特异性标志,也没有用于研究婴儿立体视觉的发生。

优先注视研究

Shea 等人[42]和 Fox 等人[43]在第一个立体视觉发育的系统研究中使用了优先注视法。让婴儿观察一个由 10°×5° 垂直矩形随机点图形组成的动态随机点立体图(RDS),该刺激不包含单眼线索,仅凭单眼无法发现目标。45′ 和 134′ 的立体矩形从左向右运动。试验由一名不知道图案移动方向的观察者进行判断,如果婴儿的眼睛随图案移动而移动,则视为具有立体视觉。到 3~4 月龄时,已有一些婴儿表现出立体视觉;到 7 月龄时,近 100% 的婴儿显示有立体视觉。

Hold 等人[44]使用优先注视法评估 2~7 月龄的婴儿对线条或轮廓立体图的立体反应。视差范围在 3 480″ 到 60″ 之间。他们的研究表明,2 月龄的婴儿极少对较大的视差刺激产生反应,而几乎所有 7 月龄的婴儿对两种视差大小的目标均有反应。此外,对交叉视差的反应比对非交叉视差的反应出现早了约 1 个月。上述结果与 Atkinson 和 Braddick 的结果一致[45],他们也发现一些 2 月龄的婴儿可以进行立体辨别。Birch 等人[46]使用了优先注视法,发现 4 月龄以下的婴儿极少能分辨立体刺激。然而,82% 的 4 月龄的婴儿表现出对立体刺激的偏好高于平面刺激,而这一比例在 5~6 月龄的婴儿中增加到近 100%。Calloway 等人[47]通过 RDS 刺激发现在小于 8 周龄的婴儿中无明显立体视觉。然而,到 9~16 周龄时,平均立体视锐度水平为 log2.91″(相当于 813″),在 17~24 周时提高到 log2.53″(相当于 339″),在 25~36 周龄时略降至 log2.65″(相当于 447″)。37~56 周龄时,平均立体视锐度为 log2.53″。

立体视觉功能会在立体视觉出现后继续发育[48]。尽管 24 月龄以下儿童的立体视觉阈值可能在 300″ 范围内,但大约 24 月龄时会出现转变,之后立体视锐度接近成人水平。下一阶段立体视觉的提高,部分原因可能是参与视觉注意的大脑区域的成熟。

视觉诱发电位研究

视觉诱发电位(visual evoked potential,VEP)可用于研究语前婴儿的双眼视功能。Amigo 等人[49]率先表明,比较双眼观察和单眼观察时记录的 VEP 振幅,是筛查双眼协调缺陷的一种简单有效的方法。他们记录了在单眼和双眼视觉条件下,正常人和立体视觉缺陷受试者(成人和儿童)对相位交替光栅的反应。在正常人中,双眼视觉诱发电位的振幅大于两个单眼视觉诱发电位中较大的一个,而在立体视觉缺陷的受试者中则无此现象。Braddick 等人[50]也使用 VEP 作为婴儿大脑皮质的双眼视功能的测量方法。与对照组相比,不到 50% 的 4~8 周龄婴儿对 RDS 刺激有显著的 VEP 反应。3~5 月龄时,所有婴儿对 RDS 刺激均表现出明显的 VEP 反应。因此他们认为人类在 3 月龄甚至更早时大脑皮质已具备双眼视功能。这些发现得到了后续以动态 RDC 为刺激的纵向 VEP 研究的支持,这些研究评估了 35~50 天婴儿大脑皮质的双眼视功能[51]。结果发现,婴儿首次出现双眼视功能的年龄从

54~105 天不等,中位年龄为 91 天。一些年龄在出生 6h 至 15 天之间的新生儿(平均年龄为 1.5 天)也接受了测试。新生儿对对比刺激有 VEP 反应,但对双眼刺激均无 VEP 反应。因此,新生儿表现为单眼 VEP 反应与所用刺激的空间和时间参数有关,但有关 VEP 的研究证据表明出生时尚不具备双眼视功能。

Julesz 等人[52]开发了一种快速评估立体视觉的可靠方法,包括测量动态 RDC 刺激引起的 VEP,这种动态 RDC 在双眼相同的刺激和双眼不相关的动态噪声之间交替变化。这项研究为 RDC 比 RDS 在双眼视功能评估中的优势提供了证据:①与 RDS 相比,RDC 可诱发更大的 VEP 反应;②以红/绿立体图呈现的 RDC 对评估期间婴儿可能发生的头部倾斜不敏感;③RDC 可以反投影到近距离观看的大屏幕上,使受试者被刺激物环绕,从而无论在何处均能看到刺激物。因此,RDC 诱发的视觉诱发电位是一种快速、客观的方法,可用于判断不能通过语言交流的受试者的立体视觉。然而其他学者认为,RDC 诱发的 VEP 反应反映的是感觉融像的状态,而非立体视觉的状态[53]。

虽然 VEP 可用于检测大脑皮质双眼视功能的存在,但 Giueseppe 和 Andrea[54]发现,通过 Titmus 和 TNO 试验得到的立体视锐度与双眼 VEP 的振幅之间没有显著联系。这限制了双眼 VEP 检查在视觉缺陷诊断中的临床应用。

Shea 等人[55]记录了 2~10 月龄的婴儿、立体视觉缺陷者及正常成人的双眼 VEP。在立体视觉正常的成人中,双眼 VEP 总和小于 100%,而婴儿为 145%。在立体视觉缺陷的成人中,双眼 VEP 总和大于零的结果并不显著。婴儿的单眼 VEP 振幅接近成人水平,双眼 VEP 总和显著高于成人,这反映了他们的双眼 VEP 振幅要大得多。Shea 等人[55]提出,VEP 振幅由两个独立的单眼皮层神经元群介导,而视觉正常的成人双眼 VEP 振幅饱和程度低于婴儿。因此,婴儿双眼 VEP 增强可能代表两个单眼神经元群的反应总和,而非双眼皮层神经元的激活。

Penne 等人[56]纵向研究了三名婴儿的双眼 VEP 总和。在生命的前 2 个月没有发生双眼总和,这表明在这段时间内,双眼信号似乎没有被整合。在第 2 个月和第 3 个月,总和值显著上升;第 3 个月后,双眼总和大于 100%,反映出双眼相互作用增加。

在发育中的婴儿,这种大的双眼 VEP 总和,可能反映了在立体视觉发育敏感期内双眼细胞兴奋性输入的形成所产生的活动[57]。Leguire 等人[57]发现,在正常眼位婴儿的双眼 VEP 总和记录中,1.5 月龄时没有明显的双眼 VEP 总和,1.5~3 月龄之间迅速增加,在 3 月龄时达到峰值,双眼总和在 3~58 月龄时逐渐下降。3 月龄时出现双眼总和的峰值与双眼正常眼位、感觉融像和立体视觉发生的一般年龄范围相对应。Leguire 等人还研究了斜视术后内斜视婴儿的双眼 VEP 总和。这些婴儿的双眼 VEP 总和的初始增值和峰值都有所减少。因此,Leguire 等人[57]提出双眼 VEP 总和功能反映了人类皮质双眼视觉发育的敏感期。

Skarf 等人[58]使用一种新的刺激呈现系统,记录了对 RDC 和 RDS 的 VEP 反应。该系统需要使用交替视野立体镜,左右图像在显示器上快速切换,这种刺激呈现与合并光散射的液晶眼镜相结合,该眼镜可交替切换透明和不透明模式,并与视频显示器同步(图 7.4)。在 40 名婴儿中,早在 5 周龄时就检测到了对相关图(用于评估双眼感觉融像)的反应,并且在 12 周龄的婴儿中记录到了对立体图的反应(评估视差敏感度)。这些结果与 Birch 和 Petrig 的研究结果一致[28]。VEP 和 RDS 优先注视法都显示,正常发育的婴儿在 3~5 月龄时会出

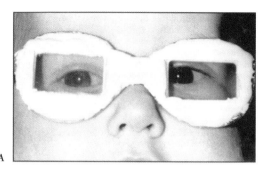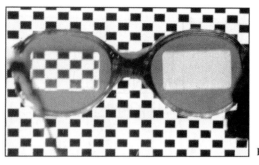

A   B

图 7.4   Skarf 等人使用交替视野立体镜记录婴儿视觉诱发电位（VEP）[49]。A. 一个戴液晶眼镜的婴儿，请注意在"开启"模式下，液晶眼镜是清晰的，以便观察到眼睛；B. 通过液晶眼镜观看刺激屏幕，显示一眼快门已打开，另一眼关闭，请注意，快门关闭时，液晶眼镜呈现半透明状态，会阻挡所有图像的传输（From Skarf B, Eizenman M, Katz LM, et al. A new VEP system for studying binocular single vision in human infants. *J Pediatr Ophthalmol Strabismus*. 1993; 30(4): 237-242. Reprinted with permission from Slack Incorporater.）

现立体视觉。在之后的一项研究中，Petrig 等人[59]使用动态 RDS（有 / 无立体目标）来诱发 VEP。他们的数据表明，立体视觉的发生与 Shea 等人[42]、Fox 等人[43]和 Hold 等人[44]的心理学数据相匹配。

上述研究使用各种刺激和技术为下述结论提供了理论支持：即 3~4 月龄的正常婴儿开始出现立体反应，7 月龄时立体视觉功能完全形成。值得注意的是，立体视觉的出现发生在双眼间视力差异迅速下降的年龄[46,60]，提示出生后的第 3~5 个月可能标志着双眼竞争的时期，并最终以双眼较小的视力差异和双眼视功能的发生开始。同样值得注意的是，来自灵长类动物多个研究的行为、生理和解剖学证据并不支持，视觉皮层发育的解释或以其他方式限制了视觉发育的时间进程[61]。事实上，尽管各种视功能的行为测量值与成人不同，大脑皮质 V1 区的大多数组织和生理特性在出生时或出生后不久已经接近成人水平（参见 Kiorpes 的综述[62]）。此外，许多研究 V2 发育的解剖学和生理学研究也表明，V2 在出生时或出生后不久即接近成年水平[63]。例如，Maruko 等人[64]用正常发育的幼年猴的单细胞结果证明，双眼细胞的反应作为视差的函数进行调制，其方式与成年猴子的双眼细胞类似。然而，其反应的幅度和空间频率调谐的粗糙程度远低于成人的典型记录，从而限制了他们辨别细微空间差异的能力。Kiorpes[62]指出，整体视功能可能依赖于不同的神经组织原理，而非通过单细胞记录来评估。Shooner 等人通过记录诱发性屈光参差或斜视的猕猴中 V1 和 V2 的神经元群反应，发现弱视眼的视觉信号较弱，但还不足以解释行为缺陷[63]。未来的研究可能会发展出研究细胞群体的输出与特定视觉功能之间关系的技术，以确定神经组织如何成熟。

立体视觉的发育

随着立体视觉的突然出现，立体视觉阈值在几周内迅速提高到 1′，这可能反映了皮层处理的发育[16,59]。产生立体视觉前的神经处理尚不清楚。Held[61]提出了叠加假设，即两个单眼图像只是简单地将双眼视网膜上每一组对应点逐点叠加。Shimojo 等人[65]使用 FPL 测量了婴儿对眼间垂直（竞争）线条和相同（可融合）线条的偏好（图 7.5）。在该实验中，每次测试都会确定婴儿对两个屏幕的注视偏好。在给定的测试中，每个屏幕都包含类似于图 7.5A 的刺激。如果婴儿更多地注视左屏幕,则婴儿更喜欢在左、右眼呈现的方向垂直的线条。如果婴儿更多地注视右边的屏幕,则婴儿更喜欢在左、右眼呈现的方向相同的线条。图 7.5B 表示通过对图 7.5A 中的刺激进行感觉融像而产生的双眼知觉。最初,大多数婴儿更喜欢竞争线条而非可融合线条(图 7.5A,左侧屏幕,可能产生图 7.5B 所示的感知,产生立体视觉前的视觉,融合左侧图像)。因为婴儿更喜欢网格而不是光栅(喜欢复杂的图案胜过简单的图案)。Shimojo 等人表明,当眼前出现方向垂直的线条时,尚不具备立体视觉的婴儿会感知到网格,因为他们缺乏产生双眼竞争的双眼抑制机制。随着年龄的增长,所有的婴儿都突然转变表现出对可融合图像的偏好(图 7.5A,右侧屏幕,可能产生如图 7.5B 所示的感知,获得立体视觉后的视觉,右侧屏幕图像融合)。这种转变发生的年龄为 2~6 月龄,平均为 3.5 月龄。这一观察结果表明,在产生立体视觉前的视觉系统中,大部分皮层细胞是接收来自双眼的信息,导致在视觉处理的早期阶段丢失信号来源眼的信息。在获得立体视觉后的视觉系统中,V1 第 4 层中的大多数皮层细胞是单眼的,且具有眼别选择性(图 7.6),因此保持了视觉输入的单独的单眼特征以及信号来源眼的原始信息,以实现视差方向的辨别。后来的一项研究[28]也表明,随着立体视觉的发生(5~18 周龄,平均 11 周龄),人们的注视偏好发生了显著的变化,即从眼前方向垂直的线条偏好变成眼前方向相同的线条偏好。

最近一项研究尝试重复上述实验,然而产生的数据无法支持叠加假设[66]。Brown 和 Miracle[65]采用了不同的方案,结果表明,31 名婴儿受试者没有表现出在该特定年龄下,对竞争性双眼分视网格的注视偏好,而表现出对可融合线条的偏好,该人群的婴儿比例从 5~6 周的近乎偶然的概率平稳地变化到 14~16 周时的 80%。为了解释他们的结果,他们提出了交

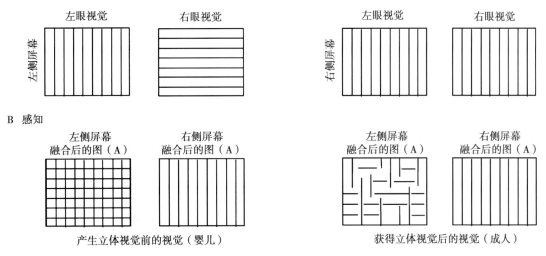

图 7.5 叠加假设(详情请参见文字部分)。A. 刺激同时显示在两个屏幕上,每只眼前显示一个单独的目标,在优先注视的任务中,婴儿所偏爱的屏幕被确定;B. Shimojo 认为,如果右眼和左眼看到的方向垂直的线条没有被交替抑制,就会产生对网格的感知,这可能发生在婴儿产生立体视觉前的视觉系统中,一旦双眼抑制机制发展起来,Shimojo 认为,当两只眼睛呈现出方向垂直的线条时,婴儿会感知到双眼竞争(获得立体视觉后,类似于成人的感知)(Reprinted from Shimojo S, Bauer J Jr, O'Connell KM, et al. Pre-stereoptic binocular vision in infants. *Vision Res.* 1986; 26(3): 501-510. Copyright ©1986 Elsevier. With permission.)

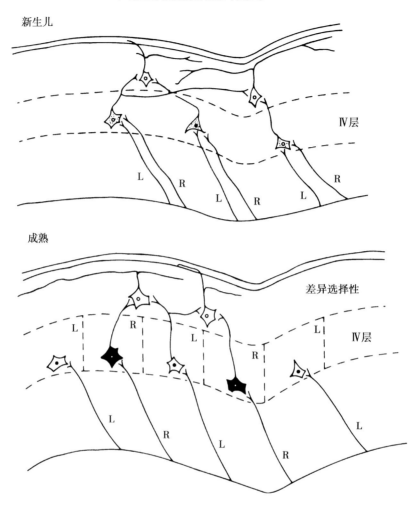

图 7.6 新生儿与成熟视觉系统的比较（From Shimojo S, Bauer J Jr, O'Connell KM, et al. Pre-stereoptic binocular vision in infants. *Vision Res.* 1986；26（3）：501-510, with permission.）

替假设。该假设指出，在幼儿中，来自双眼的视觉信号不足以同时到达视觉皮层；因此，在产生立体视觉前的视觉系统中，婴儿看到的图像由双眼交替呈现。信号随着婴儿的发育成熟而变得更强，同时到达视觉皮层，从而允许双眼融合和双眼竞争出现，并出现对可融合刺激的注视偏好。上述研究结果的潜在机制还需要进一步研究加以解释。

视差方向

　　一些研究已经探究了交叉视差（被认为位于注视平面前的目标）和非交叉视差（被认为位于注视平面后的目标）处理机制之间的发展差异。在 Birch 等人[67]的大样本（*n*=128）横断面研究中，他们发现，3 月龄时，64% 的婴儿未能检测到交叉视差刺激，90% 的婴儿未能检测到非交叉视差刺激。5 月龄时，74% 的婴儿可辨别 1′ 的交叉视差，而只有 34% 的婴儿可辨别 1′ 的非交叉视差。虽然交叉立体视觉的发育较早，但在两个视差方向的发育速度基本相同。当立体视锐度在两个视差方向上达到相同阈值时,基于视差方向的注视偏好将不复存在。不仅心理学数据表明了交叉视差检测的发育先于非交叉视差检测[68],交叉和非交叉视差刺激诱发的 VEP 研究也表明基于视差方向的处理速度存在差异。两种反应模式之间的潜伏期差异表明,交叉视差的处理速度快于非交叉视差[68]。

空间知觉

随着对双眼视差敏感度的提高,婴儿的空间知觉也随之提高。Granrud[69]研究了双眼视觉发育与婴儿空间知觉的关系。4~5 月龄的婴儿双眼注视比单眼注视能更稳定地触及两个物体中较近的一个。此外,"视差敏感型"的婴儿比"视差不敏感型"的婴儿对较近物体的触及更为稳定。"视差敏感型"的婴儿在观看新物体时,也会从习惯中恢复,从而表现出尺寸恒定性。因此,婴儿对双眼视差敏感度的发育,伴随着婴儿空间知觉准确性的显著提高。使用婴儿的触及反应来研究语前受试者的深度知觉,并没有将视差检测机制和涉及运动反应的机制区分开。例如,未能充分到达预期目标可能是由于未能检测到视差,也可能是从感知到最终运动通路的任何阶段出现了故障。因此,这个方法并不是单纯地测量视差敏感度和空间知觉。

立体视觉的解剖学和生理学基础

生理学上,立体视觉被认为是在视觉皮层开始的,在那里,来自左眼和右眼的神经信号首先汇总在一起。从动物视觉皮层的单细胞记录中,已经证明 80% 的复杂细胞是双眼性的[70]。双眼复杂细胞对任何一只眼睛的光刺激都有反应,而单眼细胞只对来自一只眼睛的输入作出反应。此外,双眼复杂细胞对来自一只眼睛的刺激的反应强度与另一只眼睛的反应强度不同(眼优势)。

双眼和单眼细胞在初级视皮层的解剖分布在眼优势柱。丘脑神经支配的这些眼特定区域主要分布在第 4 层[71],发育敏感期的异常感觉体验会改变柱的相对结构[72-75]。具有与人类相似的视觉系统的动物的单细胞记录,显著提高了我们对立体视觉的解剖学和生理学基础的理解,超越了眼优势的概念。Bishop 等人已经鉴定了一组双眼细胞,能对视网膜视差的各种参数做出最大反应[76]。而 Barlow 等人[77]证明了 Bishop 等人所鉴定的细胞在特定的空间位置对视网膜视差的反应最大。上述发现有助于建立立体视觉的神经生理学基础。

通过单细胞记录,Pettigrew[78]测量了猫视差探测的发育。Pettigrew 发现直到出生后第 4 周,猫才对视差刺激有反应;然而,第 5 周后,对视网膜视差的反应迅速提高到接近成年水平。猫在 4~16 周龄内的遮盖或斜视破坏双眼视,导致与正常发育的猫相比,眼优势直方图发生了变化:大多数细胞为单眼细胞。神经可塑性的这一时期被称为"敏感期"。之前的术语"关键期"是不可取的,因为它意味着在此之后不会发生任何变化,这一概念已被研究和临床实践反驳。敏感期(猫 16 周)后出现的双眼视觉障碍对视差检测器几乎没有永久性影响。在敏感期消除双眼视觉障碍,造成的影响便可逆。为增强或重建敏感期存在的神经生理问题,提高神经可塑性,目前正在开发一些针对性方案,这些方案也可促进双眼视异常的视觉治疗。对这项研究的额外讨论不在本文的叙述范围。

Livingstone[53]研究了 VEP 对动态 RDC 和 RDS 的反应,这些 RDC 和 RDS 分别由两种不同颜色的元素组成。对于每一系列的测试,元素的两种颜色呈现出亮度差异。有趣的是,对 RDS 的 VEP 反应在等亮度下大大降低,而对 RDC 的 VEP 反应在等亮度下比在非等亮度下更大。这些结果表明,从双眼接收输入信号的细胞中,有相当一部分可以对相关或反相关位移做出反应(即基于双眼信号整合的反应),但与立体视觉无关。这些数据支持这样一个假设:即对 RDC 的 VEP 反应反映了感觉融像,而对 RDS 的反应则反映立体视觉。

Skrandies[79]展示了健康受试者通过观看 RDS 刺激获得的 VEP 数据,这些数据是为单独研究立体视觉通路而创建的,因为 RDS 不包含对比度、亮度或颜色信息。立体刺激诱发的 VEP 反应与常规对比模式诱发的反应相比,显示出微小但一致的差异。与对比刺激相比,RDS 刺激引起的振幅更小,潜伏期(传导时间)更长,这表明不同刺激同时激活的神经元较少,这种差异是处理对比和立体刺激的神经组件的基础。两种刺激引起反应最大值和最小值的位置也不同(最大值:立体刺激更早出现;最小值:立体刺激更靠近立体最大值位置),进一步证明对立体和对比刺激反应的调节机制不同。

灵长类动物视觉系统的大脑皮层基本联系在出生时就已存在[80]。这些先天联系的维持和完善高度依赖于正常的视觉体验,在生命早期长时间接触不相关的双眼信号会干扰双眼功能的正常发育。在猴子中,初级视皮层(V1)神经元的双眼和单眼反应特性在出生时都是不成熟的,但在 4 周大时迅速提高到接近成年的成熟程度[81-82]。这种快速的皮层成熟正好先于立体视觉出现的年龄[83]。由于婴儿大脑的可塑性,早期异常的视觉体验会破坏双眼功能的正常发育。来自恒河猴视觉皮层的细胞外单位记录显示,在立体视觉出现后,短时间(2 周)的失调足以降低 V1 双眼细胞对双眼视差的敏感性,导致双眼抑制的发生率增加[84]。长期的诱发性斜视,除视差敏感度外,导致的其他损伤很小,建议在已知立体视觉发生年龄之前采取矫正措施以改善立体视觉结果。

Zhang 等人[80]研究了猴子在敏感高峰期短暂的眼位偏斜如何改变双眼视觉的皮层回路基础。在每只眼睛戴上 15△BI 的三棱镜 3 天后(诱发性斜视),V1 神经元双眼反应弱于单眼反应(即双眼抑制)的概率增加。这些结果表明,暴露于双眼不相关信号导致的 V1 的第一个显著变化是双眼抑制,这种抑制源于双眼信号最初整合的位置之外[80]。这些神经生理学数据与其他心理学数据一致。在交替注视的斜视受试者中,斜视眼的抑制在与注视眼中心凹相对应的区域最为强烈,但在周边抑制减弱或消失;抑制也发生在注视眼的周边视野[85]。为了补偿斜视,人类的视觉系统显然发展出合作抑制(cooperative suppression),以至于在视野的某些部分,两只眼睛倾向于交替注视。

敏感期的概念在人类中是推测性的,因为从未进行过单细胞记录。然而,猫、猴和人类在神经解剖学、发育和心理生理功能方面的相似性充分表明,人类也存在一个敏感期。敏感期不是从出生开始的,可能是从功能的出现开始。因此,立体视觉出现的时间范围对建立其敏感期具有重要意义。

敏感期

更好地理解敏感期有助于为风险人群制订更好的治疗方案。来自动物生理学研究和临床经验的证据充分表明,视觉皮层的双眼组织在其建立后的一段时间内仍然具有高度的可修改性[13]。1975 年,Banks 等人[86]报告了 24 例斜视患者的倾斜后效的眼间转移(interocular transfer, IOT),首次证实了人类双眼视觉功能的敏感期。倾斜后效的 IOT 被用于评估双眼视功能,因为先前的研究表明 IOT 与立体视觉高度相关[87],并且立体视觉较差的内斜视受试者也具有较低的倾斜后效 IOT[88]。在该研究中,正常双眼视体验(normal binocular experience,NBE)被定义为测试年龄与异常双眼视体验期之间的差异(即从内斜视开始到手术矫正的时期)。NBE 时间与 IOT 评分有显著相关性,表明异常双眼视体验期对 0~10 岁年龄段的相对重要性:他们研究中最敏感的时期是 1~3 岁[86]。先天性(发病 <6 个月)和迟发性(发病≥6 个月)内斜视的结果略有不同。Banks 等人[86]得出结论,先天性内斜视的婴儿需要尽早手术,而迟发性内斜视的婴儿不需要立即手术,这可能是因为那些患有迟发性内斜视的个体已经经历了足够长时间的 NBE。

1983 年,Mohn 和 van Hof-van Duin[89]表明,立体视锐度与倾斜后效 IOT 之间的关系并不那么明确,因为他们的立体盲受试者总是表现出部分 IOT,而他们的一些立体视觉正常的受试者显示出 IOT 降低或没有 IOT。此后,Fawcett 等人[90]利用大量临床人群的数据建立了敏感期的定量模型,从而定义了人类立体视觉对异常双眼视觉体验的敏感期。具体来说,他们研究了持续性眼位偏斜的发生和持续时间如何影响婴儿型和调节性内斜视两组儿童的长期立体视觉结果。婴幼儿斜视的敏感期始于第 2.4 个月,于第 4.3 个月时达到峰值。调节性内斜视患儿敏感期较晚,始于第 10.8 个月,于第 20 个月时达到峰值。综合这些数据,敏感期从出生后不久开始,在第 3.5 个月达到高峰,并持续到至少 4.6 岁。与 Banks 等人的研究结果一致[86],立体视觉结果与 NBE 显著相关[90],但敏感期的起始年龄不同。

可塑性机制

敏感期的神经可塑性增强可能是由视觉皮层树突棘的能动性所介导的。皮质树突棘是高度活跃的突触后结构,大多数兴奋性突触都在此形成。正常小鼠出生后的第 21~42 天树突棘活跃。其活性在第 21~28 天降低,然后在第 42 天保持稳定。眼睛打开前,因眼睑缝合导致的双眼视觉剥夺,可提高敏感期高峰时期的树突棘活性。在敏感期开始时的视觉剥夺对树突棘活性没有影响,而在敏感期结束时持续视觉剥夺对树突棘活性有轻微的影响[91]。因此,神经可塑性似乎部分由皮层树突棘活性介导,视觉剥夺可影响这种活性。

在双眼视发育的敏感时期,单眼剥夺会导致皮层双眼视功能丧失。功能恢复要求的特点不太明确。在雪貂中,即使在可塑性高峰时开始长时间剥夺,皮层的双眼视觉和定向选择性反应也能完全恢复。有趣的是,雪貂通过未剥夺的单眼接受过视觉体验,即使在关键期中途恢复正常的双眼视体验,也不能恢复双眼视觉[92]。在后来的一项研究中,用棱镜诱导恒河猴幼猴斜视,与没有正常双眼视觉期的猴子相比,每天允许 2h 的正常双眼视觉期,这些猴子的立体视觉发育受到的影响要小得多[93]。这些结果表明皮层存在双眼视觉和定向选择性的恢复潜力,并且说明早期双眼视体验的重要性,甚至在眼优势可塑性的敏感期开始之前也是如此。

一般来说,敏感期是在视觉功能开始发育后的一段时间开始的。敏感期的发生和持续时间取决于许多因素,包括系统的解剖层次(处于较高系统水平的细胞具有较长的敏感期)和视觉功能(视觉系统高级功能的敏感期比低级的敏感期长),既往视觉史,以及视觉剥夺的严重程度(严重的变化比轻微的变化可能会导致更长期的影响)[94]。在临床上,敏感期早期的视功能异常治疗时间应该长于敏感期后期出现的视功能异常(图 7.7)。因此,一个好的康复方案应该按照逻辑顺序来治疗视觉功能。然而,在缺乏确切信息的情况下,最佳治疗方式尚待阐明。

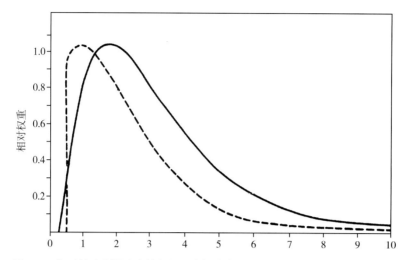

图 7.7 先天性内斜视（实线）和迟发性内斜视（虚线）的发育加权功能。这些功能表明从出生到 10 岁异常双眼视体验的相对重要性，先天性和迟发性内斜视的发育加权功能略有不同，因此因采用不同的治疗策略（From Banks MS, Aslin RN, Letson RD. Sensitive period for the development of human binocular vision. *Science*. 1975; 190（4215）: 675-677, with permission. ）

Jeffrey 等人比较了加强和减少遮盖治疗方案对单侧先天性白内障术后儿童的双眼感觉结果、视力和斜视患病率的影响[95]。强化遮盖组在清醒时间的 80% 进行遮盖，而减少遮盖组在清醒时间的 25%~50% 进行遮盖。与强化遮盖组相比，减少遮盖组的受试者有更高比例的立体视觉或感觉融像。有趣的是，两组之间的视力没有差异，但是与减少遮盖组相比，强化遮盖组的斜视患病率更高。这些结果表明，在单侧先天性白内障儿童手术后，减少遮盖可能与更好的双眼视觉效果和斜视患病率的降低有关。

双眼视功能减退的危险因素

确定双眼视功能减退的危险因素，可以确定哪些儿童需要做更多的检查，以及在设计干预措施以预防或提供早期治疗方面有重要作用。任何妨碍双眼正常眼位或清晰视网膜图像形成的因素，如果不及时改善，都可能降低双眼视功能。例如，在非斜视患者中，屈光参差患者与非屈光参差患者相比，弱视发生率显著增加，双眼视功能显著下降[96]。

调节性内斜视如果不治疗，往往会形成恒定性内斜视。因此，确定远视儿童调节性内斜视的危险因素具有重要意义。家族史阳性、随机点立体视觉异常和远视屈光参差都是调节性内斜视发生的显著危险因素（图 7.8）。对双胞胎和家庭的广泛研究，以及基于人群的患病率研究表明斜视有显著的遗传因素[97-99]。在 Birch 等人对调节性内斜视危险因素的研究中，23% 的患儿有一位直系亲属患有调节性内斜视，91% 的患儿至少有一位亲属患有调节性内斜视[100]。41% 的调节性内斜视患儿随机点立体视觉异常[100]。有明显远视和屈光参差的受试者患调节性内斜视的风险增加。远视的屈光矫正可使调节性内斜视的患病风险降低 50%[101]。这可能是通过最小化远视对双眼视的运动融像和感觉融像的影响而实现的。评估是否存在这些危险因素，结合远视屈光度，有助于确定哪些儿童最有可能在内斜视发病前接受预防性治疗。此外，立体视觉的发育依赖于对比敏感度和空间协调[30]。屈光异常（如屈光参差）限制了高空间频率分辨率和双眼整合，是双眼视觉发育的主要障碍。

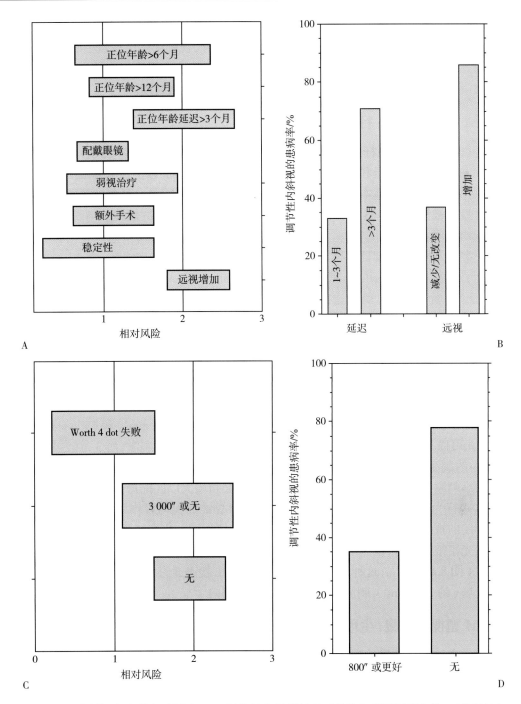

图 7.8 调节性内斜视发生的危险因素。A. 调节性内斜视的相对风险与以下因素有关：正位年龄（<6个月 vs.>6个月，<12个月 vs.>12个月，正位年龄延迟 <3个月 vs.>3个月），术前配戴眼镜（是/否），弱视治疗（是/否），额外手术（是/否），眼位不稳定（是/否），远视增加（是/否）；B. 调节性内斜视的患病率与眼位对齐延迟和屈光不正变化有关；C. 调节性内斜视的相对风险是周边融合（Worth 4 dot 通过/失败）和立体视觉（随机点立体视觉 800″ vs. 3 000″ 或无，3 000″ 或更好 vs.无）；D. 不同立体视觉功能对应的调节性内斜视发病率（From Birch EE，Fawcett SL，Morale SE，et al. Risk factors for accommodative esotropia among hypermetropic children. *Invest Ophthalmol Vis Sci*. 2005；46（2）：526-529.）

由于调节性内斜视在婴儿内斜视手术后很常见，Birch 等人[102]研究了调节性内斜视是否是斜视术后的一种继发异常，或者调节性内斜视是否是婴儿内斜视的后果。他们的结果显示，60% 的儿童在矫正手术后（22.8±14.9）周出现调节性内斜视[102]。在评估的 12 个危险因素中，眼位矫正延迟（内斜视发病到手术之间 >3 个月），远视增加（持续增加 0.50D/ 年），立体视觉丧失或缺陷被认为是重要的危险因素，但调节性内斜视并不是一种预先存在的情况[102]。

在过去的几十年里，我们对双眼视觉发育的理解有了飞跃。以前被认为是一个层次结构的系统，如今看来是一个集交互和反馈回路于一体的复杂网络。在双眼视觉研究领域，研究对象往往难以检查和沟通。科技的发展和数据采集客观技术的进步为双眼视觉研究领域的发展提供了希望。

参考文献

1. Howard IP, Rogers BJ, eds. Binocular correspondence and the horopter. In: *Perceiving in Depth, Volume 2—Stereoscopic Vision.* New York: Oxford University Press; 2012:148–180.
2. Worth C. *Squint.* Philadelphia, PA: Blakiston; 1903.
3. Hainline L, Riddell PM. Binocular alignment and vergence in early infancy. *Vision Res.* 1995;35(23–24): 3229–3236.
4. Maurer HJ, de Graaf AS. [Amblyopia as a complication of cerebral angiography (author's transl)]. *Fortschr Geb Rontgenstr Nuklearmed.* 1974;120(6):733–739.
5. Wickelgren LW. Convergence in the human newborn. *J Exp Child Psychol.* 1967;5(1):74–85.
6. Thorn F, Gwiazda J, Cruz AA, et al. The development of eye alignment, convergence, and sensory binocularity in young infants. *Invest Ophthalmol Vis Sci.* 1994; 35(2):544–553.
7. Slater AM, Findlay JM. Binocular fixation in the newborn baby. *J Exp Child Psychol.* 1975;20(2): 248–273.
8. Aslin RN. Dark vergence in human infants: implications for the development of binocular vision. In: Simons K, ed. *Acta Psychol (Amst).* 1986;63(1–3): 309–322.
9. Archer S. Detection and treatment of congenital esotropia. In: Simons K, ed. *Early Visual Development: Normal and Abnormal.* Oxford: Oxford University Press; 1993.
10. Archer S, Sondhi N, Helveston EM. Strabismus in infancy. *Ophthalmology.* 1989;96:133–137.
11. Nixon R, Helveston EM, Miller K, et al. Incidence of strabismus in neonates. *Am J Ophthalmol.* 1985;100: 798–801.
12. Sondhi N, Archer SM, Helveston EM. Development of normal ocular alignment. *J Pediatr Ophthalmol Strabismus.* 1988;25:210–211.
13. Braddick O. Binocularity in infancy. *Eye.* 1996; 10(pt 2):182–188.
14. Aslin RN. Development of binocular fixation in human infants. *J Exp Child Psychol.* 1977;23(1):133–150.

15. Parks MM. Growth of the eye and development of vision. In: Liebman SD, Gellis SS, eds. *The Pediatrician's Ophthalmology*. St. Louis, MO: CV Mosby; 1966:15–25.
16. Birch EE, Gwiazda J, Held R. The development of vergence does not account for the onset of stereopsis. *Perception*. 1983;12(3):331–336.
17. Ling B. A genetic study of sustained fixation and associated behavior in the human infant from birth to six months. *J Genetic Psychol*. 1942;61:227–277.
18. Coakes RL, Clothier C, Wilson A. Binocular reflexes in the first 6 months of life: preliminary results of a study of normal infants. *Child Care Health Dev*. 1979;5(6): 405–408.
19. Horwood AM, Riddell PM. Developmental changes in the balance of disparity, blur and looming/proximity cues to drive ocular alignment and focus. *Perception*. 2013;42(7):693–715.
20. Sreenivasan V, Babinsky EE, Wu Y, et al. Objective measurement of fusional vergence ranges and heterophoria in infants and preschool children. *Invest Ophthalmol Vis Sci*. 2016;57:2678–2688.
21. Seemiller ES, Wang J, Candy TR. Sensitivity of vergence responses of 5- to 10-week old human infants. *J Vis*. 2016;16(3):20,1–12.
22. Babinsky E, Sreenivasan V, Candy TR. Vergence adaptation to short-duration stimuli in early childhood. *Invest Ophthalmol Vis Sci*. 2016;57:920–927.
23. Horwood AM, Toor SS, Riddell PM. Convergence and accommodation development is pre-programmed in premature infants. *Invest Ophthalmol Vis Sci*. 2015; 56(9):5370–5380.
24. Palmer DA. Measurement of the horizontal extent of Panum's area by a method of constant stimuli. *Optical Acta*. 1961;8:151–159.
25. Birch EE, Stager DR, Everett ME. Random dot stereoacuity following surgical correction of infantile esotropia. *J Pediatr Ophthalmol Strabismus*. 1995;32(4): 231–235.
26. Braddick O, Atkinson J. The development of binocular function in infancy. *Acta Ophthalmol Suppl*. 1983; 157:27–35.
27. Gwiazda J, Bauer J, Held R. Binocular function in human infants: correlation of stereoptic and fusion-rivalry discriminations. *J Pediatr Ophthalmol Strabismus*. 1989;26(3):128–132.
28. Birch E, Petrig B. FPL and VEP measures of fusion, stereopsis and stereoacuity in normal infants. *Vision Res*. 1996;36(9):1321–1327.
29. Eizenman M, Westall CA, Geer I, et al. Electrophysiological evidence of cortical fusion in children with early-onset esotropia. *Invest Ophthalmol Vis Sci*. 1999;40(2):354–362.
30. Ing MR, Rezentes K. Outcome study of the development of fusion in patients aligned for congenital esotropia in relation to duration of misalignment. *J AAPOS*. 2004;8(1):35–37.
31. Schor CM. Development of stereopsis depends upon contrast sensitivity and spatial tuning. *J American Optometric Assoc*. 1985;56(8):628–635.

32. Ing MR. Early surgical alignment for congenital esotropia. *Trans Am Ophthalmol Soc.* 1981;79:625–663.

33. Rogers GL, Bremer DL, Leguire LE, et al. Clinical assessment of visual function in the young child: a prospective study of binocular vision. *J Pediatr Ophthalmol Strabismus.* 1986;23(5):233–235.

34. Ing M, Okino LM. Outcome study of stereopsis in relation to duration of misalignment in congenital esotropia. *J AAPOS.* 2002;6(1):3–8.

35. Fawcett SL, Birch EE. Motion VEPs, stereopsis, and bifoveal fusion in children with strabismus. *Invest Ophthalmol Vis Sci.* 2000;42(2):411–416.

36. Norcia AM, Garcia H, Humphry R, et al. Anomalous motion VEPs in infants and in infantile esotropia. *Invest Ophthalmol Vis Sci.* 1991;32(2):436–439.

37. Tychsen L, Wong AM, Foeller P, et al. Early versus delayed repair of infantile strabismus in macaque monkeys: II. Effects on motion visually evoked responses. *Invest Ophthalmol Vis Sci.* 2004;45(3):821–827.

38. Yee R, Baloh R, Honrubia V. Pathophysiology of optokinetic nystagmus. In: Honrubia V, Brazier M, eds. *Nystagmus and Vertigo: Clinical Approaches to the Patient.* London: Academic Press; 1982:251–275.

39. Valmaggia C, Proudlock F, Gottlob I. Optokinetic nystagmus in strabismus: are asymmetries related to binocularity? *Invest Ophthalmol Vis Sci.* 2003;44(12): 5142–5150.

40. Westall CA, Schor CM. Asymmetries of optokinetic nystagmus in amblyopia: the effect of selected retinal stimulation. *Vision Res.* 1985;25(10):1431–1438.

41. Lewis TL, Maurer D, Brent HP. Optokinetic nystagmus in normal and visually deprived children: implications for cortical development. *Can J Psychol.* 1989;43(2):121–140.

42. Shea SL, Fox R, Aslin RN, et al. Assessment of stereopsis in human infants. *Invest Ophthalmol Vis Sci.* 1980; 19(11):1400–1404.

43. Fox R, Aslin RN, Shea SL, et al. Stereopsis in human infants. *Science.* 1980;207(4428):323–324.

44. Held R, Birch E, Gwiazda J. Stereoacuity of human infants. *Proc Natl Acad Sci USA.* 1980;77(9):5572–5574.

45. Atkinson J, Braddick O. Stereoscopic discrimination in infants. *Perception.* 1976;5(1):29–38.

46. Birch EE, Shimojo S, Held R. Preferential-looking assessment of fusion and stereopsis in infants aged 1–6 months. *Invest Ophthalmol Vis Sci.* 1985;26(3): 366–370.

47. Calloway SL, Lloyd IC, Henson DB. A clinical evaluation of random dot stereoacuity cards in infants. *Eye.* 2001;15(Pt 5):629–634.

48. Ciner EB, Schanel-Klitsch E, Herzberg C. Stereoacuity development: 6 months to 5 years. A new tool for testing and screening. *Optom Vis Sci.* 1996;73(1):43–48.

49. Amigo G, Fiorentini A, Pirchio M, et al. Binocular vision tested with

visual evoked potentials in children and infants. *Invest Ophthalmol Vis Sci.* 1978;17(9): 910–915.

50. Braddick O, Atkinson J, Julesz B, et al. Cortical binocularity in infants. *Nature.* 1980;288(5789): 363–365.

51. Braddick O, Wattam-Bell J, Day J, et al. The onset of binocular function in human infants. *Hum Neurobiol.* 1983;2(2):65–69.

52. Julesz B, Kropfl W, Petrig B. Large evoked potentials to dynamic random-dot correlograms and stereograms permit quick determination of stereopsis. *Proc Natl Acad Sci USA.* 1980;77(4):2348–2351.

53. Livingstone MS. Differences between stereopsis, interocular correlation and binocularity. *Vision Res.* 1996;36(8):1127–1140.

54. Giuseppe N, Andrea F. Binocular interaction in visual-evoked responses: summation, facilitation and inhibition in a clinical study of binocular vision. *Ophthalmic Res.* 1983;15(5):261–264.

55. Shea SL, Aslin RN, McCulloch D. Binocular VEP summation in infants and adults with abnormal binocular histories. *Invest Ophthalmol Vis Sci.* 1987; 28(2):356–365.

56. Penne A, Baraldi P, Fonda S, et al. Incremental binocular amplitude of the pattern visual evoked potential during the first five months of life: electrophysiological evidence of the development of binocularity. *Doc Ophthalmol.* 1987;65(1):15–23.

57. Leguire LE, Rogers GL, Bremer DL. Visual-evoked response binocular summation in normal and strabismic infants: defining the critical period. *Invest Ophthalmol Vis Sci.* 1991;32(1):126–133.

58. Skarf B, Eizenman M, Katz LM, et al. A new VEP system for studying binocular single vision in human infants. *J Pediatr Ophthalmol Strabismus.* 1993;30(4): 237–242.

59. Petrig B, Julesz B, Kropfl W, et al. Development of stereopsis and cortical binocularity in human infants: electrophysiological evidence. *Science.* 1981; 213(4514):1402–1405.

60. Birch EE. Infant interocular acuity differences and binocular vision. *Vision Res.* 1985;25(4):571–576.

61. Held R. Binocular vision – behavioral and neural development. In: Mehler V, Fox R, eds. *Neonate Cognition: Beyond the Blooming, Buzzing Confusion.* Hillsdale, NJ: L. Erlboum; 1985:37–44.

62. Kiorpes L. Visual development in primates: neural mechanisms and critical periods. *Dev Neurobiol.* 2015; 75(10):1080–1090.

63. Shooner C, Hallum LE, Kumbhani RD, et al. Population representation of visual information in areas V1 and V2 of amblyopic macaques. *Vision Res.* 2015; 114:56–67.

64. Maruko I, Zhang B, Tao X, et al. Postnatal development of disparity sensitivity in visual area 2 (V2) of Macaque monkeys. *J. Neurophysiol.* 2008; 100(5):2486–2495.

65. Shimojo S, Bauer J Jr, O'Connell KM, et al. Pre-stereoptic binocular vision in infants. *Vision Res.* 1986; 26(3):501–510.

66. Brown AM, Miracle JA. Early binocular vision in human infants: limitations on the generality of the superposition hypothesis. *Vision*

Res. 2003;43(14): 1563–1574.

67. Birch EE, Gwiazda J, Held R. Stereoacuity development for crossed and uncrossed disparities in human infants. *Vision Res.* 1982;22(5):507–513.

68. Sahinoglu B. Depth-related visually evoked potentials by dynamic random-dot stereograms in humans: negative correlation between the peaks elicited by convergent and divergent disparities. *Eur J Appl Physiol.* 2004;91(5-6):689–697.

69. Granrud CE. Binocular vision and spatial perception in 4- and 5-month-old infants. *J Exp Psychol Human Percept Perform.* 1986;12(1):36–49.

70. Hubel DH, Wiesel TN. Receptive fields, binocular interaction and functional architecture in the cat's visual cortex. *J Physiol.* 1962;160:106–154.

71. Feller MB, Scanziani M. A precritical period for plasticity in visual cortex. *Curr Opin Neurobiol.* 2005; 15(1):94–100.

72. Hubel DH, Wiesel TN, LeVay S. Plasticity of ocular dominance columns in monkey striate cortex. *Philos Trans R Soc Lond B Biol Sci.* 1977;278(961):377–409.

73. LeVay S, Wiesel TN, Hubel DH. The development of ocular dominance columns in normal and visually deprived monkeys. *J Comp Neurol.* 1980;191(1): 1–51.

74. Shatz CJ, Stryker MP. Ocular dominance in layer IV of the cat's visual cortex and the effects of monocular deprivation. *J Physiol.* 1978;281:267–283.

75. Hensch TK. Critical period regulation. *Annu Rev Neurosci.* 2004;27:549–579.

76. Bishop PO, Coombs JS, Henry GH. Receptive fields of simple cells in the cat striate cortex. *J Physiol.* 1973; 231(1):31–60.

77. Barlow HB, Blakemore C, Pettigrew JD. The neural mechanism of binocular depth discrimination. *J Physiol.* 1967;193(2):327–342.

78. Pettigrew JD. The effect of visual experience on the development of stimulus specificity by kitten cortical neurons. *J Physiol.* 1974;237(1):49–74.

79. Skrandies W. The processing of stereoscopic information in human visual cortex: psychophysical and electrophysiological evidence. *Clin Electroencephalogr.* 2001;32(3):152–159.

80. Zhang B, Bi H, Sakai E, et al. Rapid plasticity of binocular connections in developing monkey visual cortex (V1). *Proc Natl Acad Sci USA.* 2005; 102(25):9026–9031.

81. Chino YM, Smith EL 3rd, Hatta S, et al. Postnatal development of binocular disparity sensitivity in neurons of the primate visual cortex. *J Neurosci.* 1997;17(1):296–307.

82. Hatta S, Kumagami T, Oian J, et al. Nasotemporal directional bias of V1 neurons in young infant monkeys. *Invest Ophthalmol Vis Sci.* 1998;39(12):2259–2267.

83. O'Dell C, Boothe RG. The development of stereoacuity in infant

rhesus monkeys. *Vis Res.* 1997;37(19): 2675–2684.

84. Mori T, Matsuura K, Zhang B, et al. Effects of the duration of early strabismus on the binocular responses of neurons in the monkey visual cortex (V1). *Invest Ophthalmol Vis Sci.* 2002;43(4):1262–1269.

85. Sireteanu R. Binocular vision in strabismic humans with alternating fixation. *Vision Res.* 1982;22(8):889–896.

86. Banks MS, Aslin RN, Letson RD. Sensitive period for the development of human binocular vision. *Science.* 1975;190(4215):675–677.

87. Mitchell D, Ware C. Interocular transfer of a visual after-effect in normal and stereoblind humans. *J Physiol (Lond).* 1974;236:707–721.

88. Movshon J, Chambers BEI, Blakemore C. Interocular transfer in normal humans and those who lack stereopsis. *Perception.* 1972;1:483–490.

89. Mohn G, van Hof-van Duin J. On the relation of stereoacuity to interocular transfer of the motion and the tilt aftereffects. *Vision Res.* 1983;23(10):1087–1096.

90. Fawcett S, Wang YZ, Birch EE. The critical period for susceptibility of human stereopsis. *Invest Ophthalmol Vis Sci.* 2005;46(2):521–525.

91. Majewska A, Sur M. Motility of dendritic spines in visual cortex in vivo: changes during the critical period and effects of visual deprivation. *Proc Natl Acad Sci USA.* 2003;100(26):16024–16029.

92. Liao DS, Krahe TE, Prusky GT, et al. Recovery of cortical binocularity and orientation selectivity after the critical period for ocular dominance plasticity. *J Neurophysiol.* 2004;92(4):2113–2121.

93. Wensveen JM, Smith EL 3rd, Hung L, et al. Brief daily periods of unrestricted vision preserve stereopsis in strabismus. *Invest Ophthalmol Vis Sci.* 2011;52(7): 4872–4879.

94. Daw N. Critical periods and amblyopia. *Arch Ophthalmol.* 1998;116:502–505.

95. Jeffrey BG, Birch EE, Stager DR, et al. Early binocular visual experience may improve binocular sensory outcomes in children after surgery for congenital unilateral cataract. *J AAPOS.* 2001;5(4):209–216.

96. Weakley DR Jr. The association between non-strabismic anisometropia, amblyopia and subnormal binocularity. *Ophthalmology.* 2001;108(1):163–171.

97. Michaelides M, Moore AT. The genetics of strabismus. *J Med Genet.* 2004;41(9):641–646.

98. Wilmer JB, Backus BT. Genetic and environmental contributions to strabismus and phoria: evidence from twins. *Vision Res.* 2009;49(20):2485–2493.

99. Cotter SA, Varma R, Tarczy-Hornoch K, et al.; The Joint Writing Committee for the Multi-Ethnic Pediatric Eye Disease Study and the Baltimore Pediatric Eye Disease Study Groups. Risk factors associated with childhood strabismus: the multi-ethnic pediatric eye disease and Baltimore pediatric eye disease studies. *Ophthalmology.* 2011;118(11):2251–2261.

100. Birch EE, Fawcett SL, Morale SE, et al. Risk factors for accommodative esotropia among hypermetropic children. *Invest Ophthalmol Vis Sci.* 2005;46(2):526–529.

101. Atkinson J. Infant vision screening: prediction and prevention of strabismus and amblyopia from refractive screening in the Cambridge Photorefraction Program. In: Sminos K, ed. *Early Visual Development, Normal and Abnormal.* New York: Oxford University Press; 1993:335–348.

102. Birch EE, Fawcett SL, Stager DR Sr. Risk factors for the development of accommodative esotropia following treatment for infantile esotropia. *J AAPOS.* 2002;6(3): 174–181.

第八章

色 觉

Israel Abramov   James Gordon   James Kundart

色觉在临床中通常被忽略，因为即使发现色觉缺陷，我们能采取的治疗手段也十分有限。虽然可以配戴补偿性有色眼镜，但也只是简单地将色觉缺陷重新定义到光谱的另一部分[1]。近年来，基因治疗在治疗猴子的色觉缺陷上显示出可观的前景，但对人类患者来说基因治疗尚不现实[2]。

但理解色觉以及检测婴儿色觉是重要的，因为特定的色觉缺陷通常是其他疾病的早期标志。例如，成人 S 型视锥细胞缺陷与糖尿病、视网膜病变和痴呆相关[3-4]。除此之外，学龄前儿童的教具通常是彩色的，幼儿园的课程考核也包含色彩名称的正确运用，色彩名称使用障碍的儿童可能会被错误地认为其存在认知障碍。

婴儿色觉测验

婴儿的肌肉运动和认知能力有限，不能对口头指令做出反应，因此无法对他们采取成年人的色觉评估方式。此外，婴儿色觉并非简单的成人色觉缩小版。在本章节，我们首先介绍几种主要的测试方法，然后讨论在婴儿色觉检查中可能出现的问题，以辅助我们临床实践。我们的目的是发展将物理刺激与其产生的行为和生理表现结合起来的心理物理学和生理学方法。许多方法起初被研究出来时不只是用于婴儿视觉的检查。本节我们只关注用于评估色觉的检查。

行为方法

适应

婴儿在接受新的刺激时会"注意到"它，通常伴随某种定向反应。反复展示刺激，直到该刺激不再新颖，婴儿则会停止反应或产生适应，此时再展示另外一种物理上完全不同的刺激，如果婴儿察觉到变化，则会解除适应，然后再次对新的刺激产生定向反应。分辨阈值可以通过测量恰好能引起解除适应的最小刺激变化来确定。

婴儿的定向反应通常基于眼球运动。目前较少使用电子眼动追踪仪，多由经验丰富的检查者仔细观察，展示刺激时婴儿的眼球运动，以评估其注视情况。检查者之间必须达成一致标准，以测量婴儿视线转移前对刺激的注视时长。适应表现为移走视线前的潜伏期短；适应解除表现为注视时间延长。

检查色觉的一种方法是随机显示，一系列强度明显不同、大而非彩色的刺激（白色和灰色），直到婴儿的注视时长降至某个低标准水平。因为刺激之间的唯一区别是强度，所以假设这个维度变得不那么有趣。此时，提供一种检查刺激，该刺激既可以是适应范围外另外一种强度的非彩色刺激，也可以是色彩刺激，如果婴儿感知到的变化不仅仅是强度，他们便解除适应[5-6]。

强制选择性优先观看

婴儿通常更喜欢看具体的东西，强制选择性优先观看（forced-choice preferential looking，FPL），又称强制优先注视法，被广泛运用于多种形式的视觉检查中[7]。令婴儿注视一个大而均匀的背景板，视觉刺激投射在背景板的左侧或右侧，如果婴儿看向刺激出现的一侧，说明该刺激与婴儿所处背景存在视觉差异。

为避免检查者知道刺激出现的方位而出现偏差，检查者只能看被检者的脸（直接看或通过视频监测器），他们必须仅根据被检者的反应判断刺激出现的位置（图 8.1A）。如果婴儿不能分辨测试刺激和背景的差异，检查者的判断准确率会降至 50%。刺激差异性越明显，被检婴儿的定向反应越明显，检查者的准确率也会相应升高。

可以从图 8.1B 中的心理测量函数得到阈值。例如，如果测试刺激与背景只在强度（intensity，I）上存在区别，该函数可用于定义最小可察觉差异的强度增量（increment in intensity，ΔI）。阈值采用正确率百分比来表示（图中两个例子为 75%）。相关的强度可通过插入法得出，敏感度是该阈值的倒数。

若将此方法扩展到色觉检查，需要测验刺激与背景的颜色存在差异。但是，婴儿可察觉的差异并非都是色彩差异。色彩刺激可能是消色差的，但其强度与背景不同。排除强度差异影响的常见方法是在整个试验中以不同的强度显示目标刺激，因此，在任何一个试验中，均有高于、低于或等于背景的刺激强度，故至少有一种测试强度与被测婴儿的背景强度相匹配。因此，如果被测婴儿存在色觉缺陷，当目标刺激强度与背景相匹配时，检查者的准确率会下降，但如果婴儿有正常色觉，在任意强度下都可以从背景中分辨出目标刺激，检查者应该大概率可以识别到被检婴儿的定向反应（图 8.1C）。但刺激强度的选择并不简单，下文将阐述我们如何解决上述部分问题。

由广泛运用于视敏度测量的 Teller 视敏度卡衍生出一种更简单的不需要光学系统产生刺激的改良版本[8]。该版本的色觉检查使用带有中央窥孔的灰色大卡片，检查者可以通过该窥孔观察婴儿[9]。窥孔的任意一侧附有 Munsell 系列色彩卡的彩色样本，以测试其是否吸引婴儿的注意力。因为检查人员不知道目标刺激出现在哪一侧，所以该方法仍然具有优先选择心理物理学的优点。背景卡片具有不同的灰度等级，确保婴儿仅因为样本和灰色背景之间的色差分辨出差异（见下文"控制强度"）。

未表现出分辨能力的婴儿，可能并非真的不具备分辨能力，也可能是由于他们分辨出刺激，但不喜欢注视它[10]。因此理想情况下，刺激应由婴儿的偏好决定，但实施存在困难。

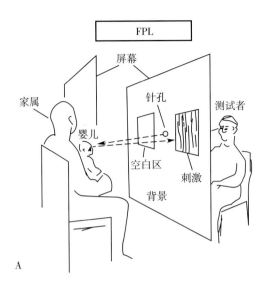

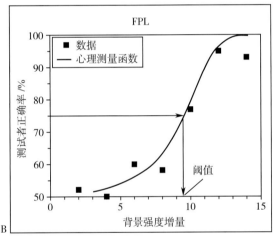

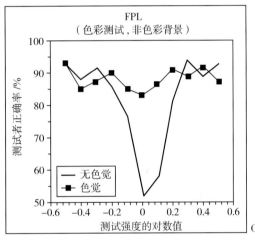

图 8.1　FPL 心理物理测试。A. 婴儿测试安排。测试者根据婴儿的定向反应来选择测试刺激出现在大视野的哪一侧。为避免抱婴儿的人受婴儿行为影响,故不能看到刺激物;B. 数据表明,当婴儿受到高于背景强度的不同增量的非色彩背景测试刺激时,测试者根据婴儿定向反应判断的正确率。该曲线满足心理测量函数,可以通过插入法得到阈值;C. 两位婴儿在消色差背景下色彩测试的数据。粗线条表明,该婴儿没有表现出色彩分辨能力,并且当测试强度和背景强度相同时,测试者判断准确率显著下降。方块线条表示,被测婴儿可以将所有测试强度下的目标刺激与背景分辨出来,认为其具有色觉

眼球运动

可见的运动刺激可以吸引注意力并引起眼球追随运动,尤其是当重复图案刺激出现在大部分视野并沿一个方向运动时,例如在大孔径内连续移动的光栅。这种大的图案反射性刺激引起视动性眼球震颤,表现出平滑追随图案和返回扫视两个交替阶段[11]。这种刺激性的眼动可以通过眼动追踪光学和电子系统进行监测,并且可以结合 FPL 用于眼动探测。黑白条纹交替排列的光栅可以向左或向右水平漂移,每次试验中检查者必须选择刺激运动的

方向。在连续试验中,可以通过降低刺激强度直至检查者不能准确探测到眼球运动来确定阈值[12]。

上述过程称为定向相关运动(directionally appropriate movement, DAM),可以通过条纹波长不同的光栅研究色觉。无效运动技术(motion-nulling, MN)在上述基础上发生了一些改变,其中两个光栅沿相反方向运动,每个光栅都将引出自己方位上的定向相关运动,当两者同时存在且均等可见时,它们引起的运动趋势将抵消,产生无效运动。例如,一个黄色和黑色相间的条纹光栅,沿着屏幕的一个方向运动;叠加在其上的是沿相反方向运动的蓝黑相间的条纹光栅。每个光栅将会诱发沿其运动方向的视动性眼球震颤。不断改变其中一条彩色光栅的强度,直到找到产生无效运动的强度(例如,不存在明显的视动性眼球震颤,因为两个光栅均等可见,并且相反的视动性眼球震颤趋势已相互抵消)。彩色光栅的相对强度反映婴儿对此波长的敏感度,以其他波长重复该过程可以产生完整的光谱函数[13]。

检查人员仔细观察婴儿的眼睛并辨别是否存在明显的眼球追随运动,以发现无效运动。此方法前提是,假定控制视动性眼球震颤的神经元中枢接收的光谱信息与控制色觉的其他区域相同。有证据表明,婴儿和成年人的规则不同[14]。在成年人中,检测到运动光栅所需的对比度与识别运动方向所需的对比度相同,但是对于等亮度的彩色光栅,识别运动方向需要更高对比度。而相比于成年人,婴儿检测到运动光栅的阈值和方向分辨阈值是相似的。

条件等色

当已知感受器的光谱敏感度时,可以通过叠加产生不同光谱组合的刺激,这些刺激会引起感受器的相同反应(可形成条件等色)。

我们已知婴儿出生时有视锥细胞,但不一定知道它们的光谱敏感度。但是,假设它们的光谱敏感度与成年人的光谱敏感度相同,便可以知道此时哪种视锥细胞类型存在并起作用。如果成人的条件等色与婴儿相同,则感光色素存在并起作用。由于四种受体类型可能会影响婴儿的分辨色差能力(L 型、M 型和 S 型视锥细胞和视杆细胞),因此必须添加四个主光源才能创建完整的条件等色,可以通过将波谱限制到中长波长来简化这种烦琐的操作,例如图 8.2 所示。现在,只选三个受体类型就足够创造一系列条件等色,可能由任何一对 L 型和 M 型视锥细胞组成,视杆细胞也同样如此。当一个条件等色被另一个光谱不同的条件等色所取代时,对此变化引发的反应肯定是由第三种受体类型的功能引起[15]。此外,任何变化的幅度都可以用来测量第三种没匹配的受体的光谱灵敏度[16]。

视锥细胞的光谱可用于定义彩色空间[17],在彩色空间中可以调节刺激,只有视锥细胞形成的特定组合才会对这种刺激做出反应。例如,刺激只能沿 L/M 轴进行调节,刺激变化表现为从 R 到 Y 到 G,而不改变 S 型视锥细胞的刺激,对色差分辨没有影响。

上述任何行为方法以及下面将要讨论的生理方法,均可用于研究在任何给定年龄下,成年人条件等色是否与婴儿条件等色相同。

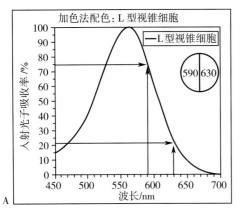

刺激		视锥细胞吸收光子量	
波长 /nm	光子量	L 型视锥细胞	M 型视锥细胞
590	1 000	775	
630	1 000	230	
590	1 000	775	
630	3 370	775	

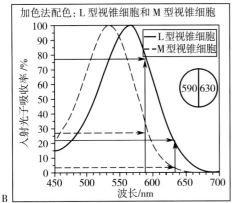

刺激		视锥细胞吸收光子量	
波长 /nm	光子量	L 型视锥细胞	M 型视锥细胞
590	1 000	775	300
630	3 370	775	35
590	2 580	2 000	775
630	26 800	6 160	775

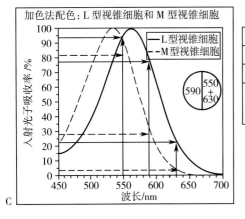

刺激		视锥细胞吸收光子量	
波长 /nm	光子量	L 型视锥细胞	M 型视锥细胞
590	1 000	775	300
550 + 630	290 + 2 150	280 + 495 = 775	240 + 60 = 300

图 8.2　感光色素和加色法配色。双向刺激视野的左侧被一 590nm 光源照亮,被测者调整刺激视野右侧(匹配场)的光强度,使两侧视野看起来相同。表中列出了光源在视锥细胞上入射的光子量和被吸收的量。A. 假设所有视锥细胞都包含相同的感光色素,则可以将匹配视野的强度调整至两侧视野吸收的光子量相同;B. 假设被测者具有 L 型和 M 型两种视锥细胞类型,并且它们在整个匹配视野中均等分布,则可以调整匹配视野的强度,使一种视锥细胞类型或另一种视锥细胞类型两侧的吸收光子量相等,但两种类型不能同时相等;C. 匹配场由两个波长累加混合。可以分别调整这两种波长,使匹配视野中每种视锥细胞类型吸收光子量均与 590nm 场相同(Based on Gordon J, Abramov I. Color vision. In: Goldstein EB, ed. *The Blackwell Handbook of Perception*. Oxford, UK: Blackwell; 2001: 92-127.)

生理方法

许多生理方法可用于研究感觉系统,但只有两种可以有效地应用于婴儿视觉研究中:视网膜电图(electroretinogram, ERG)和视觉诱发电位(visually evoked potential, VEP)。将在第二十二章中进行详细讨论。

婴儿视觉测验的普遍问题

上述方法不可能万无一失,几乎每篇论文中发现的实际问题,只能通过从不同研究,不同方法和不同假设的文章中找出的一致证据来解决。

群体函数

因为关注范围有限,很难从每个婴儿获取完整的数据集。因此,通常将婴儿按年龄分类,计算小组平均函数。因为每个婴儿仅提供部分数据,所以很难估计函数上每个点相关的误差方差。即使每个婴儿都提供了完整的数据集,每个婴儿也可能在不同日期的不同测试批次进行测试。此外,纳入哪些婴儿取决于主观制定的年龄界限。例如,一组被设计为 2 月龄组的婴儿其年龄跨度可能是从 7~9 周龄,这些变化代表了婴儿存在可感知的部分。

即使同一个实验室、同一个检查程序,婴儿检查数据呈现出的显著变异性并不一定能明确原因。必须清晰分出测量误差或被测婴儿的个体差异,而这需要测试者对被测婴儿进行大量试验。明确差异的原因并纠正后,每组数据的变异性可能大大降低,即给定年龄段婴儿的同质性更好[18]。

视网膜

成年人的视网膜也不是同质结构,其黄斑中央凹基本没有视杆细胞,而且不同视锥细胞类型的分布也存在显著差异,中央凹几乎没有 S 型视锥细胞[19],而 L 型与 M 型视锥细胞的比例在整个视网膜上显著变化,L 型视锥细胞主要分布在周边视网膜。此外,随着刺激物离开中央凹,神经元感受野显著增加,表明不同视锥细胞类型的组合发生了明显变化。只要扩大中央凹外的刺激以增加感受野的大小,刺激在视网膜大部分区域的移动对于成年人色觉的影响都相对较小[20]。

婴儿视网膜的非同质性表现更为复杂。刚出生时,中央凹在解剖学上发育很不成熟,不能充分发挥其功能[21]。视锥细胞继续发育成熟至少需要 5 年时间,在 5 岁时中央凹以外的区域是发育成熟的[22]。但在 4 岁时,中央凹视锥细胞外段(包含感光色素)仅为成年人的一半,且排列密度也仅为成年人的一半[23]。这些研究只涉及视锥细胞的普遍形态,而不同的视锥细胞类型成熟的速率可能存在不同。

在测试中使用视网膜的哪一部分十分关键。然而,对于婴儿,很难指导他们看一些小的固定点,以便检查者能够控制刺激物出现在视网膜的指定位置。

测试方法

所有的测试方法都被默认可以用来证明婴儿是否存在色觉及其属性。但是,每种方法都从不同的神经元群体中挖掘信息。例如,眼球运动是许多检测方法的基础,这个复杂的运动是由多个脑区神经元共同响应所驱动,其中某些区域的响应可能与视觉刺激传入的视网膜信号及其上传通路无关。运动感知也与之相似,由外侧膝状体的 M 细胞驱动,M 细胞与色觉在光谱上并非对立,但对色觉感知不起作用。

对于成年人,分别采用标准心理物理学方法和婴儿所用类似测验方法,测得成年人的颜色函数,并进行比较。如果两者一致,则利用标准心理物理学方法可以得到所需信息。例如,使用一种基于眼动的方法对成年人进行了测试,结果表明他们的视动性眼球震颤方向与感知到的运动密切相关[13]。但绝对灵敏度可能不相同。从测试者对被测者视动性眼球震颤方向的判断中得出的亮度对比度阈值通常高于被测者直接判断的阈值,并且这些阈值也高于传统心理物理检查方法中的阈值[24]。因此,使用婴儿测验方法间接得出的阈值可能会低估成年人的能力。

刺激大小和波长

检查色觉必须使用光谱不同的刺激,最好是由干涉滤光片或单色仪产生的窄带刺激。但在大量婴儿研究中,由于可用仪器的限制,该标准不适用,但可以采用彩色纸(例如 Munsell 纸)或宽带滤光片产生的刺激。成年人则根据用于三原色加色匹配的标准函数,每个刺激等效于与标准"白色"混合后的主波长,标准白色的程度决定了其与单色光的一致性或接近度。但在许多婴儿研究中,采用的宽带刺激波长与成年人相当,可能不太合适。

成人色觉检查通常测量中央凹刺激,刺激直径很少超过 1°。而婴儿研究中的刺激直径通常很大(例如 12° × 14°[25];4°~32°[6])。大直径本身可能存在问题,例如猫的色觉较差,在受到较大刺激时,通常会表现出波长分辨力,而与强度无关[26],成年二原色视者也如此[27]。

控制强度

色觉是区分不同光谱刺激的能力,与感知到的强度差异无关。测试成年人时可以指导他们忽略亮度差异,问题得以简化,然而这对于非语言观察者(例如婴儿或动物)很难实现。那么对于这些被测者,需要分辨出现的刺激是否不同。但要明确他们得出不同刺激结论的混杂因素更加困难。因此为了测试色觉,必须首先要求刺激的亮度或光强相等。

理想情况下,第一步是估计光谱灵敏度函数,然后将该函数与所有测试刺激强度相等。那么哪一个函数是正确的? 原则上,成年人具有两种光谱敏感度函数:一个是基于视锥细胞响应,在明适应条件下运用的明视敏感度函数;另一个是基于视杆细胞响应,针对暗适应的暗视敏感度函数。纯粹基于视杆细胞的敏感度不具有色觉,因为所有视杆细胞都包含相同的色素。暗视敏感度函数不适用于检查人类等仅在夜间具有视紫红质活性的物种色觉。

婴儿测试中存在的问题是,我们不能假设婴儿与成年人的明视敏感度函数相同,也无法明确测试的是婴儿视网膜的哪部分区域,因此不能将成年人的明视敏感度函数应用于婴儿。同样我们也不能使用光度计将不同刺激的亮度调至相等,因为光度计是参照标准成年人函数得出的。

即使我们通过测量光谱敏感度求得标准的婴儿光度函数,问题仍然存在。任何一组婴儿都存在一定的阈值范围,测量每个婴儿的光谱敏感度非常耗时。如果使用群体函数控制强度,则需要采取其他措施来解决个体之间的差异[28]。其中一种方式是系统性改变强度以产生心理测量函数,如图 8.1 所示,明确行为是随强度变化还是与强度无关。通常使用的另一种策略是使颜色刺激的强度在小范围内随机变动,称之为"强度抖动"。最初,强度根据选定的光度函数等式换算得出;在随后的试验中,强度在很小范围内随机变化。这种试验之间的强度抖动削弱了强度线索的显著性,以期婴儿忽略强度线索。

婴儿[28]和其他非语言观察者(如猫[29]和非人类灵长类动物[30])都曾使用过强度抖动。强度抖动的关键在于选择强度范围,该范围要涵盖可能的变化区间。对于成年人,该范围必须涵盖共同均值函数的个体差异。对于婴儿,光度函数会随着年龄而变化(详见下文),因此抖动范围必须包含不同年龄的函数版本。这意味着必须使用较大的范围,同时还要增加测试时间,以排除所有可能的解释,包括在中间视觉条件下视杆细胞参与分辨色觉的可能性[31]。由于仪器的局限性,许多婴儿研究使用的平均亮度在成年人的中间视觉范围内,在该范围内,婴儿的光谱敏感度函数处于成年人暗视和明视敏感度函数之间。

光谱敏感度

暗适应光谱敏感度

尽管我们通常认为色彩是一种明适应现象,但暗适应也是不容忽视的。在整个视网膜的大部分区域,绝大多数的受体是视杆细胞。在不成熟的视觉系统中,这些视杆细胞可能与一种或多种视锥细胞类型相结合以区分波长。原则上,测量婴儿的暗视敏感度应该更简单,由于所有视杆细胞都包含相同的光色素——视紫红质,因此不必区分由具有不同光色素的受体驱动的响应。我们将基于这种简单的情况来说明上述许多问题。

婴儿光谱敏感度

图 8.3A 显示了 1 月龄(n=13)和 3 月龄(n=14)婴儿的完全暗适应的平均光谱敏感度[32]。使用的方法是 FPL,使用 17 度测试场和单色光(干涉滤光片)。选择强度范围以产生心理测量函数,通过插入法得出阈值。实线是年轻人的标准成年人曲线(CIE,V'λ)[10];婴儿敏感度根据成年人曲线最大值绘制。成年人曲线向下移动以最佳适应婴儿曲线。显然,婴儿和成年人的光谱是相同的,但 1 月龄婴儿的敏感度约为成年人的 80 倍,而 3 月龄婴儿约为成年人的 15 倍。

婴儿敏感度向成年人值的转变(图 8.3A)又面临新的问题,尤其是视网膜被检测的区域。从暗适应的 ERG 中可以看出,到 3 月龄时,周边视网膜的视杆细胞反应达到成年人的 50%。然而,在靠近中央凹的地方,视杆细胞反应直到大约 5 月龄时才达到该水平[33]。即旁中心凹视杆细胞的成熟相比周边视网膜视杆细胞成熟延迟,这种视网膜变化与产后视网膜变化相符[22]。

视网膜前的光吸收

与成年人标准曲线达到良好拟合是可能的。眼内介质的透光率随年龄改变,从而改变最终到达视锥细胞的光线量。尤其是当晶状体密度增大,颜色变黄时,它吸收和滤除更多较短波长的光线。在任何个体中,上述改变和数值都可以通过测量暗适应光谱敏感度来获得。暗适应光谱敏感度仅由视紫红质,即视杆细胞中的感光色素决定。在图 8.3B 中,将标准暗适应功能曲线与视紫红质绘制在一起(为了与感光色素功能进行比较,已将敏感度转换为光子量,即各个波长下达到阈值时的光子量,而不是达到阈值时的能量,这在视功能研究中更常见)。短波长的偏差由光线经过视网膜前介质光吸收的损失引起。

　　在短波长光线下,视紫红质的偏差用于估计眼介质的光学密度。图 8.3C 显示了在人的一生中随年龄增大的 VEP 结果[34]。尽管眼介质密度随着年龄的增长而持续增加,但个体之间差异很大。尽管如此,由于婴儿的眼介质平均密度为 1.0,其密度比年轻人低 0.5 个 log 单位(系数 3)。因此,我们猜测婴儿在非常短的波长下,在相同系数下,暗适应敏感度更高。上述偏差不是由于 VEP 和 FPL 方法不同导致,使用除外 FPL 的类似方法,仍然发现 10 周龄婴儿的眼介质的中值密度为 0.75log 单位[35]。可能的解释是,在任何年龄,敏感度和眼介质密度的个体差异都很大。

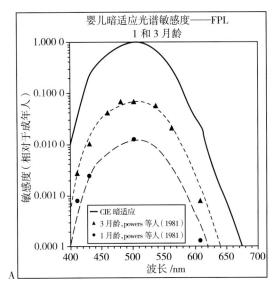

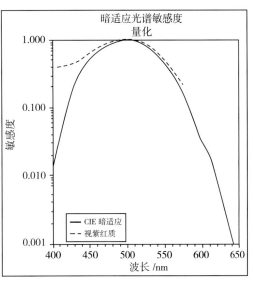

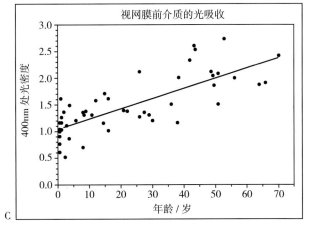

图 8.3 暗适应光谱敏感度。A. 婴儿相对于成年人的光谱敏感度,两组完全暗适应的婴儿(1 月龄和 3 月龄)FPL(数据来自 Powers MK,Schneck M,Teller DY. Spectral sensitivity of human infants at absolute visual threshold. *Vision Res.* 1981;21:1005-1016.)曲线是 CIE 暗视觉函数曲线,V'λ,垂直滑动以最佳适用婴儿数据;B. 将视紫红质的光谱敏感度转换为光子量后的函数,与标准函数 V'λ 相比。较短波长下的偏差是由视网膜前介质的光吸收引起;C. 从行为光谱敏感度函数曲线和视紫红质函数曲线之间的差异得出,在 400nm 波长光线下,所有年龄眼介质的光密度变化(Adapted with permission from Szapiel S. Aberration-balancing technique for radially symmetric amplitude distributions:a generalization of the Maréchal approach. *J Opt Soc Am.* 1982;72:947-956.)

浦肯野现象

从明视觉到暗视觉的过渡，即浦肯野现象并非突然发生。可以发现对应于不同的平均光强度存在相当大范围的适应状态。在此范围内，该功能被称为中间视觉，并逐渐从范围下限变化到上限。在中间视觉范围内，任何功能都由视杆细胞和视锥细胞同时作用产生，可以通过作用于周边视网膜的刺激测量。刺激物的亮度约大于 $10cd/m^2$ 时产生清晰的明视觉，刺激物的亮度小于 $0.001cd/m^2$ 时产生清晰的暗视觉，而两者之间的亮度范围属于中间视觉[36]。

通过使用移动光栅触发眼球运动来检查 3 月龄婴儿的浦肯野现象，特别是使用 MN 方式，绝对强度范围从成人暗视觉阈值变化至明视觉水平[37]。在绝对强度范围下限，无效运动的相对光谱强度近似于标准成人暗视觉函数 V'λ；在绝对强度范围上限，近似于标准成人明适应函数 V'λ（请参见下文）。在成人和婴儿中，均是从大约 $0.01cd/m^2$ 逐渐过渡至 $10cd/m^2$。

明适应光谱敏感度

成人明适应敏感度

即便成年人也不存在真正的感光函数[38]。图 8.4A 显示了不同版本的成人明适应敏感度函数。为了强调函数形状的差异，所有函数的峰值都相等。该图绘制了中央凹的标准成人明适应函数，即 CIE 的 V'λ，函数中的数据是采用异色闪烁光度法（heterochromic flicker photometry，HFP），从老年观察者中得到，并比较了两个已知波长的视网膜吸收。在异色闪烁光度法中，每个测试波长与固定的标准波长交替显示。改变测试光的强度，直到不再看到闪烁为止，此时，测试波长产生的响应幅度与标准波长相同。

其他方法产生不同形状的曲线。例如，当使用强消色差场来抑制视杆细胞，然后测量对不同波长闪光增量的敏感度时，可得到一条显著不同的函数曲线。该函数是一条更宽的三叶曲线，其峰值与三种视锥细胞类型的峰值无关，但可能与光谱对立神经元反应的峰值有关（图 8.4A）[39]。

此外，图中绘制了使用异色闪烁光度法获得的偏离中央凹 45° 的外周视网膜的明适应敏感度函数。该函数表明视杆细胞即使在明适应条件下也发挥了显著作用[40]。

最后，由于婴儿的眼介质比成人更清晰，因此我们绘制了标准明适应敏感度函数 V'λ，已经对其重新调整，消除了光线通过眼介质透光率损失的影响。这种校正是基于成年人晶状体和黄斑色素的密度估算得出的[36]。在角膜上和视网膜上测量刺激光线时，使用相同的函数体现视锥细胞敏感度差异（图 8.5）。

婴儿明适应敏感度

图 8.4B 显示在两个不同的实验室中使用相似的方法，从明适应 2 月龄婴儿获取的 VEP 中，得到的明适应敏感度。从每个婴儿中获得完整的函数（$n=5$[51]；$n=7$[41]）。在这两个研究中，曲线峰值附近的最大刺激强度都恰好在成年人的明适应范围（$40cd/m^2$[51]；$25cd/m^2$[42]）。

适应状态,刺激强度和 VEP 的使用相结合表明,该函数很可能由视锥细胞作用产生。数据集之间的一致性程度说明了不同研究间的差异。为了进行比较,我们纳入了标准的成人 V'λ 函数,去除了所有视网膜前的透光率损耗(图 8.4A)。

图 8.4C 显示了 4 月龄婴儿的 VEP 所产生的函数。其中一项研究对 2 月龄婴儿采用相同的方法($n=5$[41])。尽管采用异色闪烁光度法的另一个研究是中等强度标准($0.6cd/m^2$),但快速闪烁速率结合 VEP 可能足以触发明适应。对 2 月龄和 4 月龄的婴儿进行测试没有发现组间差异,因此将两组数据合并汇总($n=42$[43])。

明适应函数已从 FPL 色差分辨测试中得出。色彩测试刺激的强度在大于或小于背景强度的范围内变化。如果被测婴儿没有色觉,当这些强度引起婴儿相应的反应时,婴儿反应的准确率应降低。但是,即使存在部分色觉,准确率也会在匹配强度上显示出偶然性。引起准确率下降的相对强度可用于得出光谱敏感度函数。

使用这样的程序,可以得到 3 周龄和 7 周龄婴儿的函数。由于组间未发现显著差异,因此将两组数据合并(图 8.4D)[43],后续会在色彩分辨中进一步讨论。显然,2 月龄婴儿的函数与图 8.4B 中的 VEP 曲线不同。为了进行比较,我们绘制了标准的成人暗适应曲线 V'λ 以及背景视网膜的成人明适应曲线[40]。这些曲线的峰值相等,得出结论,婴儿的光谱敏感度受视杆细胞的显著影响,视锥细胞造成长波长的偏离,且大概率为 L 型视锥细胞。值得注意的是,一些视杆细胞优势可能是由于背景强度影响,因此匹配的测试强度仅为 $2cd/m^2$,在成年人中间视觉范围内。

FPL 合并眼球运动(定向相关运动),以寻找被测婴儿的阈值强度,在该阈值强度下,婴儿可以分辨投射到高强度($100cd/m^2$)白色视野上的色彩测试刺激[44]。2~3 月龄婴儿的测试结果没有差异,将其合并纳入 3 月龄婴儿组内,如图 8.4E 所示,并与校正眼介质光透率损失的成人标准函数比较。婴儿明适应光谱敏感度函数曲线峰值与成人明适应函数峰值对应波长相同。婴儿曲线较宽可能是由于在白色视野上测量增量阈值引起(图 8.4A)。

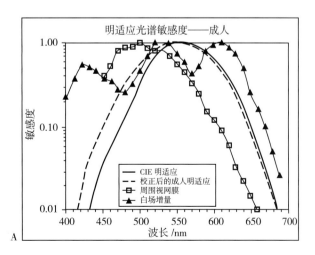

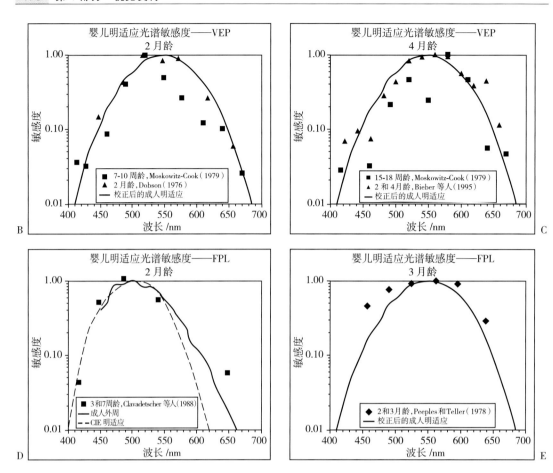

图 8.4　明适应光谱敏感度。A. 成年人函数包括通过闪烁光度法获得的 CIE 标准明适应函数 V'λ；矫正 V'λ 以消除视网膜前介质吸收，主要是晶状体和黄斑色素影响；使用闪烁光度法测出周围视网膜的明适应敏感度（Data from Abramov I, Gordon J. Color vision in the peripheral retina. I. Spectral sensitivity. *J Opt Soc Am*. 1977；67：195-202. ）；从强消色差场的增量阈值获得的三叶敏感度函数（Data from Harwerth RS, Sperling HG. Effects of intense visible radiation on the increment-threshold spectral sensitivity of the rhesus monkey eye. *Vision Res*. 1975；15：1193-1204. ）；B. 2 月龄婴儿通过 VEP 得出的明适应敏感度函数，与（A）中校正后的 V'λ 比较（Data from DobsonV. Spectral sensitivity of the 2-month-old infant as measured by the visually evoked cortical potential. Vision Res. 1976；16：367-374；Moskowitz-Cook A. The development of photopic spectral sensitivity in human infants. *Vision Res*. 1979；19：1133-1142. ）；C. 4 月龄婴儿通过 VEP 得出的明适应敏感度函数，与（B）中校正后的 V'λ 比较（Data from Moskowitz-Cook A. The development of photopic spectral sensitivity in human infants. *Vision Res*. 1979；19：1133-1142；Bieber ML, Volbrecht VJ, Werner JS. Spectral efficiency measured by heterochromatic flicker photometry is similar in human infants and adults. *Vision Res*. 1995；35：1385-1392. ）；D. 2 月龄婴儿通过 FPL 得到的明适应敏感度函数，与（A）中的成人外周明适应敏感度函数和 CIE 暗适应函数 V'λ 比较（Data from Clavadetscher JE, Brown AM, Ankrum C et al. Spectral sensitivity and chromatic discriminations in 3-and 7-week-old infants. *J Opt Soc Am A Opt Image Sci Vis*. 1988；5：2093-2105. ）；E. 在强消色差场上 3 月龄婴儿通过 FPL 得到的明适应敏感度函数。与（A）中校正后的 V'λ 比较（Data from Peeples DR, Teller DY. White-adapted spectral sensitivity in human infants. *Vision Res*. 1978；18：49-53. ）

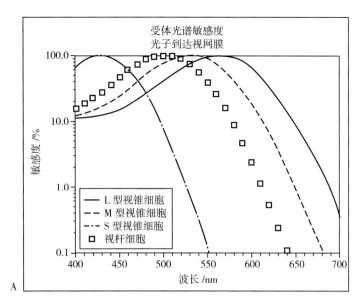

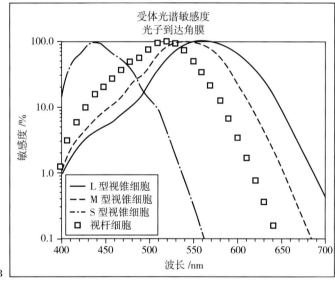

图 8.5 人体视网膜中四种类型受体(视杆细胞和 L 型,M 型和 S 型三种视锥细胞)的光谱敏感度。A. 每种波长下相同数量的光子直接传递到受体时,受体的敏感度;B. 当相同数量的光子传递到角膜时,相同受体的敏感度。较短波长处的差异是通过眼介质的透光率损失造成的

从这些数据中我们可以得出结论,婴儿和成年人光谱敏感度相似。其他研究仅在两个或三个光谱点上比较了敏感度,需要对更大的群体进行测试,因此上述数据得以弥补该缺陷。例如,眼球运动 MN 技术已显示,到 3 月龄时,婴儿函数更接近于成人函数,尤其是在婴儿眼介质更清晰的情况下[13, 18, 24, 45]。

然而,问题在于明确将哪种成人函数等同的刺激运用于婴儿。函数的选择必须取决于具体的观看条件,该条件对成人函数也有较大影响。即使这样,强度仍必须波动或以其他方式变化,以涵盖每个婴儿可能的敏感度范围。着手于适合特定刺激条件的成人函数的优势

在于波动范围受到限制。与成人的明适应敏感度函数相似，并不意味着婴儿具有功能性的
L 型和 M 型视锥细胞。标准成人函数 V'λ 由 L 型视锥细胞控制（图 8.6）。

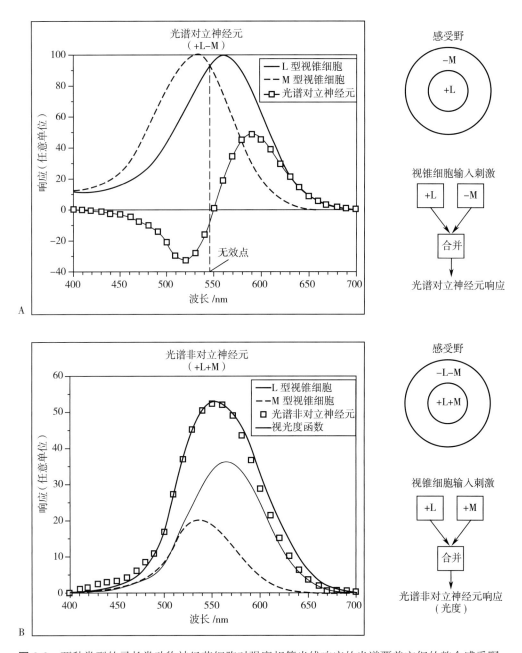

图 8.6　两种类型的灵长类动物神经节细胞对强度相等光线响应的光谱覆盖它们的整个感受野。
A. 光谱对立神经元由相同程度的 L 型和 M 型视锥细胞响应共同调控，其中 L 型视锥细胞刺激神
经元（+L），M 型视锥细胞抑制神经元（−M）。右上方描述了感受野的空间分布；右下方显示了两
种视锥细胞类型响应的原理图；B. 光谱非对立神经元由相同程度 L 型和 M 型视锥细胞响应共同
调控。神经元对锥体输入的光谱响应如图所示，与国际照明委员会（CIE）的光度函数 V'λ 匹配度
很高（ Redrawn from Gordon J, Abramov I. Color vision. In: Goldstein EB, ed. *The Blackwell Handbook of
Perception*. Oxford, UK: Blackwell; 2001: 92-127. Copyright © Blackwell Publishers Ltd 2001. ）

色彩分辨

色觉的发生

由于很难将复杂的光学系统带入新生儿保育室,因此,新生儿的色彩分辨研究采用具有宽带反射光谱的彩色纸,使得精确刺激规格复杂化(我们会参考成人分辨这些刺激的表现作为折中)。而且,每个婴儿通常只参加一次,根据小组表现得出结论。尽管如此,新生儿确实表现出分辨色彩的能力。

当用适应性程序测试时,婴儿可以将 8° 红色方块与白色方块区分。随着刺激大小的增加,它们还可以将绿色和黄色与白色区分开,但不能将 32° 的蓝色方块与白色区分开[6]。最近研究发现,使用彩色版本的视力卡检测,新生儿群体可以准确地从非彩色背景辨别出红色[46]。1 月龄时,色彩分辨力有所提高,尤其是从灰色中识别蓝色和绿色。把以相同方式测试的较大婴儿的数据汇集在一起时,表现得到改善,到 3 月龄时,所有婴儿都可以将红色、黄色、绿色和蓝色与灰色区分开(图 8.7)。

在对更小的婴儿使用单色光的 FPL 研究中也得出了类似的结论,从而避免了许多与宽带刺激有关的问题。通过首先测量每个婴儿的等光强点,可以严格控制色彩刺激的强度范围[47]。

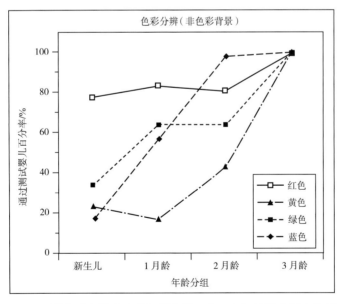

图 8.7 婴儿适应性程序的色彩分辨。在四个年龄段分组中的每组婴儿中能够成功将大的宽带色彩刺激(彩色纸)与强度不同的非色彩背景(灰色卡片)区分开的婴儿百分比。新生儿似乎仅将红色与非色彩背景区分开,与强度无关。到 3 月龄时,所有色彩都可以与非色彩背景区分开(Reprinted from Adams RJ, Courage ML, Mercer ME. Systematic measurement of human neonatal color vision. *Vision Res.* 1994;34(13):1691-1701. Copyright © 1986 Elsevier. With permission.)

　　在这项研究中的背景不是非色彩,而是设置为 547nm（成人感知为"黄绿色"）。使用相似波长的测试刺激,仅基于强度差异来测量色彩分辨力。当强度相等时,测试者的心理测量曲线会降至近 50% 的正确响应率,并且随着测试强度低于或高于该点而逐渐上升。图 8.8 中的实线显示了 3 周龄和 7 周龄婴儿色彩分辨函数,随测试强度变化,测试者判断准确性随之改变。

色彩分辨

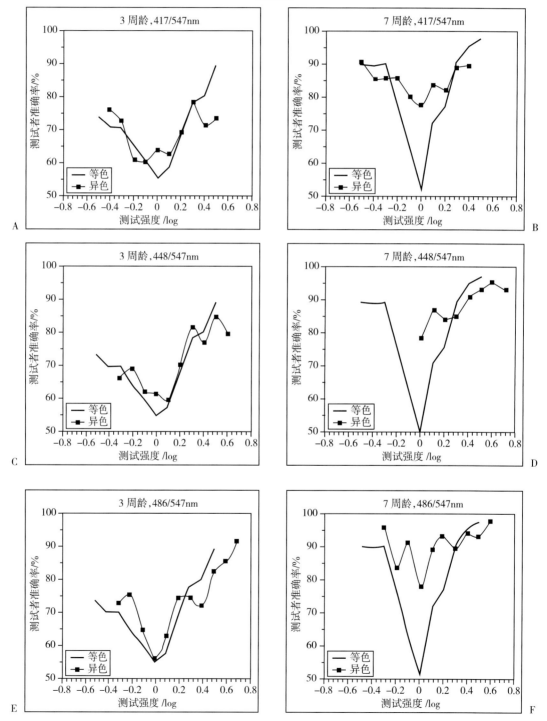

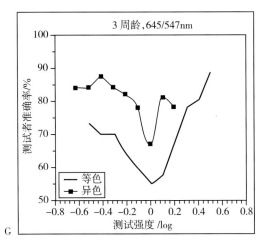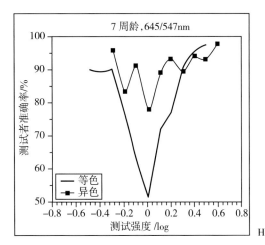

图 8.8 婴儿通过 FPL 产生的色彩分辨函数曲线。3 周龄和 7 周龄两组婴儿,在 547nm 波长背景中分别用 417nm、448nm、486nm 和 645nm 波长刺激测得。实线是用与 547nm 背景相似波长的实验刺激测得的等色强度色彩分辨函数。数据点显示了各种色彩组合的测试者判断准确率。对于 3 周龄的婴儿,只有 645nm 实验刺激和 547nm 背景刺激结合的组合色彩,测试者判断准确率与相同颜色的判断准确率存在显著差异,如图(G)所示。到 7 周龄时,所有测试刺激都能与背景区分开,而与强度无关(Redrawn from Clavadetscher JE, Brown AM, Ankrum C et al. Spectral sensitivity and chromatic discriminations in 3-and 7-week-old infants. *J Opt Soc Am A Opt Image Sci Vis*. 1988;5:2093-2105.)

这些曲线可用于判断被测婴儿是基于色彩感知将不同波长的刺激与背景区分开来,还是基于强度变化的线索(图 8.4C)。即使有强度变化线索,许多婴儿的曲线也显示出准确率下降。准确率下降的强度点提示了婴儿的等光强值,借助于等光强值产生图 8.4D 中的光谱敏感度函数。

测试波长为 417nm、448nm、486nm 和 645nm(相对于 547nm 波长背景,选择这些波长值,成人不同视锥细胞类型的反应均可表现出显著差异,并能最佳地激发成人光谱对立和非对立神经元)。由于每个婴儿的光谱敏感度曲线略有不同,因此心理测量曲线显示的准确率降低的强度点也略有不同。因此,简单合并婴儿数据以获取组平均值可能会得出被测婴儿无色彩分辨能力的假阴性结果。为了避免这种情况,组平均值是从个体色彩分辨曲线中得出,该曲线沿强度轴移动。结果绘制为图 8.8 中的数据点。对于 3 周龄的婴儿,只能从 547nm 背景中分辨出 645nm 波长的刺激,表现出不完全由强度差异引起的色差分辨能力。然而,明确的证据表明到 7 周龄婴儿可以将所有测试波长与背景区分开,而基本上不受相对强度的影响。

简而言之,根据上述行为测试,2~3 月龄婴儿在大部分可见光谱内存在色彩分辨能力。这与许多其他研究的数据相吻合,部分会在下文中提及,这些研究还提出 1 月龄婴儿存在有限的色彩分辨能力。

视锥细胞类型和神经元机制

将长波长刺激(成人"红色")从非色彩背景中分辨出来的能力必须基于两种不同光谱感受器的反应(图 8.7)。很难排除视杆细胞是其中一种类型,特别是考虑到婴儿行为明适应光谱敏感度(见图 8.4D)。

　　鉴于视锥细胞感光色素的严格遗传学特征,婴儿不太可能具有完全不同的视锥细胞类型。但由于视锥中感光色素密度等因素会存在个体差异,视锥细胞出现微小改变,不同视锥细胞的成熟速率也可能存在不同。因此,经过深入研究的成人视锥细胞的光谱可以作为参照,以了解目前被测婴儿存在哪些类型的视锥细胞及处于什么时期。

L 型和 M 型视锥细胞:行为方法

　　我们可以通过抑制视杆细胞(例如,通过使用明视强度、中心凹刺激等)和限制刺激波长超过 540nm 来研究 L 型和 M 型视锥细胞是否存在。540nm 以上波长范围称为 Rayleigh 范围,S 型视锥细胞对其基本不敏感(见图 8.5)。Rayleigh 匹配是一种判断是否存在功能性 L 型和 M 型视锥细胞的经典方法(见图 8.2),将 Rayleigh 范围中的短波长与长波长相混合,从而匹配出中间波长(见图 8.2)。如果要匹配出这个中间波长,需要的长波长和短波长的比例与正常成人相似,那就证明婴儿存在功能性的 L 型和 M 型视锥细胞。

　　然而,对婴儿进行 Rayleigh 匹配十分困难,因此,研究人员在 FPL 中使用 Rayleigh 匹配,背景选择“黄色”,测试刺激选择“红色”或“绿色”。假设视杆细胞被抑制,若能够准确分辨色彩刺激,肯定是由功能性 L 型和 M 型视锥细胞存在引起。一项针对一组 1 月龄婴儿的早期研究发现,不到一半的婴儿能够在 589nm 背景中区分出宽带长波长刺激(“红色”)(3×3)或 550nm 波长刺激(“绿色”),但到 3 月龄时,所有婴儿都能准确分辨[48]。589nm 背景的亮度仅为 1.2cd/m²,对成年人来说是中间视觉。

　　婴儿采用 Rayleigh 方法没有检测出色彩分辨力的一个可能原因是使用的刺激大小对婴儿来说太小了。在一项类似的研究中,使用 589nm 波长背景(10cd/m²)和 650nm 测试刺激,1 月龄婴儿可以分辨 8° 和 4° 大小的刺激,但不能分辨 2° 大小的刺激,而 3 月龄婴儿可以分辨 2° 大小的刺激[49-50]。这种色觉对刺激大小的依赖性让人联想到:对于成年人,在中央凹处足够的小刺激会引起周边色觉降低;而周边刺激必须增大以匹配局部感受野的大小[20]。

　　从这些行为调查中发现 3 月龄时,L 型和 M 型视锥细胞均可作用。此外,已有研究证实这个年龄的视锥细胞已经驱动部分神经元机制发挥作用。当在高强光背景下通过增量阈值来测量光谱敏感度时,该曲线具有多个极小值或缺口,通常被解释为是由光谱对立神经元作用产生(图 8.4A)[38]。这种缺口也出现在通过 FPL 检查 3 月龄婴儿时,背景为 580nm 波长的强光场(约 200cd/m²),刺激水平在 Rayleigh 范围内[51]。

L 型和 M 型视锥细胞:生理方法

　　生理学方法发现结果的顺序与心理物理检查方法并不完全一致,因此我们单独分析生理方法(主要是 VEP)中得出的结果。生理检查方法认为可能在更小的年龄某些机制已经存在。但我们重申,生理学不能表明这种机制的应答对婴儿有用或指导婴儿发生明显行为。

　　一种有效的方法是假设如果婴儿存在 L 型和 M 型视锥细胞,那么这些视锥细胞与成人相同。可以通过在单色光的基础上叠加组合以创建条件等色(请参阅行为方法,条件等色)。仅需要三种波长,且这三种波长限制在光谱的 Rayleigh 范围内,则任何成对的视杆细胞,L 和 M 型视锥细胞配对都是等效的。当刺激相互替换时,只有剩余的受体类型可以对这种变化做出反应。使用这种刺激并记录 4 周龄和 8 周龄婴儿的 VEP,尽管在 4 周时诱发反应较小,但两组都具有功能性的 L 型和 M 型视锥细胞[15]。独立的 L 型和 M 型视锥细胞的光谱敏感度与以相同方式测得的成年人的数据非常匹配[16]。还与类似于图 8.5B 中的成人函数非常吻合。在婴儿的一项纵向研究中得出了相似结论,表明由 L 型和 M 型视锥细胞共同驱动的反应在大约 4 周时就清晰地出现了[52]。

S 型视锥细胞:行为方法

尽管可以方便地测试婴儿在 Rayleigh 范围的色觉,但完整的描述必须包括 S 型视锥细胞。FPL 已被用来测试婴儿是否可以区分缺乏 S 型视锥细胞的成年蓝色色盲患者会混淆的一对色彩刺激[52]。在测试 S 型视锥细胞的异色测验中,背景波长为 547nm,强度大约 3cd/m² 时,测试波长为 416nm,围绕背景波长在小范围浮动。控制颜色相同以测量其仅对强度改变的敏感度时采用 543nm 波长的刺激。图 8.9 与图 8.8 以相同的方式展示了 4 周龄(n=12)和 8 周龄(n=17)婴儿组的表现。尽管一些 4 周大的婴儿可以将 416nm 波长的刺激与背景区分开来,但以 4 周龄组整体来看,在匹配强度下,被测婴儿色彩分辨准确率下降,测试者判断准确率下降。但到 8 周龄时,所有婴儿都表现出明显的与强度无关的分辨力。这与图 8.8 中的可比较刺激的数据非常相似。因此,S 型视锥细胞与 L 型和 M 型视锥细胞大约在 2 月龄时同时作用于色彩分辨。

色彩分辨——蓝色混淆

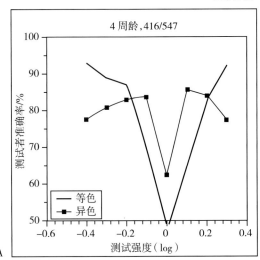
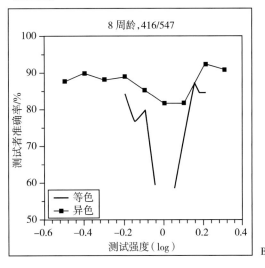

图 8.9 色彩分辨需要功能性的 S 型视锥细胞。缺少 S 型视锥细胞的成年蓝色色盲患者会将特定的一对单色刺激混淆(例如 416nm 和 547nm)。图为在 416nm 测试刺激和 547nm 波长背景中采用 FPL 测出的 4 周龄和 8 周龄婴儿的组平均值。实线表示,选用与 547nm 背景波长相等的测试刺激进行同色强度分辨。数据点表示异色分辨力。仅在第 8 周时,婴儿便可以区分与强度无关的蓝色色盲容易混淆的刺激(Redrawn from Varner D, Cook JE, Schneck ME, et al. Tritan discriminations by 1-and 2-month-old human infants. *Vision Res.* 1985; 25(6): 821-831. Copyright © 1985 Elsevier. With permission.)

FPL 还与经典方法一起用于判断由单个视锥细胞类型驱动的独立响应:色适应。从 400nm 到 560nm 的测试波长被叠加在 L 型和 M 型视锥细胞适应力最强,但 S 型视锥细胞适应力最弱的黄色背景上。以这种方式进行测试,成年人的光谱敏感度在 440nm 达到峰值,清楚地表明了 S 型视锥细胞的存在。然而,对于大多数 2 月龄和 3 月龄的婴儿而言,黄色适应光谱与视杆细胞曲线差异不大[53]，适应范围仅约为 50cd/m²。

同样，采用眼球运动方法时，当使用的漂移光栅光谱在蓝色盲范围内时，在 2 月龄和 4 月龄婴儿很难引出恰当的眼球运动[54]。

整合这些研究发现存在困难。一是由于控制眼球运动的中心与其他感知中心接收到的色彩信息不同（参见上文）。二是在 FPL 研究中，光刺激强度较低的情况下，视杆细胞作用于色彩分辨。

S 型视锥细胞：生理方法

VEP 研究中也使用了色适应[55]。在相对强度较大的黄色背景（160cd/m²），通过增量阈值测得的成年人光谱敏感度在约 440nm 波长达到峰值，其主叶与 S 型视锥细胞的光谱一致。从 4~6 周龄的婴儿（n=9）光谱敏感度非常相似，表明存在由功能性 S 型视锥细胞驱动的皮质反应。

色彩的表现形式和色彩类别

成人色觉的主要特征是，成人的可见光谱可以划分为四个色彩类别：R，Y，G 和 B。但是这些色觉与传统类别不同，在传统类别中只能属于一个类别。由给定光引出的色彩可以属于两个相邻的类别（例如，GY）。色彩逐渐加深从一种类别渐变到另一种类别，已有研究对此进行了详细讨论[56-57]。

了解婴儿是否以及何时感知相同的类别非常重要，而明确上述问题使用的大多数技术非常麻烦，或者需要口头回应。早已有人对 4 月龄的婴儿运用色彩适应方法[58]。选择光源刺激代表成人四个色彩类别中的每个类别。对其中一种类别适应后，婴儿只对另一不同类别的刺激表现出不适。波长发生略微变化，但属于同一类别的刺激，并未引起明显的适应解除。

该研究受到了强烈的质疑，主要是出于对色彩类别边界的选择和对强度的控制不当，但最近有很多方法弥补了该研究的缺陷，同样得出相同的结论[59]。测试基本程序是适应 - 去适应。刺激物是彩色反射样本（Munsell），在色彩上而非波长上等间隔，并且具有相同的饱和度和亮度。

研究发现到 4 月龄时，婴儿与成人具有相同的明适应光谱敏感度（见上文），可以使用强度相等的刺激。另外，使用相等色彩的刺激以避免混淆，单色光（纯光谱）看起来不会同样饱和。该研究从本质上得出同样的结论，即使色彩间隔大于色彩类别边界的间隔，色彩类别内的刺激也很少引起不适感。

为什么婴儿的色觉不良？

为什么婴儿色觉不良，一种可能性是，婴儿色觉质量测试结果比实际要差。正如前文所述，很难从婴儿尤其是年幼婴儿获取准确的结果。成人心理物理观察者使用的许多初步和筛查测试都太费时或无法适用于婴儿，并且不能口头指示婴儿忽略某些因素（例如亮度），仅关注色差。尽管如此，婴儿比成年人色觉质量差可能存在更真实的根据。

噪声

婴儿色觉不良的一个主要因素是，婴儿的视觉系统比成年人的噪声更大，精确度更低。

相同情况下婴儿和成年人的完整心理测量曲线相比，婴儿的功能更差，个体变异性更大[18,24]。

有研究特别提出噪声的作用。该研究通过眼球运动测量亮度对比检测和分辨的心理功能[60]。通过增加运动光栅的对比度（平均亮度为 13cd/m²），从而找到定向相关运动的检测阈值（参见"行为方法"），然后通过将各种对比度的测试光栅与固定对比度的标准光栅（9.5% 或 28%）进行点蚀实验，测量对比度分辨力，以找到无效运动。小婴儿（7 周龄）具有更高的检测光栅阈值，但辨别阈值与成年人相似。如果婴儿的行为主要受到内在对比噪声的限制（无论是否存在刺激，都会存在噪声），那么公认的噪声来源以及影响模型便可以预测这种结果。将模型与数据拟合表明婴儿的内在对比噪声大约比成年人高 100 倍。此外，噪声与不同对比度水平视觉信号的组合方式也不同：在婴儿中，可以组合为线性模型，而在成年人中，通常是非线性模型。

最后，FPL 测试人员常常会忽略噪声。成年参与者根据自己对刺激的感知进行判断时的阈值，低于测试者根据参与者的定向或眼球运动反应判断而得出的阈值[24]。

对比敏感度差

婴儿对比敏感度比成人差。例如，通过基于亮度调制的光栅，测量出的空间对比敏感度函数表明，成人的峰值敏感度大约是 4 月龄婴儿峰值敏感度的 30 倍[61]。除此之外，如果色差敏感度比强度敏感度（亮度）成熟更慢，那么婴儿的色觉表现会更差。

从行为上讲，眼动已与运动光栅一起用于测量 3 月龄婴儿和成人的对比度阈值[24]。彩色光栅是 R 和 G 类光栅异相的组合，在对成年人和婴儿进行仔细的初步测量后，将其设置为相同的亮度。亮度光栅只是 R 和 G 类光栅的简单同相加法组合，因此显示为 Y 和黑色，其亮度恒定保持在约 40cd/m²。完整心理测量曲线可以得出引发视动性眼球震颤的对比度阈值。婴儿的亮度和色度阈值明显高于成年人，但其具体高出的程度取决于成年人使用的检测技术。然而，婴儿和成人的色度与亮度阈值的比值基本相同（大约 3），这表明婴儿对色度变化的敏感度并不比其对亮度变化的敏感度差。

这些研究通过 VEP 方法，得出婴儿具有和成人相似的绝对敏感度，以及色度／亮度阈值的结论[62-63]。此外，这些研究将婴儿年龄范围扩大至 1~8 个月。

神经系统的成熟

我们已经探讨过感受器和视网膜解剖学的成熟改变，而中枢神经系统的变化也不容忽视[64-65]。中枢神经系统的成熟历时较长且变化显著，尤其是初级视皮层（也称为 V1、17 区或纹状皮层）解剖结构的发育。其总体积增长到成人大小大约需要 4 个月。起初存在一个快速产生突触的时期，其峰值在 2~4 月龄，约在 8 月龄时结束，各部分皮层均发生改变。突触的增殖将持续一段较长的时间，直至 3 岁时开始出现突触减少。据推测，这种突触的减少旨在清除不需要的或无效的突触，赋予发育中的皮层一定程度的可塑性，允许视皮层根据孩子成长过程中所经历的视觉经验来调整神经反应性。在 8 月龄至 11 岁之间减少了大约 40% 的突触，这部分突触中大部分似乎是兴奋性的[66]。

因此，小婴儿不具备成熟的色觉也不足为奇。解剖结构发生显著变化的时间也支持以下发现：发育第一年结束时，婴儿的色觉可能接近于成年人。但解剖学变化至少持续到青春期，即色觉在整个童年时期都在不断地发生小规模的变化。

婴儿时期后

为了解色觉发育,先简要回顾色觉缺陷的人口特征。2014 年,多种族小儿眼病研究[67] 纳入 5 960 名参与者,发现学龄前儿童存在色觉的比例在 4~5 岁时较高(89%),而在 3 岁及 以下儿童中则为 17%。此外,种族之间的色觉缺陷发生率也不相同。高加索人的色觉缺陷 发生率最高,男孩约为 6%,女孩为 0.5%,而亚洲和拉丁裔男孩的患病率约为 3%,而非洲裔 美国人中的男孩患病率仅为 1.5%。最早的检测方法需要客观的电诊断测试辅助。

对于最年轻的患者,通常选择 VEP 作为色觉电诊断方法,因为这种方法是研究婴儿视 觉的基础。在一项长期的纵向和横截面研究中,从 1 周龄开始观察被测者对彩色和可变亮 度光栅作出反应的时间点[52]。选择的彩色光栅可以优先刺激任一光谱对立通道,与 L 型和 M 型视锥细胞相关的通道(见图 8.6A),或与 L 型、M 型和 S 型视锥细胞均相关的通道。亮 度均为明视,约为 50cd/m^2。研究发现,婴儿在 1~2 月龄对光栅刺激表现出明确的应答,但在 第一年中始终不断变化,响应波形中第一个主峰的潜伏期在 2~3 个月达到成人水平。但是, 从婴儿期到青春期的响应波形与成年人相比相反,完全成人样的响应波形仅在约 12~14 岁 时出现。与所讨论的解剖学变化一样,VEP 表现出的较长的发育过程表明,成熟的色觉仅 在青少年时期才出现。

主观色觉也会发生细微变化。Ling 和 Dain[68] 的研究针对 181 名年龄介于 5~12 岁,包 含男女的正常色觉儿童,发现随着年龄的增长,对颜色的感知能力得到改善,至少持续至青 少年时期。作者将这种变化归因于视觉系统的成熟以及认知的发展。因此,阅读能力、注意 力和成熟度不是导致色觉正常者在可靠的测试条件下出现错误的唯一因素。

其他行为研究也表明色觉发育经历了漫长的时期。例如,一组正常的 6 岁儿童在以电 子游戏形式呈现的设备上进行了测试,通过色适应区分 S 型和 L 型视锥细胞,发现该组儿童 S 型和 L 型视锥细胞的反应阈值比成年人更高,亮度变化的空间对比度阈值也得出相同结 论[69]。同样,通过 Farnsworth-Munsell 100-Hue 测试中的错误率来衡量色彩分辨能力,发现 5~20 岁的色彩分辨能力有所改善[70]。

一项更全面的研究使用 FPL,观看仪器测量从彩色背景中区分色彩测试刺激的能力[71]。 婴儿接受强制性选择观看法,而成年人通过口头回答。沿色域中三个不同的二向色轴选择 色彩分辨。一组色轴将被蓝色色盲患者混淆(缺少 S 型视锥细胞),一组色轴将被绿色色盲 患者混淆(缺少 M 型视锥细胞),一组色轴将被红色色盲患者混淆(缺少 L 型视锥细胞)。 具有正常色觉的人会沿三个轴进行区分。在这三个轴上的变化是相同的。色彩分辨阈值从 3 月龄开始下降,约在 20 岁时达到最低值,年龄每增加一倍,阈值就会减少两倍。而超过 20 岁时,阈值缓慢增加。跨三个色轴变化的相似性表明色彩机制不会互相影响。

值得注意的是,女性二色觉携带者在色彩测试中出现的错误可能归因于出色的色觉。 这种可能性需要进一步解释。二色觉女性携带者可能在 X 染色体上具有一个嵌合基因,该 基因编码另一种 L 视锥蛋白,在 552nm 处具有峰值吸收。此值介于 557nm 处的典型 L 锥峰 和 530nm 处的 M 锥峰之间。因此具有四色觉或四种视锥色素的人群,可能比设计出标准临 床色觉测试的正常三色觉者,看到更多的颜色组合。虽然已经确定了第四个视锥细胞的存 在,但现实中的女性四色觉者低于预期的 2%,可能是由于视觉系统的下游通路(例如对立 色节细胞)不是为四色觉者设计的[72]。

总结

已有许多行为和生理方法运用于婴儿视觉的研究。某些行为方法（例如 FPL）衡量个体分辨色觉的能力。其他行为方法（例如，基于眼球运动的方法）可能会利用不同的神经机制，通过这些机制与通过感知机制得到的色彩属性不同。各种生理方法也存在类似的问题。而且，任何生理反应的存在并不意味着该信息有利于色彩感知。

对婴儿色觉本质的解释多种多样。由于婴儿无法进行言语沟通，不能明白指令看向指定地方或主动忽略与刺激无关的差异。这就需要控制强度，使婴儿仅基于色彩进行分辨。而测量婴儿的明适应光谱灵敏度，以获取不同色彩刺激的等强度点也并不容易。

尽管存在上述问题，但我们可以得出以下结论：新生儿可以区分某些色彩刺激，表明他们具有基本的色觉。直到 3~4 月龄时，才具备与成年人相似的成熟色觉。但在这之前，三种功能性视锥细胞都已经存在，并且具有与成年人相似的光谱，但婴儿的阈值仍远高于成年人的阈值，要达到成人的色觉水平还需要几年的时间。漫长色觉发育的临床意义是量化男孩和女孩色觉测验表现，直到不再出现分辨错误或发现色觉缺陷重复出现为止，这将在第二十一章中进一步讨论。

参考文献

1. Almutairi N. Assessment of Enchroma filters for correcting color vision deficiency. Pacific University CommonKnowledge, 2017. Available from: https://commons.pacificu.edu/opt/21/. Last accessed July 6, 2019.
2. Neitz J, Neitz M. The genetics of normal and defective color vision. *Vis Res.* 2011;51:633–665.
3. Adams AJ. Non-invasive "dissection" of early stages of eye disease using color. In: Baldwin WR, ed. *Vision Science Symposium/A Tribute to Gordon G. Heath.* Bloomington, Indiana: Indiana University; 1988:47–67.
4. Cronin-Golomb A. Vision in Alzheimer's disease. *Gerontol.* 1995;35:370–376.
5. Adams RJ, Maurer D, Davis M. Newborns' discrimination of chromatic from achromatic stimuli. *J Exp Child Psychol.* 1986;41:267–281.
6. Adams RJ, Maurer D, Cashin HA. The influence of stimulus size on newborns' discrimination of chromatic from achromatic stimuli. *Vision Res.* 1990;30:2023–2030.
7. Teller DY. The forced-choice preferential looking procedure: A psychophysical technique for use with human infants. *Infant Behav Devel.* 1979;2:135–153.
8. McDonald MA, Dobson V, Sebris SL, et al. The acuity card procedure: A rapid test of infant acuity. *Invest Ophthalmol Vis Sci.* 1985;26:1158–1162.
9. Mercer ME, Courage ML, Adams RJ. Contrast/color card procedure: A

new test of young infants' color vision. *Optom Vis Sci.* 1991;68:522–532.

10. Civan AL, Teller DY, Palmer J. Infant color vision: Spontaneous preferences versus novelty preferences as indicators of chromatic discrimination among suprathreshold stimuli [Abstract]. *J Vision.* 2003:712a. doi:10.1167/3/9/712.

11. Hainline L, De Bie J, Abramov I, et al. Eye movement voting: A new technique for deriving spatial contrast sensitivity. *Clin Vis Sci.* 1987;2:33–44.

12. Hainline L, Abramov I. Eye movement-based measures of development of spatial contrast sensitivity in infants. *Optom Vis Sci.* 1997;74:790–799.

13. Teller DY, Lindsey DT. Motion nulls for white versus isochromatic gratings in infants and adults. *J Opt Soc Am A.* 1989;6:1945–1954.

14. Dobkins KR, Teller DY. Infant motion: Detection (M:D) ratios for chromatically defined and luminance-defined moving stimuli. *Vision Res.* 1996;36:3293–3310.

15. Knoblauch K, Bieber ML, Werner JS. M- and L-cones in early infancy: I. VEP responses to receptor-isolating stimuli at 4- and 8-weeks of age. *Vision Res.* 1998;38:1753–1764.

16. Bieber ML, Knoblauch K, Werner JS. M- and L-cones in early infancy: II. Action spectra at 8 weeks of age. *Vision Res.* 1998;38:1765–1773.

17. MacLeod DIA, Boynton RM. Chromaticity diagram showing cone excitation by stimuli of equal luminance. *J Opt Soc Am A Opt Image Vis Sci.* 1979;69:1183–1186.

18. Pereverzeva M, Chien SH, Palmer J, et al. Infant photometry: Are mean adult isoluminance values a sufficient approximation to individual infant values? *Vision Res.* 2002;42:1639–1649.

19. Curcio CA, Allen KA, Sloan KR, et al. Distribution and morphology of human cone photoreceptors stained with anti-blue opsin. *J Comp Neurol.* 1991;312:610–624.

20. Gordon J, Abramov I. Color vision in the peripheral retina. II. Hue and saturation. *J Opt Soc Am A.* 1977; 67:202–207.

21. Abramov I, Gordon J, Hendrickson A, et al. The retina of the newborn human infant. *Science.* 1982;217:265–267.

22. Hendrickson AE, Drucker D. The development of parafoveal and midperipheral retina. *Behav Brain Res.* 1992;19:21–32.

23. Yuodelis C, Hendrickson A. A qualitative and quantitative analysis of the human fovea during development. *Vision Res.* 1986;26:847–855.

24. Brown AM, Lindsey DT, McSweeney EM, et al. Infant luminance and chromatic contrast sensitivity: Optokinetic nystagmus data on 3-month-olds. *Vision Res.* 1995;35:3145–3160.

25. Peeples DR, Teller DY. Color vision and brightness discrimination in two-month-old human infants. *Science.* 1975;189:1102–1103.

26. Loop MS, Bruce LL, Petuchowski S. Cat color vision: The effect of stimulus size, shape and viewing distance. *Vision Res.* 1979;19:507–513.

27. Nagy AL, Boynton RM. Large-field color naming of dichromats with rods bleached. *J Opt Soc Am A.* 1979;69:1259–1265.

28. Teller DY, Bornstein M. Infant color vision and color perception. In: Salapatek P, Cohen LB, eds. *Handbook of Infant Perception.* Vol 1. New York: Academic Press; 1987:185–232.

29. Mello NK, Peterson NJ. Behavioral evidence for color discrimination in cat. *J Neurophysiol.* 1964;27:324–333.

30. De Valois RL, Morgan HC, Polson MC, et al. Psychophysical studies of monkey vision. I. Macaque luminosity and color vision tests. *Vision Res.* 1974;14: 53–67.

31. Brown AM. Development of visual sensitivity to light and color vision in human infants: A critical review. *Vision Res.* 1990;30:1159–1188.

32. Powers MK, Schneck M, Teller DY. Spectral sensitivity of human infants at absolute visual threshold. *Vision Res.* 1981;21:1005–1016.

33. Fulton AB, Hansen RM. The development of scotopic sensitivity. *Invest Opthalmol Vision Sci.* 2000;41:1588–1596.

34. Werner JS. Development of scotopic sensitivity and the absorption spectrum of the human ocular media. *J Opt Soc Am A.* 1982;72:247–258.

35. Hansen RM, Fulton AB. Psychophysical estimates of ocular media density of human infants. *Vision Res.* 1989;29:687–690.

36. Wyszecki G, Stiles WS. *Color Science: Concepts and Methods, Quantitative Data and Formulae.* New York: Wiley; 1982.

37. Chien SH, Teller DY, Palmer J. The transition from scotopic to photopic vision in 3-month-old infants and adults: an evaluation of the rod dominance hypothesis. *Vision Res.* 2000;40:3853–3871.

38. Wagner G, Boynton RM. Comparison of four methods of heterochromatic photometry. *J Opt Soc Am A.* 1972; 62:1508–1515.

39. Harwerth RS, Sperling HG. Effects of intense visible radiation on the increment-threshold spectral sensitivity of the rhesus monkey eye. *Vision Res.* 1975; 15:1193–1204.

40. Abramov I, Gordon J. Color vision in the peripheral retina. I. Spectral sensitivity. *J Opt Soc Am.* 1977;67:195–202.

41. Dobson V. Spectral sensitivity of the 2-month infant as measured by the visually evoked cortical potential. *Vision Res.* 1976;16:367–374.

42. Moskowitz-Cook A. The development of photopic spectral sensitivity in human infants. *Vision Res.* 1979; 19:1133–1142.

43. Bieber ML, Volbrecht VJ, Werner JS. Spectral efficiency measured by heterochromatic flicker photometry is similar in human infants and adults. *Vision Res.* 1995;35:1385–1392.

44. Peeples DR, Teller DY. White-adapted spectral sensitivity in human infants. *Vision Res.* 1978;18:49–53.

45. Maurer D, Lewis TL, Cavanagh P, et al. A new test of luminous efficiency for babies. *Invest Ophthalmol Vis Sci.* 1989;30:297–303.

46. Adams RJ, Courage ML, Mercer ME. Systematic measurement of human neonatal color vision. *Vision Res.* 1994;34:1691–1701.

47. Clavadetscher JE, Brown AM, Ankrum C, et al. Spectral sensitivity

and chromatic discriminations in 3- and 7-week-old infants. *J Opt Soc Am A.* 1988;5:2093–2105.

48. Hamer RD, Alexander KR, Teller DY. Rayleigh discrimination in young human infants. *Vision Res.* 1982;22:575–587.

49. Teller DY. Linking propositions. *Vision Res.* 1984;24: 1233–1246.

50. Packer O, Hartmann EE, Teller DY. Infant color vision: The effect of test field size on Rayleigh discriminations. *Vision Res.* 1984;24:1247–1260.

51. Brown AM, Teller DY. Chromatic opponency in 3-month-old human infants. *Vision Res.* 1989;29:37–45.

52. Crognale MA. Development, maturation, and aging of chromatic visual pathways: VEP results. *J Vis.* 2002; 2:438–450.

53. Pulos E, Teller DY, Buck SL. Infant color vision: A search for short-wavelength-sensitive mechanisms by means of chromatic adaptation. *Vision Res.* 1980;20:1639–1649.

54. Teller DY, Brooks TEW, Palmer J. Infant color vision: Moving tritan stimuli do not elicit directionally appropriate eye movements in 2- and 4-month-olds. *Vision Res.* 1997;37:899–911.

55. Volbrecht VJ, Werner JS. Isolation of short-wavelength-sensitive cone photoreceptors in 4–6-week-old human infants. *Vision Res.* 1987;27:469–478.

56. Gordon J, Abramov I. Color vision. In: Goldstein EB, ed. *The Blackwell Handbook of Perception.* Oxford, UK: Blackwell; 2001:92–127.

57. Abramov I, Gordon J. Seeing unique hues. *J Opt Soc Am A.* 2005;22:2143–2153.

58. Bornstein MH, Kessen W, Weiskopf S. Color vision and hue categorization in young infants. *J Exp Psychol Hum Percept Perform.* 1976;1:115–129.

59. Franklin A, Davies IRL. New evidence for infant colour categories. *Br J Exp Psychol.* 2004;22:349–377.

60. Brown AM. Intrinsic contrast noise and infant visual contrast discrimination. *Vision Res.* 1994;34:1947–1964.

61. Teller DY. Spatial and temporal aspects of infant color vision. *Vision Res.* 1998;38:3275–3282.

62. Allen D, Banks MS, Norcia AM. Does chromatic sensitivity develop more slowly than luminance sensitivity? *Vision Res.* 1993;33:2553–2562.

63. Morrone MC, Burr DC, Fiorentini A. Development of infant contrast sensitivity to chromatic stimuli. *Vision Res.* 1993;33:2535–2552.

64. Huttenlocher PR, de Courten C, Garey LJ, et al. Synaptogenesis in human visual cortex-evidence for synapse elimination during normal development. *Neurosci Lett.* 1982;33:247–252.

65. Huttenlocher PR, de Courten C. The development of synapses in striate cortex of man. *Hum Neurobiol.* 1987;61:1–9.

66. Zemon V, Eisner W, Gordon J, et al. Contrast-dependent responses in the human visual system: Childhood through adulthood. *Int J Neurosci.* 1995;80:181–201.

67. Xie JZ, Tarczy-Hornoch K, Lin J, et al. Color vision deficiency in preschool children. The multi-ethnic pediatric eye disease study. *Ophthalmology.* 2014;121:1469–1474.

68. Ling BY, Dain SJ. Color vision in children and the Lanthony New Color Test. *Visual Neurosci.* 2008;25: 441–444.

69. Abramov I, Hainline L, Turkel J, et al. Rocket-ship psychophysics: Assessing visual functioning in young children. *Invest Ophthalmol Vis Sci.* 1984;25: 1307–1315.

70. Roy MS, Podgor MJ, Collier B, et al. Color vision and age in a normal North American population. *Graefes Arch Clin Exp Ophthalmol.* 1991;229:139–144.

71. Knoblauch K, Vital-Durand F, Barbur JL. Variation of chromatic sensitivity across the life span. *Vision Res.* 2001;41:23–36.

72. Wachtler T, Doi E, Lee TW, et al. Cone selectivity derived from the responses to the retinal cone mosaic to natural scenes. *J Vis.* 2007;7(8):6.

第九章

正常儿童的发育

Caitlin C. Miller   Amar Sayani   Robert H. Duckman   David A. Maze

正常儿童发育是儿科检查的重要组成部分,全面了解正常儿童发育有助于为患者提供恰当的视光治疗,以及作出正确的临床决策,例如转诊。

儿童发育的研究重点是,随年龄改变行为重组和质量差异[1]。过去几十年,出现了许多理论解释运动、认知和情感的发展。所有的理论都指出,这些变化是逐渐累积的,并且随着孩子年龄增长,变化更加复杂[1-2]。

正常发育是指绝大多数儿童共同存在的典型变化[3]。研究者普遍认为,儿童发育的各个关键时期都存在一个平均年龄,而不是所有的孩子都在某一特定时刻同时出现发育变化。

英国哲学家 John Locke 和法国哲学家 Jean Jacques Rousseau 分别在 17 世纪和 18 世纪提出了各自的理论,对之后的儿童发育研究产生影响。Locke 认为,儿童发育的结果取决于他们所在的环境。而 Rousseau 认为,只要社会条件适合,儿童就能够自然发育。许多儿童发育研究者支持后者的观点,即强调了大多数儿童存在一个普遍的发育模式[4]。

Arnold Gesell 是著名儿童发育研究者之一。20 世纪 20 年代和 30 年代,Gesell 在耶鲁大学针对儿童的身体发育和运动技能学习两个方面进行研究。Gesell 认为发育模式伴随儿童逐渐成长而自然拓展。Gesell 研究并记录了儿童从出生到 10 岁的变化。他认为,所有的儿童都会经历共同的发育阶段,并且运动发育是所有精神生活的基础[5]。

在众多儿童发育理论中,有两个主流理论涉及认知发育。信息处理理论认为人脑是一台计算机,持这一观点的学者更多地关注成长中的孩子在记忆和解决问题能力方面的变化[6-7]。其中,最著名的人类发育理论家之一,Jean Piaget 在正常认知发育的基础上建立了自己的理论,他认为孩子相较于成年人,不仅知道的更少,对于知识的定义也不同。Piaget 的理论,虽然存在争议,但仍然是最受认可和被研究得最多的儿童发育哲学理论。

社会学习理论、精神分析理论和 Bowlby 的依恋理论更多地与社交和情感发育有关[3]。社会学习理论认为,发育是一个以行为为中心的渐进和累积过程,儿童通过了解自己和他人的行为后果来学习。Freud 的精神分析理论认为,异常行为是由天性驱使的表达不足造成的。Erickson 将这个理论延伸到社会心理学中。Bowlby 的依恋理论整合了社交、情感和认知方面的发育[3]。

在与儿童发育有关的众多理论中,每一种理论都侧重于儿童发育的不同方面。目前,由于发育心理学领域的研究结果可以用不同方式解释,因此没有一个公认的理论出现。大多数理论介于两种观点之间:婴儿出生时很单纯,需要从环境中学习或者大脑以一种预定的、预先编程的方式发育[8]。"预布线"和环境学习两种理论相结合可能有助于理解正常的儿童发育。

正常妊娠

对儿童患者进行视光学病史采集时,妊娠和分娩相关问题非常重要。正常发育通常需要正常妊娠和分娩,而异常妊娠和分娩则会导致异常发育。从受精到分娩过程中,许多情况都有可能对儿童发育产生重大影响。

产前发育

受精

受精发生在精子与卵母细胞融合形成受精卵的过程中[9]。受精卵阶段被认为是人类发育的开端。受精后的前2周为细胞分裂期,当这些细胞继续分裂时,它们形成区域性的细胞团,称为囊胚。受精后6天左右,囊胚与子宫壁接触,受精后14天,囊胚完全嵌入子宫壁,成为我们所熟知的胚胎[10]。

胚胎期

第3~8周称为胚胎期。这是一个分化、发育和形态变化的时期。大多数器官系统都在发育,胚胎开始初具人形[11]。

胚胎有一个复杂的支持系统,由三个主要部分组成:胎盘、脐带和羊膜囊。胎盘由胎膜最外层和子宫壁内层形成。胎盘和脐带组成运输系统,将营养物质和氧气从母体血液通过胎盘运输到胎儿血液。同样,二氧化碳和废物从胎儿血液通过胎盘运输回母体血液[9]。这就产生了两个分离的血液供应。因此,母亲的血液供应与胚胎的血液供应是分开的。代谢气体(如氧气和二氧化碳)和其他小分子可以通过细胞膜,但较大的血细胞不能通过。这种膜可以隔绝大分子(如大多数细菌),具有一定的保护作用,但对小分子物质(如病毒、酒精、大多数药物和许多其他化学物质)并不能阻隔,不具有保护作用。

胚胎被充满液体的羊膜囊包裹。它为胚胎发育提供了一个封闭的保护环境。羊膜囊可以像垫子一样防止碰撞和震动带来的伤害。当母亲处于炎热或寒冷的环境中时,它也能将温度的变化降到最低。

细胞分化为三种主要组织类型:内胚层、中胚层和外胚层。内胚层发育成内脏,如胃、肝和肺。中胚层发育成肌肉,骨骼和血液。外胚层将形成感觉器官,包括中枢神经系统和皮肤。

在发育的第3周,胚胎将变成卵形,出现一个凹痕,将会发育成口腔和消化道。中枢神经系统将开始形成,眼睛在第3周结束时出现。

心脏和消化道出现在第4周,心脏大约在受精后22天开始跳动。躯干将继续拉长,上肢和下肢向外伸展。手指和脚趾发育,耳朵和鼻子在胚胎期结束时逐渐可见[11]。

胚胎期是最为关键的发育时期。因为许多器官的发育都在胚胎期开始和结束,因此胚胎期也是致畸最为敏感的时期。在此期间的任何干扰都可能导致严重的出生缺陷[9]。

胎儿期

胎儿期从第9周一直持续到胎儿出生。这是一个组织、器官和系统快速生长和分化的时期。胎儿体长急剧增长,从 8 周时的 1 英寸(2.54cm)长到 24 周时的 12 英寸(30.48cm)。体重从 12 周时的 1 盎司(28.35g)增加到 28 周时的 3 磅(1 360.78g)[1]。

这一时期胎儿骨骼骨化非常活跃。男性和女性胎儿的生殖器在 12~14 周内可以区分。运动在这一时期也增加。在第 14 周,眼睛开始缓慢转动,肢体运动变得更加协调。母亲通常在第 17~20 周第一次感受到胎儿的运动。

眉毛和头发在第 20 周时可见。眼球快速转动于第 21 周出现。第 26 周时,眼睑张开,脚指甲可见。这时,大量的皮下脂肪已经形成。

肺和肺血管在第 26~29 周时得到充分发育,并能提供足够的气体交换。到第 26~29 周,中枢神经系统已经成熟,能够引导有节奏的呼吸运动和控制体温。瞳孔反射可在第 30 周诱发出现。

胎儿期的最后几周被认为是"结束期"。胎儿体格饱满。头围和腹围大致相等,神经系统充分成熟。随着出生时间的临近,生长速度减慢。

与胚胎时期相比,胎儿在胎儿期不太容易受到药物、病毒和辐射等致畸因素的伤害。然而,在胎儿期接触这些药物会干扰正常的生长和功能发育,特别是大脑和眼睛。

出生

分娩

预产期为受精后第 38 周或上一次正常月经周期后的第 40 周[9]。接受过适当产前护理,没有明显母婴并发症的妇女最有可能正常分娩。在真正分娩开始之前,胎儿的头部会移动到头先露胎位。正常分娩是一个连续的过程,可以分为三个阶段[12]。

分娩的第一阶段是有规律的宫缩,间隔 15~20min。随着分娩的进展,宫缩的频率和强度变得更加频繁和强烈。这个阶段一直持续到宫颈口完全扩张。婴儿分娩发生在第二阶段。宫缩之间的间隔越来越短,通常间隔约 1min,母亲在每一次收缩时都会感受到一种强烈的推动感。宫缩和推动的结合会帮助胎儿分娩。第三个阶段发生在婴儿分娩后。胎盘的分离一般会在第二阶段结束后的 2~10min 内发生。子宫继续收缩,胎盘将被娩出。

引产是通过人工手段引发分娩的过程,宫缩增强表明引产自然触发,分娩开始。通常,评估母亲和胎儿情况之后,在特定条件下进行引产。胎龄 39 周之前不会进行选择性引产,如果在没有医学指征的情况下引产,则必须确认胎儿发育成熟。

手术分娩是一个术语,用来描述何时采取积极措施来完成分娩。手术分娩可分为手术阴道分娩和剖宫产。手术阴道分娩可以包括使用助产钳或吸引器。剖宫产指通过腹部和子宫切口分娩胎儿、胎盘和胎膜。现在,剖宫产越来越普遍,美国约 30% 的孕妇选择了剖宫产[13]。

新生儿评估与护理

37 周及以上孕周称为足月。孕周低于 37 周的婴儿可能存活率较低,并且并发症发生率较高。22~25 孕周出生的婴儿如果给予重症监护可能会存活,但呼吸系统发育不全的存活率低。通常在 26~29 周时,肺部和中枢神经系统已经发育充分,如果给予重症监护,婴儿可以存活。26~29 周出生婴儿的新生儿死亡率最高的主要是低出生体重(≤2 500g)

或极低出生体重（≤1 500g）的婴儿。胎龄32周及以上的胎儿如果早产，存活概率也较大。

绝大多数婴儿（约97%）出生时是健康的，出生后只需要常规护理。新生儿出生后通常需要在产房进行状态评估，以确保他们不需要呼吸或循环系统的支持，并评估出生相关的创伤或需要立即干预的先天性异常[13]。

Dr. Virginia Apgar创建了一个系统，通过这个系统可以在婴儿出生后即对其进行评估。Apgar评分需要对肌张力、心率、反射、呼吸和皮肤颜色进行评分，分值为0~2。Apgar分数通常在出生后1min和5min进行评估（表9.1）[14]。5min时分数在7~10之间为正常[15]，分数为0~3时，分数越低，死亡率越高。1min到5min之间的Apgar分值变化是衡量抢救效果的一个重要临床指标，但Apgar评分不能应用于评估干预治疗的必要性。早产、母体用药和先天性疾病会对评分产生不利影响[13]。

表9.1 Apgar分数

标准	得分		
	0	1	2
心率/次·min⁻¹	无	<100	>100
呼吸	无	慢，不规则	正常，哭声响
肌张力	松弛	四肢略屈曲	运动活跃
皮肤颜色	全身青紫或苍白	躯体红润，四肢青紫	全身红润
反射（弹足底或插鼻）	无	皱眉等轻微反应	啼哭，打喷嚏或咳嗽

出生后还需要测量体重、头围和身长，并将其绘制为生长曲线，以发现具有染色体综合征或先天性感染风险的婴儿。新生儿肌肉注射维生素K，用于预防维生素K缺乏性出血。0.5%红霉素软膏、1.0%硝酸银溶液或1%四环素软膏[15]通常用于预防新生儿眼炎。

分娩后住院时间通常为36~48h。在此期间，新生儿父母通常需要接受健康婴儿的行为和发育的相关教育。出生48h前出院的婴儿需要在72h内（最好是在48h内）去看婴儿保健专家[13]。

反射

原始反射是由脑干控制的自发刻板动作，在怀孕期间开始形成，通常在足月出生的婴儿身上能够全部显现[16]。在子宫和产后前几个月里，这些反射是婴儿发育和生存所必需的，随着婴儿的成长而消失。其中大多数原始反射不会保留到儿童期，若儿童期仍存在则会影响正常的发育[17]。反射可以分为生存性反射和非生存性反射。吸吮反射是生存性反射中的一种。当孩子的嘴里插入一个物体时，孩子会开始吸吮。在大约2月龄时，这种反射逐渐变成自主的吸吮。这在生物学上是很重要的，因为如果一个乳头在婴儿嘴边，婴儿必须本能地开始进食。另一种生存性反射是觅食反射，轻轻触摸婴儿脸颊，它会把头转向触碰的一边并张开嘴。这种反射同样对母乳喂养或护理至关重要，在3~4个月后消失[18]。还有一种生存性反射是吞咽反射,当婴儿的嘴里充满奶,它会本能地吞咽[17]。

部分反射可能并不具有生存性价值。Babinski 反射就是一个例子,用物体触碰新生儿脚后跟附近,其脚趾呈扇形向外张开(图 9.1)。这种反射应在 1 岁时消失。握持反射也是一种非生存性反射。当婴儿的手掌上感受到压力时,他或她的手指会卷曲。出生后 3 个月时该反射会减弱,但在这之后,婴儿应该发育成自主的抓取动作[19]。

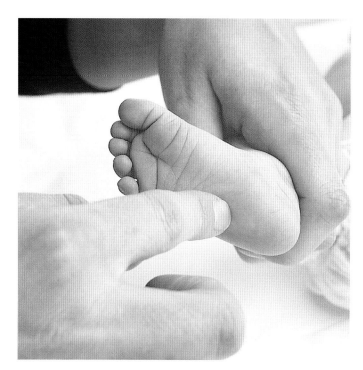

图 9.1 Babinski 反射演示(Reprinted with permission from Ricci SS. *Essentials of Maternity*, *Newborn*, *and Women's Health Nursing.* 3rd ed. Philadelphia, PA: JB Lippincott; 2012.)

Moro 反射又称拥抱反射,在子宫内 9~12 周出现,在出生后 4 个月大时逐渐消失。它作为一个非自主的警报系统提醒婴儿。将婴儿头部从直立突然向后倒(图 9.2),这种姿势的改变触发了手臂和腿向外伸展,引起吸气,同时双手张开[18],呈拥抱状。如果一直保持这种状态,就会导致对刺激的过激反应[20]。

对视觉发育有显著影响的反射包括迷路紧张反射(tonic labyrinthine reflex, TLR)、非对称性紧张性颈反射(asymmetric tonic neck reflex, ATNR)和对称性紧张性颈反射(symmetric tonic neck reflex, STNR)[21]。TLR(图 9.3)在子宫内第 16 周出现,出生后第 6 周开始逐渐消失。当这种反射逐渐消失时,婴儿可以更好地控制他们的头部,从而控制平衡、肌肉张力和本体感觉[18]。ATNR(图 9.4)出现在子宫内第 16 周,促进运动和肌肉张力的发育,并提供前庭刺激。这种反射的测试方法是将婴儿的头转向一侧,使同侧肢体伸展,对侧肢体弯曲。该反射主要负责手眼协调和手臂长度距离内的视觉(8~10 英寸,约 20.23~25.40cm),同时这种反射也负责视觉追踪和越过视觉中线[16]。它在 6 个月大的时候就会逐渐消失。如果没有消失,则交叉模式运动将无法正常发育。这会影响爬行,行走和保持平衡[18]。STNR

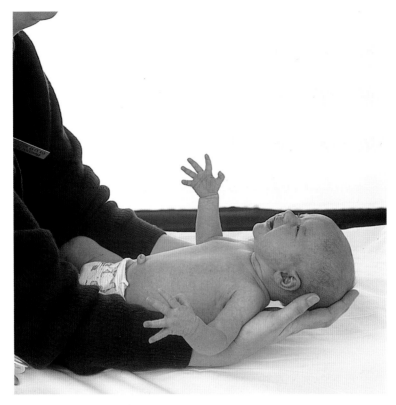

图 9.2 Moro 反射的演示（Reprinted with permission from Pillitteri A. *Maternal and Child Health Nursing*. 7th ed. Philadelphia, PA：JB Lippincott；2013.）

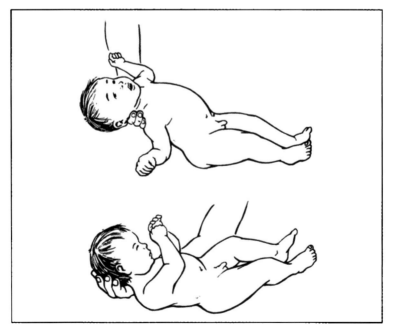

图 9.3 TLR 的演示（Reprinted with permission from Blasco PA. Normal and abnormal motor development. *Pediatr Rounds*. 1992；1（2）：1-6.）

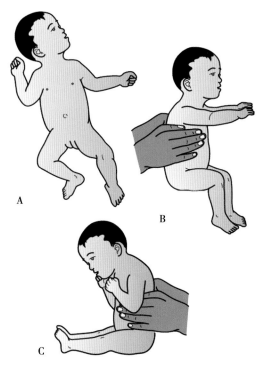

图 9.4　紧张性颈反射。A. 非对称；B. 向后倾斜时对称；C. 向前倾斜时对称（Reprinted with permission from Gabbard CP. *Lifelong Motor Development*. 7th ed.Philadelphia，PA：Wolters Kluwer Health；2016.）

（图 9.4）出现在出生后第 6~8 个月，此时 ATNR 已经消失。这种反射使得婴儿能够用手和膝盖支撑起身体，第一次克服重力。STNR 大约在第 11 个月的时候消失。如果该反射被保留，姿势发育可能会很差，可能会出现手眼协调和注意力集中的缺陷。如果这一反射没有在第 11 个月逐步消失，婴儿可能不会爬行[18]。

　　Andrich 等人的研究认为视觉技能缺陷与原始反射被保留之间具有显著的统计学相关性[21]。这项研究特别发现视觉技能缺陷与特定的三种原始反射相关：TLR、ATNR 和 STNR。在这项研究中测试的儿童年龄从 6~14 岁不等。研究使用了 King-Devick 测试（NYSOA K-D）、Gardner 倒转频率测试、运动速度和精度测试、视觉感知技能测试 - 修订版（TVPS-R）、快速命名（RAN）测试和画人测试，对视觉技能缺陷进行测量[21]。

　　反射被视为大脑中枢较低级的活动，自主活动需要更高级大脑中枢功能参与，从反射到自主活动的转变可能与大脑皮质神经元的发育有关[22]。从原始反射到主动控制肌肉的转变是通过大脑皮质的髓鞘化来实现的[23]。大脑皮质髓鞘化出现在出生以后，人类出生时唯一完全髓鞘化的系统是前庭系统[24]。

运动发育

　　身体生长对运动正常发育非常重要。大肌肉总体调控和小肌肉精确控制是幼儿运动控制的两个重要条件。对于儿童，发展运动能力是很重要的。大肌肉先于小肌肉发育。

婴儿运动控制受到身体发育的限制。身体应在第 1 年内迅速发育[1-2]。2 月龄时,原始反射开始消失。此时,婴儿可以趴着移动整个身体并出现抬头动作[25]。

原始反射在 3 月龄的时候消失。在这段时间里,婴儿的反射消失,并掌握自主控制,婴儿可能不会过多地移动手臂和腿。此时,婴儿可以抬头,保持坐立。当婴儿趴在地上用前臂支撑自己时,可以协调手臂和腿的运动。从出生到 3 月龄,婴儿开始用眼睛追踪物体,并开始寻找物体[25]。

在 4 月龄的时候,婴儿可以通过翻身,体位可以从趴着转变为躺着。婴儿可以拿着玩具,在手上摇晃,摆动。也可以把手伸进嘴里[25]。他们现在可以开始触及目标物体,但是抓握时手掌朝下,非常不精确[23]。

在 6 月龄的时候,婴儿将能够在没有任何帮助的情况下坐起来。在这个年龄段,他们将学习如何从趴翻身为躺,又从躺翻身为趴[2]。婴儿现在可以用大拇指和小拇指抓东西。

在 9 月龄的时候,婴儿变得非常活跃。他们在 6~9 月龄的时候学会缓慢爬行。缓慢爬行指的是"匍匐爬行",该方式的爬行在 9 月龄左右出现,并且常常在开始时,是反向爬行的[26]。大多数婴儿在此时用对侧肢体爬行。例如,左臂和右腿同步使用。在 10 月龄的时候,婴儿可以借助身体附近的物体,比如家具,自己站起来。他们可以借着家具的支撑走几步[25]。在这个年龄,婴儿们的示指参与物体的抓握,他们的握力开始改变。示指的使用,使婴儿能够更准确地捡起小物体[23]。

在 12 月龄的时候,婴儿开始独立站立,并开始尝试迈出第一步。在成人握住婴儿的双手时,婴儿能够开始行走。也可能在 12 月龄时,不需成人帮扶独立行走。在这个时期,婴儿能够一边扶着家具一边匀速的行走[25],也开始学会释放手中抓捏的物品。大约 1 岁时,婴儿能够准确地抓起物体并放置于小孔中[23]。

出生一年后,婴儿可以独立行走,通常应在出生后 15 个月内。尽管不能很好地保持平衡,15 月龄左右的婴儿可以跪下并站起来[2]。在这个年龄,他们喜欢扔东西,并且学习如何精确的投掷物体[23]。他们可以建造具有两个立方体高的塔,并把一个木块放入特定形状和大小的洞里。18 月龄的孩子应该能够走台阶、跑步、拖着玩具行走、帮自己脱衣服、用杯子喝水和用勺子吃东西[25]。

在两岁的时候,孩子可以在没有帮助的情况下上下楼梯,但每一级台阶需要两只脚参与,他们能够踮起脚尖。孩子跑步速度也较之前加快,并能踢球、抛球、复制直线和圆圈。同样,在两岁的时候,他们可以用 4 块或者更多积木搭建塔[25]。

3 岁时,孩子可以双脚交替踩着台阶上下楼梯,攀爬能力不错,跑步更加容易,能够学习骑行三轮车。孩子应该能够画圆圈,建造超过 6 个积木组成的塔[25]。

儿童在 3 岁后继续完善运动技能。如果在这些运动中发展出适当的基础,就有可能进行更高水平的活动。到孩子开始上学的年龄,他们应该具有足够精细的运动控制能力,使用铅笔在纸上画画和着色。大多数儿童在 2 岁时无意识地选择了一只手作为优势手[8]。

到 4 岁时,孩子能够跳跃,单脚站立最多达到 2s,并且大部分时间都可以接住弹跳的球。他们还能倒饮料,在家长监督下切食物或剪纸,也能够将自己的食物捣碎。他们现在具有良好的运动能力,足以正确地使用拉链和纽扣[25]。

到 5 岁时,孩子能够单脚站立长达 10s 或更长时间,能跳跃、翻筋斗,可以自己上厕所,还可以游泳、攀爬[25]。在 3~6 岁,大多数儿童都学会如何熟练地握住铅笔[27]。

6 岁以后，个人的运动技能开始发生变化。有些孩子将有演奏乐器的能力，而另一些没有。一些人在体育运动中表现出色的才能，而另一些人不会。6 岁后儿童运动发育的一般规律变得不再适用，因为个人运动技能的发展方面各不相同。

认知发展

认知是指思考或了解过程的行为[28]。所有正常婴儿和儿童都具备的思维能力被称为认知能力。认知以有序和可预测的方式发育[29]。认知一词是一个非常宽泛的术语，指的不仅仅是思维能力或智力。认知是指思考、解决问题、逻辑、智力、推理、知识、理解、注意力和元认知等大量的心理过程[28]。

儿童必须积极参与自我的认知发育。儿童很早就学会了因果关系，即一种行为可以产生某种效果。婴儿学会做一件事，这可以让他做另一件事（这是对方法和目的的理解）。儿童的认知能力也有局限性。当一个婴儿出生后，他们通过自己的行为和经历来学习，而不是通过思考。虽然随着时间的推移，学习方式发生改变，但在早期，他们的认知方式有局限性。这些主题在认知能力的发育过程中一直存在。Piaget 的观点为理解认知发育领域的概念创建了一个框架。

Piaget 的理论将儿童发育分为几个阶段。儿童依照特定的顺序通过各个阶段，并且每个阶段都为下一个阶段做好铺垫。Piaget 理论中一个重要观点是，顺序比时间更重要。理论的四个阶段分别是感知运动、前运算、具体运算和形式运算[30]。

感知运动期是上述阶段中的第一个阶段，大致在出生到 2 岁之间。婴幼儿在这个阶段很大程度上受到直接经历的影响。Piaget 将这一阶段又划分为六个具体的亚阶段。

第一个亚阶段发生在第 1 个月内。婴儿的能力仅仅是遗传编码的反射。第二个亚阶段涉及循环反应，是指最初一个偶然行为导致的事件，之后会重复发生，例如当婴儿的手和手臂随意移动时，拇指就会与嘴巴接触，婴儿吮吸到拇指。根据 Piaget 的说法，婴儿会伸出大拇指，试图重复最初的吮吸动作。在这个阶段，孩子表现出好奇心，当内在动机驱动新行为时，意味着第二阶段的结束，这一阶段通常持续 1~4 个月[30]。第三个亚阶段涉及次级循环反应。这与行为对外部对象的影响有关，比如婴儿不断地把杯子或器具扔在地板上，令父母沮丧。这个阶段通常在 4~10 月龄[30]。

感知运动周期的第四个亚阶段涉及方案的协调。在这个阶段，孩子会为了完成一件事而做某事，拥有预测未来后果的能力。在这一阶段，10 月龄 ~1 岁左右的婴儿的行为以目标为导向。感知运动周期的第五个亚阶段涉及三级循环反应。在这个阶段，婴儿发现了因果关系，积极探索新物体以尝试发现使用它们的方法。这个阶段将持续到 18 月龄。

感知运动周期的最后亚阶段包括象征性思维的开始。在这个阶段，孩子在没有个体参照的情况下模仿动作，形成延迟模仿的概念，即创造一个记忆以供之后使用。通常，此阶段持续到 2 岁。

前运算阶段是 Piaget 的第二个阶段，出现在 2~7 岁。儿童掌握了用符号代表对应物体的观念。在这个阶段，孩子学习了语言，用于表达某种东西。在此期间，孩子还学习了时间、空间和守恒的概念，守恒是对于空间变换，并不影响事物数量变化的理解，这一点在孩子学习数学时非常重要。Piaget 用液体体积守恒试验证明守恒定律，该实验也被称为烧杯实验。Piaget 向孩子们展示了两只大小和形状相等的玻璃杯，并在里面加入了等量的水，当孩子们被问到哪个杯子有更多的水时，他们中的大多数人都说两个杯子有相同的水量，然后，他在孩子们的注视下将其中一个玻璃杯中的水倒入第三个比原来的两个杯子更矮更宽的玻璃杯中，Piaget 接着问孩子们，现在哪个杯子有更多的水，处于前运算阶段的儿童往往需要很长的时间才能回答，这取决于他们位于该阶段的进程。只有对守恒概念了解的孩子才能回答正确[17]。

　　具体运算阶段为第三阶段，从 7 岁持续到 11 岁。在这个阶段，孩子形成了一个成熟的守恒观念。当面对烧杯实验时，这些孩子能够信心十足地正确回答提问。在这个发育阶段，孩子们还了解可逆性，或者如何消除转换的影响。在烧杯实验中，孩子有可能把水倒回原来的玻璃杯里进行比较。在这个阶段之前，孩子们是从极度自我的角度看待世界。Piaget 认为，在具体运算阶段，孩子学会了发散思维，或者说学会了从不同的角度看待世界[17,30]。

　　形式运算阶段是 Piaget 理论的第四个阶段，发生在 11~16 岁。在这一阶段，儿童开始发育出抽象推理和形式逻辑的能力。小学生可以在做具体事务的时候使用逻辑思考；而青少年可以思考假设的情况，他们可以理解行动所带来的各种结果[17]。

　　Piaget 认为，当婴儿可以做出适应，通过改变行为迎接挑战的时候，认知功能就会开始发育。这使得儿童能够通过认知发育的四个阶段。但是，Piaget 的认知发育理论并非没有缺陷。一些评论学者认为，认知能力的发育时间早于 Piaget 所报道的年龄，或者有些孩子的发育顺序与他的预测不同[31]。尽管如此，Piaget 创造了一个用于理解认知发育的框架，他对于该领域的影响目前还没有其他任何学者能够与之相比。

　　值得注意的是，当发育进展顺利的时候，视觉能够引导和指导我们所做的一切。当发育受阻时，它会受到干扰。为了正常的认知和视觉发育，孩子应该接触到适宜的视觉体验，这样他们能够获得最佳的发育[32]。

情绪和社交发育

　　情绪和社交发育包括儿童的体验、表情和情绪管理，以及与他人建立积极有益关系的能力[33]。儿童将从与照顾者和同伴的互动中学习许多其他技能，因此健康的情绪和社交发育是其他领域正常发展的基础（表 9.2）。在良好的家庭养育、支持的环境中长大的孩子，将为健康、有益的成年生活和牢固的终身关系打下基础[34]。

婴儿

　　情绪的发育首先表现在与照顾者（通常是父母）之间建立关系。分娩后应立即鼓励婴儿与母亲通过皮肤之间的接触，以促进情感的发育。与照顾者建立温暖和信任的关系或安全的依恋关系，为婴儿提供了一种安全感，有助于自信地发现世界，并在紧张的环境中提供依靠[35]。婴幼儿时期情感和社交发展的主要目的是体验和调节情绪，构建安全的人际关系，开始探索和学习新鲜事物[34]。

表9.2　情感和社交发展要点

年龄	重要表现
新生儿	更喜欢父母的声音 模仿简单的面部表情
2月龄	自我安慰 用微笑回应 心烦意乱时对平静的动作做出反应
4月龄	自发微笑 自我安慰能力增强
6月龄	可以识别熟悉的面孔
9月龄	对陌生人感到恐惧 可以挥手表示再见
12月龄	通过递给父母玩具或书籍表示一起玩耍
15月龄	模仿他人行为
18月龄	发自内心的喜爱
2岁	用"我"自称
3岁	独立进食、穿衣、洗漱
4岁	了解性别和年龄 阐述自己的兴趣并拥有最喜欢的玩具和游戏
5~6岁	开始花更多的时间和同伴在一起
7~8岁	更全面地理解规则和人际关系
9~10岁	意识到同龄人更重要
11~14岁	渴望独立 对同龄群体的承诺越来越多

Adapted from Social-Emotional Development Domain.Definition of MTSS-Multi-Tiered System of Supports (CA Dept of Education).

　　每个孩子的情绪和社交发展都会有所不同。这一点在婴儿期就可以看出,婴儿期的前几个月,性情特征就会显现出来[36-37]。到2月龄的时候,婴儿就会开始自我安慰,同时他们也变得更加警觉,对人或事用微笑回应。婴儿在情绪低落时也会对平静的行为做出反应[34]。面孔识别将在出生后3月龄左右开始。婴儿会对当前发生的事件做出即时的情绪反应。到了4月龄,婴儿能够自在地微笑并开始进行社交活动。婴儿也学会用自己的手来安慰自己。婴儿能够与人持续互动,并在6月龄时开始注意到陌生人。他们将开始表现出恐惧、痛苦和喜悦。到了9月龄,他们就会对陌生人产生恐惧,并积极寻求父母的安慰、帮助和共同玩耍[34,38]。到12月龄,孩子可以与人互动玩游戏,比如捉迷藏。他们会用手势,比如挥手打招呼和拜拜。当孩子想要玩耍的时候,他们会给看护人一个玩具或一本书,表示自己想玩。身体接触对于正常的情绪发育也很重要[34],孩子们所需的接触量有所不同[39]。如果照顾者对哭闹的孩子置若罔闻或大喊大叫,那么在这段时间里他就会对你表示不信任[40]。

学步儿童

一个蹒跚学步的孩子将开始拥有自强和独立意识。人格的发展也根植于这一时期[41]。与监护人之间的互动应该是复杂、连续和有目的性的。15月龄的孩子可以开始做简单的家务。他们会听故事，模仿他们所看到的。到了18月龄，孩子的性情会变得更加明显。他们会自发地表露出喜爱之情，更愿意自己去探索，但仍然希望身边有一个监护人能够时常给予关怀。

到了2岁，孩子就会变得更加独立，能够区分自我与他人。这种意识使孩子能够表露自己的心声，并与监护人有更多地互动。孩子可能会对毯子、玩具或其他物品产生特殊的依恋。这种对物体的依恋有助于独立自主发展。

到3岁时，孩子就会在进食、穿衣和洗漱方面表现出独立性。游戏从想象的游戏演变为象征性的游戏，变得更加精细和有互动性，孩子也将开始和其他同伴共同游戏[34]。

学龄前期和学龄期儿童

在童年时期，同龄人之间的关系得到发展，自制力不断提高，儿童也开始探索成人世界，并且独立意识增强。孩子的任务变得繁重，尤其是学业方面的任务。在上学期间的情绪变化与认知和社会变化息息相关。

攻击性情绪在幼儿早期就开始出现，并随着孩子的成长而不断变化。孩子仅仅为了获取某个想要的东西，不考虑是否会对某人造成困扰而表现出攻击性[42]。同情心和利他行为也将在这个时候开始发展。这是随着儿童学习理解他人以及懂得满足他人需求的逐渐深入而发展起来的[43]。

到4岁时，孩子会把自己看作一个个体。他们知道自己的性别和年龄，可以描述自己的兴趣爱好，有最喜欢的玩具和故事，继续学习如何调节自己的情绪，例如控制挫败感和冲动。即使父母不在，他们也会遵从父母的意愿。孩子会开始感到内疚和骄傲[44]。自我价值感会逐渐增强，信心也会增强[34,42]。5~6岁的儿童能够倾听、集中注意力，并遵循简单的规则和指示，还会检验规则[33]。

同龄人之间的交往对幼儿来说非常重要。他们开始通过自己的努力去发展友谊[45]。到了5~6岁，和同龄人交往会让他们感到舒适，时间也会逐渐延长。孩子们也开始对那些他们视为朋友的人和不认识的人表现出不同的对待方式，孩子们也会开始互相批评和指责他人[46]。与同龄人的交流对学习非常重要，处于这个年龄的儿童需要学习公平、合作和对等的概念[47]。

当孩子7~8岁的时候，他们能够充分理解规则、关系和价值观。他们具有合作意识、体贴他人、能够承担家务和责任。他们可能会有一个最好的朋友，而且通常会和有相似的兴趣爱好的同性孩子有更多的话题。随着年龄的增长，同龄人的重要性显得越来越明显，孩子会越来越需要从家庭中独立出来[34]。

孩子在成长为青少年时逐渐理解何为友谊，信任和忠诚的概念开始在非家庭成员中形成。随着孩子年龄的增长，他们开始意识到自己是群体中的一部分，而这时，平等的观念也开始生成[48]。随着孩子逐渐从家庭中独立出来，会花更多的时间在同伴身上时，他们可能会采取激进的行为来给别人留下深刻印象[34]。

学校、工作和相关活动最终成为生活的中心。孩子将有越来越多的责任和独立意识。可以通过言语的表扬、他人的喜爱和家人的支持增强自信心[34]。自我观念与内心情绪的关系得到了很好的发展,孩子们也能在与周围人的关系中理解自己是谁。这两种自我观念有助于儿童的情绪稳定。

每个孩子的正常社交和情绪发展轨迹各不相同。可能存在许多原因导致一个孩子不能按照传统的情绪模式发育,然而与其他类型儿童发育一样,依旧可以观察到正常的发育趋势。随着孩子从婴儿期成长到青春期,自我、独立和友情的意识发生了巨大的变化,早期形成的观念有助于为日后的正常发展奠定基础[49]。随着孩子年龄的增长,认知、社交和情感发展之间的关系变得更加重要。儿童全面健康的发育是建立自尊的关键。

语言发育

语言被定义为通过任意信号系统(如声音、手势和书面符号)来传达思想和感情。语言并非简单的言语表达。例如,当鹦鹉模仿一个单词时,它只是在模仿发音,并不能称之为语言。语言可以分为五个主要的子系统:音韵学、语义学、形态学、句法和语用学。音韵学是语言中使用的声音。语义学是所用词的意思。形态学是一个系统,其中一个小的语言单位称为语素。句法是单词组织成句子的方式[50]。语用学是使用某种语言的方法[51]。为了充分掌握一门语言,学习这五个子系统就变得非常重要。

语言学习需要经历两个过程:接受和表达。当婴儿注意声音时,说明学会识别声音[8]。婴儿在母亲子宫内已经开始识别不同的声音,婴儿出生后的几天内就能识别出母亲的声音[52]。在大约 2 月龄的时候,婴儿能够发出咯咯的声音,能将头转向发出声音的方向[25]。在大约 4 月龄的时候,婴儿尝试在面对面的互动中发声。这个年龄段的孩子会发出咿呀学语声,在饥饿、疲惫或烦躁时会大声哭泣,当孩子饿或渴时,非常需要这种早期的交流方式[25]。父母常常能理解自己孩子发出不同的哭声所代表的含义,这样就可以满足孩子的需要[53]。

在 6 月龄的时候,婴儿通过发声对某些声音做出反应,例如自己的名字,并可能对认识的成年人带有情感的话语做出反应。婴儿此时仍然在咿呀学语,但音调会发生变化,以长串音节的形式出现。在这段时间里,婴儿会把元音和辅音结合起来。此时在面对面的交流中,婴儿会尝试模仿成人发出嬉笑声[25]。

1 岁时,婴儿能够说出"妈妈"或"爸爸"来回应一些简单的要求,同时能够发出"哇哦"的惊叹词。他们能够识别常见活动的词汇[24]。对孩子来说,在这个时候理解语言是很重要的。产生语言的能力前提是先理解语言的含义[54]。大概在这个时间段,婴儿能够准确地使用单个词语。这些词语不是模仿,而是在特定情境中自然出现的。

在 18 月龄的时候,孩子能够说出几个单词,能用言语和摇头表示"不",并指给别人看他们想要的东西[25]。在 2 岁时,孩子可以一边指着物体或图片,一边说出它们的名字,他们知道熟悉的人的名字和身体部位名称,同时他们也可以遵循简单的指示。2 岁的孩子可以用 2~4 个单词组织成一句话[25]。

　　3 岁时,孩子开始理解单词的含义和语义的变化。这些孩子的词汇量正在迅速增加。句子可以由 3~5 个单词组成。在 3 岁的时候,词汇量接近 900[26]。他们可以按照指令走两到三步,理解例如"里面""上面""下面"等类型的词。他们还能说出一个朋友的名字,而且陌生人基本上都能听懂他们说话[25]。4 岁时,孩子就掌握了一些基本的语法,比如正确使用"他"或"她"。他们可以凭记忆唱一首歌或念一首诗,讲一篇故事,说出自己的名字[25]。

　　在 5 岁左右,如果使用的词汇孩子之前听过,那么他很有可能都能理解话语的含义。孩子可以讲述长篇故事,但他们可能会有一些发音问题,如"s""f"和"th"[8]。孩子的词汇量目前约为 1 500[55]。他们可以清晰地说出自己的名字和住址,并在讲故事时使用将来时态[25]。发育正常的 7 岁儿童对家庭、学校和社会环境有全面的了解,可以流利地表达和进行复杂对话。

　　人类的正常语言学习取决于听觉能力。听觉能力不仅取决于内耳和耳蜗,还有听觉信息处理。关于听觉信息和视觉信息协同加工处理的观点,有很多值得商榷的地方。根据一些对成年听众进行的研究,通过观察说话人的面部和嘴唇的运动,视觉信息可以将讲话的感知能力提高 20dB。另一个证明视听整合重要性的例子是一项在学校进行的干预性研究,该研究表明视觉处理疗法与听觉处理疗法在提高阅读成绩方面具有交互效应。听觉信息处理不能被忽视,听觉能力的全面发展发生在 11 岁左右[52]。

　　语言学习和发育与认知发育密切相关。各类理论都在解释一个孩子如何掌握必要的能力,能够进行口语和书面表达[54]。虽然关于语言学习目前并没有普遍共识,但我们仍然需要关注语言发育中出现的几个典型特征。

总结

　　视觉并不是一个独立的发育过程。正常的儿童发育包括许多方面,所有从事与儿童相关职业的从业者都应该认识到儿童发育的复杂性。视觉发育与认知、情感、社交发展和语言学习的交互作用非常复杂,其中一个方面的延迟可能会对另一个方面产生严重的影响。为了达到当今社会对发育的要求,视觉必须与其他运动和感觉过程有效地相互作用。

参考文献

1. Glick J. Werner's relevance for contemporary developmental psychology. *Dev Psychol.* 1992;28:558–565.
2. Kitchener RF. Developmental explanations. *Rev Metaphys.* 1983;36:791–817.
3. Sroufe AL, Cooper RG, DeHart GB. The nature of development. In: *Child Development: Its Nature and Course*, 3rd ed. New York: McGraw-Hill; 1996:4–34.
4. Crain W. *Theories of Development: Concepts and Applications.* 5th ed. Upper saddle River, NJ: Pearson Prentice Hall; 2005.
5. Gesell A, Amatruda CS. *Developmental Diagnosis: Normal and Abnormal Child Development.* New York: Hoeber; 1941.

6. Kail R. Development of processing speed in childhood and adolescence. In: Reese W, ed. *Advances in Child Development and Behavior*. San Diego, CA: Academic Press; 1991:58–64.

7. Siegler RS. *Children's Thinking: What Develops?* 2nd ed. Hillsdale, NJ: Lawrence Erlbaum Associates, Inc.; 1978: 15–16.

8. Holt KS. *Child Development: Diagnosis and Assessment*. London: Butterworth-Heinemann; 1991.

9. Moore KL, Persaud TVN, Torchia M. *The Developing Human: Clinically Oriented Embryology*. Philadelphia, PA: Elsevier; 2016.

10. Larsen WJ. *Human Embryology*. New York: Churchill Livingstone; 1993.

11. Cochard LR, Machado CG, Craig JA, et al. *Netter's Atlas of Human Embryology*. Philadelphia, PA: Saunders; 2012.

12. Oski FA, DeAngelis CD, Feigin RD, et al., eds. *Principles and Practice of Pediatrics*. 2nd ed. Philadelphia, PA: JB Lippincott; 1994.

13. DeCherney AH, Nathan L, Laufer N, et al., eds. *Current Diagnosis & Treatment: Obstetrics & Gynecology*. 11th ed. New York: McGraw-Hill; 2013.

14. Apgar V, Holaday DA, James LS, et al. Evaluation of the newborn infant—second report. *JAMA*. 1958;168: 1985–1988.

15. Warren JB, Phillipi CA. Care of the well newborn. *Ped in Rev*. 2012;33:4–18.

16. Gieysztor EZ, Choinska AM, Paprika-Borowicz M. Persistence of primitive reflexes and associated motor problems in healthy preschool children. *Arch Medical Science*. 2016;14(1):167–173.

17. Johnston J, Nahmad-Williams L, Oates R, et al. *Early Childhood Studies: Principles and Practice*. 2nd ed. New York: Routledge; 2018.

18. Sutton AA. The basis for vision development from prenatal through infancy. *J Optom Vis Devel*. 1995;27:80–86.

19. Cliften R, Muir D, Ashmead D. Is visually guided reaching in early infancy a myth? *Child Devel*. 1993;64:1099–1110.

20. Konicarova J, Bob P. Retained primitive reflexes and ADHD in children. *Activitas Nervosa Superior*. 2012:54: 135–138.

21. Andrich P, Shihada MB, Vinci MK, et al. Statistical relationships between visual skill deficits and retained primitive reflexes in children. *Optom Vis Perf*. 2018;6(3): 106–111.

22. Zelazo PR. The development of walking: New findings and old assumptions. *J Motor Behav*. 1983;15:99–137.

23. Gassier J. *A Guide to the Psycho-motor Development of the Child*. New York: Churchill Livingstone; 1984.

24. Lerner RM, Jacobs F, Wertlieb D. *Handbook of Applied*

Developmental Science: Promoting Positive Child, Adolescent and Family Development through Research, Policies, and Programs (Vol. 2). Thousand Oaks, CA: SAGE Publications; 2003.

25. Developmental Milestones. Centers for disease control and prevention. Division of birth defects, national center on birth defects and developmental disabilities. 2018. Available at https://www.cdc.gov/ncbddd/actearly/milestones/index.html. Last accessed December 10, 2018.

26. Williams J. Why crawling and creeping matter. 2014. Available at http://activebabiessmartkids.com.au/articles/crawling-creeping-matter/. Last accessed December 10, 2018.

27. Schneck CM, Henderson A. Descriptive analysis of the developmental progression of grip position for pencil and crayon control in non-dysfunctional children. *Am J Occup Ther.* 1990;44:893–900.

28. Bjorklund DF. *Children's Thinking: Cognitive Development and Individual Differences*. Stamford, CT: Wadsworth Publishing; 2004.

29. Piaget J. *The Construction of Reality in the Child*. New York: Basic Books; 1952.

30. Piaget J. Piaget's theory. In: Mussen PH, ed. *Carmichael's Manual of Child Psychology*. New York: Wiley; 1970.

31. Case R. *Intellectual Development: Birth to Adulthood*. New York: Academic Press; 1985.

32. Taub M, Bartuccio M, Maino D. *Visual Diagnosis and Care of the Patient with Special Needs*. Lippincott Williams & Wilkins; 2012.

33. Social-Emotional Development Domain. Definition of MTSS—Multi-Tiered System of Supports (CA Dept of Education). Available at www.cde.ca.gov/sp/cd/re/itf09socemodev.asp.

34. Duby JC. Social and emotional development. In: *American Academy of Pediatrics Developmental And Behavioral Pediatrics*, American Academy of Pediatrics; 2011:221–247.

35. Thompson RA. Development in the first years of life. *Future Child.* 2001;11:20–33.

36. Fogel A. *Developing Through Relationships*. Chicago: University of Chicago Press; 1993.

37. Ainsworth M, Blehar MC, Waters E, et al. *Patterns of Attachment*. Cambridge: Harvard University Press; 1973.

38. Sroufe LA. *Emotional Development: The Organization of Emotional Life in the Early Years*. New York: Cambridge University Press; 1995.

39. Ainsworth M, Bell S, Stayton D. Infant-mother attachment and social development: Socialization as a product of reciprocal

responsiveness to signals. In: Richards M, ed. *The Integration of the Child Into a Social World*. Cambridge: Cambridge University Press; 1974.

40. Maccoby EE. The role of parents in the socialization of children: An historical overview. *Dev Psychol.* 1992;28: 1006–1017.

41. Mahler M, Pine R, Bergman A. *The Psychological Birth of the Human Infant*. New York: Basic Books; 1975.

42. Hartup W, Laursen B. Conflict and context in peer relations. In: Hart C, ed. *Children on Playgrounds: Research Perspective and Applications*. Ithaca: State University of New York Press; 1993.

43. Zahn-Waxler C, Radke-Yarrow M, Wagner E, et al. Development of concerns for others. *Dev Psychol.* 1992;28:126–136.

44. Kopp CB, Krakow JB, Baughn BE. The antecedents of self-regulations in young handicapped children. In: Perlmutter M, ed. *Minnesota Symposia on Child Psychology*. Hillsdale, NJ: Erlbaum; 1984;17:93–128.

45. Gottman J. How children become friends. *Monogr Soc Res Child Dev.* 1983;(3 Serial No 201):43.

46. Rubin K, LeMare L, Losllis S. Social withdrawal in childhood: Development pathways to peer rejection. In: Asher S, Coie J, eds. *Peer Rejection in Childhood*. Cambridge: Cambridge University Press; 1990:217–249.

47. Hartup WW. Peer relations. In: Mussen P, Hetherington EM, eds. *Manual of Child Psychology*. 4th ed. New York: Wiley; 1983.

48. Hartup W. Social relationships and their developmental significance. *Am Psychol.* 1992;44:120–126.

49. Toolan JM. Therapy of depressed and suicidal children. *Am J Psychother.* 1978;32:243–251.

50. McKoon G, Ratcliff R. Meaning through syntax: Language comprehension and the reduced relative clause construction. *Psych Rev.* 2003;110(3):490–525.

51. Vigliocco G, Vinson DP, Lewis W, et al. Representing the meanings of object and action words: The featural and unitary semantic space hypothesis. *Cognit Psychol.* 2004;48:422–488.

52. Press L. *Parallels Between Auditory and Visual Processing*. Santa Ana, CA: Optometric Extension Program Foundation; 2012.

53. Morsback G, Bunting C. Maternal recognition of their neonates cries. *Dev Med Child Neurol.* 1979;21:178–185.

54. Cron M. Overview of normal child development. In: Schieman MM, Rouse MW, eds. *Optometric Management of Learning-related Vision Problems*. St. Louis, MO: Mosby; 1994.

55. Duffy JK, Irwin JV. *Speech and Hearing Hurdles*. Columbus, Ohio: School Service; 1951.

第十章

关注特殊需要儿童的视功能损害

Alicia Groce   Deborah Amster   Mary Bartuccio Valentino

引言

特殊需要儿童,泛指因残疾、学习困难或其他特殊问题而产生特殊的需要以及社会适应障碍的儿童。残疾患者在日常生活、教育和就业等方面有不同程度的受限,在美国 2010 年的人口普查中,大概有 280 万 5~17 岁的儿童患有残疾[1]。患有视功能损害等各种疾病的患者有特殊的保健需求[2-3]。目前美国已经通过了多项法律来保障残疾人的医疗、教育和就业权利。视光师在残疾患者的多学科保健中起着关键作用,因为这一群体中的视功能损害较普通人群更为常见。

美国 1935 年通过的《社会保障法》(Social Security Act, SSA)是首批保护残疾人的法律之一,也是第一部定义残疾的法律。根据 SSA,视力残疾(或法定失明)为视力较好眼的视力等于或低于 20/200,或视野小于 20°[4-5]。

1973 年的《康复法》是一部民权法律,旨在保护残疾人教育和就业权利。《康复法》的第五章第 504 节作为反歧视法,允许残疾人在教育和劳动环境中享有平等权利。根据本法,包括视力残疾在内的残疾患儿可以接受特殊学校教育[5-6]。

作为民权法律的《美国残疾人法案》(Americans with Disabilities Act, ADA)于 1990 年首次通过,要求残疾人享有平等的就业机会以及进入公共场所及建筑的机会。2008 年,该法律进行了修订,并更名为《修订后的美国残疾人法案》(Americans with Disabilities Act as Amended, ADAAA)。新版本的法律旨在减少相关的法律漏洞,并倡导残疾人接受公立和私立高等教育的机会[5,7]。

《残疾人教育法》(Individuals with Disabilities Education Act, IDEA)于 1975 年首次通过,并于 2004 年修订。根据 IDEA,可以通过相关测试来确定儿童是否患有残疾或学习障碍(learning disability, LD)。一旦被认定有相关疾病,这项法律将保障其接受公共教育、特殊教育服务或个别教育计划(individualized education program, IEP)的权利。该法律分为两部分:一部分涵盖 3~21 岁的残疾患者的医疗保健,而另一部分涵盖从出生到 3 岁以下儿童的早期干预服务[5,8]。

针对视功能损害的诊治对特殊需要儿童的系统性恢复至关重要。眼科医生、视光师与多学科团队的其他成员(如家庭医生、作业治疗师、语言治疗师、心理学家和教育工作者等)合作,共同为这类人群提供优质的医疗服务。眼部检查与保健可以被纳入个别教育计划,以帮助患儿提高生活质量。

本章节总结了几种最常见的特殊需要儿童视功能损害情况以及相应的诊疗措施。若想了解更详细的信息，建议查看本章末尾列出的参考文献。

自闭症谱系障碍

自闭症谱系障碍（autism spectrum disorder，ASD）是以社交、沟通和行为发育迟缓为特征的一系列神经系统发育障碍。患有 ASD 的儿童经常表现出重复、刻板的行为和学习异常[5,9-11]。2018 年美国疾控中心的自闭症与发育障碍监测网络（Autism and Developmental Disabilities Monitoring Network，ADDM）的一项研究显示，在 8 岁儿童中，每 59 名中就有 1 名自闭症患儿，这较 2012 年的数据（每 68 名中有 1 名）有所增加[12-13]。男孩 ASD 的患病率是女孩的 4 倍。根据《精神障碍诊断与统计手册（第 5 版）》（DSM-5）的疾病描述，ASD 是以社交障碍、重复刻板行为为核心症状的一系列神经发育障碍的总称，包括自闭症、阿斯佩格综合征、待分类的广泛性发展障碍（PPD-NOS）、儿童分裂性障碍（CDD）和 Rett 综合征[14-15]。ASD 的确切病因尚不清楚，目前被认为是环境、遗传突变之间复杂的多因素交互作用（与脆性 X 相关的 *FMR1* 基因存在于 3%~4% 的 ASD 患者），除此之外，生物个体差异，例如炎症和胃肠道变化也被认为是 ASD 的病因[16-18]。

ASD 通常在 3 岁之前出现症状，可以通过婴幼儿 9 月龄、18 月龄或 24 月龄时的儿保进行筛查。如果疑诊 ASD，将会由专业的医生团队（包括发育儿科医生、儿童神经心理学家、儿童心理学家和语言学家）进行全面评估，并给出 ASD 的最终诊断[9-10,13]。一旦确诊 ASD，就应对患儿采取相应的干预措施。3 岁以下的儿童通过州政府援助机构可以获得早期保健服务，学习走路、说话和人际互动等。由专业人员组成的多学科团队共同致力于 ASD 儿童的保健护理，视光师也在其中扮演着重要角色。

ASD 儿童在社交、感觉处理、行为和学习方面存在不同程度的障碍。有感觉障碍的儿童通常有相应的触发点来加剧其重复、刻板或刺激行为（表 10.1）[5,9-11,13]。

表 10.1　ASD 儿童的症状

分类	具体表现
社会交往	眼神交流障碍
	面部表情少
	同伴关系差
	非言语信息理解障碍
	无分享意识
	情感表达障碍
语言交流	言语迟缓
	表达障碍
	理解障碍
	用词不当
	不玩假设类游戏

分类	具体表现
重复行为	重复任务 重复身体动作：刺激行为 重复排列行为 每天按照同样的规律活动 重复言语
刻板行为	转换障碍 专注事物的部分而非整体 对某些特定物体有浓厚强烈的兴趣
感知觉异常	感觉统合困难 对刺激有超敏反应（特定的声音、触觉、味觉、视觉等） 对刺激低敏感性 寻求感官刺激

ASD 患者可能会发生各种视觉问题，进而影响患儿与环境的互动方式以及学习方式。与 ASD 相关的常见眼部症状和体征如表 10.2 所示[5, 19-22]。全面的视功能评估可以帮助识别 ASD 儿童的视功能问题，相应的治疗措施包括利用镜片矫正屈光不正、改善调节、改变空间的感知进而减少踮脚走路行为[23-25]。视觉治疗可以帮助 ASD 儿童更好地了解周围的世界。ASD 儿童通常会出现眼球运动、双眼视和视觉处理等问题，以上问题均可以通过诊室视觉治疗来改善，从而满足不同发育水平患者的视觉需求。

表 10.2 ASD 患者的视功能损害

视功能损害	症状和体征
集合不足	眼神交流少
双眼视障碍	偏头视物
调节功能障碍	过分关注某些物体
立体视觉障碍	物体偏好
对比敏感度下降	物体厌恶
注视功能障碍	头部/身体姿势扭曲
追随功能障碍	用脚尖走路
扫视功能障碍	依赖触觉反馈
视觉处理问题	喜欢旋转的物体
游标视锐度下降	刺激行为
视觉-前庭功能障碍	对物体局部兴趣大于整体

学习障碍

学习障碍（learning disability，LD）包括广泛的神经功能异常、情感不协调、学习困难和注意力问题[5]。LD 的患病率为 5% 左右[26]。美国《全体残疾儿童教育法》（PL94-142 公法）

于 1975 年最早给出了 LD 的定义和分类，并于 1980 年进行了修订。该法强调 LD 是在听、说、读、写、推理或数学能力等方面具有较大困难的一组异质性疾病。LD 没有确切的病因，但遗传因素被认为在 LD 发生中发挥了一定作用。LD 的最常见的类型是阅读障碍，约占 70%~80%[27]。

学习障碍分为非特异性和特异性。非特异性 LD 包括社会文化缺陷、教育缺乏、情绪问题、视觉和听觉残疾、低智商等导致的学习困难。而特异性 LD 则包括阅读障碍、算术障碍、非言语学习障碍（运动协调能力差、社交障碍和组织能力缺乏）、语言发育迟缓以及听觉处理障碍[5]。

LD 患者可能会出现左右辨别困难、记忆力差、书写不良、听觉混乱、数学概念理解障碍以及阅读困难等症状。视光师应根据视觉评估结果向个别教育计划团队提出建议，以便为儿童的视功能问题提供最合适的干预。

注意力缺陷 / 多动症

注意力缺陷 / 多动症（attention deficit/hyperactivity disorder, ADHD）由 G.F.Still 在 1902 年首次描述[28]。ADHD 最初被称为注意力缺陷障碍（attention deficit disorder, ADD），以注意力不集中、多动和冲动三种行为模式为特征。DSM-5 将 ADHD 重新分为三个亚型：注意力不集中型、多动 - 冲动型、混合型[14]。其中注意力不集中型最为常见[29]。

ADHD 在学龄儿童中发病率为 3%~5%[30]。根据 DSM-5，ADHD 在儿童中的患病率为 5%，在成人中的患病率为 2.5%[14]，男性的发病率是女性的 2 倍[22,31]。虽然 ADHD 症状会随着患者年龄的增长而有所缓解，但仍有 50% 的患者成年后依然被这种疾病严重困扰[32]。

多年来，已经对多动症的诊断进行了回顾和研究，由于没有发现明确的生物指标，ADHD 主要是根据症状进行确诊。通过使用问卷和行为观察，医生可以评估患者的类型和严重程度[5]。此外，还需要对患者进行全面的精神专科检查，以确定是否合并存在其他疾病，包括对立违抗性障碍、品行障碍、抑郁和焦虑、双相情感障碍、抽动障碍（抽动秽语综合征）、强迫症、物质使用障碍、发育协调障碍、自闭症、脑瘫、脆性 X 综合征等[33]。

研究发现 ADHD 患者中集合不足、调节功能障碍和眼球运动障碍的发生率较高[34-35]。眼球运动功能障碍和长时间注视困难是 ADHD 患者面临最主要的眼部问题[36-37]。Farrar 等人记录了 ADHD 儿童出现的显著视觉症状，包括近距离视物模糊，阅读时头晕或恶心，上课记笔记困难，手眼协调不良等[38]。

一旦确诊，ADHD 患者就应接受适当的治疗和干预。2003 年，美国国家学校心理学家协会（National Association of School Psychologists, NASP）发表了一份声明，鼓励针对患 ADHD 的在校学生进行个性化干预[39]。可以分别在家里和学校实施不同的干预措施。具体干预包括药物和社会心理干预（心理咨询、家长互助会）[5]。药物主要包括抗精神病药物、镇静类药物、抗抑郁药物、抗焦虑药物、抗惊厥药物、情绪稳定剂和去甲肾上腺素再摄取抑制剂[40]。这些药物可能会对眼部产生副作用，故笔者建议服用药物的 ADHD 患者定期做眼科专科检查。

获得性脑损伤

获得性脑损伤（acquired brain injury, ABI）包括由内部和外部损伤造成的脑功能障碍[5,41-42]。其中内部损伤包括脑血管意外(cerebral vascular accident,CVA)、动脉瘤、脑瘤、缺氧所致的损伤。ABI会破坏大脑的正常功能,并导致一系列神经损伤症状,包括认知受损、情绪改变、睡眠障碍、躯体症状(头痛、恶心、头晕等)、感觉障碍(包括视觉、听觉和前庭功能),以及定向力和运动障碍[5,41-45]。ABI的后遗症可持续数天至数月,甚至数十年,长期影响患者的日常生活质量[5,41,43-45]。

由创伤引起的ABI被称为创伤性脑损伤(traumatic brain injury,TBI),主要由交通事故、跌倒等原因所致[41,43-45]。TBI可根据损伤的严重程度和类型进行分类。根据美国疾控中心的数据,每年大约有280万人因TBI入院。跌倒是导致0~4岁儿童因外伤住院的最主要原因。在年龄较小的青少年(19岁以下)中,与运动或娱乐活动相关的伤害导致的脑震荡或轻度脑外伤则较为常见。而在15~24岁的青少年中,交通事故往往是住院的主要原因[43]。

脑震荡,通常被称为轻度创伤性脑损伤(mild traumatic brain injuries,mTBIs),在运动致伤的儿童中较为常见。据统计,2012年,全美被诊断为脑震荡的儿童数量为329 290[43]。这一数据可能被严重低估,因为并不是每一个脑震荡患儿都会去医院就诊。脑震荡的症状包括神志模糊、头痛、情绪变化、躯体症状、头晕和视力改变等。上述症状可以立即出现,也可以延迟出现,持续时间从几天到几个月不等[41-43,45]。长期持续的症状被称为脑震荡后综合征,可能会影响儿童日后的体育运动和学业。脑震荡后遗留的视觉问题可以通过视觉训练来治疗,以减轻症状,进而帮助患者重返运动赛场和学校。

ABI的内因包括脑血管意外或脑卒中。CVA在老年人中更为常见,然而,其也可以发生在产前、围产期或产后阶段,通常会导致儿童残疾,如皮层视功能损害(cortical visual impairment,CVI)[5]。CVA是一种缺血性(87%)或出血事件,使大脑某一区域的血供减少,进而导致神经损伤[46]。在美国,每年约有795 000人受到CVA的影响,其已成为第五大死亡原因和致残的主要原因[46]。CVA会引起严重的神经损害,导致瘫痪、认知障碍、言语和语言障碍、感觉受损、疼痛、吞咽困难和感觉运动障碍(包括视觉、听觉和前庭障碍)等,影响患者的日常活动和生活质量,大多数患者需要接受长期的躯体、作业、语言和必要的视觉治疗[5,46]。

视觉问题在ABI患者中较为常见。我们总结了脑损伤后常见的眼部问题(如表10.3所示)[47-54]。视觉可以指导日常活动和体育运动,因此眼部问题会影响孩子的发育和躯体康复。

表10.3 脑损伤后的眼部问题

眼部问题	发生率	眼部问题	发生率
注视,追随,扫视	60%~90%	畏光	49%
视觉-前庭觉	56%~58%	眼球运动障碍	29%
双眼异向运动	56%	斜视	25%
双眼同向运动	51%~55%	脑神经麻痹	10%~33%
集合不足	40%~49%	双眼视不稳定	10%
调节	20%~51%		

视觉问题会影响孩子的日常生活和学习。视觉训练可以通过改善患者的视功能进而提高视觉指导行动的能力,为其他专科医师的干预提供基础,帮助提高患者的生活质量。对于有学习相关视觉问题的儿童,视觉训练可以帮助改善其双眼视功能和视觉信息处理功能。

皮层视功能损害

皮层视功能损害(cortical visual impairment,CVI),也被称为脑视功能损害,是发达国家儿童视功能损害的主要原因[5,55-56]。CVI 是由于出生前、围产期或出生后脑白质受损而导致的视觉损害[55-56]。CVI 最常见的原因是妊娠 24~34 周发生缺氧缺血导致的脑室周围白质受损,称为脑室周围白质软化(periventricular leukomalacia,PVL)。PVL 对白质造成弥漫性皮层下损害,通常累及视放射或与后顶叶皮质相邻的区域。大约 60% 的 PVL 患者会发生CVI[55-58]。妊娠 34 周后发生的缺氧缺血更有可能影响大脑前动脉和大脑中动脉之间的区域,导致额叶和顶枕叶的梗死[55]。这些损伤往往位于皮层,更有局限性,导致的 CVI 症状不太严重。

CVI 的遗传因素包括染色体疾病(Williams 病,脆性 X 染色体综合征,唐氏综合征,Rett综合征)和代谢疾病(铜代谢疾病,复合物 Ⅱ 缺乏,先天性 1A 型糖基化障碍)[5,55-57]。获得性 CVI 的原因包括脑缺血缺氧,脑积水,脑血管意外,中枢神经系统感染,癫痫,神经退行性疾病,脑畸形,创伤性脑损伤,疟疾和寨卡病毒等[5,55-59]。CVI 的诊断和预后可以借助脑部影像学检查。

CVI 患者通常有视功能损害、脑神经功能障碍和感觉运动障碍。与 CVI 相关的眼部病变包括视神经萎缩,眼球震颤,斜视,视网膜疾病(早产儿视网膜病变),注视麻痹,眼球运动功能障碍,以及视觉处理缺陷[5,55,58,62-64]。与 CVI 相关的常见症状和体征包括凝视或畏光,偏爱移动的、熟悉的或高对比度的物体,视觉引导运动不良,以及对视觉刺激的反应延迟[5,57-60]。这些缺陷大多是由于背侧和腹侧投射纤维的损害,其中背侧流主要负责视觉运动,而腹侧流负责视觉识别。顶叶后皮质脑室周围白质的损伤最为常见,会导致背侧血流障碍,而枕颞皮质脑室周围白质受损影响腹侧流,导致阅读或物体、颜色、面部和图案识别困难[5,55-56,58-59]。

CVI 患者本身的视功能损害,再加上其复杂神经学表现,使得对其视力的测量更具挑战性。视力的检查方法应针对患者的视功能水平,CVI 患者的视力范围从无光感到可测量的视锐度不等。对 CVI 患者的验光应包括尽可能给予最高水平的评估,主要依赖于客观检查(见下文验光检查的调整)。双眼视和视觉感知问题在这类患者中很常见,视光师应该对这些问题进行评估,以便提供恰当的治疗干预。

针对 CVI 患者的治疗包括光学矫正和视觉训练,以改善视觉与其他感知觉的整合,刺激可用视力,并最大限度地发挥视觉潜力。CVI 患者经过适当的视觉刺激和康复治疗,在视功能和视觉处理方面都可以获得改善[55]。视觉刺激包括光刺激和使用简单、大型、高对比度的视觉目标,而不是使用复杂、拥挤的视觉目标[55]。康复应该基于患者自身的视力水平,并在神经系统和视觉发育的基础上进行指导[61]。CVI 患者倾向于接受运动指导而非视觉指导,因此随着患者视觉功能的恢复,康复工作应该从运动指导为主过渡到视觉指导为主[61]。首先可以用灯光刺激视力,然后使用高对比度的目标,如棋盘格[61]。有针对性的视觉训练计划可以帮助患者最大限度地发挥视觉潜力,使他们在日常生活中变得更加独立。年轻患者可以在住院过程中最大限度地完成学习任务。CVI 患者的护理通常需要多学科团队进行干预,包括作业治疗师、语言治疗师、物理治疗师、行为治疗师、IEP 团队以及其他方面的教师。患者的视光学检查结果应尽量详细,主要包括目前的视功能水平,视觉潜力,以及相应的视觉训练建议等,从而为多学科护理团队提供有用的信息。有关 CVI 的更多信息,请参阅第二十八章。

唐氏综合征

唐氏综合征(Down syndrome, DS)是 John Langdon Down 于 1866 年首次发现的一种遗传综合征,又称为 21 三体综合征,有三种类型:21 三体(不分离)(95%)、易位(4%)和嵌合体(1%)。在美国,每 700 名婴儿中就有 1 例 DS。高龄产妇生下 DS 患儿的可能性更大[5, 62]。

唐氏综合征患儿得系统性疾病的风险很高,包括先天性心脏病、呼吸系统疾病和听觉障碍、白血病和甲状腺疾病等[62]。但随着医学的进步,DS 儿童的存活率也不断提高。近年来,DS 患者的预期寿命大幅增加,从 25 岁增加到 60 岁。所有 DS 患者都有认知功能障碍;然而通过早期干预和特殊教育课程,DS 儿童可以恢复部分社会功能[5]。

唐氏综合征儿童具有特殊面容,如鼻梁扁平,舌常伸出口外,身材矮小,躯干粗壮,手指粗短等[62]。DS 患者的眼部表现包括小睑裂[63-64],内眦赘皮,布鲁什菲尔德斑,虹膜发育不良,鼻泪管阻塞[64-65],视神经头部血管畸形,眼球震颤,圆锥角膜,先天性白内障等[64-69]。DS 患者常因为皮肤干燥而患睑缘炎。大多数 DS 患儿是远视眼,但也可能发生高度近视。29%~42% 的 DS 患者可出现斜视,其中内斜视最为常见[63-64, 70-71]。

唐氏综合征患者屈光不正的发生率较正常儿童要高得多[72-78],因此有必要对其进行视网膜检影验光,以评估是否需要光学矫正。检影时,一般选用对患儿干扰小的试镜片,而不是试镜架。通常情况下,患儿很难注视远处不动,因此需要在远处放置一个目标吸引患儿的注意。此外,一些疾病(例如 CP 和 DS)伴随着调节波动[78-80]。鉴于这些原因,在开处方之前,应该考虑使用睫状肌麻痹验光或近距离检影。

DS 患儿表现出调节能力持续降低,对于 25cm 的目标,调节能力最高能达 5.00D[81]。学界普遍认为调节反应的降低是神经源性的,不会因为光学矫正而改善,这就使得患儿在学习环境中的近视力下降。目前针对 DS 患儿的调节治疗仍是临床难题。

由于大多数 DS 患儿鼻梁平坦,眼距较宽,应考虑选择特殊镜架。由于这些患者存在全身系统性问题,睫状肌麻痹药的使用也应谨慎。

脑性瘫痪

1862 年,骨科医生威廉·詹姆斯·利特尔首次将脑性瘫痪(cerebral palsy,CP,简称脑瘫)定义为一种由于大脑的发育性病变导致的躯体运动障碍[82]。2006 年儿童神经科学国际研讨会议发布了 CP 的新定义:脑瘫是由胎儿或婴儿时期大脑发育过程中的非进行性障碍导致的,一组永久性的运动和姿势发育障碍和活动受限疾病。脑瘫患者常伴有感知觉、认知、沟通和行为障碍,并可能伴有癫痫和继发性肌肉骨骼问题。

　　脑瘫是儿童中最常见的运动障碍,根据美国疾病预防控制中心的 ADDM 网络,每 323 名儿童中就有一名 CP 患儿[83]。出生体重低于第十百分位的早产儿的 CP 发病率较正常体重儿童高出 4~5 倍,体重低于 2 500g 的早产儿占 CP 总数的 50% 以上[83]。各种围产期的不良因素(如低出生体重、宫内感染、胎盘早剥、脑缺血、出生窒息、产钳助娩、黄疸、产前出血、新生儿感染)约占 CP 病因的 90%。而出生后的危险因素(包括婴儿期脑损伤或感染),导致约 10% 的 CP 发生[5, 83]。

　　CP 在神经生理学上被分为三个亚型:痉挛型、运动障碍型(手足徐动症)和共济失调型。痉挛型脑瘫占 70%~80%,按脑室周围白质损伤的区域可进一步分类。10%~15% 的患者会出现手足徐动症,其特点是基底神经节受损导致的不受控制的、缓慢的、扭动的躯体运动。不到 5% 的患者为共济失调型,按小脑损伤引起的平衡和协调问题可进一步分类。在解剖学上 CP 也分为三种亚型:偏瘫、双瘫和四肢瘫痪。偏瘫患者约占 20%~30%,可发生在身体的左侧或右侧。双瘫患者约占 30%~40%,主要影响上半身或下半身(下半身更为常见)。而四肢瘫痪型约占 10%~15%,影响所有四肢[5]。痉挛型是所有类型中最常见的。

　　CP 主要是一种运动障碍,但经常伴随着对全身各个系统的影响,包括营养不良、睡眠障碍、疲劳、膀胱和肠道功能障碍、骨骼异常、认知障碍、癫痫、行为问题、听觉损伤和视觉问题[5, 83]。研究发现,CP 患者视觉问题的发生率高于正常人。Ghasia 等人发现超过 70% 的 CP 患者缺乏双眼视功能,平均视力比同龄人差两行[84]。Stiers 等人[85]的一项研究发现,超过 70% 的 CP 患者有视觉感知缺陷。在针对 105 例 CP 患者中的研究中,观察到斜视(54.3%)、视野缺损(19%)、眼后段病变(10.47%)、调节幅度降低(49.53%)和眼球运动功能障碍(20.9%)的发生率较高[86]。Da Cunha Matta 等人的研究表明,发现 25.9% 的 CP 患者有追随功能障碍[87-88]。Lagunju 和 Oluleye 对 149 名 CP 患者进行评估,发现有 14% 的人患有皮质盲、视神经萎缩或斜视[89]。

　　CP 患者的视觉问题较多且发病率较高,因此需要接受全面的眼科检查,以便诊断和治疗各种合并症。视光师可以用镜片或视觉训练矫正各种眼部问题,还要与其他专业人员合作为脑瘫患儿的康复治疗共同做出努力。

智力残疾

　　智力残疾(intellectual disability, ID)是一组以智能低下、不明原因的发育迟缓和社会适应困难为显著临床特征的精神障碍。ICD-10 根据智商(IQ)可以将 ID 分为四个等级(表 10.4)[90]:

表 10.4　IQ 与 ID 程度的关系

ID 程度	IQ	ID 程度	IQ
轻度	50~69	重度	20~34
中度	35~49	极重度	<20

　　DSM-5 将 ID 定义为,发育期起病的智力(如推理、解决问题、计划、抽象思维、判断和经验学习等方面)存在缺陷的疾病。患者的智商低于 70,且沟通、自我照顾、家庭生活和社交的适应功能均存在缺陷[14]。美国智力与发育障碍协会将 ID 定义为 18 岁之前发生的智力低下和适应功能方面障碍的疾病[91]。

ID 的患病率约为 1%~3%。在美国,每 1 000 名儿童中就有 12 名 ID 患儿。由于与 X 连锁遗传疾病相关,男孩的患病率比女孩更高。

轻度 ID 的患病率高于重度,5 岁以下儿童常被首次诊断为整体发育迟缓(发育迟缓但因年龄太小而不能接受标准化测试)[5,14]。一旦儿童到了可以接受标准化测试的年龄,就可以做出正式诊断。有四种测试用于诊断 ID:韦式智力量表(Wechsler Intelligence Scale)、家长对发育状况的评估(Parent Evaluation of Developmental Status,PEDS)、年龄和阶段问卷(Ages and Stages Questionnaire,ASQ)和考夫曼简明智力测试(Kaufman Brief Intelligence Test,K-BIT)。测试的黄金标准是韦式智力量表。韦式智力量表有三个亚型:韦式学前和小学智力量表(WPPSI-Ⅳ,年龄 2.5~7 岁)、韦式儿童智力量表(WISC-V,年龄 6~16 岁)和韦式成人智力量表(WAIS-Ⅳ,年龄 16~89 岁)。WISC-V 是使用最广泛的,主要由 16 个测验部分组成,最终产生 5 个综合分数(语言理解指数、视觉空间指数、知觉推理指数、工作记忆指数和加工速度指数)以及完整的智商分数[92]。

许多 ID 患儿除了认知问题外,还有视觉信息处理的问题,有时被称为学习相关的视觉问题。视光师需要区分视觉处理缺陷和学习相关视觉问题的区别(见视觉感知评估部分)。视觉训练可以帮助改善患者处理障碍的视觉部分,使孩子更容易发挥学习潜力。了解孩子的智商和年龄将有助于确立视觉处理的目标,并指导视觉训练。

视光学检查的调整

视力

评估特殊疾病患儿的视力较为困难,但视力测量对患儿的父母、教师和其他专业人员的护理干预是非常有意义的。除了提供视功能损害的定量信息外,了解视力检测结果也会减轻患儿父母的身体和精神压力[93]。

检查者应根据患者的发育年龄以及身体、言语反应的能力来选择特定的视力测试[5]。可以尝试用眼罩、遮盖眼镜(图 10.1),甚至是毛绒玩具之类的物体来遮挡眼睛,以评估患儿的单眼视力。然而,在患者可能具有触觉防御或疲劳的情况下,应该在双眼睁开的情况下评估视力[94]。由于需要主观反应和配合,视力测试是一项较为耗时的检查,建议考虑在一系列检查中最后进行,以免在早期分散患者的注意力或使其疲惫,从而影响其他检查结果。

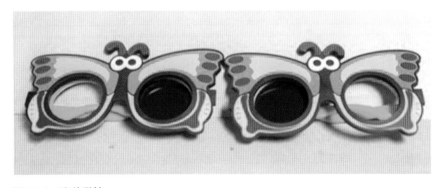

图 10.1　遮盖眼镜

如果患儿可以讲话并识别字母,可以使用 Snellen 视力表。如果患者能够通过言语或用手指的方式识别和匹配图片,可以使用 Lea 符号视力表(图 10.2,图 10.3)、HOTV 字母视力表(图 10.4)或 Patti 卡片。Lea 符号和 HOTV 视力表可得出近似的结果;而 Lea 符号在小于 3 岁儿童的视力测量中更加有效[95-96]。此外,成人和儿童在 Lea 符号和 Patti 卡片上的测试结果也是近似的[97]。

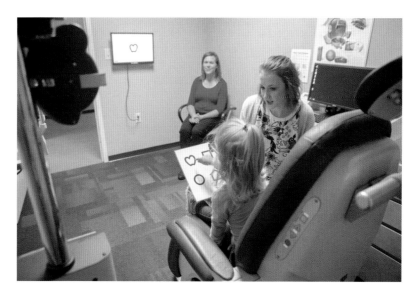

图 10.2 Lea 符号远距离视力表

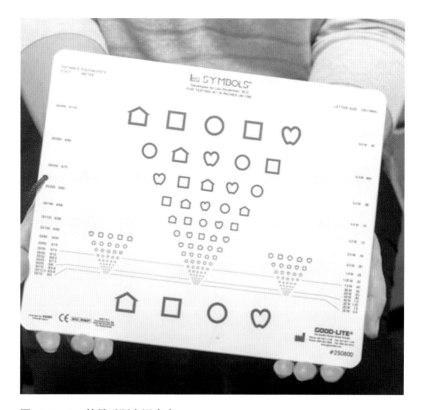

图 10.3 Lea 符号近距离视力表

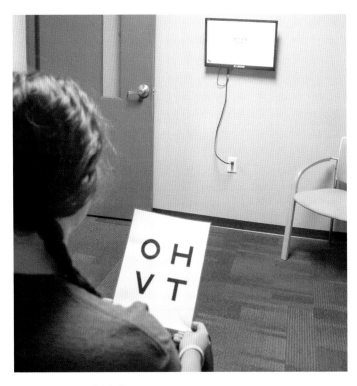

图 10.4　HOTV 视力表

在患者无法口头讲述或用手指的情况下,可以尝试强制选择、双重选择、优先注视类的检查,如 Teller 视力卡(图 10.5)、Lea 光栅或 Patti 卡片。Cardiff 视力卡(图 10.6)是一些患者可以看、指或说的图片,属于优先注视检查技术,除此之外检查者还可尝试 Baily Hall Cereal 测试和 Brock Candy bead 视力测试[5]。

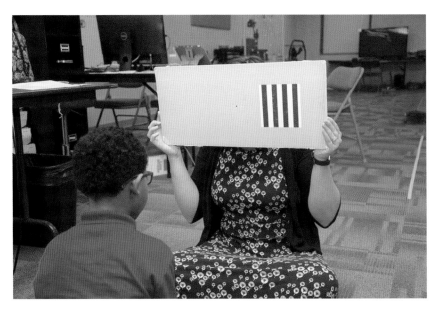

图 10.5　Teller 视力卡

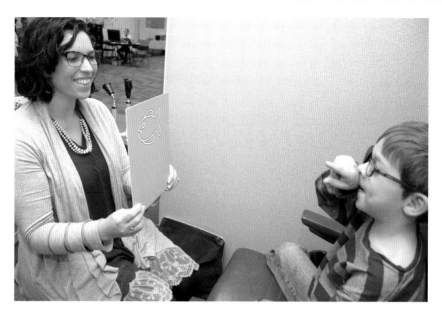

图 10.6 Cardiff 视力卡

　　用视动鼓进行视动性眼震测试（图 10.7）可以评估患者是否做出皮质或皮质下的视觉反应[5]。此外，检测患者注视和跟随目标的能力对视功能的评估有一定提示作用，但这种方法对于严重视力障碍的患儿来说是不可靠的[98]。当希望排除严重视功能损害时，可以测试患儿的光感来进行评估。当传统的视力测试方法无效时，可以尝试视觉诱发电位以获得客观视功能（图 10.8，图 10.9）。关于视觉诱发电位的具体描述见第二十二章。

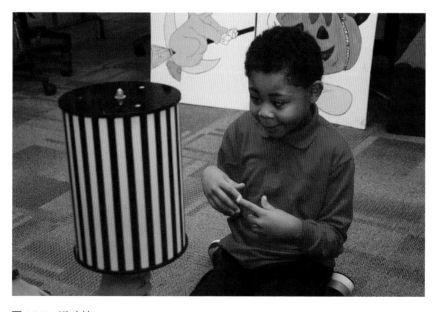

图 10.7 视动鼓

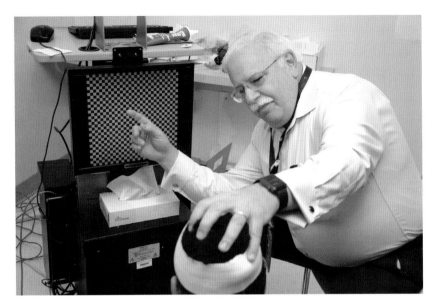

图 10.8　视觉诱发电位注视目标和仪器准备

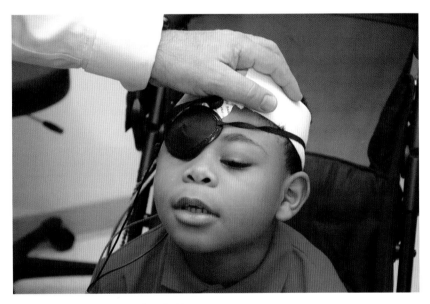

图 10.9　视觉诱发电位设备的佩戴

双眼视功能检查

眼位检查

在特殊需要儿童中斜视和弱视的发病率比一般人群更高[69, 99-102]。可以使用小贴纸或玩具进行遮盖试验,图案要尽可能接近患者的视力阈值(图 10.10)。如果患者不配合遮盖试验,可以使用角膜映光法(Hirschberg test)[94]。如果可能,可以通过 Krimsky 试验(三棱镜加角膜映光法)来进一步确定斜视量。

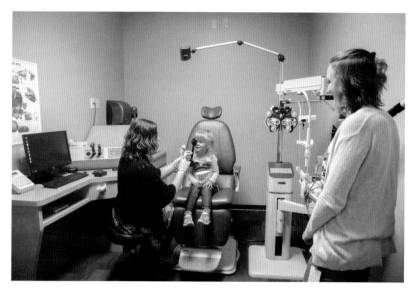

图 10.10   遮盖试验

立体视觉

　　立体视觉是深度知觉质量的一种衡量标准,在患有斜视、弱视或严重屈光不正的患者中立体视觉功能会降低,因此对特殊需要儿童进行评估是必要的。可以用经典的整体和局部立体视觉测试(图 10.11)对功能较好的患儿进行知觉性融合评估。有条件的情况下,应使用随机点立体图进行测试(图 10.12)[103-104]。随机点 E 和立体微笑测试都是双选测试,与随机点学龄前测试相比,它们在学龄前儿童中显示出更高的可测性[105],因此适用于评估功能较低的患者。Keystone 基础双眼测试(Keystone Basic Binocular test,KBB)(图 10.13)利用红绿眼镜,可以用不同的测试板评估三个融像级别。如果患儿不愿意配戴上述检查所需的专用眼镜,则可以使用不需要眼镜的测试方法,例如 Lang 和 Frisbee 测试[106-107]。最近

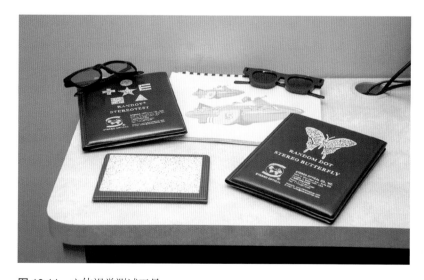

图 10.11   立体视觉测试工具

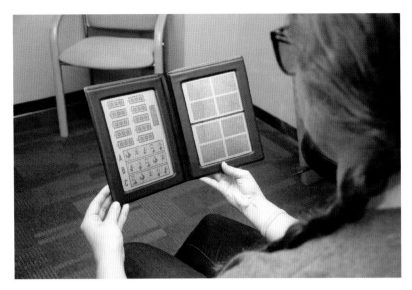

图 10.12　随机点立体图

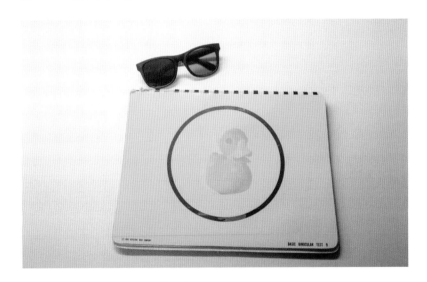

图 10.13　Keystone 基础双眼测试

的一项研究发现,以强制选择的方式或在不配戴眼镜的情况下,不愿讲话的自闭症患儿也可以完成立体视觉测试[108]。儿童戴上偏振镜后,可以用 Titmus 苍蝇图评估其立体视觉功能。尽管患儿没有"捏"苍蝇图形的翅膀这一阳性行为反应,但表现出惊讶的表情或向后移动,也是具有立体视觉的表现。因为图片上是一只放大的苍蝇,所以测试的过程中一定要注意不要突然吓到患儿。关于立体视觉测试的更多细节详见第十九章。

集合近点

集合近点(near point of convergence, NPC)是一种快速、简单的检查,可以进行客观和主观测量[5, 109]。在 ASD 患者中,NPC 破裂点和恢复点反映了运动融像,可测性很高[108]。使用小玩具等患儿感兴趣的物体,可以帮助患儿在测试过程中保持注意力,方便检查者进行观测(图 10.14)。

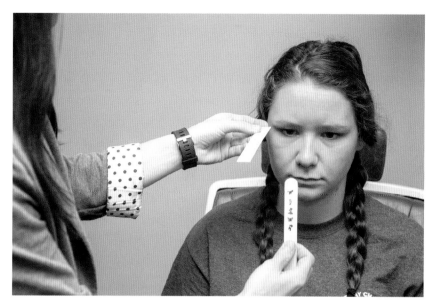

图 10.14 集合近点检查

调节

调节功能障碍在特殊需要儿童中很常见[110-112]。此外,患者平时接受的药物也可能影响调节[113]。如果患者可以给出主观反应,调节幅度(图 10.15)可以用移近、移远、负镜片法进行测试。动态检影,如单眼评估法(monocular estimation method, MEM),可以用来评估注意力良好患者的调节反应。具体细节详见第二十章。

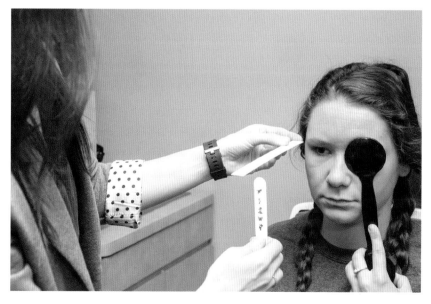

图 10.15 移近、移远法测试调节幅度

眼球运动功能

　　眼球运动功能障碍在特殊需要人群中的发病率很高,对其进行评估十分重要[5,114]。检查结果可以为家长和教育工作者提供有价值的信息。例如,当处于某一注视位时,眼球震颤患者震颤减轻、视力提高。神经麻痹或内收/外展受限的患者可能需要学习如何定位段落的开头。如果患者阅读时无法用眼睛扫视页面,他们可以学习如何移动头部而不是眼睛来找到段落的开头和结尾。可以让患者注视一个运动目标(如玩具或灯光)来测试其运动能力。Maples测试在 ASD 患者中的可测性很高,可以用来评估追随(图 10.16)和扫视(图 10.17)[108]。

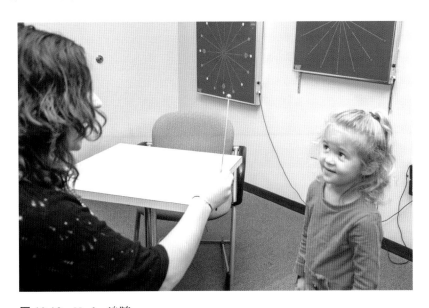

图 10.16　Maples 追随

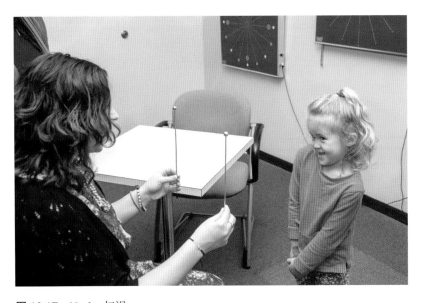

图 10.17　Maples 扫视

功能较高的患者还可以进行 DEM 眼动测试、King-Devick 扫视测试（KD）、ReadAlyzer 测试（图 10.18，图 10.19）或 Visagraph 测试[5]。有关信息详见第十八章。

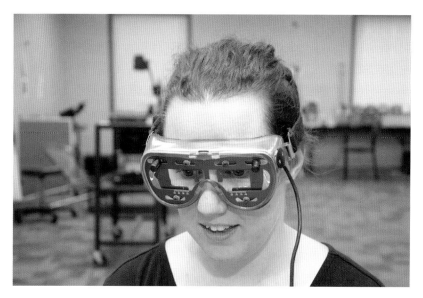

图 10.18　ReadAlyzer 测试

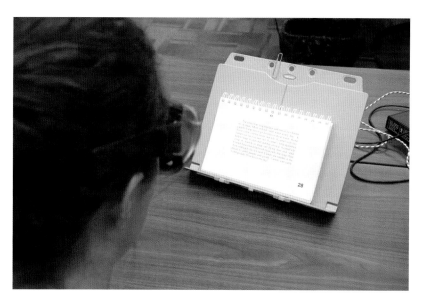

图 10.19　ReadAlyzer 页面

屈光检查

特殊需要人群的屈光不正发生率明显高于普通人群[69, 99, 110, 114-116]。精确的验光是进行光学矫正的前提，临床医生只能依靠客观测量来确定最终的处方。由于无法理解验光过程或缺乏语言表达能力，许多患者无法进行主觉验光。此外，他们可能无法配合使用综合验光仪[5]。可以让患者注视远距离目标(如 iPad 或 DVD 播放器上的视频),使用附加镜片和检影镜(图 10.20)对其进行静态检影。调节波动在这些患者中很常见,可以考虑睫状肌麻痹验光,但对于有循环和呼吸系统疾病的患者,要谨慎使用睫状肌麻痹药物[5]。除此以外,手持自动验光仪(例如 SureSight, SPOT Vision Screener)操作起来相对简单,检查结果也具有良好的可靠性,可以用于特殊需要儿童[117-119]。推荐在条件允许的情况下,视光师使用试镜架插片法进行主觉验光(图 10.21)。

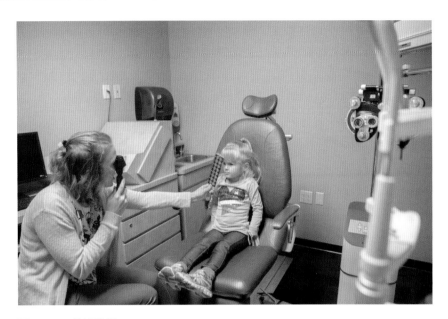

图 10.20 排镜检影

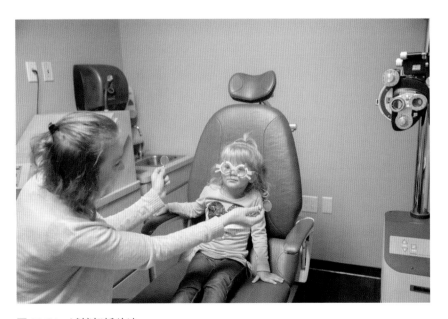

图 10.21 试镜架插片法

眼部健康

色觉

色觉检测可以用于评估特殊需要儿童的眼部健康,除了确定色觉缺陷来源于先天还是后天,还可以确定儿童能否执行某些需要颜色辨别(例如匹配)的任务[120]。许多色觉测试(例如 Ishihara)对患者来说较难理解[121],可以在患儿中使用色觉简化测试(CVTME)(图 10.22),该测试要求受试者匹配形状或者指向每页上的特定形状(例如圆圈)[120]。还可以考虑使用羊毛 / 纱线匹配测试,要求患儿将彩色纱线与标准纱线匹配,检测者可以基于匹配颜色的正确率来判断患儿的色觉[122]。如果患者理解能力较高且愿意配合,可以尝试进行更灵敏的测试以确定其色觉缺陷的类型和严重程度,如 Farnsworth D15、Hardy-Rand-Rittler(HRR)测试。具体内容见第二十一章。

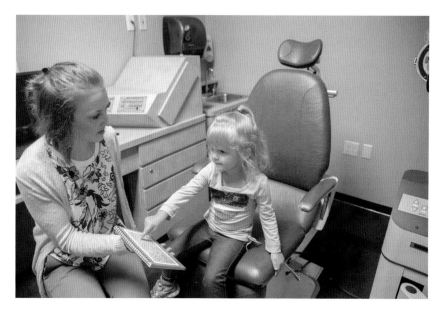

图 10.22　色觉简化测试

视野

对特殊需要儿童进行视野检查,可以确定其是否有视野缺损以及缺损程度。家长可能认为孩子出现代偿头位或姿势是正常行为,而不会意识到可能是视野缺损造成的。为了评估视野,检查者应手持一个目标(如发声玩偶)坐在患儿面前,并观察其视觉反应。助手站在孩子身后,缓慢地在水平和垂直方向上展示另一个玩具(不发声),并记录患儿第一次看到玩具的位置[5]。需要注意的是,测试需要双眼进行。

眼压

由于生理和心理上的限制,对特殊需要患儿进行眼压(intraocular pressure,IOP)测量对检查者来说是一项挑战。当 Goldmann 眼压计、Tonopen 手持式眼压计或非接触式眼压计这类仪器难以实施测量时，可以考虑 iCare（图 10.23）或数字 IOP。如果高度怀疑患儿有青光眼，可以在其麻醉状态下进行眼压测量[5]。

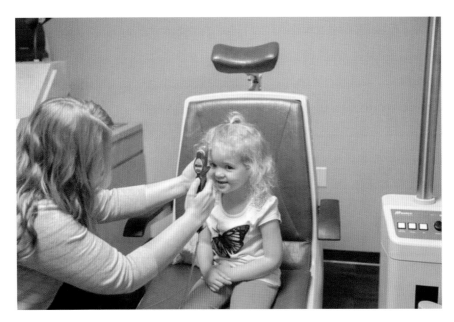

图 10.23　iCare 眼压计

眼前节检查

如果患者不能配合坐在裂隙灯前，检查者可以使用高度透镜（20D）加透照器（图 10.24）、Eidolon BLUMINATOR® 眼科照明器或手持裂隙灯进行眼前节的检查。

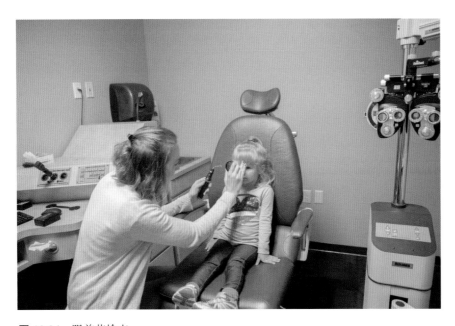

图 10.24　眼前节检查

眼后节检查

　　眼后节的检查应在散瞳后使用直接（图 10.25）或间接检眼镜（图 10.26）进行,年龄较小的孩子可以躺着也可以坐在父母怀中,而年龄稍大的儿童以直接坐着检查。使用低的光照强度配合黄色滤光片或绿色滤光片,可以增加患儿的配合程度。让患儿看 DVD 或 iPad 视频也有助于固定头部。如果患儿不能坐着接受这些检查,可以在麻醉状态下进行或者使用眼底照相[5]。

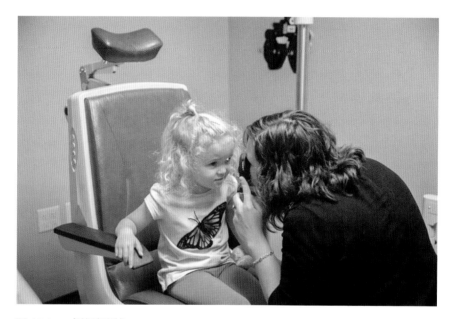

图 10.25　直接检眼镜

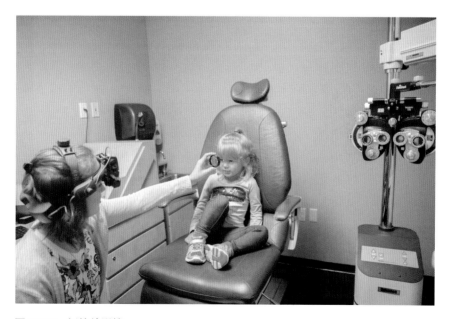

图 10.26　间接检眼镜

视知觉评估

视觉信息处理问题包括视觉 - 空间定位、视觉分析和视觉整合能力（视觉 - 运动、听觉 - 视觉和视觉 - 语言）的发育延迟或缺陷。有研究表明，视觉信息处理能力与个人的学习过程密切相关，而特殊需要儿童可能存在视觉信息处理缺陷[20, 123-137]。除了使用常规测试来评估视知觉功能外，行为观察（例如注意力、理解力、认知方式、解决能力、耐挫能力和过度运动）也会提供重要的参考信息[131]。虽然这类患者有特定的身心限制，但大部分能够接受适用于普通学龄儿童的测试。因为特殊需要儿童的表现往往与实际年龄水平不符，在解释结果时，应使用相对值来评估其发育年龄。

在评价视觉空间能力时，黑板上画圆圈或 "Angels in the snow" 雪地天使试验（图 10.27）可以评估粗大运动和双侧整合能力，而 Piaget L/R 意识测试可用于评估空间偏好性和方向

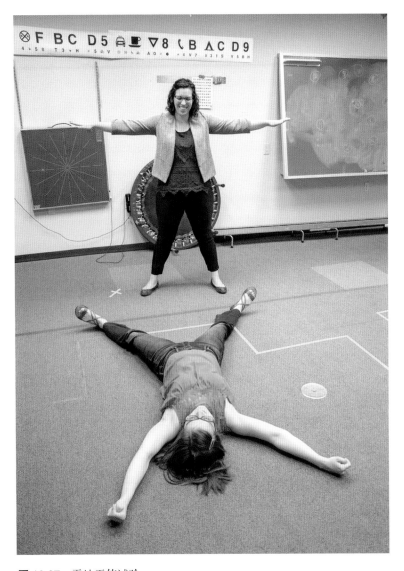

图 10.27　雪地天使试验

性；Gardner 反转测验及 Jordan 左右反转测验也可用于评估方向性。视觉分析能力可以通过视知觉技能测试（Test of Visual Perceptual Skills，TVPS）或无运动视知觉测试（Motor-Free Visual Perception Test，MVPT）进行评估。Monroe 视觉卡 Ⅲ 也可以用来评估视觉分析能力，该测试相对容易执行（图 10.28）。Beery-buktenica 视觉 - 运动整合发展测试（Beery VMI）或视觉 - 运动整合全范围测试（Full Range Test of Visual Motor Integration，FRTVMI）（图 10.29）有助于评价视觉 - 运动整合能力。FRTVMI 可以用来测试 5~74 岁的患者，或者接受特殊教育的 19~21 岁学生。Birch-Belmont 听觉 - 视觉综合测验（Birch-Belmont Auditory-Visual Integration Test，AVIT）可用于评估视听协调能力。听觉记忆和视觉可视化可以分别通过听觉感知能力测试（Test of Auditory Perceptual Skills，TAPS）的不同模块进行测试。

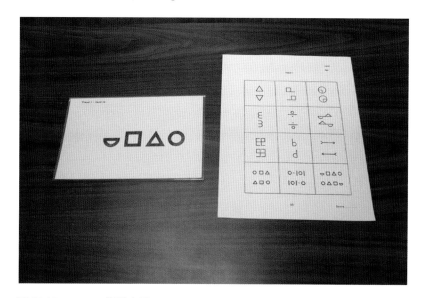

图 10.28　Monroe 视觉卡 Ⅲ

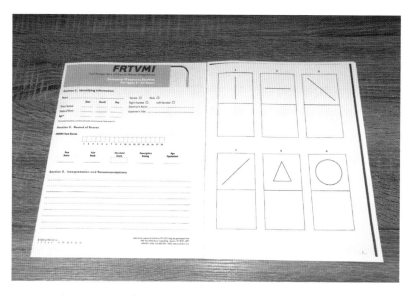

图 10.29　视觉 - 运动整合全范围测试

　　Piaget 创立了一种新的肢体和感官思维的评估方法，Furth 和 Wachs 对其进行了进一步阐述，被称为 WACS 认知结构分析[138]。虽然该分析方法最初用于评估 3~6 岁的儿童，现也可以用于评估发育迟缓的患者，可以提供发育年龄相关的信息，以及该年龄可完成的视觉处理相关能力。WACS 测试主要由 4 个部分组成：物体识别、物体设计、图形设计、肢体意识及常规运动（表 10.5）。

表 10.5　WACS 认知结构分析

类别	描述	功能测试
物体识别	视觉识别物体 听觉 - 视觉处理 触觉感知	色彩识别（图 10.30） 形状识别（图 10.31） 听觉识别 触觉识别
物体设计	从视觉模型构建设计的物体	搭积木（图 10.32） 模仿搭积木（图 10.33） 拼接积木板（图 10.34）
图形设计	以图形、框架的方式进行视觉运动整合 视觉可视化 视觉感知	形态复制（听觉、视觉） 结构控制：小棒拼图（图 10.35）
肢体意识及常规运动	肢体的整体和部分感知能力，方向性，平衡能力和运动协调能力	心理肢体地图 平衡测试（图 10.36） 双脚跳 单脚跳 交叉行走

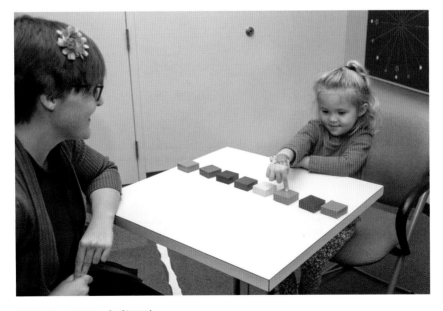

图 10.30　WACS：色彩识别

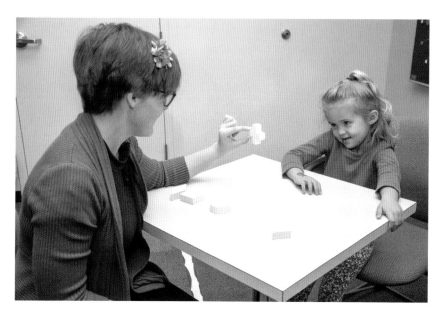

图 10.31　WACS:形状识别

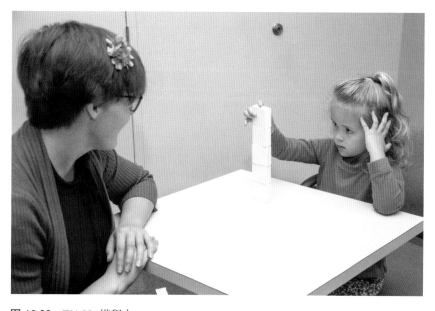

图 10.32　WACS:搭积木

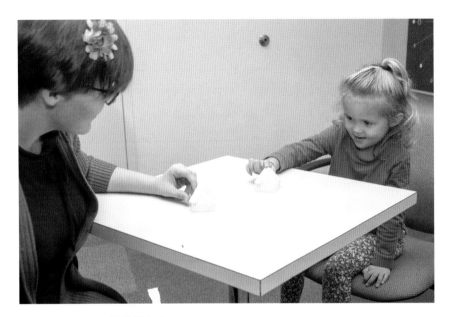

图 10.33　WACS:模仿搭积木

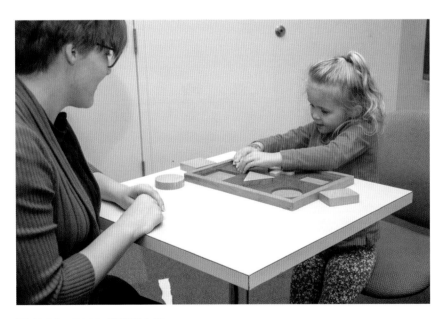

图 10.34　WACS:拼接积木板

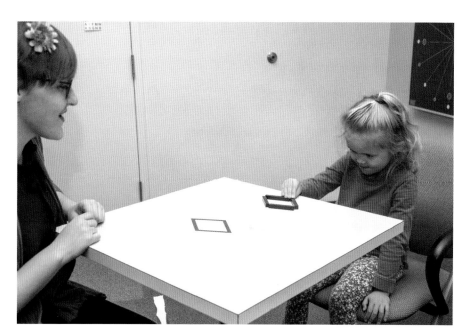

图 10.35　WACS:小棒拼图

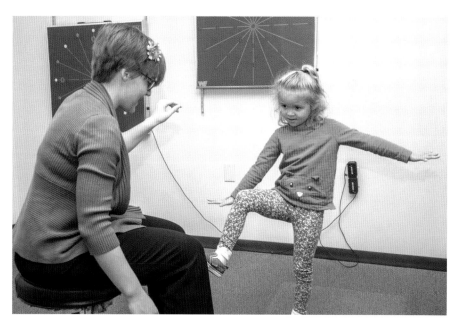

图 10.36　WACS:平衡测试

　　患儿如果有双眼视、眼球运动或视觉信息处理等方面的问题,则需要接受相应治疗以改善视功能,并在学校里得到特殊的关注。在个别教育计划(IEP)团队中,视光师可以提供一份患儿的视知觉评估总结,包括已完成的测试、标准化分数和需要特殊关注的情况。针对有视功能障碍的患儿,学校的老师应注意以下方面:

- 患儿应该在课堂测试和需要阅读或写作的任务中增加额外的时间。
- 保证患儿有额外的时间进行近距离工作（建议每 10min 增加 2min）。
- 患儿应较他人多一半的时间进行标准化测试。
- 患儿近距离工作时应配戴眼镜。
- 允许患儿使用尺子或手指辅助阅读，随着治疗的进展，最终不需辅助阅读。
- 允许患儿向父母口述家庭作业的答案，而非强制完成纸质作业。
- 可能的话，鼓励由患儿来完成课堂活动的指导。
- 可能的话，教学信息（数学问题，拼写单词列表等）应该在垂直方向上呈现。
- 帮助患儿保持良好的阅读姿势，并给予适合的光线。
- 患儿应该坐在教室的前面，远离门窗，以减少分心。
- 应该减少课堂笔记，多为患儿提供口头教学和指导。
- 应给予家长相应的教育指导。

　　此外，为了在所有领域为特殊需要儿童提供支持，必须与各种保健人员采取多学科方法。团队包括职业治疗师、语言治疗师、特殊需要教师、教育心理学家、眼科护理专业人员和其他医疗保健专业人员，视需要而定。

治疗

屈光矫正

　　对于特殊需要儿童，首要的治疗方法是在兼顾清晰度和舒适度的条件下，为其提供最佳矫正视力。矫正屈光不正可以改善患者的视功能，并降低弱视发生的风险。对于有调节功能障碍或调节性内斜视的患者，应考虑使用近用附加的双焦镜片。相反，某些外斜视可能需要负镜过矫。为了改善调节功能障碍和近点压力的症状，建议在视近物时使用低度数的正透镜。具体方法请参考第二十三章的配镜处方相关内容。

棱镜

　　当斜视患儿有复视症状时，可以考虑验配补偿棱镜。共轭棱镜对于偏盲的患儿来说较为有效。此外，共轭棱镜也可以有效增强个体在空间环境中的自我组织和定位能力[139]。有研究表明，棱镜可以改善自闭症患儿视觉 - 运动和非视觉任务的表现，例如接球任务[140-141]，同时也能减轻一些特征性症状[138]。共轭棱镜可偏转周边光线，极大地改变患者眼中的外界空间，迫使他们重新组织视觉过程，实现内稳态。虽然最初效果显著，但如果个体没能重新整合感知变化，那么共轭棱镜的效果可能会随着时间的推移而逐渐降低[24]。

镜框的选择

　　通常情况下，特殊需要儿童对戴眼镜较为抗拒，而硅胶框架较为柔软，相对更适合这类患者。一些商业品牌配戴的舒适性良好，可以提高依从性，包括 Dilli Dalli（图 10.37）、Nano（图 10.38）、Miraflex、Erin's World Glass 和 Tomato（图 10.39）。可以通过设计不同的镜框形状、鼻架高度和头部固定带等，制作出适合于有特殊面容患儿（例如唐氏综合征）的镜框[142-146]。

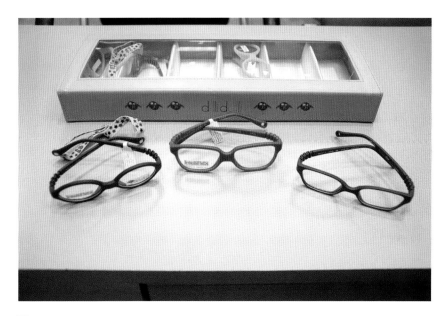

图 10.37　Dilli Dalli

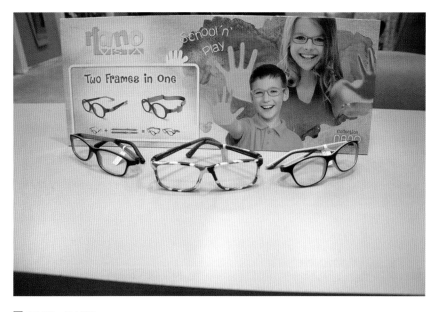

图 10.38　NANO

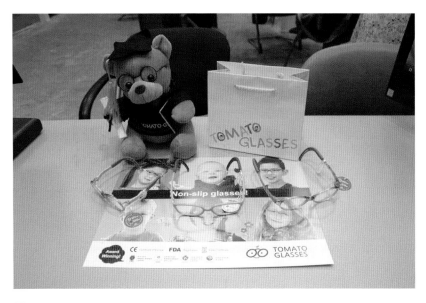

图 10.39　Tomato

视觉治疗

发育异常导致特殊需要儿童的双眼视和视觉分析水平低下。这些视觉问题会影响发育、运动能力、空间意识和学习能力。视觉治疗可以改善这些症状视觉治疗方案应该个体化、有针对性。治疗中先进行粗大的肢体运动和双侧整合能力训练,可以促进视觉技能的发展。先进行粗大运动,再进行精细运动,先单眼再双眼的传统流程,遵循视觉发育的模式以重建视觉系统。对传统的视觉治疗内容稍加修改,使其更容易被患儿理解,可以大大提高依从性和训练效果。增加反馈线索,增加触觉、听觉整合项目可以帮助提高治疗的成功率。针对学龄前儿童的训练项目均较适合特殊需要儿童。具体详见第二十六章。

总结

特殊需要儿童常并发多系统疾病以及各种视觉问题,需要多学科团队共同对其实施干预和护理,针对眼部问题的及时发现和早期干预可以显著提高这一人群的生活质量。视光师可以评估患儿的眼部健康,并提供相应的治疗,在团队中发挥着关键作用。

参考文献

1. United States Census Bureau. School-Aged Children with Disabilities in U.S. Metropolitan Statistical Areas: 2010. Available from:
https://www.census.gov/library/publications/2011/acs/acsbr10-12.html. Last Accessed November 13, 2018.
2. CDC. Disability and Health. Available from: https://www.cdc.gov/

ncbddd/disabilityandhealth/features/kf-adult-prevalence-disabilities. html. Last Accessed November 13, 2018.

3. Salt A, Sargent J. Common visual problems in children with disability. *Arch Dis Childhood*. 2014;99(12):1163–1168.

4. Social Security. Social Security Act of 1935. Available from: https://www.ssa.gov/history/35act.html. Last Accessed November 13, 2018.

5. Taub MB, Bartuccio M, Maino DM. *Visual Diagnosis and Care of the Patient with Special Needs*. Philadelphia, PA: Wolters Kluwer Health, Lippincott Williams & Wilkins; 2012.

6. United States Department of Labor. Section 504, Rehabilitation Act of 1973. Available from: https://www.dol.gov/agencies/oasam/ civil-rights-center/statutes/section-504-rehabilitation-act-of-1973. Last Accessed July 18, 2019.

7. United States Department of Labor. ADAAA. Available from: https://www.dol.gov/ofccp/regs/compliance/faqs/ADAfaqs.htm. Last Accessed November 13, 2018.

8. IDEA. IDEA Act. Available from: http://idea.ed.gov/. Last Accessed November 13, 2018.

9. National Institute of Child Health and Human Development. Autism spectrum disorder. Available from: https://www.nichd.nih. gov/health/topics/autism. Last Accessed May 1, 2018.

10. National Institute of Mental Health. Autism spectrum disorder. Available from: https://www.nimh.nih.gov/health/topics/autism-spectrum-disorders-asd/index.shtml. Last Accessed May 1, 2018.

11. Levy SE, Mandell DS, Schultz RT. Autism. *Lancet.* 2009;374: 1627–1638.

12. Baio J, Wiggins L, Christensen DL, et al. Prevalence of autism spectrum disorder among children aged 8 years—autism and developmental disabilities monitoring network, 11 sites, United States, 2014. *MMWR Surveill Summ*. 2018;67(SS-6):1–23.

13. Centers for Disease Control and Prevention. Autism spectrum disorder. Available from: https://www.cdc.gov/ncbddd/autism. Last Accessed May 1, 2018.

14. American Psychiatric Association. *Diagnostic and Statistical Manual of Mental Disorders*. 5th ed. Washington, DC: American Psychiatric Publishing; 2013.

15. American Psychiatric Association. *Diagnostic and Statistical Manual of Mental Disorders TR*. 4th ed. Washington, DC: American Psychiatric Publishing; 2000.

16. Muhle R, Trentacoste SV, Rapin I. The genetics of autism. *Pediatrics*. 2004;113:e472–e486.

17. Altevogt BM, Hanson SL, Leshner AI. Autism and the

environment: challenges and opportunities for research. *Pediatrics*. 2008;121:1225–1229.

18. Anwar A, Abruzzo P, Pasha S, et al. Advanced glycation end products, dityrosine and arginine transporter dysfunction in autism—a source of biomarkers for clinical diagnosis. *Mol Autism*. 2018;9(1):3.

19. Coulter RA. Serving the needs of the patient with autism. *Optom Vis Dev*. 2009;40(3):136–140.

20. Coulter RA. Understanding the visual symptoms of individuals with autism spectrum disorder (ASD). *Optom Vis Dev*. 2009;40 (3):164–175.

21. Coulter RA, Bade A, Tea Y, et al. Eye examination testability in children with autism and typical peers. *Optom Vis Sci*. 2015;92(1): 32–43.

22. Adams RJ, Dove CN, Drover JR, et al. Optics and spatial vision in children and young adults with autism spectrum disorder. *J Vis*. 2010;10:464.

23. Coulter RA, Tea Y, Weider S. Thinking goes back to school: providing better vision therapy to patients with autism spectrum disorder. *Optom Vis Perf*. 2014;2(5): 211–219.

24. Kaplan M. *Seeing Through New Eyes: Changing the Lives of Children with Autism, Asperger Syndrome and Other Developmental Disabilities through Vision Therapy*. Philadelphia, PA: Jessica Kingsley Publishers; 2006.

25. Wieder S, Wachs H. *Visual/Spatial Portals to Thinking, Feeling and Movement*. New Jersey, NJ: Profectum Foundation; 2012.

26. Lerner JW. *Learning Disabilities: Theories, Diagnosis and Teaching Strategies*. 9th ed. Boston, MA: Houghton Mifflin; 2003.

27. Griffin JR, Walton HM. *The Dyslexia Determination Test (DDT)*. Los Angeles: Instructional Materials and Equipment Distributors. 2003.

28. Getman GN. *Techniques and Diagnostic Criteria for the Optometric Care of Children's Vision*. Duncan, OK: Optometric Extension Program Foundation, Inc.; 1960.

29. American Academy of Pediatrics. Clinical practice guidelines: Diagnosis and evaluation of the child with attention-deficit/ hyperactivity disorder. *Pediatrics*. 2000;105:1158–1770.

30. Mental Health: A Report of the Surgeon General. Children and mental health. Available from: http://www.surgeongeneral.gov/ library/mentalhealth/chapter3/sec 4.html. Last Accessed January 17, 2005.

31. Barbaresi WJ. How common is attention deficit disorder? Incidence in a population-based birth cohort in Rochester,

Minnesota. *Arch Pediatr Adolesc Med*. 2002;156:217–224.

32. Silver L. *Attention Deficit/Hyperactivity Disorder. A Clinical Guide to Diagnosis and Treatment for Health and Mental Health Professionals*. 3rd ed. Washington DC: American Psychiatric Publishing, Inc.; 2004.

33. Gillberg C, Gillberg IC, Rasmussen P, et al. Co-existing disorders in ADHD—implications for diagnosis and intervention. *Eur Child Adolesc Psychiatry*. 2004;13: I/80–I/92.

34. Granet DB, Gomi CF, Ventura R, et al. The relationship between convergence insufficiency and ADHD. *Strabismus*. 2005;13:163–168.

35. Rouse M, Borstring E, Mitchell L, et al. Academic behaviors in children with convergence insufficiency with and without parent-reported ADHD. *Optom Vis Sci*. 2009;86:1169–1177.

36. Munoz DP, Armstrong IT, Hampton KA, et al. Altered control of visual fixation and saccadic eye movements in attention-deficit hyperactivity disorder. *J Neurophysiol*. 2003;90:503–514.

37. Mostofsky SH, Lasker AG, Cutting LE, et al. Oculomotor abnormalities in attention deficit hyperactivity disorder: a preliminary study. *Neurology*. 2001;57:423–430.

38. Farrar R, Call M, Maples WC. A comparison of the visual symptoms between ADD/ADHD and normal children. *Optometry*. 2001;72:441–451.

39. National Association of School Psychologists' NASP Delegate Assembly. Position statement on students with attention problems. *NASP*. 2003. Available from: www.nasponline.org. Last Accessed November 3, 2018.

40. Lemer P. *Envisioning a Bright Future*. Santa Ana, CA: Optometric Extension Program Foundation; 2008.

41. Groce A, Bansal S. Optometric management of sports-related post-concussion visual symptoms in teenagers with vision therapy: a case series. *Vis Dev Rehab*. 2016; 2(1):34–51.

42. Groce A, Zarn Urankar M. Evaluating and treating concussions. *Optometry Times*. 2016. Available from: https://www.optometrytimes.com/modern-medicine-feature-articles/evaluating-and-treating-concussion

43. Centers for Disease Control and Prevention [Internet]. *Traumatic Brain Injury*. Atlanta, GA: CDC; 2017 [cited 2018 October 8]. Available from: https://www.cdc.gov/traumaticbraininjury/get_the_facts.html

44. Centers for Disease Control and Prevention [Internet]. *Severe Traumatic Brain Injury*. Atlanta, GA: CDC; 2017 [cited 2018 October 8]. Available from: https://www.cdc.gov/traumaticbraininjury/

severe.html

45. Centers for Disease Control and Prevention [Internet]. *Heads Up to Youth Sports*. Atlanta, GA: CDC; 2019 [cited 2019 July 18]. Available from: https://www.cdc.gov/headsup/youthsports/index.html

46. Centers for Disease Control and Prevention [Internet]. *Stroke*. Atlanta, GA: CDC; 2017 [cited 2018 October 8]. Available from: https://www.cdc.gov/stroke/

47. Al-Qurainy IA. Convergence insufficiency and failure of accommodation following medical trauma. *Br J Oral Maxiofac Surg*. 1995;63:564–568.

48. Ciuffreda KJ, Kapoor N, Rutner D, et al. Occurrence of oculomotor dysfunctions in acquired brain injury: a retrospective analysis. *Optometry*. 2007;78:155–161.

49. Craig S, Groswasser Z, Barchadski R, et al. Profile of selected aspects of visually-symptomatic individuals with acquired brain injury. *J Behav Optom*. 2008;19(1):7–10.

50. Cohen M, Groswasser Z, Barchadski R, et al. Convergence insufficiency in brain injured patients. *Brain Inj*. 1989;3;187–191.

51. Lepore FE. Disorders of ocular motility following head trauma. *Arch Neurol*. 1995;52:924–926.

52. Gallaway M, Scheiman M, Master CL, et al. *The Impact of Concussion on the Visual System of Children 11 to 17 Years Old*. San Diego, CA: COVD 44th Annual Meeting; 2014.

53. Sabates NR, Gonce MA, Farris BK, et al. Neuro-ophthalmological findings in closed head trauma. *J Clin Neurol Ophthalmol*. 1991;11:273–277.

54. Schlageter K, Gray B, Hall K, et al. Incidence and treatment of visual dysfunction in traumatic brain injury. *Brain Inj*. 1993;7:439–448.

55. Ospina LH. Cortical visual impairment. *Pediatr in Rev*. 2009;30:e81–e90.

56. Hoyt CS. Visual functions in the brain-damaged child. *Eye*. 2003;17:369–384.

57. Bosch D, Boonstra F, Willemsen M, et al. Low vision due to cerebral visual impairment: differentiating between acquired and genetic causes. *BMC Ophthalmol*. 2014;14:59–68.

58. Goodale MA. Separate visual systems for perception and action: a framework for understanding cortical visual impairment. *Dev Med Child Neurol*. 2013;55:9–12.

59. Good WV, Jan JE, Burden SK, et al. Recent advances in cortical visual impairment. *Dev Med Child Neurol*. 2001; 43:56–60.

60. Baker-Nobles L, Rutherford A. Understanding cortical visual

impairment in children. *Am J Occup Ther*. 1995;49(9):899–903.

61. Malkowicz DE, Myers G, Leisman G. Rehabilitation of cortical visual impairment in children. *Intern J Neuroscience*. 2006;116: 1015–1033.

62. National Down Syndrome Society. Available from: www.ndss.org/ index.php? option=com_content&view=article&id=54&Itemid=74. Last Accessed October 29, 2018.

63. Haugen OH, Hovding G, Lundstrom I. Refractive development in children with Down's syndrome: a population based, longitudinal study. *Br J Ophthalmol*. 2001;85:714–719.

64. da Cunha RP, Moreira JB. Ocular findings in Down's syndrome. *Am J Ophthalmol*. 1996;122:236–244.

65. Coats DK, McCreery KM, Plager DA, et al. Nasolacrimal outflow drainage anomalies in Down's syndrome. *Ophthalmology*. 2003;110:1437–1441.

66. Sherk MC, Williams TD. Disc vascularity in Down's syndrome. *Am J Optom Physiol Opt*. 1979;56:509–511.

67. March of Dimes. Chromosomal abnormalities. Available from: http://www.marchofdimes.com/printable-articles/681_1209.asp? printable=true. Last Accessed January 10, 2005.

68. Haugen HO, Hovding G, Riise R. [Ocular changes in Down syndrome]. *Tidsskr Nor Laegeforen*. 2004;124: 186–188.

69. van Splunder J, Stilma JS, Bernsen RM, et al. Prevalence of ocular diagnoses found on screening 1539 adults with intellectual disabilities. *Ophthalmology*. 2004;111:1457–1463.

70. Cregg M, Woodhouse JM, Steward RE, et al. Development of refractive error and strabismus in children with Down syndrome. *Invest Ophthalmol Vis Sci*. 2003;44:1023–1030.

71. Marr JE, Halliwell-Ewen J, Fisher B, et al. Associations of high myopia in childhood. *Eye*. 2001;5:70–74.

72. Warden M, Euerle B. Preeclampsia (toxemia of pregnancy). *eMedicine*. Available from: http://www.emedicine.com/med/ topic1905.htm. Last Accessed January 16, 2005.

73. Witlin AG. Counseling for women with preeclampsia or eclampsia. *Semin Perinatol*. 1999;23:91–98.

74. Myatt L, Miodovnik M. Prediction of preeclampsia. *Semin Perinatol*. 1999;23:45–57.

75. Sihota R, Bose S, Paul AH. The neonatal fundus in maternal toxemia. *J Pediatr Ophthalmol Strabismus*. 1989; 26:281–284.

76. Sihota R, Bose S, Paul AH. The neonatal fundus in maternal toxemia. *J Ophthalmic Nurs Technol*. 1990; 9:61–65.

77. Carmody F, Grant A, Mutch L, et al. Follow up of babies

delivered in a randomized controlled comparison of vacuum extraction and forceps delivery. *Acta Obstet Gynecol Scand*. 1986;65:763–766.

78. Jain IS, Singh YP, Grupta SL, et al. Ocular hazards during birth. *J Pediatr Ophthalmol Strabismus*. 1980;17: 14–16.

79. Khalil SK, Urso RG, Mintz-Hittner HA. Traumatic optic nerve injury occurring after forceps delivery of a term newborn. *J AAPOS*. 2003;7:146–147.

80. Estafanous MF, Seeley M, Traboulsi EI. Choroidal rupture associated with forceps delivery. *Am J Ophthalmol*. 2000;129:819–820.

81. Cregg M, Woodhouse JM, Pakeman VH, et al. Accommodation and refractive error in children with Down syndrome: cross-sectional and longitudinal studies. *Invest Ophthalmol Vis Sci*. 2001;42:55–63.

82. Rosenbaum P. Definition and classification of CP. *NeoReviews*. 2006;7(11):e569–e574.

83. Centers for Disease Control and Prevention. Cerebral Palsy. Available from: https://www.cdc.gov/ncbddd/cp. Last Accessed June 25, 2018.

84. Ghasia F, Brunstrom J, Gordon M, et al. Frequency and severity of visual sensory and motor deficits in children with cerebral palsy: gross motor function classification scale. *Invest Ophthal Vis Sci*. 2008;49(2):572–580.

85. Stiers P, De Cock P, Vandenbussche E. Impaired visual perceptual performance on object recognition task in children with cerebral visual impairment. *Neuropediatrics*. 1998;29(2):80–88.

86. Kozeis N, Anogeianaki A, Mitova DT, et al. Visual function and visual perception in cerebral palsied children. *Ophthalmic Physiol Opt*. 2007;27:44–53.

87. McClelland JF, Parkes J, Hill N, et al. Accommodative dysfunction in children with cerebral palsy: a population based study. *Invest Ophthalmol Vis Sci*. 2006;47(5):1824–1830.

88. da Cunha Matta AP, Nunes G, Rossi L, et al. Outpatient evaluation and ocular motility in 123 children with cerebral palsy. *Devel Rehab*. 2008;11:159–165.

89. Lagunju IA, Oluleye TS. Ocular abnormalities in children with cerebral palsy. *Afr J Med Med Sci*. 2007; 36:71–75.

90. World Health Organization Staff. *ICD-10 Classification of Mental and Behavioral Disorders. Clinical Descriptions and Diagnostic Guidelines*. New York: World Health Organization; 1992:225–231.

91. Luckasson R. *Mental retardation: Definition, Classification, and*

Systems of Supports. 10th ed. Washington, DC: American Association on Mental Retardation; 2002.

92. Wechsler IQ Test. Wechsler Intelligence Scale for Children. Available from: https://wechsleriqtest.com/wechsler-intelligence-scale-for-children/. Last Accessed November 15, 2018.

93. Morale SE, Hughbanks-Wheaton DK, Cheng C, et al. Visual acuity assessment of children with special needs. *Am Orthopt J*. 2012;62:90–98.

94. Appel S, Ciner E, Graboyes M. Developing comprehensive vision care for multiply impaired children. *Practical Optom*. 1997;8:225–234.

95. Hered RW, Murphy S, Clancy M. Comparison of the HOTV and Lea symbols charts for preschool vision screening. *J Pediatric Ophthalmol Strabismus*. 1997; 34:24–28.

96. Vision in Preschoolers (VIP) Study Group. Effect of age using Lea symbols or HOTV for preschool vision screening. *Optom Vis Sci*. 2010;87:87–95.

97. Singman EL, Matta NS, Tian J, et al. Comparing visual acuity measured by Lea symbols and Patti pics. *Am Orthopt J*. 2015;65:94–98.

98. Attila H, Oral D, Coskun S, et al. Poor correlation between "fix-follow-maintain" monocular/binocular fixation pattern evaluation and presence of amblyopia. *Binocul Vis Strabismus Q*. 2001;16(2):85–90.

99. Maino DM, Maino JH, Maino SA. Mental retardation syndromes with associated ocular defects. *J Am Optom Assoc*. 1990;61:707–716.

100. Van Splunder J, Stilma JS, Evenhuis HM. Visual performance in specific syndromes associated with intellectual disability. *Eur J Ophthalmol*. 2003;13:566–574.

101. Tsiaras WG, Pueschel S, Keller C, et al. Amblyopia and visual acuity in children with Down syndrome. *Br J Ophthalmol*. 1999;83:1112–1114.

102. Ikeda J, Davitt BV, Utmann M, et al. Brief report: incidence of ophthalmological disorders in children with autism. *J Autism Dev Disord*. 2013;43:1447–1451.

103. Schmidt PP. Vision screening with the RDE stereotest in pediatric populations. *Optom Vis Sci*. 1994;71:273–281.

104. Rutman MS, Bence SM, Alcorn D. Stereopsis testing in a preschool vision screening program. *J Pediatr Ophthalmol Strabismus*. 1986;25(6):298–302.

105. The Vision in Preschoolers Study Group. Testability of preschoolers on stereotests used to screen vision disorders. *Optom Vis Sci*. 2003;80(11):753–757.

106. Broadbent H, Westall C. An evaluation of techniques for measuring stereopsis in infants and young children. *Ophthalmic Physiol Opt*. 1990;10(1):3–7.

107. Schmidt PP, Kulp MT. Detecting ocular and visual anomalies in a vision screening setting using the Lang stereotest. *J Am Optom Assoc*. 1994;65;725–731.

108. Coulter RA, Bade A, Tea Y, et al. Eye examination testability in children with autism and in typical peers. *Optom Vis Sci*. 2015;92(1):31–43.

109. Scheiman M, Wick B. *Clinical Management of Binocular Vision: Heterophoric, Accommodative and Eye Movement Disorders*. 2nd ed. Philadelphia, PA: Lippincott Williams & Wilkins; 2002.

110. Vasanth J, Jacob N, Viswanathan S. Visual function status in children with cerebral palsy. *Optom Vis Perf*. 2014;2(5):251–254.

111. Leat SJ. Reduced accommodation in children with cerebral palsy. *Ophthalmic Physiol Opt*. 1996;16: 385–390.

112. Woodhouse JM, Meades JS, Leat SJ, et al. Reduced accommodation in children with Down syndrome. *Invest Ophthalmol Vis Sci*. 1993;34:2382–2387.

113. Rosenfeld M. Accommodation. In: Zadnik K, ed. *The Ocular Examination: Measurements and Findings*. Philadelphia, PA: W.B. Saunders; 1997.

114. Duckman RH. Visual status of children with Down syndrome. *Optom Vis Perf*. 2014;2(5):240–243.

115. Woodhouse JM, Adler PM, Duignan A. Ocular and visual defects amongst people with intellectual disabilities participating in Special Olympics. *Ophthalmic Physiol Opt*. 2003;23:221–232.

116. Gregg M, Woodhouse JM, Pakemon VH, et al. Accommodation and refractive error in children with Down syndrome: cross-sectional and longitudinal studies. *Invest Ophthalmol Vis Sci*. 2001;42:55–63.

117. Steele G, Ireland D, Block S. Cycloplegic autorefraction results in preschool children using the Nikon Retinomax Plus and the Welch Allyn SureSight. *Optom Vis Sci*. 2003;80:573–577.

118. Forcina BD, Peterseim M, Wilson E, et al. Performance of the spot vision screener in children younger than 3 years of age. *Am J Ophthalmol*. 2017;178:79–83.

119. Peterseim M, Papa CE, Wilson E, et al. The effectiveness of the spot vision screener in detecting amblyopia risk factors. *J AAPOS*. 2014;18:539–542.

120. Cotter SA, Lee DY, French AL. Evaluation of a new color vision test: "Color Vision Testing Made Easy." *Optom Vis Sci*. 1999:76:631–636.

121. Erickson GB, Block SS. Testability of a color vision screening test in a population with mental retardation. *J Am Optom Assoc.* 1999;70:758–763.

122. Taub MB, Rowe S, Bartuccio M. Examining special populations: Part 3 examination techniques. *Optom Today.* 2006;46:49–52.

123. Tsai LT, Lin KC, Liao HF, et al. Reliability of two visual perceptual tests for children with cerebral palsy. *Am J Occup Therapy.* 2009;63:473–480.

124. Menken C, Cermak SA, Fisher A. Evaluating the visual perceptual skills of children with cerebral palsy. *Am J Occup Therapy.* 1987;41(10):646–651.

125. VisuPetra L, Benga O, Tincas I, et al. Visual-spatial processing in children and adolescents with Down's syndrome: a computerized assessment of memory skills. *J Intellect Disabil Res.* 2007;51(12):942–952.

126. Block SS, Brusca-Vega R, Pizzi WJ, et al. Cognitive and visual processing skills and their relationship to mutation size in full and permutation female Fragile X carriers. *Optom Vis Sci.* 2000;77(11): 592–599.

127. de Wit T, Schlooz W, Hulstijn W, et al. Visual completion and complexity of visual shape in children with pervasive developmental disorder. *Eur Child Adol Psych.* 2007;16(3):168–177.

128. Caron MJ, Mottron L, Rainville C, et al. Do high functioning persons with autism present superior spatial abilities? *Neuropsychologia.* 2004;42:467–481.

129. Allison CL, Gabriel H, Schlange D, et al. An optometric approach to patients with sensory integration dysfunction. *Optometry.* 2007;78:644–651.

130. Ego A, Lozba KI, Brovedani P, et al. Visual-perceptual impairment in children with cerebral palsy: a systemic review. *Devel Med Child Neurol.* 2015;2:46–51.

131. Optometric Clinical Practice Guideline. *Care of the Patient With Learning Related Vision Problems.* St. Louis, MO: American Optometric Association; 2000.

132. Scheiman MM, Rouse MW, eds. *Optometric Management of Learning Related Vision Problems.* St. Louis, MO: Mosby Elsevier; 2006.

133. Solan HA, Ciner EB. Visual perception and learning: issues and answers. *J Am Optom Assoc.* 1989;60: 457–460.

134. Kavale K. Meta-analysis of the relationship between visual perceptual skills and reading achievement. *J Learn Disabil.* 1982:15(1):42–51.

135. Robertson KL, Zaborske-Roy L. The relationship of academic achievement to visual memory. *J Optom Vis Devel*. 1988;49:12–15.

136. Brooks CR, Clair TN. Relationships among visual figure ground perception, word recognition, IQ, and chronological age. *Percep Motor Skills*. 1971;33:59–62.

137. Kulp MT. Relationship between visual motor integration skill and academic performance in kindergarten through third grade. *Optom Vis Sci*. 1999;76(3):159–163.

138. Furth H, Wachs H. *Thinking Goes to School*. New York: Oxford University Press; 1975.

139. Kaplan M, Carmody DP, Gaydos A. Postural orientation modifications in autism in response to ambient lenses. *Child Psych Hum Devel*. 1996;27(2):81–91.

140. Kaplan M, Edelson SM, Seip JL. Behavior changes in autistic individuals as a result of wearing ambient transitional prism lenses. *Child Psych Hum Devel*. 1998;29(1):65–76.

141. Carmody DP, Kaplan M, Gaydos AM. Spatial orientation adjustments in children with autism in Hong Kong. *Child Psych Hum Devel*. 2001;31(3):233–247.

142. www.dillidalli.com. Last Accessed November 5, 2018.

143. www.nano-vista.com/en/content/5-nano-optical. Last Accessed November 5, 2018.

144. www.miraflexglasses.net. Last Accessed November 5, 2018.

145. www.Specs4Us.com. Last Accessed November 5, 2018.

146. www.tomatoglasses.com. Last Accessed November 5, 2018.

第 2 部分

视觉功能评估

第十一章

儿 科 病 史

Julie Shalhoub   Glen T. Steele

在所有的医疗保健中,询问病史都是检查的重要组成部分,这不仅是医生了解患者信息的机会,同时病史的信息能够为其检查提供重点,对于儿科患者的视觉评估尤其如此。这些信息有助于临床医生初步诊断及进行下一步排查。临床医生此时还可向父母询问一些日常他们容易忽视的问题。

在小儿患者中收集病史的不同之处显然是提供信息的人。无论是通过口头还是使用问卷表格获得病史,父母都是主要的沟通者,这一点很重要。孩子们通常不知道临床医生所求的信息与视觉有什么关联。父母经常保护孩子免受失败,而孩子们对他们的困难一无所知。孩子们通常认为他们看的方式和其他人的一样。即使当父母可能观察到孩子的症状时,也极少与孩子就这些困难进行交流,所以在更长的一段时间内,它会被忽视。当孩子们被问及日常生活或学校学习情况时,他们的典型回答是"很好"。

父母最好在孩子进入诊室前,完成问卷表格的填写,病史由父母双方共同提供会更加可靠,这可为医生提供大量的病史信息。问卷表格可以提前通过诊所网站,电子邮件等方式获得。因为父母在陪孩子候诊时填写表格,可能会分散注意力,浪费时间,在家可以更安静、专心、全面地回答问题。医生查看相关出生史和病史后,可提前制订诊疗方案,如即将进行的一系列检查及检查顺序,这样,可以在孩子配合度最佳时完成更多有效的检查。

父母填写的问卷包含了孩子发育、学校相关等信息,这对临床很有帮助。如父母可能不会将孩子的多动与难以静坐、注意力难以集中联系起来。医生检查的重点会放在问卷反馈的问题上。附录为儿童保健组织提供的专业问卷。每份病史都可以遵循类似格式。

病史

主诉

和其他患者就诊一样,主诉是小儿病史中最重要,也是第一个要问的问题:主诉是什么? 引起注意的问题是什么? 关注的问题又是什么? 这些信息提供了诊疗的方向。

大多数孩子会针对特定问题进行视觉评估。也有一部分孩子仅进行例行体检。

请记住,无论在检查过程中发生什么,你都需要回过头来解决父母提出的主要问题(主诉)。一旦你清楚地知道患者为什么出现在诊室,你就可以继续了解病史的其他方面。

现病史

检查过程中要考虑病史陈述者是谁,以及他们与患者的关系,这一点很重要。可能是祖父母或外祖父母,只是偶然地照料孩子,他们对主要问题的了解仅限于孩子父母传递的信息,而不是他们自己的观察、发现。

通常,父母是非常好的观察者,但他们的观察结果可能并不准确。例如,父母的关注焦点可能是"孩子的眼睛斜了"。但是,当被问及哪只眼睛偏斜,偏向哪个方向以及什么时候开始时,他们并不确定。针对性询问发生频率、位置、起病情况、持续时间、相关因素、严重性等要点,有助于更全面地了解病情,更好地解决问题。

眼科既往史

患者就诊前见过一名或多名医生是很常见的,特别是在保险条例变更时。对于有既往眼科病史的孩子,医生也应重点询问:

- 孩子过去戴过眼镜吗? 戴眼镜时,孩子的眼睛情况是否发生了变化(更好还是变糟糕)? 戴镜后眼位正常吗? 还是更偏斜了?(如果患者有斜视,需要询问)。
- 之前是否和医生讨论过治疗计划和预期的结果? 是否达到预期结果?
- 是否有眼科手术史(儿童常见的眼科手术包括斜视矫正术、鼻泪管阻塞探通术或早产儿视网膜病变的激光治疗)?
- 孩子是否有过红眼病或眼外伤史,它是如何治疗的? 有没有复发?

病史

虽然病史中收集的一些信息会与发育史部分重叠,但对了解儿童的病情现状非常重要。现病史记录的问题,可能在既往史中也会涉及相关的信息。必须询问了解既往就诊情况,以及治疗持续的时间。为了了解患者的整体健康状况,表 11.1 显示了儿童常见的全身疾病及潜在的眼部问题。

表 11.1 常见儿科医疗状况和相关眼科表现

系统	先天条件	眼部表现
心血管	心脏杂音 先天性心脏病	视网膜血管迂曲 视盘发育不全 长睫毛 先天性上睑下垂 视网膜出血 先天性白内障
呼吸	哮喘	吸入性皮质类固醇或 β 受体阻滞剂的眼部副作用
胃肠道	腹泻　呕吐	
内分泌	糖尿病(1 型或 2 型) 甲状腺疾病 生长激素异常	糖尿病性视网膜病变 甲状腺眼病(眼睑退缩) 良性颅内压增高

续表

系统	先天条件	眼部表现
泌尿	排尿疼痛或不适	
表皮	湿疹 皮疹,干燥	眼睑炎
骨骼肌系统	青少年特发性关节炎	前葡萄膜炎 白内障,带状角膜病变,青光眼,黄斑水肿 角膜结膜炎
神经系统	癫痫发作,癫痫	
精神相关	行为异常 注意缺陷多动障碍	眼球运动障碍
耳鼻咽喉	听力问题 喉咙痛 鼻窦问题 频繁感冒	
淋巴系统	镰状细胞(疾病和特征)	镰状细胞性视网膜病变,视网膜血管迂曲,动静脉交叉改变
癌症		最常见的转移部位是眼眶
免疫缺陷病	人类免疫缺陷病毒 艾滋病	细菌感染 巨细胞病毒性视网膜炎 传染性软疣 黄斑水肿 视网膜出血 视网膜血管鞘

询问当前使用的药物及剂量也很重要。由于儿童年龄增长、体型发育迅速,儿童人群的药物剂量差异很大。剂量还可以显示疾病的严重程度,例如多动症。还有药物过敏史、其他过敏史,住院治疗史和手术史。

怀孕和出生史

儿童的病史应分为三个时期,分别描述各种暴露情况和并发症。该信息提示了潜在风险因素及其预后:

- 产前:是指从受孕开始,与母亲怀孕相关的时间及过程。问题应涉及母亲在怀孕期间的健康情况和营养状况、疾病、感染和生活习惯这些方面。某些类型的暴露可能会对怀孕和胎儿产生影响:
  a. 怀孕期间接触的有毒物质(例如酒精,烟草或药物),都会影响发育。
  b. 怀孕期间许多传染性因子会影响胎儿,例如风疹病毒、巨细胞病毒、人类免疫缺陷病毒和弓形虫等。
  c. 遗传性和先天性异常:唐氏综合征,脆性 X 综合征,脊柱裂和脑瘫。这些都是一些较常见的疾病。

    d. 代谢紊乱会影响孕期的母亲,例如甲状腺疾病、糖尿病和孕妇营养不良,这些也都会影响胎儿。

- 围产期:是指分娩及分娩前后的全过程。这一时期包括从妊娠 22 周开始,到出生后 7 天。问题应涉及胎龄(以周为单位),分娩时间,分娩类型(产钳助产,胎头吸引术,剖宫产)以及与分娩有关的任何并发症[1]。相关信息包括孩子的出生体重、早产,Apgar 评分,胎儿损伤,吸氧情况,黄疸以及其他疾病或治疗。

- 产后:孩子出生后的发育过程。在生长发育的转折期,分阶段记录儿童的原始反射,运动,认知,情感和社会发展情况。关于儿童发育的更多信息,请参阅第九章。

发育史

    发育史是儿科病史中的一个重要部分。通常,父母可能没有意识到或不能接受孩子发育迟缓。在孩子成长的道路上,每时每刻,似乎都有新的可能和新的障碍。孩子的好奇心、本性(主动或被动)、学习接受的经验知识、环境以及许多其他因素,无论是主要还是次要因素都在他们发育过程中发挥作用。

    将视觉与发育里程碑联系在一起,及早识别发育迟缓或问题,将有助于我们启动干预手段,从而防止将来出现问题。虽然在第九章中讨论了有关儿童发育的大量信息,但以下是一些案例示例,应将这些问题包括在病史中,以帮助医生获得患者重要信息。

里程碑

    在讨论患儿的发育时,我们应首先关注小儿发育的里程碑。发育节点是否准时? 例如,您的孩子什么时候开始爬行? 行走? 说话?

运动发育

    孩子会看会听吗? 他们在"感觉"事物时,是否需要看? 他们在运动时,肢体是否平衡? 是否存在平衡或协调问题? 学龄期的儿童,在手握铅笔方面是否有困难?

    如果孩子的粗大或精细运动功能发育障碍,则应推荐孩子进行作业或物理的治疗评估。作业治疗,重点关注精细的运动功能、手眼协调、认知技能、感觉加工缺陷,甚至包括视觉感知技能。物理治疗,重点关注粗大运动功能、关节活动性、增强肌肉的力量和耐力。

家族史

    家族史是病史的重要组成部分。婴儿 60% 以上的失明是由遗传性眼病引起的[2]。随着基因图谱和 DNA 测序技术的最新进展和持续改进,眼部疾病的新诊断和分类正在不断发展。我们可以检测到许多遗传性眼病,其中一些数据库包括超过 650 种眼疾[2]。这些包括角膜营养不良,视网膜营养不良,脉络膜营养不良,眼肿瘤,白化病,夜间视觉障碍,色素性视网膜炎,视网膜母细胞瘤,黄斑疾病和玻璃体变性。

    父母有时不知道家族中是否存在这些疾病。如果孩子在整个检查过程中怀疑患有先天性疾病,则最好让父母与其他亲属也进行一些检查。

    具有遗传性的一些较常见的眼部疾病包括斜视,屈光不正,色觉异常,白内障和青光眼。

斜视

人们广泛认为斜视是遗传的。它受多种基因的影响,但目前尚未发现明确的遗传模式。一些研究发现,如果有斜视家族史,孩子患斜视的风险会高出 4 倍。调节性 / 部分调节性内斜视患者的这一风险明显更高[3]。如果患者的直系亲属患有斜视,则应在他们发育过程中对其进行更密切的监测。

屈光不正

眼屈光是一种复杂的表型,受环境因素和遗传因素的影响[4]。人们对近视的研究远超过对远视和散光的研究,一些研究确定了 200 多个基因参与近视遗传[4]。高度近视中,遗传因素占比更大,这归因于它与其他具有遗传模式的眼部病变具有共同关联[5]。

色觉异常

早期判断孩子的色觉是否异常很重要,因为在课堂上,许多活动都是基于颜色的。一些职业对色觉异常的人有限制,例如飞行员、消防员、工程师、电工和列车员。红绿色盲是遗传性色觉异常的主要类型。红绿色盲是一种 X 连锁疾病,影响 X 染色体以及 7 号染色体上的多个基因[6]。欧洲白种人约 8% 的男性和 0.4% 的女性患有红绿色盲[7]。通常,女性携带者若生男孩,患色盲概率是 100%。

先天性白内障

年龄相关性白内障不是家族性的,但先天性白内障是家族性的,因此必须注意其在家族中的存在。先天性白内障有 8.3%~25% 是遗传性的,并且已经识别出 30 多个基因的突变[8]。先天性白内障的遗传可以在同一家族的个体中有不同表达,这表明其他环境因素可能在表达中起作用[8]。

先天性青光眼

原发性先天性青光眼(primary congenital glaucoma, PCG)在 3 岁之前出现,没有明显结构缺陷[9]。PCG 占儿童失明的 18%。遵循常染色体隐性遗传模式,多达 40% 的 PCG 病例是家族性的[9]。如果直系亲属被诊断出患有婴儿或青少年青光眼,则应将儿童视为青光眼可疑者,并应对其进行适当监测。

社会生活史

孩子日常所做的大部分事情都需要视觉参与。了解患者的病史对衡量他们如何使用眼睛,以及在何种情况下可能有症状至关重要。所以,这些信息对于诊断双眼视觉问题都非常有帮助,并且可能会影响配镜处方。例如,孩子抱怨上课从黑板抄写时会头痛,初步的诊断可能是双眼视或者调节问题。

附录 1 和附录 2 列出孩子在学校和日常活动中可能遇到的问题及症状。

学校表现

孩子的成绩如何?

他们在学校中是否有明显的强项和 / 或弱项?

他们有最喜欢和最不喜欢的科目吗?

他们的作业是纸质的,还是在计算机或平板电脑上完成的?

讨厌阅读的孩子可能会受益于视觉评估。前面提到的问卷清单,更适用于 7 岁以上或进入二年级的学龄期儿童。

活动与爱好

随着数字设备和游戏的日益普及,儿童在平板电脑、计算机或电视前花费数小时的情况并不少见。世界卫生组织关于屏幕使用时间(例如看电视、录像或玩电子游戏)的准则中,建议 1 岁以下的儿童不使用屏幕,对于 2~4 岁的儿童则建议不超过 1h[10]。

相关问题包括:

它们使用什么类型的数字设备?

他们多久休息一次?

孩子喜欢读书吗(学校作业之外的书籍)?

孩子参加运动了吗?

他们在玩耍时会戴上矫正眼镜吗?(如果没有,为什么?)

这将有助于推荐隐形眼镜,安全眼镜或运动护目镜。

总结

作为视光师,我们的职责是及时发现视觉问题,及时进行干预。病史永远不会完整,在进行检查的过程中,总是会发现新的问题,从而获得更深层次的病史和有效的诊断。它是儿科检查不可替代的工具和组成部分。完整、全面的病历将指导临床医生朝正确的方向进行必要的检查、诊断和处理。

参考文献

1. World Health Organization. Maternal and perinatal health. Available at https://www.who.int/maternal_child_adolescent/topics/maternal/maternal_perinatal/en/. Last accessed April 30, 2019.
2. The University of Arizona Health Sciences. Hereditary ocular disease. Available at https://disorders.eyes.arizona.edu/about-this-site. Last accessed April 30, 2019.
3. Maconachie G, Gottlob I, McLean R. Risk factors and genetics in common comitant strabismus: A systematic review of the literature. *JAMA Ophthalmol.* 2013;131(9): 1179–1186.
4. Simpson CL, Wojciechowski R, Oexle K, et al. Genome-wide meta-analysis of myopia and hyperopia provides evidence of replication of 11 loci. *PLoS ONE.* 2014;9(9):e107110.
5. Li J, Zhang Q. Insight into the molecular genetics of myopia. *Molecular Vision.* 2017;23:1048–1080.

6. Neitz J, Neitz M. The genetics of normal and defective color vision. *Vision Res.* 2011;51(7):633–651.

7. Birch J. Worldwide prevalence of red-green color deficiency. *J Opt Soc Am.* 2012;3:313–320.

8. Shiels A, Hejtmancik FJ. Mutations and mechanisms in congenital and age-related cataracts. *Exp Eye Res.* 2017;156:95–102.

9. Lewis CJ, Hedberg-Buenz A, DeLuca AP, et al. Primary congenital and developmental glaucomas. *Hum Molec Genetics.* 2017;26:R28–R36.

10. World Health Organization. To grow up healthy, children need to sit less and play more. Available at https://www.who.int/news-room/detail/24-04-2019-to-grow-up-healthy-children-need-to-sit-less-and-play-more. Last accessed May 2, 2019.

第十二章

婴幼儿和儿童的视力——实用方面

Christina Esposito　Kara Tison　Robert H. Duckman

视觉敏锐度即为视力,是受试者在特定标准距离辨别字母、数字或形状的能力。这项测试可以让临床医生清楚孩子的视觉状况。视力正常时,通常可以推断出孩子的视觉状况良好。如果视力下降,则提醒医生,孩子眼部可能出现了异常(如眼部病理性改变、屈光不正或双眼视功能等问题)。当然,也有可能孩子视力正常,但视觉系统仍存在问题。这些异常可能是眼球运动功能障碍、调节功能障碍、聚散功能障碍等,需要进行全面的视觉评估。视力可以指导临床医生的检查策略、治疗管理方案以及治疗方式。当患者的视力下降时,找出原因并提供适合的治疗很重要。

临床经验和研究表明,大部分6月龄的儿童已经达到了很多发育的关键期,因此6月龄是首次进行眼睛和视觉检查的适宜年龄[1]。学龄期儿童的视力测试可以使用专为成人设计的标准字母视力表,学龄前儿童通常使用改良版的视力表,该视力表由一系列的字母或符号组成,要求儿童能识别字母、符号或匹配测试卡。3岁以下的婴幼儿通常无法通过语言,或配对方式识别字母或符号。评估视力最成功的方法是,观察其视觉系统对条栅或棋盘图案产生的电生理反应或眼球运动反应。这种评估婴儿分辨视力而不是认知视力的方法,可能会忽略某些视觉问题(如弱视),但目前它是评估婴幼儿视力的最佳方法[2]。

对于婴儿,因为不知他们对遮盖的反应,建议双眼检查在单眼之前完成。对于年龄较大的孩子,首先测试双眼功能,让他们了解测试的大致内容,并对测试产生信心[3]。双眼视测试能反应出日常功能性视力;而单眼测试可以告诉我们双眼视力是否存在差异。当测试单眼视力时,要确保两只眼睛的结果都可靠,这点很重要。因为在测量第二只眼睛时,可能由于孩子疲乏或配合度欠佳,表现出视力下降。因此单眼测试时,让孩子休息,可能有助于获得准确的结果[3]。如果患者有斜视,建议从单眼视力检查开始。

检查视力时,请为患者提供一个眼罩。如果他们不喜欢黑色眼罩,可以使用海盗眼罩,或一副能遮盖眼睛从而解放双手的眼镜(图12.1)。根据孩子的年龄,选择不同的方式检查视力,使每项检查顺利进行。

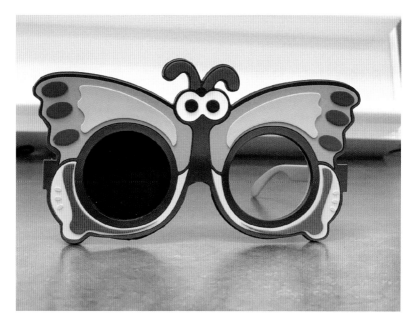

图 12.1 遮盖眼镜

婴儿视力

检查婴儿的视力时要记住很重要的一点,不同月份的婴儿会有相对应的视力[4]。孩子在出生后的第一年里视力迅速提高;因此,了解特定年龄的预期视力范围,有助于我们分析检查结果,并根据孩子年龄确定视力是否处于正常范围[5]。婴儿一般很少有视觉问题的迹象或症状。1 月龄以下婴儿的视力范围为 20/800~20/200。这是由于婴儿黄斑发育不全,视觉通路的髓鞘未完全形成所致[6]。6 月龄时,婴儿的视力为 20/100,1 岁时我们能够采用强制选择性优先观看法(forced-choice preferential looking,FPL),让婴儿对约 20/50 的目标做出反应[6]。

尽早发现视力下降或异常,尽早进行适当的干预,能帮助患者获得最佳结果。当前影响视觉发育的干扰因素有很多。1 岁时的视觉状态,并不一定能预测以后的视觉状态[4]。视觉发育可能会受到内外部因素的干扰或调节,因此需要密切关注[4]。重要的是要有可靠的方法,来测试随着年龄而变化的视力。为了测量婴儿的视力,临床医生可以使用 FPL 或电生理技术。

强制选择性优先观看法

大多数的 FPL 同时呈现条栅卡和与之有相同大小、亮度的灰色卡来测量视力。当两个目标同时呈现时,检查者会观察婴儿的眼球运动。如果检测到眼球运动,说明婴儿看的是条栅,因为条栅可看的目标比灰色卡更多[3-5,7]。条栅的宽度随着测试的进行而减小。随着宽度的改变,某些婴儿的表现可能会产生突然的变化[8]。一旦孩子无法分辨出条栅,将不再表现出对条栅或空白目标的偏爱,而是在测试卡之间随机扫视[3]。以儿童可以看到的最窄的光栅为终点来表示视力[3-4]。

FPL 获得的视力结果转换为 Snellen 视力值，但必须强调，条栅视力不等于用符号或字母获得的视力（认知视力）[3,7]。FPL 可为不同年龄段的孩子提供一系列正常结果。和父母讨论检查结果时，与每度周期（cpd）或每厘米周期相比，他们更容易理解 Snellen 视力。如果记录形式为等效的 Snellen 视力值，则应详细记录检查类型，并记录为"条栅视力"。

为了使 FPL 的结果成功且准确，应将患者置于与检查者相同的视线高度，这样可以更轻松地观察患者的眼球运动。该测试还应在光线充足、照明均匀的房间进行[9]。不良的照明条件可能会在卡片上产生阴影和反射，影响结果，从而人为地导致视力降低[3,9]。对于 FPL 重要的一点是，保持测试卡表面干净，没有刮擦、污点和瑕疵的存在。测试卡表面的干扰会在测试过程中分散孩子的注意力，导致测量结果不准确[3-4]。另外避免检查者知道答案，这样能确保结果更准确[4]。

众所周知，孩子测试注意力分散，配合检查的难度会更大。因此，应尽量减少视觉干扰物，患者不应因医生的衣服或背景中的物品而分散注意力[5]。FPL 测试时间较长，并且随着测试的进行，孩子的注意力下降，结果准确性也会降低。很多孩子开始时对 FPL 测试卡表现出好奇，随后会失去兴趣，不再参与测试。当孩子的反应能力没有明显下降，而是不再反应时，结果记录为最小视力，而不是阈值视力。由于孩子的行为多变，记录结果的可靠性很重要[3]。

FPL 管理简单、携带方便，可以广泛用于视力测试。在现有的检查方法中，FPL 可以最清晰地提示患者的视力。如果需要，检查员可以垂直而不是水平地手持卡片。垂直呈现可以使检查者更容易评估，眼球震颤和斜视患者的眼球注视情况。

FPL 测试时，把握操作便捷、用时少，这两点非常重要。下面有两种可用于测试的方法：

- 阶梯程序：从最低 cpd 到最高 cpd 展示空间频率。不过检查者不是从最低的空间频率开始，而是从孩子年龄的预期视力开始，然后出示空间频率越来越高的卡片，直到达到孩子的阈值视力或不能集中注意力为止。如果孩子不能对该年龄对应的诊断性条纹宽度（DSW）作出反应，则降低空间频率，直到引起孩子的反应为止。

- 诊断性条纹宽度：可以使用 DSW 方法（第二章）。例如，6 月龄孩子的 DSW 值相当于 20/100 的最小可分离视力（约 6.5cpd）。临床医生将在指定测试距离上，向孩子显示 10 次或更多次与 6.5cpd 相对应的卡片。如果 70% 以上的时间里孩子能正确地看条栅，则说明他们已经达到该年龄段的预期视力。这未必是阈值视力，也不一定是孩子的最佳视力。但提示短期内，这个孩子的视力发育正常[10,13]。如果孩子无法达到 DSW，最好要找出孩子的阈值视力是什么，以及为什么不能达到 DSW。

我们需要大量的练习，才能更好地给婴儿进行视力测试。当远高于阈值时，观察患者的注视情况很容易。然而，当接近其阈值视力时，医生的观察会变得越来越困难。FPL 测试要判断刺激是在哪一侧，应基于以下依据：

1. 第一次注视（初始动眼）

2. 对刺激的相对兴趣

3. 孩子注视一侧的时间比另一侧的时间多多少

医生应熟练运用判断依据,并考虑所有可能的细节。例如,孩子反馈的正确率是 50%。另一个要考虑的问题是,FPL 测的是分辨视力,对弱视的检测敏感性不高[4,6,9]。视力测试未涉及拥挤或轮廓相互作用,这可能会高估视力[5,9]。

Teller 视力卡

建议年龄:1 岁以下

测试距离:

38cm:出生至 6 月龄[3]

55cm(卡的长度):6 月龄至 3 岁[3]

84cm:3 岁以上的患者

视力范围:20/15~20/2700

步骤:改良后的"阶梯"测试呈现方式

有 4 岁以下儿童的正常值[4]

优点:挡住了检查者的脸

缺点:费用较贵

Teller 视力卡(TAC)(图 12.2)经过质量控制,确保条栅和背景之间没有亮度差异[3]。这些卡片在全世界使用,是重要的临床工具。TAC 已在 2 月龄 ~6 岁的孩子中广泛使用,最适用于测试从出生到大约 1 岁的婴儿视力,也会将其用于老年人群,但不建议将 TAC 用于可以进行认知视力测试的儿童。

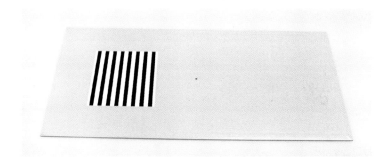

图 12.2　Teller 视力卡

TAC 还适用于有发育障碍的儿童。对于发育迟缓的患者,应遵循婴幼儿的测试流程。如果测试者提示孩子伸手,一些发育障碍的孩子会触摸条栅[3]。Duckman 和 Selenow 发现,神经系统受损的孩子无论年龄有多大,都可以非常有效地使用该测试[11]。Jacobsen 等人发现,使用 TAC 来测试智力受损儿童的视力是有效的,并且具有良好的重复性[12]。

TAC 的测试距离取决于患者的年龄[3]。由于可以使用多个测试距离,因此记录测试距离非常重要,保持恒定的距离很重要[3]。

据估计,每只眼睛的 TAC 测试需要 5min。制造商建议首先展示最宽条栅或最低空间频率的视力卡以及空白卡,以便熟悉孩子在看到或看不到条栅时的行为[3]。对于 6~18 月龄大的患者,一旦观察到他们的反应,制造商建议从 1.3cpcm(20/470)的视力卡开始,然后建议以 1 个倍频(每张卡的表示形式)或半个倍频的梯度下降,直到接近阈值为止,然后展示半个倍频的视力卡。我们建议使用前面描述的修改后的阶梯展示法。单眼测试时,一张测试卡的结果差异是在测试的可变范围内,而两张测试卡的结果差异被认为是显著的[3]。

LEA 条栅卡

> 建议年龄:1 岁以下
> 测试距离:1m
> 视力范围:0.25~8.0cpcm
> 过程:通过向孩子展示不同空间频率的桨板(总共 6 个)
> 优点:成本低,便携
> 缺点:不能遮盖检查者的脸,并且检查结果不能达到阈值视力

Lea 条栅卡是替代 TAC 的一种空间频率的视力测试工具。Lea 条栅卡由具有 6 种不同空间频率的桨板组成。带手柄的桨板设计,使用更方便。3 个桨叶中的两面都有不同的空间频率。第 4 个是与之亮度相同、灰度均匀的桨板。检查时,灰色桨板置于其他桨板之上。当测试时,检查者分开桨板,关注孩子的眼睛是否追随移动的条栅。此方法至少存在两个问题:

1. 桨板刚运动时,孩子可能会追随移动的条栅,但并不是真正关注目标,从而导致高估视力。

2. Lea 条栅卡只有 6 个空间频率可用,因此如果修改测试方法,就不能检查出阈值视力。

尽管存在问题,但在临床上仍是一种获得婴儿视觉功能信息的好方法。

Lea 条栅测的视力值以每厘米的周期(cpcm)记录[7]。由于该方法的桨板设计,可以在比有视标测试的更大的区域内检查视野。缺点是无法将条栅反馈结果转换为视力值,不过制造商提供了年龄的预期标准表。同时需要考虑到一些脑损伤的孩子可能无法追随目标,或者他们在桨板停止运动时感到不知所措。需要将这些异常发现报告给孩子的神经科医生。

检查时建议从空间频率最低的桨板(0.25cpcm)开始,在检查过程中继续使用更高空间频率的桨板,直到获得阈值视力或检查到了最后一个测试桨板(8cpcm)为止。有多家公司生产类似的产品。Patti 条栅(图 12.3)就是这样一个产品。

这些桨板针对 25cm、50cm 和 100cm 的特定距离进行了校准,并且具有类似的操作步骤,它检查的视力范围为 0.3~9.6cpcm[13]。

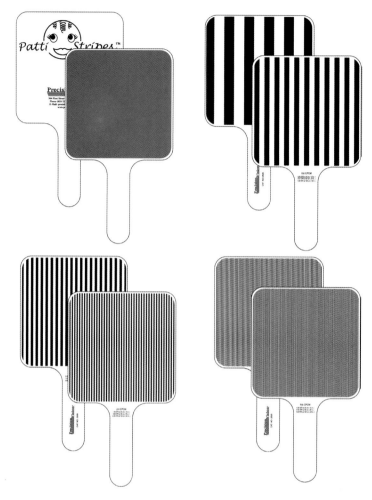

图 12.3 Patti 条栅

笑脸 - 点式检查板

建议年龄：1 岁以下

测试距离：可变

视力范围：20/200~20/20

程序：当患者反馈正确时,增加检查距离

优点：成本低,便携,能够检查出阈值视力

缺点：不能遮盖检查者的脸

笑脸 - 点式检查板（图 12.4）由逐渐消失的视标组成。此视标设计可以使图像相较于背景逐渐变淡,并变得不可见。使用脸部作为目标是因为它易于识别,并且也已经证明它可以很好地吸引低功能孩子的注意力。因此建议不会说话的婴儿和认知水平及发育水平较低的孩子使用笑脸 - 点式检查板。

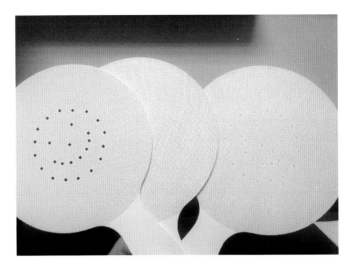

图 12.4　笑脸 - 点式检查板

检查时,用高对比度测试板和 33cm 处的空白板进行预测试,以确认婴儿是否参与。在检查期间,建议两个板之间的间隔为 18~20cm。至少要进行三次预测试。婴儿通过预测试后,空白板与笑脸 - 点式检查板一起使用。每当孩子回答正确,将检查板与孩子的距离增加 10 英寸(25cm),直到孩子停止反馈。然后减小测试距离,再次出示检查板让孩子辨认,直到达到孩子的阈值视力为止。一旦得到阈值视力,就使用制造商给的表来换算视力。

视觉诱发电位

优点:快速,抗干扰能力强,是反映黄斑功能的良好指标,可获得不同年龄组的正常视力值

缺点:获取和分析数据的设备和技术费用较高

视觉诱发电位可测量光进入眼睛到达视觉皮层的电生理反应,评估从视网膜到视觉皮层,即整个视觉通路是否完好。但并不能测试皮层外的视觉处理,它不能提供孩子实际看到了什么,只能评估孩子视力潜力的极限。

VEP 既有优点也有缺点。检查非常小的孩子时,VEP 方法比 FPL 测试更快速,因此更可靠。VEP 用时更少,尤其是如果使用扫描 VEP,孩子的配合度会更高。VEP 的最大缺点是仪器昂贵,作为一项主要的研究性技术,当遇到可疑诊断和有重要家族史的患者时,推荐使用 VEP,有助于评估患者的视觉功能。更多关于 VEP 的信息,请参阅第二十二章。

非正式的视力测试

在临床实践中,FPL 不成功时,可以尝试非正式的视力测试。这些测试无法使临床医生量化视力,但可以记录观察结果。

注视和追随

注视和追随可用于评估婴幼儿的视力,关注患者能否对移动的目标,表现出稳定的注视

和平稳的追随[3-4]。但是,能完成该测试并不表示视力良好。视力为 20/200 或更低的患者仍可以注视和追随目标[4]。该测试能提示出生后不久的婴儿,若无法注视并追随目标可能有视觉发育延迟。然而这并不能很好地预测孩子未来的视觉缺陷[4]。

转鼓

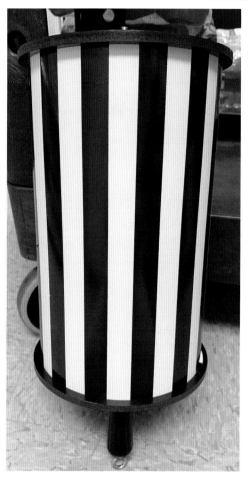

图 12.5　OKN 鼓

视动性眼球震颤鼓(图 12.5)适用于无法有效反馈的患者,可以评估视觉功能是否存在[5,14]。OKN 是由皮层下介导的,因此它不能提供关于皮层视觉功能的信息。OKN 鼓与主观视力之间的相关性较低,只能粗略估计患者的视力。

在测试过程中,鼓的转速设置为一圈 4s,测试距离保持在 40cm[14]。医生观察测试过程中是否有阳性眼球震颤反应:首先是与条栅方向相同的慢速眼动,然后出现与条栅方向相反的快速眼动。尽管在临床环境中不实用,但可以通过 OKN 条栅的空间频率和工作距离确定视力。结合了红外眼动追踪技术的计算机式的 OKN 测试,可以评估成人的视力[5]。

所有测试婴儿视力的方法都需要他们的关注和配合。随着孩子的年龄增长,他们开始对周围世界感到好奇,无法专注于空间频率条栅。因此寻找其他设备测试视力很有必要。但无论使用哪种新技术,测试结果都不能等同于 FPL 获得的视力值。如果观察到视力的变化,可能是由于视力测试方法的变化,而不是视觉功能的改变[5]。

幼儿视力

Cardiff 视力测试

年龄建议:1~3 岁

测试距离:1m 或 50cm

视力范围:20/400~20/20

步骤:向孩子出示视力卡,让孩子注视视力卡上的图案,记录最高视力的标准为:3 张卡片,至少可以正确反馈 2 张

　　Cardiff 视力卡（图 12.6）可用于测量 1~3 岁儿童的视力。当孩子还不能反馈认知视力表时，用 Cardiff 视力卡是有益的。与 TAC 相似，Cardiff 视力测试是一种 FPL。与纯灰色背景相比，孩子更喜欢图画。随着每组视力卡上形成图画的白线越来越细，视标会逐渐消失，孩子对注视目标的偏爱也会消失。该测试中，孩子感兴趣的图画（房屋、汽车、鸭子、鱼）位于卡片顶部或底部。视力卡的其余部分均为灰色，并且与图画的平均亮度匹配。如果目标超出了孩子的视力极限，它将与灰色背景合二为一。Cardiff 视力卡有 11 个视力值，每个视力水平有 3 张视力卡。请注意虽然只能获得最小的可分离视力，但是每张卡上显示的视标等于 Snellen 视力值。该视力卡已经校准了两个测试距离（1m 或 50cm），视力范围为 20/400~20/20。

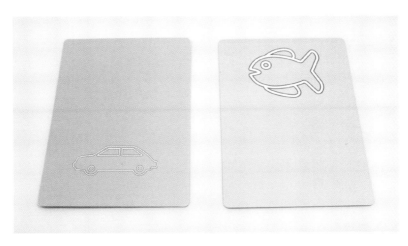

图 12.6　Cardiff 视力卡

　　从线条最宽的目标（最低视力值）开始，随机将卡片打乱。出示的卡片与孩子视线等高，检查者观察孩子向上、向下的眼球运动，评估孩子注视的方向。如果孩子在至少 75% 的时间内反馈正确，则出示下一个线条更细的目标。若一直持续到孩子在至少 75% 的时间内，无法正确识别图片，停止测试。此时，正确反馈的最后一组目标对应的视力值，则为孩子的视力。注意，检查者避免事先知道目标的位置。

　　对于患有先天性眼球震颤的儿童，当垂直放置视力卡时，更容易区分眼球运动，这是该测试的一个优点。如果孩子在测试过程中注意力不集中，即使我们可以获得最小的视力值，但这也不太可能是孩子的阈值视力。如果孩子不想注视目标，可以要求他们指向目标或说出目标。这个方法会使孩子更好地参与检查，他们的反应速度可能会更快。快速出示卡片并注意孩子的即刻反应非常重要。但需要知道，尽管可以将 Cardiff 视力记录为 Snellen 值，但这并不意味着同一孩子能在认知测试中获得相同的视力值，因为该测试仅是在近距离进行[15]。

C 字车轮卡

年龄建议：3~5 岁

工作距离：10 英尺（1 英尺约 0.3m）

> 视力范围:20/100~20/20
> 步骤:使用 Landolt C 视力法,从最小的视标开始,患者注视着车轮是虚线的汽车

　　C字车轮卡是一组七对相匹配的卡［工作距离保持在 10 英尺处时的视力检查范围是 20/100~20/20］,这是一种 FPL,不需要患者语言反馈。每对卡片由大小相匹配的汽车图组成;其中一张卡,汽车的车轮是闭合的圆圈,而另一张卡,车轮则是有缺口的圆圈(本质上使用了 Landolt C 视力表的原理)。检查者需要在 10 英尺处出示一对卡片并进行校准,要求患者指出 C 字车轮卡片。检查者记下反馈是否正确,随机打乱卡片继续测试。避免检查者事先知道正确答案的位置。孩子必须正确反馈四次,才能算达到相应视力水平。继续使用视力水平更高的卡片,直到无法持续地识别出 C 字车轮。此测试测得的视力可以等同于 Snellen 字母视力。说明书建议在 50cm 处出示 20/100 视力卡,以给孩子示教或检查孩子是否可以完成任务。为了保证测试有效性,建议先从最小的视标开始测试,然后再进行反向测试,先双眼再单眼。测试时间大约为 5~7min。

Lea 符号测试

　　芬兰小儿眼科医生 Lea Hyvärinen 开发了一系列标准化的检查工具,使用四个图形可以评估幼儿的视觉功能。四个图形包括圆圈、正方形、房子、苹果。每张图片可以单独放置在 10 英尺(25cm)或 20 英尺(50cm)处的墙上。

　　Lea 符号视力表(图 12.7)有两个重要的基本特征:视标的模糊度相同,参考 Landolt C 视力表进行了校准。Hyvärinen 对于不使用西方字母的人,继续发展了 Lea 数字视力测试。

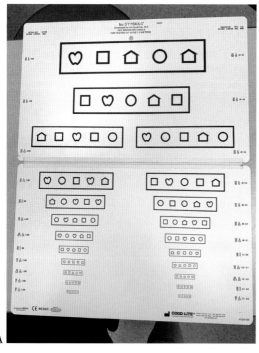

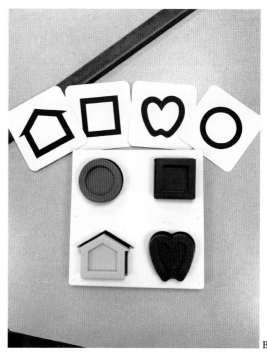

图 12.7　Lea 符号视力表。A. 远距离视力表;B. 匹配卡,可帮助非语言或无法确定形状的儿童进行识别

Lea 符号视力表形式很多,因此可以以 LogMAR 或非 LogMAR 的形式展示,以口头或匹配(非语言)的反馈形式,对孩子进行远距和近距测试。视标形式有单个的,整行的,整页的,包围的(拥挤的)等等。此视力测试的建议使用年龄为 3~7 岁。年龄小,可以使用匹配卡来识别符号。随着年龄的增长,可以口头描述看到的视标。Becker 等人得出的结论是,Lea 符号测试法对于幼儿期的视力评估非常有用[16]。

Patti 图案

Patti 图案(图 12.8)适用于学龄前儿童,他们可以说出或匹配五种图案视标。这些视标包括圆形,苹果,正方形,房子和星星。每个视标反馈的正确率由 25% 降低为 20%,从而提高了孩子对测试结果的信心[17]。还有一个近点视力表包含两组较小的视标组,用于重复测试,从而减少了孩子在测试过程中对视标不必要的记忆。

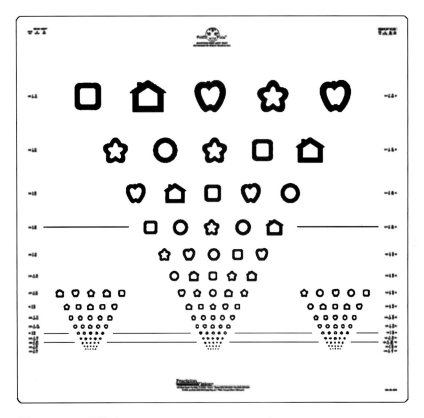

图 12.8　Patti 图案(Courtesy of Precision Vision, Inc.)

HOTV 视力表

HOTV 视力表根据 Snellen 参数校准的字母,是测试认知视力的最佳方法之一。之所以选择四个字母 H、O、T、V,是因为它们沿垂直轴对称,不会因旋转而混淆。测试时,孩子们可以说出字母,或以 HOTV 匹配卡来识别字母。该视力表被认为是评估 3~5 岁儿童视力的最佳方法之一[18]。

Landolt C 字视力表

Landolt C 字视力表,适用于能够理解"环形缺口"概念的幼儿,评估最小可分离视力。C 字视标的开口分别在 3 点钟、6 点钟、9 点钟或 12 点钟方向,孩子必须能识别开口的方向。20/20 的视力,C 开口的宽度为 1′,环形直径是 5′。该测试也适用于不识字或不说英语的患者。

Tumbling E 字视力表

该测试要求孩子指出字母 E 的方向。有时,孩子很难用手指向四个方向,从而限制他们的反馈。该测试基于 Snellen 原理,能测量最小的可分离视力。Tumbling E 字视力表的视力值通常能测试出 20/20 甚至更好的视力值。此测试对不识字或不懂英语的患者非常有用。Tumbling E 字视力表的一个缺点是,它需要患者对横向性和方向性有所了解。

学龄期儿童的视力

随着儿童年龄的增长,他们的注意力,一般认知能力和视觉功能会逐渐成熟,视力测试会更准确。5~6 岁的儿童配合度更高,目标视力至少达到 20/32[19]。如果检测到视力异常,需要让学校和老师知道,以便可以对孩子的社会和教育环境进行调整[4]。

学龄期儿童常用的两种视力表类型:Snellen 视力表和 LogMAR 视力表。长期以来,Snellen 视力一直被认为是视力测量的金标准。然而,在过去约 20 年里,LogMAR 视力表逐渐普及,成为视力测量的新金标准。

Snellen 视力表

Snellen 视力表检查快速、使用简单,并且是大多数临床医生认可的标准。测试基于视标的视角评估孩子的视力。Snellen 视力表通常是其他视力表的比较标准。

Snellen 视力表确实也存在缺点。不同字母辨认难度不同,每行字母数不同,每行视角增级不同。由于从未标准定义 Snellen 视力表,这使得不同的制造商使用不同的字体、字母及间距[20]。

LogMAR 视力表

LogMAR 视力表由 Bailey 和 Lovie 设计,早期用于糖尿病性视网膜病变的视力研究(early treatment diabetic retinopathy study, ETDRS)中。与 Snellen 视力表不同,logMAR 视力表(最常见的是 ETDRS 视力表)无论视标大小,视标间距都可以保持一致的比例。每个视力水平都具有相同数量的视标,并且相邻视标之间的距离是一致的。视力表为字母或其他符号的倒三角形形式呈现(图 12.9)。ETDRS 视力表的另一个优势是视标的可读性相同[20]。与 Snellen 视力表相比,ETDRS 视力表需要更长的时间来执行,并且执行难度更大。

相比于 Snellen 视力表,LogMAR 视力表可重复性更好,并且改进了视力评估功能,正逐渐成为视力评估的金标准[20]。我们看到越来越多的 LogMAR 视力表用于成人和儿童视力

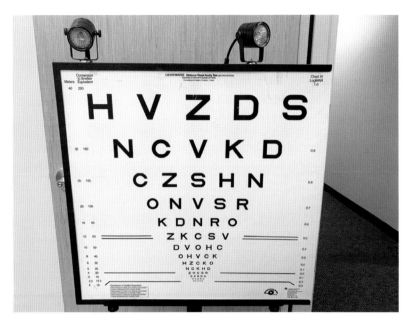

图 12.9　ETDRS 视力表

评估。LogMAR 视力表包含 Lea 符号、HOTV 符号、字母、数字、Tumbling E 和 Landolt C 等,同时也被制造成活页簿、纸质视力表和灯箱等。

专业测试

有时需要评估儿童的对比敏感度,可以让临床医生了解患者的视觉环境以及视觉功能[4]。对比敏感度测试有很多,包括 Hiding Heidi 测试,Lea 符号对比敏感度测试和 Visatech 测试。Hiding Heidi 测试是一种 FPL,而 Lea 符号对比敏感度测试和 Visatech 测试要求患者有口头表达或使用匹配卡片的能力[4]。Visatech 视力表已成功用于 5 岁以下的患者,并能获得 5 岁及 5 岁以上儿童的正常值[4]。

计算机化视力表在临床中很常见。有许多公司生产设计出非常有用的功能,可以获取所有年龄段患者的视力信息。有人建议使用灯箱视力表,会比纸质图表的视觉刺激更有趣一些,这样孩子在测试时可以减少外界干扰[5]。

购买计算机化视力表时,评估不同视力表的特征很重要,有的视力表整页展示字母、数字、Landolt C 字母、图案和 HOTV 符号,有的展示或不展示拥挤现象,有的视力表可以整排以 Snellen 视力表或 logMAR(Bailey-Lovie)视力表的形式显示。因为电子视力表的显示屏对比度较高,在室内测试时,可以打开灯光,幼儿会比较喜欢。一些视力表上有卡通图,有助于进行远距离视网膜检影和检眼时保持注视。

随着对早期视觉检查和早期干预重要性的认识不断提高,人们定期引入新的视力测试仪器。可以肯定的是,未来将会有更多新的和更高级的视力表来评估幼儿的视觉功能。

参考文献

1. White BL. *The First Three Years of Life*. Englewood Cliffs, NJ: Prentice-Hall, Inc; 1975:77–102.
2. National Research Council (US) Committee on Disability Determination for Individuals with Visual Impairments. Assessment of vision in infants and children. In: Lennie P, Hemel S, eds. *Visual Impairments: Determining Eligibility for Social Security Benefits*. Washington, DC: National Academies Press (US); 2002. Available from: https://www.ncbi.nlm.nih.gov/books/NBK207548/ Last Accessed December 17, 2018.
3. Teller Acuity Cards II. *Reference and Instructional Manual*, Revised edition. University of Washington: Stereo Optical Company; 2009.
4. Lennie P, Van Hemel SB. *Visual Impairments: Determining Eligibility for Social Security Benefits*. Washington, DC: National Academy Press; 2002.
5. Anstice NS, Thompson B. The measurement of visual acuity in children: an evidence-based update. *Clin Exp Optom*. 2013;97(1):3–11.
6. Duckman RH. *Visual Development, Diagnosis, and Treatment of the Pediatric Patient*. Philadelphia, PA: Lippincott Williams; 2006.
7. Lea Gratings. A preferential looking test -253300. *Instructional Manual: Lea Test System*. Good-Lite.
8. Dobson V, Teller DY, Lee CP, et al. A behavioral method for efficient screening of visual acuity in young infants. I. Preliminary laboratory development. *Invest Ophthalmol Vis Sci*. 1978;17(12):1142–1150.
9. Richman JE. *Richman Face-Dot Test Paddle*. https://www.good-lite.com/cw3/Assets/documents/478700%20Richman%20Face%20Dot-web.pdf. Last Accessed July 16, 2019.
10. Hiding Heidi Low Contrast Test (Single Sided). *Instructional Manual: Lea Test System*. Good-Lite.
11. Duckman RH, Selenow A. Use of forced preferential looking for measurement of visual acuity in a population of neurologically impaired children. *Am J Optom Physiol Opt*. 1983;60(10):817–821.
12. Jacobsen K, Grottland H, Flaten MA. Assessment of visual acuity in relation to central nervous system activation in children with mental retardation. *Am J Ment Retard*. 2001;106(2):145–150.
13. Patti Stripes Square Wave Grating Paddles: Precision Vision. Available from: www.precision-vision.com/product/pattistripessquare-wavegratingpaddles/
14. Wester ST, Rizzo JF, Balkwill, MD, et al. Optokinetic nystagmus as a measure of visual function in severely visually impaired patients. *Invest Ophthalmol Vis Sci*. 2007;48:4542–4548.
15. Adoh TO, Woodhouse JM. The Cardiff Acuity Test used for measuring visual acuity development in toddlers. *Vision Research* 1994;34(4):

555–560.

16. Becker R, Hübsch S, Gräf MH, et al. Examination of young children with Lea symbols. *Br J Ophthalmol*. 2002;86:513–516.
17. Precision Vision. Patti Pics™ Vision Testing System—Precision Vision, 2018. [online] Available at: https://www.precision-vision.com/patti-pics-vision-testing-system-2/Last Accessed December 17, 2018.
18. Moke PS, Turpin AH, Beck RW, et al. Computerized method of visual acuity testings: adaptation of the amblyopia treatment study visual acuity testing protocol. *Am J Ophthalmol*. 2001;132(6):903–909.
19. Pan Y, Tarczy-Hornoch K, Cotter SA, et al. Visual acuity norms in pre-school children: the multi-ethnic pediatric eye disease study. *Optom Vis Sci*. 2009;86(6): 607–612.
20. Kaiser P. Prospective evaluation of visual acuity assessment: a comparison of Snellen versus ETDRS charts in clinical practice. *Trans Am Ophthalmol Soc*. 2009;107:311–324.

第十三章

眼前节异常

Stefania M. Paniccia Lombardi

在本章中,我们将讨论婴儿和儿童中最常见的眼前节病变。严重影响视力或威胁生命的疾病在这个年龄组是罕见的,但有许多常见疾病值得注意。我们将对这些疾病从病因学、患病率、诊断和治疗方面进行阐述。

眼附属器和眼睑

毛细血管瘤

毛细血管瘤(婴幼儿血管瘤)是婴幼儿最常见的眼睑和眼眶良性肿瘤。这些血管肿瘤表现为毛细血管的异常生长,其特征是内皮细胞的增殖。婴幼儿血管瘤的发病率约为4%~5%,女性的发病率是男性的3倍[1-2]。其危险因素包括早产、低出生体重、高龄产妇、多胞胎和体外受精[3]。临床上,毛细血管瘤可表现为浅表或深部病变,通常在4周龄前出现[3-4]。病变可在出生后的最初几个月迅速增殖,并可持续扩大,至18月龄[4]。

在增殖期,婴幼儿血管瘤可根据病变的深度进行分类。浅表病灶呈红色,很少或无可辨的皮下成分。深部血管瘤呈蓝色或肉色,肿瘤深埋于表皮之下。混合性病变包括表面和深部病变[4]。大多数血管瘤可完全消退(消失),且无并发症。退化期较缓慢,在5~7岁时可完全退化[5]。

眼睑血管瘤可引起眼睑位置和形态的畸形。较大的眼周血管瘤可因受累眼形觉剥夺导致遮盖性弱视。眼睑包块还可改变角膜曲率,导致散光和屈光参差,是弱视的诱发因素。斜视是一些眼周婴幼儿血管瘤肌肉浸润和压力共同作用的结果[2]。

眼周毛细血管瘤的症状表现为:遮挡视轴的上睑下垂、剥夺性弱视、屈光参差、外观畸形[6]。眼周病变引起的视力问题,通过矫正屈光不正和适当的弱视治疗来改善视力是非常重要的。全身性皮质类固醇在过去被认为是主要的治疗方式,现在用于较大和较深的血管瘤[7]。目前最常见的初始治疗是皮质类固醇局部注射,在最大限度减少全身吸收的同时,大剂量药物直接作用局部病灶。普萘洛尔(一种非选择性β受体阻滞剂)全身使用,已经证实有显著的疗效且对较大的肿瘤有明显消退倾向[7]。手术切除,包括全部或部分切除,适用于保守治疗无效的危及视力的血管瘤,或可用于小的孤立病变,这种并发症最小化且可完全切除。在无视力威胁的、孤立的病变中,由于它们有退化的趋势,仅观察可能就足够了。

角膜皮样瘤

角膜皮样瘤是最常见的迷芽瘤,病变通常不由受累区域的组织组成[8]。他们是外胚层起源的早期胚胎异常的结果,一般发生在妊娠 5~10 周[9]。皮样瘤可表现为单个病变或多个病变,常含有毛囊、皮脂腺和汗腺,并嵌入结缔组织中(图 13.1)[10]。他们通常被分为三个等级。Ⅰ级角膜皮样瘤为小于 5mm 的浅表病变,位于角膜缘。Ⅱ级病变较大,覆盖大部分角膜,并深入基质,未累及 Descemet 膜。Ⅲ级角膜皮样瘤是覆盖整个角膜,波及整个眼球前表面和虹膜的色素上皮。Ⅰ级病变虽无明显不适,但可引起明显的散光和屈光参差性弱视。对Ⅰ级病变通常采取保守治疗,建议戴眼镜以改善视力。保守治疗时需密切监测弱视和屈光不正。临床上手术需结合肿瘤的大小和生长情况、继发性角膜缺损、治疗无改善的弱视、眼睑闭合不全及美容方面综合考虑[9]。皮样瘤可能伴有其他全身畸形,包括 Goldenhar 综合征、Treacher Collins 综合征、Franceschetti 综合征和 Solomon 综合征。

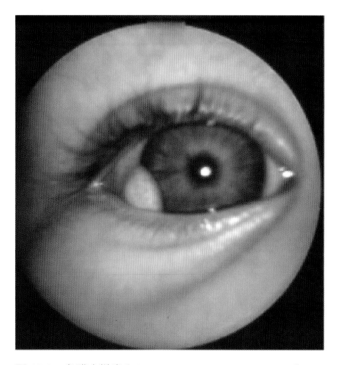

图 13.1 角膜皮样瘤(Photo courtesy of Dr. Scott Richter.)

睑板腺囊肿和睑腺炎

睑板腺囊肿是睑板腺阻塞后眼睑局部的慢性肉芽肿性炎症性病变[11]。睑板腺是位于上下眼睑睑板上的油脂腺,囊肿更常发生在上眼睑[12]。炎症是无菌的,这意味着它是宿主防御的结果(在这种情况下,指一个阻塞的腺体),而不是感染引起的。这些病变的疼痛通常较轻或不明显。最初通常采取保守的,使用热敷和抗生素软膏来防止细菌感染。持续的睑板腺囊肿需要手术治疗,包括切开和刮除、病灶内皮质类固醇注射或二氧化碳激光[11]。长期的炎症可能会导致眼睑畸形和眶前蜂窝织炎。如果不治疗,位于中央的大的病变可能导致散光和机械性上睑下垂。

睑腺炎（图 13.2）是由 Zeis 腺（外睑腺炎）或睑板腺（内睑腺炎）急性感染引起，最常见的病原体为金黄色葡萄球菌或表皮葡萄球菌[12]。感染扩散到邻近组织可能导致鼻中隔及眶前蜂窝织炎，长期持续性炎症可能导致睑板腺囊肿。

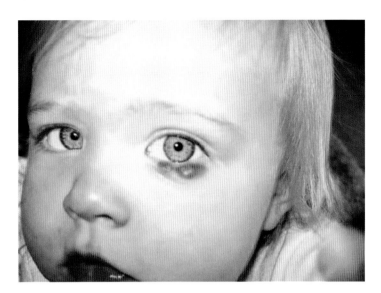

图 13.2　睑腺炎（Reprinted with permission from Kyle T, Carman S. *Essentials of Pediatric Nursing*. 2nd ed. Philadelphia, PA: Lippincott Williams & Wilkins; 2012. Fig 17.6.）

许多情况下，不需要处理就能发生自然破溃引流。眼睑按摩、热敷和睫毛毛囊切开引流术都能促进愈合。大环内酯类抗生素软膏可用于缩短感染的持续时间。

眼睑裂伤

眼睑裂伤的原因可能是尖锐的物体和动物咬伤，也可能是钝的物体猛烈的打击（图 13.3）[13]。这些损伤需要进行彻底的眼部检查，首先要检查眼球，然后才是眼睑。严重或轻微的眼睑损伤可导致前房积血、房角后退和视网膜脱离[14]。眼部检查应包括视力、眼压测量、瞳孔对光反射评估、角膜染色、裂隙灯检查、扩瞳以排除眼球损伤。还应检测感觉运动神经功能，因为这一功能可能因外伤而受损[14]。涉及眼睑内侧的裂伤也应仔细检查泪小管的损伤。

儿童眼睑裂伤的手术修复通常是在手术室内进行的，手术过程中需要全身麻醉，以防止挣扎[15]。儿童瘢痕愈合能力较为活跃，在伤口愈合过程中应积极引导。所有永久缝合线应在 3~5 天拆除，创面支撑敷料应敷 10~14 天。伤口应保持湿润和覆盖。局部抗生素软膏应在 7 天后停用。瘢痕凝胶或硅胶剂可在伤口结痂后使用数周。患儿受伤后，应在室外使用高防晒系数防晒霜、宽沿帽，至少使用一年，以防止伤口色素沉着[15]。

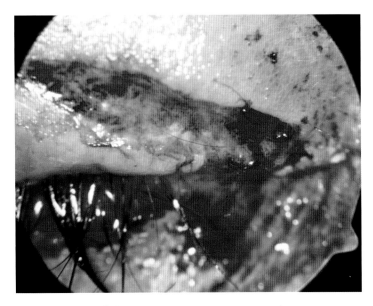

图 13.3 眼睑裂伤（Photo courtesy of Dr. Jeffrey Roth.）

先天性上睑下垂

先天性上睑下垂是单侧或双侧上睑下垂，导致第一眼位睑裂变窄。先天性上睑下垂可单独发生，也可作为眼部或全身综合征的一部分[16-17]。儿童上睑下垂可分为腱膜性、肌源性、神经性、机械性或假性[18]。腱膜性上睑下垂是由于提上睑肌肌腱膜远端未能在解剖学上附着正确而引起的。这些病例的上睑下垂表现不同，其提上睑肌与正常的功能不同。刚出生的婴儿、受过其他外伤的、长期隐形眼镜配戴者都可见上睑下垂[18]。肌源性上睑下垂是最常见的一种类型，是提上睑肌先天性异常导致的。它表现为眼睑无法抬起，向下注视时眼睑退缩，以及眼球内陷[18]。肌源性上睑下垂先天性异常还包括肌营养不良和进行性眼外肌麻痹。

神经源性上睑下垂最常见的原因是支配提上睑肌的动眼神经异常或米勒肌的交感神经支配出现问题。机械性上睑下垂，顾名思义，是指眼睑无法打开。在儿童中，可由于肿块、浸润、炎症、异物、粘连或瘢痕形成导致。最后，假性上睑下垂是一个统称，用来描述与提上睑肌无关的异常而导致的无法抬起眼睑。这可能继发于眼球内陷、小眼球症或小睑裂综合征[18]。颅面综合征和脑神经异常可与儿童上睑下垂相关，包括（但不限于）Duane 综合征、Marcus Gunn 综合征、下颌瞬目综合征、Crouzon 综合征和 Apert 综合征。

虽然先天性上睑下垂通常被认为不会进一步恶化，但它与异常的视觉发育和功能有关[16]。如果上睑下垂干扰视轴，导致剥夺性视力丧失、斜视或散光，从而导致弱视，则需要手术矫正[16]。先天性上睑下垂的早期手术，已被证明对预防和消除弱视是有效的[17]。术前评估应包括睫状肌麻痹验光、泪膜评估及角膜敏感度测试[12]。最后测量上睑边缘到角膜映光点的距离（margin reflex distance, MRD）。MRD 是患者的眼睛处于第一眼位，角膜映光点到上睑边缘的距离[12]。正常 MRD 为 4.0~4.5mm，正常成人睑裂约 10mm，婴幼儿约 5~7mm[16]。

睑缘炎

睑缘炎是一种眼睑炎症,常与结膜炎和 / 或角膜炎有关[12]。睑缘炎可表现为前部或后部的炎症。前睑缘炎影响睫毛根部的区域,是由葡萄球菌等感染引起的。后睑缘炎涉及眼睑内表面,由睑板腺功能障碍或皮肤疾病(如酒糟鼻)等引起[12]。儿童一般表现为眼睑边缘结痂、发红、流泪、瘙痒、畏光、睫毛根部管状分泌物包裹、眼睑水肿。慢性睑缘炎可导致睑结膜炎、反复发作性睑板腺囊肿、睫毛脱落、睑缘增厚[4]。

睑缘炎相关角结膜炎(blepharokeratoconjunctivitis, BKC)是睑缘炎蔓延到眼球黏膜(结膜)的结果。BKC 是慢性睑缘炎的并发症,可引起角膜新生血管和眼睑边缘瘢痕。因睑缘炎而引起角膜并发症的儿童,通常会出现前后眼睑炎症的混合症状[19]。BKC 可以是儿童视力恶化的重要因素,文献中有导致视力下降、角膜长时间混浊加重弱视、继发性屈光变化的报道。治疗包括热敷,用婴儿洗发水擦洗眼睑,保持清洁卫生,每天涂抹三到四次红霉素软膏。慢性或复发性疾病可能需要口服抗生素,并进行 6 个月或更长时间的长期预防性治疗。一般情况下,小于 8 岁的儿童可口服红霉素,大于 8 岁的儿童可口服四环素[19]。

睑外翻

当睑缘向外翻转时,就出现了睑外翻。它可继发于眼睑结构异常或炎症[20-21]。典型的睑外翻一般是双侧,上眼睑或下眼睑均可累及(图 13.4)。先天性睑外翻极少作为一种孤立症状发现。当累及下眼睑时,它通常是小睑裂综合征、Treacher Collins 综合征、唐氏综合征或鱼鳞病的一部分[20]。由于眼睑不能贴合眼球导致长期眼部刺激,继而造成泪膜功能不全、慢性干眼症和角膜刺激。慢性睑外翻可导致眼睑结膜角化,需行结膜成形术[20]。治疗应基于结膜和角膜健康,起始保守治疗包括局部润滑或眼睑包扎[21]。这些治疗在临床上切实可行,但手术矫正往往也是必要的。

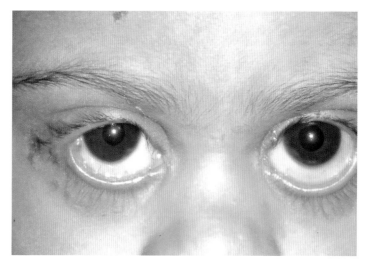

图 13.4　睑外翻,注意下睑外翻(Courtesy of Jacqueline Carrasco, MD, Department of Oculoplastics, Wills Eye Hospital, Philadelphia.)

睑内翻

睑内翻是眼睑边缘向内旋转,从而导致睫毛倒向角膜(图13.5)。它可能是单侧或双侧的,可导致角膜擦伤、瘢痕、变薄或新生血管形成。睑内翻必须与睑赘皮相区别,二者治疗方式不同。睑赘皮患者的睫毛通常是垂直的,而睑内翻患者睫毛则向内翻转[20]。睑赘皮在亚洲人中更常见,随着年龄的增长可有所改善,而先天性睑内翻随年龄增长而症状加重[20]。

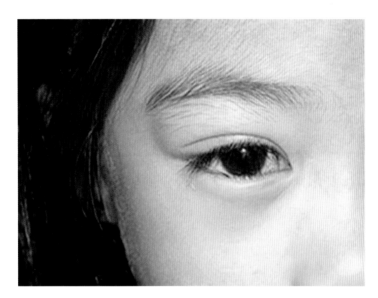

图13.5　需手术矫正的下睑内翻(Reprinted with permission from Nelson LB, Olitsky SE. *Harley's Pediatric Ophthalmology*. 6th ed. Philadelphia, PA: Lippincott Williams & Wilkins; 2013. Fig 17.8.)

治疗通常包括局部润滑,如使用人工泪液,或配戴隐形眼镜,以避免睫毛刺激角膜表面所造成的损害。保守治疗需要频繁的眼部检查,以监测病情的进展。归根结底,手术治疗更为有效。

眼睑缺损

先天性眼睑缺损是眼睑缘部分缺失的一种缺陷[4]。它通常是单侧的,一般位于上睑内侧的三分之一(90%),可表现为一个小豁口到眼睑的完全缺失[22]。眼睑缺损的形成有多种原因,最主要的原因是胚胎发育时外胚层或中胚层的迁移失败[20]。真性眼睑缺损是全层的,需要在早期予以密切关注。为了预防角膜白斑、睑球粘连和弱视等并发症,保护角膜、进行眼睑缺损的手术修复和后期视力监测是必不可少的[24]。眼睑缺损与面裂,Treacher Collins综合征,Goldenhar综合征和CHARGE综合征或额鼻发育不良有关[22]。

如果患儿角膜保护较好,眼睑的修复手术可以推迟到3~4岁。推迟手术时间可以使孩子的眼睑和其他面部结构发育充分,从而有利于修复效果[22]。对于有较大缺损的患者,应尽早考虑手术修复,因为暴露的角膜可能导致弱视和永久性视力丧失。

Treacher Collins 综合征

Treacher Collins 综合征是一种罕见的常染色体显性遗传的先天性疾病,其特征为多发性颅面畸形[23]。这些畸形是第一和第二鳃弓内结构的双侧对称异常。Treacher Collins 综合征的特征包括面骨发育不全(颧骨复合体和下颌骨)、完全性或部分腭裂、外耳道闭锁伴传导性听力丧失[24]。眼部异常有假性或真性眼睑缺损、内眦赘皮、眼眶皮样瘤、角膜皮样瘤、小眼和无眼畸形[25]。白内障、泪道闭锁、瞳孔异位、角膜营养不良和葡萄膜缺损也有文献记载。此外,斜视也有各种形式的报道,如内斜视、外斜视、Duane 综合征和脑神经麻痹等[25]。

Goldenhar 综合征

Goldenhar 综合征是第一和第二鳃弓发育不良的结果。为眼、耳、舌、腭和齿列畸形等结构发育缺陷及脊椎异常的综合征[26]。Goldenhar 综合征的眼部特征包括上睑缺损、小眼球、白内障、虹膜和脉络膜缺损、视盘倾斜、视神经发育不全、眼部运动障碍和无眼球畸形[27]。

先天性动静脉畸形

先天性动静脉(arteriovenous, AV)畸形是动脉和静脉系统之间缺乏中间的毛细血管造成的交通异常。这些发育异常发生在妊娠第 4 周到第 6 周期间,胚胎血管网络未能完成分化[28]。在儿童中,它们病变缓慢,与毛细血管瘤不同,它们不会自发退化。病变表现为单个血管搏动,或红色或紫色的血管团块。病变可以被感知到,儿童可能会主诉有来自病变处的听觉杂音。眼睑 AV 畸形通常是界限清楚的皮内肿块。通常可根据临床特征,以及多普勒超声和 CT 扫描进行诊断。

除非出现视觉症状或弱视,否则不要在婴儿期或儿童期进行治疗。在 Osler-Weber-Rendu, Wyburn-Mason 和 Sturge-Weber 等综合征可发现 AV 畸形。患儿应做相应检查,以排除其他相关的前节或后节疾病。

先天性鼻泪管阻塞

先天性鼻泪管阻塞(congenital nasolacrimal duct obstruction, NLDO)是一种常见的婴儿疾病,估计约 6% 的新生儿会发生[29]。NLDO 最常见的原因是 Hasner 瓣膜附近的膜性褶皱未能打开。这种情况在婴儿 3~12 周时变得明显[30]。表现为单侧或双侧,以溢泪为最常见的表现(图 13.6)。与结膜炎相区别的是,患儿结膜无并发充血。伴随分泌物粘连眼睑和睫毛的睑缘炎也是该病临床表现的一部分。本病的自然病程表现为自发性缓解,96% 的病例在 1 岁前通过保守治疗自愈[30]。保守治疗包括一系列措施,如热敷、推拿按摩(用示指从眼睛下方眼角开始,沿着骨突起顺着鼻梁向下揉)和必要时抗生素治疗继发性感染。1 岁以后,如果保守治疗失败,则进行手术探通。虽然阻塞通常位于 Hasner 瓣膜处,但也可能位于鼻泪管的任何位置[29]。

虽然溢泪在婴儿中是 NLDO 最常见的临床特征,但它不是特异性的。持续溢泪可能是婴幼儿型青光眼的一种症状,临床医生必须认真鉴别诊断。婴幼儿型青光眼的症状还包括角膜直径增大、视神经杯盘比变大、畏光、眼轴长度增加[29]。溢泪与以上这些任一症状或体征结合都应使临床医生考虑婴幼儿型青光眼诊断的可能。其他引起持续性溢泪的原因包括角膜炎、感染、异物或泪小点发育不全[29]。

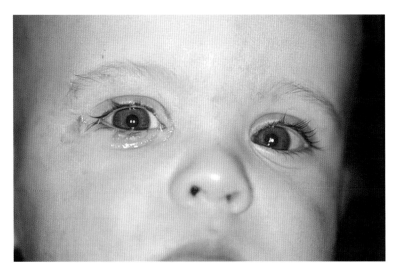

图 13.6　先天性鼻泪管阻塞。右眼睑因长期分泌物刺激而发红、结痂（Reprinted with permission from Penne RB. *Wills Eye Institute-Oculoplastics.* 2nd ed. Philadelphia, PA: Lippincott Williams & Wilkins; 2011. Fig 8.1.）

泪囊囊肿

先天性泪囊囊肿（也称为泪囊羊水囊肿或泪囊黏液囊肿）是 NLDO 的一个变体，其特征是出生后不久内眦角上出现一个蓝色肿块（图 13.7）[29,31]。囊肿是由于 Hasner 瓣膜的持续存在与泪小管或 Rosenmuller 瓣功能性阻塞而形成[29]。堵塞会导致引流系统中液体积聚，囊内最初充满黏液样物质，并可在数天或数周内继发泪囊炎和蜂窝织炎[32]。病变多为单侧，约有 25% 的患者为双侧[32]。

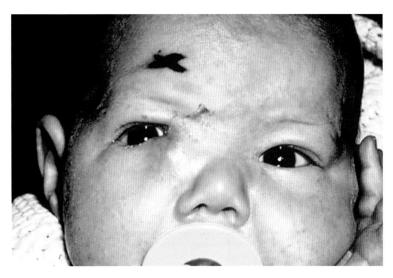

图 13.7　泪囊囊肿。可见右侧大而肿胀的泪囊，触诊较硬。此病例经过探查和冲洗，解决了阻塞（Reprinted with permission from Penne RB. *Oculoplastics.* 3rd ed. Philadelphia, PA: Wolters Kluwer; 2018. Fig 8.2.）

泪囊囊肿通常可通过临床表现诊断,超声可以用来排除其他的病理情况。鉴别诊断包括血管瘤、脑膨出、胶质瘤、皮样囊肿和恶性肿块[32]。囊肿可向鼻内下鼻道延伸,在进食和睡眠时可引起呼吸窘迫[32]。

关于泪囊囊肿的治疗意见不一。保守措施包括手指按摩、热敷和抗生素(根据感染情况局部和/或全身使用)[29]。在继发如蜂窝织炎、导致散光、睑裂变窄、呼吸困难,以及经短期保守治疗后无效的情况,则需要手术治疗[32]。

蜂窝织炎

眶前蜂窝织炎

小儿眶前蜂窝织炎是一种常见的感染性眼部疾病,常与外伤或皮肤屏障受损有关(图 13.8)。这些伤口包括穿透性或钝性创伤、眼周炎症(如睑板腺囊肿、严重结膜炎或泪囊炎),或鼻窦、鼻咽部微生物的扩散。感染局限于眼眶隔膜前的皮肤和皮下组织,表现为眼睑充血和水肿,可累及上睑和/或下睑。

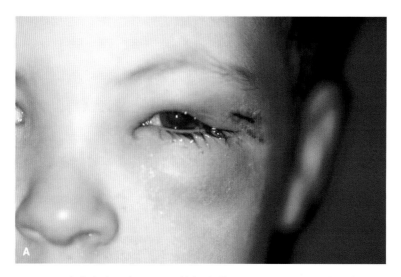

图 13.8　该儿童在左侧上眼睑外侧有伤口,2 天后导致眶前蜂窝织炎(Reprinted with permission from Penne RB. *Wills Eye Institute-Oculoplastics.* 2nd ed. Philadelphia, PA: Lippincott Williams & Wilkins; 2011. Fig 11.1A.)

对儿童的临床检查应包括寻找穿透性创伤或感染性肿块,以及检查结膜。细菌引起继发性眶前蜂窝织炎可引起化脓,这种情况下会出现严重的结膜充血。排除以上情况,一般结膜仅出现轻度充血。最重要的是鉴别眶前蜂窝织炎与眼眶蜂窝织炎。眶前蜂窝织炎视力和瞳孔应正常,眼球各方向运动灵活和没有痛感,眼球未突出。如出现以上异常情况则说明有眶内进展,都需要立即住院治疗。

在儿童眶前蜂窝织炎中发现的常见病原体包括金黄色葡萄球菌、肺炎链球菌、流感嗜血杆菌和表皮链球菌。如果存在异物,必须将其取出才可使感染消退。眶前蜂窝织炎的治疗因患者的年龄和病原体而异。如果主因是外伤,应使用针对皮肤菌群的抗生素。脓肿应切开引流,5 岁以上儿童口服抗生素应随访。如果眼周炎症是病因,治疗的目标应该是解除原发病。中至重度眶前蜂窝织炎及所有 5 岁以下患儿均应住院接受抗生素静脉注射治疗[33]。

眼眶蜂窝织炎

眼眶蜂窝织炎是眶隔后部的眼部组织感染(图 13.9)。作为儿童和成人的眼部急诊情况,需要早期识别和治疗,以防止出现视力损伤和危及生命的并发症。其表现与眶前蜂窝织炎相似,有眼睑肿胀和结膜充血等症状。眼眶蜂窝织炎的典型特征是眼球突出和眼球运动受限,其他症状包括发烧、头痛和眼眶疼痛。视力下降和瞳孔对光反射迟钝是视神经受损的预警信号。延误治疗可能导致眶尖综合征、海绵窦血栓形成、失明、脑神经麻痹、脑脓肿和死亡[4]。

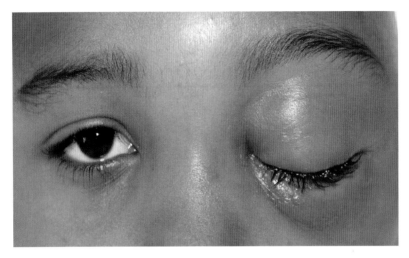

图 13.9 眼眶蜂窝织炎。眼眶蜂窝织炎的红肿外观可能与眶前蜂窝织炎相似(Courtesy of Scott Goldstein, MD.)

眼眶蜂窝织炎最常见的病因是上呼吸道感染导致的,如已经蔓延到筛窦以外的鼻窦炎。其他原因包括外伤和手术创伤、牙源性感染的传播、全眼球炎和泪腺炎[4]。在这些病例中 CT 或 MRI 可用来显示眶部受累。治疗包括立即使用四代广谱抗生素,并在最初 24~48h 内密切监测视力、瞳孔反应、眼部运动功能和中枢神经系统功能。如果病情继续恶化,为排除眼眶脓肿进行重复影像学检查是必要的。

传染性软疣

传染性软疣是一种皮肤病毒感染,健康和免疫缺陷儿童均可发病[34]。这种感染是由痘病毒引起的,可影响身体的任何部位,表现为珍珠般的肉色丘疹,中央有脐状凹陷。病变大小一般为 2~4mm,主要发生在躯干、四肢、面部和眼睑[35]。传染性软疣在 1~12 岁的儿童中很常见,通常是一种自限性疾病[34]。

眼睑是最常见的眼部病变部位,慢性结膜炎或角膜结膜炎可能与该病有关[35]。眼睑传染性软疣患者并发的结膜炎,是由病毒由病变处转移到泪膜后发生的毒性或超敏反应引起的[35]。继发于传染性软疣的角膜结膜炎是慢性的,表现为明显滤泡,点状角膜病变,角膜上皮或上皮下浸润。免疫功能正常的儿童[35]，传染性软疣病变在 6~18 个月内可不经治疗而自行消退[4]。无症状的儿童不一定需要治疗，然而，应注意卫生避免自身接种和传播。因此病继发慢性滤泡性结膜炎的儿童，眼睑病变切除或刮除是首选的治疗方法[4]。

结膜

异物

异物通常是灰尘、金属、玻璃或睫毛等外源性物质，它卡在结膜内或结膜下（图 13.10），产生刺激、疼痛、异物感、流泪和眼红等症状。

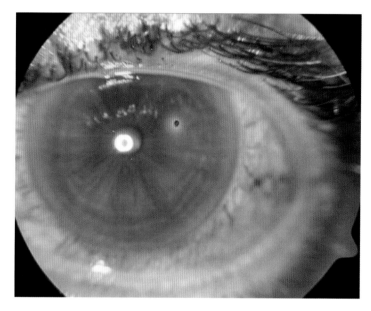

图 13.10　角膜异物（Photo courtesy of Dr. Jeffrey Roth.）

鉴别诊断包括干眼症、睑缘炎、结膜炎、滴虫病、复发性角膜糜烂、浅表点状角膜炎（superficial punctate keratitis, SPK）、巩膜炎、翼状胬肉及睑裂斑。如果看不到异物，可将眼睑外翻并用荧光素钠染色，以便更好地观察。在局部麻醉的情况下取出异物，小颗粒异物则应冲洗穹窿部。局部广谱抗生素软膏每日 4 次，连用数日。如果异物造成角膜中央擦伤，应在 24h 内使用压力眼贴或绷带镜，且每 1~2h 滴用人工泪液，以减轻由异物引起的残留擦伤或刺激。

裂伤

当指甲或玻璃碎片等尖锐物体碰伤眼睛时，可能会发生结膜裂伤，表现为眼红伴异物感且有外伤史。必须进行彻底检查以排除巩膜穿孔或结膜下残余异物。除了结膜出血外，还可能出现 Tenon 组织或眼眶脂肪脱出发白[13]。临床检查包括结膜荧光素钠染色，结膜裂伤边缘的结膜翻卷，如果伤口足够深，甚至可能直接看到巩膜[36]。

如果为单独裂伤,且小于 6mm,则不需要缝合。广谱抗菌药膏每日 3 次,使用 4~7 天。24h 内可以选择压力眼贴,可以根据伤口闭合的需要,在 1 天内随访重新包扎。大于 6mm 的伤口应使用可吸收缝线缝合。

如果没有其他已知的眼球破裂或穿透性损伤,结膜裂伤仍需要做眼压测量、裂隙灯检查和扩瞳检查。如果高度怀疑眼球破裂,B 超、眼眶 CT 和探查手术也是必要的。

结膜炎

小儿结膜炎症可能是细菌或病毒感染的结果,也可能是过敏或毒性反应的结果。结膜炎的眼红通常不包括眼的角膜缘区域,疼痛和畏光不典型(腺病毒性角膜结膜炎除外)。发痒和 / 或异物感的症状很可能是由过敏引起的[37]。透明或黏液样的分泌物可能与过敏性或病毒性的结膜炎有关,而脓性分泌物则提示是细菌性结膜炎。过敏性结膜炎通常为双眼发病,且伴有其他过敏性疾病,如哮喘、过敏性鼻炎、湿疹等。

新生儿眼炎

出生后前 4 周的结膜炎(新生儿眼炎)是新生儿期最常见的感染。按发生率顺序,病因包括化学、衣原体、细菌和病毒。它最常见的原因是由于出生后淋病预防中硝酸银的暴露。

新生儿期的大多数结膜炎是通过阴道分娩时接触感染性病原体而获得的。新生儿感染性结膜炎的病因包括沙眼衣原体、链球菌、葡萄球菌、大肠杆菌、淋病奈瑟菌、嗜血杆菌和单纯疱疹病毒(HSV)。淋病可导致最严重的新生儿眼炎类型,极具破坏性,且进展迅速,应予以极大重视。对于新生儿结膜炎,应立即开始使用抗生素进行治疗,如青霉素、红霉素,一种或者多种头孢菌素等。

沙眼衣原体是发达国家新生儿眼炎最常见的原因,这些国家性传播疾病患病率极高。这是生殖器感染(60%~80%)导致的,而其中女性表现为衣原体无症状感染[38]。婴儿表现为无发热,结膜轻度至中度充血。临床医生会观察到轻度黏液脓性结膜炎,伴有中度眼睑肿胀和轻度结膜水肿,典型表现为一只眼起病,后发展为双眼。婴幼儿相关的表现可能包括中耳炎、肺炎和鼻炎[37]。如果不及时治疗,新生儿沙眼可导致结膜瘢痕和角膜浸润,以及全身感染。这种疾病潜在的全身表现提示我们系统治疗的必要性,一般使用大环内酯类抗生素[8]。

由淋病引起的结膜炎通常在出生后 2~5 天出现。典型双眼表现,以严重的超急性化脓性分泌物、眼睑水肿和结膜水肿为特征。淋球菌感染可导致严重的角膜炎,因为它们能够穿透完整的角膜上皮细胞并迅速复制。延误诊断和治疗可能会导致角膜溃疡、眼内炎和穿孔[8]。每天多次用盐水冲洗眼睛几次,直到脓性分泌物消失。局部抗生素使用不是必要的,静脉或肌内注射治疗是至关重要的,以避免系统性感染的风险。

由 HSV 引起的病毒性新生儿结膜炎通常发生在出生后 6~14 天[8]。HSV-2 是新生儿中最常见的病原体,而 HSV-1 在 1~5 岁儿童中占主导地位[30]。HSV 感染的表现可能是一种非特异性结膜炎(滤泡反应、浆液性分泌物和耳前淋巴结肿大),周围皮肤可有或没有疱疹[30]。尽管 80% 感染 HSV 的婴儿皮肤、眼睑或嘴有典型的疱疹症状,如无以上症状,结膜炎表现与其他疾病较难区别。角膜受累的征象包括树枝状或地图样溃疡,可出现在 50% 的患者中[30]。所有怀疑为单纯疱疹病毒感染的患者应使用阿昔洛韦或阿糖腺苷进行全身治疗,以减少系统性感染的机会。患有 HSV 角膜结膜炎的婴儿也应使用局部用药,如 1% 三氟胸苷滴剂或 3% 阿糖腺苷软膏,持续 7 天或直至角膜重新上皮化[8]。

儿童

儿童结膜细菌感染最常见的是金黄色葡萄球菌、流感嗜血杆菌、肺炎链球菌或铜绿假单胞菌[12]。通常出现浓稠的黏液脓性分泌物,导致在醒来时睫毛被糊住和眼睑无法睁开(图 13.11)[12]。虽然可能存在轻微的不适感和畏光,但通常无疼痛,视力不受影响。细菌性结膜炎在儿童中通常是自限性的,但是治疗有助于缩短持续时间和防止感染的蔓延[12]。治疗应包括以下任何一种广谱抗生素组合:多黏菌素、0.3% 庆大霉素,0.5% 红霉素,或 0.3% 妥布霉素眼药水或眼膏。如果这些药物对葡萄球菌无效,也可以使用氟喹诺酮类药物。皮质类固醇滴眼液也可以用来减轻角膜受损时的不适。

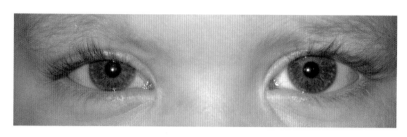

图 13.11　细菌性结膜炎。检查时可能没有观察到清晨的眼睑粘合和 / 或结痂
(Courtesy of Steven M. Selbst, MD, FAAP.)

病毒性结膜炎在新生儿中几乎全是疱疹性的,而在儿童人群中,它很可能是由腺病毒引起的。大约 20% 的结膜炎是由腺病毒引起的,在秋冬季好发[37]。

通常是通过飞沫、直接接触、受污染的眼科仪器或游泳池感染。腺病毒感染可表现为滤泡性结膜炎、咽结膜热(PCF)、流行性角膜结膜炎(EKC)或急性出血性结膜炎[30]。

PCF 的特征是高达 40℃的发烧、咽炎和结膜炎。它是一种由腺病毒 3 型、4 型和 7 型引起的急性滤泡性结膜炎[30],通常发生在 10 岁或更小的儿童中。体征包括结膜充血水肿、结膜化脓及双侧耳前淋巴结肿大。治疗是姑息性的,包括冷敷、局部血管收缩剂和人工泪液。

EKC 是一种高度传染性疾病,由腺病毒 8 型、11 型和 19 型引起[8],临床症状通常在接触病毒 8 天后出现,包括严重不适、畏光、结膜水肿、滤泡(早期)或乳头状(晚期)反应、结膜点状出血(图 13.12)[37]。在严重的病例中,可能行成假膜和 / 或真膜[8]。荧光素染色可见角膜点状上皮缺损。在病程的后期,角膜内可见模糊的、灰色的上皮下浸润。浸润是迟发性超敏反应的结果,在数周或数月后逐渐消退,但也可能持续数年[8]。虽然贝他定(Betadine)已被用作一种适应证外治疗选择,但 EKC 通常是姑息性治疗,症状依然会持续 1~3 周。

急性出血性结膜炎最常见的病因是小 RNA 病毒,如肠病毒和柯萨奇病毒,但也可能是腺病毒 11 型感染的结果[37]。此病具有高传染性,常造成大的流行。患者表现为突发性结膜充血和水肿、结膜下出血、眼睑肿胀、大量流泪、畏光和疼痛[37]。症状前 1~2 天加重,可持续 3~5 天,10 天左右逐渐好转。一般采用姑息和支持性治疗,直到症状和体征消失。

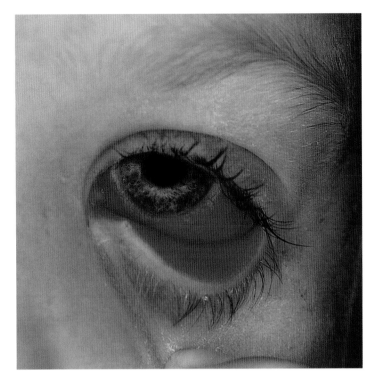

图 13.12 流行性角膜结膜炎（Reprinted with permission from Fleisher GR，Ludwig W，Baskin MN．*Atlas of Pediatric Emergency Medicine.* Philadelphia，PA：Lippincott Williams & Wilkins，2004.）

过敏性结膜炎在儿童人群中可分为急性和慢性。季节性过敏性结膜炎和常年性过敏性结膜炎为急性，而慢性过敏性结膜炎包括春季角结膜炎（vernal keratoconjunctivitis，VKC）、特应性角结膜炎和巨乳头状结膜炎（giant papillary conjunctivitis，GPC）[30]。季节性和常年性过敏性结膜炎是最常见的眼部过敏类型，季节性过敏的主要诱因包括花粉、杂草、霉菌和草类，而常年性过敏则是由动物皮屑、尘、螨、蟑螂等引起[30]。该病临床表现由 IgE 介导的对过敏原的超敏反应造成。体征和症状包括瘙痒、流泪、黏液样分泌物、充血、轻度眼睑水肿、结膜水肿，通常双眼受累。

VKC 好发于青春期男性，发病年龄在 8~12 岁[39]。常与哮喘、湿疹或过敏性鼻炎有关，是一种威胁视力的慢性双侧结膜炎症[8]。典型症状为疼痛、瘙痒、结膜充血、上睑下垂和黏性分泌物。该病的体征包括肥大（直径 >1mm）扁平上睑结膜乳头（图 13.13）、角膜缘胶样融合突起、结膜充血水肿和 Horner-Trantas 结节（上方角膜缘坏死的上皮细胞与嗜酸性粒细胞聚集形成）[8]。在严重的病例，黏液和纤维蛋白形成的盾形溃疡，可导致角膜瘢痕[39]。

保守治疗可以缓解症状，如冷敷和避免环境过敏原。组胺 H1 受体拮抗剂（如酮替芬和奥洛他定）可用于治疗，文献表明肥大细胞稳定剂因其对嗜酸性粒细胞的起效更快用于 VKC 局部治疗更为有效。由于 VKC 的并发症非常严重，局部皮质类固醇需要在这种疾病开始时使用，然后在几周内逐渐减量，而肥大细胞稳定剂则应继续使用[8]。

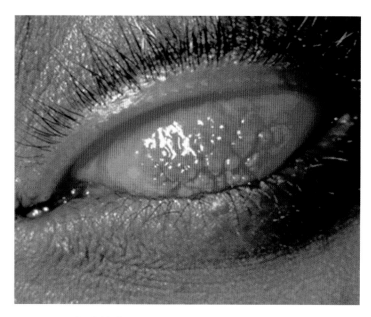

图 13.13　春季结膜炎"鹅卵石样"巨大乳头状突起（Reprinted with permission from Chern KC, Saidel MA. *Ophthalmology Review Manual*. 2nd ed. Philadelphia, PA：Lippincott Williams & Wilkins, 2012. Fig 1.11A.）

角膜

角膜擦伤及异物

　　角膜擦伤和角膜异物,是引起儿童急性眼痛和异物感的常见原因（图 13.14）,可能是由于玩具、指甲、与兄弟姐妹或朋友的日常玩耍或有机微生物造成的。角膜擦伤的症状包括畏光、异物感、流泪和结膜充血。患者通常表现为难以忍受的疼痛,并且无法睁开眼睛,有机物擦伤往往反应最严重。临床体征包括上皮细胞荧光素钠着染、结膜充血水肿,可能还有轻微的前房反应。角膜擦伤应通过裂隙灯检查或 20D 镜、直接检眼镜检查与异物鉴别。用棉签将眼睑外翻有助于排除陷在穹隆内的异物,使用开睑器检查可能是必要的。

　　如果发现异物,通常很容易取出,可用表面麻醉和异物取出器、细钳或 22 号针头。在没有裂隙灯的情况下,将一种温和的眼药膏涂在棉签末端,然后擦拭,也可取出许多异物,是一种更安全的方法[13]。深埋的或长时间存在的异物可能需要给孩子注射镇静剂才能成功取出。

　　角膜擦伤和异物的治疗包括抗生素眼膏和压力眼贴,一些眼痛病例需滴用睫状肌麻痹剂。小的擦伤不需要眼贴,可以用广谱抗生素滴剂或软膏（首选）来治疗。容易配戴的绷带镜可以用来代替依从性较差的压力眼贴,将抗生素滴眼液和人工泪液可直接滴在隐形眼镜上。有机物（树木、手指甲、昆虫等）异物的擦伤不应包扎,以防真菌感染。更大的擦伤通常需要制动来使患者更舒适。如果使用敷贴,其放置时间不应超过 24h。后续护理时间为

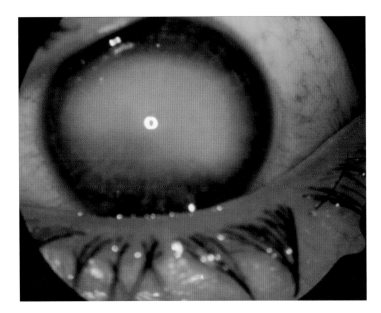

图 13.14 荧光素钠染色观察对角膜的磨损（Photo courtesy of Dr. Jeffrey Roth.）

24~48h，视磨损的大小和位置而定。擦伤或异物清除部位的愈合预计在 24~72h 内完成，当患者连续 24h 无症状时可停止抗生素治疗[13]。

浅表性点状角膜炎

浅表性点状角膜炎（superficial punctate keratitis，SPK）是由各种因素引起的小而点状的上皮糜烂所组成。这些微小的上皮缺损可以被荧光素钠和玫瑰红染色，提示角膜上皮病变。患者的主诉包括不适感、结膜充血、畏光、视力下降、疼痛和异物感。

SPK 的病因是多种多样的，角膜病变的位置可能提示病因。儿童上方角膜的病变可能是由春季角结膜炎、衣原体结膜炎、眼睑松弛综合征或眼睑活动功能不佳引起的；睑裂区病变是由角膜敏感性降低和紫外线暴露引起的；角膜下方病变可能是由慢性睑缘炎、眼睑闭合功能障碍、机械摩擦或睑内翻引起的；弥漫性病变是典型的病毒性或细菌性结膜炎；角膜中心病变提示长时间配戴和 / 或配戴不合适的隐形眼镜[40]。

由于病因多种多样，治疗儿童 SPK 应针对其根本原因进行治疗。人工泪液和眼部润滑剂有助于角膜愈合，根据潜在的致病因素可以考虑增加抗生素治疗。睫状肌麻痹和眼部压力贴或绷带镜可能有助于减轻疼痛。

干眼症

此病在幼儿中不常见，干眼症或角结膜干燥症可导致明显的结膜炎和角膜炎。虽然不常见，干眼症在年长儿童中引起的眼表刺激却不应忽视。由于环境因素以及长期使用电子产品导致的眼疲劳，可产生灼烧感、异物感、流泪等症状。干眼症还与许多儿科疾病有关，如囊性纤维化、干燥综合征和克罗恩病。检查中发现，这些患者泪新月变窄且泪膜破裂时间减少，并可能有 SPK，黏液状或丝状分泌物增多。

在成人干眼症的诊断和随访中使用的特异性检查大部分均可以在儿童中进行,尽管可能需要根据患者的年龄进行一些调整。外观检查和观察患者营养状况、皮肤、眼睑和眨眼频率通常能提供有用的信息。使用裂隙灯和荧光素钠与丽丝胺绿染色进行眼前节检查,是重要的诊断方式。泪液渗透压检查也很有帮助[41]。

儿童干眼症的治疗根据病因可以简单或复杂。初期治疗包括人工泪液和必要的环境调整。局部抗炎眼药水在密切随访中可用于中度至重度病例。然而,长期的局部皮质类固醇治疗可能会导致年轻患者青光眼和囊膜下白内障[41]。儿童干眼症的随访取决于病因或潜在的全身性疾病。

角膜营养不良

角膜营养不良是一组双眼对称进行性的,可导致角膜内物质沉积及不同程度混浊的遗传性疾病的统称[42]。该病发病并不局限于儿童,虽然有可能在早期就被发现,但大多数则是在青春期或以后。

角膜前部营养不良

角膜前部营养不良涉及到角膜上皮细胞、前基底膜、Bowman 膜和浅表基质。Meesmann 角膜营养不良(Meesmann corneal dystrophy, MCD)是一种罕见的双侧角膜病变,通常在出生后 10 年内出现,大多在 3、4 岁左右发病[43]。这是常染色体显性遗传,也有文献表明有常染色体隐性遗传形式。MCD 表现为角膜上皮细胞深部出现数以百计的微小圆形或椭圆形囊泡[43-44]。视力通常不会受到严重影响,但孩子可能会主诉轻度刺激、流泪和偶尔的眩光。需要注意的是,患者角膜会比平均水平薄,造成知觉减弱[44]。MCD 的诊断是基于临床表现,如通过裂隙灯生物显微镜显示的双侧角膜缘之间微囊性上皮改变[44]。MCD 不是进展性的,大多数患者不适合穿透性角膜移植[44]。但是,如果视力下降到 20/60 以下,可以进行上皮刮除、浅表角膜切除或准分子激光治疗性角膜切削术(PTK)以去除异常病灶。这些干预措施不是永久性的,因为囊泡会随着患者上皮细胞的生长而重新出现。轻度病例也可使用润滑剂或治疗性隐形眼镜。

Reis-Bücklers 角膜营养不良(也称为 1 型 Bowman 层角膜营养不良)是一种不常见但进展性的疾病。常染色体显性遗传,外显率高。在出生后的头几年里,患儿 Bowman 层表现为白色到灰色的网状混浊,但直到 10 岁或 20 岁这些年才出现症状。症状始于反复发作的角膜糜烂引起的疼痛,随着时间的推移逐渐消失。视力因角膜瘢痕和表面不规则而逐渐下降。角膜浑浊主要发生在角膜的中央至中周区,远周区相对透明。该病多为双眼对称性发病[45]。

Reis-Bückler 角膜营养不良的上皮糜烂会引起疼痛、异物感、畏光和结膜充血。治疗的目的是解决反复角膜糜烂,可使用软性隐形眼镜和高渗滴眼液。隐形眼镜可以改善不规则散光患者的视力。如果角膜瘢痕是视力下降的主要原因,那么可采取板层角膜移植或穿透性角膜移植,但是此疾病仍可能复发[45]。

角膜基质营养不良

许多角膜基质营养不良疾病会影响儿童的视觉功能。虽然对每一类疾病的详细阐述超出了本章的范围,但是留意这些疾病对于正确的诊断和治疗是很重要的。

角膜基质营养不良包括颗粒状、格子状和斑块状。颗粒状营养不良是一种常染色体显性遗传疾病,在 10 岁前或 20 岁前发病,为角膜糜烂引起的反复疼痛。最常见的表现是眩光和畏光。病变表现为中央基质前部内的白色、离散的小颗粒,周围角膜透明。轻度病例用滴眼液滋润保湿,严重的采用绷带镜和 PTK 治疗[43,46]。

格子状营养不良也有显性遗传模式和多种变异。它最早出现在患儿 10 岁左右。由于淀粉样物质的沉积,浅表基质呈线性进展性混浊,病变通常出现在角膜中心区域。角膜糜烂引起的疼痛常见,可以发生在儿童。对于浅表混浊病例,PTK 可显著改善视力和角膜糜烂[43,46]。

斑块状营养不良是一种常染色体隐性遗传疾病,常在患儿 10 岁前被发现。与颗粒状和格子状营养不良相比,角膜混浊发展更早,角膜混浊程度更重。病变为角膜中央灰白色、界限不清、基质弥漫性浑浊[43,46]。病灶可从中央发展到角膜缘,可能伴有角膜滴状变性。准分子激光 PTK 可以治疗表面病变,角膜移植在病程后期也可选择。然而,这种疾病会再复发。

角膜结构异常

大角膜

大角膜表现为双眼对称、非进展性的角膜横径增大(图 13.15)[42]。如果婴儿的角膜横径为 12mm 或以上,而年长儿童为 13mm 或以上,即为大角膜。如果眼压正常,那就是单纯性大角膜。单纯性大角膜罕见,无任何相关的眼部异常[42]。

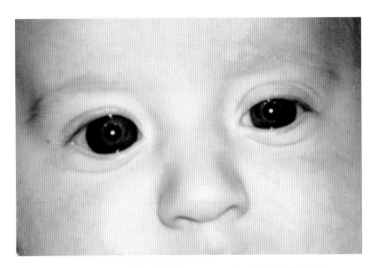

图 13.15 大角膜。右角膜直径 14.0mm,左水平角膜直径 12.0mm (Reprinted with permission from Nelson LB, Olitsky SE. *Harley's Pediatric Ophthalmology*. 6th ed. Philadelphia, PA: Lippincott Williams & Wilkins; 2013. Fig 2.1.)

　　婴儿大角膜最重要的鉴别诊断是先天性青光眼。先天性青光眼表现为眼球突出,通常在出生后第一年眼压升高同时角膜增大[43],其他体征和症状包括畏光、流泪、角膜弥漫性水肿和眼球增大[43]。

球形角膜

　　球形角膜是一种双眼、非炎症性、扩张性角膜病变,其特征是角膜球状突起伴弥漫性变薄(图 13.16)[42,47]。出生即发病,一般角膜透明,除非出现急性角膜水肿和瘢痕[47]。患者前房极深,Descemet 膜容易破裂,引起急性角膜水肿[42]。球形角膜已被证实与结缔组织疾病有关,如埃勒斯 - 丹洛斯综合征、马方综合征和 Rubinstein-Taybi 综合征[47]。

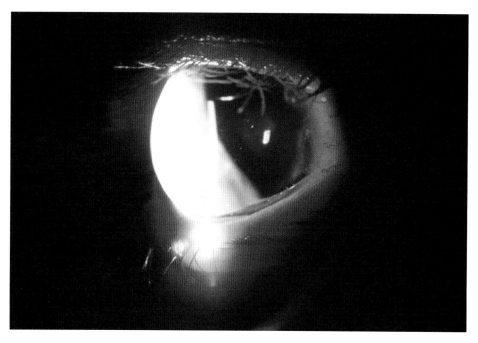

图 13.16　球形角膜病例可见到薄而突出的角膜(Reprinted with permission from Rapuano C. *Cornea*. 3rd ed. Philadelphia, PA: Wolters Kluwer; 2018. Fig 4.3A.)

　　该病一般是进行保守治疗,从矫正屈光不正开始。由于角膜变薄和突出,故高度近视合并不规则散光是患者视力差的主要原因[47]。树脂框架眼镜是首选,以保护眼睛免受创伤。隐形眼镜是一种备受争议的治疗方法,文献证实其可改善视力,但配戴和摘下时的轻微创伤可能会造成严重的后果。

圆锥角膜

　　青少年早期最常见的角膜变性是圆锥角膜,在普通人群中患病率为 0.05%~0.23%[48]。这是一种双眼非炎症性疾病伴前方角膜(称为圆锥)的突出和变薄,可导致高度近视、散光和低视力[42]。圆锥角膜在婴幼儿中常被误认为是高度散光而较难诊断。角膜变薄的进展发生在青少年早期到晚期,直至 20 岁。

在儿童时期,病情最早的变化可以在常规眼科检查中观察到。角膜曲率计的图像扭曲、检影镜发现的弯曲(剪刀形)反射、直接检眼镜的密集不规则反射(油滴征)均为检查中可见的。随着圆锥角膜的进展,可以观察到 Vogt 条纹和 Fleischer 环。Descemet 膜破裂引起的急性角膜水肿通常在 10 岁以下不常见,但可能发生在十几岁[43]。在较严重的圆锥角膜病例中可出现角膜水肿,并可导致瘢痕。

眼镜和定制隐形眼镜可以成功矫正多达 90% 圆锥角膜患者的视力。如果视力不能改善,可能需要手术治疗[48]。在较严重的病例中角膜移植提供了恢复视力的可能,在近几年中有 95% 的成功率[43]。直到最近,还没有一种成功的治疗方法来防止圆锥角膜的进展。角膜胶原交联术是目前使用的一种技术,它利用了长波紫外线和核黄素使角膜基质发生光化学反应,随着化学键的形成从而增加角膜强度[49]。其在文献中已被证明可以减缓、甚至在某些病例中可以停止圆锥角膜的进展[49]。

与圆锥角膜相关的眼部疾病包括:特应性、无虹膜、蓝色巩膜、先天性白内障、晶状体异位、小角膜、色素性视网膜炎、早产儿视网膜病变和春季结膜炎。相关的系统性疾病包括 Apert 综合征、Crouzon 综合征、Down 综合征、Ehlers-Danlos 综合征、马方综合征和 Raynaud 综合征[48]。

小角膜

小角膜是指出生时角膜直径小于 9mm 或成年时小于 10mm。可能独立发病,伴正常眼轴长度;也可能与小眼球有关,伴短眼轴。A 超可以帮助鉴别诊断孤立性小角膜与小眼球。

常染色体显性遗传和常染色体隐性遗传均可发生,但也可偶发[43]。相关的眼部异常包括无虹膜、白内障、半脱位晶状体和青光眼[50]。小眼球症的治疗根据伴随的眼部和全身异常而有所不同[43]。因角膜扁平,患者常见为远视,早期屈光检查有助于预防弱视。由于可能伴随房角异常和先天性白内障,在患有小角膜的眼睛中,眼压升高的情况更多见[43]。相关的系统性疾病包括 Ehler-Danlos、Waardenburg、Norrie、Nance-Horan 和胎儿酒精综合征等[43]。

虹膜

葡萄膜炎

葡萄膜炎定义为葡萄膜(虹膜、脉络膜、睫状体和视网膜)任何部位的炎症[12]。它在解剖学上可分为以下几类:前、中、后和弥漫性[30]。前脉络膜、虹膜和睫状体炎症的前葡萄膜炎的炎症属于本章叙述的范围。

前葡萄膜炎通常与全身疾病有关。患者主诉视力下降或模糊、疼痛和畏光。前葡萄膜炎的典型表现是结膜充血,伴有瞳孔缩小和睫状充血[30]。由于其主要表现为流泪和发红,葡萄膜炎可能与结膜炎混淆。裂隙灯检查可以看到房水的细胞和蛋白质(前房闪辉)有助于诊断。虹膜和角膜之间形成前粘连可引起眼压升高和角膜水肿[12]。

在三级医院诊疗中心的葡萄膜炎患者中,儿童占 5%~10%,女性略多。前葡萄膜炎占这些病例的 30%~40%。在儿童中,前葡萄膜炎最常见的病因是幼年型类风湿关节炎[12]。前葡萄膜炎可为肉芽肿性或非肉芽肿性。肉芽肿性葡萄膜炎可由结节病、结核、梅毒或弓形虫病引起。非肉芽肿性前葡萄膜炎与强直性脊柱炎、骶髂炎、Reitter 综合征、银屑病、白塞综合征和感染(单纯疱疹或水痘 - 带状疱疹病毒)有关[12]。

幼年特发性关节炎(juvenile idiopathic arthritis, JIA)是指所有发生在 16 岁以下、持续时间超过 6 周的特发性儿童期关节炎。系统性 JIA 占 JIA 病例的 10%~20%。男女受累相同。由于葡萄膜炎与该诊断的相关性,建议每年由眼科专业人士进行筛检随访。

寡关节炎,也被称为少关节炎,在发病的前 6 个月内影响的关节为 1~4 个。它通常见于 6 岁以下的女性患者[51]。寡关节炎进一步细分为:持续型,在整个病程中影响 4 个或更少的关节;进展型,在 6 个月后影响到 4 个以上的关节[51]。类风湿因子(rheumatoid factor, RF)检测是阴性,但抗核抗体(antinuclear antibody, ANA)检测在 70%~80% 的患者中呈阳性[52]。葡萄膜炎的风险在 ANA 阳性患者中较高,是这类患者的主要伤残因素。多达 50% 的患者有慢性虹膜睫状体炎,在确诊后至少 5 年内,建议每 3 个月进行一次筛检[51]。

多关节 JIA 的定义是在疾病的前 6 个月内,涉及 5 个或 5 个以上关节的关节炎。无论 RF 阳性和 RF 阴性类型,女性均比男性受累更多。RF 阳性的儿童很少患葡萄膜炎,往往在儿童晚期和青少年时期发展为关节炎[51]。7%~15% 的 JIA 伴葡萄膜炎患者有多关节炎表现。建议每 6 个月由眼科专业人士进行一次筛检。

皮质类固醇在葡萄膜炎的治疗中是必不可少的,但为了避免严重的副作用,尤其是在儿童患者中,不鼓励长期使用[52]。未发生眼部并发症的轻度前葡萄膜炎的患者,可使用局部皮质类固醇和扩瞳药物作为初始治疗。眼部并发症包括早期带状角膜病变、虹膜前粘连和白内障。密切监测眼压非常重要,尤其是儿童患者。除了皮质类固醇外,JIA 相关葡萄膜炎的长期治疗方案还包括抗代谢物、烷化剂和生物制剂[52]。当皮质类固醇逐渐减少导致炎症复发时,可以使用全身性非甾体抗炎药(NSAIDs),尽管部分观点认为其疗效较差[53]。激素对于大多数儿童的症状缓解通常是不足的,早期的免疫抑制治疗已被证明是至关重要的。所有治疗葡萄膜炎的药物和治疗计划都应该与儿科风湿病专家一起讨论进行。

结节病是一种慢性、全身性、肉芽肿性疾病,病因不明。儿童人群中结节病相对少见,发生在 8~15 岁的儿童[53]。5 岁以下儿童表现为前葡萄膜炎、皮肤病变、膝和手腕关节炎三联征[53]。眼部结节病最常见的表现为慢性肉芽肿性前葡萄膜炎,伴羊脂状角膜后沉积物和虹膜结节[67]。儿童肺部受累的可能性较低,他们的皮肤和关节受累往往比成人多。

儿童虹膜睫状体炎可由 HSV 或带状疱疹病毒(HZV)感染引起。炎症通常是单眼的,可以是急性或慢性的,通常伴随眼压升高。儿童通常表现为畏光和视力下降[54]。儿童 HSV 葡萄膜炎可急性或慢性,常伴有盘状角膜炎。HSV 和 HZV 葡萄膜炎均可伴有前房积血[54]。治疗包括局部用皮质类固醇、局部用抗病毒药物和睫状肌麻痹剂。激素滴眼液应到治疗后期使用,因其可能阻止角膜上皮愈合。所有患者都应口服抗病毒药物以治疗全身性疾病。

前节发育异常

前节发育异常包括一系列影响角膜、虹膜和晶状体的发育畸形。先天性异常包括角膜混浊、角膜后胚胎环、虹膜发育不全、瞳孔异位、多瞳症,虹膜与角膜,或晶状体与角膜的粘连[55],以上情况可伴随、独立或合并发生。前节发育异常可能是一种孤立的眼部异常,也可能伴有全身缺陷[56]。前房角发育异常可导致房水流出阻力增加,引起高眼压。总的来说,前节异常大约有 50% 合并青光眼的风险[55]。

Axenfeld-Rieger 综合征

Axenfeld-Rieger 综合征(ARS)是一种罕见的常染色体显性遗传疾病,全球发病率为1/20 万[56]。ARS 是一系列疾病,可分为三个亚型:Axenfeld 异常、Rieger 异常和 Rieger 综合征。Axenfeld 异常指的是后胚胎环和突出的虹膜束从虹膜周边延伸移动到先前的 Schwalbe线上;Rieger 异常表现为 Axenfeld 异常基础上还有虹膜基质发育不全、瞳孔异位和全层虹膜缺损;Rieger 综合征包括 Rieger 异常的眼部特征,还有智力迟钝、牙齿异常和面部异常。大多数 ARS 病例为以上特征互相重叠,病例之间的区别并不明显。ARS 这个术语多用于描述眼部和全身表现的总称。

如果怀疑 ARS,应进行全面眼部检查如角膜厚度测量、视野检查,如果怀疑有青光眼,应进行 OCT 检查。这些病例的治疗包括完全矫正屈光不正,弱视训练,以及监测青光眼。

Peters 异常

Peters 异常非常罕见,该病有一系列的特征表现,从单纯的角膜后病变产生的混浊到严重的眼部和全身畸形[43]。分为三型:Peters 异常Ⅰ型、Peters 异常Ⅱ型和 Peters 异常综合征。Ⅰ型的特征是中央角膜密度不一的混浊,虹膜和角膜粘连;Ⅱ型为中央角膜混浊伴白内障或晶状体和角膜粘连,还可能伴随无虹膜、小角膜和小眼球[43];Peters 异常综合征的特征是 Peters异常同时伴有唇腭裂、身材矮小、耳朵异常、心脏病、中枢神经系统异常和发育迟缓[57]。

PetersⅠ型儿童应在出生后一年内进行穿透性角膜移植术的评估,以防止剥夺性弱视[57];然而,同样的治疗方法,对于Ⅱ型患者失败率很高。视力预后取决于角膜混浊和相关眼部缺陷的程度。在许多病例中,先天性或术后青光眼是导致视力下降的主要原因,多达50% 的患者最终会失去光感[58]。

无虹膜

无虹膜是一种罕见的遗传性双眼虹膜畸形,以先天性虹膜组织缺陷为特征[59]。无虹膜字面上意味着完全没有虹膜组织,然而,这个术语实际上用词不当,其实仍有虹膜的一小部分(虹膜根部)存在于眼睛中(图 13.17)[60]。无虹膜的发病率为 1/100 000~1/64 000,它可能是孤立发病,或合并其他综合征[59]。从遗传学上讲,经典的无虹膜是由于 PAX6 基因缺失或无功能突变导致的单倍体功能不全[59]。当一种特定蛋白质的正常活性形式只有 50% 在细胞中表达时,就会发生单倍体功能不全。失去一半的蛋白质就足以引起这种疾病。PAX6突变也与眼睛的其他发育畸形有关,包括 Peters 异常、前节发育不良综合征和孤立性中央凹发育不全[60]。

与无虹膜相关的先天性眼部异常包括小角膜、白内障、中央凹发育不全、房角滤过异常和眼球震颤[43]。无虹膜患者的角膜存在角膜缘干细胞缺陷,最终导致角膜完全混浊。文献中也有记载患者合并晶状体异常,如进行性白内障、先天性无晶状体眼、晶状体半脱位和吸收[60]。

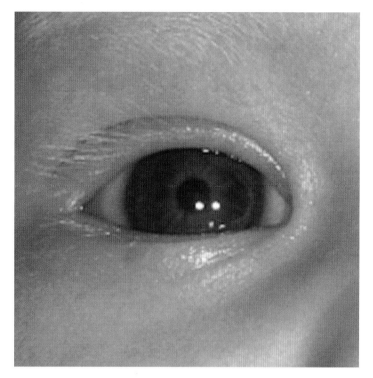

图 13.17　无虹膜。可见狭窄蓝色虹膜组织残留，可观察到整个晶状体赤道部（Reprinted with permission from Chern KC, Saidel MA. *Ophthalmology Review Manual*. 2nd ed. Philadelphia, PA: Lippincott Williams & Wilkins, 2012. Fig 8.19B.）

　　无虹膜性青光眼通常继发于房角滤过异常，发病时间通常在童年晚期[59]。一般认为无虹膜患者青光眼的发生率约为 50%，药物治疗和手术治疗均难以控制。在这些病例中，适当的药物治疗可以降低眼压；然而，没有哪种单一手术被证明是治疗无虹膜性青光眼的最佳方法[43]。研究的外科干预方法包括小梁切开术、小梁切除术、房水分流术、睫状体破坏性手术和房角手术[60]。

青光眼

　　儿童青光眼是一个广义的术语，指从出生到 18 岁可能发生的任何形式的青光眼[61]。儿童青光眼有众多分类系统形式，统一认为可分为原发性和继发性。原发性青光眼是由房水流出受阻引起，通常是遗传因素导致的；而继发性青光眼则是由其他眼部疾病、损伤、药物或全身性疾病引起的[61]。在出生后 3 年出现青光眼的儿童，通常表现为眼球增大（牛眼征）、角膜水肿（图 13.18）、畏光、眼睑痉挛和溢泪[61]。畏光和溢泪是由角膜水肿引起的（通常伴有 Descemet 膜的破裂，称为 Haab 纹）[62]。婴儿暴露于日光下时，可能会因受到刺激而退缩并揉眼睛。年龄较大的儿童更容易因慢性青光眼而失明或因疾病急性发作发生眼痛和呕吐。

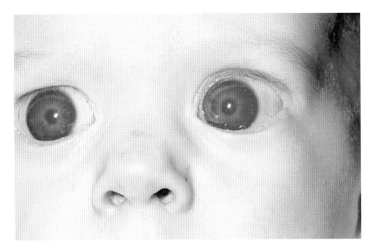

图 13.18　青光眼患儿角膜混浊（Reprinted with permission from Bowden V, Greenberg CS. *Children and Their Families：The Continuum of Nursing Care.* 3rd ed. Philadelphia, PA：Lippincott Williams & Wilkins；2013. Fig 28.12.）

原发性青光眼

原发性先天性开角型青光眼是最常见的原发性儿童青光眼。通常双眼发病，没有种族和性别差异[62]，也被称为原发性婴幼儿型青光眼，它可能在出生时出现严重的体征和症状，也可能有较轻的表型，导致诊断的延误。解剖异常为小梁网对房水的通透性较差而滤过不足。手术是原发性先天性青光眼的最终治疗方法，应在 3~12 月龄内行小梁切开术或小梁切除术[62]。

青少年开角型青光眼是一种比较少见的儿童青光眼，其特征是显著的双侧眼压升高，通常出现在 4~35 岁[63]。它是一种常染色体显性遗传，由于 *TIGR* 或 *myocilin* 基因突变，小梁网房水外流受到影响[64]。这种类型的青光眼通常无症状，除非因屈光不正带孩子去检查眼睛，否则会漏诊。其体征是眼压升高、视野丧失和视神经杯盘比增加，房角镜检查房角结构正常，无原发性婴幼儿型青光眼的典型特征。治疗较有挑战，通常从局部用药开始，然后到滤过或引流管植入手术[63]。

继发性青光眼

继发性青光眼是另一种眼病的并发症，房水滤过系统并不是主要病因。外伤性青光眼是眼外伤的继发性疾病，其发病可为急性或慢性，伤口可为钝性或穿透性。其眼压升高的机制是多因素的，包括葡萄膜炎、前房积血、房角后退、血影细胞性青光眼或晶状体脱位[64]。

肿瘤或赘生物在儿童中相对少见。这些病例中的青光眼可能是急性的（生长迅速的肿瘤）或无症状的（生长缓慢的肿瘤）。视网膜母细胞瘤和眼内黑色素瘤是继发性青光眼最常见的恶性肿瘤。发病机制是由于肿瘤细胞或继发性出血导致房水流出受阻[64]。

儿童先天性或发育性白内障术后发生青光眼是相当常见的，是儿童白内障摘除最严重的并发症之一,可能发生在无晶状体眼和人工晶状体眼。较小的年龄、合并小眼球或永存性胚胎血管均为术后患青光眼的高危因素[64]。无晶状体青光眼的发病机制尚不清楚。

晶状体

白内障

晶状体异常在儿科人群中相对少见。据报道,每 1 万名新生儿中就有 1~4 例发生,其中 60% 为双侧发病[65]。儿童白内障的病因广泛,可能是遗传性的,伴随有其他疾病或综合征,也可能是特发性的。在发达国家,双眼先天性白内障主要是特发性的。约 1/3 的遗传性病例不伴有全身性疾病。儿童白内障的罕见病因是各种代谢性疾病,如半乳糖血症和低钙血症。唐氏综合征或特纳综合征等系统异常病例也可发现先天性白内障,宫内感染(弓形虫病、风疹、疱疹、水痘和梅毒)也可引起先天性白内障[65]。

核性白内障通常在出生时就出现,且没有进展,混浊位于晶状体胚胎核和胎儿核的 Y 字线[65]。眼睛往往是小眼球或小角膜。这白内障可为单眼或双眼,双眼为常染色体显性遗传,80% 病例为双眼白内障[65]。白内障的整个形态学描述非常广泛,超出了本章的范围。这里仅提到了一些常见白内障的临床表现。

前极性白内障在晶状体前囊中央可见一个小白点[66],通常是双眼、有遗传性的,视力影响不明显。在罕见的情况下,白点可能发展大到影响视力的程度,晶状体性散光病例也是如此。由此引起的弱视可能导致视力损伤。

在儿童人群中,前囊下白内障一般为后天造成,如外伤、葡萄膜炎或特应性皮肤病。混浊的范围从小到大,可能引起视力损伤。

婴儿和儿童单侧后部白内障通常与持续性胚胎血管和小眼球有关[65]。继发性青光眼是这些眼睛术后常见的并发症,因为潜在的后部血管裂导致出血。

对儿童白内障的评估应该从完整的病史开始,家族史、生长发育、整体健康情况、全身系统的全面询问是必要的。应对儿童的生长和发育进行全面评估,以排除潜在的全身性或先天性疾病,以防漏诊。评估晶状体混浊对视力和视觉发育的可能影响是至关重要的。弱视可能与白内障一起发生,取决于混浊的大小和位置。这种弱视的可逆性取决于异常视觉体验开始于视觉成熟的哪个阶段、剥夺的持续时间以及开始治疗的年龄。如果混浊度大到使未散瞳看不到眼底,则可以预料到会发展为弱视[65]。双眼先天性白内障患儿可能出现神经发育迟缓和视觉行为障碍,而单眼白内障患儿常伴有斜视[65]。

晶状体半脱位

当晶状体没有处于正常的解剖位置时,就称为离位、脱位、半脱位(图 13.19)或异位[66]。脱位指晶状体完全脱离睫状体,而半脱位的晶状体仍部分附着在睫状体上。晶状体脱位的病因可分为三类:与眼部异常有关的、与全身状况有关的和与外伤有关的[66]。

眼部异常如无虹膜、眼组织缺损和婴幼儿型青光眼可导致晶状体半脱位。所有与晶状体脱位相关的异常均有虹膜或前房角的异常。

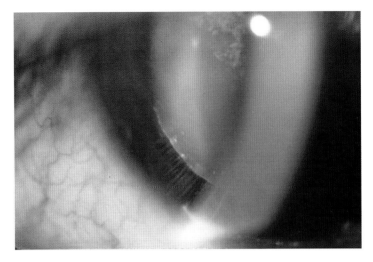

图 13.19　晶状体半脱位（Photo courtesy of Dr. Jeffrey Roth.）

马方综合征是由 15 号染色体上的纤维蛋白基因突变引起的,表现为心血管、肌肉骨骼和眼部系统的多种异常[66]。单眼或双眼晶状体半脱位发生率约为 60%~80%[67]。在这种综合征中,通常表现为晶状体颞上方向半脱位,晶状体悬韧带完好。其他相关的眼部体征有近视、扁平角膜、虹膜发育不全、视网膜脱离、白内障和青光眼[66]。

其他与晶状体半脱位相关的全身性疾病包括同型胱氨酸尿症,Weill-Marchesani 综合征,Ehlers-Danlos,Sturge-Weber 综合征和下颌骨颜面发育不全。同型胱氨酸尿症是一种罕见的常染色体隐性遗传疾病,由甲硫氨酸代谢缺陷引起。因为分解甲硫氨酸的酶的缺乏,同型半胱氨酸积累。最常见的眼部症状是晶状体向鼻下方脱位。随着时间的推移,脱位进展,晶状体脱位进入前房可能导致急性青光眼。

Weill-Marchesani 综合征是一种结缔组织疾病,其特征是眼球晶状体异常、身材矮小、短指畸形和关节僵硬。通常在儿童时期就被发现的眼部问题包括:球形晶状体、晶状体异常引起的近视、晶状体异位和青光眼[67],识别眼部问题的平均年龄是 7.5 岁。Weill-Marchesani综合征的晶状体常向下方脱位。青光眼是晶状体向前移位最严重的并发症,其原因是瞳孔阻滞。

晶状体脱位治疗主要考虑最大限度提高视力,避免和 / 或治疗弱视,以及处理继发性并发症[66]。初始可以根据脱位的程度进行框架眼镜矫正,如果脱位小而对称,框架眼镜应足够,如脱位是不对称的,隐形眼镜可能更合适,以尽量减少物像不等的影响[66]。由于继发性青光眼的风险,前脱位的晶状体常常需要手术摘除。

参考文献

1. Darrow D, Greene A, Mancini A, et al. Diagnosis and management of infantile hemangioma: executive summary. *Pediatrics.* 2015; 136(4): 786–791.
2. Tavakoli M, Yadegari S, Mosalleaei M, et al. Infantile periocular hemangioma. *J Ophthal Vis Res.* 2017;12(2):205–211.

3. Khan S, Sepahdari A. Orbital masses: CT and MRI of common vascular lesions, benign tumors, and malignancies. *Saudi J Ophthalmol.* 2012;26(4):373–383.

4. Ellis FJ. Pediatric eyelid disorders. In: Nelson L, Olitsky S, eds. *Harley's Pediatric Ophthalmology.* 6th ed. Philadelphia, PA: Lippincott Williams & Wilkins; 2014:348–349.

5. Giachetti A. Hemangiomas infantiles. *Arch Argentin Pediatr.* 2013;111(6):537–545.

6. Hernandez J, Seah L, Chia A, et al. Periocular capillary hemangioma: management practices in recent years. *Clin Ophthalmol.* 2013;7:1227–1232.

7. Setabutr P, Bang G. Periocular capillary hemangiomas: indications and options for treatment. *Mid East Afr J Ophthalmol.* 2010;17(2):121–128.

8. Wagner RS. Conjunctival diseases. In: Nelson L, Olitsky S, eds. *Harley's Pediatric Ophthalmology.* 6th ed. Philadelphia, PA: Lippincott Williams & Wilkins; 2014:172–173.

9. Pirouzian A. Management of pediatric corneal limbal dermoids. *Clin Ophthalmol.* 2013;7:607–614.

10. Brennan R, Wilson M, Kaste S, et al. US and MRI of pediatric ocular masses with histopathological correlation. *Pediatr Radiol.* 2012;42(6):738–749.

11. Lee J, Yau G, Wong M, et al. A comparison of intralesional triamcinolone acetonide injection for primary chalazion in children and adults. *Sci World J.* 2014:1–4.

12. Sethuraman U, Kamat D. The red eye: evaluation and management. *Clin Pediatr.* 2009;48(6):588–600.

13. Catalano RA. Ocular trauma and its prevention. In: Nelson L, Olitsky S, eds. *Harley's Pediatric Ophthalmology.* 6th ed. Philadelphia, PA: Lippincott Williams & Wilkins; 2014:490.

14. Nelson C. Management of eyelid trauma. *Austral New Zeal J Ophthalmol.* 1991;19(4):357–363.

15. Hogg N, Horswell B. Soft tissue pediatric facial trauma: a review. *J Can Dental Assoc.* 2006;72(6):549–552.

16. Jubbal K, Kania K, Braun T, et al. Pediatric blepharoptosis. *Sem Plast Surg.* 2017;31(1):58–64.

17. Wang Y, Xu Y, Liu X, et al. Amblyopia, strabismus and refractive errors in congenital ptosis: a systematic review and meta-analysis. *Sci Rep.* 2018;8(1):1–9.

18. Mokhtarzadeh A, Harrison A. Controversies and advances in the management of congenital ptosis. *Exp Rev Ophthalmol.* 2014;10(1):59–63.

19. Jones S, Weinstein J, Cumberland P, et al. Visual outcome and corneal changes in children with chronic blepharokeratoconjunctivitis. *Ophthalmology.* 2007;114(12):2271–2280.

20. Katowitz W, Katowitz J. Congenital and developmental eyelid

abnormalities. *Plast Reconstr Surg.* 2009;124(Suppl):93e–105e.

21. Revere KE, Foster JA, Katowitz WR, et al. Developmental eyelid abnormalities. In: Katowitz JA, Katowitz W, eds. *Pediatric Oculoplastic Surgery*. 2nd ed. Springer; 2017:341–342.

22. Ortega Molina J, Mora Horna E, Salgado Miranda A, et al. Congenital upper eyelid coloboma: clinical and surgical management. *Case Rep Ophthalmol Med.* 2015; 2015: 286782.

23. Sharma R, Sharma B, Babber M, et al. Treacher Collins syndrome: a case report and review of ophthalmic features. *Taiwan J Ophthalmol.* 2016;6(4):206–209.

24. Ulusal S, Gürkan H, Vatansever Ü, et al. A case of Treacher Collins syndrome. *Balkan J Med Genetics.* 2013;16(2):77–80.

25. Hertle R, Ziylan S, Katowitz J. Ophthalmic features and visual prognosis in the Treacher Collins syndrome. *Br J Ophthalmol.* 1993;77(10):642–645.

26. Bogusiak K, Puch A, Arkuszewski P. Goldenhar syndrome: current perspectives. *World J Pediatr.* 2017;13(5):405–415.

27. Tiwari US, Saha D. Goldenhar-Gorlin syndrome. *Maj Rev.* 2010;20(4): 33–36.

28. Chauhan A, Sharma N. Arterio-venous malformation of the eyelid—a misdiagnosed case. *J Ophthalmol.* 2018; 23(1):1–3.

29. Sauberan DP. Disorders of the lacrimal apparatus in infancy and childhood. In: Nelson L, Olitsky S, eds. *Harley's Pediatric Ophthalmology*. 6th ed. Philadelphia, PA: Lippincott Williams & Wilkins; 2014:335–336.

30. Wagner RS, Aquino M. Pediatric ocular inflammation. *Immunol Allergy Clin N Am.* 2008;28(1):169–188.

31. Shekunov J, Griepentrog G, Diehl N, et al. Prevalence and clinical characteristics of congenital dacryocystocele. *J AAPOS.* 2010;14(5): 417–420.

32. Cavazza S, Laffi G, Lodi L, et al. Congenital dacryocystocele: diagnosis and treatment. *Acta Otorhinolaryngol Ital.* 2008;28(6):298–301.

33. Bergelson J, Shah S, Zaoutis T. *Pediatric Infectious Diseases: The Requisites in Pediatrics*. 1st ed. Philadelphia, PA: Mosby Elsevier; 2008:73–74.

34. Nandhini G, Rajkumar K, Sudheer Kanth K, et al. Molluscum contagiosum in a 12-year-old child—report of a case and review of literature. *J Int Oral Health.* 2015;7(1):63–66.

35. Schornack M, Siemsen D, Bradley E, et al. Ocular manifestations of molluscum contagiosum. *Clin Exp Optom.* 2006;89(6):390–393.

36. Hooker P. Abnormalities of the anterior segment. In: Duckman, Robert H, ed. *Visual Development, Diagnosis, and Treatment of the Pediatric Patient*. 1st ed. Philadelphia, PA: Lippincott Williams & Wilkins; 2006:220.

37. Teoh D, Reynolds S. CME review article: Diagnosis and management

of pediatric conjunctivitis. *Pediatr Emerg Care.* 2003;19(1):48–55.

38. Mallika P, Asok T, Faisal H, et al. Neonatal conjunctivitis— a review. *Malays Fam Physician.* 2008;3(2):77–81.

39. Schmid KL, Schmid LM. Ocular allergy: causes and therapeutic options. *Clin Exp Optom.* 2000;83(5): 257–270.

40. Bowling B. *Kanski's Clinical Ophthalmology: A Systematic Approach.* 8th ed. Edinburgh: Elsevier; 2016.

41. Alves M, Dias AC, Rocha EM. Dry eye in childhood: epidemiological and clinical aspects. *Oc Surf.* 2008; 6(1):44–51.

42. Huang W, Fecarotta C. Pediatric genetic disease of the cornea. *J Pediatr Genet.* 2015;3(4):195–207.

43. Reddy JC, Rapuano CJ. Diseases of the cornea. In: Nelson L, Olitsky S, eds. *Harley's Pediatric Ophthalmology.* 6th ed. Philadelphia, PA: Lippincott Williams & Wilkins; 2014:221.

44. Javadi M, Rezaei-Kanavi M, Javadi A, et al. Meesmann corneal dystrophy; a clinico-pathologic, ultrastructural and confocal scan report. *J Ophthalmic Vis Res.* 2009; 5(2):122–126.

45. Wright K, Spiegel P. *Pediatric Ophthalmology and Strabismus.* 2nd ed. New York: Springer-Verlag; 2003.

46. Rapuano C. *Color Atlas and Synopsis of Clinical Ophthalmology— Wills Eye Institute: Cornea.* 2nd ed. Philadephia, PA: Lippincott Williams & Wilkins; 2012.

47. Wallang B, Das S. Keratoglobus. *Eye.* 2013;27(9): 1004–1012.

48. Wright K, Strube Y. *Pediatric Ophthalmology And Strabismus.* New York: Oxford University Press; 2012.

49. Panos G, Kozeis N, Balidis M, et al. Collagen cross-linking for paediatric keratoconus. *Open Ophthalmol J.* 2017;11(Suppl-1, M5):211–216.

50. Traboulsi E. *Genetic Diseases of the Eye.* 2nd ed. Oxford: Oxford University Press; 2012:93.

51. Liu GT, Levin AV. Pediatric uveitis. In: Nelson L, Olitsky S, eds. *Harley's Pediatric Ophthalmology.* 6th ed. Philadelphia, PA: Lippincott Williams & Wilkins; 2014:287–289.

52. Barut K, Adrovic A, S˛ahin S, et al. Juvenile idiopathic arthritis. *Balkan Med J.* 2017;34(2):90–101.

53. Chen N, Choi J, Cheung C. Pediatric uveitis. *Asia-Pac J Ophthalmol.* 2018;7(3):192–199.

54. Nelson L, Olitsky S. *Pediatric Clinical Ophthalmology: A Color Handbook.* 1st ed. London: Manson Publishing; 2012:157.

55. Reis L, Semina E. Genetics of anterior segment dysgenesis disorders. *Curr Opin Ophthalmol.* 2011;22(5):314–324.

56. Song W, Hu X. The rare Axenfeld–Rieger syndrome with systemic anomalies. *Medicine.* 2017;96(33):1–5.

57. Bhandari R, Ferri S, Whittaker B, et al. Peters anomaly: review of the literature. *Cornea.* 2011;30(8):939–944.

58. Wright K, Strube Y. *Pediatric Ophthalmology and Strabismus.* New

York: Oxford University Press; 2012:1047.

59. Singh R, Ichhpujani P. Pediatric genetic diseases causing glaucoma. *J Pediatr Genet.* 2015;3(4):209–218.

60. Brauner S, Walton D, Chen T. Aniridia. *Int Ophthalmol Clin.* 2008;48(2):79–85.

61. Beck AD. Diagnosis and management of pediatric glaucoma. *Ophthalmol Clin of N Am.* 2001;14(3):501–512.

62. Gandhi NG, Freedman SF. Glaucoma in infants and children. In: Nelson L, Olitsky S, eds. *Harley's Pediatric Ophthalmology.* 6th ed. Philadelphia, PA: Lippincott Williams & Wilkins; 2014:258–282.

63. Shaarawy TM, Sherwood MB, Hitchings RA, et al. *Glaucoma: Medical Diagnosis & Therapy.* 1st ed. Philadelphia, PA: Saunders Elsevier; 2009.

64. Marchini G, Toscani M, Chemello F. Pediatric glaucoma: current perspectives. *Ped Health Med Therap.* 2014;5:15–27.

65. Zetterström C, Lundvall A, Kugelberg M. Cataracts in children. *J Cataract Refract Surg.* 2005;31:824–840.

66. Hug D. Pediatric cataracts and lens anomalies. In: Nelson L, Olitsky S, eds. *Harley's Pediatric Ophthalmology.* 6th ed. Philadelphia, PA: Lippincott Williams & Wilkins; 2014:253–255.

67. Tsilou E, MacDonald IM. Weill-Marchesani syndrome. 2007 Nov 1 [Updated 2013 Feb 14]. In: Adam MP, Ardinger HH, Pagon RA, et al., eds. GeneReviews® [Internet]. Seattle, WA: University of Washington, Seattle; 1993–2019.

第十四章

眼后节异常

Marie I. Bodack   Pamela H. Schnell

眼后节病变在儿童中相对少见。但是，一旦存在后节病变，可能严重损害视力，甚至危及生命。临床医生必须仔细对所有儿童患者进行眼后节检查，包括定期扩瞳检查。本节将讨论最常见的情况，以及目前的治疗和转诊选择。

评估

为了评估视网膜的健康状况，儿童患者应进行常规扩瞳检查。尽管眼后节病变在儿童中不如成人常见，但仍有患病的可能。当矫正视力达不到 20/20 时，扩瞳检查尤其是仔细检查黄斑部很重要。即便是无视力不良症状，许多遗传疾病在患者出现视力不良症状前就已经出现眼底改变。检查每只眼睛的后极部，观察双眼的对称性很重要。尽管在疾病晚期，遗传性视网膜疾病可能表现为双眼不对称，但绝大部分情况仍表现为双眼对称。如果单眼黄斑缺损，应考虑外伤或炎症所致。对视神经和视网膜血管评估可以协助诊断。其他病史采集应包括家族史中有视力不良或已知视网膜病变、既往用药史和夜盲史。另外患者主诉视力下降，询问这种变化是突发还是渐进的很重要。

1% 的托吡卡胺和 2.5% 的去氧肾上腺素可安全用于儿童扩瞳。若行睫状肌麻痹验光，1 岁以上的儿童可以用 1% 的环喷托酯扩瞳，对于 1 岁以内的婴儿，建议使用 0.5% 的环喷托酯[1]。检查视网膜常用 +20D 前置镜和双目间接检眼镜。若有必要，可让父母协助儿童置于裂隙灯显微镜下检查眼前节。但由于婴幼儿难以保持固定姿势，用 +78D 或 +90D 的前置镜评估眼底通常很困难。如果需要对这些患儿的后极部进行更充分的评估，直接检眼镜或 PanOptic 广角检眼镜可能更好。如果考虑有病变可能，视光师不能充分评估眼底，可将患儿转诊到视网膜专家或儿童眼科医生处进行专业评估。在某些情况下，可以进行麻醉下检查。必须谨记，转诊患儿前，潜在病变风险都应超过麻醉风险。矫正视力达到 20/20 者，没有其他病变迹象，即使无法完全评估周边网膜，麻醉下检查也可不列为常规操作。

已有黄斑病变的患儿，如果患儿配合，还应检查单眼色觉、视野、眼电生理如视网膜电图（ERG）、眼电图（EOG）以及光学相干断层扫描（OCT）。OCT 检查时告诉他们"去找超级英雄或者公主"，患儿大多能配合注视。当然必须留存眼底照片以便记录视网膜的病情变化。

睫状体

后部葡萄膜炎

儿童后葡萄膜炎的病因很多,包括弓形虫病、弓蛔虫病、结节病、幼年特发性关节炎(juvenile idiopathic arthritis, JIA)、细菌感染(如结核和梅毒)、病毒感染[如巨细胞病毒(CMV)、风疹、麻疹和疱疹病毒],真菌感染等[2-4]。症状包括视力下降、眼红和飞蚊症,通常不伴疼痛。治疗比较棘手,且不同的病原体治疗也不同。目前的治疗方案包括眼周、玻璃体腔和全身使用皮质类固醇药物[3-5]。

弓形虫病是大龄儿童后部葡萄膜炎最常见的原因(图 14.1),病原体是刚地弓形虫,由猫传播。虽然脉络膜视网膜炎通常与先天性弓形虫病有关,但弓形虫病可以是先天性的,也可以是后天的。活动性病变呈毛茸茸的黄白色改变,通常位于脉络膜视网膜萎缩或色素瘢痕附近,伴邻近的玻璃体炎。黄斑受累者伴有明显的视力损害[6]。疾病通常是自限性的,几周到几个月能恢复。但对于免疫缺陷患者,会发生更严重的眼部疾病[7]。治疗指征为:视神经或黄斑附近的病变以及免疫缺陷患者,通常使用乙胺嘧啶、克林霉素和皮质类固醇。

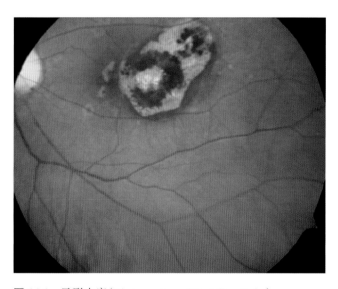

图 14.1　弓形虫病(Photo courtesy of Dr. Jeffrey Roth.)

弓蛔虫病由常见的犬类肠道寄生虫——犬弓蛔虫感染引起,表现为眼内炎、视网膜肉芽肿(尤其是黄斑)或弥漫性的炎症,并伴有玻璃体视网膜脓肿[2,8]。通常为单眼发病。与弓形虫病一样,全身应用皮质类固醇可减少炎症。使用驱虫药可能会加重病情,因为死亡的虫体会加重炎症反应。

结节病引起的后葡萄膜炎在 20~50 岁的患者中较为常见,年轻患者少见。典型临床表现包括双眼疼痛、畏光以及视物模糊,严重者可出现羊脂状 KP 和虹膜结节。局部使用激素效果不佳时可全身使用皮质类固醇。

细菌感染(结核感染、梅毒螺旋体)和病毒感染(巨细胞病毒、风疹、麻疹和疱疹病毒)

也可引起儿童后部葡萄膜炎。大约 6% 的艾滋病儿童患有 CMV 视网膜炎[2]，表现为视网膜黄白色坏死灶，伴有视网膜出血[8]，治疗原则为静脉滴注更昔洛韦。先天性梅毒特征为椒盐样眼底改变，且可出现各种视网膜脉络膜的炎症表现。怀疑病毒或细菌感染时，应行病原微生物检查，以便给予恰当的抗生素或其他治疗。

全葡萄膜炎

全葡萄膜炎可继发于上述多种情况或某些疾病如 Behçet 病未及时治疗。Behçet 病可根据复发性口腔溃疡、双眼视网膜血管炎及多系统表现综合诊断[9-11]。这种疾病好发于 20~50 岁患者，儿童发病时，葡萄膜炎的表现最为常见。与其他疾病所致后葡萄膜炎一样，症状包括视物模糊、畏光、疼痛和飞蚊症[12]。常见并发症有：前房积脓、白内障、黄斑水肿、视网膜血管性疾病如视网膜分支静脉阻塞（branch retinal vein occlusion，BRVO）、新生血管和视网膜脱离[2,8]。治疗需要全身使用类固醇皮质激素，及时转诊到专科进行免疫抑制治疗。

玻璃体

持续性胚胎血管

持续性胚胎血管症（persistent fetal vasculature，PFV）是一种重要的玻璃体发育障碍，也称永存原始玻璃体增生症（persistent hyperplastic primary vitreous，PHPV）。原因为透明血管系统在出生时不会完全退化，有两种主要表现：前部和后部。前部较常见，表现为白内障、晶状体后团块。后部表现为白色、致密、不透明的膜或突出的视网膜皱褶[13]。检查可见视盘上白色的小突起，称为 Bergmeister 乳头，或晶状体后部白色的混浊，称为 Mittendorf 点。严重病例中，从晶状体到视神经之间存在纤维膜（图 14.2）。PFV 单眼多见，也有双眼发病者。

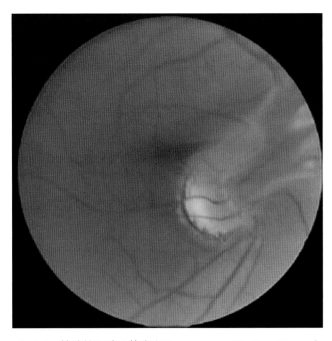

图 14.2　持续性胚胎血管症（Photo courtesy of Dr. Scott Richter.）

存在 PFV 时,通常与小眼球、浅前房、晶状体混浊和晶状体后膜有关,也和白瞳症、视网膜脱离有关[14-16]。病情进展可引起闭角型青光眼。治疗随发病年龄而异,包括晶状体切除术、玻璃体切除或联合治疗[17]。矫正屈光不正可配戴角膜接触镜。

视网膜

随着视网膜成像技术(如 OCT)的出现,人们对许多视网膜病变的结构异常有更多了解。

发育异常

眼组织缺损

眼组织缺损可发生于许多眼部结构如虹膜、视神经和视网膜(图 14.3)。眼组织缺损为发育异常,表现为妊娠期胎儿裂未完全闭合,可能是单侧的,也可能是双侧的。一般情况下,眼组织缺损没有家族遗传倾向,但在某些病例中发现了常染色体显性遗传。

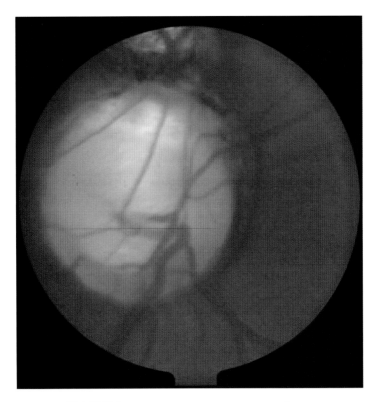

图 14.3 视盘缺损(Photo courtesy of Dr. Scott Richter.)

视网膜或脉络膜缺损通常表现为视盘下方的淡黄白色病灶,当病灶足够大可表现为白瞳症。它们大小不一,可与视神经或虹膜缺损有关,这种情况提示可能存在视网膜脱离。预后与黄斑及视神经受累程度密切相关。可伴有非进行性视野缺陷。相关的全身异常包括 CHARGE 综合征(眼组织缺损,心脏缺陷,后鼻孔闭锁,发育迟缓,生殖器异常,耳异常),基底脑膨出和各种染色体异常[18-19]。

视盘小凹

　　视盘小凹是视神经的空洞性病变,常位于颞部(图 14.4)。病因不是胚胎裂未闭,而是与胚胎发育异常有关[20],视力通常不受影响。但是,45% 的患者会出现黄斑区浆液性视网膜脱离,这可导致视力明显下降[21]。

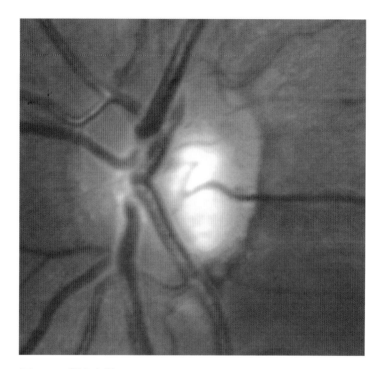

图 14.4　视盘小凹

血管异常

毛细血管母细胞瘤

　　毛细血管母细胞瘤,旧称为血管瘤,发生在视网膜时视为 von Hippel-Lindau 病的一部分[22],但有时它也可孤立出现[23]。发病年龄通常在 20 岁以内,表现为隆起的红色血管病变,大小不一,有供养血管和引流血管,病变可位于视网膜或视盘上,位于视盘者较难治疗。毛细血管母细胞瘤本身是良性肿瘤,间接导致的视网膜渗出、视网膜前膜形成或玻璃体积血是导致视物模糊或视力下降的原因。怀疑毛细血管母细胞瘤的患者,除了扩瞳检查眼底外,还应行荧光素眼底血管造影(fundus fluorescein angiography, FFA),能更好地观察动脉充盈和静脉引流,FFA 也可以发现亚临床的血管母细胞瘤[24]。治疗方法有冷冻疗法和氩激光,可获得较好的效果[25-26]。近年来,玻璃体腔注射贝伐单抗已用于治疗该病[27]。

海绵状血管瘤

海绵状血管瘤女性多见, 20~30 岁起病。通常表现为单侧孤立的葡萄簇状病灶, 小动脉瘤旁可见灰白色纤维组织。大多数海绵状血管瘤只有出现明显渗漏时才被发现[19,28], 玻璃体积血是最常见的并发症[24]。如果没有出现症状, 则进行观察。MRI 可以用来排除大脑海绵状血管瘤[24]。

血管异常

大多数情况下儿童的血管异常是良性的, 但临床医生应意识到其可能与全身性疾病有关。例如, 糖尿病可引起静脉串珠样改变, 白血病可引起视网膜血管迂曲或串珠样改变。儿童患者一旦发现血管异常都应进行适当的全身检查。

蔓状血管瘤

蔓状血管瘤是一组"蠕虫状"的视网膜血管, 是动静脉(arteriovenous, AV)通路系统。可单独存在, 也可能与 Wyburn-Mason(视网膜脑面部血管瘤病)综合征相关。解剖上表现为扩张的视网膜动脉起源于视盘, 与视网膜静脉汇合, 再回到视盘。一般病情稳定, 不出现视网膜出血, 无需治疗。患者应进行 Wyburn-Mason 综合征的评估, 排除类似的大脑血管异常[24]。

早产儿视网膜病变

早产儿视网膜病变(retinopathy of prematurity, ROP)是由视网膜血管化不完全引起的血管增生性疾病。ROP 多见于早产儿和低体重儿, 出生体重 <1 251g 的婴儿中发病率为 68%[29]。20 世纪 40 年代, ROP 被称为晶状体后纤维增生症(retrolental fiber plasia, RLF), 医生观察到某些早产儿的纤维血管组织延伸到晶状体囊, 造成白瞳症, 并且许多早产儿出现视网膜脱离[30]。当时, RLF 的发病机制不清楚。早期的 RLF 病例中, 早产儿都接受过 100% 浓度的氧气吸入治疗, 当医生使用较低氧浓度氧气治疗后, RLF 病例减少。后来, 研究人员发现, 在没有适应环境的情况下, 将婴儿从高氧环境(如恒温箱)转移到低氧环境(如环境空气), 会导致视网膜血管损伤[31]。20 世纪 70 年代, 随着氧气监测的改善和早产儿存活率的提高, ROP 再次出现。目前, 治疗时间和供氧浓度被认为是 ROP 的危险因素[32]。理想的氧气浓度尚不清楚。对不同浓度的氧疗研究发现, 低浓度是否会导致更有利的眼科结局或更高的死亡风险, 结果相互矛盾[33-35]。周围血管约在 36 周时到达鼻侧锯齿缘, 40 周到达颞侧锯齿缘[36], 早产儿在出生时没有完成视网膜血管化。

目前的筛查指南建议出生体重不足 1 500g 或妊娠不足 30 周的婴儿需接受 ROP 筛查。此外, 1 500~2 000g 或小于 30 周但临床病程不稳定的婴儿也应接受筛查。第一次筛查应在出生后 4 周或妊娠 30~31 周时进行, 以较晚者为准[37]。评估早产儿视网膜病变根据视网膜受累的位置(区域), 视网膜受累的程度(时钟范围), 疾病分期, 是否存在附加病变(plus)来描述[38]。国际上对早产儿视网膜病变分为 3 区 5 个阶段[38-39], I 区是以视盘为中心, 视神经到中央凹距离的两倍为半径的圆。II 区是一个与 I 区同心圆, 向外延伸至鼻侧锯齿缘。III 区是视网膜的剩余部分, 包括上、下、颞侧周边视网膜。1 期, 颞侧网膜有血管和无血管区之间形成分界线。2 期,这条线隆起成嵴。3 期,新生血管从这个区域延伸到玻璃体。如果视网膜脱离存在,ROP 至少为 4 期,4a 期未累及黄斑,4b 期累及黄斑。5 期则表现为全视网膜脱离。附加病变表现为视网膜血管扩张和弯曲,可能出现虹膜血管充盈、玻璃体混浊和瞳孔扩张不良(图 14.5)[38]。血管迂曲扩张可能出现在异常视网膜的边缘或至少两个象限。前附加病变的特征是小动脉弯曲和静脉扩张大于正常,但还不足以归类为附加病变。随着时间的推移,前附加病变可能发展为附加病变。

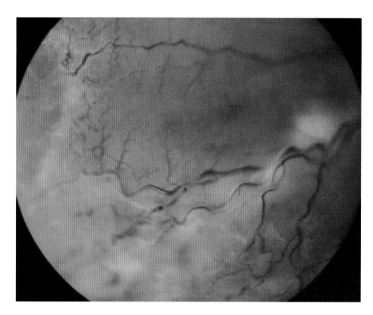

图 14.5　伴有视网膜脱离的早产儿视网膜病变(ROP)(Photo courtesy of Dr. Jeffrey Roth.)

急进性后极部 ROP(AP-ROP),以前被称为 II 型 ROP 和 rush 病,是一种不常见的快速进展型[38],特征是四个象限的血管扩张和弯曲增加。后部病变与周围视网膜病变不成比例,很难区分小动脉和小静脉[40]。儿童在 I 区或 II 区出现 3 期 ROP,并伴有 5 个连续或 8 个间断钟点的新生血管时,即为阈值病变。

大多数 ROP 会自发消退,以下几种情况需要接受治疗[38,41-42]:

I 区:任何有附加病变的阶段;

I 区:3 期无附加病变;

II 区:2 期或有附加病变的 3 期。

I 区 1 期或 2 期无附加病变或 II 区 3 期无附加病变患儿,观察随访。传统的治疗包括对周边视网膜无血管区进行冷冻治疗。冷冻治疗虽然已被证明可减少 50% 不良结局的发生率[26,43],但远期观察发现对眼球结构和视力不利[44]。早产儿视网膜病变的早期治疗(ET-ROP)研究组观察了激光和冷冻治疗对婴儿的影响[42],结果发现早期治疗对后路疾病有好处。目前的治疗标准是全视网膜激光光凝(panretinal laser photocoagulation, PRP)。PRP 与高度近视有关,I 区 ROP 预后较差[45-46],存在视网膜脱离需手术治疗。

目前,正在研究抗 VEGF 药物如贝伐单抗治疗 ROP 的效果,贝伐单抗消除了早产儿视网膜病变的血管生成威胁（BEAT-ROP）。研究比较玻璃体内贝伐单抗与激光光凝治疗Ⅰ区或Ⅱ区3期附加病变的效果,发现接受贝伐单抗治疗的患者中,Ⅰ区的复发率较低,但贝伐单抗组远期仍要复发[45-47],与激光不同,贝伐单抗不会对视网膜组织造成永久性的破坏,与PRP相比,贝伐单抗治疗导致的近视度数较低[45-46,48],但贝伐单抗可延缓神经发育,最小可在18月龄的儿童中观察到[49]。

遗传性眼病

青少年黄斑变性

Stargardt 病

Stargardt 病发病率为万分之一,是一种常染色体隐性遗传疾病,与 *ABCA4* 基因突变有关[50],是最常见的青少年黄斑变性[50]。这种疾病常表现为学龄儿童双眼中心视力丧失[51]。早期,眼底可能正常,但视力开始下降[50]。出现肉眼可见病变时,典型表现为牛眼黄斑病变,外观呈“青铜色”,常伴视网膜色素上皮（RPE）水平的斑点样黄色沉积（图 14.6A）。这些斑点与 RPE 中的脂褐素沉积相对应。患者还会存在色觉和中央视野缺陷。OCT 显示视网膜外层中央缺失[50]。眼底自发荧光显示强荧光斑点,与脂褐素一致。随着时间的推移,RPE 萎缩,斑点变成弱荧光。大多数情况下,评估这些患者时,眼底自发荧光能取代荧光素眼底血管造影[50]。荧光素眼底血管造影显示特征性的脉络膜中央萎缩（图 14.6B）。与荧光素眼底血管造影的强荧光相比,吲哚菁绿眼底血管造影显示在暗区有大的脉络膜血管和小斑点的弱荧光[52]。图形 ERG 常常下降[53]。这种疾病是渐进性的,结局表现为 20岁左右最佳视力为 20/200。随着时间推移和病情进展,这些患者会出现周围视野丧失和夜盲,以及抑郁等心理问题[54]。虽然干细胞移植正在研究中,但目前还没有治疗 Stargardt病的方法[55]。患者可通过各种低视力设备获益,并转诊到心理学家或社会工作者处就诊。

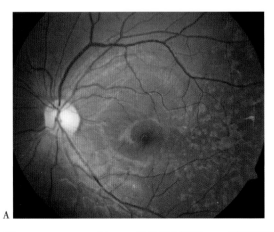
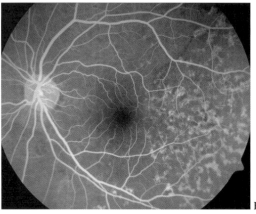

图 14.6 Stargardt 病。A. 彩色眼底照片;B. 荧光素眼底血管造影（Photos courtesy of Dr. Jeffrey Roth.）

卵黄样黄斑营养不良

卵黄样黄斑营养不良症（Best vitelliform macular dystrophy，BVMD）是一种常染色体显性遗传疾病，通常在出生时就存在，但可能在以后的生活中才会被发现。该疾病是由于 *BEST1*（*VMD2*）基因的突变[56]。随着病情进展，有三种眼部表现：卵黄期、假性积脓性和卵黄破裂期[50]。卵黄期表现为双眼中央凹内圆形的黄色脂褐素沉积，常与蛋黄的外观相似（图 14.7）。此时仅出现轻微的视力下降，但可能存在视物变形，双眼病情可不对称[57]。假性积脓期的特征是一个由卵黄状物质和透明液体组成的圆顶状囊肿。卵黄破裂期囊肿呈斑驳、紊乱外观。晚期，脉络膜视网膜萎缩，约 5% 出现脉络膜新生血管。虽然大多情况下因脂褐素掩盖导致脉络膜新生血管不可见，但是当视力突然下降时应考虑有新生血管的可能。

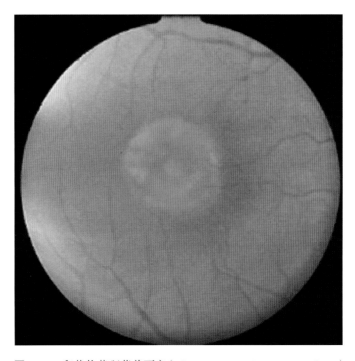

图 14.7　卵黄状黄斑营养不良（Photo courtesy of Dr. Scott Richter.）

除了检眼镜外，其他检查可能有助于 BVMD 的诊断。OCT 表现为圆顶状区高反射和低反射。高反射对应脂褐素沉积，低反射则对应光学空洞[50]。眼底自发荧光表现出强荧光和弱荧光的不同模式[58]。该病的主要诊断是异常的 EOG，表现为明显下降或消失的光反应，或 Arden 比小于 1.5[57]。患者或携带者 EOG 都显示异常。对家庭成员进行检测也很重要，可以了解病情发展，并给予遗传咨询[8,59]。目前还没有有效的治疗方法，针对脉络膜新生血管，可考虑激光治疗。对视力下降或视物变形的患者可转诊给低视力专家会诊。

先天性 X 连锁视网膜劈裂症

先天性 X 连锁视网膜劈裂症（congenital X-linked retinoschisis，CLXRS）是一种遗传性黄斑病变，主要影响男性，是年轻男孩中最常见的黄斑营养不良症之一。表现为轻微的中央凹分离，囊腔在黄斑周围呈星状或辐轮状排列。根据 OCT 表现分为四型[60]：

1 型：中央凹型（仅中央凹劈裂）

2 型：中央凹板层型（无周边视网膜劈裂的中央凹板层劈裂）

3 型：复杂型（中央凹、板层和周边视网膜劈裂）

4 型：中央凹外周型（中央凹劈裂和周边视网膜劈裂）

3 型最常见（71%），与其他类型黄斑水肿相比，荧光素眼底血管造影未见强荧光或渗漏[19]。此外，FERG 出现负向波，有助于确诊。通常是在学校视力检查时发现的，但也可在婴儿期被发现，表现为大的泡性劈裂或者玻璃体积血。周边劈裂多起源于颞下方。青少年视网膜劈裂相关的其他相关的体征有血管萎缩和视网膜脱离。治疗可用巩膜扣带术或玻璃体切割术，预后较差，在生命的前十年和前二十年视力下降到 20/200，直到第五六十年保持稳定[60]。

视网膜色素变性

视网膜色素变性（retinitis pigmentosa, RP）是一组进行性杆状及椎体细胞营养不良的异质性疾病。遗传方式可以是 X 连锁隐性遗传、常染色体隐性遗传或常染色体显性遗传，在亚群内表型也有很大差异。一般来说，X 连锁隐性遗传型发病最早，视力预后最差[59]。

患者主诉夜视困难或无症状，常有家族性夜视困难病史。其他症状包括：视力下降，头痛，周边视觉差，或日间视力波动大。此外，RP 的婴儿可能表现为视觉反应缺失。

RP 患者视力逐渐下降，从周边开始，逐渐侵犯中心视力。早期周边视野丧失往往并无自觉症状，但会导致视野缩窄，如果波及黄斑，将导致中心视力丧失。

成人 RP 的典型表现是周边视网膜出现特征性骨细胞样色素沉着（图 14.8），在儿童难以发现，特别是早期，因为色素沉着是一个渐进的过程。临床还可出现双眼视神经萎缩、血管闭塞和白内障[19]。

RP 并发症主要是囊样黄斑水肿（cystoid macular edema, CME），会直接影响中心视力。CME 的病理生理机制尚不清楚，口服和局部使用碳酸酐酶抑制剂是一线治疗方法。口服乙酰唑胺和局部使用多唑胺具有较好的有效性和安全性[61]。

RP 患者视杆细胞功能受损大于视锥细胞，因此 ERG 可用于诊断和随访，也能与非进展性疾病如先天性静止性夜盲（congenital stationary night blindness, CSNB）进行鉴别。另外常出现暗适应异常，但用于儿童测试较为困难。

RP 也可能与系统性疾病有关。Usher 综合征为 RP 合并耳聋和前庭功能障碍。有 3 种亚型：1 型表现为先天性重度或极重度聋，前庭功能障碍，生后 10 年出现 RP；2 型表现为先天性中重度听力丧失，无前庭疾患，生后 20 年出现 RP；3 型表现为进行性听力丧失，偶发前庭异常，RP 起病不一。Bardet-Biedl 综合征：伴有肥胖、智力障碍、多指畸形和性腺功能减退[62]。Senior-Loken 综合征包括肾功能衰竭。虽然详细讨论这些综合征超出了本章节范围，但可在其他文献中获取。

RP 目前还没有已知有效的治疗方法。ERG 检测显示每天服用 15 000IU 维生素 A 棕榈酸酯的成年人与服用其他剂量维生素 A 棕榈酸酯患者相比，视网膜功能下降速度较慢[63]。按年龄调整剂量的维生素 A 棕榈酸酯对儿童也有类似的效果[64]。最近的研究发现，自体骨髓干细胞治疗对视力有利[65]。晚期患者可通过配戴低视力助视器，最大限度地增加残余视野。

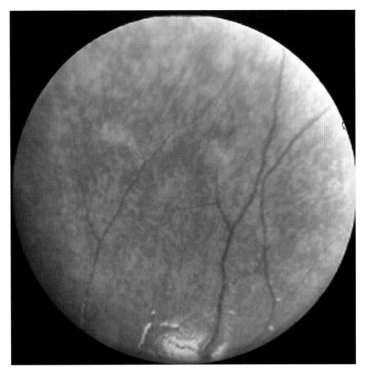

图 14.8　RP 表现为典型的骨细胞样色素沉着外观（Photo courtesy of Dr. Scott Richter.）

先天性静止性夜盲

先天性静止性夜盲（congenital stationary night blindness，CSNB）是一组常染色体显性遗传、常染色体隐性遗传或 X 染色体连锁遗传的非进行性遗传疾病，大多表现为 X 染色体连锁或常染色体隐性遗传。患者常主诉昏暗灯光或夜间视物困难，部分出现畏光。虽然直接眼底镜检查正常，但几乎所有患者都有不同程度的眼底异常改变。为了确诊，常常需要进行 ERG 检测[66]。常见的临床类型有：Riggs-type 和 Schubert-Bornschein。Schubert-Bornschein 进一步分为完全性 CSNB（CSNB1）和不全性 CSNB（CSNB2）。完全性 CSNB 表现为 ERG 明显异常，视力约 20/40，中高度近视，眼球震颤；不全性 CSNB 表现为屈光不正和眼球震颤程度不同，视力更差，约 20/60[67]。CSNB 的另外两个类型有异常的眼底表现：白点状眼底和小口氏病（Oguchi 病）[66]。白点状眼底表现为白色小点出现在后极和中周部，是一种斑点视网膜疾病，有不同的病因，并不都是 CSNB 的亚组。小口氏病是一种常染色体隐性遗传疾病，眼底在光照下会呈现金黄色的光泽，暗适应后，光泽会消失[66]。

全色盲

全色盲是一种常染色体隐性遗传疾病，也称杆细胞单色症。至少发现 5 个致病基因，最常见的是 *CNGB3*，占 40%~50%[68]。全色盲患者视网膜上缺乏功能性视椎细胞感受器，从部分缺乏到全部缺乏，完全缺乏者症状严重。症状包括视力下降（严重时超过 20/200），色盲（从减少到完全消失），畏光和眼球震颤。眼底检查正常，有或没有中心凹反射，或视网膜色素上皮斑驳[68-69]。辅助检查有视野、OCT 和 ERG。视野可显示中央暗点，OCT 显示中央凹感光层缺失，内段 / 外段（IS/OS）交界处断裂，黄斑变薄，中央凹发育不全，视网膜整体变薄，随时间推移的光感受器凋亡[70]。ERG 检测表现出对单一闪光刺激有残留的锥细胞反应，对闪烁刺激没有反应，杆细胞反应正常或降低[69]。

目前没有治愈疾病的方法，基因疗法处于研究中[68]。色盲患者可转诊到低视力专科进行评估，可以使用有色镜片、太阳镜和低视力设备。

蓝锥细胞色盲

蓝锥细胞色盲，又称 S 锥细胞单色症或 X 连锁不全色盲，是一种 X 连锁隐性遗传病。患者视网膜中缺乏感中长波的视锥细胞。表现为辨色能力差，眼球震颤和偏心注视，眼底外观正常，ERG 对蓝色闪光有反应[68]。

Leber 氏先天性黑矇症

Leber 氏先天性黑矇症是一种常染色体隐性遗传疾病，也称婴儿锥杆细胞营养不良。患儿通常眼底外观正常，视力极差，眼球活动不稳定，眼球震颤，高度远视，瞳孔反应异常，ERG 反应减弱或消失。通常在生后最初几个月内被发现，怀疑 Leber 氏先天性黑矇症患者应进行全身检测，排除罕见的综合征如 Joubert 综合征[59,71]。

Coats 病

Coats 病是一种典型的单侧、非遗传性、渗出性疾病，常见于小男孩。10~20 岁多见，发病越早病情越重。弥漫性视网膜血管渗出、动脉瘤和无新生血管的视网膜无灌注是该病的特征性表现。荧光素眼底血管造影可见多处局灶性毛细血管扩张（图 14.9）[72]。最近研究

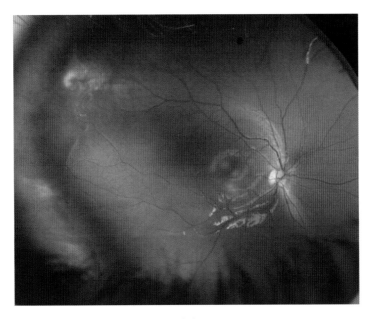

图 14.9 11 岁男童，颞上视网膜病变

发现,大多数患者存在双眼视网膜周边血管系统异常[73],如不及时发现和治疗,会逐渐形成渗出性视网膜脱离,出现青光眼和白内障等并发症,后果严重,Coats 病按程度分类如表 14.1所示[74]。1 期和 2 期患者视力预后较好。

表 14.1　Coats 病分型[74]

1	视网膜毛细血管扩张
2a	视网膜毛细血管扩张和中心凹外渗出
2b	视网膜毛细血管扩张和中心凹渗出
3a1	渗出性部分视网膜脱离,不累及中心凹
3a2	渗出性部分视网膜脱离,累及中心凹
3b	全视网膜脱离
4	全视网膜脱离和青光眼
5	终末期(盲,无痛性全视网膜脱离)

治疗原则是通过减少黄斑水肿来维持黄斑功能。症状轻微者可以观察随访[74]。病情严重者,可采用氩激光光凝或冷冻治疗,减少渗出、防止大范围的视网膜脱离[8,59,72,74]。近年来,抗 VEGF 治疗如贝伐单抗也用于部分 Coats 病患者,单独使用或与激光联合使用[72],并且需要多次治疗。疾病进展需要进一步的手术治疗如巩膜扣带术或玻璃体切割术[74-75]。

家族性渗出性玻璃体视网膜疾病

家族性渗出性玻璃体视网膜病变(familial exudative vitreoretinopathy, FEVR)是一种遗传性视网膜血管异常的玻璃体视网膜病变。多种致病基因与 FEVR 相关,遗传方式有常染色体显性遗传、常染色体隐性遗传和 X 连锁突变[76]。FEVR 必须与其他视网膜疾病如 Coats 病和ROP 相鉴别。与 Coats 病不同,FEVR 多为双侧,玻璃体病变较多[77]。与 ROP 的区别在于视网膜血管区和无血管区之间没有嵴,FEVR 患者不一定是早产儿,也不一定接受过氧气治疗。

临床上,FEVR 表现为视网膜血管发育不良,最常见的部位在颞部视网膜。一些患者中,视网膜血管区和无血管区交界处可见白色颗粒状病变[78]。FEVR 在视网膜上的表现可从轻度、无症状到广泛的牵拉和渗出,甚至出现渗出性视网膜脱离。黄斑牵拉和白内障是常见的晚期并发症[79]。荧光素眼底血管造影可见视网膜周边无灌注,视网膜外周血管异常及黄斑、周边部或血管区与无血管区交界处可能出现毛细血管扩张[76]。OCT 显示玻璃体视网膜牵拉、CME 和玻璃体后膜[76]。屈光检查近视较为常见,常伴屈光参差和弱视。双眼不同时发病者,FEVR 侧近视更为明显[80]。

治疗方法主要是采用激光或冷冻治疗血管渗漏[24]。抗 VEGF 药物可能具有辅助作用[81]。一般来说,发病越早,预后越差[79]。与全身系统性疾病关系不大,也有部分患者存在骨密度问题[76]。

血管样条纹(Angioid 条纹)

该病在儿童中少见,表现为视神经周围呈放射状的 Bruch 膜断裂,称为血管样条纹,呈线性灰色或暗红色,有放射状(占 73%)和辐状(占 27%)两类。50% 的患者与系统性疾病有关[19,82],（图 14.10）显示视网膜血管下条纹。通过观察视神经乳头和后极部做出临床诊断。常见的全身性疾病是弹性纤维假黄瘤、镰状细胞病、Paget 病，Ehlers-Danlos 综合征也可发现血管样条纹（表 14.2）。视力一般正常，除非出现并发症。血管纹可导致视网膜下脉络膜新生血管形成和黄斑变性，治疗方案主要是局部激光光凝和治疗系统性疾病[83]。光动力疗法和抗 VEGF 药物（如贝伐单抗、雷珠单抗和阿柏西普）也用于治疗，这两种治疗方法常需多次治疗[82]。中心凹下新生血管膜的患者可考虑黄斑易位[84]。由于脉络膜破裂和视网膜出血的风险增加[85]，屈光不正患者建议配戴角膜接触镜（特别在体育运动时）。每 6 个月扩瞳检查眼底。

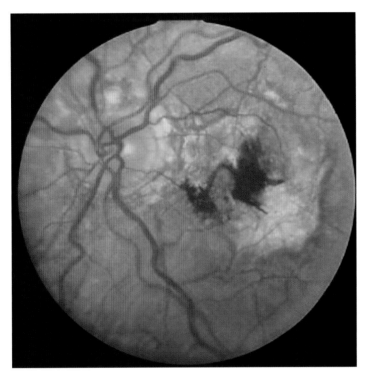

图 14.10　高度近视伴黄斑变性的血管样条纹（Photo courtesy of Dr. Scott Richter.）

表 14.2　伴有 Angioid 条纹的全身性疾病[82]

疾病	其他眼部发现	皮肤	心血管	其他
PXE	后极部橙黄色斑点	黄色丘疹：斑块中的"鸡皮"	HTN,过早的冠状动脉疾病	神经 CVA, 动脉瘤可能
Ehlers-Danlos	内眦赘皮,高度近视,蓝色巩膜,晶状体异位	皮肤愈合不良,关节过度伸展	解剖性动脉瘤,大血管自发破裂,二尖瓣脱垂	
Paget 病				肌肉骨骼畸形或长骨,头颅扩张
血红蛋白病				

肿瘤

白血病

白血病是白细胞癌。儿童以急性淋巴细胞白血病（acute lymphocytic leukemia，ALL）最常见，约占 75%。急性髓性白血病（acute myelogenous leukemia，AML）次之。也有慢性和混合性，但比较少见[86]。眼部发病率变化较大，儿童眼部患病率为 16.5%~24.3%[87-88]，成年人中更常见。常见的眼部表现是白血病视网膜病变：视网膜出血、Roth 斑、棉绒斑和视网膜静脉曲张[89]。少见组织浸润，表现为快速进展的眼球突出、眼睑水肿和球结膜水肿，也可表现为脑神经麻痹。视神经水肿可能与中枢神经系统浸润有关，也可能与此无关[90]。单眼或双眼虹膜睫状体炎伴或不伴前房积脓在 ALL 中均可出现[28]，常提示疾病复发[91]。

治疗白血病存在多种风险，全身使用皮质类固醇药物可引起后囊性白内障；细胞毒性药物可引起脑神经或角膜上皮毒性；免疫抑制药物可以增加眼部感染的风险[28]。治疗时必须与肿瘤科医生和护理人员密切合作，发现和治疗眼部病变。

视网膜母细胞瘤

视网膜母细胞瘤是婴儿白瞳症的原因之一，是儿童最常见的眼内恶性肿瘤[92]，发病率约为 1/20 000~1/15 000[28,93]。有两种不同的形式：可遗传的和非遗传的。

RB1 是位于 13 号染色体（13q14）长臂上的抑癌基因，编码视网膜母细胞瘤蛋白（pRB）。以 *RB1* 基因突变为特征的可遗传形式，占 RB 的 25%~45%[94-95]。遗传性肿瘤 80% 双眼发病，15% 单眼发病，5% 三侧性肿瘤，包括中线神经外胚层肿瘤[94]。非遗传型占 RB 的 50%~75%，均为单眼或单发[94-95]。

肿瘤一般在 12~24 个月时被发现，双眼发病发现更早[95]。白瞳症最常见，侵犯中央凹病变继发斜视次之，因此所有斜视患儿都应扩瞳仔细检查眼底。全麻下仔细检查眼底可做出诊断，常见两种肿瘤类型：内生型和外生型。内生型肿瘤为白色结节状肿块，类似白色干酪，向玻璃体延伸，可播撒于玻璃体。外生型肿瘤向视网膜下生长，导致视网膜脱离和视网膜下种植[95]。进展期患者出现眼压升高、白内障或前房积血[94]。检查时，需要注意肿瘤的数目、位置和大小；是否存在视网膜脱离或视网膜下积液；玻璃体或视网膜下有无种植存在（图 14.11）。

超声用于检查肿瘤大小，发现是否存在钙化，区分视网膜母细胞瘤与其他视网膜肿物[95]，超声检查可在清醒时完成。基因检测可以找到 *RB1* 突变，帮助识别有风险的家庭成员[94]。15% 患者可发生全身转移[95]。

治疗的目的是挽救生命，保护视力，放疗和化疗预后良好。如不及时治疗，视网膜母细胞瘤几乎 100% 致死。如果及时治疗，治愈率可达 95%[28]，因此早期发现和治疗极其重要。单眼发病者往往比双眼发病者较晚发现，眼内肿瘤往往较大，需摘除眼球。双眼发病者，肿瘤较大侧常需摘除眼球，肿瘤较小侧，可采用其他治疗，治疗后视野丧失的程度取决于肿瘤的大小、位置和治疗的类型[96]。视网膜母细胞瘤患儿应经常行扩瞳眼底检查，必要时麻醉，监测有无复发，还应至肿瘤医生处随访，监测有无眼外种植或颅脑受累。

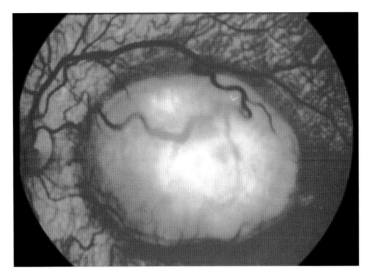

图 14.11 视网膜母细胞瘤的临床表现（From Nelson LB, Olitsky SE. *Harley's Pediatri. Ophthalmology.* 6th ed. 2013.）

全身性疾病

先天性感染

母亲在怀孕期间感染任何一种传染性疾病,胎儿在发育过程中就可能会出现严重的并发症。这些感染包括弓形虫病、风疹、梅毒或巨细胞病毒。弓形虫病是最常见的眼部先天性感染性疾病,大多数眼部弓形虫病是先天性的。妊娠前 3 个月感染弓形虫后眼部病情多较严重,妊娠后期感染眼部病变相对较轻。典型表现是脉络膜视网膜炎、脑积水和颅内钙化[97]。先天性弓形虫病患者 79% 出现脉络膜视网膜炎,可发生在黄斑、视盘附近或周边视网膜[98],还能表现为小眼球和伴有脉络膜视网膜炎的白内障。也有肺结核和视神经萎缩的表现(图 14.12)[59,97,99]。

先天性风疹综合征是由于母亲在怀孕期间感染风疹病毒所致。由于广泛接种疫苗,这种综合征现在在美国很少见。耳聋是最常见的全身表现,约 44% 患儿会出现[100],还可出现智力和生长迟缓、心脏缺陷、血小板减少和肝脾肿大。眼部表现包括虹膜发育不全、白内障、青光眼、角膜炎、角膜水肿、视网膜病变[59,97]。眼部典型体征是椒盐状视网膜病变,视网膜色素沉着但无相关炎症[97]。

先天性巨细胞病毒感染相对少见,患病率约为 0.5%[101]。全身表现有宫内生长缓慢、黄疸、癫痫和听力丧失[101]。眼部病变如脉络膜视网膜炎、视神经发育不全或视神经缺损较少[59,99]。

虐待儿童

视光师必须熟悉儿童虐待的眼部和非眼部多种表现。儿童受伤时,应该详细记录受伤的病史,询问孩子和家长发生了什么。病史不一致,细节差异,答案模糊或不符合临床表现的答案要怀疑有虐待儿童的可能性。医生也应该观察孩子是否有其他瘀伤。少见的瘀伤,

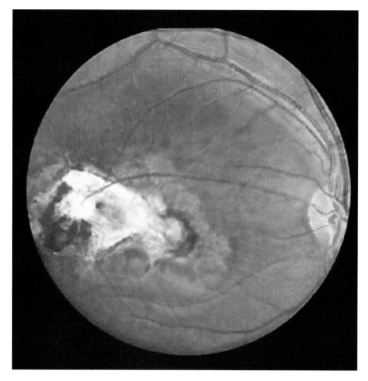

图 14.12　弓形虫病（Photo courtesy of Dr. Scott Richter.）

尤其是在事故中通常不会出现的伤情,以及存在不同愈合阶段的损伤都是高危信号。多次住院或经常受伤的儿童可能是受害者。

双侧眶周淤血几乎都是脸直接被钝物打击造成的,通常是人为的,而非偶然。面部烧伤,尤其是没有飞溅迹象的烫伤,或香烟形状的烧伤,通常也是人为的。值得注意的是,也有双侧眶周淤血、结膜下出血和面部烧伤继发于气囊损伤的病例报告[102]。咬痕,特定物体(如电源线或皮带)的瘀伤,以及原因不明的骨折,都必须进行评估,要考虑到可能存在儿童虐待问题[103]。其他可能表明儿童受虐待的表现包括结膜下和/或视网膜出血、晶状体脱位、颅骨骨折、硬膜下血肿或眼睛下方小瘀伤。虽然这些表现可能与其他伤害或全身性疾病(如最近的车祸、马方综合征或白血病)一致,但如果没有相关病史,往往是虐待儿童的迹象。婴儿广泛的视网膜出血,或伴随硬膜下出血和脑病,被认为是虐待性头部创伤(abusive head trauma, AHT)的特征表现,也被称为摇晃婴儿综合征(shaken baby syndrome, SBS)。最近,也有学者对这一说法的准确性提出了质疑[104-105]。对这些患者进行仔细的外眼评估和扩瞳眼底检查尤为重要,因为小的眼周瘀伤或视网膜出血往往是颅内损伤的唯一迹象。尽量记录眼部和非眼部检查结果的影像。报告涉嫌虐待儿童是强制性的,从业人员应了解其所在州的报告程序和可获得的服务。

先天性 RPE 肥大

扩瞳眼底检查中,偶可见平坦或轻度突起的边界清楚的 RPE 增生(图 14.13),称为先天性 RPE 肥大(CHRPE)。表现为中周边视网膜一到两个视盘直径大小的孤立病灶。大多病

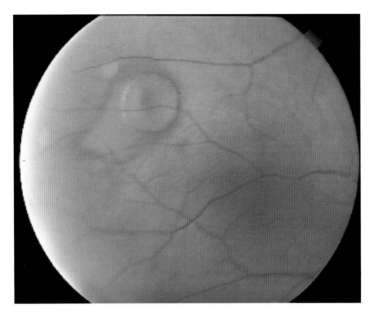

图 14.13　先天性视网膜色素上皮肥大（CHRPE）（Photo courtesy of Dr. Scott Richter.）

灶为深黑色,边缘围绕有脱色素的环称为陷窝。但也有脱色素病变报道[106]。荧光素眼底血管造影显示荧光遮蔽[106]。OCT 显示感光器丢失和下方脉络膜阴影[107-108]。

CHRPE 视网膜病变的一种亚型为多灶 CHRPE 视网膜病变,可见多个病灶融合。与典型 CHRPE 一样,为良性非进展性病变[59]。大约由 3~30 个独立的色素病变组成,直径 0.1~0.3mm[106]。

还有多种非典型病变,表现为边界不清,边缘不规则脱色(似鱼尾状),可能与结肠遗传性疾病——家族性腺瘤性息肉病(familial adenomatous polyposis coli,FAPC)有关,出现多发息肉,患结肠癌风险会增加[106]。这些病变不是真正的 CHRPE 病变,有人称为家族性腺瘤性息肉病相关性 RPE 错构瘤,70% 的 FAP 患者存在这些病变[106]。应该转诊相应专科评估和治疗全身情况。

青光眼

儿童青光眼病情复杂,有多种病因,可严重影响视力。儿童青光眼研究网建立了一个基于美国 <18 岁和英国及欧盟 ≤16 岁的儿童青光眼分类系统[109]。诊断包括青光眼和疑似青光眼。类型见表 14.3。与成人一样,青光眼的诊断也有特定的临床表现。CGRN 推荐以下方法诊断儿童青光眼[109]:

- 眼内压 >21mmHg;
- 可重复的视野丢失;
- 新生儿的角膜直径为 >11mm,婴儿为 >12mm,1 岁以上儿童 >13mm;
- 视神经改变包括视杯扩大、杯盘比不对称(差异 >0.2)和局灶性边缘变薄;
- 进行性近视眼或眼球尺寸增大的近视眼。

表 14.3　儿童青光眼的分类

原发性青光眼

原发先天性

新生儿起病（0~1 月龄）

婴儿起病（>1 月龄 ~2 岁）

晚起病（>2 岁）

青少年开角型

继发性青光眼

白内障术后青光眼

非获得性全身疾病 / 综合征相关青光眼

例如：染色体疾病，结缔组织病，代谢疾病，神经皮肤综合征

非获得性眼部疾病相关青光眼

例如：前房异常，持续胚胎血管，晶状体异位

获得性疾病相关青光眼

例如：早产儿视网膜病变，皮质类固醇诱导，外伤，肿瘤，葡萄膜炎

其他临床表现依据青光眼类型而异。

先天性青光眼由于房角引流发育异常引起[109]，伴有前房异常、伴有或不伴有虹膜异常、溢泪、畏光、Haab 条纹，以及肉眼可见的角膜水肿[109]，通常为双眼发病，3~9 月龄多见[110]。

4 岁后发生青光眼属于青少年开角型青光眼[109]，是一种原发性开角型，具有常染色体显性遗传。临床表现为房角正常，无合并症，无眼球体积增大[109]。原发性先天性青光眼和青少年期青光眼对滤过性手术的反应较好。

继发性青光眼也能发生在儿童中，原因可能是白内障手术，也可能是后天获得性如外伤、肿瘤或慢性前葡萄膜炎，也能与非获得性眼部异常如无虹膜或前段异常有关。无虹膜患者常因房角缺损进展缓慢，而导致房水引流受阻而发生青光眼。眼前节发育异常（如 Axenfeld-Rieger 综合征和 Peter 异常）可合并青光眼，他们存在房角发育不良，应仔细评估这些患者的前房。如因年龄无法评估房角，应考虑采用 EUA。

传统眼压测量方法使用 Goldmann 眼压计，但不适合婴儿、幼儿及不合作者。Icare-Pro 的回弹眼压计与手持式 Perkins 眼压计可能是低龄患者较好的选择[111]。

研究发现，10 岁以下的儿童，最好的眼压测量方法是非接触式眼压测量法，其次是回弹式眼压测量法和 Goldmann 法[112]。和成人一样，眼压测量受角膜中央厚度影响，临床医生解读结果时应记住这一点[113]。

儿童先天性青光眼治疗通常采用外科手术，药物治疗效果欠佳。手术方式有房角切开术、小梁切开术、小梁切除术[113]。如果初次手术失败，再次手术可考虑青光眼引流装置如 Ahmed 阀。许多情况下，为了控制眼压需多次手术[113]。甚至如果眼睛变形、失明和疼痛，还可能需要摘除眼球[110]。

药物治疗可作为单独治疗，也可作为辅助治疗。局部药物主要有：β 受体阻滞剂、碳酸酐酶抑制剂、α2 激动剂和前列腺素类似物。儿童患者应尽可能使用最低剂量药物。在美

国,β受体阻滞剂的浓度有 0.25% 和 0.5%,都是由 FDA 批准能用于 2 岁以上儿童[114],它们是治疗儿童青光眼的一线药物,但有支气管哮喘和心律失常的儿童禁用[115]。小于 6 岁儿童局部使用碳酸酐酶抑制剂 3 个月是有效的[116],是二线治疗药物[115]。

α2 激动剂包括 0.1% 溴莫尼定、0.15% 溴莫尼定、0.2% 溴莫尼定和 0.5% 阿可乐定。溴莫尼定可以穿过血脑屏障,暂不能用于 2 岁以下的儿童[117]。溴莫尼定可以有效降低眼压,但会导致 6 岁以下的儿童极度嗜睡,因此建议 6 岁以下的儿童慎用,并告知患儿父母注意潜在的危险[115,118]。前列腺素制剂:0.005% 拉坦前列腺素,0.004% 曲伏前列腺素,他们降低眼压效果不低于噻吗洛尔,但有增加虹膜色素沉着的风险,不推荐儿童使用[119-122]。

参考文献

1. Amos JF. Cycloplegic refraction. In: Bartlett JD, Jaanus SD, eds. *Clinical Ocular Pharmacology*, 4th ed. Boston, MA: Butterworth-Heinemann; 2001:425–432.

2. Graham EM, Stanbury RM. Ocular inflammatory disease. In: Moore A, ed. *Fundamentals of Clinical Ophthalmology:Paediatric Ophthalmology*. London: BMJ Books; 2000:82–91.

3. Bratton ML, He YG, Weakley DR. Dexamethasone intravitreal implant (Ozurdex) for the treatment of pediatric uveitis. *JAAPOS*. 2014;18: 110–113.

4. Tomkins-Netzer O, Talat L, Sequin-Greenstein S, et al. Outcome of treating pediatric uveitis with dexamethasone implants.*Am J Ophthalmol*. 2016;161: 110–115.

5. Song J. Systemic management of posterior uveitis. *J Ocul Pharmacol Ther*. 2003;19(4):325–343.

6. Atmaca LS, Simsek T, Batioglu F. Clinical features and prognosis in ocular toxoplasmosis. *Jpn J Ophthalmol*. 2004;48(4):386–391.

7. Holland GN. Ocular toxoplasmosis: A global reassessment. Part II: Disease manifestations and management. *Am J Ophthalmol*. 2004; 137(1):1–17.

8. Kunimoto DY, Kanitkar KD, Makar MS, eds. *The Wills Eye Manual: Office and Emergency Room Diagnosis and Treatment of Eye Disease*, 4th ed. Philadelphia, PA: Lippincott Williams & Wilkins; 2004.

9. Hiller N, Lieberman S, Chajek-Shaul T, et al. Thoracic manifestations of Behçet disease at CT. *Radiographics*. 2004;24(3):801–808.

10. Siva A, Altinas A, Saip S. Behçet's syndrome and the nervous system. *Curr Opin Neurol*. 2004;17(3):347–357.

11. Tugal-Tutkun I, Onal S, Altan-Yaycioglu R, et al. Uveitis in Behçet disease: An analysis of 880 patients. *Am J Ophthalmol.*2004;138(3): 373–380.

12. Pivetti-Pezzi P, Accoriniti M, Abdulaziz MA, et al. Behçet's disease in children. *Jpn J Ophthalmol*. 1995; 39:309–314.

13. Shastry BS. Persistent hyperplastic primary vitreous: Congenital

malformation of the eye. *Clinical Exp Ophthalmol.* 2009;37:884–890.

14. Silbert M, Gurwood AS. Persistent hyperplastic primary vitreous. *Clin Eye Vis Care.* 2000;12(3-4):131–137.

15. Sun MH, Kao LY, Kuo YH. Persistent hyperplastic primary vitreous: Magnetic resonance imaging and clinical findings. *Chang Gung Med J.* 2003;26(4): 269–276.

16. Steele G, Peters R. Persistent hyperplastic primary vitreous with myopia: A case study. *J Am Optom Assoc.* 1999;70(9):593–597.

17. Schulz E, Griffiths B. Long-term visual function and relative amblyopia in posterior persistent hyperplastic primary vitreous (PHPV). *Strabismus.* 2006;14:121–125.

18. Elston J. Visual pathway disorders. In: Moore A, ed. *Fundamentals of Clinical Ophthalmology: Paediatric Ophthalmology.* London: BMJ Books; 2000:223–235.

19. Flynn TE, Flynn JT, Chang S. Pediatric retinal examination and diseases. In: Gallin PF, ed. *Pediatric Ophthalmology: A Clinical Guide.* New York: Thieme; 2000:257–283.

20. Heidary G. Congenital nerve anomalies and hereditary optic neuropathies. *J Pediatr Genet.* 2014;3:271–280.

21. Brown GC, Shields JA, Goldberg RE. Congenital pits of the optic nerve head. II. Clinical studies in humans. *Ophthalmology.* 1980;87:51–65.

22. Hoobyar AR, Ferrucci S, Anderson SF, et al. Juxta-papillary capillary hemangioblastoma. *Optom Vis Sci.* 2002;79(6):346–352.

23. Singh AD, Ahmad NN, Shields CL, et al. Solitary retinal capillary hemangioma: Lack of genetic evidence in von Hippel-Lindau disease. *Ophthalmic Genet.* 2002;23(1):21–27.

24. Shields CL, Douglass A, Higgins T, et al. Retinal hemangiomas: Understanding clinical features, imaging, and therapies. *Retina Today.* 2015;61–67.

25. Kuo MT, Kou HK, Kao ML, et al. Retinal capillary hemangiomas: Clinical manifestations and visual prognosis. *Chang Gung Med J.* 2002;25(10):672–682.

26. Singh AD, Nouri M, Shields CL, et al. Treatment of retinal capillary hemangioma. *Ophthalmology.* 2002; 109(10):1799–1806.

27. Slim E, Antoun J, Jourie HR, et al. Intravitreal bevacizumab for retinal capillary hemangioblastoma: A case series and literature review. *Can J Ophthalmol.* 2014;49:450–457.

28. Moore AT. Intraocular tumors. In: Moore A, ed. *Fundamentals of Clinical Ophthalmology: Paediatric Ophthalmology.* London: BMJ Books; 2000:143–153.

29. Palmer EA, Flynn JT, Hardy RJ, et al. Incidence and early course of retinopathy of prematurity. *Ophthalmology.* 1991;98:1628–1640.

30. Hartnett ME. Advances in understanding and management of retinopathy of prematurity. *Surv Ophthalmol.* 2017;62:257–276.

31. Szewczyk TS. Retrolental fibroplasia: Etiology and prophylaxis; a

preliminary report. *Am J Ophthalmol.* 1951;34:1649–1650.

32. Kim SJ, Port AD, Swan R, et al. Retinopathy of prematurity: A review of risk factors and their clinical significance. *Surv Ophthalmol.* 2018;63:618–637.

33. Supplemental therapeutic oxygen for prethreshold retinopathy of prematurity (STOP-ROP), a randomized, controlled trial. I: Primary outcomes. *Pediatrics.* 2000;105:295–310.

34. Stenson BJ, Tarnow-Mordi WO, Darlow BA, et al. Oxygen saturation and outcomes in preterm infants. *N Engl J Med.* 2013;368:2094–2104.

35. Schmidt B, Whyte RK, Asztalos EV, et al. Effects of targeting higher vs lower arterial oxygen saturations on death or disability in extremely preterm infants: A randomized clinical trial. *JAMA.* 2013;309:2111–2120.

36. Douros S, Jain SD, Gorman BD, et al. Leukocoria. In: Gallin PF, ed. *Pediatric Ophthalmology: A Clinical Guide.* New York: Thieme; 2000:241–250.

37. Section on Ophthalmology American Academy of Pediatrics; American Academy of Ophthalmology; American Association for *Pediatric Ophthalmology and Strabismus.* Screening examination of premature infants for retinopathy of prematurity. *Pediatrics.* 2006;117:572–576.

38. The international classification of retinopathy of prematurity revisited. *Arch Ophthalmol.* 2005;123: 991–999.

39. An international classification of retinopathy of prematurity. The committee for classification of retinopathy of prematurity. *Arch Ophthalmol.* 1984; 102:1130–1134.

40. Katz X, Kychenthal A, Dorta P. Zone I retinopathy of prematurity. *JAAPOS.* 2000:373–376.

41. Repka MX, Palmer EA, Tung B. Involution of retinopathy of prematurity. Cryotherapy for Retinopathy of Prematurity Cooperative Group. *Arch Ophthalmol.* 2000;118:645–649.

42. Early Treatment for Retinopathy of Prematurity Cooperative Group. Final results of the early treatment for retinopathy of prematurity (ETROP) randomized trial. *Trans Am Ophthalmol Soc.* 2004;102: 233–250.

43. Multicenter trial of cryotherapy for retinopathy of prematurity: Preliminary results. *Arch Ophthalmol.* 1988;106:471–479.

44. Cryotherapy for Retinopathy of Prematurity Cooperative Group. 15-year outcomes following threshold retinopathy of prematurity. *Arch Ophthalmol.* 2005;123:311–318.

45. Hwang CK, Hubbard GB, Hutchinson AK, et al. Outcomes after intravitreal bevacizumab versus laser photocoagulation for retinopathy of prematurity: A 5-year retrospective analysis. *Ophthalmology.* 2015; 122:1008–1015.

46. Geloneck MM, Chuang AZ, Clark WL, et al. Refractive outcomes following bevacizumab monotherapy compared with conventional laser

treatment: A randomized clinical trial. *JAMA Ophthalmol.* 2014; 132:1327–1333.

47. Mintz-Hittner HA, Kennedy KA, Chuang AZ. Efficacy of intravitreal bevacizumab for stage 3+ retinopathy of prematurity. *N Engl J Med.* 2011;364:603–615.

48. Chen YH, Chen SN, Lien RI, et al. Refractive errors after the use of bevacizumab for the treatment of retinopathy of prematurity: 2-year outcomes. *Eye.* 2014;28:1080–1087.

49. Morin J, Luu TM, Superstein R, et al. Neurodevelopmental outcomes following bevacizumab injections for retinopathy of prematurity. *Pediatrics.* 2016;137:1–7.

50. Altschwager P, Ambrosio L, Swanson EA, et al. Juvenile macular degenerations. *Semin Pediatr Neurol.* 2017;24:104–109.

51. Glazer LC, Dryja TP. Understanding the etiology of Stargardt's disease. *Ophthalmol Clin North Am.* 2002;15(1):93–100, viii.

52. Hirano K, Itoh Y, Horiguchi M, et al. Indocyanine green angiography in Stargardt's disease. *Nippon Ganka Gakkai Zasshi.* 1997;101(4):327–334.

53. Stavrou P, Good PA, Misson GP, et al. Electrophysiological findings in Stargardt's-fundus flavimaculatus disease. *Eye.* 1998;12(pt 6):953–958.

54. Miedziak AI, Perski T, Andrews PP, et al. Stargardt's macular dystrophy—a patient's perspective. *Optometry.* 2000;71(3):165–176.

55. Lu LJ, Liu J, Adelman RA. Novel therapeutics for Stargardts disease. *Graefes Arch Clini Exp Ophthalmol.* 2017;255:1057–1062.

56. Petrukhin K, Koisti MJ, Bakall B, et al. Identification of the gene responsible for Best macular dystrophy. *Nat Genet.* 1998;19:241–247.

57. Drack AV. Heritable disorders of the RPE, Bruch's membrane and the choriocapillaris. In: Wright KW, Spiegel PH, eds. Pediatric Ophthalmology and Strabismus. New York: Springer; 2003:523–538.

58. Parodi MB, Iacono P, Campa C, et al. Fundus autofluorescence patterns in Best vitelliform macular dystrophy. *Am J Ophthalmol.* 2014;158:1086–1092.

59. Moore AT. Disorders of the vitreous and retina. In: Moore A, ed. *Fundamentals of Clinical Ophthalmology: Paediatric Ophthalmology.* London: BMJ Books; 2000:121–142.

60. Rao P, Dedania VS, Drenser KA. Congenital X-linked retinoschisis: An updated clinical review. *Asia-Pac J Ophthalmol.* 2018;7:169–175.

61. Bakthavatchalam M, Lai FHP, Rong SS, et al. Treatment of cystoid macular edema secondary to retinitis pigmentosa: A systematic review. *Surv Ophthalmol.* 2018;63:329–339.

62. Mathur P, Yang J. Usher syndrome: Hearing loss, retinal degeneration and associated abnormalities. *Biochimica Biophys Acta.* 2015;1852: 406–420.

63. Berson EL, Rosner B, Sandberg MA, et al. A randomized trial for vitamin A and vitamin E supplementation for retinitis pigmentosa. *Arch*

Ophthalmol. 1993;111:761–772.

64. Berson EL, Weigel-DiFranco C, Rosner B, et al. Association with vitamin A supplementation with disease course in children with retinitis pigmentosa. *JAMA Ophthalmol.* 2018;136:490–495.

65. Weiss JN, Levy S. Stem cell ophthalmology treatment study: Bone marrow derived stem cells in the treatment of retinitis pigmentosa. *Stem Cell Investig.* 2018;5:18.

66. Zeitz C, Robson AG, Audo I. Congenital stationary night blindness: An analysis and update of genotype-phenotype correlations and pathogenic mechanisms. *Prog Ret Eye Res.* 2015;45:58–110.

67. Bijveld MM, Florijn RJ, Bergen AA, et al. Genotype and phenotype of 101 Dutch patients with congenital stationary night blindness. *Ophthalmology.* 2013;120:2072–2081.

68. Remmer MH, Rastogi N, Ranka MP, et al. Achromatopsia: A review. *Curr Opin Ophthalmol.* 2015;26:333–340.

69. Genead MC, Fishman GA, Rha J, et al. Photoreceptor structure and function in patients with congenital achromatopsia. *Invest Ophthalmol Vis Sci.* 2011;52: 7298–7308.

70. Thomas MG, McLean RJ, Kohl S, et al. Early signs of longitudinal progressive cone photoreceptor degeneration in achromatopsia. *Br J Ophthalmol.* 2012;96:1232–1236.

71. Butera C, Plotnik J, Bateman JB, et al. Ocular genetics. In: Gallin PF, ed. *Pediatric Ophthalmology: A Clinical Guide.* New York: Thieme; 2000:78–91.

72. Grosso A, Pellegrini M, Cereda MG, et al. Pearls and pitfalls in diagnosis and management of Coats' disease. *Retina.* 2015;35:614–623.

73. Blair MP, Ulrich JN, Harnett M, et al. Peripheral retinal nonperfusion in fellow eyes in Coats' disease. *Retina.* 2013;33:1694–1699.

74. Shields JA, Shields CA, Honavar SG, et al. Classification and management of Coats' disease: The 2000 Proctor lecture. *Am J Ophthalmol.* 2001;131:572–583.

75. Schmidt-Erfurth U, Lucke K. Vitreoretinal surgery in advanced Coats' disease. *German J Ophthalmol.* 1995; 4(1):32–36.

76. Tauqueer Z, Yonekawa Y. Familial exudative vitreoretinopathy: Pathophysiology, diagnosis and management. *Asia-Pac J Ophthalmol.* 2018;7:176–182.

77. Criswick V, Schepens CL. Familial exudative vitreoretinopathy. *Am J Ophthalmol.* 1969;68: 578–594.

78. Johnson BB, Hubbard GB, Mendoza PR, et al. Distinctive white fundus lesions in familial exudative vitreoretinopathy: A newly characterized clinical feature. *Retinal Cases Brief Rep.* 2017;11:291–295.

79. Benson WE. Familial exudative vitreoretinopathy. *Trans Am Ophthalmol Soc.* 1995;93:473–521.

80. Yang CI, Chen SN, Yang ML. Excessive myopia and anisometropia

associated with familial exudative vitreoretinopathy. *Chang Gung Med J.* 2002;25(6): 388–392.

81. Gilmour DF. Familial exudative vitreoretinopathy and related retinopathies. *Eye (Lond).* 2015;29:1–14.

82. Abusamak M, Lee AG. Angioid streaks. Emedicine.medsape.com/article/1109444. Last accessed September 24, 2018.

83. Gargouri HK, Cheour M, Ben Ahmed N, et al. Subretinal neovascularization in angioid streaks. *Tunis Med.* 2001;79(3):161–164.

84. Roth DB, Estafanous M, Lewis H. Macular translocation for subfoveal choroidal neovascularization in angioid streaks. *Am J Ophthalmol.* 2001;131(3):390–392.

85. Puig J, Garcia-Arumi J, Salvador F, et al. Subretinal neovascularization and hemorrhages in angioid streaks. *Arch Soc Esp Oftalmol.* 2001;76(5):309–314.

86. Childhood Leukemia WebMD. www.webmd.com/cancer/lymphoma/childhood-leukemia-symptoms-treatments. Last accessed September 25, 2018.

87. Bitgren G, Beliranli S, Caliskan U, et al. Ophthalmic manifestations in recently diagnosed childhood leukemia. *Eur J Ophthalmol.* 2016;26: 88–91.

88. Reddy SC, Jackson N, Menon BS. Ocular involvement in leukemia: A study of 288 cases. *Ophthalmologica.* 2003;217:441–445.

89. Yalcinbayir O, Baytan B, Gelisken O, et al. Spectral domain optical coherence tomography findings of patients under treatment for pediatric acute lymphoblastic leukemia. *JAAPOS.* 2017;21:131–135.

90. Karesh JW, Goldman EJ, Reck K, et al. A prospective ophthalmic evaluation of patients with acute myeloid leukemia: Correlation of ocular and hematologic findings. *J Clin Oncol.* 1989;7:1528–1532.

91. Chocron IM, Morrison DG, Friedman DL, et al. Ophthalmic manifestations of relapsing acute childhood leukemia. *JAAPOS.* 2015;19(3): 284–286.

92. Castillo BV Jr, Kaufman L. Pediatric tumors of the eye and orbit. *Pediatr Clin North Am.* 2003;50(1): 149–172.

93. Shields JA, Shields CL. Retinoblastoma. In: Gallin PF, ed. *Pediatric Ophthalmology: A Clinical Guide.* New York: Thieme; 2000:284–294.

94. AlAli A, Klete S, Gallie B, et al. Retinoblastoma for pediatric ophthalmologists. *Asia-Pac J Ophthalmol.* 2018;7:160–168.

95. Rodriguez-Galindo C, Orbach DB, VanderVeen D. Retinoblastoma. *Pediatr Clin N Am.* 2015;62:201–223.

96. Abramson DH, Melson MR, Servodidio C. Visual fields in retinoblastoma survivors. *Arch Ophthalmol.* 2004;122(9):1324–1330.

97. Mets MB. Eye manifestations of intrauterine infections. *Ophthalmol Clin N Am.* 2001;13:521–531.

98. Mets MB, Holfels E, Boyer KH, et al. Eye manifestations of congenital toxoplasmosis. *Am J Ophthalmol.* 1997; 123:1–6.

99. Weiss MJ, Hofeldt AJ. Uveitis. In: Gallin PF, ed. *Pediatric Ophthalmology: A Clinical Guide.* New York: Thieme; 2000:216–231.

100. Kier E. Results of rubella in pregnancy. II. Hearing defects. *Med J Aust 2.* 1965;2:691.

101. Centers for Disease Control. Congenital CMV Infection. Available at https://www.cdc.gov/cmv/clinical/congenital-cmv.html. Last accessed April 3, 2019.

102. Alquraini TA, Aggour MA, Zamzam AM. Airbag induced facial and bilateral ocular injuries in a 14-year-old child. *Saudi J Ophthalmol.* 2011;25:421–425.

103. Figueroa J, Eis-Figueroa R. Child maltreatment. In: Gallin PF, ed. *Pediatric Ophthalmology: A Clinical Guide*. New York: Thieme; 2000:68–77.

104. Shuman MJ, Hutchins KD. Severe retinal hemorrhages with retinoschisis in infants are not pathognomonic for abusive head trauma. *J Forensic Sci.* 2017;62:807–811.

105. Lynoe N, Elinder G, Hallberg B, et al. Insufficient evidence for 'shaken baby syndrome'—a systematic review. *Acta Pediatri.* 2017;106:1021–1027.

106. Shields JA, Shields CL. Tumors and related lesions of the pigmented epithelium. *Asia Pac J Ophthlamol.* 2017;6:215–223.

107. Shields CL, Materin MA, Shields JA. Review of optical coherence tomography for intraocular tumors. *Curr Opin Ophthalmol.* 2005;16:141–154.

108. Shields CL, Materina MA, Walker C, et al. Photoreceptor loss overlying congenital hypertrophy of the retinal pigment epithelium by optical coherence tomography. *Ophthalmology.* 2006;113:661–665.

109. Thau A, Lloyd M, Freedman S, et al. New classification system for pediatric glaucoma: Implications for clinical care and a research registry. *Curr Opin Ophthalmol.* 2018;29:385–394.

110. Walton DS. Glaucomas. In: Gallin PF, ed. *Pediatric Ophthalmology: A Clinical Guide*. New York: Thieme; 2000:232–240.

111. Arribas-Pardo P, Mendez-Hernandez C, Valls-Ferran I. Icare-Pro Rebound Tonometer versus hand-held applanation tonometer for pediatric screening. *J Pediatr Ophthalmol Strabismus.* 2018;55:382–386.

112. Feng CS, Jin KW, Yi K, et al. Comparison of intraocular pressure measurement obtained by rebound, noncontact, and Goldmann applanation tonometry in children. *Am J Ophthalmol.* 2015;106:937–943.

113. Giangiacomo A, Beck A. Pediatric glaucoma: a review of recent literature. *Curr Opin Ophthalmol.* 2017;28:199–203.

114. Timolol ophthalmic. Available at https://www.drugs.com/pro/timolol-ophthalmic.html. Last accessed May 10, 2019.

115. Coppens G, Stalmans I, Zeyen T, Casteels I. The safety and efficacy of glaucoma medication in the pediatric population. *J Pediatr Ophthalmol Strabismus.* 2009;46:12–18.

116. On EZ, Mills MD, Arango S, et al. A randomized trial assessing dorzolamide in patients with glaucoma who are younger than 6 years.

Arch Ophthalmol. 2005;123:1177–1186.

117. Brimodine. Available at https://www.drugs.com/pro/brimonidine.html. Last accessed May 10, 2019.

118. Enyedi L, Freedman SF. Safety and efficacy of brimodine in children with glaucoma. *JAAPOS*. 2001;5:281–284.

119. Travoprost. Available at https://www.drugs.com/ppa/travoprost.html. Last accessed May 10, 2019.

120. Allergan. Highlights of prescribing information Lumigan 0.01%. Available at https://www.allergan.com/assets/pdf/lumigan_pi.pdf. Last accessed May 10, 2019.

121. Maeda-Chubachi T, Chi-Burris K, Simons BD, et al. A6111137 Study Group. Comparison to latanoprost and timolol in pediatric glaucoma: A phase 3, 12-week, randomized, double-masked multicenter study. *Ophthalmology*. 2011;118:2014–2021.

122. Dixon ER, Landry T, Venkataraman S, et al. A 3-month safety and efficacy study of travoprost 0.004% ophthalmic solution compared with timolol in pediatric patients with glaucoma of ocular hypertension. *JAAPOS*. 2017;21:370–374.

第十五章

视神经功能评估和异常

Kelly A. Malloy　Marie I. Bodack

　　神经眼科疾病相对罕见,但也可以发生在儿童和青少年中。当出现在儿童中时,可能提示视力问题甚至危及生命的疾病。因此,尽早确定视神经疾病是至关重要的,以便能尽快得到适当的检查、转诊和治疗。检查技能和判断性思维能力是必不可少的,因为儿童往往不能像成年人那样有效地沟通和描述症状。详细检查,发现细微异常非常重要,以便能及时处置。对儿童和 / 或父母详细的病史询问、仔细检查视觉传入和传出系统(表 15.1)、眼底扩瞳检查了解视盘水肿或视神经边缘视网膜环(neuroretinal rim, NRR)对评估病情至关重要。

表 15.1　传入和传出视觉系统的检查

视觉传入系统检查	视觉传出系统检查	视觉传入系统检查	视觉传出系统检查
视力(单眼)	瞳孔测量(明、暗环境)	摆动手电筒测试(RAPD)	单眼运动 / 双眼运动
视野(单眼)	眼球突出度测量	红色色觉异常	多眼位遮盖试验 / 马氏杆
色觉(单眼)	眼睑高度 / 眼睑肌力测量	亮度感降低	立体视觉 /Worth 4 dot

视觉传入系统

　　视觉传入系统将视觉信息传递给大脑,检查方法见表 15.1。传入系统障碍可表现为视力下降、色觉障碍、视野缺陷和 / 或相对瞳孔传导阻滞(relative afferent pupillary defect, RAPD)等异常。视觉传入系统异常提示存在早期视神经疾病,必须详细检查。

评估

　　必须详细检查传入系统的各个方面,色觉检查评估先天性色觉异常不只在初诊时进行,色觉变化能提示视神经病情变化,复诊时评估色觉异常也很重要。由于视神经对红色非常敏感,如果可以,分别评估双眼红色色觉异常非常重要。

　　正式的视野检查对儿童来说相对困难甚至不能完成,大多数孩子在 8 岁左右能可靠地完成自动视野检查[1]。不能进行自动视野检查的儿童,可用手指计数或周边视标进行对比视野检查。当把红色视标放在视野的某个区域时,孩子可能会表示(视标)看起来更像橙色或粉红色,这意味着相对的视野缺陷。视力、色觉和视野为主观检查,儿童的这些检查结果可能不可靠,重要的是传入视觉系统的客观测试:如使用手电筒测试观察有无 RAPD。视盘异常可能为先天性异常,或病理性改变,或以后可能进展为病理性改变,任何时候都必须分析视觉传入功能检查结果与视盘异常是否一致。对视盘存在异常者,重要的是获得基线情况如视盘照片,有可能的话进行 OCT 和视野检查。

传入视觉系统异常

视盘异常(假性乳头水肿)

有髓神经纤维

有髓鞘神经纤维约占 0.57%~1%[2-3],部分患者视神经纤维的髓鞘化在筛板处未中止,表现从视盘发出的白色、羽毛状不透明病变。有髓神经纤维轻则覆盖部分视盘,重则覆盖整个视盘并波及视网膜(图 15.1)。大多时候,病变为良性改变,这种现象可能与高度近视或弱视有关,但是在大多数情况下,见于正常眼睛[4-5]。视力可正常也可降低,与高度近视关系不大,视神经髓鞘化程度、屈光不正和视力之间没有相关性[6]。有髓鞘神经纤维与骨骼疾病有关如颅骨骨缝早闭,与眼部疾病也有关如外斜视、内斜视、眼球震颤、远视、圆锥角膜、多瞳症、Schwalbe 线突出、晶状体异位、无虹膜、眼部组织缺损、传入瞳孔障碍和视野缺损[2-4, 7-9]。

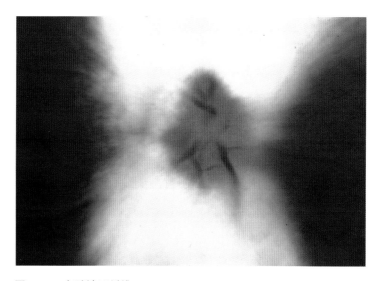

图 15.1　有髓神经纤维

视盘边缘髓鞘不清时,可与视盘水肿混淆,或难以排除有髓神经纤维伴有的水肿。直接检眼镜检查自发性静脉搏动(spontaneous venous pulsation, SVP)可以排除视盘水肿(见视盘水肿部分)。

视神经发育不全

视神经发育不全(optic nerve hypoplasia, ONH)在美国发病率为每 10 万人中约 2.4 人[10],英国每 10 万人中约 10.9 人[11]。视神经发育不全的严重程度和临床表现具有很大差异,可表现为单侧或双侧,节段性或弥漫性。视神经发育不全轴突数量减少,呈现"双环"状外观,可见巩膜环(图 15.2)[12],需要注意的是有时这些视盘边界模糊而被误认为视盘水肿。

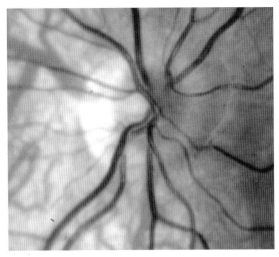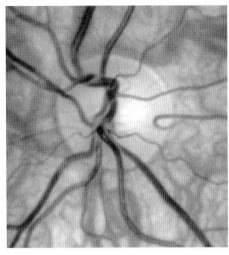

图 15.2 右眼视盘发育不全和左眼视盘正常

在许多患者中，ONH 没有眼部后遗症，视力和视野均正常。严重的患者可能出现视野缺损、视力下降、传入瞳孔障碍和知觉性斜视。特别严重者可出现眼球震颤和显著的视力丧失。据报道，发育迟缓儿童中 71% 存在 ONH[10,13]，内分泌异常（包括生长激素缺乏、甲状腺功能减退、肾上腺功能不全和高泌乳素血症）中高达 79% 的儿童患有 ONH[10,13]。

ONH 病因不明，可能与母亲年龄小、首次怀孕、孕早期摄入药物（如迷幻药或可卡因）、胎儿酒精综合征、孕期使用抗抑郁药和妊娠期糖尿病有关[14]。怀疑 ONH 时，检查视盘大小至关重要，直接检眼镜常用来观察视盘大小，单眼发病者，扩瞳检查时可发现视盘大小差异明显。双眼发病者，视盘大小差异较小，评估巩膜环或大血管管径与视盘直径比率更有意义。如果能配合坐位检查，OCT 可以帮助确定视盘大小，Huynh 等发现 6 岁儿童平均视盘面积为 2.20mm^2[15]。

确诊 ONH 的儿童需要进行神经科和内分泌科检查，完善颅脑 MRI，注意脑中线结构和脑垂体，此外还应评估激素功能[16]。出现内分泌问题如透明隔或胼胝体缺失、垂体柄异常的 ONH 称为 de Morsier 综合征或视隔发育不良（septo-optic dysplasia）（图 15.3）[13]。

视盘倾斜

先天性视盘倾斜综合征表现为下方或鼻下方视盘倾斜，可与视网膜血管、新月形斑、近视散光和其他结构及功能异常有关。OCT 中，与正常视盘相比倾斜视盘的颞上、颞下方视网膜神经纤维层（RNFL）和水平方向接近[17]。从结构上看，视盘倾斜综合征患者脉络膜和视网膜色素上皮（RPE）层沿下方及鼻方方逐渐变薄[18]，这种改变导致相应的视野缺损，需要与青光眼或视交叉以上的后视路疾病相鉴别。双眼视盘倾斜可引起双颞上视野缺损，很难和后天获得性疾病相鉴别，如垂体腺瘤[19]。由于视盘倾斜导致的视野缺损不跨越垂直经线，从而可以排除鞍上病变。如果没有，可能需要补充检查。

如果儿童能够准确地进行视野检查，近视矫正可以改善视盘倾斜综合征导致的视野缺陷。这需要 2 种不同的屈光矫正：用于中心视野的黄斑区矫正，及附加 1~2 D 近视屈光度的矫正，矫正鼻下脉络膜和 RPE 变薄相对应的颞上视野。这需要特殊的参数，如 Goldmann 视

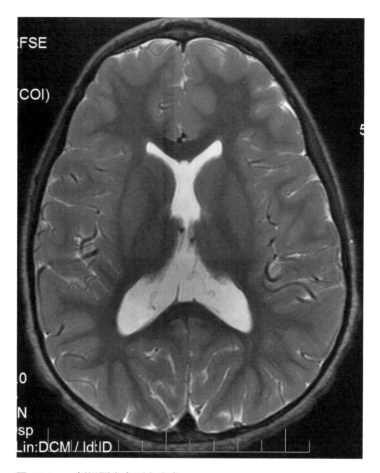

图 15.3 一例视隔发育不良患者

野的测试点不是随机出现的。虽然这种检查可能耗时,但它可以确定诊断是否需要进一步检查以排除神经疾病和/或青光眼。

视盘玻璃膜疣

视盘玻璃膜疣发生率约 0.4%,双眼常见,确切的发病机制尚不清楚。起初,玻璃膜疣通常被掩埋和未钙化,导致视盘抬高,至 8 岁左右,玻璃膜疣钙化,12 岁左右,玻璃膜疣更表浅和可见,视盘呈现肿块,边界不清的外观(图 15.4)。通常有异常的视网膜血管如弯曲、早期分支或三支现象[20]。

当玻璃膜疣被掩埋时,很像视盘水肿,即使辅助某些检查如 B 超、眼底自发荧光和 OCT,可以识别年幼儿童被掩埋的玻璃膜疣,但只有当玻璃膜疣钙化或接近表面时,结果更可靠[21]。此外,视盘边缘不清,即使发现玻璃膜疣,视盘水肿也不能被排除。有其他体征或症状的患者,需要行神经影像学检查排除颅内压增高(increased intracranial pressure,ICP)[22]。

尽管有一例视盘玻璃膜疣继发 RAPD 的病例报告,但视盘玻璃膜疣是排除性诊断[23],RAPD 多为病理性,诊断视盘玻璃膜疣前必须排除其他原因的 RAPD。

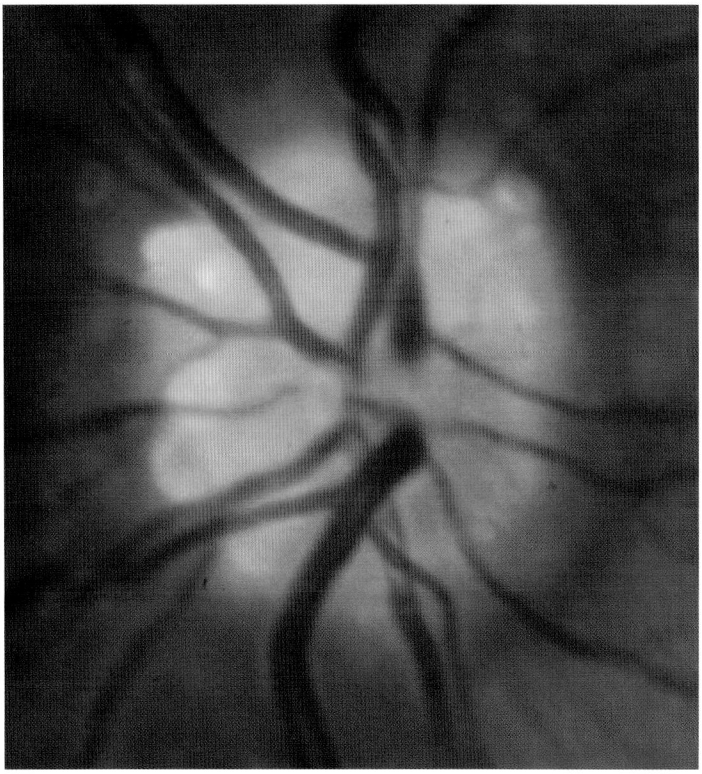

图 15.4 可见视盘玻璃膜疣与"起伏不平"视盘外观

视盘玻璃膜疣合并视网膜色素变性、弹性纤维假黄瘤和血管样条纹的发生频率高于一般人群[20]。视盘玻璃膜疣患儿中 51% 存在视野缺损,平均年龄 14 岁,浅表性视盘玻璃膜疣最常见[20,24-25]。视野缺损以鼻下弓形缺损常见,缓慢渐进[20,25-26],中心视力通常不受影响。

视盘玻璃膜疣通常是良性病变,但可并发视盘周围、玻璃体和视网膜出血,脉络膜新生血管膜,血管闭塞,非动脉前部缺血性视神经病变(nonarteritic anterior ischemic optic neuropathy,NAION)[20]。视盘玻璃膜疣无有效治疗方法,每年行眼底和视野检查监测病情变化。

牵牛花综合征

牵牛花综合征表现为视盘增大合并中央一簇胶质组织,视盘表面可见周围视网膜挖掘样外观,视盘周围色素改变(图 15.5),外观像牵牛花。通常单眼发病,亦可双眼出现。视力从 20/20 到无光感,多数视力低于 20/200 或更差。牵牛花视盘患者视网膜脱离的风险较大[27]。

在全身范围内,本病与基底脑膨出[28]和烟雾病[29-30]有关。基底脑膨出是一种先天性神经管缺陷,经神经影像学诊断,以颅面部异常和颅骨畸形为特征,可伴有继发性呼吸、内分泌和神经系统问题[31]。烟雾病是一种进行性脑血管疾病。

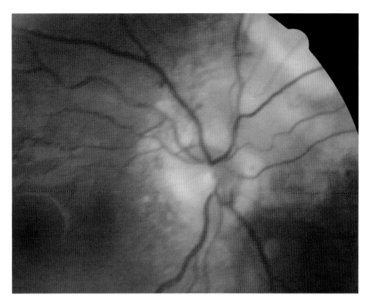

图15.5　牵牛花综合征中周围视网膜的挖掘样外观

视神经疾病

青光眼性视神经病变

与成人一样,青光眼患儿NRR变薄,甚至边缘消失;但是青光眼患儿NRR未受累部分呈粉红色。如NRR未受累部分色泽苍白,应考虑非青光眼性视神经病变。青光眼典型的视野缺损与弓状神经纤维束损伤有关,包括鼻部阶梯和近端或远端弓形缺损。因此,如果是颞侧视野缺损,需要进一步检查,排除非青光眼性神经病变。

非青光眼性视神经病变

非青光眼性视神经病变原因很多,如各种感染或炎症。下面章节将集中讨论在儿童中更常见的非青光眼性视神经病变。

线粒体视神经疾病

Leber遗传性视神经病变

Leber遗传性视神经病变(Leber hereditary optic neuropathy,LHON)是与线粒体DNA(mtDNA)相关的母系遗传性视神经病变,特点是20~30岁时严重的双眼视力丧失,年幼和老年患者也偶有报道。年轻患者视力恢复可能性较大[32]。最近研究发现,儿童LHON患者,男女比例为3∶1[33]。患者先出现单眼无痛性视力下降,几个月后对侧眼也可出现,临床分为3型[33]:

急性型:发病6个月内视力降至最低。

慢性型:发病6个月后视力降至最低。

不典型/亚临床性:视神经萎缩和/或轻度视力下降,患者无自觉症状。

视力约20/200或更差,色觉下降,出现中心或旁中心暗点。急性期,检眼镜检查视盘充血,伴视盘周围神经纤维层水肿和/或出血,视网膜血管扩张、弯曲[34]。晚期表现视盘苍白,多见于颞侧视盘[32]。由于患者未在急性发作期就诊,视盘苍白可能是唯一的临床表现。

疑似 LHON 的患者需行基因检查,约 90%~95% 的 LHON 具有 mtDNA 的三个已知突变位点中的一个:m.3460G>A,m.11778G>A 或 m.14484T>C。11778 位点突变最为常见,视力预后也最差[32, 35-37]。

有必要咨询低视力专家,尤其是在婚前进行遗传咨询。截至 2018 年,已有多项治疗方法的临床试验研究如滴眼液、口服药物和玻璃体内注射[38],但目前还没有治愈的方法,治疗方法主要集中在艾地苯醌、干细胞和基因治疗[32, 39]。

压迫性视神经病变

压迫性视神经病变指在视觉通路前部有肿物压迫。肿物直接压迫视神经或视觉通路前部血液供应导致视神经缺血出现视力下降[40]。视觉通路开始于视网膜神经节细胞的轴突,形成 NRR,视神经,视交叉,然后视束的神经纤维止于外侧膝状体核(lateral geniculate nucleus, LGN)。瞳孔对光反射路径在到达 LGN 前是和视觉通路一样的,绕过 LGN,穿过上丘臂,到达顶盖前区。因此,肿块压迫前部视觉通路可导致视神经病变的特征改变:视力下降、视野缺损,色觉障碍,视盘苍白和 RAPD。有许多肿块可引起压迫性视神经病变,下面讨论其中几个。

蝶鞍肿物

蝶鞍是蝶骨中的鞍状凹陷,它容纳了脑垂体。正常大小的垂体上方约 1cm 处是视交叉的下表面(图 15.6)。由于视交叉位于鞍上池,视交叉常受该区域肿块的影响。如垂体腺瘤

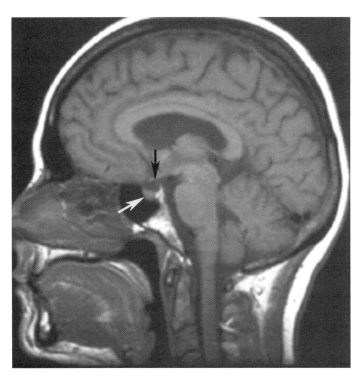

图 15.6　正常脑 MRI 显示垂体(黄色箭头)与视交叉(红色箭头)的解剖关系

从下面压迫视交叉,导致上方密度更高的双颞侧偏盲。颅咽管瘤从上面压迫视交叉,导致下方密度更高的双眼颞侧偏盲或后交叉综合征(见视野缺损部分)。由于解剖变异,视交叉中心并不总是被这些肿块所压迫。视神经较长或后交叉固定患者表现为视神经和/或前交叉压迫。视神经较短或前交叉固定的患者表现为视交叉后甚至视束受压。脑膜瘤因肿瘤位置不同可压迫视交叉任何方向。因视交叉与垂体的解剖关系,询问有视力或视野丧失儿童潜在的内分泌症状很重要。

垂体腺瘤

与成人不同,垂体腺瘤是儿童少见的幕上和鞍上病变,占儿童所有颅内肿瘤的 3%。与成人相比,儿童患者分泌性肿瘤的可能性较大,更加复杂[41]。

颅咽管瘤

颅咽管瘤是儿童最常见的鞍上脑肿瘤,起源于咽和垂体间胚胎发育时上皮残留或 Rathke 囊袋[42]。因 Rathke 囊袋位置,症状可能包括视野丧失,可以是双颞侧偏盲,但不同于经典征象(见视野损伤部分)。虽然颅咽管瘤是低度恶性肿瘤,但因肿瘤在大脑中的位置可导致显著死亡率和视觉障碍。压迫视交叉和视觉通路毗邻部位,是引起儿童永久性视力障碍的最常见肿瘤[40]。约 30% 儿童颅咽管瘤出现视力丧失,30% 患儿在初步诊断后出现视力下降[43]。因此,初步诊断和治疗后,继续监测视力非常重要。Wan 等人的研究表明,58% 的儿童颅咽管瘤患者至少有一只眼睛出现视力障碍[43],即使经过治疗,视力丧失和视神经萎缩也很常见[44]。双眼严重的视力丧失很少,约 10% 出现双眼盲[43]。

颅咽管瘤还影响下丘脑和垂体导致内分泌异常。Hoffman 等人发现 44% 患儿诊断颅咽管瘤时有内分泌问题[45]。需要注意的是,诊断颅咽管瘤往往平均延迟 6 个月。儿童颅咽管瘤最常见的非视觉症状是头痛、恶心、呕吐、生长障碍、体重增加、多饮、多尿(与尿崩症有关)和神经症状(如癫痫发作、脑神经麻痹、共济失调和意识下降)。Hoffman 等人发现 7 岁以下儿童往往以神经功能缺陷和恶心多见,而年龄较大儿童和青少年往往以生长迟缓多见。颅咽管瘤可侵犯第三脑室和/或 Monro 孔,导致脑积水和 ICP 增加,引起呕吐,视盘水肿鉴别诊断必须考虑该病[40,45](见视盘水肿相关章节)。

浸润性视神经病变

视路/下丘脑胶质瘤

视路/下丘脑胶质瘤(optic pathway/hypothalamic gliomas,OPHG)多见于 1~8 岁的儿童[46],OPHG 可以是独立的,也可以是继发于 1 型神经纤维瘤病(NF1)。NF1 是 OPHG 的危险因素,近 20% 的 NF1 患者可发展为 OPHG[47-48]。NF1 患儿应监测是否有视路扩大或轴突变性。视神经胶质瘤患儿临床表现因发病年龄不同而不同,研究发现[49]:

- 2 岁及以下儿童:发育滞后、大头畸形和视力丧失
- 2~5 岁儿童:内分泌功能障碍
- 6 岁以上儿童及成人:视力下降

和其他类型的视神经病变一样,大多儿童患者会出现视觉传入障碍。颅内压增高或视神经萎缩或神经元损害患者可能出现视盘水肿。然而,视神经也可能正常,这就是为什么在所有视力丧失的病例中对视神经功能进行彻底检查都是非常重要的。任何原因不明的视力丧失或 RAPD 都需要行神经影像学检查。

只有患儿在出现视力下降或视野损伤后才开始 OPHG 化疗。幼儿和婴儿很难准确检查

视力和视野,因此,预测视力下降的其他指标和危险因素是有帮助的。OCT 等客观测试已被用于监测 OPHG。OCT 中视神经肿胀可以使视神经厚度虚高,即使在视觉上有意义的 OPG 中,其厚度也可能表现正常。神经节细胞分析,特别是 GCL-IPL 测量,可以区分 OPHGs 患者有无视力丧失[46]。幼儿可通过手持 OCT 检查获得这些数据[50-51]。

视盘水肿

视神经炎

视神经炎(optic neuritis, ON)是指视神经任一段的炎症,病因不明。根据位置将 ON 分为两种亚型:视盘炎和球后视神经炎(retrobulbar optic neuritis, RON)。视盘炎表现为视盘炎症和水肿,RON 表现为正常视盘外观,炎症位于视神经后部。

ON 的病理生理学包括 T 细胞跨越血脑屏障后的外周激活,引起迟发性Ⅳ型超敏反应,并导致髓鞘破坏和轴突损伤[52]。ON 典型特征包括视觉传入障碍和眼球转动疼痛,眼痛是由于眼外肌肉附着在视神经的硬膜鞘上,且疼痛可先于视力丧失。儿科 ON 治疗研究比较缺乏,通常儿童 ON 治疗相对保守,单眼和双眼轻度病例可观察,较严重的双眼视力丧失病例采用静脉滴注甲泼尼龙[53]。

成年人多单眼发病,儿童双眼发病多见,特别是多见于 10 岁以下儿童[54]。病因包括病毒感染和自身免疫[52,55]。儿童 ON 可独立发病,也可是多发性硬化(multiple sclerosis, MS)或其他脱髓鞘疾病的最初表现,如急性播散性脑脊髓炎(acute disseminated encephalomyelitis, ADEM)或视神经脊髓炎(neuromyelitis optica, NMO)。发病 2 年内,67% 的儿童 MS 患者、65% 的儿童 NMO 患者和 40% 的儿童 ADEM 患者都有视神经受累的记录[56],它们的治疗及预后不同,早期鉴别很重要。

NMO 是与星形胶质细胞水通道蛋白 -4 抗体相关的炎性 CNS 综合征,可能伴有病毒感染前驱症状。通过水通道蛋白 IgG 的血液检测,可以检测到 NMO IgG 抗体,但不是所有的视神经脊髓炎谱系疾病(neuromyelitis optica spectrum disorders, NMO-SD)患者都能检测到这种抗体,NMO 的诊断和治疗通常较 MS 延迟。高度怀疑 NMO 但血清阴性患者应重复检测血清抗体 3~4 年。虽然 NMO 常与脊髓受累有关,但横贯性脊髓炎并不是这种脱髓鞘疾病所独有的。急性脊髓炎和纵向广泛的横贯性脊髓炎也可见于 MS 和 ADEM[57-58]。

ADEM 是一种异质性脱髓鞘综合征,可由前期感染触发[59]。诊断依据多灶性脱髓鞘的临床表现及脑病病史[57]。ADEM 与髓鞘少突胶质细胞糖蛋白(myelin oligodendrocyte glycoprotein, MOG)有关,MOG 在中枢神经系统少突胶质细胞表面表达。抗 MOG 抗体被认为是与水通道蛋白 -4 相关的,与 MS 和 NMO-SD 不同的一个独特的临床谱。在儿童 ADEM 病例中,抗 MOG 抗体阳性患者与抗体阴性患者相比更多合并细胞增多症,脊髓病变伴纵向广泛横贯性脊髓炎,而且预后更好。抗 MOG 抗体下降或转阴,提示预后良好。抗体滴度持续升高则提示疾病易复发[59]。抗 MOG 抗体对诊断 ADEM 没有特异性,在其他脱髓鞘疾病中也存在。

虽然对儿童 ON 转化为 MS 的相关研究不如成人多,但似乎 ON 发病年龄越大,发展为 MS 的可能性就越大。Lucchinetti 等发现,ON 儿童 10 年随访的转化率为 13%,40 年随访的转化率为 26%[60]。跟成年人一样,如果最初 MRI 出现白质病变,进展到 MS 的可能性也更大[61]。

　　所有 ON 患儿需要立即进行检查,包括 MRI 和 LP,以明确诊断,排除感染过程,评估是否可能出现脱髓鞘病变。如果可能的话,ON 患儿应该由儿童神经科医生进行治疗。在非典型或复发性 ON 的情况下,可能需要进行 NMO-lgG 抗体和抗 MOG 抗体检测。

　　OCT 对评估脱髓鞘疾病帮助很大,并可能成为将来鉴别脱髓鞘疾病的有用工具。与 MS 相比,NMO 中的 ON 患儿通常有更严重的 RNFL 和神经节细胞层变薄,并更多地出现微囊性黄斑水肿[62-63]。在没有明确的 ON 发作的 MS 儿童患者中,OCT 不能可靠地识别视网膜异常。Waldman 等人发现只有 5% 无 ON 的 MS 患儿出现 RNFL 变薄,10% 有 GCL-IPL 变薄。不考虑 ON 病史的情况下,53% 的 MS 患儿图形视觉诱发电位(pattern-reversal visual evoked potentials,pVEP)潜伏期延长[63-64]。

　　因此,有 ON 病史或无 ON 但有脱髓鞘病变患者随访时,有必要行连续的 OCT 测量 RNFL、神经节细胞分析和黄斑厚度测量,pVEP 对诊断也有辅助作用。

神经视网膜炎

　　神经视网膜炎(neuroretinitis,NR)是一种炎症疾病,影响视神经和视网膜,特别是黄斑和视盘黄斑束。视盘血管通透性增加,渗入周围视网膜,表现为特征性黄斑星芒状病灶,多在发病 1.5~2 周后出现,此时视盘水肿大多缓解(图 15.7)[65]。因此,任何急性视盘水肿都需考虑 NR 的可能。

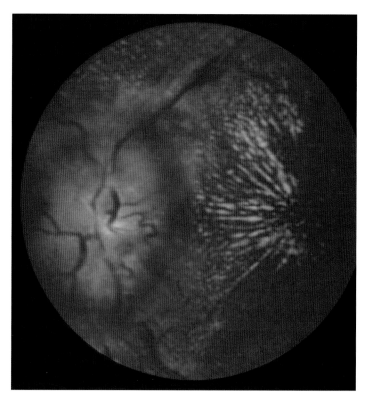

图 15.7　神经视网膜炎患者视盘水肿和黄斑星芒状病灶

NR 与细菌、病毒、原虫、螺旋体、真菌和非感染性病因有关。儿童 NR 最常见于猫抓病（cat-scratch disease，CSD）[65]。视盘水肿时，应详细询问孩子是否接触过猫，致病菌巴尔通体杆菌（Bartonella）主要由猫跳蚤传播，通过猫抓伤或咬伤传播给人类。大多数 CSD 患者都有前驱症状如发烧、乏力和淋巴结肿大，但很少出现疼痛。可因黄斑病变导致视力低下，只有轻微的 RAPD（如果有的话）。

怀疑 NR 时，应结合病史和危险因素，并进行 CSD 测试（Bartonella Hensellae 和 Bartonella Quintana 滴度测试）。由于 IgM 在急性感染上升后很快恢复正常，IgG 水平需要一段时间才能升高，单次的 Bartonella 试验阴性不能排除 CSD。高度怀疑此病，可在 2 周后进行第二次测试；IgG 抗体滴度升高四倍即为阳性[66]。

CSD 患儿推荐抗生素治疗，它可以缩短全身症状，缓解因骨髓炎、心内膜炎和脑炎可能带来的严重全身反应。常用药物是阿奇霉素和磺胺甲噁唑，儿童不推荐使用环丙沙星。然而，抗生素治疗是否对视觉功能有积极作用仍不确定，因为有报道即使未治疗视力也可出现自愈。一般情况下，CSD-NR 患者视力预后良好。根据感染的程度和时间，患者可能会有视神经病变和相关的中心暗点及视力下降[65]。

虽然 CSD 是儿童 NR 最常见的原因，也必须考虑其他病因。实验室检查可以排除莱姆病、梅毒、结核病、弓形虫病和组织胞浆菌病。与其他 ON 病例不同，NR 不被认为是发展为 MS 的危险因素[65]。

视乳头水肿

视乳头水肿是颅内压（intracranial pressure，ICP）增高造成的双侧视盘水肿，应与假性视乳头水肿鉴别。ICP 增高主要表现为头痛、恶心、呕吐、搏动性耳鸣和复视。婴幼儿的临床表现可能有所不同，如易怒和嗜睡。

视乳头水肿的特点是视盘边缘不清，视盘隆起，下缘和上缘先受累，Paton 线或视盘颞侧周围皱褶及视盘边缘血管模糊。晚期或急性病例还可见视网膜出血。评估视乳头水肿的重要方法是测量 SVP，SVP 是由眼内视网膜静脉和视网膜中央静脉间血管内压力差波动产生。随着 ICP 升高，颅内压升高至与眼内压相等时，SVP 就会停止[67]。ICP 升高患者不出现 SVP。但这不是诊断性的，因为在 ICP 正常的儿童人群中，大约 28% 的人看不到 SVP[68]。如果出现 SVP，表明此时 ICP 正常。检查 SVP 的最佳方法是使用直接检眼镜可见有节奏的搏动，至少观察到 3~5 个规则搏动，可以明确存在 SVP。

OCT 也可用来检查视乳头水肿，检查是否存在 RNFL 增厚，特别是下方和上方。但 OCT 没有儿童的正常值数据库，很难确定正常与异常。Yanni 等人研究了 83 名 5~15 岁的健康北美儿童，使用 Spectralis SD-OCT 确定正常参考值。以这些儿童的第 5 百分位数至第 95 百分位数的数据作为正常值，他们确定了儿童视盘旁 RNFL 平均厚度为 107.6μm，明显高于 Spectralis 软件中健康成年人的参考值，提示即使健康个体也会随着年龄的增长而出现 RNFL 变薄，成人在下方和上方 RNFL 变薄最明显[69]。

不规则视盘患者识别视乳头水肿较为困难，原始照片和 OCT 能识别细微的变化及恢复情况。如果视乳头水肿可能较小，建议在 6~12 周内复查 OCT 评估 RNFL 平均厚度变化（超过 6μm），说明视乳头水肿进展或缓解[70]。怀疑视乳头水肿但变化不明显时，需要紧急检查头颅 MRI 和头部磁共振静脉造影（MRV），排除颅内肿瘤和静脉窦血栓形成（venous sinus thrombosis，VST）。若神经影像学没有异常发现，无禁忌证时，需行腰椎穿刺（lumbar puncture，LP）测量脑脊液压力，并分析脑脊液成分，可作为感染或炎症的证据。若患者出现神经体征或症状如共济失调、呕吐、严重头痛或意识改变，应送往急诊科，最好是儿童医院的急诊科。把他们的视神经照片和 OCT 发给患者，可能有助于分诊。视乳头水肿可能是由于创伤、脑肿瘤、VST、脑膜炎或特发性颅内高压引起的。

创伤

视乳头水肿合并视网膜出血的存在可提示病因。许多有视乳头水肿和视网膜出血的儿童都有创伤性病因。创伤性 ICP 增加原因主要是硬膜外、硬膜下和蛛网膜下腔出血。在头部创伤中，视网膜出血累及多层，表现为火焰状出血和斑点状出血。创伤患者出血量较大且范围较广，可从视盘延伸到后极或周围，发现这种情况需要考虑意外或虐待性头部创伤[71]。当 ICP 压力明显升高时，也可出现非创伤性的视网膜出血，但出血多位于视网膜神经纤维层内和视盘水肿较严重的周围[71]。

脑肿瘤

原发性脑肿瘤在儿童中比在成人中更常见。约占儿童癌症的 20%。儿童常见的幕上肿瘤有星形细胞瘤、脑神经母细胞瘤和脑膜瘤等，常见的幕下肿瘤有髓母细胞瘤、星形细胞瘤和室管膜瘤。儿童脑肿瘤常发生在颅后窝，更容易出现视乳头水肿[42]。许多恶性脑肿瘤可以通过脑脊液转移到中枢神经系统的其他区域，称为软脑膜扩散，常见的临床表现是 ICP 增加。早期发现这些癌症是至关重要的，最好在中枢神经系统转移之前。继发于肿瘤的视乳头水肿病例中，视乳头水肿的程度常与肿瘤严重程度无关，即使轻微的视乳头水肿也能发现脑肿瘤[42,72]。儿童脑肿瘤临床最常见的临床表现是视乳头水肿，但还可能还存在其他的眼部体征和症状如：视神经萎缩合并视力下降，获得性内斜视或外展缺陷与展神经（CNⅥ）麻痹，获得性外斜视或上睑下垂与动眼神经麻痹，眼球震颤和头痛[73]。

静脉窦血栓形成

儿童各种程度的视乳头水肿，都需要排除脑 VST。因为没有辐射暴露，MRV 优于计算机断层静脉造影术。VST 每年发生率为 1/100 000，占儿童脑卒中病例的 25%[74-75]。头颈部感染如中耳炎、乳突炎、鼻窦炎和脑膜炎是儿童 VST 的常见原因，其他危险因素包括脱水、凝血相关疾病和慢性全身炎症[74]。

小儿特发性颅内高压

视神经肿胀和 ICP 升高而无脑实质异常、肿块或肿瘤、感染性病因或脑室扩大的患者被归类为特发性颅内高压（idiopathic intracranial hypertension，IIH）。另一个建议的分类是假性脑瘤综合征（pseudotumor cerebri syndrome，PTCS），有两个亚类：原发性，包括 IIH 作为一个子集；继发性，原因为药物、VST 或其他（表 15.2，图 15.8）。

IIH 为排除性诊断，诊断儿童 IIH 前，必须排除上述视乳头水肿的原因。成人必须符合修订版 Dandy 标准，修订后的标准也适用于儿童。诊断 PTCS 必须符合以下标准：视乳头水肿，除脑神经（CN）异常外其他神经学检查正常，MRI 正常，脑脊液成分正常和压力升高（儿童≥280mm，如果儿童没有镇静且无肥胖，则为 250mm）[76]。

成人患者女性多于男性，儿童患者没有性别差异[80-81]。临床分型：①青春期前型（女孩 7 岁以下，男孩 8.5 岁），与体重无关；②早期青少年型，多伴超重或肥胖；③晚期青少年型（>12.5 岁），肥胖最常见[82]。研究发现儿童继发性 PTCS 中 79% 使用过抗生素，肥胖最多

表 15.2　继发性假瘤性脑综合征的原因[77-79]

药品	
抗生素	四环素,米诺环素,多西环素,磺胺类药物
激素	人生长激素（HGH）,左炔诺孕酮,皮质类固醇停用
全身情况	
内分泌异常	Addison 病,多囊卵巢综合征（polycystic ovarian syndrome, PCOS）
贫血	
染色体异常	Turner 综合征,唐氏综合征
血管异常	静脉窦血栓形成,动静脉瘘,高凝状态,上腔静脉综合征
中耳或乳突感染	

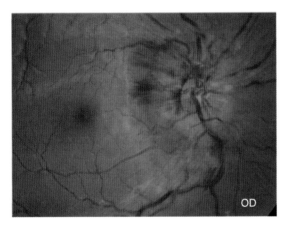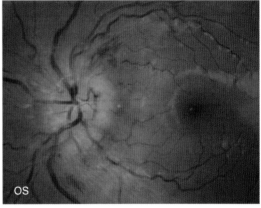

图 15.8　16 岁患者使用米诺环素继发的视乳头水肿（Photos courtesy of Robert B.Austin, OD.）

见。研究患者的平均年龄为 15 岁,研究者指出即使存在其他原因,肥胖仍然应该考虑在内[83]。与成人相比,IIH 患儿 CN 苍白比较常见,研究发现,60% 患儿存在 CN 缺陷,这些缺陷在 ICP 的正常化后得到解决[81,84]。也有推测儿童 PTCS 或 IIH 与代谢和激素异常有关,可能提示神经内分泌紊乱[85-86]。

　　儿童视乳头水肿治疗目标是解决潜在疾病。继发于药物的假性脑瘤,需要停用相关药物,儿童 PTCS 缺乏诊疗指南和前瞻性的随机对照试验。儿童治疗常常参考成人,乙酰唑胺是一线药物,当乙酰唑胺无效或不耐受时,可使用呋塞米或托吡酯[87]。

视野缺损

单侧缺损

　　单侧视野缺损病变位于视交叉前,视神经病变可表现为多种视野缺损如旁中心暗点和弓形缺损,视乳头水肿可引起生理盲点扩大,青光眼视野损伤沿着水平经线,而视神经疾病视野缺损则沿着垂直经线分布。单眼中央缺损和对侧眼的颞上缺损表明交界性暗点,病变定位在视神经和视交叉处。视盘鼻下纤维在视束最前交叉,损伤导致颞上缺损。这些情况比较难以发现,在单侧视力损伤时必须检查对侧缺损部位。

双侧垂直经线缺损

双颞侧偏盲

视交叉损伤导致双颞侧视野缺损,应考虑鞍上肿瘤的可能。视野缺损开始时为每只眼睛颞上方的微小缺损,并随着肿块的增大而变得更加致密。颞侧中央缺损继发于视交叉后部-鼻黄斑纤维交叉集中处的压迫。后交叉综合征的其他表现包括双颞下方较大的缺损,如颅咽管瘤从后上方受压时,以及前视束受压时导致的不一致性同向性偏盲。

同侧偏盲

同侧偏盲由视交叉后视通路的病变引起的。一般来说,病变位置越前,同侧偏盲就越不一致,创伤和肿瘤是儿童同侧偏盲最常见的原因,成人最常见的原因是脑梗死。Kedar 等人发现,大约 1/3~1/2 的儿童患者发病后几个月内同侧偏盲有自发改善,他们还发现在儿童中,病变最常见的部位在视放射[88]。Haaga 等人研究通过 MRI 图像证实了这一点[89]。Harbert 等人研究脑肿瘤患者发现约 15% 存在未察觉的视野缺损,大多数为同侧偏盲。颞叶肿瘤儿童最可能出现视野丢失而未察觉[90]。儿童也可出现先天性同侧偏盲,如脑室周围白质软化症或先天性视束病变。与后天获性同侧偏盲患者相比,他们能适应视野缺损而常无自觉症状[91]。由于儿童的年龄和其他神经系统表现,正式的视野检查可能很困难。多焦 VEP 可以显示同侧偏盲的模式,在评估怀疑视野丧失而不能进行视野测试的儿童中可能是有用的工具[92]。

非器质性视力损伤

非器质性视力损伤(nonorganic vision loss, NOVL)可以发生在儿童。其特征是在无相关器质性病变的情况下,视觉功能低于正常。必须尽早认识到这一情况,以避免不必要的检查和转诊。NOVL 女孩比男孩多,平均年龄为 11 岁,最小的确诊患儿只有 4 岁[93]。通常,这些儿童表现为视力下降或视野缺损。

诊断 NOVL 只能在全面的眼科检查后才能作出,有时需要配合特殊检查(如 VEP 和 / 或 ERG)。发现孩子视力下降,重要的不是直接诊断 NOVL,而忽略了真正病理的细微表现(表 15.3)。重点是客观瞳孔的检查。若发现患儿单眼视力不良,但 RAPD(-),很可能诊断为 NOVL。若考虑 NOVL,检查技巧有助于确认视力是否正常,视力检查从 20/10 开始到 20/20,即使孩子抱怨最小行字不能阅读,仍然可让他们阅读 20/20。如果这不起作用,可以使用"特殊组合"镜头,给孩子看镜片的厚度,插入 +20D 和 -20D 镜片的组合,让他们重复阅读视力表或字段。同样,+0.12D 透镜可以以相同的方式使用。其他的假性治疗方法如"特殊"滴眼液(人工泪液)、盐水或眼睑清洁剂。

必须证明儿童视力正常,才能诊断 NOVL。睫状肌麻痹 / 扩瞳检查非常重要,可以发现调节因素或者病理性原因。如果还不能证明视力和 / 或视野正常,且扩瞳检查没有异常发现,则应进行进一步检查 OCT,来证明组织结构正常,并行电生理检查(第二十二章),证明功能正常。如果还不能证明视力正常,需要行神经影像学检查。

表 15.3　NOVL、病理性及其他病因的眼科检查结果

	单眼视力损伤			双眼视力损伤		
	NOVL	病理性	其他病因	NOVL	病理性	其他病因
病史	多样性	多样性	外伤	多样性	视力缓慢下降	家族弱视病史
		家族史	家族弱视病史		早产	
					手术史	
					家族史	
瞳孔	正常	(+)RAPD	正常	正常	正常	正常
色觉	正常	单眼异常	正常	正常	双眼异常可能	先天性
遮盖试验	正位或单眼斜视	正位或单眼斜视	持续性单眼斜视	正位或交替性斜视	正位或交替性斜视	正位或交替性斜视
屈光不正	对称,通常低度	与NOVL相似	不对称(见第二十五章)	对称	与NOVL相似	双眼高(见第二十五章)
眼前节	正常	角膜瘢痕	不规则散光	正常	角膜营养不良	不规则散光
		白内障			白内障*	
眼压	正常	升高	正常	正常	升高	正常
视神经	正常	苍白	正常	正常	苍白	正常
		水肿			水肿	
		发育不全			发育不全	
黄斑/周边部	中心凹反光(+)	缺失	正常	中心凹反光(+)	缺失	正常
		血管变薄			血管变薄	
		色素改变			色素改变	

* 在双侧先天性白内障病例中,即使在白内障摘除后也可能出现眼球震颤。

　　患有 NOVL 的儿童可能会有视力下降,无论是有意识的还是潜意识的。有意识的 NOVL 也被称为癔症,可能是因为孩子想要戴眼镜、试图获得关注,或正在尝试摆脱做家务 / 功课。无意识的 NOVL 通常与精神或情感问题有关,如抑郁、多动症、焦虑症、虐待、家庭压力、欺凌、学习障碍和 / 或行为障碍。详细询问病史对发现病因至关重要[93]。

　　确诊 NOVL 后,给孩子及父母解释眼睛是健康的,通过规律随访,视力有望恢复正常。更重要的是,如果不仅仅存在孩子想要眼镜的情况,那么应与儿科医生沟通可能存在的社会心理问题,以寻求精神心理评估。

视觉传出系统

视觉传出系统是指视觉信息从大脑发出而产生一系列功能。包括瞳孔大小,眼睑位置,眼睑大小,单眼运动,双眼同向运动和眼位。完整评估视觉传出系统是必要的,以鉴别生理或病理性,以及是否需要进一步检查。

视觉传出系统评估

因为儿童配合不好或者医生认为不会存在问题视觉,视觉传出系统评估在儿童检查中常被忽略。但不进行检查,无法识别和处理视觉传出系统障碍。遮盖试验为常规检查,但常常只在原在位进行,如果不将原在位与其他位置进行比较,便不能确定是否非共同性,无法发现某些神经疾患。眼睑高度测量是发现轻度上睑下垂的唯一方法。应尽可能测量瞳孔大小,瞳孔大小不等被归类为生理或病理性(图 15.9)。如果是病理性的,需要进一步明确是明视下差异更大的副交感神经问题还是暗视下差异更大的交感神经问题。另外若不测量眼球突出度,可能会漏诊眼球突出度不对称。这些检测都是必要的,可以确诊或排除视觉传出系统异常。如果异常是先天性的,并且及早发现,就不会像它突然出现时那么令人担忧。如果最初没有进行检查,也无法判断是否会随着时间发生变化。

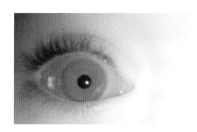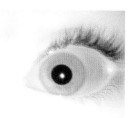

图 15.9　儿童瞳孔大小不等

视觉传出系统异常

关于视觉传出系统异常一部分在概述中已经讨论,传出系统病理改变将以眼睛特定部分逐步讨论,但影响视觉传出系统的疾病常涉及身体或眼睛的多个部位。下面首先讨论瞳孔,然后是眼睑,眼压和眼动评估。属于概述中讨论过的只列出标题,只详细讨论特定疾病。

病理性瞳孔大小不等

霍纳综合征(见上睑下垂部分)

强直性瞳孔

强直性瞳孔发生是由于副交感自主神经系统,主要是睫状神经节的损伤引起。虹膜括约肌的神经支配急性受损,出现瞳孔异常会变大,发生强直性瞳孔,随着时间推移,神经纤维再生,强直性瞳孔缩小。睫状肌到虹膜括约肌的副交感神经纤维持续再生导致光 - 近反射分离,提示瞳孔对调节性刺激比光刺激更敏感。虽然这种现象并不是强直性瞳孔所独有的,但据此做出正确的诊断是重要的。强直性瞳孔的其他特征包括瞳孔不规则,瞳孔节段性麻痹,基质扩散和基质流动(图 15.10)。使用裂隙灯可以很好地观察到瞳孔边界某些部分更呈线性而不是圆形,不对称的虹膜皱褶以及虹膜括约肌部分区域节段性收缩[94]。

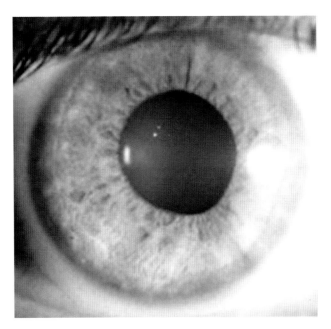

图 15.10　强直性瞳孔不规则形状,6 点到 9 点的扇形萎缩

　　诊断试验是低浓度的毛果芸香碱,1 滴 1% 毛果芸香碱与 8 滴生理盐水制成 0.125% 浓度,这种浓度不会收缩正常瞳孔,但可以收缩强直性瞳孔[95]。强直性瞳孔的病因主要有眼眶疾病(创伤和肿瘤)或全身疾病(如莱姆病或自身免疫性疾病)。当眼眶和全身病因排除后,需考虑特发性病因,称为阿迪瞳孔(Adie pupil)[96]。虽然特发性或继发于已知病因的强直性瞳孔在儿童非常少见,但仍有婴幼儿患病的报道[97]。也有儿童由于 A 型肉毒毒素注射液治疗内斜视导致强直性瞳孔的报道[98]。

动眼神经麻痹(见眼球运动异常部分)

上睑下垂

　　上睑下垂可能是先天性的,也可能是后天性的(图 15.11)。一般情况下,先天性单眼上睑下垂,上睑褶皱消失。老照片可以用来确定上睑下垂的发病时间和是否有进展,瞳孔和眼睑高度测量有助于确定病因。双眼上睑下垂可由于双眼眼睑对称性而被忽略,双眼上睑下垂时,儿童会采取下巴向上的姿势视物或抬高额肌来帮助上抬双眼上睑,下面是儿童常见的需要考虑的几个因素。

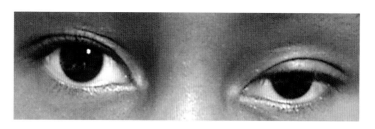

图 15.11　儿童左侧上睑下垂

药物性瞳孔大小不等

虽然在儿童中不常见,当出现瞳孔扩大时,必须确定病因。后交通动脉动脉瘤压迫节前副交感神经纤维导致瞳孔扩张,必须和药物导致的瞳孔扩大相鉴别,1% 毛果芸香碱可以辅助诊断。1% 毛果芸香碱会使正常瞳孔和动脉瘤导致扩张的瞳孔收缩,但由于虹膜上的受体已被扩张剂占据,因此不会收缩药物扩大的瞳孔。因此,如果对 1% 毛果芸香碱无反应,可以确认是药物性瞳孔扩大,可能由于使用莨菪碱眼药所致。如果 1% 毛果芸香碱使扩大的瞳孔收缩,必须考虑其他病因,主要是动脉瘤[99]。

霍纳综合征

霍纳综合征(horner syndrome, HS)或称眼交感神经麻痹,特征是上睑下垂、瞳孔缩小和无汗。HS 发生沿着交感神经通路的方向,可以是先天性的也可以是后天性的。在昏暗照明条件下,瞳孔大小不等或较小瞳孔同侧的睑裂较小时,需要考虑 HS。0.5% 或 1.0% 阿可乐定可以确认 HS,4% 可卡因在儿童患者同样有效(图 15.12)[100-101],注射 1h 后瞳孔大小发生逆转,较小瞳孔变得更大,可以确诊 HS。需要注意阿可乐定不能用于 2 岁以下儿童,因为血脑屏障不成熟,容易使中枢神经系统抑制,出现嗜睡、心动过缓或呼吸频率降低[100-102]。

儿童 HS 最常见的原因是分娩创伤导致头颈部交感神经通路受损。如果没有产伤史,应考虑疾病所致如脑干动静脉畸形或神经胶质瘤、横纹肌肉瘤或脊髓旁神经母细胞瘤。一项研究发现,儿童先天性 HS 有产伤史的占 22%,没有已知病因的占 14%,除产伤外其他已知病因的占 7%。并进一步指出,42% 是胸部、颈部或中枢神经系统手术所致;4% 源自肿瘤;4% 源自非肿瘤性已知原因;7% 原因不明[103]。另一项研究发现,33% 的儿童 HS 患者原因不明,28% 儿童 HS 患者有肿瘤[104]。儿童 HS 应立即进行系统检查,包括头部、颈部、胸部和腹部 MRI 检查以及尿儿茶酚胺、高香草酸和香草扁桃酸水平检测,虽然敏感性较低,但儿童尿儿茶酚胺很容易检测到,且可以提示神经母细胞瘤[104]。不明原因儿童 HS 需要转诊到儿童神经眼科或神经科医生处进一步就诊。

自主神经功能障碍

先天性多巴胺 β- 羟化酶缺乏者,其将多巴胺转化为去甲肾上腺素的能力出现异常,导致血浆多巴胺水平升高。症状包括脱水、低血压、呕吐和运动耐受低。是一种罕见的常染色体隐性遗传疾病,可以用 L- 苏氨酸 - 二羟基苯基丝氨酸治疗,但往往到成年后才被诊断。眼科医生遇到轻度双侧上睑下垂儿童应考虑该病,便于早期发现。这些病例站立时出现直立性低血压和眼压较坐位或躺位时显著降低[105]。

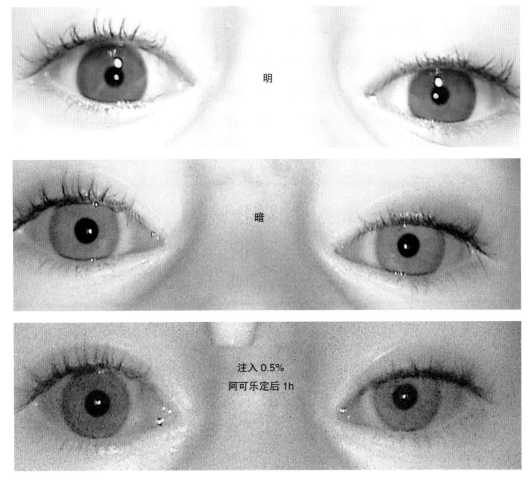

明

暗

注入 0.5%
阿可乐定后 1h

图 15.12　左侧上睑下垂和屈光参差,左瞳孔较小。在每眼注入 0.5% 阿可乐定后 1h,无瞳孔逆转,提示霍纳综合征阴性

儿童重症肌无力

儿童重症肌无力(myasthenia gravis,MG)是一组遗传性的神经肌肉接头疾病,包括三类:短暂性新生儿 MG、青少年 MG 和先天性肌无力综合征[106]。

短暂性新生儿 MG 是发生在患有 MG 母亲的新生儿中,由于母体乙酰胆碱受体(acetylcholine receptor,AChR)抗体通过胎盘转移后,表现出 MG 的典型特征包括上睑下垂、面部无力、喂养困难和呼吸功能不全[106]。约 15% 的婴儿表现出眼部和全身症状,最常见的是吸吮和喂养困难[107-108]。顾名思义,短暂性新生儿 MG 不是一种长期疾病,可在 2 月龄时自愈,无需治疗[107,109]。两项儿童肌无力研究表明,5.8%~6.8% 为短暂性新生儿 MG[107-108]。

青少年 MG 是最常见的儿童肌无力疾病,是一种针对 AChR 的自身免疫性抗体疾病,靶点是肌肉特异性激酶(muscle-specific kinase,MuSK)受体。临床表现以眼部症状为主,表现为上睑下垂、眼位不正和复视,以及吞咽或说话困难,或全身无力和运动不耐受。年龄不同,临床表现不同。青春期前患者更多表现为局部症状,青春期和青春期后全身症状更明显。与成人一样,儿童自身免疫性疾病可以合并 Graves 病和其他甲状腺异常,也可能伴有其他自身免疫性疾病,包括青少年特发性关节炎、系统性红斑狼疮和糖尿病[106,109-110]。青少年 MG 平均发病年龄为 3.2~8.1 岁[108,111-112]。是这种疾病最常见的类型,占儿童 MG 患者中的 76%~80%[107-108,111]。青春期前患者性别比例相等,青春期后女孩较多[113]。

先天性肌无力综合征是一种罕见的影响神经肌肉连接蛋白的遗传疾病。一般出现在 2 岁以后,最早在 1 月龄时出现[107],通常有家族史,眼部特征表现为上睑下垂、斜视或眼肌麻痹,非眼部特征(包括呼吸暂停、吸吮能力差、运动迟缓和发育不良)与肌病和肌营养不良相似[108]。

儿童 MG 检查主要是眼轮匝肌力测试,冰袋试验有助于上睑下垂的诊断。冰敷下垂眼睑 2min,冰敷前,测量睑裂高度精准到 0.5mm。冰敷后下垂幅度减少 2mm 及以上为阳性结果。研究发现,该方法灵敏度 80%~90%,特异度 100%,阳性定义为上睑下垂减少 2mm 及以上[114-115]。需要注意有些儿童不能耐受冰袋,所以不是所有儿童都可以进行该项测试。

实验室主要检测 AChR 抗体(结合、阻断和调节),因为 AChR 抗体在幼年 MG 阳性率很低,因此用于儿童诊断临床意义不大。青春期后和成人抗体检测阳性率较高,对伴有全身症状的诊断敏感性高于只有眼部症状的类型[106,109-110,113,116-117]。此外,抗体检测在疾病发展过程中可能有所不同,一项研究发现,41% 眼部肌无力患者最初测试阴性,后来检测阳性,但没有发展为全身性疾病,而 37% 的患者最初测试阳性,复测阴性[118]。检查额肌或眼轮匝肌单纤维肌电图时,需要镇静。对所有临床诊断疑似肌无力的儿童,应请小儿神经科会诊。

动眼神经麻痹(见眼球运动异常部分)

眼球突出

儿童眼球突出应该引起关注、研究。大多眼球突出的原因是良性的感染、炎症和血管疾病(如血管瘤或皮样瘤),但需要通过神经影像学来排除结构异常或肿块病变导致的眼球突出[119]。患者需要眼整形科医生、神经外科医生、颅面外科医生、血管外科医生以及耳鼻咽喉科医生等专家团队共同管理。疾病越早诊断,预后会越好。因此,发现婴儿和儿童的眼球突出都要高度重视,常见病因如下。

血管病变

儿童血管瘤

血管瘤是儿童最常见的眼眶肿瘤,通常在出生后几周至几个月内诊断。血管瘤增殖发展约 1 年,稳定并退化需要长达 10 年。在退化前,它可能引起弱视、青光眼、视神经病变和角膜溃疡[120]。

静脉 - 淋巴或淋巴静脉畸形

这是胚胎期淋巴和血管结构发育不良的结果,通常在 2 岁前出现,40% 表现患眼视力下降以及搏动性的眼球突出、疼痛、弱视、斜视和压迫性视神经病变。约 70% 的儿童伴有颅内血管异常[120]。

眼眶肿瘤

横纹肌肉瘤

横纹肌肉瘤是儿童最常见的眼眶恶性肿瘤,平均发病年龄在 6~8 岁。肿瘤生长迅速,无痛,导致眼球向内侧或向下突出。可伴有眼睑水肿、上睑下垂和视神经压迫。常侵犯邻近骨质,并经常转移到鼻旁窦、肺和远处的骨[120]。

神经母细胞瘤转移

神经母细胞瘤是儿童最常见的颅外实体肿瘤,占儿童肿瘤的 9%[121]。1 岁左右出现,3 岁左右诊断,90% 在 5 岁前确诊[122]。肿瘤源自肾上腺、颈交感神经链或骨盆。全身症状有疼痛、发热、腹泻、共济失调和 / 或 HS[120]。

神经母细胞瘤是儿童眼眶最常见的转移瘤,眼眶转移多位于眼眶后外侧壁,发病年龄常为 2 岁左右,眼眶受累可能是首发症状。眼眶受累往往表现为单侧或双侧眼球突出,以及眶周或眼睑瘀斑,偶尔出现斜视、眼球运动受限、上睑下垂和视神经萎缩[120]。

视神经通路 / 下丘脑胶质瘤(见传入节上对 OPHGS 的讨论)

丛状神经纤维瘤

神经纤维瘤是神经外胚层肿瘤,好发于 10 岁以内。组织学为错构瘤,可累及周围神经,但常累及眼眶或眼睑感觉神经[120]。表现为典型的 S 形眼睑,最常见的部位在上睑内侧。也可出现机械性上睑下垂,导致不规则散光。弱视可由不规则散光或上睑下垂引起,应及时治疗。

丛状神经纤维瘤在儿童和青少年时期显著增长。随着肿瘤的生长,出现眼球突出、骨质扩张和蝶骨发育不良,导致搏动性突眼。约 10% 可转化为恶性肉瘤,同侧青光眼患病率为 50%[120]。

白血病

白血病是常见的儿童恶性肿瘤,80% 为急性淋巴细胞白血病,20% 为急性髓系白血病(acute myeloid leukemia,AML)。AML 儿童在眼眶内出现实性粒细胞性肉瘤,包绕泪腺及眼外肌,导致眼球突出,与眼眶蜂窝织炎相似,患者主诉疼痛。这些情况可能是 AML,也可能是 AML 复发[120]。

淋巴细胞增生性疾病和眼眶炎症综合征

淋巴细胞增生性疾病占儿童眼眶病的 5%~10%,包括反应性淋巴增生、非典型淋巴细胞增生和眼附属器淋巴瘤。常累及泪腺,也可累及眼外肌,与甲状腺眼病(thyroid eye disease,TED)类似[120]。眼眶炎症综合征(orbital inflammatory syndrome,OIS)类似淋巴细胞增生性疾病,两者在神经影像学上难以区分。鉴别很重要,因为两者治疗方案不同。OIS 用皮质类固醇治疗,淋巴细胞增生性疾病以放疗为主[120]。

甲状腺眼病

甲状腺眼病(thyroid eye disease,TED)有许多名称如甲状腺相关眼病,Graves 眼眶病或 Graves 眼病,是一种累及眼外肌和眶脂肪的炎症性疾病。甲状腺功能亢进或甲状腺功能减退及甲状腺功能正常者均可发生 TED。儿童 TED 较少见,常发生在 Graves 病的甲亢期。儿童 Graves 病不如成人常见,但女童多于男童,11 岁以上 TED 发生的概率是年幼儿童的 2 倍[123-125]。研究表明,27%~60%TED 患者存在眼部并发症[123, 126-127],一般是起病缓慢并且具有自限性,常见体征有上睑退缩、眼睑迟落和眼球突出[125]。严重眼部疾病如复视、视神经病变,儿童少见[123]。

即使是症状较轻的 Graves 眼病患儿,其甲状腺功能需要很长时间才能恢复正常,且缓解期短,复发率高。即使甲状腺功能正常,眼球突出也可能持续存在[123]。研究表明,吸烟(即使为二手烟)能加重 Graves 病情,并影响眼病进展,告诉儿童及其父母主动或被动吸烟的有害影响,对 Graves 患儿非常重要[123-124]。

没有甲状腺功能障碍病史患者,存在眼球突出,应进行眼球突出度测量以监测进展。实验室检查包括血清总或游离三碘甲状腺原氨酸(total triiodothyronine 3,T_3 或 free triiodothyronine 3,FT_3)、总或游离甲状腺素(total thyroxine 4,T_4 或 free thyroxine 4,FT_4)、促甲状腺激素(thyroid-stimulating hormone,TSH)、促甲状腺免疫球蛋白(thyroid-stimulating immunoglobulin,TSI)、甲状腺结合抑制性免疫球蛋白(thyroid-binding inhibitory immunoglobulins,TBIIs)和甲状腺抗体[甲状腺过氧化物酶抗体、甲状腺球蛋白抗体和 TSH 受体抗体(TSH receptor antibodies,TSHAb)]检查都很重要[123-124]。眼眶扫描有助于确认眼外肌增大,并排除眼球突出的其他原因。对儿童来说,MRI 比 CT 扫描更适合,因为 CT 扫描有辐射暴露相关的风险。当存在甲状腺疾病时,需要儿童内分泌科医师全面系统治疗[124]。

眼球内陷

眼眶骨折

儿童眼眶骨折相对较少,但对于有外伤史的儿童,须引起注意。儿童眼眶骨折的常见原因是机动车事故、自行车事故、运动损伤、年幼儿童跌倒和受到年长儿童攻击[128-129]。某些情况下需要紧急手术干预,以防止永久性复视,因此诊断眼眶骨折很重要。眼球内陷是眼眶骨折重要的线索,但眼眶骨折后不是都会出现眼球内陷,尤其是儿童急性活板门样骨折。儿童发生这种骨折的可能性要比成人大得多。除了眼球突出测量外,在多个注视眼位进行仔细的遮盖试验对于检测细微的偏差也很重要[128-129]。

眼眶骨折主要有 3 类:眶缘骨折、眶壁粉碎性骨折和眶壁活板门样骨折(trapdoor orbital wall fractures)(表 15.4)。眶缘骨折与直接撞击眶缘有密切关系,导致边缘上至少有 2 个分开的裂口。粉碎性眶壁骨折包括典型的爆裂性骨折,压力传递到眼眶,导致眶壁破裂或屈曲。眶内容物可能移位,引起眼球内陷、眼球移位和复视。眶内容物移位,但血供不受影响,因此不会导致急性或永久损害。活板门样骨折的不同之处在于受累骨没有移位。创伤和眶压短暂升高后,发生线性眶壁骨折。骨瓣最初向外移位,但儿童骨骼弹性好,立即恢复到原位。当骨瓣回到正常位置时,容易将眶内容物带回并嵌顿在骨折内。如果被困的组织是眼外肌或相关结缔组织,则高度关注缺血、瘀痕和收缩。由于没有骨移位,也没有软组织移位,活板门样骨折没有眼球内陷,诊断非常困难,重要临床特征是骨折的方向或者骨折相反的方向眼球转动受限。活板门样骨折最常见部位是眶下壁,因此常表现眼球下转和上转受限。需要注意的是,活板门样骨折儿童也可能发生眼心反射,出现心动过缓、恶心和眼球转动引起呕吐。眼球运动测试中存在迷走反射应该警惕存在肌肉嵌顿,但儿童检查配合困难,评估眼球运动更加困难[128-129]。

表 15.4 骨折类型[128-129]

骨折类型	病因	骨骼表现	其他表现
眶缘骨折	（外力）直接作用	两个分开裂口	
眶壁粉碎性骨折	压力变化导致向外骨折	骨碎片	眼球内陷 眼球移位 肌肉嵌顿
活板门样骨折	压力变化造成线性骨折骨瓣向外移位后返回	没有骨移位	眶内容物可能嵌顿 无眼球内陷 向骨折方向或相反方向的单眼运动限制 眼心反射（血管迷走神经性反应）

3 种类型的眶骨骨折一般都需要手术治疗,但活板门样骨折要立即手术,才能达到最佳治疗效果[128-129]。

眼球运动异常

散开麻痹与散开不足

散开不足为远距内隐斜大于近距,负融像聚散,单眼运动正常。患者表现为隐斜或暂时性、持续性斜视[130],主诉间歇性的轻微复视,远距大于近距。累的时候会变得更糟。当物体移近时,患者能够获得大范围的双眼单视,并且在物体缓慢移远时维持双眼单视[131]。最近研究发现,与成人症状隐匿不同,儿童的散开不足突然出现症状。此外,93% 的儿童存在神经疾病,与颅内压增加有关,成人约占 24%。13% 的儿童存在双侧展神经麻痹[132]。散开不足可用棱镜、镜片或视觉训练治疗[130],严重病例需要手术[133]。

散开麻痹表现为表现为共同性内斜,远距大于近距。相对于散开不足,突然出现的复视和内斜是严重的,患者可能主诉头痛,与内斜视和复视一起出现。随着目标移动,也有双眼单视范围,但范围较散开不足患者小,还可能伴有视乳头水肿。散开麻痹是否真的是一种轻度的双侧展神经麻痹,目前还存在争议[134]。

但由于存在相关神经功能异常的风险,所有散开不足和散开麻痹需要进行神经影像学检查,就像展神经麻痹一样。

先天性脑神经异常支配

先天性脑神经异常支配(congenital cranial dysinnervation disorders, CCDDs)是因基因突变和 / 或脑神经核及其轴突连接的异常发育而导致的原发性先天性眼外肌神经支配异常,眼球运动受限,高分辨率 MRI 有助于诊断[135]。

Duane 综合征

Duane 综合征(Duane's retraction syndrome):Duane 综合征是 CCDD 的一种形式,与展神经的异常有关,分为 3 个亚类:1 型、2 型和 3 型。除外展或内收受限外,还包括内收时上射或下射,睑裂变窄。眼睑缩小由于内、外直肌的共同收缩而引起的眼球后退[135-136]。研究指出,女性多于男性,左眼多于右眼[137]。

Duane 综合征 1 型　这是一种先天性展神经麻痹,外直肌不接受展神经的支配。特点是外展受限(图 15.13)。神经影像学检查显示,Duane 综合征 1 型缺乏展神经。病理研究表明,外直肌由动眼神经支配[135]。

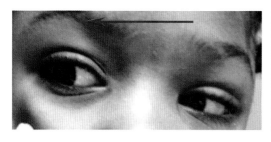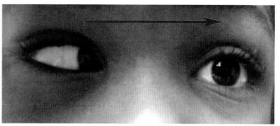

图 15.13　Duane 综合征 1 型,左眼外展受限,内收时睑裂缩小

Duane 综合征 2 型　其特点是内收受限,神经影像学检查发现存在展神经,动眼神经的一些纤维也支配外直肌,而不是支配内直肌[135]。

Duane 综合征 3 型　同时存在外展和内收受限。神经影像学检查,展神经可存在也可不存在。与不合并展神经麻痹相比,合并展神经麻痹者内收受限更明显。这与上述 1 型和 2 型的研究结果一致。3 型有多种类型的异常外直肌神经支配及神经纤维数量的变化,这些纤维从内直肌中分离出来,如果更多的纤维进入外直肌,则可能表现严重的内收不足。这一理论表明 Duane 综合征 3 型和 1 型实际上是一个类型,而不是两个类型。由于 1 型和 3 型都可能有缺失的展神经,表现出外展受限,影像学检查有助于区分其他获得性展神经麻痹,特别是如果没有明显的睑裂狭窄,或患者近期有外伤或其他症状[135,138]。

Möbius 综合征

Möbius 综合征(Möbius syndrome)是一种先天性面神经麻痹,涉及多个脑神经的异常。脑干发育异常往往影响 CN Ⅵ、Ⅶ、Ⅷ、Ⅸ 和 Ⅻ 的组合。除外展受限,还可能出现面瘫。神经影像学显示 CN Ⅵ 和 Ⅶ 的发育不全。表现为面部和肢体畸形、肌肉骨骼缺陷和智力低下。病因不清,多数病例为散发性[135,139]。

脑神经麻痹

CN Ⅲ、CN Ⅳ 和 CN Ⅵ 麻痹儿童少见,发病率为 7.6/100 000[140]。到目前为止,对合并 CN 麻痹的儿童患者的研究都是回顾性的,CN Ⅵ 麻痹比 CN Ⅳ 麻痹更常见。研究发现,多个脑神经麻痹最不常见(表 15.5)[140-142]。

表 15.5　小儿脑神经麻痹[140-142]

作者	不同类型神经麻痹的百分比 /%				病因			
	CN Ⅲ	CN Ⅳ	CN Ⅵ	多发性	先天性	创伤	肿瘤	其他 [a]
Kodsi	21.9	11.9	55	11.3	未涉及	42.5	16.9	14.4
Harley	26.4	14.9	51.2	7.4	32.1	26.8	17.9	23.2
Holmes(Olmsted)	22	36	33	9	44	25	8	14

a:未确定的病因。

这三项研究中，两项是基于医院的，一项是基于人群的，这解释了他们存在的差异。有趣的是，Holmes的研究中，56%的先天性病例没有症状，没有复视，但有歪头或上隐斜。所有无症状患者均为CNⅣ麻痹[140-142]。

脑神经麻痹的治疗是通过斜视手术或视觉训练达到改善头位、眼位和双眼视力的目的。8岁前发病，容易发生弱视，多见于CNⅢ麻痹出现上睑下垂者。有弱视者应积极治疗，与典型弱视相比，视力改善的预后较差。

在年幼的儿童中，有时很难区分先天性或者后天性脑神经麻痹。儿童的测试可能会更困难，因为他们不能像成年人一样专注。因此，合并脑神经麻痹患者可能被误诊为斜视。当患儿出现眼球转动或主诉复视时，视光师必须确定是否存在良性的双眼视觉问题（如斜视），或潜在的严重的问题如脑神经麻痹。在这些情况下，既往史是最好的参考依据。关于眼球转向或复视发生的详细病史是重要的。虽然仅凭病史无法确定是否存在神经系统疾病，但有助于指导检查并帮助诊断。脑神经麻痹可以是先天性的，也可以是后天性的。其中先天性有上述CCDD的表现。然而，为了便于参考，在此介绍获得性CN麻痹。获得性CN麻痹是神经病理学的关注。当不能确定先天性病因时，就必须进行其他检查明确是否存在获得性脑神经麻痹。

动眼神经麻痹

第Ⅲ对脑神经（动眼神经，CNⅢ）支配除外直肌和上斜肌外的所有眼外肌，还支配提上睑肌，副交感神经纤维在支配虹膜括约肌之前与CNⅢ同行。CNⅢ麻痹会导致同侧垂直斜、内收无力，完全性CNⅢ麻痹，眼位是"向下和向外的"。但大多数CNⅢ麻痹是不完全的，最好用遮盖试验观察多个方向的眼位：看是否在垂直方向受限的眼位出现反向偏离及上睑下垂。不累及眼睑的病例，患者可能报告复视；如果出现上睑下垂，患者可能没有意识到复视。此外，若不累及副交感神经纤维，瞳孔可能正常，累及副交感神经纤维者，瞳孔可能扩大，在明亮光照下表现出明显的瞳孔不等大（图15.14）。

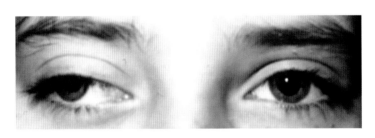

图15.14　右侧上睑下垂和外斜视（第一眼位）提示右侧CNⅢ性麻痹

研究表明，CNⅢ麻痹患儿的常见病因为先天性（33%~50%），其次为外伤（25%~40%），肿瘤（11%~22%）及其他不明原因（2%~17%）[140-141, 143-144]。其他报道的儿童CNⅢ麻痹原因有血管性（2.6%~15.6%），炎症性（2.9%~13.3%）及眼肌麻痹性偏头痛（2.2%~8.6%）[143-146]。

先天性CNⅢ麻痹　其影像学表现多种多样，常见CNⅢ型单侧或双侧发育不全。某些情况下，在现有的影像学检查中，CNⅢ可以完整和正常。先天性CNⅢ麻痹并发的脑异常有基底节区发育异常，视神经、中脑或胼胝体发育不全，垂体畸形，视隔发育不良，透明隔缺失[135]。即使怀疑先天性病因，由于这些相关的局灶性神经异常、发育延迟、动眼神经核相关失语症或中脑畸形[147],也建议进行 MRI 检查。除此以外,先天性病因往往有出生创伤史[142,146]。

相当大比例的 CNⅢ 麻痹患儿表现出一些异常再生的特征,并表现出瞳孔受累。报道指出,约 83% 的先天性病例出现了异常增生[147],异常增生表现为下转和内收时眼睑抬高,以及瞳孔光 - 近反射分离。异常增生并非先天性 CNⅢ 麻痹特有,需要排除病理因素。

获得性 CNⅢ 麻痹 虽然儿童 CNⅢ 麻痹最常见的原因是先天性或创伤性,但仍有大量的儿童 CNⅢ 麻痹是由肿瘤、血管异常、脑膜炎和其他后天性病因引起的。对于有异常再生的慢性获得性 CNⅢ 麻痹的鉴别很重要,因为这可能提示海绵窦内的压迫性病变[147]。

儿童 CNⅢ 麻痹的独有特点是眼肌麻痹性偏头痛,眼肌麻痹性偏头痛表现为头痛和眼肌麻痹,伴瞳孔受累。女性多见[148]。除了 MRI 上 CNⅢ 增强外,神经影像学检查正常,眼肌麻痹一般在 1 个月内恢复,约 50% 存在异常再生[143,146]。由于儿童 CNⅢ 麻痹的良性病因和严重病因都有异常再生的可能性,所以要进行彻底的检查,否则很难确定 CNⅢ 麻痹是否存在异常增生。

所有脑神经麻痹类型中,CNⅢ 麻痹预后最差[142]。研究发现约 70% 的患者在初次就诊时都报告了弱视。值得注意的是,视神经和 / 或黄斑疾病患者也包括在内,因此斜视或上睑下垂引起的弱视实际百分比可能较低。弱视经过治疗,约 58% 的儿童 VA 值为 20/40 或更高[143-144],但立体视觉功能较差[144]。

这些患者的检查包括 MRI,磁共振血管造影(MRA)和 LP(如果影像学正常或怀疑脑膜炎时需要)。10 岁及以上患者,如果所有检查都正常,可以用血管造影排除动脉瘤[149]。

滑车神经麻痹

第Ⅳ对脑神经(滑车神经,CNⅣ)支配上斜肌,CNⅣ 麻痹的典型表现为麻痹眼上斜,健眼注视和向患侧歪头时上斜更严重(图 15.15)。多个注视眼位进行遮盖试验有助于诊断。如果是单侧麻痹,可能会有垂直复视,并出现头倾斜到健侧。双侧麻痹者,由于 V 型内斜视,可出现下颌内收姿势,向下注视时斜视明显。

双马氏杆测试中发现眼位旋转,提示疾病处于急性过程。大的外周旋转提示双侧发病。慢性或先天性 CNⅣ 麻痹者检眼镜可观察大的旋转,但主观无旋转,伴长期代偿头位及垂直融合范围增大[150-152]。

虽然 Parks 三步试验是用于诊断 CNⅣ 麻痹的经典检查,但最近有人提出,当存在另一种疾病时,该检查可能导致 CNⅣ 麻痹误诊。Peragallo 等人建议在影像学上看到上斜肌异常时,应保留上斜肌麻痹诊断[153]。先天性 CNⅣ 麻痹患儿,通常不做其他检查,旧照片可以帮助确定头部倾斜是否是长期的。如果不能证明 CNⅣ 麻痹是先天性的,则需进行影像学检查,查找病因(表 15.6)。

CNⅣ 麻痹的治疗方法有在高位眼上附加底向下的棱镜来改善复视或头部倾斜,以及视觉功能训练[154-156]。如果这些方法无效特别是较大的斜视,可以手术矫正。

无论 CNⅣ 麻痹是先天性的还是后天性的,区分 CNⅣ 麻痹相关的头部倾斜(即眼性斜颈)和由于颈部肌肉问题引起的头部倾斜(称为肌性斜颈)很重要。肌性斜颈能通过物理治疗改善,但不能改善眼性斜颈。

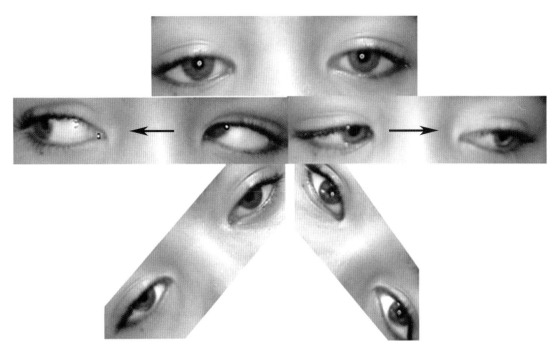

图 15.15　左眼 CNⅣ麻痹（左眼上斜,向右侧注视和头左倾斜更严重）

表 15.6　儿童 CNⅣ麻痹的病因[140-142]

作者	先天性	创伤	炎症	血管	肿瘤	其他	未确定 / 特发性
Harley	66.7	27.8	5.5	0	0	0	0
Kodsi	未涉及	36.8	5.3	0	5.3	15.8	21.1
Holmes	84.6	7.7			0	31.6[a]	0

a: 其中 10.5% 合并胸积水。

　　先天性 CNⅣ型麻痹　先天性 CNⅣ麻痹是最常见的先天性 CN 麻痹。与先天性 CNⅢ麻痹相比,先天性 CNⅣ麻痹的神经影像学异常更明显。虽然先天性 CNⅣ型麻痹可能少见,但要注意与儿童 MG、颅面疾病相鉴别。仔细检查眼睑,如发现因疲劳而加重的上睑下垂,提示 MG。眼睑位置异常,提示颅面疾病[147]。先天性 CNⅣ麻痹可能表现正常或上斜肌发育不良,CNⅣ分裂,或罕见的上斜肌发育不全。这些变异会导致不同的临床表现。CNⅣ未能发育时,有更加频繁的头部倾斜,并且是从年龄较小开始的,在同侧头部倾斜程度更大。异常 CNⅣ患者常表现为下斜亢进和分离垂直斜视(dissociated vertical deviation, DVD)[135]。

　　后天性 CNⅣ麻痹　成人或儿童获得性 CNⅣ麻痹最常见的原因是创伤。外伤或疑似外伤时,为了寻找骨折或颅内出血需要行 CT 扫描。怀疑非创伤的后天性病因时,通过 MRI 检查对侧中脑后部或同侧海绵窦和眼眶。如果 MRI 正常,症状提示脑膜炎,需进一步行 LP 检查[146]。

展神经麻痹

　　CNⅥ(展神经)支配外直肌,CNⅥ麻痹者出现外展受限(图 15.16)。主诉复视,看远时更严重。如果是单侧,患眼注视复视更明显。某些情况下,患者能出现头部转向患眼,以减轻复视。

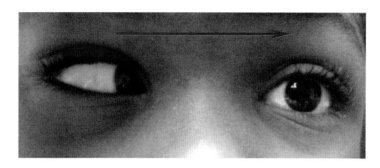

图 15.16 由于左眼 CN Ⅵ 麻痹,左眼外展受限。CN Ⅵ 麻痹可能比这要难以察觉,所以依靠遮盖试验来寻找侧向注视更大的内斜角度

CN Ⅵ 麻痹者可误诊为内斜视。外展受限可继发于其他原因如肌肉嵌顿、MG 或 TED,被动牵拉试验有助于诊断,CN Ⅵ 麻痹被动牵拉试验为阴性。诊断 CN Ⅵ 麻痹前,考虑外展受限病因很重要。研究表明,儿童 CN Ⅵ 麻痹最常见的病因是创伤,其次是肿瘤(表 15.7)。

表 15.7 儿童 CN Ⅵ 麻痹病因[140-142,157]

研究	先天性	创伤	炎症性[a]	颅内压增高	肿瘤	其他	特发性 / 未知原因
Harley	14.5	33.8	12.9		27.4	11.3	
Kodosi	未涉及	42	2.3	2.3	20.5	20.5	14.8
Holmes	8.3	25			16.7	16.7	33
Lee	11	12	7	15	45	5	5

a:包括脑膜炎、脑炎、多发性硬化。

先天性 CN Ⅵ 麻痹 先天性 CN Ⅵ 麻痹有 2 种特殊类型:Duane 综合征和 Möbius 综合征,他们属于 CCDD,已在本章前面讨论。检查睑裂在转向测试中的大小,可以把他们和获得性 CN Ⅵ 麻痹区别开来。

后天性 CN Ⅵ 型麻痹 获得性 CN Ⅵ 麻痹可以是孤立的或与其他神经异常有关。根据一系列的体征,病变的位置通常可以预测。因为 CN Ⅵ 核为水平注视中心,CN Ⅵ 核病变不会导致 CN Ⅵ 麻痹,而会导致注视麻痹。为了定位 CN Ⅵ 麻痹,必须进行系统检查,通过影像学检查确定解剖位置(表 15.8)。

表 15.8 第Ⅵ对脑神经麻痹定位[158]

相关的神经体征	病变的定位	相关的神经体征	病变的定位
同侧面瘫	脑桥	同侧面瘫	小脑脑桥角
对侧无力、麻木		同侧面痛	
舌前 2/3 味觉丧失		同侧听力下降	
同侧霍纳综合征		眼球震颤	
同侧面部痛(CN Ⅴ)		小脑症状	
同侧耳聋			

续表

相关的神经体征	病变的定位	相关的神经体征	病变的定位
双侧视盘水肿	蛛网膜下腔（颅内压增高）	同侧 CNⅢ麻痹 同侧 CNⅣ麻痹 同侧面痛（仅 V1 和 V2 分布） 单侧霍纳综合征	海绵窦
同侧三叉神经疼痛 同侧面瘫 听力下降 舌前 2/3 味觉丧失 同侧霍纳综合征 同侧三叉神经麻痹 同侧耳聋	颅中窝（岩尖） Gradenigo 综合征	眼球突出 相对传入瞳孔障碍 视力缺损	眼眶

　　儿童肿瘤相关文献表明神经影像学检查在儿童 CNⅥ麻痹病例中是必要的。相邻中枢神经系统累及，颅内压增高导致视乳头水肿及 Gradenigo 综合征，存在这些临床表现时要考虑肿瘤。Gradenigo 综合征是中耳炎的并发症，常见于儿童，可能与静脉或海绵窦血栓形成有关，严重者危及生命[147]。

　　CNⅥ麻痹患者的病史采集应包括相关神经体征如麻木、刺痛和共济失调，以及头痛、呕吐和恶心等症状。眼底检查排除视盘水肿，MRI 检查排除肿块病变和脑积水，MRV 排除 VST。如果 MRI 结果正常，需要行 LP，以排除感染或 IIH/ 假性脑瘤，如果 LP 结果正常，患者处于莱姆病发病地区，则应检查血清莱姆滴度[157]。

Brown 综合征

　　Brown 综合征表现为内收时上转受限（图 15.17）。被认为是由于肌腱卡在滑车里不能松弛。从解剖学上讲这不是肌肉本身的问题，而是肌腱与滑车相互作用的问题，不能完全放松上斜肌导致上转能力受损。高分辨率 MRI 检查表明，下转时上斜肌收缩，但在上转时松弛受损。目前尚无影像学证据显示 Brown 综合征存在上斜肌萎缩或下斜肌肥大[159]。

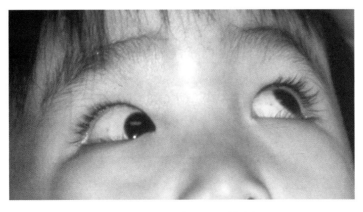

图 15.17　试图向上和左注视的右侧 Brown 综合征

　　Brown 综合征可以是先天性也可以是后天性的。后天性 Brown 综合征原因主要是慢性鼻窦炎、创伤、上鼻眶肿块和类风湿关节炎造成的瘢痕[160]。特发性病例中,患者向上看而听到或感觉到 "咔嚓" 声响[161],有些后天病例可能会随着时间的推移而自行恢复。由于是后天性的,上斜肌大小正常,但上转时不放松。先天性 Brown 综合征,上斜肌较正常小。因此,先天性 Brown 综合征可能还存在发育异常。根据病因不同,治疗包括观察,治疗基础病或手术[159]。

脑干运动性疾病

脑干神经胶质瘤

　　儿童神经胶质瘤比成人多见,弥漫性内源性脑桥胶质瘤占脑干胶质瘤的 80%,是儿童脑瘤死亡的主要原因。弥漫性脑桥胶质瘤是侵袭性脑癌,通常发病后 1 个月内会引起快速的进展。根据神经胶质瘤的大小和位置,可能出现 CNⅥ和 / 或 CN Ⅶ麻痹、注视性麻痹、对侧无力或麻木、共济失调和眼球震颤。放射治疗可能改善儿童神经功能,化疗无效,预后很差,分子生物学研究为胶质瘤的治疗提供新的方法[162-164]。

视性眼阵挛和眼球震颤

　　视性眼阵挛(opsoclonus)的特点是共轭的、多向的、向四面八方扫视。还可表现面部抽搐,眼睑眨动,共济失调。如果伴有共济失调,则称为视性眼阵挛肌阵挛综合征,与眼球震颤类似,但眼震只是水平震颤。儿童异常眼震需考虑乳糜泻和与神经母细胞瘤相关的副肿瘤综合征[165-166]。其中 50% 存在神经母细胞瘤,仅 2% 的神经母细胞瘤有视性眼阵挛[166]。

眼球震颤

　　眼球震颤总是要仔细评估,尤其是在儿童中。婴幼儿无法提供相关症状的有用病史。相反,视光师将不得不依赖于患者的观察和临床症状。有几种类型的儿童眼球震颤不需要其他检查,可以直接诊断;但是其他类型的还需检查,包括电生理学、神经影像学检查和神经科会诊,以排除眼部、全身和神经系统病变[167]。

　　最近在美国进行的一项回顾性研究发现,儿童眼球震颤年发病率为 6.72/100 000 或 1/14 881[168]。19 岁以下儿童眼球震颤最常见的病因是视网膜 / 视神经病变,包括白化病(32.4%),特发性疾病(31%),显性或隐性表现形式(24%), Chiari 畸形和肿瘤(2.8%)。诊断时的中位年龄为 12.7 个月,约 44% 的儿童伴发育迟缓[168]。先前一项英国的研究发现,婴儿特发性眼球震颤(infantile idiopathic nystagmus, IIN)是最常见的类型,其次是与病理相关的眼球震颤[169]。眼球震颤按运动方向或平面(水平、垂直、扭转)、振幅(小、中、大)和运动频率(缓慢、中等、快速)、波形(抖动、摆动)和共轭(两只眼睛是否做同样的事情)分类。这些特征应该在至少 5 个注视位置进行评估:原在位、上位、下位、左位和右位[167, 170]。单侧的、不对称的、游离的、垂直的眼球震颤,或与眩晕、恶心、头痛、发育迟缓或视神经萎缩有关的眼球震颤,更要注意神经系统疾病。

婴儿特发性眼球震颤 / 先天性眼球震颤

　　文献中 IIN 称为先天性眼球震颤,有些称作婴儿特发性眼球震颤,它能更正确地反映这种眼球震颤并不总是在出生时出现。虽然 IIN 通常出现在出生到 12 周之间，但几乎所有病例都发生在 6 月龄前[167,170]。Nash 等人发现 IIN 患病率为 1/821[168]，具有双侧、共轭、水平眼球运动的特点，或呈摆动波形，或呈颠簸波形。为获得静止眼位而产生代偿头位，表现为面转向一侧，双眼转向相反方向，下颌上抬或内收。IIH 持续到成年，往往没有症状，随着年龄增加，眼球震颤变得不明显[167,171]。除头位外，并没有意识到震颤，也没有其他眼部或神经异常。VA 通常为 20/40 或更好[171]。IIN 的原因尚不清楚，不是所有 IIN 都是遗传性的，有些是 X 连锁遗传，与 *FRMD7* 基因突变有关[167]。

点头状痉挛

　　点头状痉挛（spasmus nutans）是另一种形式的眼球震颤。特点是眼球震颤、斜颈和点头。目前认为点头是为了刺激前庭眼反射，以抑制眼球震颤和改善视力。眼球震颤呈间歇性，振幅低，频率高，呈摆动式。与 IIN 不同，点头状痉挛的眼球震颤开始于 6 月龄至 2~3岁，在儿童期消退。根据这些现象，点头状痉挛很容易与 IIN 区分开来，但很难将其与视网膜或神经疾病相关的眼球震颤区分开来。点头状痉挛可能与视通路胶质瘤有关[167,172]。因此，即使点头状痉挛本身与疾病无关，但都要经过全面的检查包括电生理和神经影像学检查，排除视网膜病变（全色盲、先天性静止性夜盲症）或神经疾病（视神经或视交叉的神经胶质瘤）[167]。

自发性眼球震颤

　　儿童自发性眼球震颤（voluntary nystagmus），或自发性扑动（voluntary flutter），常会联系到神经相关问题。但它不是真正的眼球震颤，而是多个低振幅，非常高频的扫视。患者可以在命令下这样做，通常是在眼睛集合后，所以通常在看近处目标时会注意到。与眼球震颤区别的方法是观察眼球震颤持续性，这种眼球震颤无法长期维持高频率扫视，维持时间不超过1min，不会随着疲劳减少频率。其他表现有眼睑颤动和缺乏持续中心凹注视造成的视力模糊[173]。

儿童头痛

　　头痛是儿童和青少年的常见症状。如果头痛是唯一主诉，很难确定是原发性还是继发性的。原发性头痛包括偏头痛、紧张型头痛和丛集性头痛。继发性头痛是由其他原因引发的，如鼻窦性头痛或与脑肿瘤或其他疾病相关的头痛[174]。

　　与成人一样，确定儿童头痛的病因比较困难。检查头痛患者首先要确定是否有屈光或视觉功能障碍，儿童常有因未矫正或矫正不当的屈光不正、隐性远视或调节/双眼视功能障碍而引发头痛，儿童头痛都应该排除这些病因。排除这些原因后，必须对视觉传入和传出系统进行全面评估，排除其他原因，扩瞳检查眼底评估有无视乳头水肿是必要的，这能提示颅内压增高。

　　全面了解病史的重要性怎么强调都不为过。询问与头痛有关的相关症状是很重要的紧急检查，比如颈部僵硬和发热，可能提示脑膜炎。常认为头痛提示有脑肿瘤的风险。脑肿瘤引起的头痛常伴至少一个以下特征：从睡眠中清醒，睡眠或午睡后更严重，持续的局部疼痛，喷射性呕吐，意识改变，癫痫发作，剧烈活动或 Valsalva 动作加重，内分泌改变，与偏头痛无关的视觉障碍[174]。如果单独发作的头痛没有以上特征,而且与父母有关的,须转诊给儿科医生或儿童神经科医生,明确是否为原发性头痛如偏头痛,是否需要进一步检查或治疗。

参考文献

1. Morales J, Brown SM. The feasibility of short automated static perimetry in children. *Ophthalmol*. 2001;108:157–162.

2. Kodama T, Hayasaka S, Setogawa T. Myelinated retinal nerve fibers: prevalence, location and effect on visual acuity. *Ophthalmologica*. 1990;200:77–83.

3. Straatsma BR, Foos BY, Heckenlively JR, et al. Myelinated retinal nerve fibers. *Am J Ophthalmol*. 1981;91:25–38.

4. Straatsma BR, Heckenlively JR, Foos RY, et al. Myelinated retinal nerve fibers associated with ipsilateral myopia, amblyopia and strabismus. *Am J Ophthalmol*. 1979;88:506–510.

5. Tarabishy AB, Alexandrou TJ, Traboulsi EI. Syndrome of myelinated retinal nerve fibers, myopia, and amblyopia: a review. *Surv Ophthalmol*. 2007;52: 588–596.

6. Ellis GS Jr, Frey T, Gouterman RZ. Myelinated nerve fibers, axial myopia and refractory amblyopia: an organic disease. *J Pediatr Ophthalmol Strabismus*. 1987;24:111–119.

7. Williams TD. Medullated retinal nerve fibers: speculations on their cause and presentation of cases. *Am J Optom Physiol Opt*. 1986;63:142–151.

8. Lee MS, Gonzalez C. Unilateral peripapillary myelinated retinal nerve fibers associated with strabismus, amblyopia and myopia. *Am J Ophthalmol*. 1998;125:554–556.

9. Merrit JC. Myelinated nerve fibers, associated pupillary defect and amblyopia. *J Pediatr Ophthalmol*. 1977; 14:139–140.

10. Mohney BG, Young RC, Diehl N. Incidence and associated endocrine and neurologic abnormalities of optic nerve hypoplasia. *JAMA Ophthalmol*. 2013; 131:898–902.

11. Patel L, McNally RJ, Harrison E, et al. Geographical distribution of optic nerve hypoplasia and septo-optic dysplasia in northwest England. *J Pediatr*. 2006;148:85–88.

12. Mosier MA, Lieberman MF, Green WR, et al. Hypoplasia of the optic nerve. *Arch Ophthalmol*. 1978; 96(8):1437–1442.

13. Garcia-Filion P, Epport K, Nelson M, et al. Neuroradiographic, endocrinologic, and ophthalmic correlates of adverse developmental outcomes in children with optic nerve hyopolasia: a prospective study. *Pediatrics*. 2008;121:e653–e659.

14. Tornqvist K, Ericsson A, Kallen B. Optic nerve hypoplasia: risk factors and epidemiology. *Acta Ophthalmol Scand*. 2002;80:300–304.

15. Huynh SC, Wang XY, Rochtchina E, et al. Distribution of optic disc

parameters measured by OCT: findings from a population-based study of 6-year-old Australian children. *Invest Ophthalmol Vis Sci.* 2006;47:3276–3285.

16. Pineles SL, Balcer LJ. Visual loss: optic neuropathies. In: Liu GT, Volpe NJ, Galetta SL, eds. *Neuroophthalmology: Diagnosis and Management.* 3rd ed. Philadelphia, PA: Elsevier; 2019:101–196.

17. Lee SY, Kim TW, Hwang JM, et al. Peripapillary retinal nerve fibre thickness profile with optical coherence tomography in congenital tilted disc syndrome. *Acta Ophthalmol.* 2012;90(5):e412–e413.

18. Vuori ML, Mäntyjärvi M. Tilted disc syndrome may mimic false visual field deterioration. *Acta Ophthalmol.* 2008;86(6):622–625.

19. Sowka JW, Luong VV. Bitemporal visual field defects mimicking chiasmal compression in eyes with tilted disc syndrome. *Optometry.* 2009;80:232–242.

20. Chang MY, Pineles SL. Optic disk drusen in children. *Surv Ophthalmol.* 2016;61(6):745–758.

21. Kurtz-Levin MM, Landau K. A comparison of imaging techniques for diagnosing drusen of the optic nerve head. *Arch Ophthalmol.* 1999;117:1045–1049.

22. Komur M, Sari A, Okuyaz C. Simultaneous papilledema and optic disc drusen in a child. *Pediatr Neurol.* 2012; 46:187–188.

23. Bohlman H. Afferent pupillary defect associated with optic nerve head drusen. *Optometry.* 2000;71:111–117.

24. Savino PJ, Glaser JS, Rosenberg MA. A clinical analysis of pseudopapilledema II visual field defects. *Arch Ophthalmol.* 1979;97:71–75.

25. Hoover DL, Robb RM, Petersen RA. Optic disc drusen in children. *J Pediatr Ophthalmol Strabismus.* 1988;25(4): 191–195.

26. Lansche RK, Rucker CW. Progression of defects in visual fields produced by hyaline bodies in optic discs. *Arch Ophtahlmol.* 1957;58:115–121.

27. Haik BG, Greenstein SH, Smith ME, et al. Retinal detachment in the morning glory anomaly. *Ophthalmology.* 1984;91:1638–1647.

28. Capriolo J, Lesser RL. Basal encephalocele and morning glory syndrome. *Br J Ophthalmol.* 1983;67: 349–351.

29. Bakri SJ, Siker D, Masaryk T, et al. Ocular malformations, moyamoya disease, and midline cranial defects: a distinct syndrome. *Am J Ophthalmol.* 1999;127:356–357.

30. Massaro M, Thorarensen O, Liu GT, et al. Morning glory disc anomaly and moyamoya vessels. *Arch Ophthalmol.* 1998;116:253–254.

31. Eustis HS, Sanders MR, Zimmerman T. Morning glory syndrome in children. *Arch Ophthalmol.* 1994;112: 204–207.

32. Peragallo JH, Newman NJ. Is there treatment for Leber hereditary optic neuropathy? *Curr Opin Ophthalmol.* 2015;26(6):450–457.

33. Majander A, Bowman R, Poulton J, et al. Childhood-onset Leber hereditary optic neuropathy. *Br J Ophthalmol.* 2017;101:1505–1509.

34. Smith JL, Hoyt WE, Susac JO. Ocular findings in acute Leber optic neuropathy. *Arch Ophthalmol*. 1973; 90:349–354.

35. Fraser JA, Biousse V, Newman NJ. The neuro-ophthalmology of mitochondrial disease. *Surv Ophthalmol*. 2010;55:299–334.

36. Yu-Wai-Man P, Griffiths PG, Chinnery PF. Mitochondrial optic neuropathies—disease mechanisms and therapeutic strategies. *Prog Retin Eye Res*. 2011;30:81–114.

37. Yu-Wai-Man P, Vortuba M, Moore AT, et al. Treatment strategies for inherited optic neuropathies: past, present and future. *Eye (Lond)*. 2014;28:521–537.

38. Karanija R, Chahal J, Ammar M, et al. Treatment of Leber's hereditary optic neuropathy. *Curr Pharm Des*. 2017;23:624–628.

39. Theodorou-Kanakari A, Karampitianis S, Karageorgou V, et al. Current and emerging treatment modalities for Leber's hereditary optic neuropathy: A review of the literature. *Adv Ther*. 2018;35(10):1510–1518.

40. Goldenberg-Cohen N, Ehrenberg M, Toledano H, et al. Preoperative visual loss is the main cause of irreversible poor vision in children with a brain tumor. *Front Neurol*. 2011;2:62.

41. Perry A, Graffeo CS, Marcellino C, et al. Pediatric pituitary adenoma: case series, review of the literature, and a skull base treatment paradigm. *J Neurol Surg B Skull Base*. 2018;79(1):91–114.

42. Allen ED, Byrd SE, Darling CF, et al. The clinical and radiological evaluation of primary brain tumors in children, part 1: clinical evaluation. *J Natl Med Assoc*. 1993;85:445–451.

43. Wan MJ, Zapotocky M, Bouffet E, et al. Long-term visual outcomes of craniopharyngioma in children. *J Neurooncol*. 2018;137(3):645–651.

44. Repka MX, Miller NR, Miller MJ. Visual outcomes after surgical removal of craniopharyngiomas. *Ophthalmology*. 1989;96:195–199.

45. Hoffman A, Boekhoff S, Gebhardt U, et al. History before diagnosis in childhood craniopharyngioma: associations with initial presentation and long-term prognosis. *Eur J Endocrinol*. 2015;173:853–862.

46. Gu S, Glaug N, Cnaan A, et al. Ganglion cell layer–inner plexiform layer thickness and vision loss in young children with optic pathway gliomas. *Invest Ophthalmol Vis Sci*. 2014;55:1402–1408.

47. Avery RA, Mansoor A, Idrees R, et al. Quantitative MRI criteria for optic pathway enlargement in neurofibromatosis type 1. *Neurology*. 2016;86:2264–2270.

48. Avery RA, Mansoor A, Idrees R, et al. Optic pathway glioma volume predicts retinal axon degeneration in neurofibromatosis type 1. *Neurology*. 2016;87:2403–2407.

49. Wisoff JH. Management of optic pathway tumors of childhood. *Neurosurg Clin N Am*. 1992;3(4):791–802.

50. Avery RA, Canaan A, Schuman JS, et al. Reproducibility of circumpapillary retinal nerve fiber layer measurements using handheld optical coherence tomography in sedated children. *Am J Ophthalmol*.

2014;158(4):780–787.

51. Chong AL, Pole JD, Scheinemann K, et al. Optic pathway gliomas in adolescence—time to challenge treatment choices? *Neuro Oncol*. 2013;15(3):391–400.

52. Pérez-Cambrodí RJ, Gomez-Hurtado Cubillana A, Merino-Suarez ML, et al. Optic neuritis in pediatric population: a review in current tendencies of diagnosis and management. *J Optom*. 2014;7:125–130.

53. Hickman SJ, Dalton CM, Miller DH, et al. Management of acute optic neuritis. *Lancet*. 2002;360:1953–1962.

54. Waldman AT, Stull LB, Galetta SL, et al. Pediatric optic neuritis and risk of multiple sclerosis: meta-analysis of observational studies. *J AAPOS*. 2011;15:441–446.

55. Lapphra K, Huh L, Scheifele DW. Adverse neurologic reactions after both doses of pandemic H1N1 influenza vaccine with optic neuritis and demyelination. *Pediatr Infect Dis J*. 2011;30(1):84–86.

56. Chitnis T, Ness J, Krupp L, et al. Clinical features of neuromyelitis optica in children: US Network of Pediatric MS Centers Report. *Neurology*. 2016;86:245–252.

57. Wingerchuk DM, Banwell B, Bennett JL, et al. International consensus diagnostic criteria for neuromyelitis optica spectrum disorders. *Neurology*. 2015;85(2):177–189.

58. Kim HJ, Paul F, Lana-Peixoto MA, et al. MRI characteristics of neuromyelitis optica spectrum disorder: An international update. *Neurology*. 2015; 84(11):1165–1173.

59. Nakamura Y, Nakajima H, Tani H, et al. Anti-MOG antibody-positive ADEM following infectious mononucleosis due to a primary EBV infection: a case report. *BMC Neurology*. 2017;17:76.

60. Lucchinetti CF, Kiers L, O'Duffy A, et al. Risk factors for developing multiple sclerosis after childhood optic neuritis. *Neurology*. 1997;49(5):1413–1418.

61. Bonhomme GR, Waldman AT, Balcer LJ, et al. Pediatric optic neuritis brain MRI abnormalities and risk of multiple sclerosis. *Neurology*. 2009;72:881–885.

62. Bennett JL, de Seze J, Lana-Peixoto M, et al. Neuromyelitis optica and multiple sclerosis: seeing differences through optical coherence tomography. *Mult Sclerosis J*. 2015;21(6):678–688.

63. Waldman AT, Liu GT, Lavery AM, et al. Optical coherence tomography and visual evoked potentials in pediatric MS. *Neurol Neuroimmunol Neuroinflamm*. 2017;4:e356.

64. Yeh EA, Weinstock-Guttman B, Lincoff N, et al. Retinal nerve fiber thickness in inflammatory demyelinating diseases of childhood onset. *Mult Scler*. 2009;15:802–810.

65. Purvin V, Sundaram S, Kawasaki A. Neuroretinitis: review of the literature and new observations. *J Neuro-Ophthalmol*. 2011;31:58–68.

66. Gulati A, Yalamanchili S, Golnik KC, et al. Cat scratch neuroretinitis: the role of acute and convalescent titers for diagnosis. *J Neuro-*

Ophthalmol. 2012;32: 243–245.

67. Jacks AS, Miller NR. Spontaneous retinal venous pulsation: aetiology and significance. *J Neurol Neurosurg Psychiatry*. 2003;74:7–9.

68. Mataftsi A, Mourgela A, Haidich AB, et al. Frequency of spontaneous pulsations of the central retinal vein in the paediatric population. *Acta Ophthalmol*. 2014;92:e586–e587.

69. Yanni SE, Wang J, Cheng CS, et al. Normative reference ranges for the retinal nerve fiber layer, macula, and retinal layer thickness in children. *Am J Ophthalmol*. 2013;155(2):354–360.

70. McCafferty B, McClelland CM, Lee MS. The diagnostic challenge of evaluating papilledema in the pediatric patient. *Taiwan J Ophthalmol*. 2017;7(1):15–21.

71. Binenbaum G, Rogers DL, Forbes BJ, et al. Patterns of retinal hemorrhage associated with increased intracranial pressure in children. *Pediatrics*. 2013;132: e430–e434.

72. Rigi M, Almarzouqi SJ, Morgan ML, et al. Papilledema: epidemiology, etiology, and clinical management. *Eye Brain*. 2015;7:47–57.

73. Alswaina N, Elkhamary SM, Shammari MA, et al. Ophthalmic features of outpatient children diagnosed with intracranial space-occupying lesions by ophthalmologists. *Middle East Afr J Ophthalmol*. 2015;22(3):327–330.

74. Selvitop O, Poretti A, Huisman TA, et al. Cerebral sinovenous thrombosis in a child with Crohn's disease, otitis media, and meningitis. *Neuroradiol J*. 2015; 28(3):274–277.

75. Bracken J, Barnacle A, Ditchfield M. Potential pitfalls in imaging of paediatric cerebral sinovenous thrombosis. *Pediatr Radiol*. 2013;43:219–231.

76. Friedman DI, Liu GT, Digre KB. Revised diagnostic criteria for the pseudotumor cerebri syndrome in adults and children. *Neurology*. 2013;81:1159–1165.

77. Inger HE, Rogers DL, McGreor ML, et al. Diagnostic criteria in pediatric intracranial hypertension. *JAAPOS*. 2017;21:492–495.e2

78. Esmaili N, Bardfield YS. Pseudotumor cerebri in children with Down syndrome. *Ophthalmology*. 2007; 114:1773–1778.

79. Glueck CJ, Aregawi D, Goldenberg N, et al. Idiopathic intracranial hypertension, polycystic-ovary syndrome and thrombophilia. *J Lab Clin Med*. 2005;145:72–82.

80. Rangwala LM, Liu GT. Pediatric idiopathic intracranial hypertension. *Surv Ophthalmol*. 2007;52:597–617.

81. Philips PH, Repka MX, Lambert SR. Pseudotumor cerebri in children. *J AAPOS*. 1998;2:33–38.

82. Sheldon CA, Paley FL, Xiao R, et al. Pediatric idiopathic intracranial hypertension: age, gender, and anthropometric features at diagnosis in a large, retrospective, multisite cohort. *Ophthalmology*. 2016; 123:2424–2431.

83. Paley GL, Sheldon CA, Burrows EK, et al. Overweight and obesity in

pediatric secondary pseudotumor cerebri syndrome. *Am J Ophthalmol.* 2015;159: 344–352.e1.

84. Cinciripini GS, Donahue S, Borchert MS. Idiopathic intracranial hypertension in prepubertal pediatric patients: characteristics, treatment and outcomes. *Am J Ophthalmol.* 1999;127:178–182.

85. Sheldon CA, Kwon YJ, Liu GT, et al. An integrated mechanism of pediatric pseudotumor cerebri syndrome: evidence of bioenergetic and hormonal regulation of cerebrospinal fluid dynamics. *Pediatr Res.* 2015;77(2):282–289.

86. Salpietro V, Pollizzi A, Berte LF, et al. Idiopathic intracranial hypertension: a unifying neuroendocrine hypothesis through the adrenal-brain axis. *Rev Neuro Endocrinol Lett.* 2012;33:569–573.

87. Vitaliti G, Pavone P, Matin N, et al. Therapeutic approaches to pediatric pseudotumor cerebri: new insights from literature data. *Int J Immunopathol Pharmacol.* 2017;30(1):94–97.

88. Kedar S, Zhang X, Lynn MJ, et al. Pediatric homonymous hemianopia. *J AAPOS.* 2006;10(3):249–252.

89. Haaga M, Trauzettel-Klosinski S, Krumm A, et al. Homonymous hemianopia in children and adolescents: an MRI study. *Neuropediatrics.* 2018;49(2):142–149.

90. Harbert MJ, Yeh-Nayre LA, O'Halloran HS, et al. Unrecognized visual field deficits in children with primary central nervous system brain tumors. *J Neurooncol.* 2012;107(3):545–549.

91. Hoyt CS. Hydrocephalus, brain anomalies and cortical visual impairment. In: Taylor D, Hoyt CS, eds. *Pediatric Ophthalmology and Strabismus.* 3rd ed. St. Louis, MO: Elsevier Saunders; 2005:675–686.

92. Yukawa E, Matsuura T, Kim YJ, et al. Usefulness of multifocal VEP in a child requiring perimetry. *Pediatr Neurol.* 2008;38(5):360–362.

93. Somers A, Casteels K, Van Roie E, et al. Non-organic visual loss in children: prospective and retrospective analysis of associated psychosocial problems and stress factors. *Acta Ophthalmol.* 2016;94:e312–e316.

94. Thompson HS. Adie's syndrome: some new observations. *Trans Am Ophthalmol Soc.* 1977;75: 587–626.

95. Younge BR, Buski ZJ. Tonic pupil: A simple screening test. *Can J Ophthalmol.* 1976;11:295–299.

96. Kelly-Sell M, Liu GT. "Tonic" but not "Adie" pupils. *J Neuroophthalmol.* 2011;31(4):393–395.

97. Phillips PH, Newman NJ. Tonic pupil in a child. *J Ped Ophthalmol Strabismus.* 1996;33(6):331–332.

98. Pediatric Eye Disease Investigator Group, Christiansen SP, Chandler DL, Lee KA, et al. Tonic pupil after botulinum toxin-A injection for treatment of esotropia in children. *J AAPOS.* 2016;20(1):78–81.

99. Antonio-Santos AA, Santo RN, Eggenberger ER. Pharmacological testing of anisocoria. *Expert Opin Pharmacother.* 2005;6(12):2007–2013.

100. Chen PL, Hsaio CH, Chen JT, et al. Efficacy of apraclonidine 0.5% in the diagnosis of Horner syndrome in pediatric patients under low or high illumination. *Am J Ophthalmol*. 2006;142:469–474.

101. Chen PL, Chen JT, Lu DW, et al. Comparing efficacies of 0.5% apraclonidine with 4% cocaine in the diagnosis of Horner syndrome in pediatric patients. *J Oc Pharm Therapeutics*. 2006;22:182–187.

102. Watts P, Satterfield D, Lim MK. Adverse effects of apraclonidine used in the diagnosis of Horner syndrome in infants. *JAAPOS*. 2007;11(3):282–283.

103. Jeffrey AR, Ellis FJ, Repka MX, et al. Pediatric Horner syndrome. *J AAPOS*. 1998;2:159–167.

104. Mahoney NR, Liu GT, Menacker SJ, et al. Pediatric Horner syndrome: etiologies and roles of imaging and urine studies to detect neuroblastoma and other responsible mass lesions. *Am J Ophthalmol*. 2006; 142:651–659.

105. Phillips L, Robertson D, Melson MR, et al. Pediatric ptosis as a sign of treatable autonomic dysfunction. *Am J Ophthalmol*. 2013;156(2):370–374.e2.

106. VanderPluym J, Vajsar J, Jacob FD, et al. Clinical characteristics of pediatric myasthenia: a surveillance study. *Pediatrics*. 2013;132(4):e939–e944.

107. Mullaney P, Vajsar J, Smith R, et al. The natural history and ophthalmic involvement in childhood myasthenia gravis at the hospital for sick children. *Ophthalmology*. 2000;107:504–510.

108. Gamio S, Garcia-Erro M, Vaccarezza MM, et al. Myasthenia gravis in childhood. *Binoc Vis Strabismus Quart*. 2004;19:223–231.

109. Hetherington KA, Losek JD. Myasthenia gravis: myasthenia vs. cholinergic crisis. *Ped Emer Care*. 2005; 21:546–548.

110. Andrews PI. Autoimmune myasthenia gravis in childhood. *Sem Neurol*. 2004;24:101–110.

111. Ashraf VV, Taly AB, Veerendrakumar M, et al. Myasthenia gravis in children: a longitudinal study. *Acta Neurol Scand*. 2006;114:119–123.

112. Kim JH, Hwang JM, Hwang YS, et al. Childhood ocular myasthenia gravis. *Ophthalmology*. 2003;110:1458–1462.

113. Evoli A, Batocchi AP, Bartoccioni E, et al. Juvenile myasthenia gravis with prepubertal onset. *Neuromusc Disord*. 1998;8:561–567.

114. Golnik KC, Pena R, Lee AG, et al. An ice test for the diagnosis of myasthenia gravis. *Ophthalmology*. 1999;106:1282–1286.

115. Kubis KC, Danesh-Meyer HV, Savino PJ, et al. The ice test versus the rest test in myasthenia gravis. *Ophthalmology*. 2000;107:1995–1998.

116. Sanders DB, Andrews PI, Howard JF, et al. Seronegative myasthenia gravis. *Neurology*. 1997;48(Suppl 5):S40–S45.

117. Benatar M. A systematic review of diagnostic studies in myasthenia gravis. *Neuromusc Disord*. 2006;16:459–467.

118. Anlar B, Senbil N, Kose G, et al. Serological follow-up in juvenile myasthenia: clinical and acetylcholine receptor antibody status of

patients followed for at least 2 years. *Neuromusc Disord*. 2005;15:355–357.

119. Shindler KS. Orbital disease in *neuro-ophthalmology*. In: Liu GT, Volpe NJ, Galetta SL, eds. Neuro-Ophthalmology. St. Louis, MO: Elsevier; 2019:611–658.

120. Rao AA, Naheedy JH, Chen JY, et al. A clinical update and radiologic review of pediatric orbital and ocular tumors. *J Oncol*. 2013;2013:975908.

121. Lyons CJ, Rootman J. Metastatic, secondary and lacrimal gland tumors. In: Taylor D, Hoyt CS, eds. *Pediatric Ophthalmology and Strabismus*. St. Louis, MO: Elsevier Saunders; 2005.

122. Rogers DS, Pendergrass TW. The evidence and epidemiologic characteristics of neuroblastoma in the United States. *Am J Epidemoiol*. 1987;126:1063–1074.

123. Jankauskiene J, Jarusaitiene D. The influence of juvenile Graves' ophthalmopathy on Graves' disease course. *J Ophthalmol*. 2017;2017:4853905.

124. Szczapa-Jagustyn J, Gotz-Wieckowska A, Kociecki J. An update on thyroid-associated ophthalmopathy in children and adolescents. *J Pediatr Endocrinol Metab*. 2016;29(10):1115–1122.

125. Young LA. Dysthyroid ophthalmopathy in children. *J Ped Ophthalmol Strabismus*. 1979;16:105–107.

126. Acuna OM, Athannassaki I, Paysse EA. Association between thyroid-stimulating immunoglobulin levels and ocular findings in pediatric patients with Graves' disease. *Trans Am Ophthalmol Soc*. 2007;105:146–150.

127. Diana T, Brown RS, Bossowski A, et al. Clinical relevance of thyroid-stimulating autoantibodies in pediatric Graves' disease—a multicenter study. *J Clin Endocrinol Metab*. 2014;99(5):1648–1655.

128. Su Y, Shen Q, Lin M, et al. Diplopia of pediatric orbital blowout fractures: a retrospective study of 83 patients classified by age groups. *Medicine (Baltimore)*. 2015;94(4):e477.

129. Phan LT, Jordan Piluek W, McCulley TJ. Orbital trapdoor fractures. *Saudi J Ophthalmol*. 2012;26(3): 277–282.

130. Scheiman M, Gallaway M, Ciner E. Divergence insufficiency: characteristics, diagnosis, and treatment. *Am J Optom Physiol Optics*. 1986;63:425–431.

131. Duane A. A new classification of the motor anomalies of the eye, based upon the physiologic principles. *Ann Ophthalmol Otolaryngol*. 1886:247–260.

132. Herlihy EP, Phillips JO, Weiss AH. Esotropia greater at distance children vs adults. *JAMA Ophthalmol*. 2013; 131:370–375.

133. Thomas AH. Divergence insufficiency. *J AAPOS*. 2000; 4:359–361.

134. Jamplosky A. Ocular divergence mechanisms. *Trans Am Ophthalmol Soc*. 1970;68:730–821.

135. Kim JH, Hwang JM. Imaging of cranial nerves III, IV, VI in congenital

cranial dysinnervation disorders. *Korean J Ophthalmol.* 2017;31(3):183–193.

136. Duane A. Congenital deficiency of abduction, associated with impairment of adduction, retraction movements, contraction of the palpebral fissure and oblique movements of the eye. *Arch Ophthalmol.* 1905;34:133–159.

137. DeRespinis PA, Caputo AR, Wagner RS, et al. Duane's retraction syndrome. *Surv Ophthalmol.* 1993;38: 257–288.

138. Yang HK, Kim JH, Hwang JM. Abducens nerve in patients with type 3 Duane's retraction syndrome. *PLoS ONE.* 2017;12(11):e0184945.

139. Sudarshan A. Goldie WD. The spectrum of congenital facial diplegia (Mobius syndrome). *Pediatr Neurol.* 1985; 1:180–184.

140. Holmes JM, Mutyala S, Maus TL, et al. Pediatric third, fourth and sixth nerve palsies: a population-based study. *Am J Ophthalmol.* 1999;127:388–392.

141. Kodsi SR, Younge BR. Oculomotor, trochlear, and abducent cranial nerve palsies in pediatric patients. *Am J Ophthalmol.* 1992;114:568–574.

142. Harley RD. Paralytic strabismus in children etiologic incidence and management of the third, fourth, and sixth nerve palsies. *Ophthalmology.* 1980;87:24–43.

143. Ng Y, Lyons CJ. Oculomotor nerve palsy in childhood. *Can J Ophthalmol.* 2005;40:643–653.

144. Schumacher-Ferro LA, Yoo KW, Solari FM, et al. Third cranial nerve palsy in children. *Am J Ophthalmol.* 1999;128:216–221.

145. Miller NR. Solitary oculomotor nerve palsy in childhood. *Am J Ophthalmol.* 1977;83:106–111.

146. Tamhankar MA. Eye movement disorders: third, fourth and sixth nerve palsies and other causes of diplopia and ocular misalignment. In: Liu GT, Volpe NJ, Galetta SL, eds. *Neuro-Ophthalmology Diagnosis and Management.* New York: Elsevier; 2019:489–547.

147. Lyons CJ, Godoy F, AL Qahtani E. Cranial nerve palsies in childhood. *Eye (Lond).* 2015;29:246–251.

148. Gelfand AA, Gelfand JM, Prabakhar P, et al. Ophthalmoplegic "migraine" or recurrent ophthalmoplegic cranial neuropathy: new cases and a systematic review. *J Child Neurol.* 2012;27:759–766.

149. Liu GT. Discussion of Mehkri IA, Awner S, Olitsky SE, et al. "Double vision in a child." *Surv Ophthalmol.* 1999;44:45–52.

150. von Noorden GK, Murray E, Wong SY. Superior oblique paralysis: a review of 270 cases. *Arch Ophthalmol.* 1986;104(12):1771–1776.

151. Bixenman WW. Diagnosis of superior oblique palsy. *J Clin Neuroophthalmol.* 1981;1(3):199–208.

152. Muthusamy B, Irsch K, Peggy Chang HY, et al. The sensitivity of the Bielschowsky head-tilt test in diagnosing acquired bilateral superior oblique paresis. *Am J Ophthalmol.* 2014;157(4):901–907.e2.

153. Peragallo JH, Pineles SL, Demer JL. Recent advances clarifying the

etiologies of strabismus. *J Neuroophthalmol.* 2015;35(2):185–193.

154. Chajka KA, Han MHE, Petrosyan T, et al. Characteristics and management of vertical deviations in an urban academic clinic: a retrospective analysis. *Vision Dev Rehab.* 2016;2:123–131.

155. Cooper J. Orthoptic treatment of vertical deviations. *J Am Optom Assoc.* 1988;59:463–468.

156. Aslakson E. Reduction of magnitude and frequency of vertical strabismus through vision therapy. *Optom Vis Perf.* 2016;5:186–191.

157. Lee MS, Galetta SL, Volpe NJ, et al. Sixth nerve palsies in children. *Pediatr Neurol.* 1999;20:49–52.

158. Bennett JL, Pelak VS. Palsies of the third, fourth and sixth cranial nerves. *Ophthalmol Clin NA.* 2001;14(1):169–185.

159. Suh YS, Le A, Demer JL. Size of the oblique extraocular muscles and superior oblique muscle contractility in Brown syndrome. *IOVS.* 2015;56:6114–6120.

160. Sprunger DR, von Noorden GK, Helveston EM. Surgical results in Brown's syndrome. *J Pediatr Ophthalmol Strabismus.* 1991;28:164–167.

161. Wright KW. Alphabet patterns and oblique muscle dysfunctions. In: Wright KW, Spiegel PH. *Pediatric Ophthalmology and Strabismus.* New York: Springer; 2003.

162. Wright KD, Sabin ND, Cheul D, et al. Incidental diagnosis of diffuse intrinsic pontine glioma in children. *Ped Blood Cancer.* 2015;62(6):1081–1083.

163. Poussaint TY, Vajapeyam S, Ricci KI, et al. Apparent diffusion coefficient histogram metrics correlate with survival in diffuse intrinsic pontine glioma: a report from the Pediatric Brain Tumor Consortium. *Neuro-Oncology.* 2016;18(5):725–734.

164. Johung TB, Monje M. Diffuse intrinsic pontine glioma: new pathophysiological insights and emerging therapeutic targets. *Curr Neuropharmacol.* 2017;15:88–97.

165. Deconinck N, Scaillon M, Segers V, et al. Opsoclonus-myoclonus associated with celiac disease. *Pediatr Neurol.* 2006;34(4):312–314.

166. Pranazatelli MR. The neurobiology of the opsoclonus-myoclonus syndrome. *Clin Neuropharm.* 1992;15: 186–228.

167. Papageorgiou E, McLean RJ, Gottlob I. Nystagmus in childhood. *Pediatr Neonatol.* 2014;55:341–351.

168. Nash DL, Diehl N, Mohney BG. Incidence and types of pediatric nystagmus. *Am J Ophthalmol.* 2017;182:31–34.

169. Sarvananthan N, Surgendran M, Roberts EO, et al. The prevalence of nystagmus: the Leicestershire nystagmus survey. *Invest Ophthalmol Vis Sci.* 2009;50: 5201–5206.

170. Richards MD, Wong A. Infantile nystagmus syndrome: clinical characteristics, current theories of pathogenesis, diagnosis and management. *Can J Ophthalmol.* 2015;50:400–408.

171. Thomas S, Proudlock FA, Sarvananthan N, et al. Phenotypical

characteristics of idiopathic infantile nystagmus with and without mutations in FRMD7. *Brain*. 2008;131:1259–1267.

172. Bowen M, Peragallo JH, Kralik SF, et al. Magnetic resonance imaging findings in children with spasmus nutans. *JAAPOS*. 2017;21:127–130.

173. Bassani R. Voluntary nystagmus. *N Engl J Med*. 2012; 367(9):e13.

174. Özge A, Abu-Arafeh I, Gelfand AA, et al. Experts' opinion about the pediatric secondary headaches diagnostic criteria of the ICHD-3 beta. *J Headache Pain*. 2017;18(1):113.

第十六章

屈光不正的检测

Daniella Rutner　　Amelia G. Bartolone

屈光不正的检测是常规儿童视光学检查的必要组成部分。20/20 的视力不能消除视觉不适或发生斜视的风险,也不能完全排除潜在影响学习的问题[1-3]。未矫正屈光不正的检测和矫正可以帮助提高视力,改善调节性内斜视的眼位,缓解近距离工作困难的症状,从而有可能提高学习成绩。未矫正的屈光不正已被确定为儿童世界范围内视力损害的主要原因。这些情况使儿童缺乏受教育的机会,可能导致未来失去就业机会及经济损失,从而对生活质量产生终身的社会经济影响[4]。适合的验光检测和眼镜矫正可以减轻视觉康复的需求,减少未来可能增加的健康医疗成本,以及提高生产力[5]。在儿童发育中,视觉是一种必要的感觉技能。它是让孩子能够了解物体是什么,以及该物体相对于他们的位置。当一个孩子爬行、探索、并学习行走时,这几乎是一个自然的过程。然而,这个过程可能会被视力差而延迟。没有良好的视力,孩子就没有动力去改变他们的位置或探索他们的环境,阻碍了粗大运动和运动能力的发展[6-7]。由于视力差,未矫正屈光不正的孩子也不太可能培养写作和数学所必需的正常精细和粗大运动技能。阅读技能也可能受到影响,从而导致与他人的沟通障碍[8-9]。不足的视觉刺激也会影响社交技能,因为孩子可能没有足够的视觉技能来互动,甚至无法识别同龄人。

客观验光可用于确定屈光状态,无需主观反馈且仅需很低的患者配合度。这种方法是婴儿、学龄前儿童和有特殊需要儿童屈光不正的主要检测方法。视网膜检影法是客观检测眼睛屈光状态的标准方法。该技术将与视网膜的共轭距离定位在调节最小处(远点)。由于注意力持续时间短和固视不良,传统技术可能不适用于低龄或学龄前儿童。对标准技术的一些改进和新技术可以改善固视时间和控制调节,从而更有效地检测屈光不正度数。

本章回顾了用于检测屈光不正的方法,重点介绍了婴儿、学龄前儿童和特殊需要人群的特殊需求、改良和技术。第一部分讨论了检影的不同方法:干性检影或静态检影,睫状肌麻痹检影和近距检影(表 16.1)。第二部分总结了主觉验光。最后一部分重点介绍了新的技术,如视觉诱发电位、电脑验光和摄影验光。

表 16.1　验光方法:优点、缺点和改良

方法	优点	缺点	改良
远距离检影	类似于给成人检影	两岁以下儿童难以检查,调节控制差	儿童友好型的远距目标(如播放儿童节目的电视屏幕)
睫状肌麻痹检影	提高检影的准确性;调节控制稳定	需要点用药物,这可能会给孩子带来压力;增加检查的时间和潜在的副作用	对盐酸环喷托酯(环戊通)或阿托品过敏的儿童可使用托吡卡胺

续表

方法	优点	缺点	改良
Mohindra 近距检影	用于年幼的儿童,因为他们倾向于在黑暗的房间内观察光线;不需要使用睫状肌麻痹剂(避免潜在副作用)	结果并没有睫状肌麻痹检影准确	调整"误差系数"学龄前儿童为 −1,婴儿为 −0.75~−0.50
电脑验光	可以由技师操作;能够替代传统的视网膜检影技术	可能对小于 3 岁的儿童操作困难;调节控制差	
摄影验光	可用于替代传统检影技术;用作筛查方法	仅提供屈光不正的预测	
视觉诱发电位	衡量眼镜矫正后视觉改善的客观方法	极其昂贵;并不容易获得;对低龄儿童很难进行检查	

干性视网膜检影

视觉剥夺是图像不能在视网膜上清晰成像,可由很多原因引起,包括未矫正的屈光不正,可导致弱视[10]。剥夺的开始时间和持续时间对发展的视觉功能有着深远的影响[11-16]。剥夺越早发生,对视觉系统的影响越严重[17]。及早发现和及时治疗对避免终身视觉损害很重要。必须评估婴儿和幼儿的屈光不正,并为他们提供清晰的视网膜成像,可以预防甚至逆转儿童早期异常视觉经验导致的视觉障碍[17-19]。

在成人或大龄儿童中,对屈光不正进行客观检测,然后通过主觉验光进行确认。在婴儿、低龄儿童或有特殊需要的儿童中,临床医生严重依赖客观结果进行诊断和治疗。为了进行适当的矫正,必须进行准确的屈光度检测,以获得正常的视觉发育和清晰舒适的视觉[20]。评估成人和儿童客观屈光不正的标准方法是视网膜检影[21]。我们将这个过程描述为客观的,因为它不需要患者的判断或视力反馈。然而,视网膜检影既是一门科学,也是一门艺术,熟练的视网膜检影将节省大量的时间和减少大多数患者检查时增加的误差[22]。最好在儿童有合作意愿时进行检查,如清晨或小睡后,以获得更准确的结果。婴儿在喂养过程中往往更警觉,建议父母为孩子带一瓶奶,这是有帮助的。在给低龄儿童检查时,必须在最短的时间内获得最多的信息,因为他们很容易分心。

视网膜检影可以通过两种方式之一进行,每种获取不同的信息。医生可以通过调节放松的静态视网膜检影评估远距屈光不正,也可以通过动态视网膜检影评估近距调节能力[23]。本节的重点是远距屈光度评估。因此,仅讨论静态视网膜检影。近距视网膜检影技术在第二十章中讨论。

仪器

在静态检影中,当患者注视远距目标以放松调节时评估屈光不正。检影镜是插电或电池供电的手持式光源,可将一束稍微发散的光束(检影镜的套筒处于向下位置时)射入患者的眼睛。视网膜被照亮后发出(橙红色的)反射光,检查者可观察到患者瞳孔内红光反射的运动。通过使用适当的矫正镜片使屈光不正眼的远点与检查者眼的瞳孔共轭来确定眼的屈光状态。当完成这一操作时,反射的运动将被中和,便不会观察到运动[22]。

检影镜有几种基本类型。使用最广泛的带状检影镜(可从线光源反射矩形光束)和点状检影镜(可从圆形光源反射圆形光)[23]。尽管带状检影镜因其易于观察散光轴而在临床上广泛取代了点状检影镜,但点状检影镜在处理儿科人群时是一个极好的选择[23]。根据光斑反射的形状,可以帮助快速检测散光而不需要改变光源的方向。圆点能够更好地观察瞳孔反射变化,表明调节波动,而不像带状检影镜在旋转轴时丢失反射光带。

对于检查大量儿科人群的从业者来说,在儿科试镜架上进行投资是值得的。眼镜应该是时尚的,以鼓励儿童戴上眼镜,他们应该有可灵活活动的铰链以防止断裂[24]。向儿童展示试镜架可以帮助儿童适应。对于不肯配戴儿童试镜架的婴儿或幼童,单独的镜片或排镜可能是有用的选择。如果孩子已经戴眼镜,可以在眼镜上放置 Halberg 夹(图 16.1)或其他试用的透镜夹支架[25]。

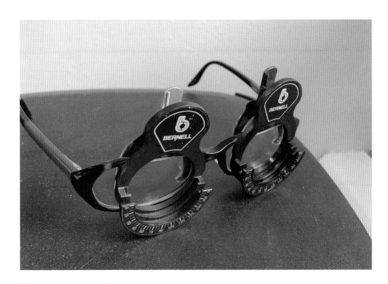

图 16.1 Halberg 夹

标准综合验光仪对低龄儿童来说是烦琐和不实用的,有以下几个原因,包括:

1. 婴幼儿瞳孔间距小,无法配合综合验光仪。

2. 孩子们可能会害怕标准综合验光仪的巨大尺寸。这可以通过让稍年长的孩子坐在父母的腿上来缓解。

3. 孩子很难保持正确的注视,而这对于综合验光仪后的静态视网膜检影中的调节控制至关重要。

4. 医生很难确定孩子的注视程度。

开始检影前需要对患者进行适当的雾视。可以通过将雾视镜片放置在试镜架中,使用单个镜片或当评估患儿时水平放置排镜以确保调节放松状态。

对于无睫状肌麻痹的患者,视网膜检影和主觉验光优于自动电脑验光。因此,这些都是检查儿童患者群体需要掌握的重要技能[26]。

注视视标

传统上,检影的标准视标是带有红色 / 绿色滤片的 20/400 字母。对于婴幼儿来说,在设计远距注视视标时需要创造力。视标必须能够在整个过程中持续吸引孩子的兴趣,以确保合适的调节放松和合理的注视。如果没有其他视标,则可以通过询问有关视标的问题来吸引孩子的注意力:您看到了哪个字母? 你看到了什么颜色? 字母有几行?

更好的替代视标包括:

1. 图片。
2. 助手或家长手持播放视频的智能手机或平板电脑。
3. 可通过声音、音乐或灯光远程激活的市售玩具。
4. 计算机加载的视频系统,如通过 M&S 技术在智能系统 2 上提供的。
5. 助手或父母做鬼脸或制造声音以吸引孩子的注意力[24,27]。

技能

放置了雾视镜片并出示了合适的视标后,医生开始视网膜检影。首先,医生应在舒适的工作距离上工作。最常见的测试距离是 1m(+1.00D), 67cm(+1.50D) 或 50cm(+2.00D)。将检影镜转到套筒向下的位置,然后开始观察。一般先用右眼检查患者的右眼,在确认患者左眼也得到合适的雾视后,快速观察患者左眼所有子午线上的逆动。

检影过程中观察到三种可能的运动:顺动、逆动或中和影。顺动,出现在远视或近视度数小于医生工作距离的眼睛。当医生将光线引导到眼睛中并从一侧移到另一侧时,出现在患者瞳孔中的反射影动与检影镜移动的方向一致。这表示要添加正镜或凸透镜。逆动,出现在近视度数超过工作距离的近视眼。当医生在眼睛中从一侧到另一侧引导和移动光源时,反射影动与检影镜的移动方向相反,这表示要加负镜。当患者眼睛的远点与医生检影镜共轭时,这时反射光带从一侧到另一侧移动时没有观察到影动,此时达到中和。对散光眼进行检影时,有必要分别测定各子午线的屈光力。散光应当使用负柱镜进行矫正,以便于控制调节。

中和应遵循以下顺序:

1. 把检影镜放在你的右眼前,确定患者右眼两条主子午线。
2. 确定可以用最大正镜或最小负镜中和的子午线。
3. 中和子午线。
4. 通过以下任何一个方式确认中和:
（1）将套筒向上移动,形成反转镜,反射影动应出现中和影。
（2）靠近患者(会是顺动影),远离患者(会出现逆动影)。
（3）额外加一个的 +0.25D 球镜片,逆动影应该出现。
5. 在 90° 方向的子午线上重复中和过程。通过旋转带状光检影镜上的套筒来完成。用点状光检影,只需沿子午线检查。
6. 移至患者的另一侧,注意不要遮挡远距视标。中和患者左眼时把检影镜放在你的左眼前。患者右眼的雾视量等于你的工作距离的屈光度,不再需要额外雾视。
7. 再次检查双眼并记录结果,同时考虑到工作距离。

8. 始终以矫正镜片度数记录检影结果,而不是中和镜片的度数。因此,为了使被检眼远点到无限远,需要减去等于工作距离的屈光度数。

毫无疑问,一些儿童在视网膜检影时不接受使用综合验光仪、单个镜片、排镜或试镜架。在这种情况下,医生可以靠近或远离患者,直到达到中和影,然后测量观察到中和影的距离。将此距离转换为屈光度。

检影中的几种错误来源可能会产生不准确的结果,因此应避免:

1. 错误的工作距离 将长度为所需工作距离长度的细绳连接到检影镜上可能会很有帮助,通常可以使用来验证工作距离。

2. 偏离患者视轴方向 进行检影检查时应尽可能正靠视轴,这一点很重要。因此,请用右眼检查患者的右眼,用左眼检查患者的左眼。有时有必要闭上一只眼,以确保你在斜视眼的视轴上检影。

3. 患者不能注视远距视标 为了减少这种情况,定期询问患者有关视标的问题,以确保适合注视。此外,观察到的患者瞳孔大小的变化可能意味着调节波动的迹象。应在瞳孔最大时进行检查。

4. 没有反转 这可能导致过矫或欠矫。

5. 没找到主要子午线 散光轴可以通过评估光带的断裂和宽度来确定。当光带与主子午线对齐时,破裂效果消失,反射光的宽度显得最窄和最亮。使用点状光检影镜时,应观察到光斑和反射光沿同一子午线移动。如果反射光与光斑所在的子午线没有在同一子午线上移动,则表明你没有沿着主子午线光工作。

睫状肌麻痹检影

药物

药物,包括阿托品、托吡卡胺和盐酸环喷托酯(环戊通),可以用来确定眼睛的屈光状态(表 16.2)。它们通过降低晶状体上睫状肌的活力来发挥功能,从而减少或消除调节的波动。因此,据报道,这些睫状肌麻痹剂可提高屈光检查的准确性[28]。当有必要控制儿童调节,睫状肌麻痹检影是一种有用的方法。有人会认为,有高度远视,屈光参差大于 1.00D 以及斜视,特别是内斜视的儿童的标准检查方法是睫状肌麻痹验光[16]。然而也有人指出,睫状肌麻痹验光不是儿童检查所必需的,Alvi 等人提倡以下年龄限制:远视患者直到 11~14 岁,近视患者直到 7~10 岁[29]。Morgan 等人坚持睫状肌麻痹是 50 岁以下成人的金标准,而不仅仅是儿童[30]。除提供睫状肌麻痹剂外,这些药物还具有扩瞳作用,可导致瞳孔扩大,从而有利于扩瞳眼底检查。

阿托品是一种抗毒蕈碱药物,可抑制乙酰胆碱的作用。当以 1% 浓度局部应用于眼部时,10~15min 后产生扩瞳,30~40min 达到最佳的扩瞳和睫状肌麻痹水平[31],且作用可持续长达 14 天。对于儿童,在检查前三天每天两次将阿托品眼膏(浅色虹膜中浓度为 0.5%,深色虹膜中浓度为 1%)滴入眼中[24]。阿托品是所有可用药物中最完全的睫状肌麻痹剂。眼膏是儿童使用的理想制剂,在儿童睡觉时易于给药。

表 16.2　常见的睫状肌麻痹药物及其眼部和全身的副作用

药物	副作用：眼部，全身性	剂量	起效时间	作用持续时间
阿托品	眼部：过敏反应、眼压升高、畏光、流泪减少 全身：皮肤、口腔和咽喉干燥；坐立不安、易激惹或谵妄；心动过速、皮肤潮红、共济失调、惊厥；高热；昏迷；全身中枢抑制或呼吸衰竭导致死亡	浅色虹膜用 0.5% 剂量；深色虹膜用 1% 的剂量	3~6h	7~14 天
托吡卡胺	眼部：眼压增高、短暂刺痛、视力模糊、畏光伴或不伴有角膜染色 全身：最常见的副作用是口干舌燥，心动过速，头痛，副交感神经刺激，或过敏反应，其他症状（例如精神反应、行为障碍和心肺衰竭）少见	婴儿使用 0.5% 的剂量；1 岁以上儿童使用 1.0% 的剂量	15~30min	4~6h
盐酸环喷托酯	眼部：一过性刺痛。眼压升高，房角关闭，充血 全身：通常在 2% 浓度或 1% 多剂量时发生，包括中枢神经系统障碍，如小脑功能障碍或视觉和触觉幻觉；可能发生较轻的药物过敏（如局部皮疹）；患者也可能主诉无力，头晕，呼吸困难，意识丧失	12 月龄以下的婴儿使用 0.5% 的剂量；12 月龄以上的婴儿使用 1% 的剂量	15~30min	8~24h

但是，阿托品具有明显的眼部和全身副作用。眼部副作用包括过敏反应、眼压升高、畏光和流泪减少。全身系统方面包括皮肤、嘴巴和喉咙的干燥；躁动、烦躁或谵妄；心动过速、皮肤潮红、共济失调、抽搐、高烧、昏迷和一般中枢抑制引起死亡，会导致血压下降、循环衰竭和呼吸衰竭。儿童致死量约为 10mg；一滴 1% 阿托品溶液含 0.5mg 药品，致死量为 20 滴。在所有文献记录导致死亡的病例中，孩子们的身心都处于残疾状态。因此，在处理特殊需要人群时应谨慎使用[31]。

托吡卡胺是另一种抗毒蕈碱（副交感神经阻滞）药物[24]。滴注后 15~30min 开始起效。其作用持续时间为 4~6h，在所有睫状肌麻痹药物中半衰期最短。由于其可快速从体内消除，因此对于有特殊需要和对胆碱能药物过敏的其他情况的儿童是理想的[32]。托吡卡胺的副作用少于其他睫状肌麻痹剂。副作用包括儿童和部分成人的眼压升高、精神病性反应、行为障碍和心肺衰竭。更常见的副作用为一过性刺痛、口干、视力模糊、畏光伴或不伴角膜染色、心动过速、头痛、副交感神经刺激或过敏反应。在所有睫状肌麻痹剂发挥最大效应后，托吡卡胺产生的残留调节最大，棕色眼的残留调节为 40%~60%，蓝色眼的残留调节为 20%~40%。1% 托吡卡胺溶液产生睫状肌麻痹剂的效果仅为阿托品的 60%~70%[33]。

盐酸环喷托酯因其起效快、副作用小、残留调节小，是睫状肌麻痹验光的首选药[28]。盐酸环喷托酯浓度有 0.5%、1% 和 2%；但是，很少使用 2% 的盐酸环喷托酯，因为其显著增加了药物的副作用[20]。1% 的盐酸环喷托酯不会比 0.5% 产生更大的睫状肌麻痹。此外，与阿托品相比，0.5% 盐酸环喷托酯比 1% 托吡卡胺能更好地控制调节，测量远视比阿托品少 0.50D[28, 34]。0.5% 浓度的盐酸环喷托酯用于 12 月龄以下儿童，而 1% 浓度用于 12 月龄以上儿童。睫状肌麻痹效果在 30min 内达到最大，并在 24h 内恢复正常，在 7h 后恢复了 80% 的调节幅度[20, 28]。比起蓝色虹膜，棕色虹膜睫状肌麻痹的效果降低。然而，对于棕色虹膜患者,使用盐酸环喷托酯,睫状肌麻痹效果恢复的速度要慢于蓝色虹膜[28,34]。

盐酸环喷托酯的眼部副作用包括一过性刺痛、眼内压升高、房角关闭和充血。全身副作用通常在 2% 浓度或 1% 多次给药时发生,包括中枢神经系统紊乱,如小脑功能障碍和幻触;也可能发生较轻的药物过敏反应,通常表现为局部皮疹。患者还可能主诉无力、头晕、呼吸困难或意识丧失[35-36]。

方法

睫状肌麻痹验光在眼底检查前进行,但须在所有双眼视检查完成后才能进行。儿童可使用的几种滴眼方法。其中包括:

1. 尽快使每只眼睛滴一滴。等待 5min,然后重复。最好让孩子仰卧在父母的大腿上,头朝父母的膝盖。如果父母需要将孩子抱在手臂的弯曲处,则将滴眼液滴在离父母更近的一眼,因为一旦进行滴眼后,大多数孩子都会将头转向父母,然后您可以再滴靠近你的另一眼。

2. 有人主张使用 0.5% 盐酸丙美卡因。滴注盐酸环托喷酯后 20min,与蓝色虹膜相比丙美卡因引起棕色虹膜睫状肌麻痹作用加强。使用内美卡因对盐酸环喷托酯或托吡卡胺的睫状肌麻痹恢复都没有影响[28]。尽管丙美卡因会降低刺痛感,但给幼儿中滴入超过绝对必要的滴眼液是困难的,并可能妨碍睫状肌麻痹剂的滴入。如果你只能在眼睛中滴一次,你将希望它是睫状肌麻痹剂滴眼液。

3. 另一种方法是将滴眼液滴在儿童闭合的眼睑上。让孩子头向后仰或平躺,闭上眼睛。将睫状肌麻痹剂涂于上眼睑鼻侧。当孩子睁开眼睛时,滴眼液就会进入眼睛。请勿给予儿童纸巾,因为他们会擦掉药物。该方法与睁眼滴入滴眼液相比无统计学差异[36]。

4. 喷雾剂是幼儿睫状肌麻痹剂滴注的另一种选择。喷雾剂是一种替代的、刺激较小和恐吓较少的睫状肌麻痹方法。喷雾溶液由 3.75mL 2% 盐酸环喷托酯、3.75mL 10% 去氧肾上腺素和 7.5mL 1% 托吡卡胺联合制成,最终浓度为 0.5% 盐酸环喷托酯、2.5% 去氧肾上腺素和 0.5% 托吡卡胺。联合用药可产生足够的扩瞳用于评估眼底,并在 20~30min 内有效麻痹睫状肌。研究发现,对闭合眼睑给予喷雾剂与对睁眼滴入的滴眼液一样有效,未有严重副作用的报道[37]。

滴入睫状肌麻痹剂后,通常建议在 5min 后进行第二次给药。建议进行按压泪小点闭塞。此外,让孩子闭上眼睛会关闭鼻泪管,减少全身吸收[25]。为了避免毒性反应的风险,盐酸环喷托酯的使用剂量不应超过 3 次。可以在滴用盐酸环喷托酯后 30min 进行检影,应在点完睫状肌麻痹剂后约 40min 完成检影。在检影期间观察到的反射光带不变化是睫状肌麻痹的良好指标。如果存在变化,可以考虑再加一滴盐酸环喷托酯,等待几分钟,或者必要时,再滴一滴阿托品[24]。

滴用睫状肌麻痹药物并不能保证精确的屈光结果,最终,医生有责任对客观结果做出判断。值得注意的是,扩瞳会引起眼睛球差的增加[38]。因此,在检影过程中应仅观察中央 4mm,忽略周边球差。降低照明强度可使球差最小[39]。斜轴检影是睫状肌麻痹检影中另一个潜在的误差来源[38]。

Mohindra 检影

Mohindra 检影是检查低龄儿童屈光不正的另一种客观方法。当儿童需要频繁的随访时,当儿童对滴眼液的滴入感到焦虑时,当父母拒绝滴眼液时,或当儿童有滴眼液不良反应的风险时,该技术是有价值的。

Mohindra 已描述了这种形式的检影技术,可以检查远距屈光不正[38]。该技术是在黑暗的房间内单眼进行的,唯一视标是检影镜的光。光强度设置为最低。用父母的手、遮眼板或贴片遮挡儿童的眼睛。一些研究表明,遮盖不会影响通过 Mohindra 检影技术获得的最终结果[40-41]。为了确保 50cm 的工作距离,Mohindra[38]建议将一根绳子绑在检影镜上并对患者进行检查。声音投射(如铃声、唱歌或发出动物声音)可以提高孩子的注意力。进行视网膜检影时,分别中和每个主子午线,然后用最终的球面中和镜片中减去经验的 –1.25D[38,41]。Mohindra 报告在使用经验的 –1.25D 调整因子的儿童和成人中,睫状肌麻痹验光与这种检影技术之间具有良好的相关性。

Borghi 和 Rouse[42]发现视网膜检影在睫状肌麻痹的情况下,与 Mohindra 的发现相比,还显示出 +0.50D 至 +0.75D 的远视。随着远视度数的增加,差异较小。调节因子的这种差异可归因于两项研究中使用的替代睫状肌麻痹药物不同。Mohindra 使用 1% 托吡卡胺联合 10% 盐酸去氧肾上腺素滴眼液,而 Borghi 和 Rouse 使用 1% 环喷托酯,其产生的睫状肌麻痹水平比托吡卡胺更强。研究表明,在远视人群中,托吡卡胺可残留 3.5~6.25D 远视度数[25,28,33]。Maino 等人[43]研究在 18~24 个月的远视人群中比较了使用 0.75% 托吡卡胺和 2.5% 去氧肾上腺素的睫状肌麻痹剂。当将睫状肌麻痹剂与 Mohindra 检影进行比较时,他们发现只有 35.7% 的调整后球镜检查结果是一致的。而且,他们找不到另一个可以在两种技术之间产生更可靠关联的调整因子。因此,他们建议将 Mohindra 检影用作筛查[43]。

文献综述表明,与婴儿相比,Mohindra 检影技术与年龄较大的儿童的睫状肌麻痹检查结果更密切相关,在婴儿中,这种检影技术与睫状肌麻痹检查结果之间的差异为 2.12D。然而,这些研究使用环喷托酯作为评估[42-44]。在评估 Mohindra 检影对孩子的最终处方的影响时,了解文献很重要。

主觉验光

主觉验光应在检影后尽量尝试。3~4 岁的儿童能够在主觉验光期间进行配合并提供有价值的信息,而稍年长的儿童偶尔会做出不可靠的反应[21]。与低视力验光相似,主觉验光可能需要更大的变化。检查者应考虑使用交叉圆柱镜。验光的关键在于倾听孩子的反馈。一些孩子可能很难回答选择一或选择二中哪个更好,因为他们可能更倾向于听检查者的语气,并给出他们认为检查者想听到的答案。要求孩子阅读字母,然后更换镜片并要求孩子再次阅读:"哪种方式更容易阅读字母?"随着时间的推移,检查者学会不是判断具体反馈,而是判断反馈的方式。患者是犹豫不决还是自信,回答迟疑或快速而有把握[45]?评估儿童反应可靠性的关键在于主觉验光与客观结果的对应程度以及检测的视力。如果发现相关性较差,检查者应立即怀疑其中一项结果不正确。如果孩子视力为 20/20,检影为 –2.00D,则明显有问题。另一个例子是,如果检影检出 +4.00D 的远视眼,但孩子只能读 20/200,这不是对该远视度的合理反馈。另一次检查是必要的,甚至可能需要在另一天。一些错误的来源可能包括瞳孔过大或过小,或者孩子的不愿或渴望获得眼镜。随着经验积累,医生将能够更好地评估所有客观检查和主觉验光间的对应关系[45]。

视觉诱发电位

完成客观验光的另一种方法是用视觉诱发电位。视觉刺激枕叶皮层产生一个电信号，称为视觉诱发反应（visual evoked response，VER）[46]。VEP 在临床上很少进行，但可用于确定矫正眼镜对语前儿童预防弱视的效果。清洁头皮的一小部分区域，并使用导电凝胶连接电极[46]。VEP 评估中心凹向视觉皮层的投射，并已被证明受到视网膜图像焦点清晰度的影响，最大诱发电位是最清晰视网膜成像的结果[47]。因此，在客观检影后使用各种镜片，最大的诱发电位将产生最佳的客观屈光度和最敏锐的视力，但缺乏关于儿童对于这一最佳镜片舒适度的信息。第二十二章更详细地讨论了这一内容。

自动电脑验光

背景

自动电脑验光可以在不需要临床医生或患者主观判断的情况下确定屈光不正。屈光不正是通过监测眼睛的视网膜图像，测量进入眼睛的光线聚散度或通过获得波前分析来确定的。监测视网膜图像的最新方法之一包括使用电荷耦合器械成像照相机。测量光线聚散的仪器采用检影原理或 Scheiner 的双针孔原理。

在眼科诊室进行预检时，技师通常使用自动电脑验光。该设备可以节省临床检查时间。在诊室和筛查时，非专业人员检测和检测速度显示了明显的优势。然而，为确保检查准确必须获得儿童的配合。因此，对于幼儿，该仪器通常仅限于确认检影检查结果或在筛查中使用。

特征

自 20 世纪 70 年代推出第一台自动电脑验光仪以来，自动电脑验光仪新添了许多功能。最明显的变化是检测时间。第一台自动电脑验光仪每只眼睛需要 1min。当前的自动电脑验光仪在不到 1s 的时间内完成测量。最初的附加测试包括视力检查和主觉验光确认。如今的仪器还可以融合瞳孔间距、角膜曲率、地形图和波前分析。仪器可以包括自动对焦、自动跟踪、自动雾视和自动测量的任意组合。目前的仪器可以通过 3mm 以下的瞳孔获得测量结果。测量范围球镜可高达 ±25.00D，柱镜可高达 ±10.00D，除与打印机接口外，许多自动验光仪可与其他检查设备连接。

类型

自动电脑验光仪有台式和手持式两种。目前，大约 6 个公司有 16 种台式型号。这类型的自动验光仪仅适用于 3 岁以上的儿童，因为这个年龄注视和调节更容易控制。对市面上不再销售的自动电脑验光仪研究表明，在 3~5 岁的儿童中，自动电脑验光比睫状肌麻痹验光更有用，因此可以避免睫状肌麻痹的缺点[48-49]。仅有一项对儿童进行的市售台式自动电脑验光仪研究,使用的为 Humphrey HARK 599[50]。这种自动验光仪能够在自动电脑验光后进行主觉验光,并使用字母、数字或图片确定视力。研究者发现,在 5~16 岁儿童中,HARK 与睫状肌麻痹视网膜检影具有良好的相关性。与主觉验光相比,使用睫状肌麻痹剂提高了仪器的准确性[50]。

使用手持式自动验光仪进行对准更容易,因为它们没有额托。该仪器也易于携带。这两个特征有益于检查非常年幼的儿童和特殊需要儿童。市售 3 台手持式自动验光仪:Retinomax、SureSight(图 16.2)和 Palm AR。

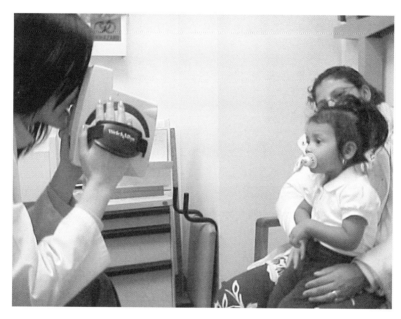

图 16.2　SureSight 自动验光仪

仪器

Retinomax 是第一种可用的手持式自动验光仪,因此,在儿童中进行了最广泛的研究。这是迄今为止唯一在 3 岁以下儿童中进行研究的手持式仪器。使用 Retinomax 的自动验光已在 5 月龄儿童中完成[51]。使用 Retinomax 的可检测性较高,最近的研究表明,超过 99%的儿童可以完成该检测[52-53]。检查者将仪器的头枕放在孩子的额头上,同时鼓励孩子注视内部目标。仪器必须依次集中在每个瞳孔的中心。沿两个子午线测量屈光不正,并自动获取 8 个或更多读数。如果可靠性读数小于 8,建议重复测量。仪器可在自动、连续或快速三种模式下操作。自动模式和连续模式均使用雾视系统以最大限度地减少调节。自动模式响应仪器从右眼到左眼的偏移,而连续模式持续获取读数直到操作员指示读数收集完成。快速模式不使用雾视系统并加快测量过程。

文献中关于是否需要睫状肌麻痹剂来获得准确的 Retinomax 测量值存在一些分歧。大多数研究发现没有睫状肌麻痹也足以达到优异的结果[52-59]。然而,有些研究发现在睫状肌麻痹之前的结果不准确[51,60],还有一实验组警告避免在筛查之外使用 Retinomax,因为即使是睫状肌麻痹剂,也存在较大的个体差异[61]。最近的研究[52,56]显示,当特异度设定为 90%

时，灵敏度为 63%~78%。Retinomax 的测量是可重复的，并且对远视的分辨力极强，对散光的分辨力也极好[59]。

SureSight 自动验光仪是目前唯一使用波前分析技术检测屈光不正的仪器。测量是在单眼两个子午线上进行的。超过 98% 的学龄前儿童可以使用 SureSight 完成测试[52,62-63]，在约 36cm 处进行试验。检查工具是非接触的，因此不具有威胁性。检查者通过取景器观察，指导孩子注视仪器的红灯，并将十字准线对准右眼瞳孔。根据听觉线索调整测试距离。对左眼重复该程序。然后可打印屈光不正和可靠性评级。如果可靠性读数小于 6（制造商建议的最小值）或屈光不正超过 SureSight 正常范围（由 * 提示），应进行重复测量。可在儿童或成人模式下进行测量。儿童模式可尝试通过在测量值上加上 +2.50D 来补偿学龄前儿童的调节。

关于 SureSight 自动验光仪确定球镜屈光不正准确性的报告有所不同。研究人员发现，这个仪器的儿童样本数量过少[62-64]。然而，一项研究发现，使用儿童模式对远视的估计过高[57]。结果发现柱镜的度数和轴向与睫状肌麻痹性检影法相似[62-63,65]。Huffman 等人[59] 发现 SureSight 的准确性略高于 Retinomax，但准确性取决于屈光不正。制造商推荐的参考标准与 85% 的灵敏度相关，而特异度仅为 62%。当将远视、散光和屈光参差的参考标准提高到 90% 的特异度时，灵敏度降至 63%[52]。

有关幼儿自动验光的最大研究是国家资助的《学龄前儿童视觉研究》[52]。研究组比较了由眼保健专业人员在大量高危人群中进行的视力筛查测试。研究的两种自动验光仪是 Retinomax 和 SureSight。我们发现当由熟练的医生操作时两者的性能与非睫状肌麻痹检影相似。在 11 项筛查测试中，在检测弱视、斜视、显著屈光不正或不明原因视力下降方面，这两台自动验光仪是 4 项最佳试验中的 2 项。尽管具有 90% 的特异度，这四项最好的测试只检测到 2/3 有上述的情况之一。

最新的手持式自动验光仪是 Marco Palm AR。迄今为止，仅对幼儿进行了一次该仪器的调查[53]。研究者发现可检测性大于 99%[53]。Palm AR 是所有自动验光仪中最小和最轻的。头托放在孩子的额头上，同时指导孩子看一个场景图。该仪器特异度为 90%，灵敏度为 74%，与 Retinomax 相似[53]。Palm AR 和 Retinomax 在球镜和柱镜测量上都具有高度相关性[53]。

摄影验光

背景

偏心的摄影验光可以使用基于照相机的系统确定是否存在明显的屈光不正、斜视和屈光介质混浊[27]。当处理具有挑战性的人群（例如婴儿，学步儿童和有特殊需要的儿童）时，该技术为临床医生提供了许多优势。它快速（通常 <3min）、无威胁、无创、易于使用。静态或摄像机可捕获儿童眼睛的角膜和视网膜反射图像。正视眼的照片将显示均匀的红光反射，充满瞳孔，而屈光不正则表现为发白的新月体。

摄影验光主要被用于大规模筛查弱视的致病因素[52,66-72]。该技术是客观的，不需要睫状肌麻痹剂。由于双眼同时成像，对屈光参差尤其敏感。除其他优点外，新型摄影验光仪是便携式的,测试可以由非专业人员进行。该技术通常不用作诊室内检测,因为结果并不总是立即可用,而且通常只能确定估计的屈光不正。

系统类型

可以将相机系统设置为同轴(相机的光轴和闪光灯对齐)或离轴设置。同轴或各向同性的照相筛查需要三张照片。第一个聚焦在瞳孔平面,第二个聚焦在瞳孔平面的前面,第三个聚焦在瞳孔平面后面的等量平面。比较两个离焦图像中的模糊圆,可以确定屈光不正的迹象和大小。椭圆形的模糊斑表明存在散光。椭圆形斑的拉长方向给出了负柱镜矫正的轴向[73]。

同轴摄影验光有许多缺点。最明显的缺点是需要拍摄三张照片,这些照片随着时间而变化,并且随着注视和调节的变化而变化[74]。扩瞳的需要增加了检查时间,并产生了睫状肌麻痹的风险和副作用。模糊圆的大小受眼底色素沉着、瞳孔大小和受试者面部和模糊圆圈之间的对比度[46]。解释散离图像较为困难。同轴摄影验光检测不到斜视和屈光介质混浊。摄像机能检测到的屈光不正范围较窄(远视 4.00D~ 近视 4.00D)[72]。

第一台摄影验光仪使用了同轴系统,但光是通过一系列楔形圆柱透镜捕获的[75]。这种正交光摄影验光可产生星形图像。星形臂的长度与垂直和水平子午线上的屈光不正有关。等长的星状臂表示球面屈光不正,而不同的长度表示散光。通过比较两眼之间的星形臂长度来检测屈光参差。星臂不能区分远视和近视。与各向同性或离轴光验光相比,正交光验光更难设置、校准和评估[74]。

离轴或偏心光摄影验光比轴上系统产生更容易解释的图像。该仪器将采集瞳孔、角膜反射和视网膜反射的聚焦图像。它是最常用的技术,也是市售工具的基础。Kaakinen 最早对这种技术进行了描述[76]。最初的自制版本使用的是 35mm 相机,远摄镜头和位于相机光轴正下方的闪光灯。

如果不存在屈光不正,则采集的图像是瞳孔的均匀红光反射。如果存在屈光不正,则在红光反射内捕获发白的新月体。这是一张瞳孔平面反射模糊圆的图片。新月体的大小取决于瞳孔大小、光源的偏心、照相机到受试者的距离和眼睛聚焦的距离[74]。新月体大小表示屈光不正的大小,而新月体位置表示屈光不正的类型。远视新月体位于相机闪光对面的一侧,近视新月体与相机闪光在同一侧(图 16.3)。即使有较大程度的屈光不正,当新月体充满瞳孔时,通过观察与瞳孔充满侧相对的新月体的衰减,可以确定屈光不正的方向(图 16.4)。双眼新月体大小不等时存在屈光参差(见图 16.3)。

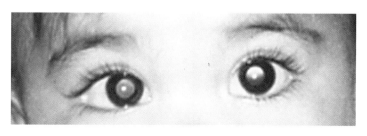

图 16.3　离轴摄影验光图像。顶部的新月体(与闪光同侧)表示近视。左眼新月体大于右眼,这表明婴儿有屈光参差

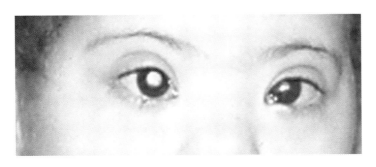

图 16.4 离轴摄影验光图像。唐氏综合征患儿瞳孔底部新月体的衰减表明高度近视

　　偏心摄影验光只能在双闪光灯系统中或在闪光灯指向不同方向的两张连续照片中检测散光。闪光灯位于镜头顶部或底部时,测量 90° 子午线;闪光灯位于镜头右侧或左侧时,测量 180° 子午线。闪光灯在不同方向上新月体大小的差异表明存在散光。使用两张照片的系统会将时间作为变量引入,这可能会导致注视和调节发生变化。

　　斜视和介质混浊也可以使用偏心摄影验光观察。可以在测量图像中捕获的 Hirschberg 反光点以确定眼位。当反光点出现在偏斜眼颞侧时,存在内斜视(图 16.5)。如果反光点向鼻侧移位,则存在外斜视。一个单侧变亮的红光反射(Brückner 反射阳性)可表明存在斜视或屈光参差。红光反射的清晰度或颜色可显示介质混浊。角膜混浊显示为蓝色雾状,使虹膜、瞳孔或两者成像模糊,而晶状体混浊在瞳孔边缘内显示为黑色或蓝色。

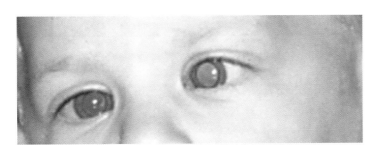

图 16.5 离轴摄影验光图像。左眼角膜反光点颞侧移位,提示内斜视。左眼 Brückner 反射也更亮

仪器

　　VisiScreen 眼部筛查系统是第一台商用摄影验光仪器,目前仍在生产中。该系统由两个组件组成,分别是照相机部分和患者观测部分,通过 6.5 英尺(约 2m)的轨道隔开。轨道是折叠的,便于携带。拍照前,室内灯光调暗 30s,使瞳孔散大。孩子站立,使眼睛位于观察部分的缺口中心。这种偏心摄影验光仪测量垂直子午线,因此对于顺规和逆规散光均无法检测。显影后生成彩色图像。VisiScreen[77-78] 的两项研究确定的灵敏度和特异度范围分别为 65%~91% 和 74%~87%。

　　MTI 照相筛查仪是研究最广泛的摄影验光仪[66, 69-70, 79-83]。这可能是因为其便携性[仅7 磅(3.18kg),长度不到 1 英尺(约 30cm)],通过 Polaroid 胶片进行现场判读以及相对于其他摄影验光仪成本更低。此仪器在患儿无任何身体接触的 1m 处进行测量。然而,该仪器已经停产。这种偏心摄影验光仪使用旋转 90° 的闪光拍摄两个不同方向的照片。尽管两张图像均显示在一张照片上,但时间不同可能导致注视和 / 或调节发生变化。据报道,仪器灵敏度和特异度差异很大,分别为 37%~91% 和 20%~94%[52, 69-70, 78-82]。这可归因于观察者间相关性较差[84]、研究对象的年龄、不可读照片、缺乏评判标准。

iScreen 摄像筛查仪是一种市售的离轴摄影验光仪,可连接到笔记本电脑上。该数字图像具有无需胶片成本的瞬时结果优势。它仅测量一个子午线和眼位。而且,孩子在注视红灯的同时,必须将头部靠在头枕上。检查者将孩子的眼睛置于显示器中央,并拍摄双眼照片。该仪器可自动确认良好图像。然后将图像传输到评分中心。iScreen 的第一项研究检查了 3~12 岁的儿童,显示出良好的前景,灵敏度为 92%,特异度为 89%[68]。最近的研究显示灵敏度较差(37%),特异度为 94%[52]。这可能归因于不同的受试者年龄和不同测量失败的标准。

最新的摄影筛查仪之一是台式红外摄像验光仪。Power 验光仪测量双眼 8 条子午线的屈光不正,以及眼位。儿童坐在距仪器约 1m 的位置,并注视红色和绿色的灯光。筛查仪重复测量屈光不正和眼位,直到显示器变绿或单眼重复测量。这种对照片的现场解读尤其有利于大规模的筛查。当特异度设定为 90% 时,仪器的灵敏度为 54%[52]。Power 验光仪的测量结果是可重复的,并且类似于台式自动验光仪[85]。然而,Power 验光仪测量与睫状肌麻痹检影法之间的均数差别具有统计学意义[43]。在文献中发现,对于大于 1m 的观看距离对平均等效球镜测量的影响存在分歧[57, 85]。

除了研究自动验光,学龄前儿童视觉研究[52]还研究了照相筛查仪。研究者小组比较了由眼保健专业人员在大量高危人群中进行的视力筛查测试。所研究的三台摄像筛查仪是 MTI,iScreen 和 Power 验光仪。几乎所有的孩子都能够完成照相筛查。然而,相当大比例的图像无效或无法分级。在完成的一个图像集中,Power 验光仪获得了最高百分比的一个图像完成集,但图像平均值最低。由于没有设定失败标准,因此 Power 验光仪的特异度设置为 90%。尽管 Power 验光仪的灵敏度低于其他四个测试,但在统计学差异上并不显著。MTI 和 iScreen 的灵敏度和特异度相同(表 16.3)。该研究得出的结论是,在检测弱视、斜视、严重屈光不正或不明原因的视力下降方面,MTI 和 iScreen 验光仪不如非睫状肌麻痹检影法、SureSight 自动验光仪、Retinomax 自动验光仪或单眼 Lea 视力准确[52]。

表 16.3 学龄前儿童视觉验光仪的调查[52]

	不可测试率 /%	无效或不能分级 /%	单图像设定 /%	平均图像集设定	灵敏度	特异度
MTI 视觉筛查仪	0	5.8	63.6	1.48	0.37	0.94
iScreen	0.1	2.6	70.3	1.37	0.37	0.94
Power 验光仪	1.5	2.2	90.5	1.14	0.54	0.90[a]

a: Adapt from VIP 2004.

总结

屈光不正的检测在儿童人群中完成较为容易，在大多数验光诊室都有几种标准工具。临床医生认识到哪些仪器和技术最适合儿童的年龄和性格，以及每种仪器和技术的优缺点很重要。评价婴儿视觉发育的新工具和新方法为早期临床评估提供了帮助。有效的早期诊断和治疗屈光不正，将减少视力残疾并改善儿童的视觉健康。

参考文献

1. Fotouhi A, KhabazKhoob M, Hashemi H, et al. Importance of including refractive error tests in school children's vision screening. *Arch Iran Med.* 2011;14(4): 250–253.
2. Maconachie GDE, Gottlob I, McLean RJ. Risk factors and genetics in common comitant strabismus: a systematic review of the literature. *JAMA Ophthalmol.* 2013;131(9):1179–1186.
3. Orlansky G, Wilmer J, Taub MB, et al. Astigmatism and early academic readiness in preschool children. *Optom Vis Sci* 2015;92(3):279-285.
4. Resnikoff S, Pascolini D, Mariotti SP, et al. *Global magnitude of visual impairment caused by uncorrected refractive errors in 2004 Chronic Disease Prevention and Management, WHO, 20 avenue Appia, 1211 Geneva 27,* Switzerland.
5. Rein DB, Zhang P, Writh K, et al. The economic burden of major adult visual disorders in the United States. *Arch Ophthalmol.* 2006;124(12):1754–1760.
6. Niechwiej-Szwedo E, Goltz HC, Chandrakumar M, et al. Effects of strabismic amblyopia on visuomotor behavior: Part II. Visually guided reaching. *Invest Ophthalmol Vis Sci.* 2014;55(6):3857–3865.
7. Celano M, Hartmann EE, DuBois LG, et al. Motor skills of children with unilateral visual impairment in the Infant Aphakia Treatment Study. *Dev Med Child Neurol.* 2016;58(2):154–159.
8. Reimer A, Cox RFA, Boonstra FN, et al. Measurement of fine-motor skills in young children with visual impairment. *J Dev Phys Disabil.* 2015;27(5):569–590.
9. Hennessey S. Assessing early language development in children with vision disability and motor disability. *Int J Disabil Devel Educ.* 2011;58(2):169–187.
10. Daw NJ. *Visual Development.* New York: Plenum Press; 1995:193–200.
11. Moore BD. *Eye Care for Infants and Young Children.* Boston, MA: Butterworth-Heinemann; 1997;26:155, 220,224,244.
12. Smith EL 3rd, Harwerth RS, Crawford ML, et al. Observations on the effects of form deprivation on the refractive status of the monkey. *Invest Ophthalmol Vis Sci.* 1987;28:1236–1245.

13. Raviola E, Wiesel TN. An animal model of myopia. *N Engl J Med.* 1985;312:1609–1615.

14. Wiesel TN, Raviola E. Myopia and eye enlargement after neonatal lid fusion in monkeys. *Nature.* 1977;266: 66–68.

15. Greene PR, Guyton DL. Time course of rhesus lid-suture myopia. *Exp Eye Res.* 1986;42:529–534.

16. Smith EL 3rd. Spectacle lenses and emmetropization: the role of optical defocus in regulating ocular development. *Optom Vis Sci.* 1998;75:388–398.

17. Press LJ. *Applied Concepts in Vision Therapy.* St. Louis, MO: Mosby; 1997:76–79.

18. Held R. Binocular vision-behavioral and neuronal development. In: Mehler J, Fox R, eds. *Neonate Cognition: Beyond the Blooming, Buzzing Confusion.* Hillsdale, NJ: Erlbaum; 1984.

19. Mohindra I, Jacobson SG, Thomas J, et al. Development of amblyopia in infants. *Transac Ophthalm Soc U K.* 1979;99:344–346.

20. Ciner EB. Examination procedures for infants and young children. *Optom Vis Devel.* 1998;27:54–67.

21. Moore A. Refraction of infants and young children. In: Taylor D, ed. *Pediatric Ophthalmology.* Boston, MA: Blackwell Scientific Publications; 1990:65–70.

22. Corboy JM. *The Retinoscopy Book: An Introduction Manual to Eye Care Professionals.* 5th ed. Thorofare, NJ: Slack, Inc; 2003.

23. Campbell CE, Benjamin WJ, Howland HC. Objective refraction: Retinoscopy, autorefraction, and photorefraction. In: Benjamin WJ, ed. *Borish's Clinical Refraction.* Philadelphia, PA: WB Saunders; 1998:559–628.

24. Ciner EB. Refractive error in young children. In: Moore B, ed. *Eye Care for Infants and Young Children.* Boston, MA: Butterworth-Heinemann; 1997:47–74.

25. Leat SJ, Shute RH, Westall CA, eds. *Refraction in Assessing Children's Vision: A Handbook.* Oxford: Butterworth-Heinemann; 1998.

26. Altaf A, Yousaf S, Khalid M. A comparison of cycloplegic, noncycloplegic, & retinoscopy refraction on automated refractometer in children aging 5–12 years. *Ophthalmol Update.* 2018;16(2):600–602.

27. American Optometric Association. *Evidence-based clinical practice guidelines: Comprehensive pediatric eye and vision examination.* St. Louis, MO: AOA; 2017.

28. Lovasik JV. Pharmocokinetics of topically applied cyclopentolate HCL and tropicamide. *Am J Optom Physiol Optics.* 1986;63(10):787–803.

29. Alvi WN, Ali A, Ahmed W. Upper age limits for cycloplegic refraction at Mayo Hospital Lahore. *Ophthalmol Update.* 2017;15(4):360–362.

30. Morgan IG, Iribarren R, Fotouhi A, et al. Cycloplegic refraction is the gold standard for epidemiological studies. *Acta Ophthalmol.* 2015;93:581–585.

31. North RV, Kelly ME. A review of the uses and adverse effects of

topical administration of atropine. *Ophthalmic Physiol Opt.* 1987;7(2):109–114.

32. Doughty MJ, Lyle WM. Ocular pharmacogenetics. In: Fatt HV, Griffin JR, Lyle WM, eds. *Genetics From Primary Eye Care Practitioners.* Boston, MO: Butterworth-Heinemann; 1981.

33. Milder B. Tropicamide as a cycloplegic agent. *Arch Ophthalmol.* 1961;66:70–72.

34. Rosenbaum AL, Bateman JB, Bremer DL. Cycloplegic refraction in esotropic children. *Ophthalmol.* 1981;88: 1031–1034.

35. Vale J, Cox B. *Drugs and the Eye.* London: Butterworth; 1978:21.

36. Jones LW, Hodes DT. Possible allergic reactions to cyclopentolate hydrochloride: case reports with literature review of uses and adverse reactions. *Ophthalmic Physiol Opt.* 1991;11:16–21.

37. Bartlett JD, Wesson MD, Swiatocha J, et al. Efficacy of a pediatric cycloplegic administered as a spray. *J Am Optom Assoc.* 1993;64(9):617–621.

38. Mohindra I. A non-cycloplegic refraction technique for infants and young children. *J Am Optom Assoc.* 1977;48(4):518–523.

39. Amos JF. Cycloplegic refraction. In: Bartlett JD, Janus SD, eds. *Clinical Ocular Pharmacology.* Boston, MA: Butterworth-Heinemann; 1989:425–432.

40. Griffin JR. *Binocular Anomalies: Procedures for Vision Therapy.* 2nd ed. Chicago, IL: Professional Press; 1982:436.

41. Mohindra I, Molinari JF. Near retinoscopy and cycloplegic retinoscopy in early primary grade schoolchildren. *Am J Optom Physiol Optics.* 1979;56(1): 34–38.

42. Borghi RA, Rouse MW. Comparison of refraction obtained by "near retinoscopy" and retinoscopy under cycloplegic. *Am J Optom Physiol Optics.* 62(3):169–172.

43. Maino JH, Gerhard W, Cibis MD, et al. Noncycloplegic vs cycloplegic retinoscopy in pre-school children. *Ann Ophthalmol.* 1984;16(9):880–882.

44. Wesson MD, Mann KR, Bray NW. A comparison of cycloplegic refraction to the near retinoscopy technique for refractive error determination. *J Am Optom Assoc.* 1990;61:680–684.

45. Hirsch MJ. The refraction of children. In: Hirsch MJ, Wick RE, eds. *Vision of Children: An Optometric Symposium.* Philadelphia, PA: Chilton Book Company; 1963:158–165.

46. Orel-Bixler D. Electrodiagnostics, ultrasound, neuroimaging, and photorefraction in young children. In: Moore B, ed. *Eye Care for Infants and Young Children.* Boston, MA: Butterworth-Heinemann; 1997:89–122.

47. Regan D. Rapid objective refraction using evoked brain potentials. *Invest Ophthalmol.* 1975;12(9):669–679.

48. Aslin RN, Shea SL, Metz HS. Use of the Canon R-1 autorefractor to measure refractive errors and accommodative responses in infants.

Clin Vis Sci. 1990;5:61–70.

49. Evans E. Refraction in children using the Rx1 autorefractor. *Br Orthop J.* 1984;41:46–52.

50. Isenberg SJ, Del Signore M, Madani-Becker G. Use of the HARK autorefractor in children. *Am J Ophthalmol.* 2001;131:438–441.

51. el-Defrawy S, Clarke WN, Belec F, et al. Evaluation of a hand-held autorefractor in children younger than 6. *J Pediatr Ophthalmol Strabismus.* 1998;35(2):107–109.

52. Schmidt P, Maguire M, Dobson V; The Vision in Preschooler Study Group. Comparison of preschool vision screening tests as administered by licensed eye care professionals in the Vision in Preschoolers Study. *Ophthalmology.* 2004;111:637–650.

53. Carter A, Ciner E. A comparison of two autorefractors in the Vision in Preschoolers Study. *Optom Vis Sci* 2004;81(12s):44.

54. Wesemann W, Dick B. Erfahrungen mit dem handgehaltenen autorefraktometer A Retinomax bei erwachsenen und kindern. *Klin Monatsbl Augenheilkd.* 1997;211:387–394.

55. Harvey EM, Miller JM, Wagner LK, et al. Reproducibility and accuracy of measurements with a hand held autorefractor in children. *Br J Ophthalmol.* 1997; 81(11):941–948.

56. Cordonnier M, Dramaix M. Screening for abnormal levels of hyperopia in children: a non-cyclopleplegic method with a hand held refractor. *Br J Ophthalmol.* 1998;82(11):1260–1264.

57. Suryakumar R, Bobier WR. The manifestation of non-cycloplegic refractive state in pre-school children is dependent on autorefractor design. *Optom Vis Sci.* 2003;80(8):578–586.

58. Cordonnier M, Dramaix M. Screening for refractive errors in children: accuracy of the hand held refractor Retinomax to screen for astigmatism. *Br J Ophthalmol.* 1999;83:157–161.

59. Huffman S, Schimmoeller K, Mitchell L, et al. Poster presentation: the accuracy of autorefractor measurements in young children. *AAO.* 2004. Poster #21.

60. Wesemann W, Dick B. Accuracy and accommodation capability of a hand held autorefractor. *J Cataract Refract Surg.* 2000;26(1):62–70.

61. Steele G, Ireland D, Block S. Cycloplegic autorefraction results in pre-school children using the Nikon Retinomax Plus and the Welch Allyn SureSight. *Optom Vis Sci.* 2003;80(8):573–577.

62. Buchner TF, Schnorbus U, Grenzebach UH, et al. [Examination of preschool children for refractive errors. First experience using a handheld autorefractor.] *Ophthalmologe.* 2003;100(11):971–978.

63. Iuorno JD, Grant WD, Noel LP. Clinical comparison of the Welch Allyn SureSight handheld autorefractor versus cycloplegic autorefraction and retinoscopic refraction. *J AAPOS.* 2004;8:123–127.

64. Schimitzek T, Wesemann W. Clinical evaluation of refraction using a handheld wavefront autorefractor in young and adult populations. *J Cataract Refract Surg.* 2002;28:1655–1666.

65. Adams RJ, Dalton SM, Murphy AM, et al. Testing young infants with the Welch Allyn suresight non-cycloplegic autorefractor. *Ophthalmic Physiol Opt.* 2002;22:546–551.

66. Donahue SP, Johnson TM, Leonard-Martin TC. Screening for amblyogenic factors using a volunteer lay network and the MTI photoscreener. Initial results from 15,000 preschool children in a statewide effort. *Ophthalmol.* 2000;107:1637–1644.

67. Arnold RW, Gionet EG, Jastrzebski AI, et al. The Alaska Blind Child Discovery project: rationale, methods and results of 4000 screenings. *Alaska Med.* 2000;42:58–72.

68. Kennedy RA, Thomas DE. Evaluation of the iScreen digital screening system for amblyogenic factors. *Can J Ophthalmol.* 2000;35:258–262.

69. Simons BD, Siatkowski RM, Schiffman JC, et al. Pediatric photoscreening for strabismus and refractive errors in high-risk populations. *Ophthalmol.* 1999;106: 1073–1080.

70. Tong PY, Enke-Miyazaki E, Bassin RE, et al. Screening for amblyopia in preverbal children with photoscreening photographs. National Children's Eye Foundation Vision Screening Study Group. *Ophthalmol.* 1998;105:856–863.

71. Morris CE, Scott WE, Simon JW, et al. *Photorefractive screening for amblyogenic factors: a three centre study. Transactions of the VIIth International Orthoptic Congress, Nuremberg*, Germany 1991:243.

72. Atkinson J, Braddick OJ, Durden K, et al. Screening for refractive errors in 6–9 month old infants by photorefraction. *Br J Ophthalmol.* 1984;68:105–112.

73. Howland HC. The optics of static photoskiaskopy. *Acta Ophthalmol (Copenh).* 1980;58:221–227.

74. Duckman RH. Photorefraction: an update. *J Optom Vis Dev.* 1996;27:68–79.

75. Howland H, Howland B. Photorefraction: a technique for study of refractive state at a distance. *J Opt Soc Am.* 1974;64:240–249.

76. Kaakinen K. A Simple method for screening of children with strabismus, anisometropia, or ametropia by simultaneous photography of the corneal and fundus reflexes. *Acta Ophthalmol (Copenh).* 1979;57: 161–171.

77. Morgan KS, Johnson WD. Clinical evaluation of a commercial photorefractor. *Arch Ophthalmol.* 1987;105: 1528–1531.

78. Cogan MS, Ottemiller DE. Photorefractor for detection of treatable eye disorders in preverbal children. *Alaska Med.* 1992;62:16–20.

79. Freedman HL, Preston KL. Polaroid photoscreening for amblyogenic factors: an improved methodology. *Ophthalmol.* 1992;99(12):1785–1795.

80. Ottar WL, Scott WE, Holgado SI. Photoscreening for amblyogenic factors. *J Pediatr Ophthalmol Strabismus.* 1995;32:289–295.

81. Tong PY, Bassin RE, Enke-Miyazaki E, et al. Screening for amblyopia in preverbal children with photoscreening photographs. II: Sensitivity

and specificity of the MTI photoscreener. *Ophthalmol.* 2000;107:1623–1629.

82. Cooper CD, Gole GA, Hall JE, et al. Evaluating photoscreeners II: MTI and fortune. *Aust NZ Ophthalmol.* 1999;27:387–398.

83. Donahue SP, Johnson TM, Ottar W, et al. Sensitivity of photoscreening to detect high-magnitude amblyogenic factors. *J AAPOS.* 2002;6:86–91.

84. Lewis RC, Marsh-Tootle WL. The reliability of interpretation of photoscreening results with the MTI PS-100 in Head Start preschool children. *J Am Optom Assoc.* 1995;66(7):429–434.

85. Choi M, Weiss S, Schaeffel F, et al. Laboratory, clinical, and kindergarten test of a new eccentric infrared photorefractor (Power Refractor). *Optom Vis Sci.* 2000;77:537–548.

第十七章

儿童和青少年角膜接触镜矫正

Jeffrey J. Walline   Eunice Myung Lee

在儿童和青少年中,角膜接触镜有多种用途,范围从医疗必需品到选择性屈光矫正。角膜接触镜主要用来改善视力,除此以外,它们还有其他多种临床应用。本章重点介绍了儿童和青少年使用角膜接触镜的各种用途,以及改善配戴过程的技巧,并讨论了这部分人群,在配戴角膜接触镜过程中的相关注意事项。

尽管年龄不是青少年患者适配角膜接触镜的主要决定因素,但对于可以选择性屈光矫正患者,他们会在7岁左右开始定期配戴及护理。而对于临床医疗需求使用接触镜的患者,通常在7岁之前进行验配,这个年龄段的接触镜日常护理常需要成人的指导协助。临床中需要根据患儿具体病情选择不同类型、用途的角膜接触镜。因此需要区分开临床必需的接触镜和选择性使用的接触镜。

临床必需的角膜接触镜

适应证

视光学医生会考虑开处方验配接触镜,进行临床上必要的屈光矫正(包括常见的儿科疾病:无晶状体眼,不规则散光,双眼高度屈光不正,以及严重的屈光参差)。此外,有色美容性角膜接触镜可用于角膜白斑、虹膜缺损以及白化病患者,除了改善眼部外观,还可以减轻眩光,甚至可以在弱视治疗中起到遮盖的作用。一些病例表明,接触镜治疗对1~2月龄的儿童是很有利的。

小儿眼部疾病可能并发其他健康问题,例如唐氏综合征、马方综合征、早产儿视网膜病变或脑瘫。在某些情况下,除了矫正屈光不正及促进视觉发育,角膜接触镜临床应用还可能包括对义眼片订制、青光眼治疗、知觉问题的改善等等。

镜片的选择

首先,必须明确病因及治疗目标,才能建立最合适的角膜接触镜矫治方法。儿童可以配戴软性角膜接触镜、硬性透氧性角膜接触镜(rigid gas permeable contact lenses, RGP)和巩膜镜[1-2]。镜片设计的选择不仅要基于最佳的医疗建议,还取决于患者在家配戴的意愿和护理镜片的能力。验配角膜接触镜之前,需要先了解患者家庭成员的接触镜使用经历,能有助于镜片的选择。如果患者曾经接触过镜片,对此熟悉,在试戴时可能配合得更加积极。配戴初期,软性角膜接触镜往往最适合患者和家庭使用,同时可提供多种选择参数。而RGP的设计参数适应证范围更广,且能带来更清晰的视觉感受。对于眼球震颤的患者,RGP 具有良好的瞳孔中心定位,还能产生一定的生物反馈[3-4]。值得一提的是,巩膜镜在青少年和儿童中的临床应用难度非常大,但在必要情况下可以发挥其独特优势。相对于年长的儿童和成人,年龄较小的儿童对镜片的适应性和舒适度的问题较少,更容易适应镜片。角膜接触镜种类繁多,其成本差异较大。在许多情况下,角膜接触镜必须采用订制设计,因此销售价格会相应偏高。此外,镜片还需要定期更换,甚至使用过程中镜片磨损、碎片,这些都是需要考虑的经济因素。

软性角膜接触镜的现货供应是有限的。硅胶弹性角膜接触镜(图 17.1)专门为无晶状体婴幼儿制造,具有较高的正屈光度(+23.00DS 至 +32.00DS,每 3.00D 一阶),较陡的基弧(BC)(7.5mm、7.7mm 和 7.9mm)和较小的总直径(OAD)(11.3mm)。但遗憾的是,此镜片的参数选择有限,不能矫正散光。而且相对来说价格较高,更容易形成蛋白质沉淀(3 岁以上的患者更常见)[5]。另一方面,它有一个极高的 Dk 值,能高达 340.0,提供了稳定和较高的光学质量,并且相当容易操作。考虑到婴幼儿的眼睛较小,陡峭的基弧和较小的直径至关重要,因此临床其他订制的软性角膜接触镜,通常需要采用与硅胶弹性体镜片相似的基弧以及总直径参数。大多数 18 月龄以下的婴儿配戴首片可选择 11.3mm 的 OAD 和 7.50mm 的 BC 值。订制镜片有水凝胶和硅水凝胶两种材料可供选择,通常没有试戴镜片。有一些几乎可以对任何参数进行订制的镜片,这种镜片还包含了散光度数。这些镜片一般都要根据经验来让初始配镜的患者试戴,调整,最后订制。2 岁以上的儿童可以适配或过渡到标准成人BC 和 OAD 值,但屈光度数按照实际验配要求订购。尽管镜片材料可能相同,但不同实验室的订制车削工艺可能不同,应注意由此产生的镜片配适的差异性,实验室和镜片材料的记录也是非常重要的(见图 17.1)。

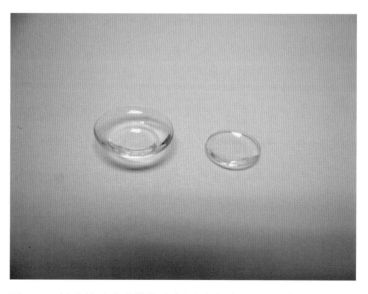

图 17.1 标准的硅胶弹性镜片(左)直径为 11.3mm,中央可见"底盘"。总直径为 8.0mm 订制的软性硅水凝胶镜片(右),用于小角膜的婴儿(Photo credit:E. Myung Lee.)

透氧性角膜接触镜（RGP）在屈光度、总直径和/或基弧方面都可以进行个性化订制。与软性角膜接触镜相比，RGP 的摘戴操作也稍微容易一些。视光学医生准备一个儿童试戴片是非常有用的。对于儿童患者，想测出准确的角膜曲率值有点困难。因此，对于无晶状体眼的患者，想要确认 BC 值，可以在儿童配戴低度数负镜片时进行检查，评估荧光素染色情况；而在儿童配戴高度数的正镜片的情况下，可以确定镜片的屈光度。不过，两组不同的镜片套装不利于决定最佳配适结果。因此，大多数视光医生会在患者配戴第一个镜片后选择一组套装，或根据个人经验选择后再根据需要来进行调整。除小角膜及大角膜患者外，婴幼儿患者选择 RGP 的首片建议参数 OAD 为 9.5mm、BC 为 45.00D。有研究表明，白内障患者的角膜曲率值会稍微陡峭[6-7]，因此在验配无晶状体眼时要考虑镜片基弧稍平的参数。高质量的儿童验配，可参考以下适配原则：

- 镜片总直径大约比水平虹膜直径（HVID）小 1mm。新生儿 HVID 通常约为 10mm（早产儿为 9.1mm）[8]，在 1 岁时增加到 11.5mm。
- 基弧范围为 46.00D（年龄不超过 6 月龄）至 43.00D（通常大约在 18 月龄的时候使用），随着孩子年龄的增长而变平。
- 无晶状体患者的屈光度选择通常为 +25.00D（18~24 月龄）至 +33.00D（年龄小于 3 月龄）；较低的屈光度能使镜片定位更好。与较平坦的基弧相比，更陡峭的无晶状体角膜接触镜基弧通常与更多的远视处方相关。
- 6~12 组接触镜镜片箱是足够的，不过也有 26 组镜片的套装可供视光学医生选择。

巩膜镜是一种完全覆盖整个角膜及部分巩膜的镜片。一般来说，小的巩膜镜比可见虹膜直径（HVID）大 6mm，而大的巩膜镜比 HVID 大 6mm 以上。6 月龄及以上的婴幼儿，可以使用至少为 18mm 的镜片。基弧值应遵循与 RGP 镜片相同的适配原则。由于存在泪液透镜，巩膜镜的正屈光度会比 RGP 少。对于不规则巩膜的患者（如巩膜表面的引流管、移植物或滤过泡），需要在镜片上创建相应的接触点，或者进行其他个性化订制。

角膜接触镜的屈光度

无论使用哪种类型的角膜接触镜，通常使用检影法（在年龄较大的儿童中，用主觉验光）确定屈光度，这包括裸眼屈光度及片上验光的结果。很多情况下，在给镜度数较高的情况下，视光师要考虑角膜顶点距离的影响。在框架眼镜到角膜接触镜作度数转换时，对于度数偏高的近视度数，需要降低一定量的屈光度；反之，较高远视度数则要增加一定量的屈光度。随着屈光不正增加，由计算法得到的接触镜度数可能会有偏差，也许会出现非预期的过矫。因此，为了得到更加准确的接触镜屈光度，建议使用与预期屈光度接近的镜片，而不是仅依赖于计算法。

对于无晶状体患儿来说，他们与这个世界的互动通常是在 33mm 以内，适量的正镜过矫是很重要的，因此给予足矫附加度数的单焦角膜接触镜是合适的。当孩子开始学走路时，可以减少一些正镜度数，给他们一定的远用处方。到了学龄期，要给他们足够的远用处方，还需要一些在近距离用眼使用的近附加度数。大多数情况下，会选择在配戴接触镜的基础上增加一个双焦框架镜。对于有晶状体的婴幼儿，则应遵循常规的验配原则，以维持他们的正视状态，或矫正屈光参差。

角膜接触镜配适评估

　　婴儿的检查方法涉及本书所有其他部分,根据儿童的年龄 / 能力不同而不同。在进行角膜接触镜试戴评估时,如果孩子不能配合裂隙灯检查,可以用其他方法,例如使用荧光分析仪或笔灯直接观察,还可以使用直接检眼镜、便携式裂隙灯、带光源的高倍聚光镜、Burton 检诊灯,或有内置照明的放大镜,例如 Eidolon BLUMINATOR®,这个仪器有白光或者蓝光的选择(图 17.2)。蓝光有助于评估 RGP 镜片的荧光素钠染色。也可以使用其他有蓝光光源的仪器,例如直接检眼镜,Burton 检诊灯,或蓝色灯光手电筒。有时,加上 Wratten 滤光片是非常有帮助的。

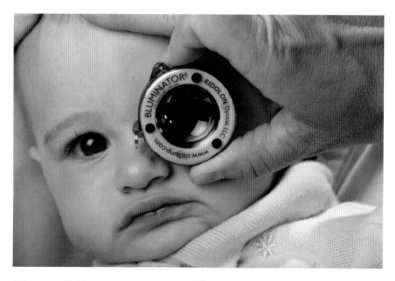

图 17.2　使用 Eidolon BLUMINATOR® 的钴蓝光检查婴儿的眼睛(Photo credit:Marshall B. Ketchum University.)

镜片的配戴和摘取

　　在儿童能够护理、配戴和摘除角膜接触镜之前,由父母 / 监护人负责。在婴幼儿初次配戴镜片时,固定好患儿是至关重要的。而年龄较大的孩子或成年人通常能够保持不动,并睁开眼睛。即使在难配合的患者中,也可以通过坐在检查椅上,并将头部一直靠在头枕上来控制头部。婴幼儿患者年龄太小,他们不能很好地理解和配合医生保持不动并睁开眼睛。此外,如果这个孩子曾经做过大量的眼科检查,有过手术史,当灯光、仪器和镜片靠近他们的眼睛时,他们可能会抵抗。因此,一定要询问是否有能协助患儿的镜片配戴和摘取的家庭成员或监护人。

　　两位成人是最容易固定患儿的。动作必须温和而坚定。通常来说,一个成人握住婴儿的腿和手臂,另一个成人需要撑开婴儿的眼睑,戴上或取下镜片(图 17.3A)。婴儿的头部需要额外的支撑,根据位置的不同,每个大人都可以稍微改变一下位置来托住孩子的头部。不过通常情况下,孩子只有一个陪同的大人。因此,父母其中一人单独帮助孩子配戴或者取下镜片时必须采用其他策略。在家进行的好处是孩子对周围环境更加熟悉。婴儿可以躺在床上或更换镜片的桌子上。如果用襁褓包着婴儿效果很好,那么最佳放置婴儿的位置是在地板上,这样可以降低孩子坠落的风险(图17.3B)。还有一种做法是成人坐在地板上,双腿伸开呈"V"字(图17.3C),将婴儿放在成人的两腿之间,孩子的头部正对大人。然后,大人将双腿靠在孩子身上,轻轻包裹并覆盖在手臂和腿部。让孩子的头部和身体得到支撑,大人的双手自由,以进行镜片的配戴和摘取工作。也可以将孩子放在相反的位置,但应注意腿部固定,使儿童不能踢护理人员。较大的孩子可能有足够的力气挣开大人的双腿,因此大人需要"跨坐"在孩子的身上(图17.3D)。但显然,成人身体重量不应该全部压在孩子身上。

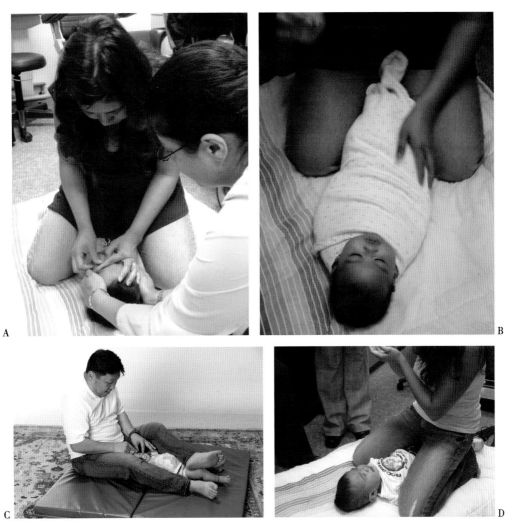

图17.3　A. 两个监护人对婴儿进行约束(Photo credit:E Myung Lee.);B. 使用襁褓包住婴儿(Photo credit:E Myung Lee.);C. 一个监护人约束婴儿(Photo credit:Marshall B. Ketchum University.);D. 一个监护人约束幼儿(Photo credit:E Myung Lee.)

　　婴儿较小,相对容易控制保持不动。父母固定婴儿时,可以用大腿,或者将孩子放在铺了垫子或毯子的地板上,或将孩子放在大的桌子或柜台上,以确保孩子的安全。如果上述方法都比较难进行,那就将婴儿用布包裹起来。许多人甚至已经习惯了这一点。如果镜片的配戴和摘取的时间过长,尝试了几次后,可以适当地停顿。在继续戴镜和摘镜之前,护理人员可以抱起婴儿,或给予奶瓶或小点心。

较大的幼儿比较难被固定在大人的大腿之间,但是其他方法仍然可以有效。固定较大的幼儿变得更有挑战性,因为随着年龄增长,他们越来越强壮,但他们仍然年龄太小,无法理解大人要强行将镜片放入他们眼睛的原因。一旦完成了镜片的配戴和摘取,可能需要转移孩子的注意力。根据孩子的年龄,可以选择放映视频,表演魔术,讲笑话,和孩子进行小游戏比赛,让孩子喝水,给孩子一些吱吱作响的玩具或发光的玩具等。这些方法有助于转移孩子注意力,不再把关注放在他们眼内镜片上或者配戴和摘取镜片的这个过程。另外,成功配戴和摘取镜片后,可以给孩子一点奖励。随着孩子长大,可以奖励他们贴纸或宝箱,但是,要谨慎使用奖励这个方法。随着孩子进入学龄,他们才会慢慢了解到他们对接触镜的需求。起初,父母可能需要和抵抗镜片的孩子讨价还价,但长期的讨价还价通常会导致矛盾的升级。孩子不合作或配戴镜片失败时,父母会从一个小玩具开始作为奖励,但是慢慢地,孩子会讨要更奢侈的奖励。因此一般而言,配戴接触镜的一小段时间不适应是可取的,要避免孩子的这种长期不适应和抗拒。

很小就开始配戴镜片的孩子,常常能更早地体会镜片给他带来的益处,但是直到孩子上学之前,大人仍然需要对孩子进行一定程度的约束。大人可以根据孩子的年龄、家庭和环境改变方法。

考虑到接触镜总直径,配戴软性角膜接触镜似乎更有挑战性。尽管镜片设计是适合小角膜配戴的,但镜片还是明显比角膜大,且恰好碰到睑裂。婴儿或较大的孩子几乎不能配合直视前方并睁大眼睛。因此,大人必须对患儿的眼睑进行控制,还得注意不要使患儿的眼睑外翻。洗净双手并且固定好儿童,使用非惯用手拇指将孩子的上睑牢牢地固定在眉骨上,产生一个小间隙,用惯用手抓取镜片,将镜片捏成"扇子"状。即用拇指和示指捏住镜片边缘约 1/3 的位置(图 17.4)镜片另一端会展开,并且降低了镜片的总直径。将镜片的开口部分放到孩子上眼睑的下方,然后释放镜片,保持对镜片的控制,它将在眼睛上慢慢铺开,可能需

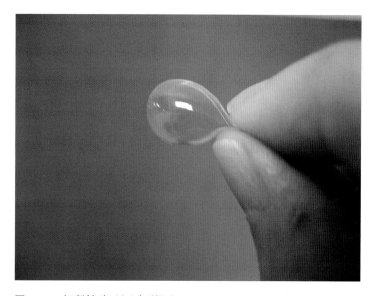

图 17.4　捏紧镜片,呈"扇形"(Photo credit: A Chang.)

要轻柔的压力来调整一下镜片，使它铺平在正确的位置。镜片通常不能自动滑到正确的位置。家长可以利用孩子的上眼睑来遮盖接触镜片的扇形部分，辅助镜片的固定。或者，也可以在镜片稳定后慢慢释放。

相比而言，RGP 因为直径小，材质偏硬，摘戴会更容易些，它具有一定活动性，能自动滑动到正确的位置。最重要的是戴后需要确认镜片在角膜上，而不是在巩膜上。巩膜镜比较难操作，因为镜片的尺寸大，而且需要在镜片中填满液体。操作镜片的配戴和摘取时，成人可以将孩子面朝下，用手臂来支持孩子，类似于做婴儿 CPR 的姿势。另一个大人可以到孩子的面前，将充满液体的镜片放入孩子眼中。还有一种方式是将孩子面朝下放在膝盖上（如果有两位大人），或者放在床或沙发上（如果只有一位大人），让孩子的脸垂在膝盖或床和沙发的边缘。再次从下方戴入孩子的眼睛。如果做不到，或者对于稍大一点的孩子，仍然可以让孩子尽可能地向前倾斜头部。大人将充满护理液的镜片以很小的角度固定在手指或 DMV® 吸棒上，快速戴入孩子眼内（图 17.5）。与软性角膜接触镜配戴相似，上睑被提起，并产生小间隙。之后将镜片放置在上眼睑下方，再将下睑拉到镜片的上方。与软性接触镜不同的是，巩膜镜无法减小整体镜片的直径。不过，使用更黏稠的不含防腐剂的润眼液可能会对镜片的配戴有所帮助。

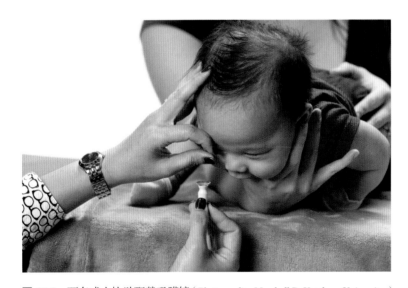

图 17.5　两名成人协助配戴巩膜镜（Photo credit：Marshall B. Ketchum University.）

任何情况下，为孩子戴上镜片后都要立即确认其位置是否正确。如果镜片的位置放对了，孩子应该能迅速适应，或者本身孩子情绪激动，在哭闹，戴上镜片后，将迅速平静下来。如果儿童继续哭闹或主诉不适，或者球结膜充血，则需要摘除镜片。检查镜片表面或者眼内是否有异物，镜片是否有破损，若是软性角膜接触镜，还要检查镜片是否正反面戴反了。

镜片的摘取和成年人的操作方式大致相同，不需要太多调整方法。由于治疗用的接触镜片通常有很大的屈光度数，摘取软性时，可以增加压力，将镜片从眼睛内滑出，而不是将它捏住取出。有些情况下，高屈光度、中等到高弹性模量的镜片，可以选择像 RGP 一样的摘镜方法，即利用上、下睑像剪刀一样将镜片挤出。大多数成年人使用的"眼睛向上注视、捏取镜片"的方法也有效但若儿童无法配合，那就需要将镜片用手向下推动再取出。对于 RGP

镜片,可以利用上、下睑挤出镜片,也可以使用 DMV® 吸棒(图 17.6A)。帮别人摘镜时要注意使用带有通气孔的 DMV®(图 17.6A,图 17.6B)。用手指盖住吸棒的孔可以进行抽吸,但是如果 DMV® 没有正确定位,或者如果监护人确定吸棒下方没有镜片,松开手指时这个孔会释放抽吸力,以便可以轻轻取出 DMV®。对于不能拉开眼睑并眨眼来取下 RGP 镜片的患者,适合使用这个方法。

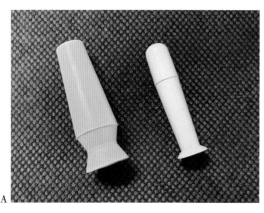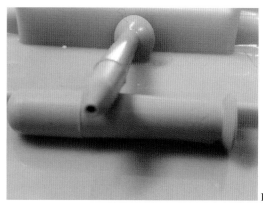

图 17.6　DMV® 吸棒示例。A. 大小吸棒;B. 带通气孔的吸棒(A,B Photo credit:E Myung Lee.)

　　使用 DMV® 吸棒这个方法是值得探讨的。一般来说我们不推荐依赖工具,因为如果遇到需要取下或戴上镜片而没有吸棒的情况,可能会使父母处于恐慌状态。因此,最好培训父母直接操作配戴和摘取镜片。RGP 镜片比巩膜镜更容易操作,但是两种镜片的配戴和摘取方式相同。唯一不同的是镜片的大小。也可以考虑在检查室使用辅助工具,如使用 Papoose 板固定患儿,或者用开睑器来撑开眼睑,但是这些工具都不是父母在家中可以找到的。如此一来,也可能导致患儿对镜片摘戴过程产生不良印象。在不同的检查环境下,或者在某些特殊情况下,可能需要使用到这种工具。是否使用并无严格限制,但值得视光学医生思考。同样存在争议的类似情况,还包括在诊所患儿初次验配 RGP 前,眼内点用表面麻醉剂。表麻药可使患儿戴镜获得相对舒适的体验,但此类药物只有在视光学医生写处方才能得到,在家里无法获取。如果医生决定使用表麻药辅助,建议可将药物代替润眼液,滴入 RGP 镜片内直接戴镜,这样一来,原本需要在戴镜前点麻药的这个困难就消除了,两个步骤简化为一个步骤。

　　对于特别抵抗的孩子,要以循序渐进的方式来帮助他们建立信心。对于特别小的婴幼儿来说通常没有必要,对于稍大一些的幼儿,他们需要一些练习来适应镜片。首先,应该让孩子养成睁大眼睛的习惯。然后,家长将镜片贴近孩子的眼睛,并朝着眼睛移动。这些动作都能很快地完成,但是角膜或者结膜上的任何刺激都会引起反射性眨眼。因此,必要时需要给他们配人工泪液,让孩子练习睁大眼睛,家长用手撑开眼睑,将滴眼液瓶口逐渐接近眼睛后滴入。患者不需要镜片就能在家练习。这些步骤对于训练孩子自己动手配戴和摘取镜片都是很有效的。一旦完成这些操作练习,就能做好戴镜的准备了。家长帮助孩子建立起信心,就能获得他们的信任。虽然这些练习步骤是重复性和烦琐的,但这可以显著减少患儿初次就诊戴镜的时间。

　　对于镜片的摘戴护理,那些从婴幼儿阶段就开始配镜的孩子,往往会比刚刚接触镜片的大龄儿童更加熟练。他们非常清楚护理流程,因为这早已是他们日常生活的一部分。患儿通常会先掌握摘取镜片,有时即便 3~4 岁的孩子也可以独立完成摘镜操作。当然,年龄小的孩子,需要家长评估,确认其可以掌握摘镜技巧,并在家长监督下完成。之后可逐渐让孩子学习戴镜过程(如开始可让他们尝试将 RGP 位置归正),而不要等到若干年后。在孩子长大之前,家长要注意全程监督孩子对镜片的清洁和护理。

配戴计划

一旦医生订好了镜片,并且教会了家长如何操作,待患者拿到了镜片后,必须制订一个配戴镜片的时长。这个配戴时长因人而异,在允许的情况下,有些医生偏向于延长患者配戴软性角膜接触镜的时间[5, 9-10]。可指导家长将镜片一次留在婴幼儿眼睛上长达数周。有些医生的做法是让患者把镜片戴上后,让他们一个月后回来复诊。到那时,医生会检查患者的眼睛和镜片的情况,然后取下镜片,重新为患者戴上。对于一些疑难病例,医生会选择一个月复查,家长不用掌握配戴镜片的方法。这样的做法会有三个问题:第一,如果发生了紧急情况,需要取下镜片,或者镜片掉出来了,需要重新戴镜,这个时候该怎么办?第二,有充分的证据表明,长时间配戴镜片会增加患者产生并发症的风险[11-12]。第三,患者角膜不能保证正常的氧气代谢。每个月只会取出镜片一小时或者更短的时间。因此,更常见的做法是医生让患者配戴镜片一周,同时教会患儿家长如何取下镜片,如何清洁镜片,如何重新戴上镜片[13]。这样的做法能有效解决第一个问题,并在一定程度上改善第三个问题,但是,并发症的风险确实是增加的。大多数情况下,更换镜片的频率不超过一个季度一次,也可能是每年更换一次镜片(有时由于镜片丢失),因此,镜片取出操作的频率,不能取决于固定的更换镜片时间。因为也许期间需要将镜片取出,进行清洁,然后重新戴上镜片数次。

一些从业者提倡每日配戴。这降低了角膜接触镜并发症的风险,但家庭方面的投入更多。每日配戴接触镜有助于让他们更加适应镜片。每天完成一系列的操作能让家长更熟练处理镜片。同时也能帮助孩子养成日常戴镜的习惯,这样他们更能理解配戴镜片的需求,与不戴镜相比,戴镜时的视力更好。如果镜片长期停留在眼里,睡醒后睁开眼睛的视力也是良好的,这样他们就没有对比。

尽管很少有可以过夜配戴的 RGP 镜片和巩膜镜,但实际上所有的镜片都可以闭上眼睛配戴,并小歇一会。除了夜间配戴的角膜塑形镜外,通常来说,白天配戴镜片是最健康的,本章稍后将对此进行讨论。通常,应将长期配戴视为最后手段。而最终的决定权取决于医生的意见,还应结合考虑患者的眼部健康状况、镜片状态和家庭能力。

小孩子不是难对付的患者。在 2~4 岁,他们最初可能不合作,但很快就能适应并耐受镜片配戴。通常 2~4 周的每日角膜接触镜配戴,父母和孩子就能熟悉操作。

随访复查

随着患儿年龄增长,镜片配适状态和双眼视力的变化是非常迅速的,尤其是月龄小的婴儿。眼部的发育 90% 发生在生后第一年。因此,软性角膜接触镜可能需要相应地增加镜片直径,或调整更加偏紧的配适。RGP 配适需要稍松一些,而巩膜镜则需要更紧的配适。对于 1 岁前的婴儿,配戴镜片后需要每 4~6 周随访复查,之后可逐渐改成每 3 个月复查一次,坚持到孩子 2~3 岁。患儿年龄再大一些根据情况可每 6 个月定期复查。

复查包括检查记录患儿视功能相关结果,以及镜片配适状态,护理情况等。屈光度检查

（包括视网膜检影）对于监测患儿屈光度变化非常重要。镜片的配适评估及患儿对镜片耐受性，决定了是否需要改变 BC、OAD 或镜片材料。通过对患儿眼睑、角结膜等眼表健康状态，镜片表面光洁度等的检查，可判断镜片是否需要进一步清洁甚至更换。必要时还应定期进行直接检眼镜和眼压的检查。在复查时，如果是单眼配戴角膜接触镜，还要监测患儿健眼的视觉发育状态和用眼需求[4]。

对于长期配戴角膜接触镜的患儿，建议家长至少购买一副备用镜片[6]。如果镜片需要每季度更换一次，则建议初次配镜同时额外订购三副镜片。但特别小的婴儿例外，最好只备一副镜片，因为很有可能在一年内需要更换镜片参数。通常软性角膜接触镜订制加工周期需要数周。RGP 镜片常规每年更换，更换时有可能调整参数。尽管 RGP 镜片加工很快，但在等镜期间患儿视力可能无法得到最佳矫正。

框架眼镜

即使儿童主要使用角膜接触镜，有一副框架镜也是非常重要的。在无法配戴接触镜时，他们要戴上备用的框架眼镜。屈光参差的患儿框架眼镜度数需要适当调整，以便能舒适戴镜，而弱视的孩子则需要最佳矫正。如果需要有色镜片，可考虑使用变色镜或者处方太阳镜。

有时需要在配戴角膜接触镜同时，辅助框架眼镜。角膜接触镜仅矫正部分屈光度。例如，有些情况下，可能需要使用框架眼镜来矫正残余散光。无晶状体眼患儿需要在配戴接触镜基础上，联合双光眼镜。但对于单眼无晶状体眼患儿，有些视光学医生习惯在患眼侧，附加框架眼镜矫正，也有一些医生建议双眼同时附加框架眼镜矫正。对于弱视儿童，即使他们没有残余度数，或不需要下加光，也建议配戴角膜接触镜同时联合框架眼镜，以起到保护健眼的作用[14]。对于单眼弱视患者，健眼视力受损的最常见原因是眼外伤，可能是由于患儿缺乏感知危险的能力[15-16]。所以，选用抗冲击镜片至关重要，另外，建议镜片同时阻隔紫外线，尤其是无晶状体眼的患儿，由于缺乏晶状体对光的过滤作用，他们更容易受到紫外线的影响。硅胶弹性体镜片和大多数订制的软镜，均无法提供防紫外线功能，但 RGP 镜片材料可以做到这一点。如果需要有色框架镜片，也可以考虑使用非处方太阳镜。

对于患儿家长的教育也是很重要的，需要告知他们配戴角膜接触镜联合框架眼镜的原因，并进行教育指导。因为有些框架镜是为了提供更好的视觉效果，而有一些框架镜是为了保护眼睛。后者对弱视患儿尤为重要，因为他们最需要保护眼睛，但通常他们的依从性比较差[15]。

弱视治疗

弱视的患儿可以采用角膜接触镜来进行弱视治疗。一个方式是将患儿的健眼配戴角膜接触镜，并给予一定量远视过矫，使健眼产生视物模糊，达到与弱视眼相似或比其更低的视力水平。另一个方式是在角膜接触镜上，设计一个黑色不透明的中心，其大小与瞳孔平均直径相近。这个不透明的中心可以制作得更大，甚至可以扩大到整个镜片，但面积过大又会不够美观。关于视力变化的特定治疗策略和随访护理在第二十五章中进行了更详细的讨论。

如果考虑使用有中心不透明的接触镜进行弱视治疗，应谨慎选择较高正镜度的镜片，以使接触镜更易于操作且不易撕裂。患儿健眼每天只需戴几个小时的接触镜作为遮盖,即便接触镜的中央较厚,也可大大降低角膜缺氧反应的风险。据统计,大约有 1/3 的儿童因不能接受传统遮盖方法,后期使用了不透明中心的接触镜,直到获得最佳视力。另外 1/3 的患儿从一开始就接受了不透明接触镜的弱视治疗,直到孩子学会自己摘下角膜接触镜。最后 1/3 患儿是由于父母无法帮助配戴,中途放弃角膜接触镜治疗[17]。

婴儿无晶状体眼与婴儿人工晶状体

无晶状体眼仍然是儿科角膜接触镜验配的最常见原因,尤其是在 12 月龄以下的儿童中;对于这些患者来说,角膜接触镜是一种非常成功的选择[5, 9-10, 13, 18-19]。若是单眼先天性白内障,通常会在患儿 4~6 周龄进行手术。若是双眼先天性白内障,则可以等患儿年龄稍大一些再行手术治疗[20]。单眼白内障患儿术后要面对屈光参差及弱视两大问题。

针对无晶状体眼矫正方法的随机对照研究,旨在探讨 1~6 月龄单眼无晶状体眼患儿最佳矫正方式选择[人工晶状体(IOL)或角膜接触镜][21]。对 1 岁[6]和 5 岁[22]的孩子来说,两种方法最佳矫正视力无显著性差异,但角膜接触镜并发症更少[23],费用更低[24],且治疗 1 年后对家长无更多压力。屈光矫正方式角膜接触镜与框架眼镜对照组中,前者具有更高的依从性。此项研究角膜接触镜组纳入 57 名患儿,其中 74% 配戴软性角膜接触镜,21% 选择 RGP 镜片,两种都戴的人占了 3%[6]。值得注意的是,配戴 RGP 镜片组比软性角膜接触镜组具有更佳的矫正视力,而且只有过夜配戴软镜的患儿,发生了角膜接触镜相关的轻度不良反应。在连续 5 年的随访中,仅 5% 配戴角膜接触镜患儿需要植入人工晶状体[6]。总之,研究表明单眼无晶状体眼患儿选用角膜接触镜矫正视力是最佳选择,角膜接触镜不仅可提供足够高的屈光度数,而且相比人工晶状体植入,其并发症更少。

对于 6 个月到 2 岁的患儿,双眼先天性白内障晶状体摘除术后,可选择植入人工晶状体,或者配戴适用于无晶状体眼的角膜接触镜[20, 25]。

选择性角膜接触镜

建议选择性角膜接触镜的日常护理尽量由配戴者操作,以便配戴过程中遇到问题能及时处理。多数情况可通过直接摘镜来解决,因此,所有选择性角膜接触镜配戴者,不仅仅是儿童,他们都必须有能力摘镜操作。如果你不能独立摘镜,就不能戴镜回家。

研究表明,与十几岁的青少年相比,儿童平均需要额外的 11min,来学习角膜接触镜的配戴和摘取。排除需要多次随访的特殊情况,他们学习摘戴所需的时间中位数差异仅为 5min,这表明大多数儿童都非常有能力进行角膜接触镜护理,但有些儿童需要额外的时间[26]。额外的镜片操作培训,通常需要工作人员投入更多时间,但这不会给诊室带来负效益。

虽然儿童和青少年在学习角膜接触镜护理时都能记住大约 93% 的告知内容,但戴镜 3 个月后,儿童的遗忘程度略高于青少年,即便这样,他们仍能够正确回答约 89% 的问题[27]。这提示每次随访,医生都需要再次强调镜片的护理细节,尤其是儿童患者。这种教育有多种形式。大部分的做法只是让患者展示或描述他们如何护理镜片。除此以外,孩子们还可以填写问卷调查表,或者让医务人员询问他们有关角膜接触镜保养护理的问题。使用问卷的好处是可以记录数据,以方便医生确定要强调或处理任何问题。例如,常见问题是有的孩子不清楚镜片是否已到期,那么通过问卷可及时提醒,并且规划好镜片更换的时间表,或使用已经存在的提醒系统。

对于屈光不正的孩子,角膜接触镜还可以提供许多非视觉的益处,例如改善对身体外观的自我认知、运动能力,以及更容易被同龄人接纳,让孩子在成长过程中获得更好的视觉和生活质量[28-30]。

选择性角膜接触镜适应证年龄通常建议 7 岁以上,因为他们对接触镜的参数选择(包括基弧、直径和屈光度)与成年人验配要求基本相同。而且孩子也能够独立完成各种类型镜片的护理操作,包括软性角膜接触镜[31-32]、角膜塑形镜[33-34]及 RGP 镜片[35]。年龄较小的儿童,多数选择日抛型角膜接触镜[36],其优势是使用方便,减少了对戴镜者各种依从性的要求,并且每天配戴新镜片。相比以前,孩子们对框架眼镜的接受度越来越高,但当他们参加体育活动或者文艺表演时,使用角膜接触镜还是有更多的好处。

儿童选择性角膜接触镜配戴与成人在几个方面不同,例如配戴接触镜的目的。在进行验配戴镜之前,医生必须鼓励患者个人配戴角膜接触镜。多数儿童对异物感的日常体验是眼内溅入洗发水或者滴眼药水,两者都会产生轻度刺痛感。因此他们认为,所有进入眼睛的东西都会使他们受伤,包括角膜接触镜。因此,一开始可能不会激发孩子的积极性,但是在他们戴上角膜接触镜后,他们可以更好地确定是否希望继续使用镜片。

对于部分初次验配者,戴镜前表麻药的使用,可使患者更快适应镜片[37]。避免泪水过多,干扰镜片的配适评估,同时减少了镜片活动度过大对视力的影响。对于已经非常焦虑的孩子,在镜片上滴入麻药后,就不必再次滴入额外的眼药水了。

大部分家长和眼科专业技师认为,经常摔坏或丢失眼镜的儿童,不适合戴角膜接触镜,因为他们无法承担保管护理镜片的责任。但两者是有区别的,框架眼镜总是要摘摘戴戴,所以很容易损坏。而且不喜欢戴框架眼镜的孩子,戴角膜接触镜会更加积极,护理操作也会很规范。因此,对这部分孩子而言,接触镜是最佳选择。

儿童选择性角膜接触镜配戴的风险

目前尚未对儿童角膜接触镜配戴相关的风险进行长期、前瞻性研究,但有证据表明,儿童能够安全配戴和护理几种类型的角膜接触镜[11, 28, 33, 38-53]。部分回顾性研究显示,与大学生相比,儿童发生眼部不良事件,如角膜浸润而导致镜片停戴的比例更少[11, 54]。报告指出,18 岁以下的儿童,发生接触镜相关风险更低,相关风险通常存在如下行为,如在洗澡时配戴角膜接触镜、戴接触镜午休,或过夜配戴[55]。文献综述表明,配戴软性角膜接触镜的儿童,发生角膜浸润事件的风险不高于成人,甚至更低[39]。没有长期的前瞻性研究报道戴软性角膜接触镜的儿童会发生细菌性角膜炎。

在配戴角膜塑形镜人群中,发生细菌性角膜炎风险为每年 7.7 例 /10 000 人,有 95% 置信区间,包括每年 27.8 例 /10 000 人[40]。该风险与过夜配戴硅水凝胶角膜接触镜相关的细菌性角膜炎风险(每年 25.4 例 /10 000 人)相似[56]。

与成人相比,没有证据表明儿童短期或长期配戴角膜接触镜,发生不良事件的风险更高。实际上,儿童的眼部并发症风险,会比那些没有在眼科专业技师处配镜的大学生还低[54, 57]。

总之,儿童的角膜接触镜配适评估和成人相似,但孩子可能会更加紧张和焦虑。这需要医生足够的耐心及同理心,摘戴镜片要非常娴熟,并能够掌握一定的技巧,转移孩子注意力,使孩子能消除紧张情绪,配合医生完成操作,同时也可以提高视光师为儿童验配选择性角膜接触镜的能力。随着各种用于近视防控的特殊角膜接触镜的应用,选择性角膜接触镜验配可能变得更加流行。

近视防控

在美国,儿童通常在 8~12 岁开始近视[58-60],到 15 岁或 16 岁度数相对稳定[60-61]。目前临床首选的三种安全有效的近视防控方法,包括多焦点软镜、角膜塑形镜及低浓度阿托品。其他方法如镜片欠矫、RGP、多焦点框架眼镜、哌仑西平和增加户外运动时间,但是这些方法有的可靠性证据不足,有的是眼药水无法从市场上买到[62-63]。这个年龄段的孩子正确选择合适的角膜接触镜,可有效控制近视进展。

如何使用接触镜控制近视

动物模型证实近视性离焦(光线聚焦在视网膜前)会延缓眼轴增长,反之,远视性离焦(光线聚焦在视网膜后)会加速眼轴增长[64-66]。尽管我们对控制眼球发育的特定细胞机制未知,但普遍认为眼睛具有通过眼轴的变化,最大程度获得视网膜清晰成像的能力。之前认为眼轴的增长,仅仅由黄斑决定,随着研究进展,目前认为全部视网膜,包括周边视网膜,在感受光学刺激时,可调整眼轴的变化[67]。这就是角膜接触镜控制近视进展的基本原理,使孩子戴镜后不仅获得清晰的视网膜成像,同时形成周边近视离焦延缓眼轴增长。

多焦点软镜[68-70]和角膜塑形镜[70-72]在形成近视离焦的同时,可提供清晰的视野。这种近视离焦可控制近视进展,而不是调节力降低或调节滞后。一项自身对照研究证实,单眼配戴多焦点软镜后,眼轴增长较对侧眼明显减缓[73]。如果调节的改变是控制近视的原因,通过调节来延缓眼轴变化是非常有希望的方法。

药监局批准之外使用角膜接触镜控制近视

美国食品药品监督管理局(FDA)尚未批准包括药物在内治疗近视的方法,因此许多视光医生认为他们无法告诉患者多焦点软镜或角膜塑形镜对控制近视的好处。然而,事实并非如此。FDA 规定了公司对其产品的宣传,但并未规定医生如何行医。医生能够为患者提供有关近视控制的循证信息,并提出他们认为最佳的治疗方式,而无需对超说明书使用承担额外的责任。像以往一样,医生要向父母和患者提供适当的知情同意,需要谨慎地说明目前没有任何一种方法具有 FDA 批准的控制近视指征。

多焦点软镜

多焦点软镜最早是为成人老视设计的,因此多数采用中心 - 近用设计。然而,在同行评议文献中,目前尚未见此类多焦点软镜在近视控制领域临床研究结果的发表。美国常见多焦点软镜品牌参考表 17.1。

表 17.1　美国可用的中心 - 远用设计软性多焦点软镜

品牌	公司	设计	更换周期
Biofinity Multifocal D	CooperVision	渐进	每月
Proclear Multifocal D	CooperVision	渐进	每月
Acuvue Oasys for Presbyopia	Johnson & Johnson Vision Care, Inc.	同心	每 2 个月
NaturalVue	Visioneering Technologies, Inc.	渐进	每日
Duette Progressive	SynergEyes	渐进	每年

多焦点软镜延缓近视度数及眼轴进展有效性平均约 32%,部分临床研究结果甚至可超过 70%(表 17.2)[38,45,47,49,52,73-77]。但也有两项研究结论是多焦点软镜延缓近视进展无统计学差异[74-75]。这两项研究中,设计的镜片周边附加光度非常低,这也是导致近视控制效果不佳的原因。

表 17.2　10 项多焦点软镜近视对照研究总结 [a]

作者	研究设计	长度 / 年	样本大小	屈光不正减缓 /%	眼轴延长减缓 /%
Anstice et al.(2011)[73]	对侧	0.8	70	36.2	50.0
Sankaridurg(2011)[76]	前瞻性	1	82	35.7	38.5
Allen(2013)[77]	随机	2	59	−9.7	0.0
Walline et al.(2013)[52]	历史对照	2	54	50.5	29.3
Fujikado et al.(2014)[74]	随机	1	24	26.2	25.0
Lam et al.(2014)[45]	随机	2	128	25.3	32.4
Paune et al.(2015)[47]	前瞻性	2	40	42.9	20.0
Aller et al.(2016)[58]	随机	1	79	72.2	79.2
Cheng et al.(2016)[75]	随机	1	109	20.6	38.9
Ruiz-Pomeda et al.(2018)[49]	随机	2	74	39.2	37.8
加权平均				31.7	33.7

a: 样本量代表完成研究的受试者总数。加权平均值是所有 10 项研究中近视进展减缓和眼轴延长的平均百分比,按样本量加权。延缓百分比列中的负数表示实验组的进展速度快于对照组。

多焦点软镜能提供良好的视力[78-79],但相比仅仅矫正视力的软镜而言,多焦点软镜可能会影响整体视觉质量,如对比敏感度下降,甚至重影[78]。儿童验配多焦点软镜,若附加光度为 +2.50D,为保证足够的清晰度,建议远用近视光度尽量过矫 0.50~0.75D[79]。远用处方的轻度过矫,在提高视力同时,可提供周边近视离焦,延缓近视增长[68]。

间接证据表明,周边附加光度越高,近视控制效果越好,但临床未见对不同光度控制效果的直接数据对比。角膜塑形镜控制近视的研究表明,基线的近视度数高的患者,具有更好的控制效果。而戴单光框架镜的孩子,近视度数高反而眼轴增长更快,也有研究显示,眼轴增长与近视程度无关[42,80-81]。这表明,近视度数偏高的孩子,配戴角膜塑形镜后形成的近视离焦量更大,而单光框架镜矫正则并非如此。如此可解释具有较高附加光度的多焦点软镜能提供更好的近视防控效果。

综上所述,儿童验配多焦点软镜与老年人不同。儿童能够在所有距离处都有清晰的视力,儿童即使附加光度很高,也能保持看近清晰,而且有利于延缓近视及眼轴进展。

角膜塑形镜

角膜塑形镜是通过使角膜中央变平,暂时减少或消除近视,因此其临床效果的对照研究,需要通过眼轴的变化进行评估。然而,尽管清楚近视眼患者眼轴会有所增加,但眼轴的测量在实际临床中并没有引起医生重视,因为存在个体差异性,而且度数变化所对应的眼轴增长幅度也有明显差异性,因此很多眼保健医生并不常规测量眼轴。包括多项随机临床试验在内的大量研究表明,与配戴单光框架镜或配戴接触镜的儿童相比,配戴角膜塑形镜的儿童,眼轴增长明显减慢。配戴角膜塑形镜儿童眼轴增长的样本是加权平均减缓率为44.5%(表17.3)[41-42,47,80,82-88]。

表 17.3　11 项角膜塑形镜近视控制对照研究总结[a]

作者	研究设计	长度 / 年	样本大小	眼轴延长减缓 /%
Chao et al.（2005）[42]	历史对照	2	70	46.3
Walline et al.（2009）[28]	历史对照	2	56	56.1
Kakita et al.（2011）[79]	表格回顾	2	92	36.1
Cho et al.（2012）[82]	随机	2	78	42.9
Hiraoka et al.（2014）[74]	前瞻性	5	43	29.8
Santodomingo et al.（2012）[84]	前瞻性	2	53	31.9
Charm et al.（2013）[85]	随机	2	28	62.7
Chen et al.（2013）[41]	前瞻性	2	58	53.1
Zhu et al.（2014）[86]	表格回顾	2	128	51.4
Paune et al.（2015）[47]	前瞻性	2	39	45.0
Swarbrick et al.（2015）[87]	对侧	0.5	52	80.0
加权平均				44.5

a:样本量代表完成研究的受试者总数。加权平均值是所有11项研究中近视进展减缓和眼轴延长的平均百分比,按样本量加权。延缓百分比列中的负数表示实验组的进展速度快于对照组。

角膜塑形镜除了能控制近视,还有其他的优点。角膜塑形镜是睡前戴镜,晨起摘镜,可方便家长监督或帮助孩子戴镜。角膜塑形镜对年轻的游泳运动员也有好处,因为他们在游泳时可以获得清晰的视力,而无需在游泳池中配戴软性角膜接触镜,减少微生物的感染风险[89]。

角膜塑形镜配戴初期,视力需要一定的时间才能稳定,在此期间视力早晚会有波动[33]。因此可在下午晚些时候,补充框架眼镜矫正视力,尽管远用屈光度可能会因此过矫,但孩子往往具备很强的调节储备,所以仍然可以清晰舒适地看清目标。这个过渡期大概 1~2 周。

配戴角膜塑形镜的角膜,可能会出现铁质沉着形成的"色素环",这与角膜曲率变化有关[90-91]。与角膜塑形镜相关的症状,还有基质层神经纤维形成的白线。角膜塑形镜引起的色素环频率及程度,高于其他角膜接触镜,但这些均无临床意义。

多焦点软镜和角膜塑形镜近视防控效果对比

表 17.2 及表 17.3 数据显示,与多焦点软镜相比,角膜塑形镜可更好地控制近视及眼轴增长。但如果 8 岁到 16 岁的近视患者,每年近视进展为 –0.50D,那么近视控制有效率 33.7% 与 44.5% 差异仅为 0.35D,这样微小的差异是没有临床意义的。另外一项随机临床对照研究显示,角膜塑形镜(与单光框架镜相比,眼轴控制有效率为 67.3%)和多焦点软镜(与单光框架镜相比,眼轴控制有效率为 42.9%)都能比单光框架镜减少更多的眼轴增长,但两种近视控制方式之间没有显著差异性。

与父母讨论近视防控

虽然受过良好教育的家长,往往会比较重视近视防控问题,其实大多数家长并不了解近视控制的潜在重要性。医生应该为家长提供最新的循证医学证据,以便他们能够对子女的最佳治疗选择做出明智的选择。以下是眼保健医生应尽可能学习的领域,以便为患者提供使他们能够选择最佳治疗方法的信息:

- 有什么疗法可以消除近视?

  当前没有消除或治愈近视的方法。但是,角膜塑形镜可以暂时减轻或消除近视,使儿童一整天都能看清而无需矫正视力[33]。但是,这种效果不是永久的,为了保持全天清晰的视力,必须每天规律戴镜。

- 对于我的孩子来说有什么最佳治疗方案?

  我们无法预测个人的近视发展程度,因此无法针对特定儿童制订最佳的治疗方法。然而,我们可以说,一种治疗方法在总体上延缓近视进展的有效性。

- 什么时候是最佳进行近视防控的时机?

  近视在发病时最快,并随着年龄的增长自然减慢[58,60],因此预期在近视发病不久后将产生最大的治疗效果。一些近视控制的研究表明,对于年龄越小的患者,近视效果控制越显著[81],但情况并非普遍如此[92-93]。尽管在 2~3 年的研究中,关于近视控制在较小年龄人群中是否更有效仍存在争议,但谨慎的做法是应在近视发生后尽快开始进行控制,以便在屈光度相对较低,且进展最快的情况下,开始累积控制近视的效果。

- 什么时候可以停止近视控制的措施?

  目前尚无长期研究,可以确定何时能停止对近视的控制,但预计近视发展会持续到 15 岁或 16 岁[61,94]。因此,我们可以合理地假设,只要孩子在过去一年中没有近视加深,在 15 岁或 16 岁后可以停止控制近视治疗。但是,使用接触镜控制近视,提供清晰舒适的视力,同时也减缓了近视的发展,因此没有必要停止治疗。由于缺乏可用于回答该问题的证据,眼科保健从业者应提供基于临床数据的相关建议。

- 家长如何在角膜塑形镜和多焦点软镜控制近视之间做出选择？

这两种方式的近视控制效果几乎没有明显差异。而确定哪种方式是最适合该家庭的才是最明智的选择。例如，如果有家长配戴软性角膜接触镜，他们知道如何护理这种镜片并且懂得处理复杂的情况，因此，这种家庭的孩子可以考虑使用多焦点软镜。另一方面，如果孩子经常游泳，角膜塑形镜可能是最好的选择，因为游泳时无需戴镜。表17.4列出了几种需考虑的因素以及适合每种情况的最佳方案。

表17.4　近视控制治疗最合适的角膜接触镜

情况	最佳治疗方式	原因
家长想要管理配戴	角膜塑形术	镜片只在家配戴
儿童经常游泳	角膜塑形术	在泳池中儿童不需要配戴眼镜便可看清
父母配戴软角膜接触镜	多焦点软镜	父母知道如何处理复杂的情况
高度近视	多焦点软镜	角膜塑形术无法矫正超过5.00D的近视
儿童灵巧度较差	角膜塑形术	镜片更小更容易掌握
儿童想要戴眼镜	多焦点软镜	需进行长期配戴角膜塑形镜，以维持清晰的视力
儿童严重过敏	多焦点软镜	日抛型角膜接触镜能减少出现症状

总结

事实证明，所有年龄段的儿童都可以戴任何类型的角膜接触镜。角膜接触镜能提供良好的视觉效果，例如减少了两眼的物象不等，改善了周边视野，且能提供更清晰的光学图像。角膜接触镜还有非视觉上的益处，例如改善了患者的自我认知，使他们获得更好的生活质量和近视控制效果。医生应告知儿童和家长各种形式的治疗方案，以及各种矫正屈光不正的方法，包括角膜接触镜。尽管为孩子选用角膜接触镜具有一定的挑战性，但只要做好医患沟通，为孩子配适角膜接触镜不仅有益于患者，还有益于临床实践。

参考文献

1. Rathi VM, Mandathara PS, Vaddavalli PK, et al. Fluid filled scleral contact lens in pediatric patients: Challenges and outcome. *Cont Lens Ant Eye*. 2012;35:189–192.
2. Gungor I, Schor K, Rosenthal P, et al. The Boston scleral lens in the treatment of pediatric patients. *J Am Acad Pediatr Ophthalmol Strabismus*. 2008;12:263–267.
3. Bagheri A, Abbasi H, Tavakoli M, et al. Effect of rigid gas permeable contact lenses on nystagmus and visual function in hyperopic patients with infantile nystagmus syndrome. *Strabismus*. 2017;25:17–22.

4. Bennett ES, Weissman BA. *Clinical Contact Lens Practice*. Philadelphia, PA: Lippincott Williams & Wilkins; 2005.

5. de Brabander J, Kok JH, Nuijts RM, et al. A practical approach to and long-term results of fitting silicone contact lenses in aphakic children after congenital cataract. *CLAO Journal*. 2002;28:31–35.

6. Russell B, Ward MA, Lynn M, et al. The infant aphakia treatment study contact lens experience: One-year outcomes. *Eye Contact Lens*. 2012;38:234–239.

7. Trivedi RH, Wilson ME. Keratometry in pediatric eyes with cataract. *Arch Ophthalmol*. 2008;126:38–42.

8. Choo MM, Yeong CM, Grigg JR, et al. Central corneal thickness changes and horizontal corneal diameter in premature infants: A prospective analysis. *Medicine (Baltimore)*. 2018;97:e13357.

9. Ozbek Z, Durak I, Berk TA. Contact lenses in the correction of childhood aphakia. *CLAO Journal*. 2002;28:28–30.

10. Martin NF, Kracher GP, Stark WJ, et al. Extended-wear soft contact lenses for aphakic correction. *Arch Ophthalmol*. 1983;101:39–41.

11. Chalmers RL, Wagner H, Mitchell GL, et al. Age and other risk factors for corneal infiltrative and inflammatory events in young soft contact lens wearers from the contact lens assessment in youth (Clay) study. *Invest Ophthalmol Vis Sci*. 2011;52:6690–6696.

12. Sorbara L, Zimmerman AB, Mitchell GL, et al. Multicenter testing of a risk assessment survey for soft contact lens wearers with adverse events: A contact lens assessment in youth study. *Eye Contact Lens*. 2018;44(1):21–28.

13. Aasuri MK, Venkata N, Preetam P, et al. Management of pediatric aphakia with Silsoft contact lenses. *CLAO J*. 1999;25:209–212.

14. Drack A, Kutschke PJ, Stair S, et al. Compliance with safety glasses wear in monocular children. *J Pediatr Ophthalmol Strabismus*. 1993;30:249–252.

15. Lambert SR, Dubois L, Cotsonis G, et al. Spectacle adherence among four-year-old children in the Infant Aphakia Treatment Study. *Am J Ophthalmol*. 2019;200:26–33.

16. Rahi J, Logan S, Timms C, et al. Risk, causes, and outcomes of visual impairment after loss of vision in the non-amblyopic eye: A population-based study. *Lancet*. 2002;360:597–602.

17. Joslin CE, McMahon TT, Kaufman LM. The effectiveness of occluder contact lenses in improving occlusion compliance in patients that have failed traditional occlusion therapy. *Optom Vis Sci*. 2002; 79:376–380.

18. Cromelin CH, Drews-Botsch C, Russell B, et al. Association of contact lens adherence with visual outcome in the Infant Aphakia Treatment Study: A secondary analysis of a randomized clinical trial. *JAMA Ophthalmol*. 2018;136:279–285.

19. Chia A, Johnson K, Martin F. Use of contact lenses to correct aphakia in children. *Clin Exp Ophthalmol*. 2002;30:252–255.

20. Koo EB, VanderVeen DK, Lambert SR. Global practice patterns in the

management of infantile cataracts. *Eye Contact Lens.* 2018;44 (Suppl 2):S292–S296.

21. Lambert SR, Buckley EG, Drews-Botsch C, et al. The Infant Aphakia Treatment Study: Design and clinical measures at enrollment. *Arch Ophthalmol.* 2010;128: 21–27.

22. Infant Aphakia Treatment Study Group, Lambert SR, Lynn MJ, et al. Comparison of contact lens and intraocular lens correction of monocular aphakia during infancy: A randomized clinical trial of HOTV optotype acuity at age 4.5 years and clinical findings at age 5 years. *JAMA Ophthalmol.* 2014;132:676–682.

23. Plager DA, Lynn MJ, Buckley EG, et al. Complications, adverse events, and additional intraocular surgery 1 year after cataract surgery in the Infant Aphakia Treatment Study. *Ophthalmol.* 2011;118:2330–2334.

24. Carrigan AK, DuBois LG, Becker ER, et al. Cost of intraocular lens versus contact lens treatment after unilateral congenital cataract surgery: Retrospective analysis at age 1 year. *Ophthalmol.* 2013;120:14–19.

25. Vasavada AR, Vasavada V, Shah SK, et al. Five-year postoperative outcomes of bilateral aphakia and pseudophakia in children up to 2 years of age: A randomized clinical trial. *Am J Ophthalmol.* 2018;193: 33–44.

26. Walline JJ, Jones LA, Rah MJ, et al. Contact Lenses in Pediatrics (CLIP) study: Chair time and ocular health. *Optom Vis Sci.* 2007;84:896–902.

27. Walline J, Jones L, Rah M, et al. Comparison of chair time for fitting children and teens with contact lenses. *Optom Vision Sci.* 2006;83:060073.

28. Walline JJ, Jones LA, Sinnott L, et al. Randomized trial of the effect of contact lens wear on self-perception in children. *Optom Vis Sci.* 2009;86:222–232.

29. Rah MJ, Walline JJ, Jones-Jordan LA, et al. Vision specific quality of life of pediatric contact lens wearers. *Optom Vis Sci.* 2010;87:560–566.

30. Santodomingo-Rubido J, Villa-Collar C, Gilmartin B, et al. Myopia control with orthokeratology contact lenses in Spain: A comparison of vision-related quality-of-life measures between orthokeratology contact lenses and single-vision spectacles. *Eye Contact Lens.* 2013;39: 153–157.

31. Walline JJ, Long S, Zadnik K. Daily disposable contact lens wear in myopic children. *Optom Vis Sci.* 2004;81:255–259.

32. Soni PS, Horner DG, Jimenez L, et al. Will young children comply and follow instructions to successfully wear soft contact lenses? *CLAO J.* 1995;21:86–92.

33. Walline JJ, Rah MJ, Jones LA. The Children's Overnight Orthokeratology Investigation (COOKI) pilot study. *Optom Vis Sci.*

2004;81:407–413.

34. Fan L, Jun J, Jia Q, et al. Clinical study of orthokeratology in young myopic adolescents. *Int Contact Lens Clin.* 1999;26:113–116.

35. Walline JJ, Jones LA, Mutti DO, et al. Use of a run-in period to decrease loss to follow-up in the Contact Lens and Myopia Progression (CLAMP) study. *Control Clin Trials.* 2003;24:711–718.

36. Sindt CW, Riley CM. Practitioner attitudes on children and contact lenses. *Optometry.* 2011;82:44–45.

37. Bennett ES, Smythe J, Henry VA, et al. Effect of topical anesthetic use on initial patient satisfaction and overall success with rigid gas permeable contact lenses. *Optom Vis Sci.* 1998;75:800–805.

38. Aller TA, Liu M, Wildsoet CF. Myopia control with bifocal contact lenses: A randomized clinical trial. *Optom Vis Sci.* 2016;93:344–352.

39. Bullimore MA. The safety of soft contact lenses in children. *Optom Vis Sci.* 2017;94:638–646.

40. Bullimore MA, Sinnott LT, Jones-Jordan LA. The risk of microbial keratitis with overnight corneal reshaping lenses. *Optom Vis Sci.* 2013;90:937–944.

41. Chen C, Cheung SW, Cho P. Myopia control using toric orthokeratology (TO-SEE study). *Invest Ophthalmol Vis Sci.* 2013;54:6510–6517.

42. Cho P, Cheung SW, Edwards M. The Longitudinal Orthokeratology Research in Children (LORIC) in Hong Kong: A pilot study on refractive changes and myopic control. *Curr Eye Res.* 2005;30:71–80.

43. Katz J, Schein OD, Levy B, et al. A randomized trial of rigid gas permeable contact lenses to reduce progression of children's myopia. *Am J Ophthalmol.* 2003;136:82–90.

44. Khoo CY, Chong J, Rajan U. A 3-year study on the effect of RGP contact lenses on myopic children. *Singapore Med J.* 1999;40:230–237.

45. Lam CS, Tang WC, Tse DY, et al. Defocus incorporated soft contact (DISC) lens slows myopia progression in Hong Kong Chinese schoolchildren: A 2-year randomised clinical trial. *Br J Ophthalmol.* 2014;98: 40–45.

46. Lipson MJ. Long-term clinical outcomes for overnight corneal reshaping in children and adults. *Eye Contact Lens.* 2008;34:94–99.

47. Paune J, Morales H, Armengol J, et al. Myopia control with a novel peripheral gradient soft lens and orthokeratology: A 2-year clinical trial. *Biomed Res Int.* 2015;2015:507–572.

48. Perrigin J, Perrigin D, Quintero S, et al. Silicone-acrylate contact lenses for myopia control: 3-year results. *Optom Vis Sci.* 1990;67:764–769.

49. Ruiz-Pomeda A, Perez-Sanchez B, Valls I, et al. Misight Assessment Study Spain (MASS): A 2-year randomized clinical trial. *Graefe's Arch.* 2018;256:1011–1021.

50. Sankaridurg P, Chen X, Naduvilath T, et al. Adverse events during 2

years of daily wear of silicone hydrogels in children. *Optom Vis Sci.* 2013;90:961–969.

51. Santodomingo-Rubido J, Villa-Collar C, Gilmartin B, et al. Orthokeratology vs. spectacles: Adverse events and discontinuations. *Optom Vis Sci.* 2012;89:1133–1139.

52. Walline JJ, Greiner KL, McVey ME, et al. Multifocal contact lens myopia control. *Optom Vis Sci.* 2013;90:1207–1214.

53. Walline JJ, Jones LA, Mutti DO, et al. A randomized trial of the effects of rigid contact lenses on myopia progression. *Arch Ophthalmol.* 2004;122:1760–1766.

54. Wagner H, Chalmers RL, Mitchell GL, et al. Risk factors for interruption to soft contact lens wear in children and young adults. *Optom Vis Sci.* 2011;88:973–980.

55. Wagner H, Richdale K, Mitchell GL, et al. Age, behavior, environment, and health factors in the soft contact lens risk survey. *Optom Vis Sci.* 2014;91:252–261.

56. Stapleton F, Keay L, Edwards K, et al. The incidence of contact lens-related microbial keratitis in Australia. *Ophthalmology.* 2008;115:1655–1662.

57. Chalmers RL, Keay L, Long B, et al. Risk factors for contact lens complications in US clinical practices. *Optom Vis Sci.* 2010;87:725–735.

58. Braun CI, Freidlin V, Sperduto RD, et al. The progression of myopia in school age children: Data from the Columbia medical plan. *Ophthalmic Epidemiol.* 1996;3:13–21.

59. Jones-Jordan LA, Mitchell GL, Cotter SA, et al. Visual activity before and after the onset of juvenile myopia. *Invest Ophthalmol Vis Sci.* 2011;52:1841–1850.

60. Thorn F, Gwiazda J, Held R. Myopia progression is specified by a double exponential growth function. *Optom Vis Sci.* 2005;82:286–297.

61. Goss DA. Cessation age of childhood myopia progression. *Ophthalmic Physiol Opt.* 1987;7:195–197.

62. Smith MJ, Walline JJ. Controlling myopia progression in children and adolescents. *Adolesc Health Med Ther.* 2015;6:133–140.

63. Huang J, Wen D, Wang Q, et al. Efficacy comparison of 16 interventions for myopia control in children: A network meta-analysis. *Ophthalmology.* 2016;123:697–708.

64. Smith EL, Hung LF. The role of optical defocus in regulating refractive development in infant monkeys. *Vision Res.* 1999;39:1415–1435.

65. Troilo D, Wallman J. The regulation of eye growth and refractive state: An experimental study of emmetropization. *Vision Res.* 1991;31:1237–1250.

66. Smith EL, Hung LF, Harwerth RS. Effects of optically induced blur on the refractive status of young monkeys. *Vision Res.* 1994;34:293–301.

67. Smith EL 3rd, Hung LF, Huang J. Relative peripheral hyperopic defocus alters central refractive development in infant monkeys. *Vision*

Res. 2009;49:2386–2392.

68. Berntsen DA, Kramer CE. Peripheral defocus with spherical and multifocal soft contact lenses. *Optom Vis Sci.* 2013;90:1215–1224.

69. Kang P, Fan Y, Oh K, et al. The effect of multifocal soft contact lenses on peripheral refraction. *Optom Vis Sci.* 2013;90:658–666.

70. Ticak A, Walline JJ. Peripheral optics with bifocal soft and corneal reshaping contact lenses. *Optom Vis Sci.* 2013;90:3–8.

71. Charman WN, Mountford J, Atchison DA, et al. Peripheral refraction in orthokeratology patients. *Optom Vis Sci.* 2006;83:641–648.

72. Queiros A, Gonzalez-Meijome JM, Jorge J, et al. Peripheral refraction in myopic patients after orthokeratology. *Optom Vis Sci.* 2010;87:323–329.

73. Anstice NS, Phillips JR. Effect of dual-focus soft contact lens wear on axial myopia progression in children. *Ophthalmology.* 2011;118:1152–1161.

74. Fujikado T, Ninomiya S, Kobayashi T, et al. Effect of low-addition soft contact lenses with decentered optical design on myopia progression in children: A pilot study. *Clin Ophthalmol.* 2014;8:1947–1956.

75. Cheng X, Xu J, Chehab K, et al. Soft contact lenses with positive spherical aberration for myopia control. *Optom Vis Sci.* 2016;93:353–366.

76. Sankaridurg P, Holden B, Smith E, 3rd, et al. Decrease in Rate of Myopia Progression with a Contact Lens Designed to Reduce Relative Peripheral Hyperopia: One-Year Results. *Invest Ophthalmol Vis Sci.* 2011;52: 9362–9367.

77. Allen PM, Radhakrishnan H, Price H, et al. A Randomised Clinical Trial to Assess the Effect of a Dual Treatment on Myopia Progression: The Cambridge Anti-Myopia Study. *Ophthalmic Physiol Opt.* 2013;33:267–276.

78. Kollbaum PS, Jansen ME, Tan J, et al. Vision performance with a contact lens designed to slow myopia progression. *Optom Vis Sci.* 2013;90:205–214.

79. Schulle KL, Berntsen DA, Sinnott LT, et al. Visual acuity and over-refraction in myopic children fitted with soft multifocal contact lenses. *Optom Vis Sci.* 2018;95:292–298.

80. Kakita T, Hiraoka T, Oshika T. Influence of overnight orthokeratology on axial elongation in childhood myopia. *Invest Ophthalmol Vis Sci.* 2011;52:2170–2174.

81. Santodomingo-Rubido J, Villa-Collar C, Gilmartin B, et al. Factors preventing myopia progression with orthokeratology correction. *Optom Vis Sci.* 2013; 90:1225–1236.

82. Walline JJ, Jones LA, Sinnott LT. Corneal reshaping and myopia progression. *Br J Ophthalmol.* 2009;93:1181–1185.

83. Cho P, Cheung SW. Retardation of myopia in orthokeratology (ROMIO) study: A 2-year randomized clinical trial. *Invest Ophthalmol Vis Sci.* 2012;53:7077–7085.

84. Hiraoka T, Kakita T, Okamoto F, et al. Long-term effect of overnight orthokeratology on axial length elongation in childhood myopia: A 5-year follow-up study. *Invest Ophthalmol Vis Sci.* 2012;53:3913–3919.

85. Santodomingo-Rubido J, Villa-Collar C, Gilmartin B, et al. Myopia control with orthokeratology contact lenses in Spain (MCOS): Refractive and biometric changes. *Invest Ophthalmol Vis Sci.* 2012;53:5060–5065.

86. Charm J, Cho P. High myopia-partial reduction ortho-k: A 2-year randomized study. *Optom Vis Sci.* 2013; 90:530–539.

87. Zhu MJ, Feng HY, He XG, et al. The control effect of orthokeratology on axial length elongation in Chinese children with myopia. *BMC Ophthalmol.* 2014;14:141.

88. Swarbrick HA, Alharbi A, Watt K, et al. Myopia control during orthokeratology lens wear in children using a novel study design. *Ophthalmology.* 2015;122:620–630.

89. Choo J, Vuu K, Bergenske P, et al. Bacterial populations on silicone hydrogel and hydrogel contact lenses after swimming in a chlorinated pool. *Optom Vis Sci.* 2005;82:134–137.

90. Cho P, Chui WS, Mountford J, et al. Corneal iron ring associated with orthokeratology lens wear. *Optom Vis Sci.* 2002;79:565–568.

91. Rah MJ, Barr JT, Bailey MD. Corneal pigmentation in overnight orthokeratology: A case series. *Optometry.* 2002;73:425–434.

92. Berntsen DA, Sinnott LT, Mutti DO, et al. A randomized trial using progressive addition lenses to evaluate theories of myopia progression in children with a high lag of accommodation. *Invest Ophthalmol Vis Sci.* 2012;53:640–649.

93. Gwiazda J, Hyman L, Hussein M, et al. A randomized clinical trial of progressive addition lenses versus single vision lenses on the progression of myopia in children. *Invest Ophthalmol Vis Sci.* 2003;44:1492–1500.

94. Comet Study Group. Myopia stabilization and associated factors among participants in the correction of myopia evaluation trial (COMET). *Invest Ophthalmol Vis Sci.* 2013;54:7871–7884.

第十八章

眼球运动功能评估

Richard London

在出生早期,眼位对于正常双眼视和感觉融像的发育至关重要。眼位的检查应该从最自然状态开始,然后检查非自然状态下的眼位。从正常的、不受干扰的注视状态,或与注视相关的状态开始,即双眼自然地注视所看的物体。检查眼位偏离的方法包括直接观察、Hirschberg试验、Brückner试验和单侧遮盖试验(unilateral cover test, UCT)。在可能的条件下,眼位偏斜的范围可以通过分离注视状态来确定,例如通过交替遮盖试验(alternate cover test, ACT)确定斜视度。这些检查眼位偏离的方法可以避免双眼同时视,因此属于非自然状态下的检查。

评估眼位应该从患者初始的注视状态开始,头部转动提示可能是水平肌麻痹、眼球震颤的休止眼位或者某些特殊情况,如Duane眼球后退综合征。头部倾斜怀疑垂直偏离,通常为上斜肌麻痹。通常,头部倾斜至一侧,提示对侧上斜肌麻痹,除外有证据表明是其他病变所致。查看患者的老照片也非常有助于判断(例如,家庭相册或FAT扫描,图18.1)。患者为缓解视觉问题而采取头位代偿,通常表明他还有融像功能,应将其视为未来进行治疗的积极指征。

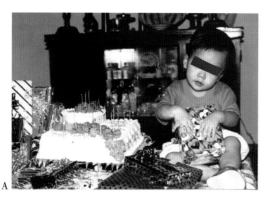
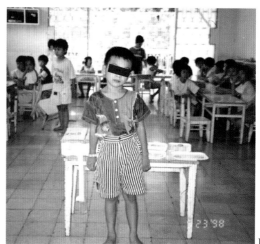

图 18.1 A. 表现为右上斜肌麻痹导致的头向左倾斜的婴儿;B. 在学龄期的同一儿童

医生应从见到患者第一眼开始,一直到问诊,这一期间都要进行观察。目的是让患者在没有意识到他或她已经开始进行视觉评估的情况下接受评估,医生更好地了解在自然状态下患者的头位。也可以进一步评估头位的偏离程度。

通过观察,两类试验(角膜映光试验和遮盖试验)可以客观地评估斜视度。虽然角膜映光试验对于婴幼儿来说是最为简单、快速和容易的检查方法,但没有遮盖试验敏感。遮盖试验需要控制患者的注意力,以及理想状态下的眼调节。

所有眼位的测量应该先在患者有代偿头位(如果存在)的情况下进行。这有助于临床医生判定头位代偿的效果。将患者的头部摆到第一眼位,并测量眼位以便准确测定患者为维持融合所需要克服的真正的斜视度。

角膜映光

Brückner 试验

最常用的检查方法,是患者只注视检查者所持的光源:Hirschberg 试验和 Brückner 试验。Brückner 试验可以对眼位和屈光参差进行定性评价[1-2]。通过快速简便的筛查试验,可以增强或减弱这两个可能引起弱视的主要因素的怀疑程度。有证据表明,当患者大于 8 月龄时,Brückner 试验更可靠[3]。可以用直接检眼镜光源进行检测。为了补偿部分工作距离,也可将检眼镜调至 +1.00D,从大约 50cm 左右,用大光圈对准患者进行检查。也可用一个带有光源的小玩具,来吸引孩子的注意力,这也是有帮助的(图 18.2)。同时观察两个瞳孔大

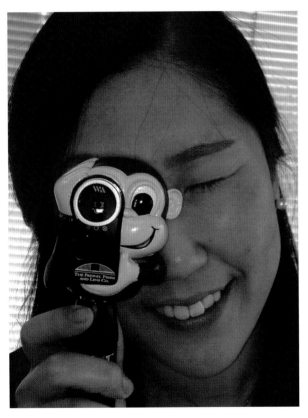

图 18.2　应用玩具式的光源,进行 Brückner 试验和 Hirschberg 试验以及直接检眼镜检查更为容易

小,比较红光反射的亮度。红光反射较亮的眼可能是斜视,或屈光参差,或两者兼而有之[4]。影响正常红光反射的病因也可以通过这个检查确定。以下情况可能会影响检查结果:视网膜脱离;严重视网膜病变;角膜疾患、晶状体和 / 或屈光间质混浊;瞳孔不等。据报道,Brückner 试验的灵敏度是 $3^{\Delta}{\sim}4^{\Delta}$,所以它可能会漏掉很小的偏差[5]。Brückner 试验作为系列检查方法,检查较小儿童特别有帮助,可以弥补幼儿检查的局限,包括保持良好的注视和调节,以及不被插入棱镜或挡眼板而干扰检查结果[6-8]。

现有数种视觉筛查仪,其主要目的是给儿科医生提供更有效的视觉筛查。儿科医生可以使用视频作为检查方法。另外,即使在验光室或眼科办公室,视觉筛查仪对于拒绝视力检查的患者也非常有用的。Welch Allyn 的 SPOT 视觉筛查仪(图 18.3)是利用 Hirschberg反射的原理设计的。它不仅检查眼位情况,还能检查屈光不正和瞳孔大小。另一种利用 Brückner 反射原理的商用仪器是 iScreen Vision。有报道,儿科医生解读照片要比观察Brückner 反射更容易[9],然而,iScreen 可以将照片直接发送给技术人员进行分析。

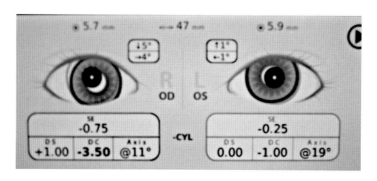

图 18.3　SPOT 视觉筛查仪

Hirschberg 试验

Hirschberg 试验在 50cm 左右处进行,光线直接对准患者的鼻梁。以便可以同时观察双眼角膜,光源最好可以调节强度,可使患者更加舒适。周围的环境应该暗一些,以减少外周干扰。在光照时利用各种方法吸引孩子的注意力,以便更好地进行检查。根据临床医生的经验,他或她可以发出不同的动物声音,或使用发光玩具,甚至播放手机视频。

光源将在患者瞳孔后面产生光反射,即最初的 Purkinje 图像(尽管我们习惯使用角膜映光的错误名称)(图 18.4)。由眼位偏斜造成两眼映光点位置的不同。公认的换算是,1mm的位移大约等于 22^{Δ} 的偏差[10-12],然而对于较平的角膜,1mm 应该对应 27^{Δ}[13]。这多见于婴儿,因为婴儿的角膜比较扁平。

在瞳孔中心确定映光点的位置十分重要,但此点实际上并不真正存在,许多临床医生试图从瞳孔实际边缘来估计位置,但是往往由于瞳孔大小不等提供了不平等的参考点,因此,容易判断错误。一些人建议从角膜缘进行评估,但这相对距离较大。此外,标准的Hirschberg 记录是基于距瞳孔中心的距离。应用任何其他参考点都需要进行转换。

对于虹膜颜色深的患者,常常难以确定瞳孔的止点和虹膜的起点。使用直接检眼镜作为光源有助于深色虹膜患者测定 Hirschberg 反射。通过将检眼镜调至 +1D(临床医生屈光

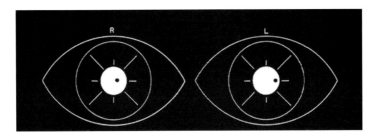

图 18.4 大角度左眼内斜的映光点位置

全矫）对角膜进行观察,用 Brückner 试验可以看到瞳孔的红光反射,红光反射背景内的光点作为 Hirschberg 试验的参考点。这种方法非常快速和有效,许多专业人士愿意使用,且无需考虑虹膜的颜色,以便同时进行两种检查。

斜视度的测量是通过与注视眼相比斜视眼的映光点来估算,通常,位于瞳孔中心鼻侧的映光点用 "+" 表示,而位于瞳孔中心的颞侧映光点用 "–" 表示。角膜鼻侧的映光点是投射到视网膜颞侧,而颞侧角膜映光点是投射到视网膜鼻侧的。通常角膜映光点位置约为 +0.5mm,相当于偏颞侧中央凹的位置。一般有一个正常的范围,此范围之内较小的差异无需考虑。角度计算的重要因素是映光点之间的差值。例如,右眼映光点为 +0.5mm,左眼为 –1.0mm,则它们之间的差值为 1.5mm。用棱镜度计算是每毫米 22$^{\triangle}$。在上面的例子中,为左眼内斜 33$^{\triangle}$;当右眼是注视眼,左眼内转,形成颞侧角膜映光点。

有时,角膜的映光点很接近正常范围,以至于很难区分哪个是注视眼,哪个是转动眼。例如,右眼映光点是 +0.5mm,左眼映光点是 0mm,那么哪个是注视眼? 为了进一步确定,应观察单眼角膜的映光点,这种单眼反射,或称 lambda 角,即瞳孔中心与视轴之间的夹角,它经常被误称为 Kappa 角,根据定义,Kappa 角是在眼球节点测量的。由于临床上无法获取这个点,因此我们只能称之为 lambda 角。在上面的例子中,如果遮盖左眼,右眼移动,此时右眼 lambda 角为 0mm,如果遮盖右眼,左眼维持 0mm 的 lambda 角,因此可以得知,此患者右眼有 11$^{\triangle}$ 的外斜。如果左眼在评估 lambda 角时改变,则表明此患者左眼有 11$^{\triangle}$ 的内斜。

当患者的 lambda 角不相等时,在极少数情况下会出现误导性发现。在这些情况中,任何一眼的单眼遮盖试验都不会发生眼位移动,因此,两眼的 lambda 角都不会改变。

偶尔,可以在 lambda 角检查中发现患者有较大的旁中心注视。大多数临床医生认为 0.5mm 是最小的、可以测量出来的偏离。在大多数情况下,最小的旁中心注视为 11$^{\triangle}$。幸运的是,应用 Hirschberg 试验观察双眼,旁中心注视没有影响。极少数情况下,旁中心注视与斜视度相等,且两者偏离的程度都较大,当遮盖一只眼时,没有看到任何运动,这是一个很好的学术问题,但这种情况很罕见。

Krimsky 试验

将 Hirschberg 定量检查进行了改良,改良后的方法称为 Krimsky 试验。将棱镜置于一只眼之前（双眼中的任何一只）,直到双眼的映光点出现在相同的位置。在注视眼前放置一个棱镜,会使双眼向顶点方向转动。插入棱镜后,注视眼看到移动的像并重新注视。根据 Hering 法则,斜视眼朝同一方向移动。在共同性斜视中,眼球运动的量等于所加的三棱镜量。增加棱镜,直到斜视眼映光点与加入棱镜前的注视眼的映光点相一致。赞成这种方法的人认为,当斜视眼前面没有棱镜时,更容易看到映光点。然而,这种方法有两个可能的问题:首先,临床医生必须记住注视眼映光点的初始位置;其次,如果是非共同性斜视,需要测量第二斜视角,通常比主视眼注视时测量的第一斜视角要大。因此,以眼球运动为依据进行评估(如下)认为是非共同性斜视时,应在斜视眼前放置棱镜进行 Krimsky 检查;由于抑制,不会出现眼球的运动。这是第二种方法,也是作者建议的方法,其弊端是临床医生必须通过棱镜观察映光点,但这点并不需要太担心。这种方法的优点是可以直接比较映光点。不需要记忆。它也适用于共同性斜视和非共同性斜视;不需要对不同的病例采用不同的方法。

在中和斜视角时,棱镜的位置和方向是非常重要的。尖端指向斜视眼的偏斜方向。基底-顶线一定要与角膜平行。请勿将棱镜叠加在同一方向。水平棱镜可以与垂直棱镜叠加在一起,但是在同方向上叠加棱镜,会产生比棱镜显示的度数还要大的偏离。例如,40^{Δ} 和 16^{Δ} 的棱镜叠加,相当于 76^{Δ},而不是预计的 56^{Δ}[14]。

遮盖试验

单眼遮盖试验

如果儿童的年龄足够大,在进行遮盖试验时能够准确注视,则不需要进行角膜映光试验。在最自然条件下的检查是单眼遮盖试验,或遮盖-去遮盖试验。在消除引起融像因素的情况下,让患者观察注视视标(自然观察),然后遮盖一眼,同时观察未遮盖眼,以确定是否有任何再注视眼动。用挡眼板或者检查者的拇指,置于婴幼儿眼前 1~2s,以便让斜视眼有时间再注视。向内的再注视运动,多为外斜视,而向外运动则表示有内斜视。同样,向下的运动为上斜视,向上运动为下斜视(图 18.5)。无运动表明未遮盖眼无明显斜视。遮盖眼睛后,再移除挡眼板,患者重新注视。请记住,单眼遮盖试验是对双眼习惯性眼位的一种基本检查方法。每次检查后,应容许患者有数秒钟的时间,恢复到他或她的习惯性眼位。然后再遮挡另一眼进行检查。这项检查的结果,将确定未遮盖眼是否有斜视,如果存在,斜视是交替的还是单侧的,是持续的还是间歇性的。这些对视觉发育和恢复的预期有重要的影响。例如,交替性斜视的患者,可能双眼的视力相等,而持续性斜视,斜视眼会发生弱视。间歇性斜视治疗成功预后较好,因为可能会有一定程度的双眼视功能。此外,如果是间歇性内斜,则不会产生异常视网膜对应;如果是间歇性外斜,异常视网膜对应对斜视治疗计划几乎没有影响。

一定注意,在检查过程中不要流露出会遮盖哪只眼睛的信号,如果患者能预知哪只眼睛会被遮挡,小度数的交替性斜视患者会快速地切换注视,这样在遮盖试验中,无法观察到眼位的变化。建议把挡眼板放在中心位置,鼻尖或者前额中心,这样患者就无法预料哪只眼会被遮挡。在恢复习惯性注视后,改变遮盖方式,患者就不会有节奏的变化。

单眼遮盖试验可在远距离和近距离处进行。对于年幼的孩子来说,一个有颜色、能发出声音的远距离目标,可以更好地吸引孩子的注意力。视频对年幼的孩子非常有用,但视频如太大,则很难准确测量小角度斜视。模仿动物叫声的分散目标也比较好。如果孩子年龄大一些,可以让他们注意视标上特定的标记。例如,问患者"鹦鹉的眼睛是什么颜色的?""那它的嘴呢?"这样可以实现最准确的注视。

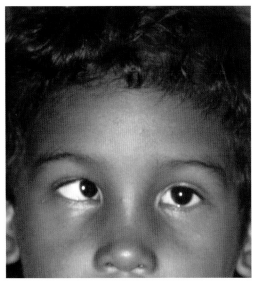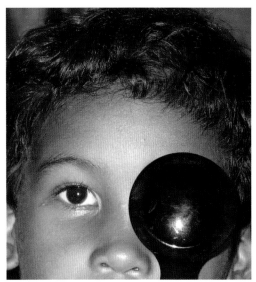

图 18.5　单眼遮盖试验显示右眼内斜再注视

　　远距离检查后,应在近处重复单眼遮盖试验。这项测试的准确性取决于对目标的注视程度。注视棒上的小贴纸可以成为很好的目标(图 18.6)。通过询问儿童有关目标的问题,确保良好的注视和调节。

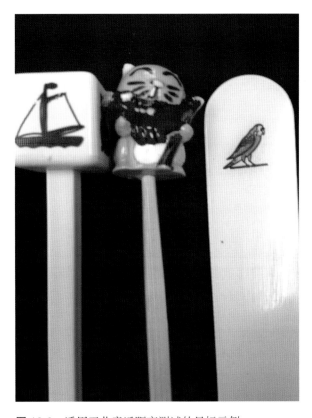

图 18.6　适用于儿童近距离测试的目标示例

近距离进行单眼遮盖检查时,最常见的三个错误是:①已透露哪只眼将被遮挡;②使用不能稳定调节的目标;③注视目标距离儿童过远。幼儿抓不到 40cm 处的物体。对一个儿童进行常规视觉检查,可将目标放在 25cm 处,以成人 40cm 的标准进行测试,许多调节性内斜视将会被漏诊。

应该知道,患者可能会在某个距离或注视位置有斜视,而其他位置没有。斜视可以是某个位置的持续性斜视,也可以是其他位置的间歇性斜视。为了确定斜视对视觉发育的影响,单眼遮盖试验的结果,必须与单眼视力和立体视觉一起综合考虑,如果患者年龄较大,还需考虑其相关状态(参考第二章、第七章、第十二章和第十九章)。

交替遮盖试验

与单眼遮盖试验不同的是,交替遮盖试验要求双眼无融像机会或返回到习惯注视状态。目的是检查在无融像、分离状态下双眼全部的斜视量。临床医生可以进行融像性聚散检查,以及在不同距离和不同注视位置的变化。

为了完全打破融像,应将挡眼板遮盖一眼数秒钟,然后迅速移动到另一只眼睛,不允许融像发生。在两眼间移动挡眼板的动作,如同拨动开关一样,遮盖一只眼,然后遮盖另一眼,两者之间没有停顿。观察未遮盖眼以确定再注视,并按照上文单眼遮盖试验所述,观察再注视的方向。

分离性斜视的测量,是利用棱镜中和来进行的。将棱镜串或棱镜块置于患者的斜视眼前,或任何一只眼之前。为了中和斜视,基底的方向与眼球获得注视的方向一致。理想状态下,棱镜可以置于挡眼板后面,这样一眼可以很好地注视和控制调节。通过增加或减少棱镜,直至在棱镜下观察到眼球无再注视性眼动。注意,此时即使用棱镜完全中和斜视,未遮盖眼也会出现反弹或回弹[15]。这种均等的回弹,应考虑为中和点。

使用棱镜中和斜视时,临床医生不要在同一方向叠加棱镜。如上所述,增加组合棱镜,其实际棱镜度明显增加[14]。然而,水平棱镜和垂直棱镜可以叠加在一起,其棱镜度维持一致。

如果棱镜中和一眼眼位时,仍然可以观察到另眼的眼动,必须考虑其他情况,特别是由眼外肌麻痹引起的非共同性斜视。

如果是共同性斜视,在注视或者任何一眼注视的情况下,斜视度都是相等的。而对于非共同性斜视,由于 Hering 定律,当注视眼改变时,在不同的注视位置或在第一斜视角,斜视度会发生改变。有一种记录非共同性斜视斜视度的标准方法。例如,一个左眼内斜视患者,临床医生会记录:OD 注视 =20ΔLET;OS 注视 =35ΔRET。

由不对称的残余远视(自然或其他原因)引起的两眼之间的调节差异可出现以上这种情况,可导致不必要的担心或昂贵的检查。

确定了第一眼位视远斜视度后,就应确定上、下、左、右注视眼位的斜视度(图 18.7)。通过让患者注视远距目标,医生将患者的头部转向右侧(患者向左侧注视),然后转向左侧(患者向右侧注视),并向上(患者向下注视),范围约为 30°,来完成对远距注视目标的检查。医生还可让患者的头部向下转动(患者向上注视)约 25° 左右[16]。这些是在患者视远时需要做的检查,因此不会有调节因素影响结果。如果是垂直性斜视,应该让头部向两侧倾斜约 30° 后进行交替遮盖试验,观察是否有垂直斜视度的增加。

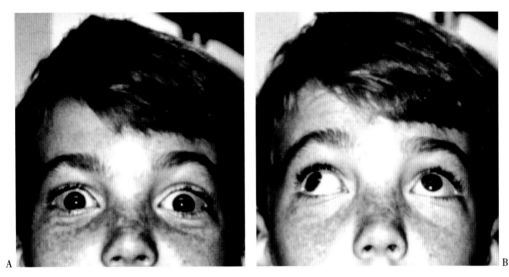

图 18.7　在不同注视位置检查眼球偏斜的重要性。该儿童在第一眼位（A）正位,在向上注视（B）时明显外斜

　　记录不同注视点的斜视角,图 18.8 所示的图表很有用,同样用于本章后面记录眼球运动。然而,许多电子病历无法使用这种记录方法。无论如何,作者认为这种方法非常有价值,特别是对初级医生来说,将其记录在纸上,以便了解斜视角与眼外肌运动的关系。图 18.9 显示了一例右上斜肌麻痹患者的记录。

　　该图表适用于 Parks 三步法所需要的所有检查。该项测试的目的,是通过比较双眼在第一眼位、水平眼位、头部向左和向右倾斜时的眼位偏斜,来确定垂直麻痹肌。在临床上绘制这些变化的一种便捷方法,是使用椭圆形图表。椭圆形图放置在可能导致垂直性斜视的成对肌肉上。在完成三步法所有测试后,只有一条肌肉被圈三次。这就是受累的眼外肌（图 18.10）[17-18]。

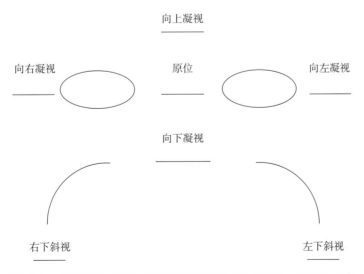

图 18.8　在不同注视眼位远距离检查遮盖试验的模板。这是远距离检查,因此调节不影响测量

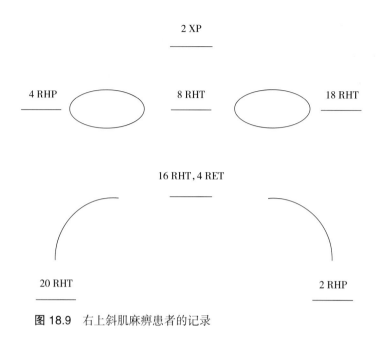

图 18.9　右上斜肌麻痹患者的记录

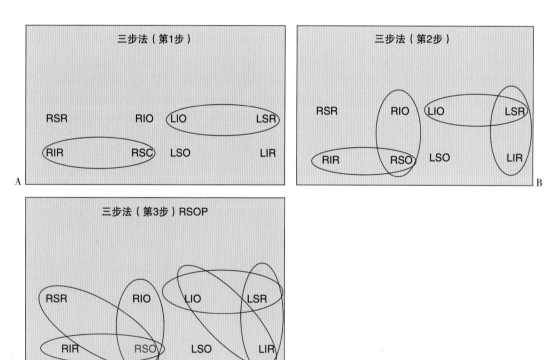

图 18.10　A. 患者第一眼位注视时显示右眼上斜。可能的麻痹性肌是右眼下转的肌肉，或者是左眼上转的肌肉；B. 向左注视时，右眼上斜增加。在注视位作用的肌肉上画圈；C. 随着头向右歪，上斜视增大。在显示最大垂直性斜视的歪头方向上画圆。在此示例中，右上斜肌是唯一圈了三次的肌肉，表明这是麻痹肌

这是一个近期出现右上斜肌麻痹患者的记录。虽然这是一种常用的鉴别垂直麻痹肌的方法,但 Parks 三步法在诊断上斜肌麻痹时是最准确的。测试中很少发现其他垂直肌的麻痹,因为这些肌肉都是由第Ⅲ对脑神经支配,很少单独出现。其中常被误诊的是单独下斜肌麻痹。事实上,经常在三步法出现的下斜肌麻痹,通常是对侧上直肌亢进(收缩)的结果(图 18.11)[19-20]。这种上直肌亢进的状况被称为 Jampolsky 综合征,它通常是不同的假性麻痹肌造成垂直性斜视的真正原因[21]。三步法测试无法解释肌肉亢进、垂直分离性斜视(dissociated vertical deviation,DVD)、限制性改变(如纤维化)或系统性疾病,如重症肌无力[22-23]。因此,为了确诊,三步法必须与运动评估和观察习惯性头位一起使用。当患者使用他麻痹眼习惯性注视时,这会使诊断变得更加复杂。如果主视眼是麻痹眼,就容易发生这种情况。这被称为"注视强迫",看起来就像正常眼发生了偏斜。

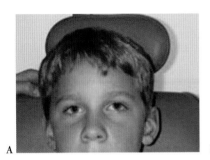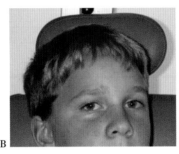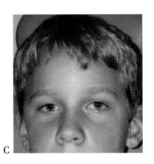

图 18.11 A. 左上直肌亢进、在第一眼位明显上斜视的示例;B. 向左转头向右注视时融像;C. 左眼注视时,第一眼位外观较好。由于眼睑遮盖,较低眼位通常在外观上不如较高眼位明显。在三步法中,常被误诊为右下斜肌麻痹

先天性上斜肌麻痹较常见,但很少表明有严重的潜在疾病。由危险因素引起的非共同性斜视,常伴随其他严重的疾病,所以切记仔细寻找其他可疑的体征。单侧上斜肌麻痹以右眼发生较多。幼儿中还存在其他引起非共同性斜视的原因。Duane 眼球后退综合征可能表现为类似外直肌麻痹,经常会造成不必要和昂贵的检查。由于外直肌和内直肌共同收缩,而导致眼球内收时的眼球后退。有人认为是一侧第Ⅵ神经核发育不良[24-28],该侧外直肌由第Ⅲ对脑神经的分支支配,并作用于同侧的内直肌。因此,当试图使外直肌外展时,没有能够产生的信号,也不能外展。在尝试内收时,同侧内直肌和外直肌都受到刺激。内收量可能取决于支配内直肌与外直肌的神经纤维的数量。同样,双眼的初始眼位(内斜视、正视或外斜视)可能取决于内直肌和外直肌之间的神经纤维分布[26]。有趣的是,不管双眼的起始偏斜如何,如果在与患眼相对的注视位置(左眼 Duane 的右侧注视),进行交替遮盖试验,通常会观察到轻微的外移。这可能是支配内直肌的纤维数量减少所致。Duane 综合征多见于女性和左眼;但男性也可受累,可表现在右眼或双眼[25]。这种情况通常为散发,因此,在家庭成员中很少观察到,通常是独立发生,偶尔也与其他几种疾病有关,如耳聋、A-V 畸形和骨骼问题[29-30]。通过将转头和在视野中良好的运动相结合,这些患者常表现出非常好的双眼视觉。通常只有在第一眼位有斜视的情况下才推荐治疗。

Brown 综合征,即上斜肌腱鞘综合征,因患儿向上注视时最明显,常被家长注意到(图 18.12)。内收眼不能上转,表现为罕见的下斜肌麻痹。由于孩子通常要仰视父母,所以

很容易发现斜视。与 Duane 患者不同, Brown 综合征患儿右眼受累更多,尽管左眼或双眼也可能受累。主要机制是上斜肌腱增厚,使其不易进入滑车。一般来说是先天性的,但也可能是炎症或外伤引起的,或者是上斜肌手术或鼻窦手术后的医源性所致[31-32]。在大多数情况下,当患者注视受累区域时会感到不适。偶尔,在间歇性病例中,当肌腱离开滑车时,可能会感觉到咔嚓声或砰声。大多数患者有双眼视,除外在下斜肌作用方向注视,其中很大一部分患者无法代偿,导致双眼视下降[33]。

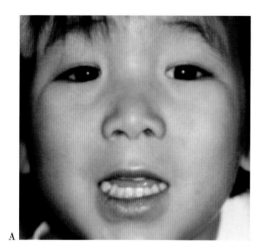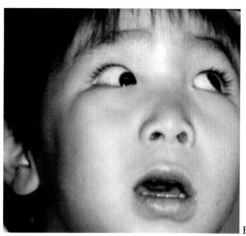

图 18.12 向上注视时,容易看到右眼 Brown 综合征。A. 平视; B. 左上视

当眼球向上、下运动,与字母 A、V、Y 或 λ 相似时时,称为斜视征。这些类型对治疗有重要意义。在运动方面,Brown 综合征患者可能表现出外斜 V 征(向上注视时外斜视度增加,向下注视时减少),这可以进一步区别于罕见的下斜肌麻痹导致的外斜 A 征(向下注视时外斜视度增加,向上注视时减少)[34]。除外第一眼位有下斜视,大多数患者不需要治疗除非有异常的头位。

父母经常在儿童向上注视时,发现更明显的内斜视或外斜视(A 征和 V 征)。另一方面,间歇性内斜 V 征或间歇性外斜 A 征可能会对日常工作产生更大的影响,尽管它们在外观上并不明显。

同时遮盖试验

小角度斜视也称为单眼注视综合征[35-36],在单眼遮盖试验上观察到的运动明显少于交替遮盖试验。这种情况通常认为是不能通过融像性聚散补偿的显性斜视(单眼遮盖试验观察到的斜视),以及可通过融像性聚散补偿的叠加隐斜,并且在交替遮盖试验中,可以通过打破融像显示。一种特殊的遮盖试验,即同时遮盖试验(simultaneous cover test, SCT),在斜视眼前同时加棱镜,同时在注视眼前加挡眼板,来测量在单眼遮盖试验中观察到的斜视。如果在棱镜下没有再注视运动,这个测量表示双眼的斜视量。如果有再注视运动,在重新放置新棱镜之前,必须移除棱镜和挡眼板几秒钟,以便有机会恢复融像。

儿童眼位评估中的干扰因素

　　眼位和眼球运动能力的可靠评估,在于能否吸引和维持儿童的注意力。必要时可以经常更换能引起儿童注意的玩具,或发出声音吸引儿童的注意。如果临床医生放得开,可以模拟一些动物声音或唱歌,也会对检查有帮助。

　　导致斜视转诊的常见因素,是继发于内眦赘皮的假性斜视(图18.13)。如果双眼的内眦赘皮不对称,这更增加了转诊的误诊率。这个解剖特征不仅会使许多正视患者看起来像内斜视,而且还会掩饰一些患者的外斜视。此外,内眦赘皮使得评估内侧的眼球运动非常困难,经常提示内直肌或下斜肌亢进,而实际上并不存在。为了让父母(以及临床医生)确定患者的眼位和运动状态,临床医生必须能够熟练地捏住赘皮,使内侧巩膜显示出来。综合分析 Brückner、Hirschberg 和单眼遮盖试验的结果有助于做出正确的诊断。

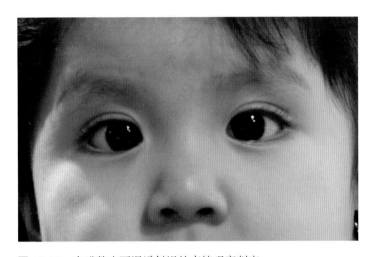

图18.13　内眦赘皮可混淆斜视的直接观察判定

双眼同向运动和单眼运动

　　除了眼位之外,关键是要确定眼球运动是否到位。一方面,这项评估将有助于我们确定肌肉的亢进和不足,这些会增加眼睛保持正位的难度。另一方面,眼球运动评估可以提示视觉发育的迹象,以及在某些情况下,神经系统的问题。

　　生命早期,就开始发展平滑的追随能力,然而,它们在最初的3个月是不对称的。虽然从颞侧到鼻侧运动可以被准确追踪,但那些由枕叶皮质发出同侧的神经连接支配的鼻侧到颞侧的追随运动,在最初的几个月里往往是不稳定的。

　　追随运动是由同侧枕叶及顶叶皮质,产生的缓慢的眼球运动(最高达30°/s),需要良好的注视和反馈。同向运动,评估九个基本眼位的双眼共轭运动,而单眼运动是一只眼睛在这些区域转动。临床医生会分析这些眼外肌运动,以便评估患者的发育和双眼功能障碍,包括麻痹、受限或先天异常。此外,单眼注视和准确跟随小目标的能力,是幼儿相对视觉敏锐度的一个指标。

为了引起幼儿的注意,在双眼同向运动检测时,五颜六色的玩具被用作注视视标。那些有灯或有声音的玩具,也是很好的注视视标。准备好几个玩具,以便快速更换,如"一件玩具,一个眼位"。

目前已经开发了几个系统,来判断眼球运动系统的发育情况。对眼球运动感兴趣的临床医生,往往会仔细注意跨越中线的眼球运动。随着儿童的发育,他们可以平滑地跟随物体跨越中线。在早期阶段,当眼睛越过中线时,经常观察到跳跃现象。尝试量化这些运动,使用 1+ 至 4+ 量表评估追随和扫视。平滑和准确的眼动为 4+。一次注视丢失或轻微扫视过度为 3+。两次注视丢失或严重扫视不足或扫视过度为 2+。注视丢失两次以上、延迟或不能完成任务为 1+[37]。

用来判断与发育年龄相对应的追随和扫视运动的测试是 Maples 眼动试验(以前称为 NSUCO 检查)。计算年龄范围为 5~14 岁[38]。这项测试对眼球运动相关的观察结果进行量化。测试考虑到在尝试眼球运动时头部和身体的运动,以及扫视运动时的扫视不足和扫视过度。对两种类型的观察结果进行评分:对表现的定性判断和对临床医生观察特定行为的次数的定量计算。测试得分从 1 分(最低)到 5 分(最高)。根据患者的性别,为每种类型的观察制订了最低可接受值。这项测试的目的不仅是观察患者的眼球运动功能,也可以预测阅读准备方面的能力。

当评估双眼同向运动与单眼运动的主要关注点是确定肌肉亢进或不足时,一个实用的系统是使用 0~4 等级评估和前面介绍的眼球运动图。可以使用追随运动来确定眼球运动的范围。在测试期间,我们通过将追随运动,扩展到正常视线范围之外,来测定眼球运动的极限范围。这样可以在正常视野范围内表现出异常眼动之前,在极限视野范围内发现异常的眼动。反应过度记为 0 至 +4(图 18.14);反应不足为 0 至 –4。0 表示肌肉活动正常。因为量表是四分制,所以每个数字代表 25% 的变化。不足是最容易观察到的。–4 表示眼睛不能通过中线。把中线和眼角之间的区域分成三部分,每部分占 25%。为了便于识别,在图中用阴影标记不足。

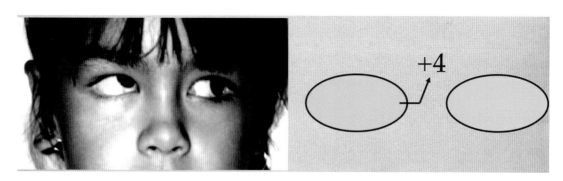

图 18.14 右下斜肌亢进 4+。患者向左水平注视

观察到的运动应与不同注视位置的交替遮盖试验结果一致。换言之,右外直肌 -3 作用不足,所有其他眼外肌正常,应显示右侧注视时内斜视明显增加。如果不是,则需要重新测量眼动评级、偏斜量,或两者皆重新测量。

将眼动情况填写在前面所示的图表中,可以很好地展示患者的运动功能。图 18.15 简要回顾一下眼外肌的运动区域。

从这张图中,我们可以直接确定患者右上斜肌麻痹(右侧注视时右上斜视增加,伴向右歪头)。在运动方面,患者右上斜肌功能不足,右下斜肌功能亢进。

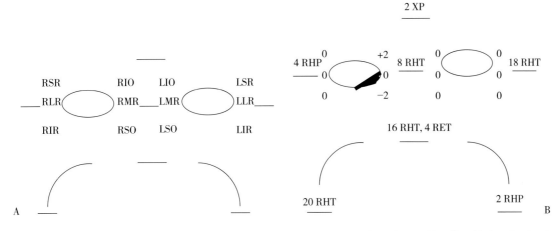

图 18.15 眼外肌的诊断作用区域,以及头部倾斜时的变化记录。A. 把所有的眼外肌作用放在一起,得到图 A;B. 眼位和眼球运动的合成图,注意右上斜肌功能不足和右下斜肌的继发性功能亢进

为了更准确地确定斜肌的运动,一些临床医生倾向于通过将拇指或挡眼板斜置在鼻梁上,部分遮挡内收眼,因此只允许用外展眼注视。否则,患者可能会用内收眼注视,斜视动作可能会被掩盖。

当在双眼同向运动中注意到运动不足时,做单眼运动以观察是否可以检测到任何进一步的移动。对于亢进,则不需要做这项检查,因为亢进肌的眼球运动可以达到最大的运动范围。

对于一些患者来说,确定眼肌力量不足的最佳方法,可能是头眼反射(也称为被动转头试验或娃娃头试验)。对于婴儿来说,你可以坐在能够旋转的椅子上,让婴儿面向你,有利于进行眼前庭反射检查。在观察婴儿时,先顺时针旋转,然后逆时针旋转。预计眼睛会向旋转方向偏斜,停止旋转后,会出现向相反方向的急促眼球震颤[39]。当运动充分时,核及核下通路完整。完全垂直运动表明顶盖前区域功能正常,而完全水平运动,表明脑桥共轭凝视中心通路正常[40]。

扫视运动

扫视运动,是一种快速将注视从一个目标移动到另一个目标的快速共轭眼球运动。一旦目标要求眼球运动速度快于 40°/s,为了保持注视,眼睛会进行扫视。它们由对侧额叶产生,从出生就存在,通常是对声音的反应。扫视通常被比喻为弹道,这些动作快速启动,然后制动,会有一个精确的轨迹。它们是最快的眼球运动,速度大约是追随运动的 10 倍,由视觉、声音或记忆激活。作为对头部运动的反应,通常存在不自主地再注视扫视,用于补偿和保持稳定注视。自主性扫视可以在不需要头部移动的情况下,在目标之间快速更换注视。这些运动是从视网膜到大脑、丘脑和小脑发出信号,通过脑干产生最终指令[41]。所有这些的发生,仅有 200ms 的延迟。沿着这条通路,任何地方机制的破坏,都会对扫视的速度或准确度产生负面影响。

视觉驱动的扫视是预先确定的,可能是因为中心凹到视网膜刺激点具有一定的角度。大多数在正常活动中出现的扫视都小于 15°[42]。除此之外,头部运动通常伴随眼球运动。在实际的眼球运动中,扫视抑制了对扫视过视野的感知[43]。随着儿童在学校的早期成绩的进步,扫视变得越来越重要。与追随一样,扫视功能障碍可能是发育迟缓(功能性),或者是疾病导致的神经系统损害的结果。

眼球扫视运动不准确,可能是由于启动扫视的快速脉冲部分或扫视结束时发生漂移。一般患者可能会出现少量的辨距不良。婴儿倾向于进行几次小的扫视,而不是一次大的扫视。然而,临床医生必须意识到可能影响扫视的病理因素,并要特别小心是否在相反方向之间存在不对称。

小脑负责调节扫视运动。如果病变影响小脑的神经传出通道,则可能出现扫视过度。整个通路的许多病变,包括小脑、脑干和大脑病变,可能导致扫视过度或扫视不足。垂直扫视可能向有病变的大脑半球方向偏斜。偏盲或忽略等视觉缺陷也可能影响扫视。

许多在学校和生活中发生的困难,可能与眼球运动问题有关,特别是与扫视运动有关。其中包括球类运动的困难和阅读时的问题:头部过度移动、跳行或错位、省略或调换单词、需要使用手指或记号笔才能阅读,以及在页面上的单词移动[44]。具有这些问题的儿童,在临床医生测试后,检查的结果可能是扫视功能障碍。

扫视的检查,可分为阅读所需的精细扫视,以及粗略扫视。在距离患者 50cm 处,手持两个相距 25~40cm 的视标,可用于检查粗略扫视。对幼儿检查时,应选择明亮的具有不同特征的注视视标。那些能够发出声音的视标可能会对检查有帮助。首先将患者的注意力吸引到其中一个视标上,然后让他关注另一个视标。临床医生应注视患者鼻梁,这样可以同时观察双眼的运动。目标是评价运动的准确性和范围。应注意扫视过度和扫视不足,以及注视后的矫正运动和到达目标的能力。然后将视标垂直放置,并且重复整个步骤,评价垂直扫视。或可以指导患者,从检查视标看向临床医生的鼻子,这种方法很容易观察到扫视过度或不足。

有许多评估系统,旨在对粗略扫视的发育质量进行评级。有些规定使用不同的视标。一般来说,最简单的是 0 到 4+ 等级,使用 4+ 作为准确眼动的标准,3+ 表示一次不准确,2+ 表示两次不准确,1+ 表示两次以上的不准确[40]。前面提到的 Maples 眼球运动测试包括评价眼球扫视运动的标准。

对于年龄足够大,可以阅读数字的儿童,有几种主观检查可供选择。Pierce 和 King-Devick 试验,在纸板上使用间距较宽的数字。这些测试有两个问题:一是孩子说出数字命名的能力,将极大地影响测试的完成速度;二是数字的放置位置,远远大于正常阅读活动所需的扫视运动。有趣的是,King-Devick 测试在运动脑震荡的检测中发现了新的价值。发育性眼球运动(development eye movement,DEM)测试,试图通过将数字放在更近的位置,并增加垂直读数来解决这些不足,以便分析出快速自动命名的问题[45]。作者认为这项测试在学习的早期阶段很有用,因为阅读技能通常是口头评估的。DEM 试图将眼球运动速度与命名速度区分开。这使得临床医生可以确定患者是否有适龄的扫视运动和命名速度(自动性),或其中之一,或两者都有缺陷。

当孩子能够阅读单词时,建议使用红外眼球运动记录仪,例如 Visagraph 或 ReadAlyzer 型号之一。这可以测量注视和返回的次数、平均注视持续时间以及这些变量之间的相互作用,以确定 100 字段落的默读率。临床医生可能会让年轻的患者先默读一段,然后开口读另一段,试图将特有的阅读相关的眼球运动障碍,与命名单词的问题分离开。眼动记录的另一个检查是 RightEye Reading Test2.0,它可以用更少的测试时间,来区分眼动问题和其他阅读障碍。

聚散

聚散是保持融合的分离性眼球运动。它们允许两个中心凹同时指向所关注的目标。聚散弥补了隐斜和间歇性斜视；因此，聚散范围缩小可能是疲劳和视疲劳症状的原因。

临床上通常认为有三种类型的聚散运动，即集合、发散和垂直聚散运动。此外，在某些情况下，眼球的旋转聚散可能是一个因素。临床上，聚散功能障碍通常分为远距离或近距离的过度或不足。这导致 Duane-White 分类方案中的出现以下类别：集合不足、集合过度、发散不足和发散过度[46]。当斜视在近距离和远距离上是相等时，则被称为基本型斜视，如基本型内斜或基本型外斜。

对于年幼的儿童，需要进行客观检查。临床医生提倡几种不同的方法来检测集合近点（near point of convergence, NPC）。如果孩子足够大，且能够对口头提示作出反应，许多临床医生喜欢使用有细节的目标，以达到调节的准确性。一个有用的替代方法，是使用透光器（transilluminator）的光作为视标。确保将灯调至舒适水平。光作为视标，基本上抵消了调节反应，因此临床医生真正测量的是自主集合，而不会被调节性集合混淆[47]。临床医生和患者都更容易观察融像何时丢失。可以在患者一只眼睛前面放置红色镜片，重新测量 NPC[48-49]。这个红色镜片挑战感觉融像，并证明视觉系统克服压力的能力。两次 NPC 测量的差异超过 3cm，被认为是可能有症状的患者[50]。或者，可以在患者戴红/绿眼镜的情况下进行测试，结果分析相似[51]。

由于视觉需求的不同，很小的儿童往往无症状（除外复视）。在这个年龄段进行检测是为了排除病变，评估发育，并提醒临床医生和父母需要定期监测。集合近点的测试应重复5次，寻找疲劳效应。大多数患者重复检查后，会保持一致的集合近点。

有时，在高度隐斜或间歇性斜视等情况下，还需要测量聚散范围，确定患者是否有足够的融像补偿。在这些情况下，作者更喜欢使用仪器以外的测量方法，这样临床医生就可以在测试过程中监测孩子的双眼。逐渐递增棱镜，例如使用棱镜串，当儿童注视远处或近处的视标时，通常至少可以发现一个破裂点和恢复点[52]。临床医生必须仔细观察儿童的眼睛，以确定双眼注视。

我们希望得到的双眼注视的图像既单一又清晰。为了估测模糊点，细致的观察，孩子的合作、沟通是必需的。使用随机点 E 作为注视视标，消除了一些不可靠的清晰度报告。在这个改良的检查中，儿童必须在插入棱镜后，区分随机点 E 和"虚拟"视标，从而表明双眼中心凹融合。然而，这项检查至少需要两个人，而且很耗时。

随着儿童接近学龄期，进行跳跃融像性聚散训练（jump fusional vergence）是非常有价值的，此训练本质上是重复恢复融像。有几个用于此测试的标准。融像反射利用 6^{Δ} 反复插入基底向内（BI）或基底向外（BO）的反应速度进行评级[53-54]。

以 $12^{\Delta}BO/3^{\Delta}BI$ 作为近距跳跃聚散灵敏度的检查，其结果有临床意义[55]。注视保持在 20/30 垂直字母视标上，预期的结果是 15cpm。必须同时维持视标单一（在可能的情况下，通过观察和主观报告进行评估）和清晰。

总结

通过对眼球运动的评估，临床医生能够确定可能影响视力发育的双眼视发育障碍。眼球运动可能会由于麻痹、受限或先天性神经传导异常而受限。医生在检查时，要意识到可能会阻碍双眼视和眼球运动的正常发展的状况。临床医生应用这一原则"你看到的是你要寻找的，而不是你所看到的"，去了解潜在的状况，并选择适当的测试。

参考文献

1. Bruckner R. Practical use of the illumination test in the early diagnosis of strabismus. *Ophthalmologica*. 1965;149(6):497–503.
2. Tongue AC, Cibis GW. Bruckner test. *Ophthalmology*. 1981;88(10):1041–1044.
3. Archer SM. Developmental aspects of the Bruckner test. *Ophthalmology*. 1988;95(8):1098–1101.
4. Roe LD, Guyton DL. The light that leaks: Bruckner and the red reflex. *Surv Ophthalmol*. 1984;28(6):665–670.
5. Miller JM, Hall HL, Greivenkamp JE, et al. Quantification of the Bruckner test for strabismus. *Invest Ophthalmol Vis Sci*. 1995;36(5):897–905.
6. Gole GA, Douglas LM. Validity of the Bruckner reflex in the detection of amblyopia. *Aust N Z J Ophthalmol*. 1995;23(4):281–285.
7. Griffin JR, Cotter SA. The Bruckner test: evaluation of clinical usefulness. *Am J Optom Physiol Opt*. 1986;63(12): 957–961.
8. Romano PE, von Noorden GK. Limitations of cover test in detecting strabismus. *Am J Ophthalmol*. 1971;2:10–12.
9. Paysse EA, Williams GC, Coats DK, et al. Detection of red reflex asymmetry by pediatric residents using the Bruckner reflex versus the MTI photoscreener. *Pediatrics*. 2001;108(4):E74.
10. Jones R, Eskridge JB. The Hirschberg test: a re-evaluation. *Am J Optom Arch Am Acad Optom*. 1970;47:105–114.
11. Wick B, London R. The Hirschberg test: analysis from birth to age 5. *J Am Optom Assoc*. 1980;51:1009–1010.
12. Eskridge JB, Wick B, Perrigin D. The Hirschberg test: a double-masked clinical evaluation. *Am J Optom Physiol Opt*. 1988;65(9):745–750.
13. Eskridge JB, Perrigin DM, Leach NE. The Hirschberg test: correlation with corneal radius and axial length. *Optom Vis Sci*. 1990;67(4):243–247.
14. Thompson JT, Guyton DL. Ophthalmic prisms: measurement errors and how to minimize them. *Ophthalmology*. 1983;90:204–210.
15. Mehdorn E, Kommerell G. 'Rebound-saccade' in the prism cover test. *Int Ophthalmol*. 1978;1(1):63–66.
16. Caloroso EE, Rouse MW. *Clinical Management of Strabismus*. Boston, MA: Butterworth-Heinemann; 1993.
17. Koch P. An aid for the diagnosis of a vertical muscle paresis. *J Ped Ophthalmol Strabismus*. 1980;17:272–276.
18. London R. *Strabismus, in Ocular Assessment The Manual of Diagnosis for Office Practice*. In: Barresi BJ, ed. Boston, MA: Butterworths; 1984.
19. Jampolsky A. Superior rectus revisited. *Trans Am Ophthalmol Soc*. 1981;243–256.

20. London R. *An Alternative Approach to Interpretation of the Vertically Acting Extraocular Muscles: Excerpts from the Writings of Arthur Jampolsky, in Ocular Vertical and Cyclovertical Deviations*. In: London R, ed. Philadelphia, PA: JB Lippincott; 1992:556–564.

21. Khawam E, Ghazi N, Salti H. "Jampolsky syndrome": Superior rectus overaction syndrome: Prevalence, characteristics, etiology and management. *Binocul Vis Stabismus Q.* 2000;15(4):331–342.

22. Kushner B. Errors in the three-step test in the diagnosis of vertical strabismus. *Ophthalmology.* 1989;96:127–132.

23. Jampolsky A. Management of vertical strabismus. *Trans New Orleans Acad Ophthalmol.* 1986;34:141–171.

24. Hotchkiss MG, Miller NR, Clark AW, et al. Bilateral Duane's retraction syndrome. A clinical-pathologic case report. *Arch Ophthalmol.* 1980;98(5):870–874.

25. Miller NR, Kiel SM, Green WR, et al. Unilateral Duane's retraction syndrome (Type 1). *Arch Ophthalmol.* 1982; 100(9):1468–1472.

26. Alexandrakis G, Saunders RA. Duane retraction syndrome. *Ophthalmol Clin North Am.* 2001;14(3): 407–417.

27. Rutstein RP. Duane's retraction syndrome. *J Am Optom Assoc.* 1992;63(6):419–429.

28. Jampolsky A. Duane Syndrome. In: Rosenbaum A and Santiago AV, eds. *Clinical Strabismus Management: Principles and Surgical Techniques*. Philadelphia, PA: W.B. Saunders; 1999.

29. Terashima M, Hayasaka S. Multiple congenital anomalies associated with Duane's syndrome. *Ophthalmic Paediatr Genet.* 1990;11(2):133–137.

30. Guirgis MF, Thornton SS, Tychsen L, et al. Cone-rod retinal dystrophy and Duane retraction syndrome in a patient with achondroplasia. *J AAPOS.* 2002;6(6):400–401.

31. Hermann JS. Acquired Brown's syndrome of inflammatory origin. Response to locally injected steroids. *Arch Ophthalmol.* 1978;96(7):1228–1232.

32. Wilson ME, Eustis HS Jr, Parks MM. Brown's syndrome. *Surv Ophthalmol.* 1989;34(3):153–172.

33. Clarke WN, Noel LP. Brown's syndrome: fusion status and amblyopia. *Can J Ophthalmol.* 1983;18(3):118–123.

34. Rutstein RP, Daum KM. *Anomalies of Binocular Vision: Diagnosis and Management*. St. Louis, MO: Mosby; 1998.

35. Parks MM. The monofixation syndrome. *Trans Am Ophthalmol Soc.* 1969;67:609–657.

36. Parks MM. Monofixation syndrome: a frequent end stage of strabismus surgery. *Trans Am Acad Ophthalmol Otolaryngol.* 1975;79(5):733–735.

37. Hoffman L, Rouse MW. Referral recommendations for binocular function and/or developmental perceptual deficiencies. *J Am Optom Assoc.* 1980;51:119–126.

38. Maples WC. *NSUCO Oculomotor Test*. Santa Ana, CA: Optometric

Extension Program; 1995.

39. Glaser J. Neuro-ophthalmologic examination: General considerations and special techniques. In: Glaser J, ed. *Neuro-ophthalmology*. Philadelphia, PA: JB Lippincott; 1990.

40. Gay AJ, Newman NM, Keltner JL, et al. *Eye Movement Disorders*. St Louis, MO: CV Mosby; 1974.

41. Leigh RJ, Zee DS. *The Neurology of Eye Movements*. Philadelphia, PA: FA Davis; 1991.

42. Bahill AT, Adler D, Stark L. Most naturally occurring human saccades have magnitudes of 15 degrees or less. *Invest Ophthalmol*. 1975;14(6):468–469.

43. Zuber BL, Stark L. Saccadic suppression: elevation of visual threshold associated with saccadic eye movements. *Exp Neurol*. 1966;16(1):65–79.

44. Rouse M, London R. *Development and Perception, in Ocular Assessment The Manual of Diagnosis for Office Practice*. Barresi BJ, ed. Boston, MA: Butterworths; 1984.

45. Richman J, Garzia RP. *Developmental Eye Movement Test (DEM)*. South Bend, IN: Bernell.

46. Duane A. A new classification of the motor anomalies of the eye based upon physiological principles, together with their symptoms, diagnosis and treatment. *Ann Ophthalmol Otolaryngol*. 1896;5:969–1008.

47. Owens DA, Mohindra I, Held R. The effectiveness of a retinoscope beam as an accommodative stimulus. *Invest Ophthalmol Vis Sci*. 1980;19(8):942–949.

48. Capobianco NM. The subjective measurement of the nearpoint of convergence and its significance in the diagnosis of convergence insufficiency. *Am Orthopt J*. 1952;2:40–42.

49. Capobianco NM. Symposium: convergence insufficiency; incidence and diagnosis. *Am Orthopt J*. 1953;3:13–17.

50. London R, Rouse MW. *Predicting Fusional Vergence Difficulties. Presented at: American Academy of Optometry*. Anaheim; 1979.

51. Pang Y, Gabriel H, Frantz K A, et al. A prospective study of different test targets for the nearpoint of convergence. *Ophthal Physiol Opt*. 2010;30(3): 298–303.

52. Scheiman M, Herzberg H, Frantz K, et al. A normative study of step vergence in elementary schoolchildren. *J Am Optom Assoc*. 1989;60(4):276–280.

53. Grisham JD, Bowman MC, Owyang LA, et al. Vergence orthoptics: validity and persistence of the training effect. *Optom Vis Sci*. 1991;68(6):441–451.

54. Grisham JD. The dynamics of fusional vergence eye movements in binocular dysfunction. *Am J Optom Physiol Opt*. 1980;57:645–655.

55. Gall R, Wick B, Bedell H. Vergence facility: establishing clinical utility. *Otom Vis Sci*. 1998;75:731–742.

第十九章

立体视觉和融像能力评估

MH. Esther Han　James Kundart　Robert H. Duckman

为什么要对婴儿和儿童进行立体视觉和融像检查？

融像和立体视检查评估儿童的双眼或聚散功能水平是否对应其年龄的发育视觉需求。婴儿、学龄前儿童和学龄儿童具有不同的功能性视觉需求。

测试婴儿或学龄前儿童的融像和立体视的主要目的是确定是否存在斜视和 / 或弱视。此类疾病越早治疗，越能最大限度地改善视觉功能的预后[1]。立体视的检查结果，受视力和眼位等因素的影响[2]。随着视力的提高，立体视锐度也随之提高；立体视检查成为记录治疗过程中视功能变化的一种方法[1, 3-5]。婴幼儿检查的主要困难之一，是其有限的配合度和成熟度。一般而言，5 岁以下的儿童不能提供可靠的言语反应，在临床试验中可能不合作[2]。有些儿童对需要眼罩或特殊镜片的特定检查没有反应。Shute 等人进行了一项研究，比较了 1~53 月龄的受试者，测量单眼视力和立体视的检查成功率[6]。他们指出，在 6 月龄以下接受检测的婴儿中，75%（$n=15$）对眼罩的使用耐受。只有 22% 的 12~24 月龄（$n=18$）儿童和 47% 的 24~36 月龄（$n=15$）儿童，能够配戴眼罩，并成功完成单眼视力检查。有趣的是，他们发现对于立体视检查却相反：12~24 月龄中 74% 的儿童和 24~36 月龄中 88% 的儿童能够接受立体视检查。因此，当单眼视力评估不成功时，立体视检查将增加 3 岁以下儿童发现视觉障碍的概率。

对学龄儿童（6~8 岁）完成融像和立体视的临床评估，可以明确是否存在可能对感觉和运动功能产生负面影响的融像缺陷。这种缺陷会影响孩子学习时的视觉效率[7]。检查的局限性可能包括粗大运动或精细运动能力的发育迟缓，可能涉及视觉感知缺陷和理解缺陷的学习障碍，注意力相关缺陷，以及感觉统合缺陷。该年龄段的挑战在于这些疾病可能无法明确诊断。在这个受试者尚处于学习阅读的年龄阶段时，只有在注意到迟缓的情况下，才能正式诊断缺陷[8]。根据患儿的病史和临床观察，应调整指导和流程。

年龄较大的学龄儿童（9 岁及以上）处于阅读学习阶段，而不是学习阅读。儿童视觉需求的变化涉及更小的印刷文本（间距更近），以及摘录黑板上的笔记。他们对视觉效率的需求总体上有所增加，尤其是在持续近距离工作时。对这个年龄段患者的检查，更强调双眼视功能的耐力和稳定性。另外，他们运动时对视觉 - 运动精度也有很高的要求。

年轻运动员的视觉需求包括快速的视觉 - 运动反应时间，优秀的动态和静态视觉技能，以及根据运动的不同，在注视的不同位置快速和准确的聚散反应和调节反应。

立体视觉和立体视锐度

深度线索多数是单眼的,例如运动视差、相对大小、交错和线条透视。双眼深度通常作为立体视的同义术语,并且与传统视觉定义以外的技能有关。例如,立体视下降被认为是运动与社交技能之间的纽带[9]。立体视涉及在双眼条件下对相对深度的感知,这是由 Panum 融像区中存在的水平视网膜视差造成的[10-12]。

立体视锐度是立体视觉的定量测定,它代表了引起深度感觉的最小水平视网膜图像视差[5,13]。立体视锐度取决于视力或视网膜图像的清晰度以及眼位[13]。未矫正的两眼屈光不等,即使只有 1D 也会导致立体视锐度下降[10]。Richardson 等[14]在 3~5 岁儿童中进行的一项研究表明,仅靠屈光矫正就能将立体视锐度提高到预期水平。

婴儿在 3 月龄的时候就有双眼视觉,是由于纹状体和纹外区双眼细胞的发育,产生了立体视觉。在皮质水平,大约有 70% 的双眼细胞用于局部或粗糙立体视,其余 30% 最终成为整体(或精细)皮质立体细胞。功能磁共振成像(fMRI)数据显示,与小细胞(腹侧)信息流相比,大细胞(背侧)信息流在交叉和未交叉视差中可能起更大的区分作用[15]。

本章中所讨论的立体图主要是轮廓或线状(局部)视标或随机点状(全局)立体视标[5]。局部立体图涉及使用水平视网膜视差来引起对立体视觉的感知,而整体或随机点状立体图(random-dot stereogram, RDS)利用计算机生成的点阵图,当融合时会形成中央立体视觉[16]。在这些图像中,某些点对于一眼发生一侧位移。当两个图像融合时,位移的点才具有深度[17]。

临床上测量立体视时,即使在有斜视、缺乏整体立体视的情况下,局部立体视仍可存在。线状(局部)立体图的缺点是存在单眼线索,可用于检测出视差[5,17]。RDS 检查没有单眼线索,仅在双眼中心凹注视且双眼视力相当好的情况下,才能获得正确的反应[16,18]。唯有整体立体视是任何大小或方向的恒定性斜视的灵敏检测指标。相对于线状立体图,RDS 立体图的一个重要优势在于微小斜视(其客观斜视角等于旁中心注视偏心量)患者无法感知 RDS 立体视觉,因为根据定义,他们不是双侧中心凹注视[16]。如果使用周边视标,患有微小斜视的患者可以感知线状图(>100″)的局部立体视觉。

在不存在斜视的情况下,整体立体视相对不受模糊的影响,尽管它可能降低[19]。屈光性弱视通常存在整体立体视,但可能未达到阈值水平。部分视力相差两行的患者可以表现出显著的立体视降低[10]。通过双眼分视或双眼视野下的单眼注视(monocular fixation in a binocular field, MFBF)训练,可以提高屈光性弱视,尤其是斜视性弱视的立体视阈值[20-21]。

在视觉筛查时,立体视检查可有效地发现视觉障碍,因为其使用的整体立体视标对屈光参差所引起的视物模糊非常敏感[5,22]。临床上,正常立体视锐度用局部立体图应为 20″~60″。根据所引用的检查和研究,个体应能够感受随机点刺激造成的立体视觉[23]。3~4 岁的年龄标准为 150″,4~5 岁为 70″,5~8 岁为 40″[24]。Ciner 等人[5]采用一种可供选择的强迫选择整体立体视检查 Stereo SmileⅡ试验,发现在没有视力问题的学龄前儿童(3~5 岁)中具有很高的测试性(99.6%)。大部分没有视力问题的学龄前儿童(88%)立体视至少达到 120″。达到 60″立体视的受试者百分比随年龄增长而增加:3 岁儿童为 52.2%,4 岁儿童为 64.9%,5 岁儿童为 71.4%。

测量立体视

在许多情况下,立体视觉可能只存在粗糙立体视(数百个弧秒),尤其是发育中的儿童、老年人或外伤后[25]。皮质损伤对立体视特别不利[26]。如果满足理想的条件,立体视可以达到阈值水平。因此,获得儿童的基线测量可能不足以确保立体视达到阈值,或不会随着时间发生退化。立体视锐度的存在并不等同于有最大的立体视。

动态立体视觉是一个在现实世界中非常有用的深度感知。例如,双眼总和有助于反射性眼球运动[27]。稳态视觉诱发电位(VEPs)已用于测量5月龄大患者的深度运动[28]。运动视差在自然环境下的立体视觉中起着至关重要的作用[29]。令人惊讶的是,视频眼球跟踪显示了小至5周龄患者的融像聚散反应[30]。

静态测量立体视觉要简单得多,也更常见。可以通过脑电图客观地测量静态立体视觉。在自然环境中,脑电图反应的大小与主观立体视锐度成正比[31]。由于其便捷性,立体视板测试多年来一直是视光检查室的主流。这些对深度感知的模拟测量与类似于双眼单视界的物理测量相关联,例如:三杆试验[32]。相比于远距离立体视锐度,近距离立体视锐度更经常被测量,原因是其反应时间更快[33]。然而,在临床上,对于一些发散过度的显性外斜患者,测量远距离立体视更有用[34]。

如果年幼的儿童不愿意配戴偏振光眼镜,可以使用页面上的棱镜分离来测量立体视觉,如在 Bernell 立体视觉评估试验(Bernell Evaluation of Stereopsis Test, BEST)中所示(图 19.1A)。这本小册子还有一个优点,即它是全彩的,因此对小细胞(parvocellular cell)提供了更强的刺激,并有局部凹面视标、凸面视标以及控制视标,范围从 400″ 至 80″。

Randot 学龄前立体视检查(图 19.1B)是一种需要偏振眼镜的灰阶选择检查册,测量 800″ 至 40″ 的近距离立体视觉。检查者应从中间(200″ 和 100″)的视标开始,以便仅需要 3 页中的 2 页,就能达到任何患者的阈值。Randot 学龄前立体视检查包括了 3 册书,使用 RDS 刺激,需要偏振眼镜[35]。每本书的左手边都有 4 个随机排列的测试图形的二维黑白插图。右手边的页面,包含两组具有匹配形状的 4 个随机点图案,有 3 个刺激点图和 1 个空白图。第 1 册由中等视差(200″ 和 100″)的形状组成;第 2 册是由细微视差的图形组成(60″ 至 40″);第 3 册使用了有轨迹差异的图形(800″ 和 400″)。在每一个级别,孩子必须识别 3 种立体视觉刺激中的 2 种。如果孩子通过了第 1 册的检查,就给他第 2 册。如果第 1 册没有通过,则执行第 3 册。在做这个检查时,孩子不需要看完所有的 3 册。

Birch 等[35]测定 3~5 岁儿童的成功率为 89%~95%,2 岁儿童成功率为 70%。在 2~5 岁儿童中,成功率高于 Titmus(见下文)和 Randot 立体视检查的成功率。当这些检查被用作筛查工具时,在立体视锐度测量方面的有效性很高。

对于年长的儿童和成人来说,标准的立体视检查册一直是深度感知筛选的主要依据。在许多情况下,单眼深度线索的局部立体视检查(例如 Titmus)已被 Lea 符号和随机点背景取代。在随机点 2 和随机点 3(图 19.2)等检查中,阈值通常为 12.5″,这使得它们对发现集合问题都非常敏感。后者是一个完全的整体立体视检查,只出现一个 900″ 的单眼可见的十字。这是 Paul Harris 版随机点 1 检查的升级版。

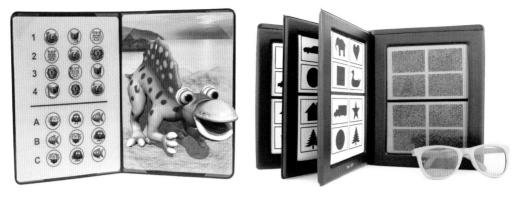

图 19.1　A. BEST（恐龙）(Courtesy of Bernell.); B. Randot 学龄前立体视检查(Courtesy of Bernell.)

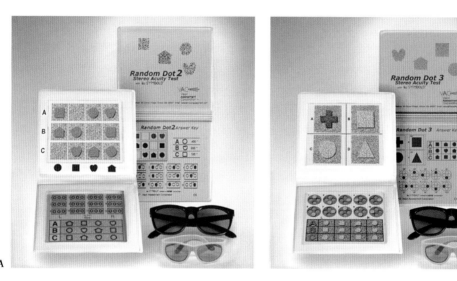

图 19.2　随机点 2 和随机点 3 检查(Courtesy of Bernell.)

Randot 立体视检查

　　Randot 立体视检查（图 19.3）由三个子测试组成,两个测试使用线形立体图,一个使用 RDS。它需要使用偏振眼镜。Randot 子测试是一个纯 RDS 测试,具有 500″ 和 250″ 两个视差级别。动物子测试（猫为 400″,兔为 200″,猴为 100″）和圆圈子测试（范围为 400″ 至 20″）是嵌入在随机点背景内的线形立体图,以减少单眼线索的影响。检查在 40cm 处进行,必须尽量减少头部过度移动和反光。

　　这个检查中的不良应答,可能反映了患者的语言或沟通困难。为了再次确认患者的真实反应,检查者将检查本倒置,这样患者就可以看到没有交叉视差的立体图,而立体图的形状看起来是凹陷在页面内。年龄较小的患者也可以用手指来指,减少口头交流的需要。Rosner 等[13]认为,在进行圆圈子测试时,用一个手指在三个圆圈上移动,可以帮助孩子们感知立体视。Randot 图形和动物子检查,适用于 4 岁的孩子,圆圈子测试适用于 5 岁的孩子[13]。6 岁时所达到的平均立体视锐度为 30″,11 岁时提高到 20″[14]。

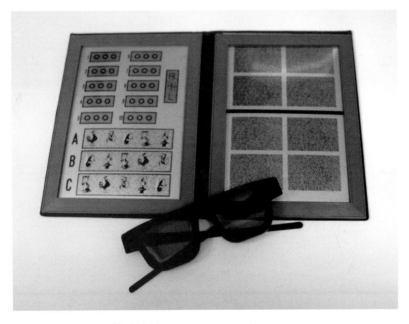

图 19.3　Randot 立体视检查（Courtesy of Bernell.）

Titmus 立体视苍蝇检查

　　Titmus 立体视苍蝇检查的三个子测试都使用线形立体图，需要使用偏振眼镜（图 19.4）。苍蝇子测试是一个大视差视标（3 000″），动物子测试范围为 400″至 100″，圆圈子测试范围为 400″至 40″。为了确保真实的立体视反应，可以通过将检查本倒置，检查没有交叉视差的苍蝇子测试。当要求孩子触摸苍蝇的翅膀时，孩子会尝试指向书页内。这些子测试最初在

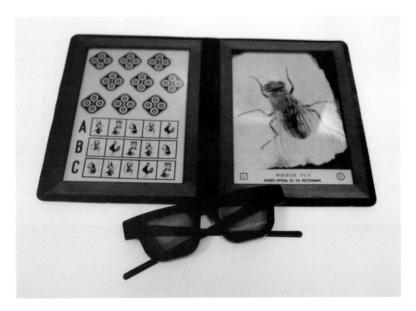

图 19.4　Titmus 立体视苍蝇检查

40cm 处进行,但是如果孩子有辨别立体视的困难,可以尝试减少检查距离[13]。苍蝇子测试可用于 3 岁以下的儿童,动物子测试可用于 4 岁以下的儿童,圆圈子测试可用于 5 岁以下的儿童。圆圈子测试的主要缺点是存在单眼线索;动物子测试线索较少,但 9 个圆圈中的前 5 个单眼线索较强[13]。

远距立体视检查

远距立体视通常不如近距立体视强,但它对于发散不足或发散过度的患者至关重要。多年来,检查远距离立体视的可用工具之一就是随机点 E(Random Dot E, RDE)(图 19.5)。这种强制选择检查,包含一张不需要双眼深度的演示卡,可以用来匹配患者所看到的内容,还有一张强制选择的对照卡,以及一个可以向四个方向旋转的随机点 E。该检查可以在任何距离下使用,但建议最远距离为 5m(16 英尺),阈值为 50″。这项检查推荐给 3 岁以上的患者进行[36]。

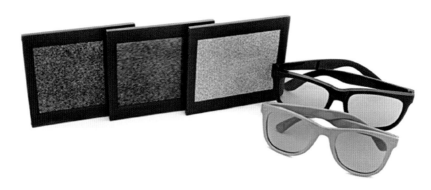

图 19.5　随机点 E 深度知觉检查(Courtesy of Bernell.)

RDE 通常使用的检查距离是 0.5m(504″的视差)和 1.0m(252″的视差),但也推荐 1.5m(168″的视差),因为该距离对视力下降和双眼视功能障碍更敏感。检查者的目的是呈现立体图,让孩子选择带有 "E" 的检查板。用示范板练习,确保孩子理解任务。如果孩子对任务的理解有困难,可将检查距离缩短到 33cm 或 40cm,这样能让他们有更好的表现[13]。此外,立体图应该举在略低于眼睛的位置,并稍微倾斜,以便它们垂直于患者的视轴,从而最大限度地减少反光。当受检者出现了四个连续的正确反应或进行了六次测试时,检查就完成了。这项检查可以在 3 岁的儿童中进行。然而,图形 - 背景识别能力较差的孩子可能会表现出不一致的反应,因为他们可能很难从一个视觉密集的背景中辨别视标[24]。

一项较新的(但更昂贵的)立体视检查是在 3m 进行的远距离 Randot 立体视检查(Distance Randot Stereotest)。这本四板块的检查册,最初是为儿童眼病研究组(PEDIG)研究间歇性外斜视而开发的。它包含了 400″、200″、100″和 60″的视标,并包含了患者使用的匹配卡。还有一种价格更便宜的单页检查,称为随机点远距离检查(图 19.6),可供选择。

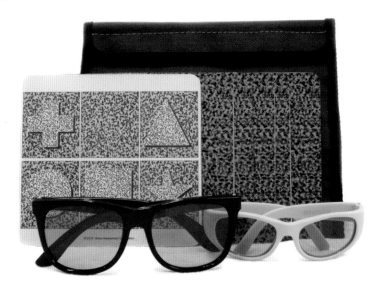

图 19.6　随机点远距离检查（Courtesy of Bernell.）

立体视作为一种视觉训练工具

三维融合（或立体融合）一直以来,应用于在视觉治疗过程中的精准眼位监测。作为临床技术,高对比度偏振视标可为患者提供出色的视觉反馈。那些达到最高深度知觉水平的人,将体会到这些视标的精细程度的差异,进而可用于准确测量聚散范围,以及用于训练的其他任务。

并不是所有用于测量立体视的视标都是相同的。红绿视标更便宜,但由于对比度相对较低,这有时会导致抑制。线性偏振矢量图克服了这些问题,特别是应用了背光支架后。然而,当视标足够小时,两个矢量图上的偏振图像可以被抑制,因为视标覆盖的视网膜区域与抑制的概率成反比[37]。

视光学视觉治疗的矢量图和其他立体视标,根据视标的"着墨"区域和景深,从最简单到最难,分别反映了抑制和眼位对准的相对难度。视觉评估公司（Vision Assessment Corporation）最近新增的矢量图也突出了这部分内容。表 19.1 列出了从最容易到最难的矢量图。一个设计良好的矢量图系列也将考虑到对弧秒要求的增加。

表 19.1　从最小难度到最大难度的矢量图建议顺序

立体矢量图 （Vision Assessment Corporation）	独特特征	立体视锐度范围	立体矢量图 （Stereo Optical）
台球桌	总深：14 365″	6 683″ 前端 6 606″ 后端	跑道
爆米花	总深：3 200″ 字母：20/100	2 000″ 爆米花 1 200″ 桶	

续表

立体矢量图 （Vision Assessment Corporation）	独特特征	立体视锐度范围	立体矢量图 （Stereo Optical）
气球	总深：2 450″	1 600″ 凹 850″ 凸	
泰迪熊	总深：2 600″ 30″ BO 25″ BI	1 100″ 凹 1 500″ 凸	小丑
书架	总深：3 050″	1 500″ 凹 1 550″ 凸	
青蛙	总深：7 800″	5 300″ 背景 2 500″ 青蛙	
水族馆	总深：2 600″	1 100″ 凹 1 500″ 凸	鹅妈妈
飞镖靶	总深：9 445″	3 270″ 凹 6 175″ 凸	芝加哥天际线

　　一个有相对简单视标的例子是台球桌矢量图（图 19.7）。这个变量（两张表）矢量图与旧的非变量的矢量图表"跑道"有一些相似之处。台球桌几乎覆盖了整个矢量图,使双眼抑制变得困难。但是,台球的聚散需求和台球桌本身的聚散需求都是前后变化的。如同大多数矢量图,台球桌图有一个 $16^\triangle$ BI（发散）训练的范围,和一个 $24^\triangle$ BO（集合）训练的范围,共有 $40^\triangle$ 总聚散范围。

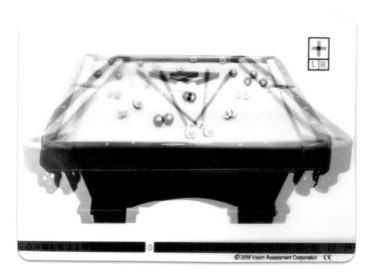

图 19.7　台球桌矢量图（Courtesy of Bernell & VAC.）

　　与 Snellen 视力表一样,随着患者学会双侧中心凹注视,立体视锐度从较大（或更粗略）的周边需求,发展到更精细的需求。因此,随着周边刺激的减少,立体视视标变得越来越困难。爆米花矢量图(图19.8)也适合初学者,尽管其视标密度稍低,比台球桌覆盖的视锥细胞更少。由于较弱、较小的视标更易于抑制,因此要使用背景光显示器,最大限度地提高对比度[37]。大的中央桶视标被13块爆米花包围,这些爆米花似乎漂浮在矢量图平面的前面或后面,以1 200″的深度范围展开。每个爆米花内都用字母(20/100需求)标记,用指针定位。

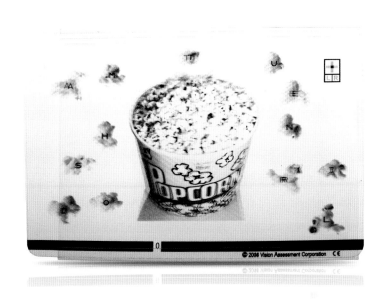

图19.8 爆米花矢量图,有1 200″的立体视范围(Courtesy of Bernell & VAC.)

气球矢量图(图19.9)的立体视锐度要求范围是爆米花矢量图的两倍,但偏振"墨迹"的密度更大,以减少抑制的概率。因此,对于立体视锐度下降但非缺失的患者来说,这是本文所讨论的矢量图中难度排名第三的检查。

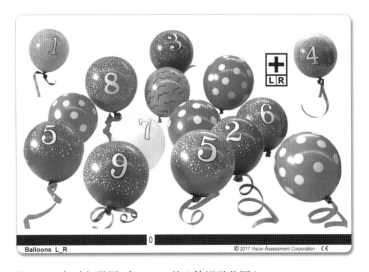

图19.9 气球矢量图,有2 450″的立体视觉范围(Courtesy of Bernell & VAC.)

使用台球桌或气球矢量图时不太可能产生双眼抑制,但重叠的视标可能会造成图形-背景识别问题。对于那些希望有更多空白空间的人,可以选择传统的小丑矢量图的升级版——泰迪熊矢量图(图19.10)。它提供了与其他矢量图相同的40″的需求,平衡了双眼抑制,控制及可变的视标需求。与使用对角线或曲线的图像相比,这些立方体的锐利的水平和垂直边缘可能会刺激更多的皮层边缘探测(简单细胞)。

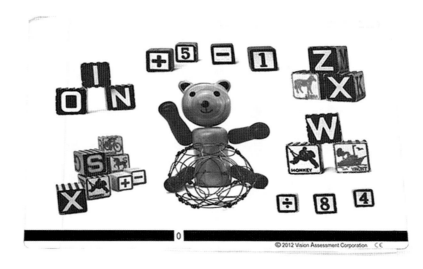

图 19.10　泰迪熊矢量图,有 2 600″ 的立体视觉需求(Courtesy of Bernell & VAC.)

书架矢量图(图19.11)要求将大范围的视网膜刺激(如台球桌矢量图)和可变的较小离散视标(如气球矢量图)结合起来。书架视标很难产生抑制,但小猴子和小假人之间有将近 1°(3 000″)的距离,不需要所有受检者同时融合所有的视标。

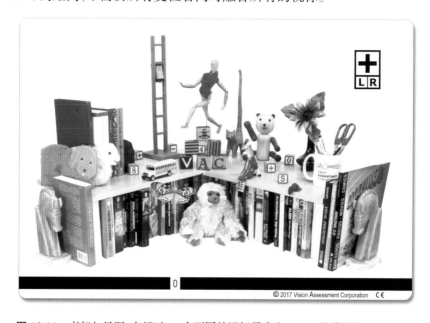

图 19.11　书架矢量图,有超过 12 个不同的视标需求和 3 000″ 的范围(Courtesy of Bernell & VAC.)

　　青蛙矢量图是没有周边融合提示的更简单的视标（图 19.12）。大约一半的区域被偏振灰度图像或阴影背景所覆盖，很难出现抑制。此外，只有一个有趣的视标，与荷叶背景相比是凸的。青蛙图立体视觉深度范围为 2 500″，总聚散范围为 40$^{\Delta[38]}$。规则的圆形边界和青蛙的面部特征对受检者的视觉皮层有特殊的意义，因此特别吸引年龄较小的患者。然而，与其他矢量图相比，因为它较小的尺寸，可能使青蛙更容易出现抑制。

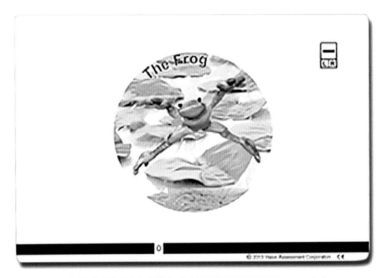

图 19.12　青蛙偏振可变矢量图，立体视觉深度范围为 5 300″（Courtesy of Bernell & VAC.）

　　水族馆矢量图（图 19.13）充满了友好的海洋生物，但作为双眼视的视标，它是相当稀少的。相对较大的空白空间，加上不规则的边缘，以及与最极端的视标之间超过 6 000″ 的聚散需求，使该视标成为一个具有挑战性的视标，可用于后续的治疗，可以与旧版本的鹅妈妈矢量图相比较[39]。

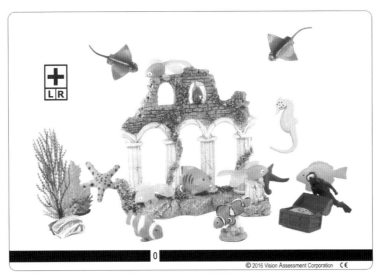

图 19.13　水族馆矢量图，从最凹到最凸的立体视觉需求范围为 6 100″（Courtesy of Bernell & VAC.）

最后,最难的矢量图是飞镖靶矢量图(图 19.14)。与芝加哥天际线矢量图一样,飞镖靶矢量图有一些对患者有益的元素,也有一些具有挑战性的元素。有利的一面是圆形的靶本身涵盖了很大的视网膜区域,因此很难产生抑制。挑战来自飞镖,它们不可能被同时融合。飞镖靶矢量图以其近 10 000″ 的视差范围,对近 3° 的立体视觉是所有矢量图中要求最高的图。将其与立体苍蝇进行比较,即使在其最高视差下,立体苍蝇也仅覆盖 1°。

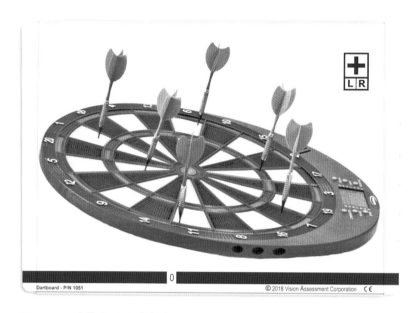

图 19.14　飞镖靶矢量图,有合计 9 445″ 的立体视觉范围(Courtesy of Bernell & VAC.)

临床检查注意事项

滤光片

Frantz 等[40]发现,某些塑料棱镜(非玻璃棱镜),会导致立体视降低,或在需要使用偏振眼镜的检查中,明显无法感知立体视。一些具体的观察发现,棱镜后的眼睛可看到两眼的视标,或者只看到另一只眼睛的视标,而看不到该眼本身的视标。由于存在一种厚度依赖关系,使得光通过棱镜时改变了偏振。在制造塑料棱镜时,发生的聚合过程会在一定方向上形成聚合物链,其方向会导致光的双折射,从而使光在穿过塑料时会发生偏振。众所周知,塑料的双折射特性取决于材料的厚度以及光进入材料的角度。可以通过将棱镜放置在滤光片后面,而不是滤光片前面,来避免塑料棱镜的这种偏振效应,但这在临床上并不实用。当使用带有偏振矢量成像材料的棱镜时,医生必须通过棱镜在不同的倾斜角度,单眼观察抑制控制,以确保棱镜不影响偏振。

一些立体视检查的版本不需要偏振眼镜(Titmus 立体图,Reindeer 立体图,苍蝇随机点,随机点图像,BEST 恐龙立体图,还有随机点 E/ 圆圈 / 方形)。Hatch 和 Richman[1]比较了非偏振检查和偏振检查的有效性。发现二者在立体视检查结果上没有统计学差异。正确的管理操作是非偏振检查的关键。少量的倾斜可以防止看到另一眼的图像。当在每只眼睛中观察到相同的抑制控制时,能确保放置的位置是恰当的。检查年龄更小、更不安分的孩子时,这是一个重要的考虑因素。

年龄

双眼发育的敏感时期是双眼神经元可塑性最强的时期,Broadbent 和 Westall[11]认为,这一时期是从出生后几个月开始,在 1~3 岁达到高峰。在 3~5 个月大的时候会出现立体视[41-42]。他们还指出,限制儿童在立体视检查中表现的是神经发育,而不是精确的聚散功能的发育。在临床上,认知因素也影响着立体视的测量。研究已经得出结论,与年龄相关的立体视锐度的改善,尤其是在更小视差(小于 $1°/3\,600″$)的情况下,归因于儿童的认知成熟,而不是视觉系统的完全发育[42-43]。

有人研究了认知能力不够成熟、无法理解测试内容的儿童获得反应的不同方法。一些作者指出,在非常年幼的儿童中,操作性优先注视(operant preferential looking, OPL)提供了更可靠的立体视觉结果[16,43-44]。在 OPL 的基础上,Ciner 等[43]制订了立体视锐度的临床指南,如表 19.2 所示。这些数值与类似成人的立体视是出现在儿童早期这个观点是一致的。这项研究清楚地表明,测试的方法是准确评估年轻患者立体视觉的关键。

表 19.2 操作性优先注视立体视锐度年龄正常值

年龄 / 月	立体视锐度 / 弧秒
18~23	250
24~29	225
30~35	125
36~53	100
54~65	60

Reprinted with permission from Ciner E B, Schanel-Klitsch E, Scheiman M. Stereoacuity development in young children. *Optom Vis Sc.* 1991; 68(7): 533-536.

筛查

文献强调立体视锐度检查的筛查功能,特别是 Lang Ⅱ、Frisby、Randot、Titmus 和 TNO 检查[45]。然而,Ohlsson 等[46]对 12~13 岁儿童进行的一项研究发现,其未转诊率偏高。他们发现弱视的未转诊率高达 54%~88%,斜视的未转诊率高达 25%~67%。没有斜视的弱视患者更有可能在这些检查中被遗漏。Richardson 等[14]表明在 3~5 岁儿童中使用 Randot 测试的立体视检查不能提供关于视觉功能的其他信息,尤其是在单眼视力下降方面。Kemper 等[47]指出,当使用 Lang Ⅱ进行筛查时,3 岁儿童的不可检测率较高(4%~7%),而 4~5 岁儿童的不可检测率为 1%~2%。

在 2~3 岁儿童中,RDE 可靠性高于视力、屈光不正等其他筛查方式[48]。已确定它是一种快速检测方法,对未矫正的屈光不正、斜视和弱视敏感。没有确切的证据表明立体视检查是一种有效的视力筛查工具。在学龄前儿童(2~4 岁)中,考虑到他们单眼视力评估的配合较差,立体视检查可能是筛查视觉障碍的唯一方法。对于远距离视力检查,Kemper 等[47]发现 3 岁儿童的不可检测率为 38%~45%,4 岁儿童为 12%~13%,5 岁儿童为 2%。因此,立体视检查作为一种筛查方法的实际应用,最终取决于医生的判断。

斜视和弱视

Cooper[16]指出,RDS 刺激不应用于弱视的筛查,但对弱视伴微小斜视患者的筛查是有效的。Manny 等[49]指出,"无论是 Frisby 还是 Lang 都不能绝对排除在没有斜视的情况下存在的弱视或屈光参差。"Richardson 等[14]指出,仅靠屈光矫正就能将立体视锐度提高到预期水平。他们对学龄前儿童(3~5 岁)的研究也发现,立体视锐度主要受屈光性模糊的影响。延迟屈光不正的矫正和延迟弱视的积极治疗,在 12 个月后重新评估时,不会导致较差的立体视力结果,此时可以更准确地检查患者的视力。

在弱视患者接受视觉治疗后,立体视检查可用于判断视力改善的预后。获得一定程度 RDS 立体视觉的患者,或在线状立体图检查(如 Titmus 立体视检查)中达到 70″ 以上的患者,有望在完成治疗后保持其视力增益[49]。

融像

融像涉及运动系统和感觉系统之间的相互作用。运动融像系统包括对感兴趣的物体进行双眼注视和刺激每只眼睛中相应的视网膜对应点所需的所有聚散成分(视差、调节性、近感性和张力性)[50]。然后,感觉融像系统可以通过将两个略有不同的视网膜图像整合成对单个物体的感知而发挥作用[50]。运动融像功能障碍可导致感觉融像功能障碍,包括抑制、弱视、异常视网膜对应(anomalous retinal correspondence, ARC)等[50]。这些皮层适应是对长期运动融像功能障碍的反应。

运动融像可以进行直接和间接的评估。直接检查包括隐斜、聚散范围、注视视差(fixation disparity, FD)和聚散灵活度的测量。间接检查包括集合近点(near point of convergence, NPC)、负相对调节(negative relative accommodation, NRA)/ 正相对调节(positive relative accommodation, PRA)和双眼调节灵活度(binocular accommodative facility, BAF)。本节将强调评估非斜视患者的双眼视功能检查。许多检查可以洞悉运动融像系统的效率降低和其不准确性。非斜视儿童人群中常用的感觉融像检查包括立体视检查、Worth 4 dot(W4D)、矢量图融像范围、cheiroscopic 描摹、Van Orden star 和 Keystone visual skills(KVS)卡。矢量图和立体视检查在本章前面已经介绍过。

有了多种评估融像的方法,问题就出现了。第一个问题,为什么有必要对同一功能进行几项检查?第二个问题,在监测治疗进展时这些检查是否可以互换使用?Birnbaum[23]解答了第一个问题,讨论了需要使用弱刺激和强刺激融像来评估双眼系统的必要性。弱刺激融像是小的、非立体的视标,刺激中央视网膜和没有周边线索的融像。例如,综合验光仪中的用于测量隐斜度和聚散范围的视标构成了对融像的弱刺激。相比之下,强刺激是细节的、立体的、更大的视标,同时刺激中央和周边视网膜。在强烈刺激下出现问题(例如:范围受限、抑制或立体视差)的患者通常有严重的聚散功能缺陷,而且有相当明显的症状。对于第二个问题,Feldman 等[51]研究并比较了使用 Risley 棱镜、矢量图和计算机测量的聚散范围。他们的结论是,每种方法提供不同种类的信息,不能互换使用。因此,为了充分评估双眼功能并监测视觉治疗的进展,应采用多种评估融像的方法。

融像的测量

测量眼位:隐斜

隐斜测量能指出在分离条件下,近距离和远距离时的双眼眼位或眼球对准度。Manny 和 Fern 描述隐斜为"一种通过融像性聚散保持潜在的偏斜,仅在融像被破坏时才显示出来"[52]。评估隐斜的例子有遮盖试验、von Graefe 试验,以及改良的 Thorington 试验。

遮盖试验对儿童的优势在于它是一种客观的试验。控制近距离调节非常重要,尤其是对于有症状的调节缺陷患者,因为它会影响测量的准确性[53]。棱镜中和遮盖试验,已经被指出其具有很高的检查者自身和检查者之间的重复性[53-55]。

von Graefe 隐斜试验是一种传统的隐斜测量方法。检查是在更具有感知挑战性的环境下进行的,因为在综合验光仪后面进行检查时,可能存在更多的视觉不匹配。例如,患者的周边被综合验光仪挡住了,这导致了更多的可变结果。von Graefe 检查法具有很高的检查者自身的可靠性,使其成为监测接受视觉训练患者进展的一种很好的方法[56]。当只有一名检查者时,仪器设备的设置是一致的,要提醒患者保持看到清晰的视标,这很重要,因为这能控制调节,使变异最小化[18]。隐斜结果正常的患者,尤其是在进行治疗干预后,症状可能会减少,并表现出更大的视觉耐力和更长的视觉活动时间。然而,von Graefe 隐斜试验是检查者之间隐斜测量中重复性最差的。因此,在有多种选择的临床环境中,它不是理想的测量方式。

改良的 Thorington 试验,也被称为眼肌失衡测量(图 19.15),是常见的隐斜度测量方法中重复性和可靠性最强的[54]。检查者通过指导患者保持图表上的数字清晰来控制调节。对于不能提供可靠反应或在综合验光仪检查过程中表现出不稳定的双眼视的儿童患者,这是一个极好的选择。对于 7、8 岁以下的孩子来说,这是一种快速有效的检测方法[18]。

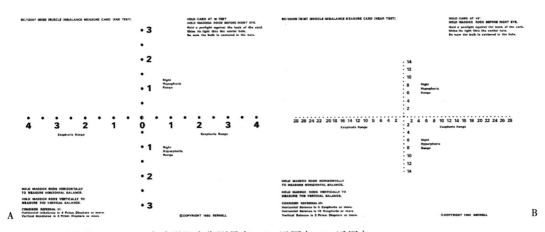

图 19.15　改良的 Thorington 卡或眼肌失衡测量卡。A. 远用卡;B. 近用卡

测量眼位的检查：注视视差和相联性隐斜

注视视差（fixation disparity, FD）和相联性隐斜（associated phoria, AP）试验提供了相关或双眼条件下的眼位情况[18]。Steinman 等[17]将注视视差定义为视轴不完全相交于视标处，在聚散度上有小而持续的误差。这些图像可能不会精确地投射于视网膜对应点上，但仍位于 Panum 的融合区域内，因此在双眼注视时，该物体被感知为单个物体[17,53]。注视视差通常以弧 /min 为单位。相联性隐斜是将注视视差降至零所需的棱镜量[52]。测量注视视差在年龄较大和更合作的学龄儿童中是有用的，特别是当症状的严重程度与聚散结果不匹配时。此外，它为临床医生提供了关于棱镜是否适用的有用信息[18]。

为了评估双眼稳定性，通过使用不同量的棱镜测量注视视差生成强制会聚注视视差曲线。用于生成注视视差曲线的常用工具是 Wesson 注视视差卡（图 19.16）。Wesson 注视视差卡的校准距离为 25cm 和 40cm。需要戴偏振眼镜。首先，测量不加棱镜时的注视视差。然后将棱镜置于眼前，从 3^{Δ} 开始，然后每次增加 3^{Δ}，直至患者复视或抑制。棱镜可以逐渐增加，也可以交替其方向。为了防止受检者适应聚散，在调整棱镜时应闭上眼睛[57]。结果绘制在图表上，x 轴是棱镜的使用量。底向内的棱镜（BI）在 y 轴左边，底向外的棱镜（BO）在右边。y 轴代表注视视差，内隐斜注视视差在 x 轴上方，外隐斜注视视差在 x 轴下方。x 轴截距为相联性隐斜，y 轴截距为注视视差。患者可以表现出的 4 种类型的曲线（图 19.17），如表 19.3 所示。

与使用 Sheedy 注视视差测量仪生成的曲线相比，使用 Wesson 卡生成的注视视差曲线产生更多的 I 型和 II 型曲线，并显示出更多的外隐斜和更陡峭的斜率[57]。必须注意的是，

DISTANCE: 40 CM（16 INCHES）		F.D.（MIN. ARC）	25 CM（10 INCHES） F.D.（MIN. ARC）
RED	0	0	0
	½	4.3'	6.9'
GREEN	1	8.6'	13.7'
	1½	12.9'	20.6'
ORANGE	2	17.2'	27.5'
BLACK	3	25.8'	41.2'
BLACK	4	34.4'	55'

ESO F.D.: ARROW TO LEFT
EXO F.D.: ARROW TO RIGHT

See look can
one baby run
is help play
dark was what

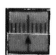

Smash empty sale stone
grove desire ocean
begin bench damp
against gentle

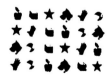

WESSON FIXATION DISPARITY CARD ©
FIFTH EDITION 2003

图 19.16　Wesson 注视视差卡

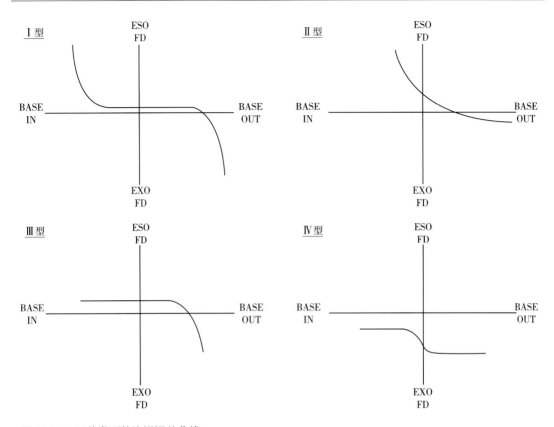

图 19.17 四种类型的注视视差曲线

表 19.3 四种注视视差（FD）曲线特征

FD 曲线	人群频率 /%	相关视力发现	建议治疗选择
Ⅰ 型	60	这些患者通常无症状。有症状的患者曲线斜率更陡，表明棱镜适应不良。曲线越平坦，棱镜适应越好	患者对视觉治疗反应非常好
Ⅱ 型	25	患者倾向于内隐斜	患者对棱镜和近距离正镜片的反应更好
Ⅲ 型	10	患者倾向于外隐斜	患者可以接受视觉治疗培训，但不如 Ⅰ 型患者容易。可以选择与曲线最平坦中心部分相关棱镜量
Ⅳ 型	5		视光学文献中尚未就该组的常规治疗方案达成一致

Reprinted with permission from Goss DA. Fixation disparity. In：Eskridge JB，Amos JA，Bartlett JD，eds. *Clinical Procedures in Optometry*. 1st ed. Philadelphia，PA：JB Lippincott；1991：716-726.

棱镜量不应仅根据 Sheedy 视差测量仪计算的强制会聚曲线的相联性隐斜来记录；它可能为患者提供过多的棱镜，我们的目标是处方最小量的棱镜[52]。

一般而言，注视视差曲线提供了与患者症状相关的双眼状态信息，以及视觉治疗作为治疗选择的预后[57]。观察到强制会聚曲线与患者症状之间具有良好的相关性[18]。例如，内隐斜注视视差患者往往症状更严重,不规则的注视视差曲线提示调节功能障碍。当比较分离隐斜(von Graefe 隐斜)与注视视差时,发现其相关性较弱,然而许多双眼功能障碍主要基于包括分离隐斜测量的结果进行诊断[57]。此外,临床医生在相关条件下进行检测时,应考虑到感觉和运动成分均存在;这可以解释为什么基于注视视差的处方并非成功适用于所有患者[18]。

　　表 19.4 中列出了测量相联性隐斜的设备[57]。为了测量相联性隐斜,要求患者查看视标,并说明两条线是否对齐。如果它们对齐,相联性隐斜为零。如果未对齐,则添加棱镜,直至线条对齐。两种远距离相联性隐斜测量设备,三种近距离检测设备,显示出良好的相关性[57]。根据注视视差曲线推断的 Sheedy 相联性隐斜,通常高于表 19.4 中列出的二种工具的相联性隐斜。Jiménez 等[58]研究了使用 Mallet 测量装置的相联性隐斜与整体立体视之间的关系。高相联性隐斜受试者表现出较差的立体视反应。此外,他们发现相联性隐斜的方向(即外隐斜与内隐斜)对立体视的影响,不如相联性隐斜的大小那么大。

表 19.4　测量相联性隐斜的设备

远距离	近距离
美国光学偏振立体幻灯图 (American Optical vectographic slide)	Bernell 灯式视标 (Bernell test lantern)
Mallet 测量装置(远用) (Mallet box)	Borish 近距离阅读卡、Mallet 测量装置(近用) (Borish near card,Mallet box)

Reprinted with permission from Goss DA. Fixation disparity. In: Eskridge JB, Amos JA, Bartlett JD, eds. *Clinical Procedures in Optometry*. 1st ed. Philadelphia, PA: JB Lippincott; 1991: 716-726.

　　垂直相联性隐斜叮以通过简单旋转装置来测量;一些装置具有水平线用于测量垂直相联性隐斜。相联性隐斜测量在评价和管理垂直偏差时是有效的。研究表明,处方的垂直棱镜量应等于相联性隐斜,应在远近仔细测量后得出[57]。垂直相联性隐斜为 0.75^Δ 的有症状患者受益于垂直棱镜或会聚治疗[18]。

测量融像性聚散的检查

平滑的聚散度范围

　　Risley 棱镜能测量平滑聚散[18]。Risley 棱镜通常安装在综合验光仪上,但也有手持式版本[59]。双眼前的棱镜应平稳地朝同一方向增大同等的度数,并足够缓慢地转动,使儿童能够做出反应。记录下模糊点、破裂点和恢复点。模糊点是与融像性聚散量相关的,当调节不能再保持在视标上时,模糊点提供了关于调节性聚散状态的信息[23,52]。模糊可能是由调节性聚散或聚散性调节引起的[52]。破裂点为聚散幅度的总和,包括调节性聚散[18,52]。恢复点说明了双眼系统恢复融像的有效性[18,23]。Rouse 等[56]表示,这项检查的可信度相当高,差异范围在 3^Δ 和 12^Δ 之间。

　　有融像聚散功能障碍的患者可表现出正常的融像聚散幅度,意味着需要进行多次聚散检查来确定患者的融像状态[18]。在年龄较小的儿童中,模糊反应可能是最难引出的[24]。为了评估聚散范围的一致性和易疲劳性,也要重复进行检查,尤其是有高隐斜度的视疲劳患者。此外,仅测量补偿范围或仅测量近距的融像范围,并不足以充分评估有症状患者的双眼视功能。

　　最常用的标准值是 Morgan 标准值,如表 19.5 所示。作为指导原则,Sheard 准则规定,为了获得舒适的视觉,补偿聚散范围应至少是隐斜数值的两倍。Daum[59] 得出的结论是,这个方法的正确率约为 75%。

表 19.5　Morgan 融像范围标准

	底向内(BI)		底向外(BO)	
	平均值	标准差	平均值	标准差
远距(6m)	×/7/4	×/3/2	9/19/10	4/8/4
近距(40cm)	13/21/13	4/4/5	17/21/11	5/6/7

Reprinted with permission from Daum KM. Vergence amplitude. In: Eskridge JB, Amos JA, Bartlett JD, eds. *Clinical Procedures in Optometry*. 1st ed. Philadelphia, PA: JB Lippincott; 1991: 91-98.

阶梯聚散范围

　　棱镜串融像范围检查,使用逐步增加的 BI 或 BO 棱镜。当临床医生预先判断儿童可能无法提供可靠的主观反应时,要使用棱镜串检查。检查者将依靠观察眼球的对准度来客观评估聚散范围。当孩子开始从一个图像交替地注视到另一个图像时,就出现眼球不对准(破裂点)。这时,检查者问孩子看到了几个图片。在整个过程中,必须密切监控注视,临床医生不应该等待孩子的主观反应。同样地,要记录模糊点(如果有)、破裂点和恢复点。

　　表 19.6 列出了 4~12 岁儿童中的破裂点和恢复点的标准值。平滑和阶梯融像聚散范围的预期结果不同,不能互换使用[18, 60-61]。因此,应使用相同的检测方法监测视光学视觉治疗的进展。

表 19.6　使用棱镜串测量聚散范围不同年龄标准

	底朝内				底朝外			
	4.5~5.5 岁		7~12 岁		4.5~5.5 岁		7~12 岁	
	平均值	标准差	平均值	标准差	平均值	标准差	平均值	标准差
远距(6m)	8.9/5.7	2.7/2.9			14.5/10.6	5.5/5.2		
近距(40cm)	15.5/12.3	4.5/4.3	X/12/7	X/5/4	28.9/23.4	5.6/5.1	X/23/16	X/8/6

From Lam SR, LaRooche GR, De Becker I, et al. The range and variability of ophthalmological parameters in normal children aged 41/2 to 51/2 years. J Pediatr Ophthalmol Strabismus. *1996; 33: 251-625; Scheiman M, Wick B.* Clinical Management of Binocular Vision: Heterophoric, Accommodative, and Eye Movement Disorders. *Philadelphia, PA: Lippincott Williams & Wilkins, 1994.*

聚散灵活度

检查水平聚散灵活度是为了评估患者聚散反应的质量[62]。在测量聚散灵活度有关融像质量时要注意一些参数,包括反应潜伏期、速度、准确性和疲劳程度[23]。具有较高检查重复性,统计上能区别有症状患者和无症状患者聚散灵活度的棱镜组合为 3$^\Delta$BI/12$^\Delta$BO,预期结果近距离 15 次 /min(cpm)[18,63]。检查者首先询问受检者使用 BI 棱镜和 BO 棱镜后所看的视标是否为单一视标。然后指导受检者在每一次棱镜翻转后,指出什么时候视标是单一的。检查时间为 1min,检查者记录翻转周数。翻转周数是棱镜翻转次数的一半。如果患者不能融像任何一边的视标,结束检查。

Gall 等[64]指出,测量聚散灵活度,使用视力表上的 20/30 垂直列字母视标,不需要像 BAF 检查那样进行抑制控制。然而,它可能无法对弱视患者或深度抑制患者进行检查。如果使用红绿分视或偏振刺激图片进行抑制检查,灵活度的结果大约降低 2cpm[62]。

聚散灵活度低,双眼视检查结果不佳的患者,通常有视疲劳[62]。融像聚散范围正常的有症状患者,其聚散灵活度可能是异常的,这表明如果仅评估平稳的聚散度,可能无法检测出聚散功能障碍[18]。通过客观监测聚散的阶梯变化的研究,可以看出治疗后的改善,聚散灵活度与聚散幅度之间存在正相关。这表明应该使用聚散灵活度来监测视觉治疗的进展[62,65]。

感觉融像范围

感觉融像范围提供的信息,与使用棱镜测量的运动融像聚散范围不同。感觉融像范围可以用可变矢量图、偏振矢量图、红绿矢量图等来测量,本章前面已有提及。这些三维视标对融像有强烈的刺激作用,因为它的视标大、有细节以及是立体的。检查通常在 16 英寸(或 40cm)处进行,每个数字或字母对应一个棱镜度[23]。对于 5 岁以下的儿童,应在一个自由空间测量矢量图范围,以便检查者客观地观察孩子的眼位。也可以在远距离使用投影仪投映矢量图,来评估患者的周边融像能力。图像必须显示在铝涂屏幕上,以创建一个偏振光投影屏幕,它将保持光的偏振。

在测量矢量图的范围时,需要注意几个问题[23]。其中一个是感知 SILO(近小,远大)或 SOLI(远小,近大)。这指的是随着需求的 BO 增加,患者感知图像变得越来越小、越来越近(近小或 "SI")的能力。相反,当测量 BI 范围时,图像应该变得更大,并且出现在更远的地方(远大或 "LO")。这种现象表明了患者用来做出视觉空间判断的视觉线索。有人提出 SILO 反应,是使用眼球聚散角度来确定物体的定位,而 SOLI 反应是使用图像的表观大小来确定定位[66]。SOLI 反应在视觉空间的知觉上更注重经验,倾向于依赖先前的知识。儿童往往是 "SILO 反应者",而成年人则是 "知道" 视标变小时的样子,他们通常是 "SOLI 反应者"[18]。另一个观察是患者的视差感知,即当图像处于 BO 位置时,其运动方向与患者相同;当矢量图处于 BI 位置时,其运动方向与患者是相反的[18]。

一些在验光仪上检查融像范围受限的患者,用矢量图(如小丑)具有足够的融像范围。然而,矢量图范围和融像聚散范围较差的患者,可能有严重的双眼视功能障碍。使用矢量图测量感觉融像范围的最大优点,是可以观察患者在更自然的观察条件下如何做出视觉空间判断[23]。

融像聚散的间接测量方法

集合近点

　　集合近点是指两眼进行最大会聚时视线的交点[49]。检查过程包括了两次测量,两次测量都是从眼球旋转中心的位置开始,直到融像破裂,然后再次恢复。它是从眼眶颞侧骨性缘近外眦处测量,该位置大约是眼睛旋转中心的平面所在的位置[67]。集合是在 2 岁时建立的,但直到 6 岁时才会发育成熟[23]。

　　在对年龄较小的患者进行检查时,需要选择彩色的有趣视标,以防他们很快就对此失去兴趣。检查从 16~20 英寸(40~50cm)处开始,沿着患者鼻子的中线将视标移向患者。在患者报告复视或检查者客观地看到受检者其中一只眼球转动时,即为破裂点。如果视标移至受检者的鼻尖处仍保持单一,结果将记录为 TTN。恢复点是视标再次单一或检查者观察眼位回正的距离。

　　测量集合近点时需要注意的观察包括:"到达"是患者定位视标的能力;"控制"是在视标移动时保持集合的能力;"释放"是看远处的点然后再看回视标的能力[23]。此外,还要注意受检者在集合过程中的面部表情(苦笑、紧张、皱眉、检查时的不适、眼睛发红或流泪),以及视标靠近时患者是否向后移动,都应记录下来,都应作为任务难度的行为指标进行记录[23]。

　　儿童善于避开引起不适的任务。检查者仔细观察,深入了解孩子在持续时间内如何执行近距的视觉任务。NPC 的测量应该重复几次,因为它会因疲劳而后退。重复测量集合近点,可以帮助诊断轻微的集合不足。Scheiman 等[68]认为,在第一次和第十次检查之间的差值大于 4cm,则表示存在集合问题。在有症状的患者中,这种差异主要出现在前五次检查中。Birnbaum[23]还建议改变检查条件,以确定集合近点的结果是否得到改善。例如让患者触摸视标以加强肌肉的运动,或使用调节性视标,还可以使用适当的近距处方。得到的结果将为患者提供最适合的治疗方案。例如,患者可能需要结合光学镜片和视觉治疗,或者只需要近距离处方镜片来矫正。

　　另一种改良的方法,是使用笔灯和红色镜片或红绿眼镜来测量集合近点。这种测量情况下,出现明显的集合近点后退,意味着脆弱的双眼视系统。集合近点应使用调节视标进行常规测量。当怀疑集合不足时,应使用带红绿眼镜或红色镜片和笔灯[68-69]。Scheiman 等[68]发现,如果使用调节视标,NPC 平均值为 9.3cm/12.2cm,如果使用红绿滤光片和笔灯,NPC 则为 14.8cm/17.6cm。对于双眼视正常的患者,使用不同的视标结果没有差异[68-69]。Scheiman 等[68]发现,使用笔灯和红绿眼镜测量集合近点时,能有最大的临床发现和症状关联性。Pang 等[69]在对集合不足症状调查(Convergence Insufficiency Symptom Survey, CISS)得分与集合近点的测量视标之间没有发现相关性。他们还发现使用红色镜片时集合近点的值有更高的灵敏度、更高的特异度和更低的假阳性率。

　　文献中报道 NPC 预期值范围很广。表 19.7 列出一些基于不同年龄和不同视标的 NPC 预期值。当使用调节视标时,预期值为 2.5cm/4.5cm;当使用红绿眼镜和笔灯测量时,预期值为 2.5cm/4.5cm[18]。对于 6~9 岁没有症状的儿童,预期的破裂点应该在 5cm 处或更少的地方[70]。10~12 岁的儿童如果破裂点超过 6~10cm,则会有更严重的症状[71]。

表 19.7 集合近点（NPC）的预期值

	破裂点 /cm	恢复 /cm
儿童（6 岁）[70]	2.59	7.03
儿童（7 岁）[70]	3.08	7.86
儿童（8 岁）[70]	2.67	6.93
儿童（9 岁）[70]	3.30	7.06
儿童（幼儿园）[71]	3.26	7.62
儿童（3 年级）[71]	4.09	8.73
儿童（6 年级）[71]	4.26	7.23
成人（调节视标）[68]	2.49	4.35
成人（笔灯）[68]	2.06	3.74
成人（笔灯和红绿眼镜）[68]	2.38	4.35

负相对调节 / 正相对调节

负相对调节（NRA）/ 正相对调节（PRA）检查评估调节 - 融像的相互作用，具体来说，即融像保持恒定时的调节状态。该流程涉及几种类型的调节和聚散。负相对调节，间接评估正融像聚散或集合，而正相对调节评估负融像聚散或发散。NRA 检查，每次在双眼前增加 0.25D 的正镜，直到患者报告第一次视标持续模糊[72]。这个过程要保持视标的清晰和单一。随着正镜的增加，模糊驱动的调节减少。这与调节性聚散的减少有关。现在患者对视标的集合不足，双眼系统检测到图像可能移出 Panum 的融合区，将会感知复视。聚散视差以正融像聚散的方式迅速增加，这与集合性调节的相应增加有关。为了防止视标模糊，受检者需要减少模糊驱动的调节来补偿。这个过程一直持续到图像不再清晰和单一，因为正片是双眼增加的[18,49,72]。PRA 的检查方法是在双眼前逐渐递减 0.25D 的正镜（或递增负镜），直到患者报告第一次持续性模糊。

间歇性抑制或 NRA/PRA 值过高的患者需要在检查中控制。对于年龄稍大一些的儿童，在检查期间可以拿一支铅笔放在综合验光仪和近阅读卡片的中间。在检查过程中，当保持视标是清晰和单一时，患者必须出现生理性复视。NRA 的期望值是 +2.00D，PRA 的期望值是 −2.37D[18]。

集合不足的患者中 NRA 值较低，因为他们在近距离正融像性聚散结果较低，在本检查中他们无法保持清晰和单一的视标。在集合过度的患者中 PRA 值较低，因为他们在近距离的负融像性聚散结果较低[18]。在这些间接检查中表现不佳的患者可能会报告因发散或集合而产生的模糊。在视光学视觉治疗的进展过程中，应重新评估调节和聚散的相互作用。

双眼调节灵活度

双眼调节灵活度是使用 ±2.00D 翻转拍间接测量融像性聚散的方法。该过程用于评估患者在保持聚散同时，将调节平面移动到比视标平面更近或更远的位置的能力。调节 - 聚散的相互作用的变化，类似于上述 NRA/PRA 检查中所描述的变化。集合不足的患者会对正镜困难,集合过度的患者会对负镜困难,融像性聚散功能障碍的患者会对正负镜都困难。

双眼调节灵活度以 cpm 作为计量单位,期望值如下:

- 6 岁:3.0cpm
- 7 岁:3.5cpm
- 8~12 岁:5.0cpm
- 12~30 岁:10cpm

在检查调节灵活度时应控制抑制[18]。一些控制抑制方法有:Bernell 9 号视敏度抑制片,红绿阅读单位或偏振阅读单位,较大的儿童可使用生理性复视控制抑制[24]。当对儿童检测时,如果频繁的翻转镜片容易导致孩子在检查时分心,并且由此产生反应的可靠性值得怀疑,对结果的解释可能会很困难[24]。医生对儿童行为的定性观察(例如,做鬼脸、眯眼、紧张,或试图改变工作距离)可以提供更多关于儿童在执行调节任务时舒适度的临床信息,而不仅只有周期数量的信息[24]。

不同融像水平的测量

Worth 4 dot

W4D 检查需要使用红绿眼镜并评估感觉融像功能(同时视,平面融合或抑制)。受检者的典型反应包括:①四个灯(一个红灯,两个绿灯,一个灯伴红 / 绿光泽),表示有平面融合;②两个红灯或三个绿灯,表示有抑制;③五个灯(两个红灯,三个绿灯),表示复视[18]。通常,近距离检查时将评估周边融合,而远距离进行 W4D 时将显示中心融合[67]。

如果在不同的检查距离存在抑制,则可以估计抑制暗点的大小[13,18,67]。近距离进行 W4D 检查时发现的抑制暗点较大,而远距离检查时较小;相比远距离,W4D 上的点状图像在近距离时,视网膜上对应的角度更大。在 33cm 处,视标对应为 4.5°;而在 1m 处,视标对应为 1.5°。为了评估抑制的深度,可以在昏暗的照明下重复试验。昏暗照明下的抑制证明抑制程度更深[18]。立体视下降与较大的抑制暗点有关,而选择治疗方案时,较深的抑制提示提示较差的预后,需要更长的治疗时间[18]。

Morale 等[67]发现 W4D 可以用于小至 3 岁的儿童,尽管 5 岁以下的儿童由于认知尚不够成熟、无法理解操作,很少使用 W4D 进行检查。他们发现,在 42 月龄大的儿童中,有 90%可以按顺序命名颜色并对物体进行计数,而在 29 月龄时,只有 15% 的人可以做到。在 31月龄时,90% 的人可以命名图片,而在 20 月龄时只有 15% 的人可以这样做。利用这些信息,他们研究了一个被称为 Worth 4-Shape 的学龄前版本检查的有效性。他们得出结论,该版本具有:①在 4 岁以下的儿童中有更高的成功率;②有相同的准确性;③高可靠性。因此,这对小孩子来说是一个有效的检查。

Keystone 视觉技能卡

KVS 卡片(Keystone Visual Skills Cards)是一系列卡片,用于筛查是否存在视力下降、双眼异常、立体视觉缺陷和色觉缺陷。在双眼视评估中,1、2、3、4、6、10 和 11 是最常用的卡片。这些卡用于特定的仪器,其目镜光学中心之间间隔 95mm,例如 Keystone 双目镜

（图 19.18）或任何模拟 95mm 分离的 Brewster 型立体镜。整个系列有 15 张卡片，其中 10 张用于远距离检查，5 张用于近距离检查[23,73]。

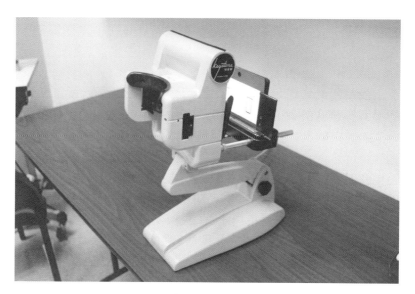

图 19.18　Keystone 双目镜

检查过程中，应询问孩子视标是否移动来监控每个视标的稳定性。该检查可以有效地用于 4 岁的成熟孩子。要求孩子指出眼睛前面的与手相对的图片，这样就无需幼儿口头说出他们的答案。

Cheiroscopic 追踪检查

Cheiroscopic 追踪检查，使用 Keystone Correct-Eye-Scope 矫正装置（图 19.19）、Titmus 双目镜或其他 Brewster 型立体镜等仪器，评估眼间转移的能力[18,24]。当该仪器设置为光学无限远时，检查图案与描记间隔为 87mm，认为是正位，视线平行于仪器的光路。Birnbaum[23] 指出应将 68mm 作为正位的参考点，因为来自视标的近感性聚散的物理距离为 20.3cm。小于 68mm，认为是内斜，而大于 68mm 则考虑外斜。进行此检查时，大多数患者会出现轻微内斜。

将目镜设置于光学无穷远处，检查图案放置在优势手的对侧，要求患者保持双眼睁开同时追踪视标。进行本检查时，应进行多次观察[18,23,74]。测量追踪和检查图案之间的距离，以确定眼位（内、外、高低、正位）。通过观察追踪中是否存在移位来评价追踪质量，大多数患者表现出内隐斜移位。调节的增加可能会导致描记中渐进性的内斜偏移，明显的内隐斜偏移表明存在应激诱导的近点视觉障碍。如果患者在检查图案上交叉并直接描记，则记录抑制。如果部分检查图案或铅笔尖缺失，则表明患者表现出间歇性中枢抑制。当描线高于或低于检查图时，则提示垂直斜视的存在。该过程的独特之处在于，患者在完成追踪时，会创建越来越多的二级融合视标。在某些情况下，开始追踪可能会比较困难，而另一些情况是随着患者检查的进行，双眼的不稳定性和抑制逐渐表现出来。该检查评估孩子的双眼稳定性和维持视觉的能力，更适合年龄较大的学龄儿童。

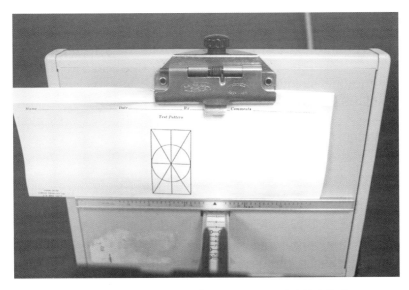

图 19.19 Keystone Correct-Eye-Scope 带有 cheiroscopic 追踪检查模式

Van Orden Star 检查

Van Orden Star 检查是研究双眼的眼位和稳定性,注意力的持久,以及执行一个双侧眼球运动任务时的视觉 - 运动整合能力[23-24, 74]。测试图案在每个边缘呈现一排垂直的图形,并放置在 Correct-Eye-Scope 或 Brewster 型立体镜上的远点设置处(图 19.20)。患者两手各拿一支铅笔,惯用手的铅笔放在最低的图案上,非惯用手的铅笔放在检查表格的对侧最高的图案上。检查者要求患者以同样的速度,同时朝向另一支铅笔画一条线,要在铅笔看起来像是在接触时停止,而不是笔尖接触时停止。然后再把铅笔放在下一个形状上,重复这个过程,直到所有的线条都画好。完成的示踪图看起来像两个三角形。测量三角形的顶点

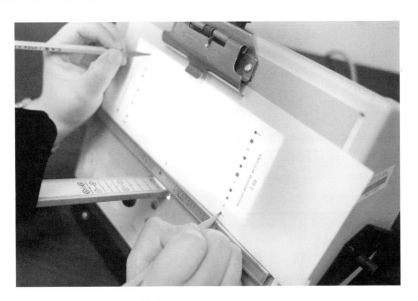

图 19.20 Van Orden Star 检查

之间的分离,68mm 代表正位,正如之前所述的 Cheiroscopic 追踪检查一样。距离小于 68mm 为内斜,大于 68mm 为外斜。如果一个顶角高于另一个顶角,则表现为上隐斜。在此检查中,检查者要注意观察受检者的双眼眼位、稳定性和最终绘图的质量。当三角形的一个顶点缺失,而另一个三角形的顶点过度伸展时,表示出现中央抑制。随着检查的进行,当患者保持持续的注意力时,可能会发生外隐斜移位[23]。

计算机辅助检查

现在的孩子们精通电子设备,在学习环境中越来越多地使用。计算机辅助的软件可在临床上评估立体视觉和融像,也变得越来越简便。这些程序的有效性还需要进一步的研究,但优势是这个平台对大多数孩子来说是舒适的,并且可以快速生成总结报告。

计算机化视力测试系统,如 M&S 技术智能系统,有基于红/蓝的远距离分离隐斜测量、使用局部和整体立体视的立体视检查。一些研究表明,计算机随机点立体视检查能够可靠地应用于 28.9 月龄大的没有语言能力的儿童,当使用电子游戏交互组件时,对 3~7 岁的儿童具有良好的可靠性[75-76]。

Computer Orthoptics VTS 4

计算机视轴矫正法 VTS4 程序的家庭治疗方案中有一个诊断模块,其中包括本章中提到的几种检查。检查距离以及如何解释这些值,使该工具更适合比较治疗前、后的结果。尚不确定这些值是否可以与本章中列出的期望值相比较。一些诊断性融像检查包括隐斜、融像范围、调节能力、W4D 和 FD[77]。

RightEye

RightEye 系统使用传感器来进行客观的视觉评估。它有几个评估模块。功能性视觉 EyeQ 检查系列包括眼位和深度感知检查[78]。大多数其他评估模块集中于眼球运动(注视、追随和扫视)的客观测量,这取决于患者是否为脑震荡后患者或是运动员。这个系统的好处是提供了详细的信息报告。该公司正在积极发布关于眼球运动检查的规范数据的研究。

G LABS: Opto 应用程序

Opto 应用程序可以在 iPad 使用,需要练习的辅助设备包括红绿眼镜和 Brewster 立体镜[79]。唯一的诊断工具是 Van Orden Star 检测。大部分的练习是为了治疗,许多项目涉及一级、二级或三级融像视标。有好几个难度等级的融像视标,但对于其中一些项目,程序并不能表明是否做出了正确的响应。立体镜项目包括不同难度的 cheiroscopic 追踪、Van Orden Star 图案和恒星追踪(类似于 AN Card 系列)。Opto 应用程序的优点是,该程序可以在家里进行,它为儿童增加了更多视觉上有趣的远距和近距的感觉融像治疗活动。

虚拟现实技术(VR)

Vivid Vision 软件利用虚拟现实平台,从双眼方面治疗聚散功能障碍和弱视,并使用分视图像减少皮质抑制[80]。分视图像包括向弱视眼呈现高对比度视标,向非弱视眼呈现低对比度视标。这样可以降低抑制,从而改善立体视觉[81]。在该系统中,存在视觉失配,通常已成为视觉治疗的一部分。调节保持在 1.5m 不变,但聚散度不断变化[80,82]。

对于非斜视和非弱视患者,该软件通过改变以下参数来增加立体深度感知和聚散范围[82]:

- 眼间亮度 / 对比度(ILCR):有助于减少眼间抑制
- 雾视:选择性降低主视眼在高空间频率下的对比度
- 棱镜偏移:移动图像并可以补偿双眼非正位
- 物体尺寸:可以增加以提高对非主视眼的可见性

Optics Trainer VR 还有一些其他参数可用于治疗聚散功能障碍。双眼视野下的单眼注视(MFBF)对弱视治疗或抑制患者具有特异性。以下聚散参数可以自定义,以增加或减少聚散需求[83]:

- 聚散:增加水平和垂直棱镜以辅助融像或增加需求
- 旋转:解决旋转偏差
- 平滑运动:在患者完成活动时增加平滑的聚散变化
- 跳跃动作:在患者完成活动时自定义阶梯聚散变化

总结

立体视检查的临床意义

在 6 岁以下的儿童中进行立体视检查的优势包括:①检查快速进行;②结果在评估治疗进展时提供客观数据;③当与某种形式的视力评估结合使用时,检查可用作有效的筛查设备(检测恒定斜视或屈光性弱视)。与立体视检查相关的缺点是有关视觉效率的信息有限,需要专用眼镜,以及 3 岁以下儿童检查困难。

不应根据符合年龄的立体视锐度结果得出双眼视功能正常或适当的结论,特别是间歇性斜视患者的立体视检查表现良好。立体视锐度评估的重要性显而易见,尤其是当患者需要做出即时的空间判断(例如,在运动中或在异常条件下观看,如下雪或黑暗中驾驶)时。

融像检查的临床意义

在儿童中,融像检查对学龄前儿童的优势最为明显。融像是涉及运动和感觉融像的复杂而动态的结果。在该人群中,可以很容易地评估不同类型的融像(平滑,阶梯和跳跃),调节整合和融像能力,以及视觉 - 运动整合能力。儿童发育视光师的工作是将双眼检查结果转化为儿童全天视觉功能如何有效和舒适工作的图像。在识别和治疗视觉障碍时,临床医生能显著地提高儿童在学术环境中的视觉效率。特别重要的是,要了解在学习和娱乐环境中电子设备使用的增加,如何影响孩子在这些重要发展阶段的视觉 - 感知 - 运动整合能力。

参考文献

1. Hatch SW, Richman JE. Stereopsis testing without polarized glasses: a comparison study on five new stereoacuity tests. *J Am Optom Assoc.* 1994;65(9):637–641.

2. Fawcett SL, Birch EE. Validity of the Titmus and Randot circles tasks in children with known binocular vision disorders. *J AAPOS.* 2003;7: 333–338.

3. Satou T, Takahashi Y, Ito M. Evaluation of visual function in preschool-age children using a vision screening protocol. *Clin Ophthalmol.* 2018;12:339–344.

4. Lee SY, Isenberg SJ. The relationship between stereopsis and visual acuity after occlusion therapy for amblyopia. *Ophthalmol.* 2003;110:2088–2092.

5. Ciner EB, Ying G, Kulp MT, et al. Vision in Preschoolers (VIP) Study Group. Stereoacuity of preschool children with and without vision disorders. *Optom Vis Sci.* 2014;91:351–358.

6. Shute R, Candy R, Westall C, et al. Success rates in testing monocular acuity and stereopsis in infants and young children. *Ophthalmic Physiol Opt.* 1990;10:133–136.

7. Garzia RP, Borsting EJ, Nicholson SB, et al. *Optometric Clinical Practice Guideline: Care of The Patient With Learning Related Vision Problems.* St. Louis, MO: American Optometric Association; 2008. Available from: www.aoa.org/documents/optometrists/CPG-20.pdf.

8. McCardle P, Scarborough HS, Catt H. Predicting, explaining, and preventing children's reading difficulties. *Learn Disab Res Prac.* 2001;16:230–239.

9. Smith D, Ropar D, Allen HA. Does stereopsis account for the link between motor and social skills in adults? *Molec Autism.* 2018;9:55.

10. Cooper J. Stereopsis. In: Eskridge JB, Amos JA, Bartlett JD, eds. *Clinical Procedures in Optometry.* Philadelphia, PA: JB Lippincott; 1991:121–134.

11. Broadbent H, Westall C. An evaluation of techniques for measuring stereopsis in infants and young children. *Ophthalmic Physiol Opt.* 1990;10:3–7.

12. Lee J, McIntyre A. Clinical tests for binocular vision. *Eye.* 1996;10:282–285.

13. Rosner J, Rosner J. *Pediatric Optometry.* Boston, MA: Butterworth-Heinemann; 1990.

14. Richardson SR, Wright CM, Hrisos S, et al. Stereoacuity in unilateral visual impairment detected at preschool screening: outcomes from a randomized controlled trial. *Invest Ophthalmol Vis Sci.* 2005;46:150–154.

15. Li Y, Zhang C, Hou C, et al. Stereoscopic processing of crossed and uncrossed disparities in the human visual cortex. *BMC Neurosci.*

2017;18:80.

16. Cooper J. Clinical stereopsis in testing: contour and random dot stereograms. *J Am Optom Assoc.* 1979; 50(1):41–46.

17. Steinman SB, Steinman BA, Garzia RP. *Foundations of Binocular Vision: A Clinical Perspective.* New York: McGraw-Hill; 2000.

18. Scheiman M, Wick B. *Clinical Management of Binocular Vision: Heterophoric, Accommodative, and Eye Movement Disorders.* 4th ed. Philadelphia, PA: Lippincott Williams & Wilkins; 2014.

19. Maiello G, Chessa M, Solari F, et al. The (in)effectiveness of simulated blur for depth perception in naturalistic images. *PLoS ONE.* 2015;10(10):e0140230.

20. Levi DM, Knill DC, Bavelier D. Stereopsis and amblyopia: A mini-review. *Vision Res.* 2015;114:17–30.

21. Kelly KR, Jost RM, Wang YZ, et al. Improved binocular outcomes following binocular treatment for childhood amblyopia. *Invest Ophthalmol Vis Sci.* 2018;59:1221–1228.

22. Schmidt PP. Sensitivity of random dot stereoacuity and Snellen acuity to optical blur. *Optom Vis Sci.* 1994;71(7):466–471.

23. Birnbaum MH. *Optometric Management of Nearpoint Vision Disorders.* Boston, MA: Butterworth-Heinemann; 1993.

24. Press LJ, Moore BD. *Clinical Pediatric Optometry*, 2nd ed. Boston, MA: Butterworth-Heinemann; 1992.

25. Plourde M, Corbeil ME, Faubert J. Effect of age and stereopsis on a multiple-object tracking task. *PLoS ONE.* 2017;12(12):e0188373.

26. Bridge H. Effects of cortical damage on binocular depth perception. *Philos Trans R Soc Lond B Biol Sci.* 2016;371(1697):20150254.

27. Quaia C, Optican LM, Cumming BG. Binocular summation for reflexive eye movements. *J Vis.* 2018;18(4):7.

28. Kohler PJ, Meredith WJ, Norcia AM. Revisiting the functional significance of binocular cues for perceiving motion-in-depth. *Nat Commun.* 2018;9:3511.

29. Kim HR, Angelaki DE, DeAngelis GC. The neural basis of depth perception from motion parallax. *Philos Trans R Soc Lond B Biol Sci.* 2016;371:20150256.

30. Seemiller ES, Cumming BG, Candy TR. Human infants can generate vergence responses to retinal disparity by 5 to 10 weeks of age. *J Vis.* 2018;18(6):17.

31. Duan Y, Yakovleva A, Norcia AM. Determinants of neural responses to disparity in natural scenes. *J Vis.* 2018;18(3):21.

32. Matsuo T, Negayama R, Sakata H, et al. Correlation between depth perception by three-rods test and stereoacuity by distance Randot stereotest. *Strabismus.* 2014;22(3):133–137.

33. Horvath G, Nemes VA, Rado J, et al. Simple reaction times to cyclopean stimuli reveal that the binocular system is tuned to react faster to near than to far objects. *PLoS One.* 2018;13(1):e0188895.

34. Han D, Jiang D, Zhang J, et al. Clinical study of the effect of refractive

status on stereopsis in children with intermittent exotropia. *BMC Ophthalmol.* 2018; 18:143.

35. Birch E, Williams C, Hunter J, et al. Random dot stereoacuity of preschool children. ALSPAC "Children in Focus" Study Team. *J Pediatr Ophthalmol Strabismus.* 1997;34:217–222; quiz 247–248.

36. Simons K, Avery KE, Novak A. Small-target random dot stereogram and binocular suppression testing for preschool vision screening. *J Pediatr Ophthalmol Strabismus.* 1996;33(2):104–113.

37. How to Use the Random Dot E. Stereo Optical Company Inc.; 2018. Available from: https://stereooptical-r0zblibv3lxldzfp7k.netdna-ssl.com/wp-content/uploads/2018/09/70022-RDE-Instruction-Manual-09-2018.pdf

38. The Frog Polarized Variable Vectograph P/N 1058 Doctor Instructions. Vision Assessment Corporation. 2013. Available from: https://docs.wixstatic.com/ugd/ea5ca0_f8a98946abe248a69bfd55f593f3e5a1.pdf

39. Aquarium Polarized Variable Vectograph P/N 1054 Doctor Instructions. Vision Assessment Corporation. 2017. Available from: https://docs.wixstatic.com/ugd/ea5ca0_82dd59a682dd4900bca59c2bacf223e8.pdf

40. Frantz KA, Cotter SA, Brown WL, et al. Erroneous findings in polarized testing caused by plastic prisms. *J Pediatr Ophthalmol Strabismus.* 1990;27(5):259–264.

41. Duckman RH, Du JW. Development of binocular vision. In: Duckman RH, ed. *Visual Development, Diagnosis, and Treatment of the Pediatric Patient.* Philadelphia, PA: Lippincott Williams & Williams; 2006:124–142.

42. Giaschi D, Narasimhan S, Solski A, et al. On the typical development of stereopsis: Fine and coarse processing. *Vis Res.* 2013;89:65–71.

43. Ciner EB, Schanel-Klitsch E, Scheiman M. Stereoacuity development in young children. *Optom Vis Sci.* 1991; 68(7):533–536.

44. Ciner EB, Scheiman MM, Schanel-Klitsch E, et al. Stereopsis testing the 18- to 35-month-old children using operant preferential looking. *Optom Vis Sci.* 1989;66(11):782–787.

45. Reinecke RD, Simons K. A new stereoscopic test for amblyopia screening. *Am J Ophthalmol.* 1974;78: 714–721.

46. Ohlsson J, Villarreal G, Abrahamsson M, et al. Screening merits of the Lang II, Frisby, Randot, Titmus, and TNO stereo tests. *J AAPOS.* 2001;5:316–322.

47. Kemper AR, Helfrich A, Talbot J, et al. Improving the rate of preschool vision screening: an interrupted time-series analysis. *Pediatrics.* 2011;128:e1279–e1284.

48. Schmidt PP. Vision screening with the RDE stereotest in pediatric populations. *Optom Vis Sci.* 1994;71(4):273–281.

49. Manny RE, Martinez AT, Fern KD. Testing stereopsis in the preschool child: is it clinically useful? *J Pediatr Ophthalmol Strabismus.*

1991;28(4):223–231.

50. Caloroso EE, Rouse MW. *Clinical Management of Strabismus*. Boston, MA: Butterworth-Heinemann; 1993.

51. Feldman JM, Cooper J, Carniglia P, et al. Comparison of fusional ranges measured by Risley prisms, vectograms, and computer orthopter. *Optom Vis Sci.* 1989;66(6):375–382.

52. Manny RE, Fern KD. Binocular function. In: Zadnik K, ed. *The Ocular Examination*. Philadelphia, PA: W.B. Saunders Company; 1997:123–201.

53. Howarth PA, Heron G. Repeated measures of horizontal heterophoria. *Optom Vis Sci.* 2000;77(11):616–619.

54. Rainey BB, Schroeder TL, Goss DA, et al. Inter-examiner repeatability of heterophoria tests. *Optom Vis Sci.* 1998;75(10):719–726.

55. Johns HA, Manny RE, Fern K, et al. The intraexaminer and interexaminer repeatability of the alternate cover test using different prism neutralization endpoints. *Optom Vis Sci.* 2004;81(12):939–946.

56. Rouse MW, Borsting E, Deland PN; Convergence Insufficiency and Reading Study (CIRS) Group. Reliability of binocular vision measurements used in the classification of convergence insufficiency. *Optom Vis Sci.* 2002;79(4):254–264.

57. Goss DA. Fixation disparity. In: Eskridge JB, Amos JA, Bartlett JD, eds. *Clinical Procedures in Optometry*. Philadelphia, PA: JB Lippincott; 1991:716–726.

58. Jiménez JR, Olivares JL, Pérez-Ocón F, et al. Associated phoria in relation to stereopsis with random-dot stereograms. *Optom Vis Sci.* 2000;77(1):47–50.

59. Daum KM. Vergence amplitude. In: Eskridge JB, Amos JA, Bartlett JD, eds. *Clinical Procedures in Optometry*. Philadelphia, PA: JB Lippincott; 1991:91–98.

60. Antona B, Barrio A, Barra F, et al. Repeatability and agreement in the measurement of horizontal fusional vergences. *Ophthal Physiol Opt.* 2008;28:1–17.

61. Goss DA, Becker E. Comparison of near fusional vergence ranges with rotary prisms and with prism bars. *Optometry.* 2011;82:104–107.

62. Daum KM. Vergence facility. In: Eskridge JB, Amos JA, Bartlett JD, eds. *Clinical Procedures in Optometry*. Philadelphia, PA: JB Lippincott; 1991:671–676.

63. Gall R, Wick B, Bedell H. Vergence facility: establishing clinical utility. *Optom Vis Sci.* 1998;75(10):731–774.

64. Gall R, Wick B, Bedell H. Vergence facility and target type. *Optom Vis Sci.* 1998;75(10):727–730.

65. Grisham JD. Treatment of binocular dysfunction. In: Schor CM, Ciuffreda KJ, eds. *Vergence Eye Movements: Basic and Clinical Aspects*. Boston, MA: Butterworth Publishers; 1983:605–646.

66. Alexander KR. The foundations of the SILO response. *Optometric Weekly.* 1974;65(18):446–450.

67. Morale SE, Jeffrey BG, Fawcett SL, et al. Preschool Worth 4-shape test: testability, reliability, and validity. *J AAPOS*. 2002;6:247–251.

68. Scheiman M, Gallaway M, Frantz KA, et al. Nearpoint of convergence: test procedure, target selection, and normative data. *Optom Vis Sci*. 2003;80:214–225.

69. Pang Y, Gabriel H, Frantz KA, et al. A prospective study of different test targets for the near point of convergence. *Ophthal Physiol Opt*. 2010;30:298–303.

70. Maples WC, Hoenes R. Near point of convergence norms measured in elementary school children. *Optom Vis Sci*. 2007;84:224–228.

71. Hayes GJ, Cohen BE, Rouse MW, et al. Normative values for the nearpoint of convergence of elementary schoolchildren. *Optom Vis Sci*. 1998;75:506–512.

72. Rosenfield M. Accommodation. In: Zadnik K, ed. *The Ocular Examination*. Philadelphia, PA: W.B. Saunders Company; 1997:87–121.

73. "Keystone Visual Skill Test Set Instruction Manual." Keystone View. 2018. Available from: www.keystoneview.com/download_manuals/5100_vstestset.pdf

74. Manas L. *Visual Analysis*. 4th ed. Santa Ana, CA: Optometric Extension Program Foundation, Inc.; 2009.

75. Takai Y, Sato M, Tan R, et al. Development of stereoscopic acuity: longitudinal study using a computer-based random-dot stereo test. *Jpn J Ophthalmol*. 2005;49:1–5.

76. Ma DJ, Yang HK, Hwang JM. Reliability and validity of an automated computerized visual acuity and stereoacuity test in children using an interactive video game. *Am J Ophthalmol*. 2013;156:195–201.

77. Computer Orthoptics VTS4. HTS, Inc., 2018. Available from: visiontherapysolutions.net/computer-orthoptics/

78. Functional Vision EyeQ. RightEye, LLC, 2017–2018. Available from: righteye.com/functional-vision-eyeq/

79. Exercises and Diagnostics. Gerull Labs LLC, 2018. Available from: gerull labs.com/exercisesdiagnostics

80. Fortenbacher DL, Bartolini A, Dornbos B, et al. Vision therapy and virtual reality applications. *Adv Ophthalmol Optom*. 2018;3(1):39–59.

81. Li J, Thompson B, Deng D, et al. Dichoptic training enables the adult amblyopic brain to learn. *Curr Biol*. 2013;23:308–309.

82. Backus BT, Dornbos BD, Tran TA, et al. Use of virtual reality to assess and treat weakness in human stereoscopic vision. *Electron Imag*. 2018;4:109-1–109-6.

83. Optics Trainer VR. Optics Trainer LLC, 2018. Available from: https://www.opticstrainer.com/virtual-reality/.

第二十章

调节功能评估

Ida Chung-Lock   Silvia Han

调节评估的重要性

作为全面眼科和视觉检查的一部分,调节的评估是儿科患者护理的标准[1-2]。调节缺陷和效率低下不仅与学习成绩差有关,还可能意味着神经病变或系统异常。学龄儿童调节功能障碍的患病率为5%[1],但对于某些儿科人群来说,患病率要高得多。调节问题与阅读问题和学习障碍有关[1,2-5]。研究表明,61%~85%有学习问题的儿童[6-7]和88%被诊断为学习障碍的儿童[5]存在调节幅度或灵敏度的异常。据报道,健康年轻人的调节缺陷可能与集合不足、多动症、海拔变化、情绪压力和屈光不正(尤其是高度远视)有关[1,6,8-14]。调节功能障碍已被发现与多种病理状态有关。眼部疾病包括眼内炎症和晶状体的过早硬化[11,15]。影响调节的神经系统疾病包括继发于头部外伤,影响第Ⅲ对脑神经的神经性疾病,药理学因素(主要是副交感神经)[16]和脑炎[15,17]。在患有脑震荡的青少年中调节障碍的患病率可高达51%[18]。对调节有影响的全身性疾病包括重症肌无力、肉毒杆菌病、白喉、糖尿病、威尔逊氏症、血管性高血压、格林-巴利综合征、水痘、肺结核、流感、百日咳、麻疹、龋齿或感染、内分泌紊乱、贫血、动脉硬化、扁桃体发炎、传染性单核细胞增多症、梅毒和食物中毒[11,15,17,19-21]。调节功能障碍的多种原因,使临床医生有必要对调节功能进行评估,并根据患者的病史和其他临床表现对结果进行解释,以便制订合适的治疗方案。

调节评估

调节的临床测试包括三个方面:幅度、反应和灵敏度。为了将调节系统从双眼系统中分离出来,从而消除由于双眼视功能异常而导致调节结果可能受到的干扰,应在单眼条件下进行测试。临床检查可用于评估调节功能的各个方面:推近法、移远法[22]、负镜片法、改良动态检影法评估调节幅度;单眼评估法(MEM)、Nott检影法、融合交叉柱镜(FCC)、Book检影法、bell检影法评估调节反应;正、负翻转镜片评估灵敏度;正、负镜片评估相对调节范围。单眼调节灵敏度和单眼调节幅度测试,在没有双眼系统干扰的情况下给出调节结果,而MEM、FCC、双眼调节灵敏度测试、负相对调节(NRA)和正相对调节(PRA)测试结果是在双眼条件下得到的。

临床测试

调节幅度

调节幅度可以单眼或双眼测量。单眼测量,它是调节系统产生的最大屈光度值。双眼测量,它是在有集合参与的情况下,产生的最大屈光度值。由于集合性调节,双眼测量通常比单眼测量高 0.20~0.60D,尽管在重复测量和不同患者之间,测量值可能有所不同[9]。在临床上,首选的方法是单眼测量调节幅度,以获得每只眼睛的测量值并进行比较,消除集合系统的影响。调节幅度可以用推近法、移远法或负镜片法主观测量,用动态检影法客观测量。

推近法

步骤

遮挡一眼,以 5cm/s 的速度将 20/20 到 20/30 的字母或图形视标(图 20.1),移动至患者未被遮挡的眼睛。鼓励患者保持视标清晰,并在视标首次开始模糊时报告。从调节的近点(定义为首次持续模糊)到患者眼镜平面的测量距离(以米为单位),其倒数就是以屈光度表示的最大调节幅度[23]。然后另一只眼睛重复这个动作。患者配戴远用矫正眼镜,在视标接近患者眼睛的过程中,周围的光线需要提供足够的照明,但光线不能太亮,以免引起瞳孔异常收缩[24]。推近法常用于临床实践,临床医生检查时,具有较好的重复性[24-26],但由不合格的检测者操作时,重复性较差[27]。

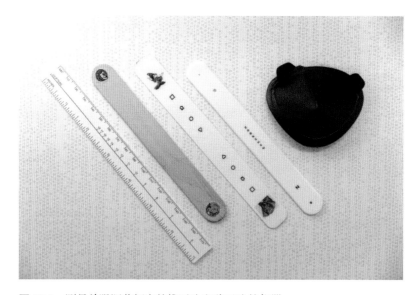

图 20.1　测量单眼调节幅度的推近法和移远法的仪器

移远法

步骤

　　移远法是将一个 20/20 到 20/30 的字母目标,从患者的眼镜平面移远,直到患者能够识别出视标[23]。不同于推近法,它在类似的条件下进行,但视标最初是直接呈现在未遮挡的眼睛前面,然后向远离患者的方向移动(图 20.2)。患者从眼镜平面上,到能看清识别视标的测量距离的倒数,为单眼调节幅度。移远法被认为比推近法更有优势,因为正确识别视标能更可靠地得出有可疑主观反应的患者的最小调节幅度。移远法得到的调节幅度值,与传统的推近法相比,具有可比性[23 24, 28-31]。

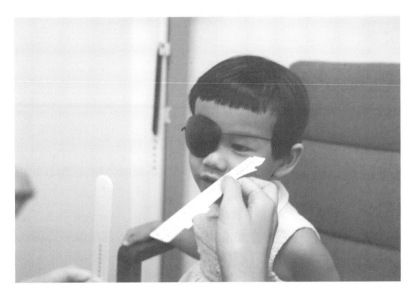

图 20.2　单眼调节幅度的移远法步骤

负镜片法

步骤

　　负镜片法是在距离 40cm 处进行的,采用 20/30 视标。如果视力低于 20/20,选择比最佳矫正视力大两行的视标。该测试是单眼进行的,逐步添加 –0.25D 镜片,直到患者报告首次出现持续模糊。添加镜片的绝对值加上 2.50D 的工作距离,是该眼睛的总调节幅度。

动态检影法

步骤

　　改良的动态检影法可以客观地测量调节幅度[32]。当患者观察一个近目标时,例如 20/20 到 20/30 的字母或等效图片,临床医生将检影镜和目标一起移向患者。反射光变化从宽、明亮、快速的反应运动(表明是正常的调节滞后)转变为窄、暗、慢的反应运动,表明失去焦点,并且超过了患者的调节幅度[33-34]。调节幅度是从患者的眼镜平面到检影镜的工作距离的倒数,其中可观察到中和反射。与测量调节幅度的主观方法相比,动态检影法有较高的可重复性[35]。

调节反应

调节反应是对刺激产生的实际调节量。由于聚焦的深度(景深)的存在,调节反应不必完全等于刺激需求,通常比调节刺激要小[36]。调节刺激与调节反应的区别是调节的超前或滞后。调节反应最常用动态检影法对儿童进行客观测量。三种动态检影法是 MEM、Nott 检影法和 bell 检影法。使用 Nott 检影法对 3 岁儿童调节反应的测量已精确到 0.50D 以内[37]。调节反应最常见的主观测量是 FCC 法。

单眼评估法

步骤

单眼评估法(monocular estimate method,MEM)是指将适龄的阅读材料放在检影镜灯的平面上,在患者日常习惯的工作距离(根据询问患者手持阅读材料的距离决定)或在患者的 Harmon 距离(从患者的肘部到中指第三指节的距离)[33]。对于一个小孩子来说,这个距离大约是 20~25cm(8~10 英寸)。对于婴儿或幼儿,一个精细的玩具,闪亮的物体,或一个二维的,高对比度,精细的图片都是合适的目标[33,38]。在观察目标物时,患者的眼睛应向下凝视,类似于正常的阅读姿势。室内照明应使阅读目标被充分照明,同时使临床医生能够方便地观察视网膜反射(图 20.3)。患者配戴合适的镜片,比如可配戴他的远矫眼镜,或者试验性的近用处方眼镜,或者不戴任何镜片。双眼睁开时,快速将镜片插入单眼前(图 20.3),顺动时使用正镜片,逆动时使用负镜片,以中和反射,镜片停留不超过半秒,不改变调节反应或双眼注视[39]。中和反射的透镜度就是被测量的调节反应[40]。如果存在散光,两个主要的子

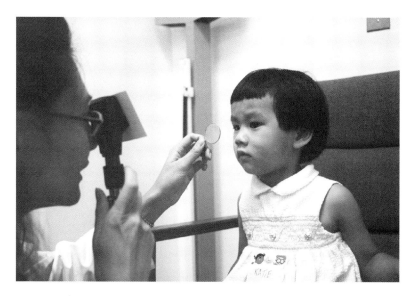

图 20.3　单眼评估法视网膜检影检查调节反应的步骤

午线可以分别中和。重要的是,只有在患者主动观察目标物时才能测量反应。特别是婴儿,当表现注视、面部识别和瞳孔收缩时,可以确定其在注视[38]。使用带有预制方孔的磁性固定卡附在 Welch Allyn、Keeler 或 Heine 检影镜上,有助于 MEM 检查(图 20.4)。

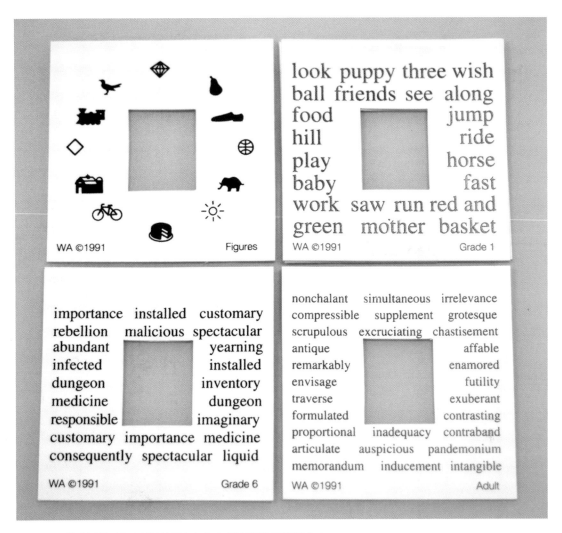

图 20.4 单眼评估法视网膜检影检查中患者注视的磁性固定卡

Nott 检影法

步骤

Nott 检影法与 MEM 相似,只是为了中和反射,检影镜在目标保持固定距离的情况下被移动到离患者更近或更远的地方[40-42]。目标不能贴在检影镜上。测试开始时,患者最初注视 40cm 处的目标,临床医生通过检影镜,在 50cm 处观察反射(图 20.5)。如果观察到顺动,则将检影镜远离患者,如果观察到逆动,则靠近患者,直到反射中和。在中和反射点时,目标和检影镜位置之间的屈光度差是测量的调节反应。进行 Nott 检影镜检查时,明确的注视、主动调节、目标和检影镜光束对准,偏差在 10° 范围以内,对避免错误测量结果极为重要[43-44]。Nott 检影法被认为优于 MEM,因为它比 MEM 重复性更好,而且不存在中和透镜本身可能造成的结果干扰[41,45-46]。Nott 检影法已被证明是一种可重复的、有效的客观评估调节滞后的技术[46-47]。

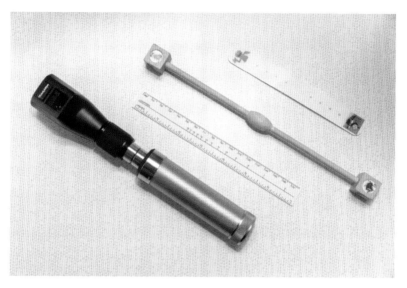

图 20.5 用于 Nott 检影镜检查的仪器,以测量调节反应

Bell 检影法

步骤

Bell 检影法是一种客观的调节反应测试,使用一个镀银的铃铛,并将其连接到一个薄的金属棒作为目标[48]。铃声对尚不会说话或学语期患者特别有效。检影镜放置在离患者 50cm 处,临床医生将铃铛放置额前。临床医生观察检影镜反射,而患者观察铃铛表面反射的自己的影像。如果医生观察到顺动,就将铃铛移近患者,如果医生观察到逆动,则将铃铛远离患者,直到反射中和。观察铃铛与检影镜在中和反射点的屈光度差为调节滞后。Bell 检影法结果与 MEM 结果无可比性[49],但可帮助临床医生对患者双眼在自由空间聚焦和对齐的能力做出定性的评估[50]。在婴儿和无法沟通的患者中,可使用改良的 Bell 检影法,即:固定检影镜位置,将照明充分、有高对比度的卡通目标向患儿推进,直到检影镜反射被中和为止,该技术可以可靠地评估调节滞后[51]。

Book 检影法

步骤

Book 检影法,患者阅读与其阅读水平相适应的文本段落,临床医生直接观察阅读材料上方的检影镜反射[52]。临床医生能够通过观察反射的颜色和运动(即调节反应的质量)来解释患者对阅读材料的兴趣和理解。中和时明亮的粉色反射,表示阅读轻松自如;亮粉色的反射,伴随很快的逆动,表示理解阅读存在压力;黯淡的砖红色反射,伴随缓慢的逆动,表示阅读时受挫[53-54]。与其他动态检影法相比,有些临床医生更喜欢 Book 检影法,因为这种客观的方法模仿了一种更自然的阅读环境[53]。

融合交叉柱镜

步骤

融合交叉柱镜 FCC 检查,是在综合验光仪上调整为 ±0.37D 交叉圆柱透镜,在 40cm 处放置由多组水平和垂直线组成的交叉柱镜网格视标,在昏暗照明的室内完成[55]。患者在远矫的基础上,双眼每次增加 +0.25D,直到患者报告垂直线更清晰。或者从附加正透镜开始测试,双眼每次减少 +0.25D 的正透镜,直到水平线和垂直线一样清晰或患者报告水平线更清晰。达到该终点的附加透镜,即为测量的调节反应。在添加任何透镜之前,垂直线条更清晰,表明调节超前。FCC 测试也可以单眼进行。FCC 测试不像 MEM 那样具有可重复性[56],并且由于其对主观因素的依赖,往往得到较高数值的调节反应,因而使 MEM 成为检测幼儿调节反应的首选方法。

调节灵敏度

步骤

调节灵敏度是指刺激和抑制调节的能力。它是一种调节灵活性和持久力的度量。

翻转拍试验使用 ±2.00D 镜片,将 20/30 字母视标放置于 40cm 处(图 20.6)。用双眼或单眼镜片分别测量双眼和单眼灵敏度。当 +2.00D 镜片和 −2.00D 镜片交替出现时,要求患者报告何时字母清晰(图 20.7)。一旦患者报告字母清晰单一,镜片就会翻转[57]。调节灵敏度是根据患者在 1min 内能够看清的正、负镜片的循环数(cpm)为度量。一个循环周期是看清一组正镜片和负镜片。

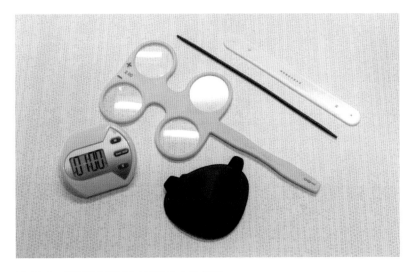

图 20.6　用于进行调节灵敏度检查的仪器

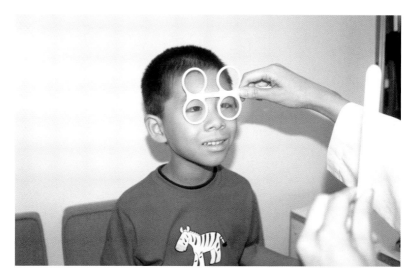

图 20.7 用 ±2.00D 翻转拍进行双眼调节灵敏度检查

使用的标准视标比最佳矫正近视力大两行。商业上可用的视标包括 Rock 卡片和近用 Hart 图表,其中包含多个大小相同的视标,对于在较长时间的测试中,监测患者的反应特别有用。也有助于防止患者记忆。

为了在双眼条件下进行准确的测试,抑制检查是必要的[58]。调节灵敏度的标准来自使用 SOV9 视敏度抑制矢量图的研究(图 20.8)[56]。患者戴着偏振眼镜,并被要求保持字母清晰,如果字母消失,表明有抑制。视标共 7 行,其中第 4 行只有左眼能看到,第 6 行只有右

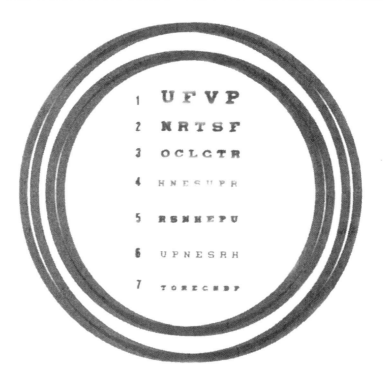

图 20.8 视敏度抑制矢量图

眼能看到,其余行双眼均可看到。对于回答有问题的年幼儿童,可以通过让孩子大声说出视标上的字母或单词来修改测试,而不是简单地报告字母是否清楚。生理复视,也可以监测这种抑制,这需要在患者和阅读样本之间,放置一支钢笔或铅笔。在整个测试过程中,如果没有抑制,患者应该看到两个笔尖[59]。生理性复视是临床最常用的一种监测抑制的技术。

相对调节

与调节灵敏度测试相似,NRA 和 PRA 是衡量患者注视聚散度固定的目标时,放松和刺激调节能力的指标。相对调节测试,使临床医生深入了解患者的调节 - 集合系统相互作用,及其相对灵活性。

步骤

相对调节的测量是在综合验光仪上,矫正患者视远或视近的屈光不正条件下进行的。NRA 是衡量患者注视聚散度固定的目标时放松调节能力的指标,而 PRA 则是衡量患者注视聚散度固定的目标时刺激调节能力的指标。视标是位于 40cm 处 20/30 的字母。双眼逐阶添加 +0.25D 镜片,直到患者报告视标第一次持续模糊为 NRA 值,双眼逐阶添加 –0.25D 镜片,直到患者报告视标第一次持续模糊为 PRA 值。

测试标准和参数

调节功能诊断常用的三种调节测量方法,包括单眼调节幅度、调节灵敏度和调节反应[60]。辅助诊断调节功能障碍的调节间接测量方法,包括调节性集合 / 调节比（AC/A）、聚散范围模糊值检查和 NRA/PRA[61-62]。调节功能的诊断是通过将临床表现与公认的标准相比较做出的。有效的测试,包括测试调节幅度的推近法,测试调节反应的 MEM,测试调节灵敏度的 ±2.00D 翻转拍,这些是诊断调节功能障碍的首选方法。重要的是要记住,已公布的各种调节测试标准,在相同的测试条件下是有效的[63]。测试参数的变化,可能导致错误的结论。例如,在进行调节灵敏度测试时,儿童和成人测试结果标准值截然不同[56]。表 20.1 总结了调节幅度、调节反应和调节灵敏度的标准测试数据。

表 20.1　调节标准测试数据摘要

调节方面	标准	异常	方法
幅度	［15–1/4（年龄）］D	低于计算值	推近法 移远法 负镜片法
反应	+0.25~+0.75D	≥1.00D 或 <0D	MEM Nott 检影法 融合交叉柱镜 FCC

续表

调节方面	标准	异常	方法
灵敏度	8cpm（双眼） 11cpm（单眼） 8~12 岁 5cpm（双眼） 7cpm（单眼） 7 岁 3.5cpm（双眼） 6.5cpm（单眼） 6 岁 3cpm（双眼） 5.5cpm（单眼）	<8cpm（双眼） <11cpm（单眼） ≤2.5cpm（双眼） ≤4.5cpm（单眼） ≤1cpm（双眼） ≤4.5cpm（单眼） ≤0.5cpm（双眼） ≤3cpm（单眼）	抑制监测下 ±2.00D 翻转拍

调节幅度

标准

　　众所周知,调节幅度随着年龄的增长而减小。儿童的数据显示从 2 岁开始下降[64],有些研究表明从 5~7 岁下降迅速[65],其他研究发现在 10 岁后呈稳步下降[66]。年龄预期幅度源于 Donders,随后 Duane 对其进行了修正（表 20.2）[67]。他们的数据是对 8~72 岁的受试者采用推近法得出的。随后,Eames[68]公布了针对 5~7 岁儿童的标准。根据这些年龄的预期标准,Hofstetter 推导出了计算最小、平均和最大调节幅度的数学公式[69]。公式如下:最小调节幅度为[15.00-1/4（年龄）]D;平均幅度为[18.50-1/3（年龄）]D;和最大幅度为[25.00-1/4（年龄）]D。年龄一般用上一个生日的年份来表示。Hofstetter 方程假设调节幅度变化为线性,每年调节幅度减少 0.3D[70]。最近的多项关于儿科人群数据的研究一致发现,儿童的调节幅度低于 Hofstetter 公式预测的最小调节幅度[65,70-71],6~12 岁儿童平均低 1D[71]。

表 20.2　Donders 年龄预期调节幅度表

年龄/岁	幅度/D	年龄/岁	幅度/D
10	14.00	45	3.50
15	12.00	50	2.50
20	10.00	55	1.75
25	8.50	60	1.00
30	7.00	65	0.50
35	5.50	70	0.25
40	4.50	75	0.00

测试方法比较

推近法、移远法和负镜片法,是测试儿童调节幅度最常见的临床方法。推近法和移远法经过研究比较,发现二者高度相关[23-24,28-31]并与调节幅度的预测值相关性最大[28]。负镜片法测得的调节幅度值,低估了调节幅度[24,28,35],预计较推近法低了约 1.25D[72] 到 2.00D[55,73]。其中的原因有两个:通过凹透镜观察视标是缩小的[55,73],与自由空间视标相比,儿童对凹透镜刺激表现出较差的调节反应[74]。

因为一些研究发现,推近法高估了 Hofstetter 方程预测的调节幅度[66],为了最大限度地减少图像尺寸和视近调节的影响,测试时,在远矫处方上附加 -4.00D 镜片,作为推近法和移远法的改良[24,35]。

重复测试

当差异大于 1.50D 时,认为调节幅度测量变化显著,需要重复测试[75]。较小的差异在可接受范围内。使用推近法的调节幅度会随着重复测试而增加。因此,如果初始幅度低于 12D,建议临床医生重复测试[27]。

种族差异

据报道,不同种族群体的平均调节幅度可能不同。研究发现,在美国[65]、伊朗[71],以及瑞典[70]的儿童样本中,测量的调节幅度较低,而一项研究发现加纳的儿童[76]测量值高于 Hofstetter 公式预测计算的调节幅度。

屈光状态

不同的屈光状态会影响调节幅度。与远视和正视儿童相比,近视儿童具有较高的调节幅度[71,77],这可能是由于近视眼睫状肌的副交感神经支配较强,或交感神经支配较弱。近视个体对模糊的敏感性也会降低,进而导致在调节的主观测试中,得到更高的调节幅度。非弱视,伴或不伴斜视未经矫正的远视者,都会表现为调节幅度减小。据推测,这些患者可能是由于长期的低调节状态而导致调节幅度降低[78]。

弱视

在弱视患者中,测量调节幅度的首选方法是动态检影法或负镜片法,而不倾向于使用高估调节幅度的推近法[24,35,79-80]。弱视眼调节幅度往往较低,而且随着视力降低,降低程度加重。

调节反应

调节反应的正常值是调节滞后 +0.25~+0.75D。使用 MEM,最常见的正常值是 +0.50~+0.75D[33,81]。FCC 测试的标准为 +0.50D,SD 为 ±0.50D[82]。如果发现 OD 以下或 +0.75D 以上为异常[83]。

测试参数

调节状态可能受测试视标对比度、认知需求和注意力的影响,导致调节反应测量的差异[84-85]。模糊的视标可增强调节反应,例如在光照减少的情况下[86],瞳孔缩小会导致调节反应的减少[87]。焦虑和认知要求的增加,导致交感神经支配的增强,并可导致调节反应下降 0.25~0.75D[88]。对于调节和双眼视功能正常的患者,视标字母大小对调节反应的测量影响不大[89]。任务要求也会影响调节,儿童在关注更复杂和视觉要求更高的视标时,调节更准确[83]。

屈光状态

不同屈光状态的患者有不同的调节反应。对于给定的刺激,与正视者相比,远视患者调节更多,而近视患者调节更少[74,90-91]。平均而言,近视者对 3.00D 负透镜刺激的调节反应比正视者降低了 0.90D。通过加透镜使调节放松后没有显示出这样的差异。据推测,近视患者可能对模糊视标的敏感性降低[92]。此外,已有研究表明近视进展是视网膜成像质量下降的结果。这可能是由于近视患者的调节能力降低所致[93]。近视与调节滞后、调节的可变性和调节功能的降低有关[94];然而,因果关系尚未确定[95]。

弱视

在弱视患者中,由于视觉空间范围受限,景深增加,会出现较大的调节滞后[14]。特别在屈光参差性弱视中,调节可能是非对称的,即非弱视眼驱动调节反应,而弱视眼对抗调节,即放松对近处视标的调节[96-97]。随着调节需求的增加,双眼差异增大[98]。此外,单眼视觉下弱视眼的调节误差增加,这可能导致在遮盖治疗期间,出现非预期的视网膜成像质量下降[98]。

调节灵敏度

标准

调节灵敏度的经典评估方法,是在 1min 内通过的 ±2.00D 翻转拍周数[99]。通常认为正常值是双眼 8cpm 和单眼 11cpm[100]。这些标准是根据 18~30 岁的受试者,使用 SOV9 视力抑制矢量图的反应生成的。儿童在灵敏度测试中的 cpm 没有成人那么多。6 岁和 7 岁的患者在灵敏度测试中表现出较少的 cpm,部分原因是他们在清晰报告时的语言反应较慢[101]。

异常

双眼小于 8cpm 和单眼小于 11cpm,说明调节灵敏度降低。两眼间 4cpm 的差异提示调节功能障碍[100]。12 岁及以下儿童制订的标准来自于 Scheiman 等人的一项研究[102]。本研究建议的单眼异常值标准,8~12 岁儿童小于 4.5cpm,6 岁儿童小于 3cpm。在调节灵敏度测试中,小于等于 3cpm 为双眼异常值标准,可以区分有症状和无症状的患者[103]。数值在 3~8cpm 提示双眼视觉相关异常[103-104]。为尽量减少可能的过度转诊,推荐的筛查标准为双眼小于 3cpm,单眼小于 6cpm 为异常,比均值低一个标准差[99]。

调节灵敏度降低可分为轻度降低和重度降低[99,105]。对于单眼测试,大于 6cpm 但小于 11cpm 为轻度降低,小于 6cpm 为重度降低。对于双眼测试,大于 3cpm 但小于 8cpm 为轻度降低,小于 3cpm 为重度降低。这种分类方式在进行长于 1min 的翻转拍扩展测试时是有用的。Rouse 等人[99,105]研究表明,如果调节灵敏度测试从 1min 延长到 3min,那么在单眼和双眼条件下,轻度降低组比重度降低组的改善幅度更大。从研究结果来看,他们建议对最初始单眼灵敏度在 6~11cpm,或双眼灵敏度在 3~8cpm 的患者,进行额外的 1min 或 2min 的调节灵敏度扩展测试,以获得准确的诊断,特别是在没有症状的情况下。

测试参数

测试中固有的一些因素,会影响调节灵敏度的测试结果。包括手动操作镜片翻转,扫视运动的参与,以及屈光矫正透镜对视标的放大或缩小[106]。较低度数的翻转拍,较大的视标尺寸,和较短的测试距离,会得到较高的调节灵敏度[107]。设置一个更高的 cpm 通过标准,或使用高度数的翻转拍,会得到较低的调节灵敏度[59,100]。

抑制控制

是否进行抑制检查,会导致不同的调节灵敏度结果,当没有抑制控制时,灵敏度值会偏高 2.5~7cpm[101]。此外,抑制控制视标的类型会对结果产生很大影响[108],使用偏振阅读单位(带有交替的偏振条和透明条的矢量图)调节灵敏度,比使用 SOV9 灵敏度抑制矢量图低 2cpm[108-109]。

测试持续时间

随着时间的推移,反复进行调节灵敏度测试,如在 3 周内重复测试,可导致通过率的显著提高,特别是对于那些被认为是轻度降低的患者(单眼大于 6cpm 和小于 11cpm;双眼大于 3cpm 和小于 8cpm)[110]。但是,没有观察到明显的日变化[111]。在评估调节灵敏度方面,进行 30s 的测试或 1min 的测试可能没有区别,但在有症状的患者中的变异性更大[107]。

相对调节

老视患者的正常值 NRA 为(2.00 ± 0.50)D,PRA 为(2.37 ± 1.00)D[112]。NRA 或 PRA 小于 1.50D,或差值为 1.00D,提示可能存在调节功能不足[8]。

调节功能障碍的诊断

分类

调节异常可分为五类(Duke-Elder 分类)[113]:①调节不足;②调节不能持久;③调节灵敏度降低;④调节过度或痉挛;⑤调节麻痹[9]。表 20.3 总结了这些调节异常的相关临床表现。测试多个调节功能领域(灵敏度、反应和幅度)可以对调节功能障碍提供更准确的临床诊断,因为只有 4% 的患者在所有三种功能上都有障碍[104]。此外,应根据症状和其他双眼测试的检查结果,来评价调节测试结果。一个正常工作的调节系统对于有效的双眼功能特别重要,特别是 AC 通常贡献了维持清晰、单一的双眼视觉所需集合的大约 2/3[42]。

表 20.3　调节异常及其相关临床表现

调节不足	调节幅度低
	PRA 低
	单眼与双眼调节灵敏度下降,负镜片通过困难
	近距内隐斜
	调节滞后
调节不能持久	初始正常调节幅度,随重复测试减小
	PRA 低
	单眼与双眼调节灵敏度下降,随时间减少
	近距内隐斜
	调节滞后
调节灵敏度下降	单眼与双眼调节灵敏度下降,正镜片与负镜片通过均困难
	PRA 和 NRA 低
调节痉挛或过度	单眼与双眼调节灵敏度下降,正镜片通过困难
	调节超前
	近距和远距内隐斜
	PRA 低
调节麻痹	单眼或双眼的调节幅度明显降低,休息后无改善
	调节的高度滞后
	近视力下降
	瞳孔散大

PRA,正相对调节;NRA,负相对调节。

病史

　　许多症状与儿童的调节功能障碍有关。最常见的症状包括视物模糊、头痛、视觉不适、视觉疲劳、注意力不集中、出现移动或跳跃的单词、难以从一个地方聚焦到另一个地方等都与近距离工作相关[114]。虽然没有有效的专门针对调节功能障碍的调查问卷,但有针对性的病史问题,可以在早期检查中,为临床医生提供是否存在调节异常的有关信息[8, 10, 113, 115-116]。询问父母,孩子在近距离工作时是否有注意力不集中的问题,以及孩子在出现视物模糊、头痛或眼疲劳症状之前,能阅读或近距离作业的时长。询问孩子,他们的眼睛是否感到疲劳或疼痛,或者在阅读一小会儿后是否感到头痛。如果孩子回避阅读或大量近距离作业,可能就没有任何症状。值得注意的是,尽管与调节功能障碍相关的症状在表现上是一致的,但对于调节功能障碍的特定诊断,具体症状并没有共识[114]。

调节不足

诊断

　　调节不足是目前最常见的调节功能障碍[116]。与计算出的年龄相适应的调节幅度相比,至少降低 2.00D 的调节幅度,通常是诊断调节功能不足的一项重要临床表现[117-118]。其他作者提出了多重标准,但没有形成共识[56,80,119]。其他临床症状包括 PRA 小于或等于 1.25D、MEM 滞后大于 +1.00D,以及单眼或双眼调节灵敏度降低。Cacho 等人[118]的研究表明,诊断有症状患者调节不足最敏感的测试是单眼调节灵敏度异常并伴有调节幅度的降低。

与双眼功能障碍的关系

在临床实践人群中,约 9% 的儿童同时患有调节和双眼视功能异常[1],集合不足是最常见的双眼视功能异常[120]。过度的调节滞后可以提示潜在的远视、调节不足、内隐斜或其他双眼功能障碍[36]。这种调节不足可继发于集合过度相关的负融像性聚散能力的下降[120]。

与斜视的关系

调节幅度降低和维持能力差与斜视有关[121]。在调节功能障碍继发的斜视病例中,患者可能因调节痉挛后过高的 AC 而出现内斜视。患有外隐斜的患者可能会因 AC 减少而出现外斜视的频率增加,以及因聚焦差而出现融合能力下降[122]。

与弱视的关系

调节幅度在弱视眼中有明显的降低[80,123-127]。对于较高的调节需求,弱视眼调节反应降低幅度更大[123],在 50cm 处观察时,弱视眼的调节反应错误仅占 5%,而在 25cm 处观察时,这一比例上升到 58%[98]。此外,在弱视眼中,调节幅度随着视力的降低而逐渐下降[127]。

特殊人群

唐氏综合征的患儿始终表现出较低的调节能力[128],25cm 处的视标,最大有 5.00D 的调节幅度[129]。脑瘫患儿的调节性疾病患病率较高,在调节幅度和 / 或调节灵敏度方面,患病率为 42%~100%[130-131]。阅读障碍患者可能存在调节功能障碍,但这并不是他们阅读障碍的原因,但它可能并存,并有可能导致阅读疲劳[132]。例如,在一项对调节能力有很大滞后的阅读障碍儿童的研究中,调节功能障碍的治疗,提高了他们近距离工作的表现[133]。

调节不能持久

诊断

调节不能持久是指调节幅度正常,但随着调节使用的延长,调节功能下降[2,113]。调节疲劳或漂移在特殊人群中可能更为常见,例如脑瘫儿童[134]。如果调节幅度测试在检查结束时重复进行,或检查三到四次,临床医生可以深入了解患者维持调节的能力。当孩子保持注意力,并将焦点集中在近处视标上超过几秒钟时,采用动态检影法也可以测量维持调节的能力[135]。

调节过度或调节痉挛

诊断

调节痉挛经常与调节过度互换使用,即在没有刺激下出现持续的调节,或对近刺激产生过度调节反应[42,136]。调节痉挛可以是单侧或双侧的,也可以是持续性或间歇性的。调节超前是诊断调节痉挛的重要表现,通常伴有模糊的远视力[2]。Scheiman 和 Wick[56] 区分了调节过度和调节痉挛。他们将调节过度描述为一种更温和的调节痉挛形式,在临床上更常见的表现为调节放松困难,例如调节滞后减少,单眼 +2.00D 正片难通过,以及 NRA 减少。极高的 PRA（≥3.50D）也与调节过度有关[117]。伴随过度集合和瞳孔缩小而出现的一种更为极端的调节痉挛称为近反射性痉挛[136]。

病因

调节痉挛和调节过度的病因与未矫正的屈光不正、大量的近距离工作、集合问题、隐性远视和心理因素有关[136]。其他原因包括胆碱能药物副作用和重症肌无力[2]。近反射性痉挛通常是由精神因素引起的,但在器质性疾病（如小脑和脑垂体肿瘤）和脑外伤后也有文献记载[73,136]。调节过度通常与长时间近距离工作和双眼视功能低下相关的症状有关,这些症状会影响调节功能,因为患者努力保持清晰、单一和舒适的视觉[56]。因此,有发现过度调节可能继发于外斜视和正融像性聚散低下。

调节灵敏度降低

诊断

单眼条件下的调节灵敏度测试是诊断调节灵敏度降低的主要方法。如果患者通过单眼调节灵敏度测试,就不太可能存在调节问题[137]。如果患者正、负镜片均通过困难,这是调节灵敏度降低的表现。如果患者通过了单眼调节灵敏度测试,但未通过双眼灵敏度测试,则说明存在双眼视问题,如集合不足（如果患者双眼正片通过困难）或集合过度（如果患者双眼负片通过困难）。仅单眼正片或负片的通过困难,提示存在除了灵敏度以外的调节功能障碍。正片通过容易,但负片通过失败,并伴有调节幅度降低,说明调节刺激困难,提示调节不足。快速通过负片而正片通过缓慢,符合调节过度的倾向[59]。

调节麻痹

诊断

调节麻痹是一种相对程度上的功能不全,通常是突然发作并有器质性的原因[15]。调节系统对任何刺激都没有反应称为调节麻痹,这是一种非常罕见的情况[61]。

病因

调节麻痹的病因包括感染性疾病、食物中毒和糖尿病。尽管晶状体正常,睫状肌麻痹可以引起调节麻痹[113]。造成这种麻痹的原因可能是先天性异常,继发于具有睫状肌麻痹作用的药物,或者是感染性、毒性、创伤性或神经方面的原因。导致全身虚弱的情况（如营养不良、贫血、糖尿病、内分泌异常和感染性疾病）也会影响睫状肌[113]。双眼调节不均等似乎是由晶状体的不均等硬度引起的,这为单眼调节幅度测试提供了依据[9]。

调节性疾病的治疗

调节功能障碍最常见的治疗方法是视近时镜片附加、视觉训练或二者结合。在用镜片或训练治疗调节性疾病之前,必须确定没有潜在的系统性疾病或药物诱导效应。有文献记载,通过附加镜片和训练成功地治疗了调节功能障碍,至少部分缓解了调节症状并改善了客观表现[59, 94, 119, 138-141]。

近附加镜片适用于调节滞后、PRA 极低、双眼 ±2.00D 翻转拍检查不通过患者。仅矫正屈光不正就能在戴镜 1 个月后被动地改善调节滞后、调节灵敏度和调节幅度[142]。在调节不足的患者中,视近时附加正镜片已被证明可以改善调节幅度和调节灵敏度[140]。患有唐氏综合征和调节反应减弱的儿童在配戴双光镜后反应良好[143-146]。对于一些患有唐氏综合征的儿童,双光镜是一种改善调节反应的积极治疗,据报道,1/3 的儿童不需要长期使用双光镜[144]。

调节功能障碍可与其他双眼视异常相关,包括集合不足和立体视功能减退[15]。在同时存在异常的情况下,视觉训练可能比戴镜治疗更有效[61, 119, 147]。视觉训练已被证明可有效改善调节不足患者[140]以及同时存在集合不足患者的调节幅度和调节灵敏度[12, 148]。轻度创伤性脑损伤患者往往有调节缺陷,并可从视觉训练中获益,从而改善他们的调节功能和症状[141]。

治疗调节功能障碍的附加镜和视觉训练也被研究用于近视进展的患者。其中一种被称为模糊假说的理论认为,近视的进展可能是由调节不足引起的,从而导致视网膜离焦。为减少近视患者的调节滞后,医生建议患者在视近时戴有近附加的眼镜。为了避免附加镜后引起的外隐斜,提出了将底向内棱镜与附加镜相结合的方法[149]。基于诊室的视觉训练,还被证明可以改善调节能力降低的近视儿童的调节功能,包括调节滞后、调节幅度和调节灵敏度[150]。

总结

对儿童调节系统的全面检查,应包括调节幅度、调节反应和调节灵敏度的测试。NRA 和 PRA 的检测,可以提供有关调节和双眼视觉的有用信息。调节功能障碍,可能出现在有一系列症状的儿童身上,从视物模糊和头痛,到视觉疲劳和回避近距离工作。这些症状会影响孩子的学习成绩,导致生活质量下降。调节功能下降,也可继发于各种眼部、神经和全身疾病。因此,对调节功能障碍患者的症状、眼部病史和全身病史及临床表现进行全面的回顾是必要的,以便做出准确的诊断,并为患者制订合适的治疗和管理方案。

参考文献

1. Scheiman M, Gallaway M, Coulter R, et al. Prevalence of vision and ocular disease conditions in a clinical pediatric population. *J Am Optom Assoc.* 1996;67(4):193–202.

2. Comprehensive Pediatric Eye and Vision Exam. *Evidence-Based Clinical Practice Guideline.* St Louis, MO: American Optometric Association; 2017.

3. Dusek W, Pierscionek BK, McClelland JF. A survey of visual function in an Austrian population of school-age children with reading and writing difficulties. *BMC Ophthalmol.* 2010;10:16.

4. Nandakumar K, Leat SJ. Dyslexia: a review of two theories. *Clin Exp Optom.* 2008;91(4):333–340.

5. Sherman A. Relating vision disorders to learning disability. *J Am Optom Assoc.* 1973.

6. Bennett GR, Blondin M, Ruskiewicz J. Incidence and prevalence of selected visual conditions. *J Am Optom Assoc.* 1982;53(8):647–656.

7. Chernick B. Profile of peripheral visual anomalies in the disabled reader. *J Am Optom Assoc.* 1978;49(10): 1117–1118.

8. Weisz C. How to find and treat accommodative disorders. *Optometry.* 1983:48–53.

9. Duane A. Studies in monocular and binocular accommodation, with their clinical application. *Trans Am Ophthalmol Soc.* 1922;20:132–157.

10. Mazow ML, France TD, Finkleman S, et al. Acute accommodative and convergence insufficiency. *Trans Am Ophthalmol Soc.* 1989;87:158–168; discussion 168–173.

11. Chrousos GA, O'Neill JF, Lueth BD, et al. Accommodation deficiency in healthy young individuals. *J Pediatr Ophthalmol Strabismus.* 1988;25(4):176–179.

12. Scheiman M, Cotter S, Kulp MT, et al. Treatment of accommodative dysfunction in children: results from a randomized clinical trial. *Optom Vis Sci.* 2011; 88(11):1343–1352.

13. Borsting E, Rouse M, Chu R. Measuring ADHD behaviors in children with symptomatic accommodative dysfunction or convergence insufficiency: a preliminary study. *Optometry.* 2005;76(10):588–592.

14. Candy TR, Gray KH, Hohenbary CC, et al. The accommodative lag of the young hyperopic patient. *Invest Ophthalmol Vis Sci.* 2012;53(1):143–149.

15. Daum KM. Accommodative dysfunction. *Doc Ophthalmol.* 1983;55(3):177–198.

16. Cerman E, Akkaya Turhan S, Eraslan M, et al. Topiramate and accommodation: Does topiramate cause accommodative dysfunction? *Can J Ophthalmol.* 2017;52(1):20–25.

17. Hofstetter H. Factors involved in low amplitude cases. *Optom Vision Sci.* 1942;19(7):279–289.

18. Master CL, Scheiman M, Gallaway M, et al. Vision diagnoses are common after concussion in adolescents. *Clin Pediatr (Phila).* 2016;55(3):260–267.

19. Moss SE, Klein R, Klein BE. Accommodative ability in younger-onset diabetes. *Arch Ophthalmol.* 1987;105(4): 508–512.

20. DeRespinis PA, Shen JJ, Wagner RS. Guillain-Barre syndrome presenting as a paralysis of accommodation. Case report. *Arch Ophthalmol.* 1989;107(9):1282.

21. Cooper J KP, Panariello GF. The pathognomonic pattern of accommodative fatigue in myasthenia gravis. *Binocul Vis Strabismus Q.* 1988;3(3):141–148.

22. Koslowe K, Glassman T, Tznani-Levi C, Schneor E. Accommodative amplitude determination pull-away versus push-up method. *Optom Vision Develop.* 2010;41(1):28–32.

23. Woehrle M, Peters R, Frantz K. Accommodative amplitude determination: Can we substitute the pull-away for the push-up method. *J Optom Vis Dev.* 1997;28:246–249.

24. Momeni-Moghaddam H, Kundart J, Askarizadeh F. Comparing measurement techniques of accommodative amplitudes. *Indian J Ophthalmol.* 2014;62(6):683–687.

25. Rouse MW, Borsting E, Deland PN; Convergence Insufficiency and Reading Study (CIRS) Group. Reliability of binocular vision measurements used in the classification of convergence insufficiency. *Optom Vis Sci.* 2002;79(4):254–264.

26. Yothers T, Wick B, Morse SE. Clinical testing of accommodative facility: part II. Development of an amplitude-scaled test. *Optometry.* 2002;73(2):91–102.

27. Adler P, Scally AJ, Barrett BT. Test-retest reproducibility of accommodation measurements gathered in an unselected sample of UK primary school children. *Br J Ophthalmol.* 2013;97(5):592–597.

28. Taub MB, Shallo-Hoffmann J. A comparison of three clinical tests of accommodation amplitude to Hofstetter's norms to guide diagnosis and treatment. *Optom Vis Dev.* 2012;43(4):180–190.

29. Atchison DA, Capper EJ, McCabe KL. Critical subjective measurement of amplitude of accommodation. *Optom Vis Sci.* 1994;71(11):699–706.

30. Chen AH, O'Leary APDJ. Validity and repeatability of the modified pushup method for measuring the amplitude of accommodation. *Clin Exp Optom.* 1998;81(2):63–71.

31. Pollock J. Accommodation measurement—clear or blurred. *Aust Orthopt J.* 1989;25:20–22.

32. Eskridge JB. Clinical objective assessment of the accommodative response. *J Am Optom Assoc.* 1989;60(4): 272–275.

33. Bieber J. Why nearpoint retinoscopy with children. *Optom Wkly.* 1974;65(3):54–57.

34. Millodot M, Newton I. VEP measurement of the amplitude of

accommodation. *Br J Ophthalmol*. 1981; 65(4):294–298.

35. Leon AA, Medrano SM, Rosenfield M. A comparison of the reliability of dynamic retinoscopy and subjective measurements of amplitude of accommodation. *Ophthalmic Physiol Opt*. 2012;32(2):133–141.

36. Tassinari JT. Monocular estimate method retinoscopy: central tendency measures and relationship to refractive status and heterophoria. *Optom Vis Sci*. 2002;79(11):708–714.

37. Leat SJ, Gargon JL. Accommodative response in children and young adults using dynamic retinoscopy. *Ophthalmic Physiol Opt*. 1996;16(5):375–384.

38. Gabriel GM, Mutti DO. Evaluation of infant accommodation using retinoscopy and photoretinoscopy. *Optom Vis Sci*. 2009;86(3):208–215.

39. Moses RA. *Adler's Physiology of the Eye*. 5th ed. St. Louis, MO, Missouri; 1970:49.

40. Correction of Myopia Evaluation Trial 2 Study Group for the Pediatric Eye Disease. Investigator G, Manny RE, Chandler DL, et al. Accommodative lag by autorefraction and two dynamic retinoscopy methods. *Optom Vis Sci*. 2009;86(3):233–243.

41. Daum K. *Accommodative Response. Clinical Procedures in Optometry*. Philadelphia, PA: Lippincott; 1991:677–686.

42. Nott IS. Dynamic skiametry, accommodation and convergence. *Am J Physiol Opt*. 1925;6(4):490–503.

43. Wolffsohn JS, Gilmartin B, Mallen EA, et al. Continuous recording of accommodation and pupil size using the Shin-Nippon SRW-5000 autorefractor. *Ophthalmic Physiol Opt*. 2001;21(2):108–113.

44. Haynes HM. Clinical approaches to nearpoint lens power determination. *Am J Optom Physiol Opt*. 1985;62(6):375–385.

45. Rosenfield M, Portello JK, Blustein GH, et al. Comparison of clinical techniques to assess the near accommodative response. *Optom Vis Sci*. 1996; 73(6):382–388.

46. Antona B, Sanchez I, Barrio A, et al. Intra-examiner repeatability and agreement in accommodative response measurements. *Ophthalmic Physiol Opt*. 2009; 29(6):606–614.

47. McClelland JF, Saunders KJ. The repeatability and validity of dynamic retinoscopy in assessing the accommodative response. *Ophthalmic Physiol Opt*. 2003;23(3):243–250.

48. Locke LC, Somers W. A comparison study of dynamic retinoscopy techniques. *Optom Vis Sci*. 1989;66(8): 540–544.

49. del Pilar Cacho M, Garcia-Munoz A, Garcia-Bernabeu JR, et al. Comparison between MEM and Nott dynamic retinoscopy. *Optom Vis Sci*. 1999;76(9):650–655.

50. Apell RJ. Clinical application of bell retinoscopy. *J Am Optom Assoc*. 1975;46(10):1023–1027.

51. Tarczy-Hornoch K. Modified bell retinoscopy: measuring accommodative lag in children. *Optom Vis Sci*. 2009;86(12):1337–

1345.

52. Pheiffer CH. Book retinoscopy. *Am J Optom Arch Am Acad Optom*. 1955;32(10):540–545.

53. Getman G. In: *Techniques and Diagnostic Criteria for the Optometric Care of Children's Vision*. Santa Ana, CA: Optometric Extension Program; 1960.

54. Press L. Examination of the school-aged child. In: Press LJ MB, ed. Clinical Pediatric Optometry. Boston, MA: Butterworth-Heinemann; 1993:63–80.

55. Carlson NB. *Clinical Procedures for Ocular Examination*. McGraw-Hill/Appleton & Lange; 1996.

56. Scheiman M WB. Accommodative dysfunction. In: Scheiman M WB, ed. *Clinical Management of Binocular Vision: Heterophoric, Accommodative, and Eye Movement Disorders*. 4th ed. Philadelphia, PA: Lippincott Williams & Wilkins; 2014:335–367.

57. Rosner J, Rosner J. *Pediatric Optometry*. Butterworths; 1990.

58. Burge S. Suppression during binocular accommodative rock. *Opt Monthly*. 1979;79:867–872.

59. Garzia RP, Richman JE. Accommodative facility: a study of young adults. *J Am Optom Assoc*. 1982;53(10): 821–825.

60. Goss DA. Clinical accommodation testing. *Curr Opin Ophthalmol*. 1992;3(1):78–82.

61. Cooper J. Accommodative dysfunction. In: Amos JF, ed. *Diagnosis and Management in Vision Care*. Boston, MA: Butterworth-Heinemann; 1987:431–459.

62. Goss DA. *Ocular Accommodation, Convergence, and Fixation Disparity: A Manual of Clinical Analysis*. Elsevier Health Sciences; 1995.

63. Jackson TW, Goss DA. Variation and correlation of clinical tests of accommodative function in a sample of school-age children. *J Am Optom Assoc*. 1991;62(11):857–866.

64. Chen AH, O'Leary DJ, Howell ER. Near visual function in young children. Part I: Near point of convergence. Part II: Amplitude of accommodation. Part III: Near heterophoria. *Ophthalmic Physiol Opt*. 2000;20(3):185–198.

65. Benzoni JA, Rosenfield M. Clinical amplitude of accommodation in children between 5 and 10 years of age. *Optom Vis Dev*. 2012;43(3):109–114.

66. Castagno VD, Vilela MA, Meucci RD, et al. Amplitude of accommodation in schoolchildren. *Curr Eye Res*. 2017;42(4):604–610.

67. Duane A. Normal values of the accommodation at all ages. *J Am Med Assoc*. 1912;59(12):1010–1013.

68. Eames TH. Accommodation in school children, aged five, six, seven, and eight years. *Am J Ophthalmol*. 1961;51:1255–1257.

69. Hoffstetter H. Useful age-amplitude formula. *Optometric World*. 1950;38(11):42–45.

70. Sterner B, Gellerstedt M, Sjöström A. The amplitude of accommodation in 6–10-year-old children—not as good as expected! *Ophthalmic Physiol Opt.* 2004;24(3):246–251.

71. Hashemi H, Nabovati P, Khabazkhoob M, et al. Does Hofstetter's equation predict the real amplitude of accommodation in children? *Clin Exp Optom.* 2018;101(1):123–128.

72. Kragha IK. Measurement of amplitude of accommodation. *Ophthalmic Physiol Opt.* 1989;9(3): 342–343.

73. Rutstein RP, Daum KM. Anomalies of accommodation. In: Rutstein RP, Daum KM, eds. *Anomalies of Binocular Vision: Diagnosis and Management.* St. Louis, MO: CV Mosby; 1998.

74. Gwiazda J, Thorn F, Bauer J, et al. Myopic children show insufficient accommodative response to blur. *Invest Ophthalmol Vis Sci.* 1993;34(3):690–694.

75. Rosenfield M, Cohen AS. Repeatability of clinical measurements of the amplitude of accommodation. *Ophthalmic Physiol Opt.* 1996;16(3):247–249.

76. Ovenseri-Ogbomo GO, Kudjawu EP, Kio FE, et al. Investigation of amplitude of accommodation among Ghanaian school children. *Clin Exp Optom.* 2012;95(2):187–191.

77. Bernal-Molina P, Vargas-Martin F, Thibos LN, et al. Influence of ametropia and its correction on measurement of accommodation. *Invest Ophthalmol Vis Sci.* 2016;57(7):3010–3016.

78. von Noorden GK, Avilla CW. Accommodative convergence in hypermetropia. *Am J Ophthalmol.* 1990;110(3):287–292.

79. Anderson HA, Stuebing KK. Subjective versus objective accommodative amplitude: preschool to presbyopia. *Optom Vis Sci.* 2014;91(11):1290–1301.

80. Hokoda SC, Ciuffreda KJ. Measurement of accommodative amplitude in amblyopia. *Ophthalmic Physiol Opt.* 1982;2(3):205–212.

81. Rouse MW, London R, Allen DC. An evaluation of the monocular estimate method of dynamic retinoscopy. *Am J Optom Physiol Opt.* 1982;59(3):234–239.

82. Morgan M. The clinical aspects of accommodation and convergence. *Am J Optom.* 1944;21:301–313.

83. Ludden SM, Horwood AM, Riddell PM. Children's accommodation to a variety of targets—A pilot study. *Strabismus.* 2017;25(3):95–100.

84. Haynes HM. The distance of rock test—a preliminary report. *J Am Optom Assoc.* 1979;50(6):707–713.

85. Ciuffreda KJ. The Glenn A. Fry invited lecture. Accommodation to gratings and more naturalistic stimuli. *Optom Vis Sci.* 1991;68(4):243–260.

86. Heath GG. The influence of visual acuity on accommodative responses of the eye. *Am J Optom Arch Am Acad Optom.* 1956;33(10):513–524.

87. Hennessy RT, Iida T, Shina K, et al. The effect of pupil size on

accommodation. *Vision Res*. 1976;16(6):587–589.

88. Gilmartin B. A review of the role of sympathetic innervation of the ciliary muscle in ocular accommodation. *Ophthalmic Physiol Opt*. 1986;6(1): 23–37.

89. Lovasik JV, Kergoat H, Kothe AC. The influence of letter size on the focusing response of the eye. *J Am Optom Assoc*. 1987;58(8):631–639.

90. McBrien NA, Millodot M. The effect of refractive error on the accommodative response gradient. *Ophthalmic Physiol Opt*. 1986;6(2):145–149.

91. O'Leary DJ, Allen PM. Facility of accommodation in myopia. *Ophthalmic Physiol Opt*. 2001;21(5):352–355.

92. Radhakrishnan H, Pardhan S, Calver RI, et al. Unequal reduction in visual acuity with positive and negative defocusing lenses in myopes. *Optom Vis Sci*. 2004;81(1):14–17.

93. Langaas T, Riddell PM. Accommodative instability: relationship to progression of early onset myopia. *Clin Exp Optom*. 2012;95(2):153–159.

94. Allen PM, Radhakrishnan H, Rae S, et al. Aberration control and vision training as an effective means of improving accommodation in individuals with myopia. *Invest Ophthalmol Vis Sci*. 2009;50(11):5120–5129.

95. Koomson NY, Amedo AO, Opoku-Baah C, et al. Relationship between reduced accommodative lag and myopia progression. *Optom Vis Sci*. 2016;93(7): 683–691.

96. Horwood AM. 2016 International Orthoptic Congress Burian Lecture: Folklore or evidence? *Strabismus*. 2017;25(3):120–127.

97. Horwood AM, Riddell PM. Independent and reciprocal accommodation in anisometropic amblyopia. *J AAPOS*. 2010;14(5):447–449.

98. Manh V, Chen AM, Tarczy-Hornoch K, et al. Accommodative performance of children with unilateral amblyopia. *Invest Ophthalmol Vis Sci*. 2015;56(2):1193–1207.

99. Rouse MW, Deland PN, Chous R, et al. Monocular accommodative facility testing reliability. *Optom Vis Sci*. 1989;66(2):72–77.

100. Zellers JA, Alpert TL, Rouse MW. A review of the literature and a normative study of accommodative facility. *J Am Optom Assoc*. 1984;55(1):31–37.

101. Wick B, Yothers TL, Jiang BC, et al. Clinical testing of accommodative facility: Part 1. A critical appraisal of the literature. *Optometry*. 2002;73(1):11–23.

102. Scheiman M, Herzberg H, Frantz K, et al. Normative study of accommodative facility in elementary schoolchildren. *Am J Optom Physiol Opt*. 1988;65(2):127–134.

103. Hennessey D, Iosue RA, Rouse MW. Relation of symptoms to accommodative infacility of school-aged children. *Am J Optom Physiol Opt*. 1984;61(3):177–183.

104. Wick B, Hall P. Relation among accommodative facility, lag, and amplitude in elementary school children. *Am J Optom Physiol Opt.* 1987;64(8):593–598.

105. Rouse MW, DeLand PN, Mozayani S, et al. Binocular accommodative facility testing reliability. *Optom Vis Sci.* 1992;69(4):314–319.

106. Kedzia B, Pieczyrak D, Tondel G, et al. Factors affecting the clinical testing of accommodative facility. *Ophthalmic Physiol Opt.* 1999;19(1):12–21.

107. Siderov J, Johnston AW. The importance of the test parameters in the clinical assessment of accommodative facility. *Optom Vis Sci.* 1990;67(7):551–557.

108. Zost MG HC, Sakihara DT. Binocular facility of accommodation testing: comparison of the vectogram #9 target/method vs. the Polaroid bar reader/rock card method. *J Behav Optom.* 1998;9(5):121–125.

109. Pica M RM, Zost M. Polarized versus anaglyphic materials for suppression control in binocular accommodative facility testing. *J Behav Optom.* 1996;7(2):43–45.

110. McKenzie KM, Kerr SR, Rouse MW, et al. Study of accommodative facility testing reliability. *Am J Optom Physiol Opt.* 1987;64(3):186–194.

111. Levine S, Ciuffreda KJ, Selenow A, et al. Clinical assessment of accommodative facility in symptomatic and asymptomatic individuals. *J Am Optom Assoc.* 1985;56(4):286–290.

112. Borish IM. Phorometry. In: Borish IM, ed. *Clinical Refraction.* 3rd ed. Chicago: Professional Press; 1970:843–845.

113. Duke-Elder S, Abrams D. Ophthalmic optics and refraction. In: Duke-Elder S, ed. *System of Ophthalmology. Vol 5.* St Louis, MO: CV Mosby; 1970:451–486.

114. Garcia-Munoz A, Carbonell-Bonete S, Cacho-Martinez P. Symptomatology associated with accommodative and binocular vision anomalies. *J Optom.* 2014;7(4):178–192.

115. Hoffman LG, Rouse M. Referral recommendations for binocular function and/or developmental perceptual deficiencies. *J Am Optom Assoc.* 1980;51(2):119–126.

116. Daum KM. Accommodative insufficiency. *Am J Optom Physiol Opt.* 1983;60(5):352–359.

117. Cacho-Martinez P, Garcia-Munoz A, Ruiz-Cantero MT. Is there any evidence for the validity of diagnostic criteria used for accommodative and nonstrabismic binocular dysfunctions? *J Optom.* 2014;7(1):2–21.

118. Cacho P, Garcia A, Lara F, et al. Diagnostic signs of accommodative insufficiency. *Optom Vis Sci.* 2002; 79(9):614–620.

119. Rouse MW. Management of binocular anomalies: efficacy of vision therapy in the treatment of accommodative deficiencies. *Am J Optom Physiol Opt.* 1987;64(6):415–420.

120. Garcia-Munoz A, Carbonell-Bonete S, Canto-Cerdan M, et al.

Accommodative and binocular dysfunctions: prevalence in a randomised sample of university students. *Clin Exp Optom.* 2016;99(4):313–321.

121. Rutstein RP, Daum KM. Exotropia associated with defective accommodation. *J Am Optom Assoc.* 1987;58(7):548–554.

122. Fresina M, Giannaccare G, Versura P, et al. Accommodative spasm might influence surgical planning and outcomes in acute acquired distance esotropia in myopia. *Med Hypotheses.* 2016;94:66–67.

123. Wood IC, Tomlinson A. The accommodative response in amblyopia. *Am J Optom Physiol Opt.* 1975;52(4):243–247.

124. Kirschen DG, Kendall JH, Riesen KS. An evaluation of accommodation response in amblyopic eyes. *Am J Optom Physiol Opt.* 1981;58(7):597–602.

125. Ciuffreda KJ, Hokoda SC, Hung GK, et al. Static aspects of accommodation in human amblyopia. *Am J Optom Physiol Opt.* 1983;60(6):436–449.

126. Maheshwari R, Sukul RR, Gupta Y, et al. Accommodation: its relation to refractive errors, amblyopia and biometric parameters. *Nepal J Ophthalmol.* 2011;3(2):146–150.

127. Singman E, Matta N, Tian J, et al. Association between accommodative amplitudes and amblyopia. *Strabismus.* 2013;21(2):137–139.

128. Woodhouse JM, Meades JS, Leat SJ, et al. Reduced accommodation in children with Down syndrome. *Invest Ophthalmol Vis Sci.* 1993;34(7):2382–2387.

129. Cregg M, Woodhouse JM, Pakeman VH, et al. Accommodation and refractive error in children with Down syndrome: cross-sectional and longitudinal studies. *Invest Ophthalmol Vis Sci.* 2001;42(1):55–63.

130. Duckman RH. Accommodation in cerebral palsy: function and remediation. *J Am Optom Assoc.* 1984;55(4):281–283.

131. Leat SJ. Reduced accommodation in children with cerebral palsy. *Ophthalmic Physiol Opt.* 1996;16(5): 385–390.

132. Evans BJ, Drasdo N, Richards IL. Investigation of accommodative and binocular function in dyslexia. *Ophthalmic Physiol Opt.* 1994;14(1):5–19.

133. Poynter HL, Schor C, Haynes HM, et al. Oculomotor functions in reading disability. *Am J Optom Physiol Opt.* 1982;59(2):116–127.

134. Pansell T, Hellgren K, Jacobson L, et al. The accommodative process in children with cerebral palsy: different strategies to obtain clear vision at short distance. *Dev Med Child Neurol.* 2014;56(2): 171–177.

135. Hunter DG. Dynamic retinoscopy: the missing data. *Surv Ophthalmol.* 2001;46(3):269–274.

136. Rutstein RP, Daum KM, Amos JF. Accommodative spasm: a study of 17 cases. *J Am Optom Assoc.* 1988;59(7):527–538.

137. Garcia A, Cacho P, Lara F, et al. The relation between accommodative facility and general binocular dysfunction. *Ophthalmic Physiol Opt.*

2000;20(2): 98–104.

138. Duckman RH. Effectiveness of visual training on a population of cerebral palsied children. *J Am Optom Assoc*. 1980;51(6):607–614.

139. Wold RM, Pierce JR, Keddington J. Effectiveness of optometric vision therapy. *J Am Optom Assoc*. 1978;49(9):1047–1054.

140. Brautaset R, Wahlberg M, Abdi S, et al. Accommodation insufficiency in children: are exercises better than reading glasses? *Strabismus*. 2008;16(2):65–69.

141. Thiagarajan P, Ciuffreda KJ. Effect of oculomotor rehabilitation on accommodative responsivity in mild traumatic brain injury. *J Rehabil Res Dev*. 2014; 51(2):175–191.

142. Dwyer P, Wick B. The influence of refractive correction upon disorders of vergence and accommodation. *Optom Vis Sci*. 1995;72(4):224–232.

143. Stewart RE, Margaret Woodhouse J, Trojanowska LD. In focus: the use of bifocal spectacles with children with Down's syndrome. *Ophthalmic Physiol Opt*. 2005;25(6):514–522.

144. Al-Bagdady M, Stewart RE, Watts P, et al. Bifocals and Down's syndrome: correction or treatment? *Ophthalmic Physiol Opt*. 2009;29(4):416–421.

145. Nandakumar K, Leat SJ. Bifocals in children with Down syndrome (BiDS)—visual acuity, accommodation and early literacy skills. *Acta Ophthalmol*. 2010;88(6): e196–e204.

146. Adyanthaya R, Isenor S, Muthusamy B, et al. Children with Down syndrome benefit from bifocals as evidenced by increased compliance with spectacle wear. *J AAPOS*. 2014;18(5):481–484.

147. Bobier WR, Sivak JG. Orthoptic treatment of subjects showing slow accommodative responses. *Am J Optom Physiol Opt*. 1983;60(8):678–687.

148. Shin HS, Park SC, Maples WC. Effectiveness of vision therapy for convergence dysfunctions and long-term stability after vision therapy. *Ophthalmic Physiol Opt*. 2011;31(2):180–189.

149. Cheng D, Schmid KL, Woo GC. The effect of positive-lens addition and base-in prism on accommodation accuracy and near horizontal phoria in Chinese myopic children. *Ophthalmic Physiol Opt*. 2008;28(3):225–237.

150. Ma MM, Scheiman M, Su C, et al. Effect of vision therapy on accommodation in myopic Chinese children. *J Ophthalmol*. 2016;2016:1202469.

第二十一章

儿童色觉评估

Jay M. Cohen   Janette D. Dumas   Melissa A. Zarn Urankar

本章旨在为儿童患者色觉测试提供一个实用可行的临床指导。讨论主要内容是关于目前广泛使用和接受,在市场上可以买到的色觉测试。色觉和色觉缺陷的生理和发展已在第八章中阐述。

色彩是人类视觉的一种属性,它为视觉感知增加了美感和多样性。它提供了关于世界和其中物体的独特而有特色的信息。颜色也经常被用作识别特定项目的主要的描述词(例如,"蓝色的"那个)。

然而,许多人有异常的色觉,不能像其他人一样有效或可靠地使用颜色信息。这些个体,大部分是男性,在面对大量基于颜色信息的行为时处于明显的劣势或无能为力。这种障碍造成后果的严重性,小到不便利,大到甚至会危及生命。

虽然患者经常被称为色盲,这是一个错误的名称。这些患者确实能感知颜色,尽管与那些色觉正常的人感知不同。在本章中,"色觉缺陷"一词被用来代替色盲,这是一个更恰当的描述。根据受影响的光感受器可将色觉缺陷分为几种类型。短(S)波长,中(M)波长和长(L)波长的锥体感受器叙述,详见第八章。表 21.1 显示了受其锥体感受器影响的先天性色觉缺陷的命名法。获得性色觉缺陷通常被称为 L 视锥缺陷、M 视锥缺陷或 S 视锥缺陷[1-3]。

表 21.1　先天性色觉缺陷的特征[1-3]

缺陷	视觉障碍	受到影响的视锥细胞	流行病特征			遗传特征
			总体发病率	男性发病率	女性发病率	
三原色异常						
红色弱	红绿色混淆	L 视锥细胞(红色)	1.1%	1%	0.01%~0.02%	X 染色体隐性遗传
绿色弱	红绿色混淆	M 视锥细胞(绿色)	4.6%	5%	0.4%	X 染色体隐性遗传
不完全蓝色盲(蓝色弱)	黄蓝色混淆	S 视锥细胞(蓝色)	1/500	罕见	罕见	常染色体显性遗传
二原色异常						
红色盲	红绿色混淆	L 视锥细胞(红色)	1.0%	1%	0.01%~0.02%	X 染色体隐性遗传
绿色盲	红绿色混淆	M 视锥细胞(绿色)	1.3%	1.1%~1.5%	0.01%	X 染色体隐性遗传

续表

缺陷	视觉障碍	受到影响的视锥细胞	流行病特征			遗传特征
			总体发病率	男性发病率	女性发病率	
蓝色盲	黄蓝色混淆	S 视锥细胞（蓝色）	1/500	0.002%~0.008%	0.001%~0.008%	常染色体显性遗传
全色盲						
M 视锥细胞全色盲（非典型）	无色彩视觉	L 视锥细胞和 S 视锥细胞	小于 1/1 000 000	非常稀少	非常稀少	混合性
L 视锥细胞全色盲（非典型）	无色彩视觉	M 视锥细胞和 S 视锥细胞	小于 1/1 000 000	非常稀少	非常稀少	混合性
S 视锥细胞全色盲（非典型）	无色彩视觉	M 视锥细胞和 L 视锥细胞	1/100 000	非常稀少	非常稀少	X 染色体隐性遗传
视杆细胞（典型） 全色盲 不完全色盲	无色彩视觉 视力低下 眼球震颤 中央盲点 光敏性/畏光	S 视锥细胞、M 视锥细胞和 L 视锥细胞	1/33 000 到 1/50 000	0.003%	0.002%	常染色体显性遗传

大多数先天性色觉缺陷的患者为三色视觉异常。他们没有意识到，或者很少意识到他们的问题。眼保健工作者应有责任识别和辅助这些患者，让他们了解其自身健康状况的影响（包括他们自身的安全和知识，以及公众的安全）。本章的咨询部分叙述了更多内容。

感知颜色是幼儿园和小学生活中非常重要的一部分，在孩子年龄很小时发现有颜色缺陷是非常重要的。早期诊断鉴别的意义有两方面：第一，短期意义为确定这些儿童由于无法对以颜色为基础的课程项目做出反应，进而出现的学习困难，并在必要时通过改变课程计划等措施，进行适当的干预；第二，长期意义为关注未来发展的专业咨询，以及对高等教育和就业的选择和目标的讨论。

本章的主要重点是诊断和分类遗传性红绿色觉缺陷，这是绝大部分的色觉异常。遗传性的蓝-黄缺陷相对罕见，很少有色觉测试评估它们。同样，获得性色觉缺陷在正常儿童人群中并不常见，特别是不伴其他更严重和明显的视觉体征和症状。表 21.2 列出了获得性色觉缺陷的一些注意事项[1-2]。

表 21.2　获得性色觉缺陷的注意事项[1,2]

特征	后天获得	遗传继承
对称性	非对称性	对称性
稳定性	不稳定	稳定
测试反应	不同测试表现一致	根据测试表现不同反应
关联性	全身疾病或眼部疾病、中毒、外伤	罕有
性别偏好	男性≈女性	男性远大于女性

病史

与大多数其他方面的健康护理一样,色觉的评估始于良好的病史采集。母系(祖父、兄弟姐妹或堂兄弟姐妹)中有色盲病史的儿童,尤其是男性,属于高危人群,需要进行更积极的筛查。即使是女性,父母双方有遗传史的也应该引起注意。遗传模式如表 21.1 所示。遗传性红绿色觉缺陷,影响约 8% 的男性和 0.5% 的女性[4],是通过 X 染色体隐性遗传方式传播的。然而这只反映了一般人群普遍的患病率,在多种族儿童眼病研究中发现,其患病率因种族而异,表 21.3[5]列出了不同种族和性别的色觉缺陷患病率。

表 21.3 不同种族和性别的色觉缺陷患病率[5]

	男性 /%	女性 /%
黑人	1.4	0.2
亚洲人	3.1	0.5
西班牙人	2.6	0.2
非西班牙裔白人	5.6	0

应该认识到,采集色觉异常的家族史时常有其局限性。通常缺乏关于血统的准确信息,受影响的家族成员可能不知道某个问题,或者他们可能会主动隐藏问题的存在。因此,主动病史是有益的,而被动病史则具有不确定的价值。

儿童病史的另一个方面是其父母关于色觉表现的报告。当向父母询问孩子的颜色分辨能力时,区分颜色混淆和颜色命名技能是很重要的。儿童在 2~3 月龄时就能辨别颜色[6],而准确的颜色命名可能要到儿童 4~6 岁时才能形成[7]。一个不能区分不同混淆颜色的孩子很可能有色觉缺陷,而一个不能正确颜色命名的孩子可能是完全正常的。

正如前面所提到的家系,父母对孩子色觉表现的观察可能会被误导,因为孩子想要迎合父母的意愿,以及辨色缺陷的孩子会使用自然应对的策略。例如,色觉缺陷的成人患者可能会报告说,他们在儿童时期只会用整支蜡笔涂颜色,这样就能读出包装上的颜色名称。孩子们也可能会使用别人命名的颜色,尽管他们并不这样认为。

虽然成年患者可能否认或轻视他们的颜色缺陷,但在仔细的询问下,那些有显著异常的患者通常会不情愿地承认一些困难,并意识到与正常色觉人群的差异。因此,尽管有缺点,良好的病史仍然是识别潜在色觉异常的关键因素之一。

测试设计的意义

色彩缺陷的实际判断是基于临床实施的色觉测试结果。多年来,各种各样的色觉测试已经发展起来。许多测试从来没有在商业上使用过,现在也不再使用了,而且许多已经被证明是不可靠的。本章将简要介绍色觉测试的历史背景并着重介绍美国普遍认可和使用的色觉测试方法。

医生使用多种测试来评估色觉。它们是为各种各样的目的和测量不同方面的颜色感觉而设计的。正确进行颜色测试需要对测试的设计和策略有基本的了解,以确保测试的有效性和适合患者的年龄。

没有单独的色觉测试可以提供患者的色觉状态的完整信息。取而代之的是一系列的测试,目的是将正常色觉的人与有色觉缺陷的人区分开来,然后进一步对缺陷的严重程度进行分类和分级。可以进行额外的测试来评估患者的颜色识别能力,以评价患者与颜色有关活动的反应。

色觉测试通常会根据其预期功能来设计。筛查测试是一种简短、敏感、易于实施的测试,可以将色觉正常的人与色觉缺陷患者,或那些具有良好色觉技能的患者与那些存在色觉问题的患者区分开来。它们还可以对缺陷的类型和严重程度进行分类。

性能测试的目的是评估某方面的色觉水平。这些测试通常比筛查测试用时更久,范围更广。使用整个色谱圈的颜色测试比只使用沿红绿混淆轴这一狭窄范围的颜色测试更能显示真实世界的功能。

性能测试,如灯笼测试,试图模拟或复制特定任务的颜色条件,以预测哪些患者将成功完成任务,哪些不能完成。

测试之间的设计差异会导致结果的差异。这是意料之中的,并为测试过程提供了一些平衡。在评估任何色觉测试的结果时,请记住,它们呈现的是一组狭窄的、非自然的、预先选定的参数,这些参数利用了色谱圈中已知的弱势部分。要小心不要逾越测试设计的界限,对患者的色彩技能做出无根据的概括,因为在不受控制的自然环境中,许多额外的线索和适应性行为可能会提高患者的表现。

色觉测试

色觉测试使用各种策略和任务来测量色觉,并可以根据策略设计来分类。测试设计策略包括颜色混合、匹配、辨别、排列、命名和混淆等方面。

一个特定类别的测试通常是相似的,并且在合理范围内,将产生相似的结果。不同类别的测试不一定测量相同的颜色属性,并且可能产生不同的结果。因此,在构建色觉测试组时,最好将测试探针与各种设计一起使用,以便获得有关患者色觉的不同方面的信息,并对患者的颜色能力和限制有更全面的了解。表 21.4 列出了本章所讨论的各种色觉测试[8]。

表 21.4　本文讨论的色觉测试[8]

测试设计	测试名称	测试 年龄范围	筛查或 性能测试	注意事项
色觉镜	Nagel 色觉镜		性能测试	研究使用
假同色图	石原氏色盲检测图	大于 5 岁	筛查	着重红绿缺陷
	HRR（Hardy-Rand-Rittler）	大于 5 岁	性能测试	有筛查板块和诊断板块,降低色彩饱和度可增加敏感性
	色觉简化测试（CVTME）	3~5 岁	筛查	更高的对比度或增加色彩饱和度,图形简单,在 MEPEDS 中测试

续表

测试设计	测试名称	测试 年龄范围	筛查或 性能测试	注意事项
排序	D-15		筛查	
	FM-100		性能测试	
电脑	Color Dx	大于 9 岁	性能测试	精度不依赖电脑显示屏
	CAD			用于军事研究
线上			筛查	

色觉镜

色觉测试的黄金标准是色觉镜。这个测试给患者的任务是将纯红光光谱和纯绿光光谱混合,以匹配纯黄光光谱。有趣的是,这是唯一一个能够明确异常视网膜色素(红色盲 vs. 绿色盲)和确定功能色素数量的测试(二原色异常 vs. 三原色异常)。

然而,色觉镜并不是临床测试,也不是儿科测试。它是一种昂贵的仪器,需要一个富有经验的测试人员来操作管理,很少在教学或研究机构以外使用。测试程序相对复杂,通常超出了大多数幼儿的注意力和认知能力。如果色觉镜检查被认为是必需的,最好等到孩子至少 8 岁的时候,向提供检查的诊所咨询。

假同色图

假同色图(pseudoisochromatic plates,PIP)是成人和儿童最常见的临床色觉测试。这种测试模式的优点是操作时间短,成本相对较低,认知需求低。请记住,PIP 测试需要良好的注意力和注视技能,以及足够的对比度和图形背景(识别)能力。

PIP 是筛查测试,它们能区分颜色正常和颜色变异。它们不能确定缺陷的类型,也不能对缺陷的严重程度进行分级。只有那些包含额外的专门用于测量缺陷严重程度的色板测试才能被用来分类和分级色觉缺陷。因此,临床实践中使用正确识别的筛查项数量作为评估色觉缺陷严重程度的方法缺乏科学依据。

测试图由一系列马赛克状的彩色点组成,当在合适的光源下观察时,这些点呈现出字母、线条或几何形状,这些形状是由与背景相匹配的混合颜色构成的。色觉正常的人会看到一个特定的目标,而色觉缺陷的人会看到一个不同的目标,或者什么都看不到。

PIP 最常见的两种类型是消失图和转换图。制作消失图是为了让有正常色觉的人看到目标,而没有色觉的人看不到目标。因为色觉缺失的患者会意识到自己的表现不佳,所以这种设计方法不仅具有挑战性,而且还增加了应试焦虑的潜在可能。因此,每个额外错过的图形都会增加挫折和怀疑。

消失图的一种形式是分类图。这种类型的测试图需要呈现两个视标,其中一个是对红色缺陷患者更可见,另一个是对绿色缺陷患者更可见。反应决定了患者的分类,并且本质上,严重性的估计可以通过使用不同颜色饱和度的图。虽然分类图是有用的,但他们的结果不是决定性的。分类图测试的结果并不总是与色觉镜结果一致,并且常常与其他测试图或排序测试的结果不一致。因此,明智的做法是组建多种颜色测试组,以达成对结果的共识。

与消失图相比,转换图的错误不太明显,因为测试设计为正常色觉的人看到一个目标,而色觉差的人看到另一个目标。因此,设计将应试焦虑降到最低。

对于儿童人群来说,最有用的 PIP 是石原氏检测图, Hardy-Rand-Rittler（HRR）和色觉简化测试（Color Vision Testing Made Easy, CVTME）。

石原氏图

最常见的色觉测试之一是石原氏假同色测试。本测试设计包括红绿色觉缺陷的筛选测试,具有基本的分类能力。最适合儿科使用的测试版本是简明版和不识字版测试。

简明版是一个快速和有效的测试,共 14 张图。前 11 个图用于筛选（1 个样图、9 个数字图、1 个曲线图）,后 3 个图用于分类（2 个数字图、1 个曲线图）。曲线图是为可能在数字认知上有困难的儿童（或成人）使用的（图 21.1）。

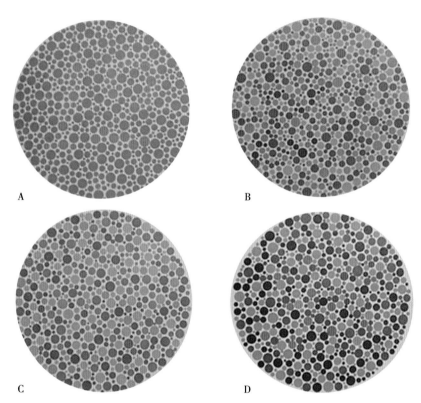

图 21.1 简明版石原氏假同色图（Reproduced courtesy of Graham-Field Health Products.）。A. 示范图：12 被所有观看者看到；B. 转换图：正常色觉者看到的是 74,而红绿色觉缺陷者看到的是 21；C. 消失图：正常颜色的观察者看到的是 45,而红绿色觉缺陷者看到的是一个空白图；D. 分型图：轻度红（红色素）色觉缺陷者看到 96,其中 6 较 9 明显。重度红色觉缺陷患者只能看到数字 6。轻度绿（绿色素）色觉缺陷者看到 96,其中 9 比 6 更明显。重度绿色觉缺陷患者只看到 9

石原氏测试图对不识字的人的测试只使用圆形、方形和曲线作为目标。它对那些可能对数字反应不佳的幼年患者很有效。它由 8 张图组成,包括 3 个示范图（圆形、方形、曲线）,4 个筛选图（圆形、方形、曲线）,1 个曲线分类图（图 21.2）。由于这个测试的简单性,它更适合 3~5 岁的孩子。

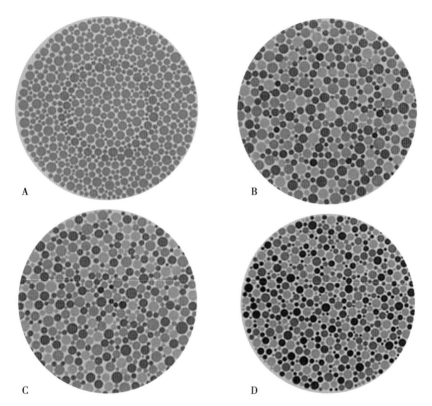

图 21.2　为不识字者制作的石原氏假同色图（Reproduced courtesy of Graham-Field Health Products.）。A. 示范图：所有观看者都能看到这个圆圈；B. 转换图：正常色觉者看到的是正方形，而红绿色觉缺陷者看到的是圆形；C. 转换图：色觉正常者看到的是一条带有大拱环的曲线，而红绿色觉缺陷患者看到的几乎是一条直线；D. 分型图：轻度红色觉缺陷者看到两条起伏的线，其中紫 - 粉线比红 - 粉线更明显。严重的红色觉缺陷患者只看到下面的紫 - 粉线。轻度的绿色觉缺陷者看到两条扭曲的线条，其中红 - 粉线比紫 - 粉线更明显。严重的绿色觉缺陷者只看到上面的红 - 粉线

Hardy-Rand-Rittler 测试

HRR 试验是另一种被广泛接受的色觉测试。Cole 等人发现筛检灵敏度和石原氏测试图一样有效，但是 HRR 确实有更详细的分类能力[9]。

HRR 也是少数几种评估蓝黄色觉缺陷的 PIP 测试之一。最初的测试是由美国光学公司生产的 AO-HRR 测试，已经弃用超过 30 年。测试被重新设计，现在作为 HRR 的第 4 版由 Richmond 产品公司发行。初步结果表明，新版本相对于原版本有了改进[9-10]。

测试包括 24 个以几何形状（1 个圆形、1 个三角形和 1 个字母 X）为目标的图（4 个示范图、2 个蓝黄筛选图、4 个红绿筛选图、10 个红绿分型图和 4 个蓝黄分型图）（图 21.3）。

每个图包含 1 个或 2 个形状，患者必须正确识别每个形状和它在页面上的位置，以获得评分。即使是很小的孩子也很熟悉这些形状。通过修改测试方案，允许形状匹配和形状跟踪，可以将测试儿童年龄范围扩大到更小的学龄前儿童。然而，大多数 5~6 岁的孩子应该能够在 HRR 测试中给出有效的答案。

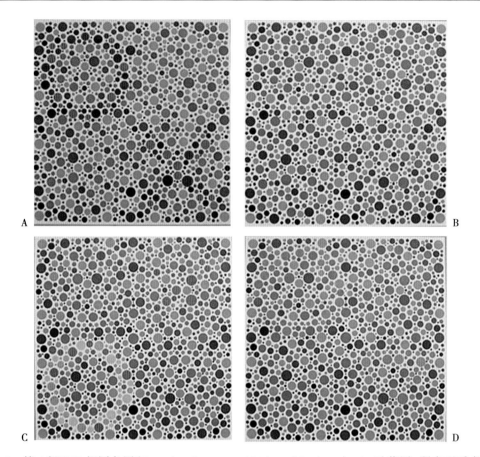

图 21.3 第 4 版 HRR 假同色图（Reproduced courtesy of Richmond Products.）。A. 示范图：所有观看者都能看到圆圈和 X；B. 红绿筛选图：色觉正常者看到的是圆形和三角形，而红绿色觉缺陷患者看到的是空白图；C. 红绿色分型图：轻度和中度红绿色觉缺陷患者看到一个圆和一个 X，而重度红色觉缺陷患者看到圆，重度绿色觉缺陷患者看到 X；D. 蓝黄色分型图：轻度和中度蓝黄色觉缺陷患者看到一个圆圈和三角形，而重度蓝黄色觉缺陷患者只看到一个图形

  4 个红绿筛选图用低颜色饱和度，由于注意力因素，可能对正常的幼年患者构成挑战。临床中，分型图的一个技巧是将它们以相反的顺序（从最高到最低饱和度）呈现，作为一个引物，以确保检测中最大程度的关注。

  HRR 试图通过在示范图中加入一个空白图来减少应试焦虑，以便让患者知道看不到任何视标是一个可接受的反应。

色觉简化测试

  CVTME 测试是一种红绿色缺陷筛查测试，它没有分类功能。据说，CVTME 是由视光师特伦斯·瓦格纳博士（Dr. Terrance Waggoner）开发的，他的儿子患有色觉缺陷，他对缺乏儿童特有的色觉测试感到很遗憾。

  CVTME 专为儿童设计，并以几何形状（星形、圆形和正方形）和简单的线条图案（船、气球和狗）为视标。该测试包括 2 个部分。第 1 部分有 10 个使用几何视标的图（1 个演示图，9 个筛选图），第 2 部分有 3 个使用简单线条图案的图（图 21.4）。

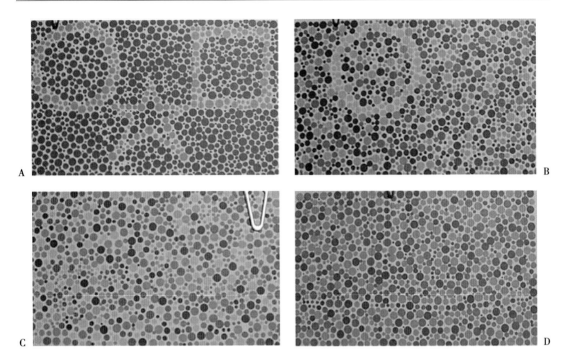

图 21.4　色觉简化测试（Reproduced courtesy of Dr. Terrace L. Waggoner. ）。A. 示范图：所有观看者都可以看到圆形、星形和正方形；B. 第 1 部分有控制功能的筛选图：正常色觉者只能看到一个圆圈和正方形，而红绿色觉缺陷者只能看到一个圆圈；C. 第 1 部分无控制的筛选图：正常色觉者看到一个星形和圆形，而红绿色觉缺陷者看到一个空白图；D. 第 2 部分测试图：正常色觉者看到帆船，而红绿色觉缺陷者看到空白图

　　CVTME 的一个不错的功能是在前 6 张图中所有人（色觉正常者和色觉缺陷者）都能看到其中的视标。此功能不仅可以确认孩子对测试的反应能力，而且还可以防止大多数患者在每个测试图看起来都是空白时感到的耻辱感。第 1 部分和第 2 部分是独立测试。第 1 部分是基础测试，第 2 部分是针对反应性较有限的年幼患者的。这两部分的筛查能力均与石原氏图相当[11]。

排序测试

　　排序测试涉及从预设参考色相棋子开始，按逐渐过渡的颜色顺序自由放置色相棋子。为患者分配基本任务，对相同亮度和饱和度的一系列相似颜色的色相棋子进行排序。选择色相棋子时，它们只能沿着色环以相当相等的色调进行变化。

　　因此，排序测试评估颜色辨别能力的水平和颜色混淆的程度。它们不能确定色觉的存在与否，而是反映任何缺陷的特征。色相棋子的自由放置允许检测蓝黄色和红绿色混淆轴上的错误，以及在获得的缺陷中经常发现的不规则错误。该任务需要较高水平的注意力和认知能力，对于年幼的患者可能很难。临床上使用的两种主要排列测试是 Farnsworth Panel D-15 测试（D-15）和 Farnsworth Munsell 100 色觉测试（FM100）。

Farnsworth Panel D-15 测试

　　D-15 是一种简短的颜色辨别功能性测试，旨在用于工业分类。D-15 组中的 D 代表二分法,因为测试的目的是将患者分为两组:具有足够色彩技能的患者和缺乏色彩技能的患者。

色觉正常或有轻度色盲的患者将通过测试,而中度到重度色盲的患者将失败。重要的是要记住,D-15 不是色觉缺陷的筛查测试,通过测试不能保证患者的色觉正常。

该测试的显著优势是能够快速对色觉缺陷的类型和严重程度进行分类。患者产生的颜色混淆错误将反映视网膜色素缺乏的混淆轴。由于患者可以自由安排任何颜色,因此该测试可以识别出红绿色觉缺陷(红绿色盲和绿色盲)和蓝黄色视觉缺陷(蓝色盲)。混乱错误的数量和错误的量级将指示色觉缺陷的严重程度。

该测试由覆盖整个色环的 16 个色块(1 个固定参考色块和 15 个零散色块)组成。患者从 15 个零散的色块中选择与参考色块最匹配的一个色块,然后将其放在测试托盘中的参考色块旁边。接下来,患者从剩余的 14 个零散色块中选择最接近最后放置的色块,然后将其放入托盘中。继续此过程,直到托盘中所有 15 个色块都就位。然后允许进行最终调整,以使色块的线性阵列对患者而言具有从参考色块到托盘末端的平滑颜色过渡。每个色块都有编号,记录患者放置的顺序并将其转录在色环图上以进行评分(图 21.5)。

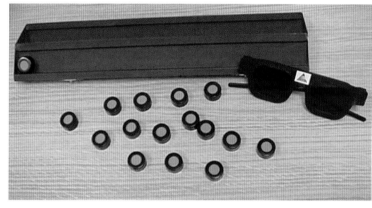

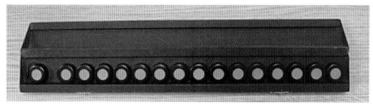

图 21.5 Farnsworth Panel D-15 测试。上图:D-15 准备进行测试。参考色块安装在托盘的左侧,在桌面上混合了 15 个散落的色块。C-Daylite 眼镜显示在托盘的右侧。下图:D-15,其色块以正确的颜色顺序排列

诸如此类的连续任务对于年幼患者而言可能是困难的。但是,D-15 说明指出,5 岁以上的孩子通常可以进行该测试。如果怀疑结果的可靠性,只需查看混淆错误图。色觉缺陷具有可预测的混淆轴。如果没有看到错误,则表示接近正常的色觉。如果错误落在混淆轴之一上,则表示存在色觉缺陷。如果错误是随机的或混乱的,则反应将被解释为不可靠,

并且无法就患者的色觉状态做出明确的结论。在这种情况下,应等孩子长大一些再重复测试。

始终牢记,混乱的错误可能表示获得性色觉缺陷。但是,这里的讨论是假设眼球结构正常。相同的逻辑适用于图形测试。计分表为那些具有正常色觉和色觉缺陷患者提供了适当的答案。如果孩子给出了不适当或无意义的答案,则意味着结果无效,而不是表明存在色觉缺陷。则选择尝试使用更简单的视标进行其他测试,或者等到孩子长大。

Farnsworth Munsell 100 色觉测试

FM100 是一种工业色觉测试,旨在评估颜色辨别能力,对儿童人群不是特别有用。尽管名称如此,FM100 仅包含 85 个色块,分为 4 盘,每个托盘覆盖色环的 1/4。测试过程与 D15 相似,但是它更加耗时且要求更高。D15 大约代表 FM100 中的每 1/5 色块,因此 FM100 需要更高水平的颜色辨别力。据报道,5 岁以下的儿童可以参加这项测试,但是良好的表现除了需要适当的色觉辨别力外,还要足够的视觉注意和视觉空间技巧[12]。每次测试时间约为 15min,这对于大多数年幼患者而言可能并不可行。

评分方案很复杂,FM100 不能很好地区分色觉正常和色觉缺陷,而且由于评分范围的广泛重叠,它也不能很好地隔离混淆轴。从测试中获得的信息主要对职业咨询有用,因此,在患者达到初中或高中水平之前,不应提供该测试。届时,患者年龄符合,反应可以提供有用的信息,并且测试结果将有一定用途。

基于计算机的色觉测试

色觉评估的另一种选择是使用计算机化的色觉测试。使用基于计算机的色觉测试的优势包括刺激的自动化和随机化,定时演示,以及自动评分。但是,由于各种计算机屏幕和硬件的原因,无法控制色度的变化是一个缺点。Ng 等注意到色觉测试中可以允许一定程度的色度变化[13]。基于计算机的色觉测试包括 Waggoner 计算机化色觉测试,视锥细胞对比测试(ColorDx)和平板电脑应用。

Waggoner 计算机化色觉测试

Waggoner 计算机化色觉测试使用假同色图来筛查红色觉缺陷、绿色觉缺陷和蓝色觉缺陷[13]。该测试对于检测色觉缺陷很敏感,但是在确定严重程度方面有效性降低[13]。

视锥细胞对比测试(ColorDx)

视锥细胞对比测试(ColorDx)以降低的视锥对比度展示仅对 L 视锥细胞、M 视锥细胞或 S 视锥细胞可见的彩色 Landolt C 视标(图 21.6)。Rabin 等发现该测试的灵敏度和特异度可与色觉镜相媲美,并且灵敏度超过了 PIP[14]。此测试不如 PIP 快。它更适合 9 岁及 9 岁以上的患者,因为测试时间约为 6min。9 岁以下的儿童可能很难保持注意力完成这项任务。

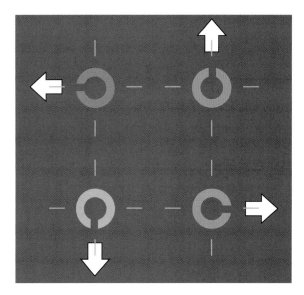

图 21.6　在视锥细胞对比测试（ColorDx）中看到的 Landolt C 视标

平板电脑应用

有几种平板电脑应用程序可以测试色觉。iPad Color Vision 应用程序就是这样一种应用程序，在筛查色盲方面可与 PIP 媲美[15]。这可能是用于儿科患者的另一种可行工具。

一般测试注意事项

为使结果有效，色觉测试需在非常特定的测试条件下进行。为儿童测试时，可能难以遵守所有条件。但是，应尽可能遵循说明手册中阐述的标准。色觉异常作为正常值通过是在不合适的测试条件下最可能引起的错误，尽管太低的亮度水平可能导致筛选测试的假阳性结果数量增加。需要维护的关键特性是照明（照明水平和颜色），测试距离和测试时间。

灯光

所述的每个测试都是针对 C 型光源设计的。照明工程协会（Illuminating Engineering Society，IES）将光源 C 标准定义为日光，相关色温为 6 800K。其光谱功率分布范围为 320~770nm。这是一种较旧的日光数学表示法。标准光源 D 的计算已更新，以指定正午天空日光的平均值。D65 的色温为 6 500K，是与光源 C 最接近的实际匹配项[16]。

创建指定的照明需要特殊的灯，而这几乎是医疗中心或私人诊所所没有的。如果提供专业色觉测试服务，则实践人员应考虑购买 C 光源。否则，最简单的选择是使用一副 C-Daylite 眼镜和标准 75~100W 的钨丝白炽灯或反射罩台灯。C-Daylite 眼镜的装配框架中包含蓝色滤光片（与用于红绿立体图和偏振滤光片的镜框相同）。蓝色滤光片与 MacBeth 灯上的滤光片具有相同的透射率，该滤光片将钨丝灯泡转换为 C 光源。真彩色荧光灯［显色指数（CRI）>90] 也可以用作 C 光源的可接受替代品[17]。

在文献搜索中发现了两项用于色觉测试的荧光灯照明研究。第一篇发表于 1971 年，评估了不再可用的光源[18]。第二篇发表于 1993 年，将 Verilux 荧光灯与 MacBeth Easel 灯进行了比较[19]。Verilux F15T8VLX 已经通过验证，该研究在航空色觉测试指南中得到了引用。该荧光灯将于 2018 年上市，其显色指数为 95，色温为 6 280K。

测试距离

大多数色觉测试都可测量中央视觉，并设计为 50~75cm 的测试距离。测试距离保持测试标准化的固定视角。随着视场大小的增大，色觉会得到改善，这可能会导致色觉缺陷的错误分类。每个测试的说明手册都指定了所需的测试距离。

测试时间

印版测试的最长测试时间应为每张图 3s。如果在该时段后无反应，则将反应记录为未看到目标，然后继续进行下一个测试。如果患者看到目标但难以辨别形状，请患者尝试追踪图形并尽可能猜测形状。观看时间过长可能会使颜色较轻的患者通过印版测试。

排序测试没有时间限制。但是，需要长测试时间的成年患者即使最终排列顺序正确，显然也证明了该任务的难度。由于测试对认知的需求增加，儿童通常需要更多时间进行测试。

测试组

评估儿科患者色觉的正确测试方法的选择将随患者的年龄和需获取的患者信息而变化。由于适合年龄的测试数量有限，加上年龄对注意力的限制，这项任务有所简化。除了正式的色觉测试外，最好保留一些真实世界的色彩材料，以进行较少威胁的非正式色彩识别技能评估。水彩画、彩色记号笔、蜡笔、彩色发光二极管（LED）、彩色透明胶片和小型彩色玩具的组合可以帮助识别患者在"玩"它们时表现出的缺陷的真实水平。根据真实世界材料的表现所推荐的干预程度可能比实际的色觉测试更现实[20]。

表 21.5 是临床色觉测试的指南。年龄类别是常规的，应根据孩子的成熟度进行修改。除非怀疑某些疾病必须单眼测试，否则应双目测试。

表 21.5　儿科患者的色觉测试组

年龄阶层	测试目标	测试组
出生至 2 岁	没有	不需要色觉测试
3~5 岁	检测色觉不足	石原氏测试（面向不识字者） 色觉简化测试
	初步分类	Hardy-Rand-Rittler（HRR）反向顺序
6~8 岁	检测	石原氏简明版
	颜色缺陷的分类和等级	HRR Farnsworth Panel D-15

续表

年龄阶层	测试目标	测试组
9 岁及以上	检测	石原氏简明版
	分类和等级	HRR
		Farnsworth Panel D-15
	心理咨询	色觉镜
		FM100 色觉测试（根据需要）

出生至两岁

文献报道了各种评估婴儿色觉的技术。这些技术包括视觉诱发电位测试，优先观看，视动性眼球震颤，甚至是视网膜色素的基因分析[21-24]。这些是基于研究的技术，很少在临床上使用。

3~5 岁

在 3~5 岁时，主要关注的是是否存在色觉缺陷。有明显色觉障碍家族史的患者更需要进行色觉检测。有色觉缺陷严重程度的分类信息很好，但在这个年龄段并不是必需的。因此，筛查测试是该年龄组测试的主要重点。尽管石原氏测试还具有分类的优势，但石原氏测试（面向不识字者）或 CVTME 都能很好地检测色觉缺陷。如果筛查发现缺陷，则以相反顺序显示的 HRR 测试的分类图应有助于评估缺陷的严重程度。

6~8 岁

孩子 6~8 岁，正在上小学，因此，需要更多关于色觉缺陷类型和严重程度的信息，以便进行教育咨询和干预计划。这个阶段孩子年龄较大，能够做出更复杂的反应。应使用常规石原氏图和 HRR 图进行筛查和分类测试。即使该年龄组中有相当数量的患者无法完成任务，也应尝试 D-15 测试以证实图形测试的结果。家长、校长和教师应留意是否存在明显的色觉缺陷，并应就学校课程中任何以颜色为基础的项目提出修改建议。

9 岁及以上

9 岁及以上的孩子应该能够应对大多数色觉测试，但 FM100 可能除外。标准组合仍然是石原氏图、HRR 和 D-15。如果需要进行更详细的分析，则可以将孩子转诊进行色觉镜检查，但最好再等几年以确保结果的可靠。应尽早考虑需要良好色觉的职业选择。本章的咨询部分提供了特定职业的信息。

管理

咨询

一旦确定了色觉缺陷的诊断，就建议进行一个包括遗传学教育、管理选择和职业考虑在内的咨询计划。最初，必须对父母进行先天性色觉缺乏的遗传学教育，以确保对预后和治疗的了解。应该注意的是,先天性色觉缺陷不是一种疾病,而是患者中一种稳定、不进展的发现。最常见的色觉缺陷是 X 连锁隐性遗传,因此,受影响的男性多于女性。

尽管无法解决色觉缺陷的问题,但仍存在改善功能的方法,例如使用有色隐形眼镜或眼镜。但是,应该注意,通过使用有色镜片,可以在主观上改善色彩辨别力,但是深度感知和运动感知可能会随之发生变化[25]。眼保健专业人员应根据缺陷的严重程度考虑向老师发送报告。

关于职业发展的可能性,与正常色觉者相比,色觉缺陷的优势包括更好的夜视能力和更强的伪装破解能力。这对于某些军职可能是有益的。不幸的是,色觉缺陷可能会阻止某些人从事相关的职业(表 21.6)。

表 21.6 职业标准资料[31-33]

职业领域	重点和资料
执法	在 1980 年,1983 年,1985 年发布的建议书(Sheedy 等人):颜色正常法和异常法实施因机构而异; 联系特定的国家机构或查看人事管理办公室(OPM)的工作清单
航空	航空体检医师指南 https://www.faa.gov/about/office_org/headquarters_offices/avs/offices/aam/ame/guide/app_process/exam_tech/item52/amd/ 可接受的色觉筛查测试 https://www.faa.gov/about/office_org/headquarters_offices/avs/offices/aam/ame/guide/media/Acceptable%20Tests%20ATCS%20-2152%20and%20contract.pdf 色觉测试流程图 https://www.faa.gov/about/office_org/headquarters_offices/avs/offices/aam/ame/guide/media/Color%20Vision%20Testing%20Flowchart.pdf
运输	商业驾驶员需要正确识别交通信号灯的颜色 https://www.fmcsa.dot.gov/regulations/medical/visual-requirements-and-commercial-drivers http://eyewiki.aao.org/Driving_Restrictions_per_State 可以要求豁免
电工	推荐功能色觉测试 https://www.aoa.org/optometrists/occupational-vision-manual
钻石鉴定人	推荐使用 HRR 进行测试 https://www.americangemsociety.org/page/colorvisionscreening
军事	(陆军)作业需要正常的色觉,涉及检查表面缺陷和这些精细零件的操作,熟练的行业需要良好的近视力 https://phc.amedd.army.mil/PHC%20Resource%20Library/TG006_VisionandSafetyEyewearGuideforU.S.ArmyCivilianandMilitaryJobSeries_January2016.pdf 航天航空医学会 CPG 色觉缺陷 http://www.asams.org/guidelines/Completed/NEW%20Color%20Vision%20Deficiencies.html

染色片用于色觉缺陷

有报道称使用改变颜色的染色片作为补偿色觉缺陷的手段[26]。没有哪个系统取得过重大成功,而且有关单个滤镜如何工作的科学证据也很有限。大多数染色镜片针对的是红绿色觉缺陷。表 21.7[27]显示了市售的可增强色觉感知的选项。

表 21.7 色觉增强染色片选择

产品	隐形眼镜	框架眼镜
ChromaGen http://www.iseecolornow.com/	×	×
ColorMax https://colormax.org/	×	×
EnChroma https://enchroma.com/		×
Vino OxyAmp https://www.vino.vi/		×
X-Chrom https://www.artoptical.com/lenses/specialty-gp-lenses/special-lens-options/x-chrom/ http://www.techcolors.com/ProductsandServices/Zeltzerxchrom	×	

染色片之所以能起作用是因为混淆色可以通过滤镜的选择性吸收引起的亮度差异来区分。对于一对混淆的颜色,通过滤镜,红色比例较大的颜色比红色比例较少的颜色看起来更亮。因此,染色片使视标和背景之间产生亮度差异,这与假同色图(PIP)测试的设计相悖。以前看不见的视标现在可以用滤镜看到,尽管原因是亮度线索而不是颜色线索[28]。

在 PIP 测试中反应正确率的提高导致了一种误解即认为色觉性能实际上通过滤镜得到了改善。然而,排序测试是不同的情况。彩色滤光片并不能提高其测试表现,只是将混淆轴移到色彩圈的不同区域。由于引入了亮度线索的同时消除了色度线索,排序测试通常更加困难。色觉缺陷者良好的适应能力被染色片所抵消,反而导致性能故障。由于这些原因,一般情况下患者可能会拒绝使用染色片,尽管不可否认的是,有少数人的反应非常积极,并报告主观色彩鉴赏范围增加了。

虽然染色片通常对日常用途没有帮助,但在特定情况下,它们可以非常有用,例如在用于以鉴别为目的的固定颜色阵列时。例如一个学生在地理课上学习彩色地图,某些颜色组合可能看起来几乎相同,但如果通过适当的染色镜片观察,就会明显显示出不同。通过在没有染色片的正常视觉和有染色片改变的视觉之间交替,大多数患者可以学会准确地区分全套颜色,并正确地应用颜色。

红色和洋红色似乎是两种最有效的颜色。一些相对便宜的辅助色觉缺陷者的设备有 U90(红色)和 U70(洋红色)UVShield,适配规格可以从 NoIR 获得。Gulden Ophthalmics 生产了一款红色可折叠口袋镜片,便于携带和低调地使用。从红色醋酸纤维上切下的小方块对患者进行家庭试验是很有用的。这些红色醋酸纤维片可从视觉训练用品目录和摄影用品商店买到。

技术

电脑和智能手机技术已经成为帮助色觉缺陷者的一种手段。为视障人士提供的自适应设备目录中有一些带有语音合成功能的小型手持颜色分析仪。智能手机应用程序可同时适用于 iOS 和安卓平台。应用程序"Color Blind Pal"在两个平台上都可以免费使用,并包含色觉检测。要搜索更多的应用程序,请使用"color deficiency""color blind app""color identifier""color identifier for blind"进行搜索。此外,现有的资源可以很容易搜索到,以帮助应用程序开发人员为色觉缺陷者创建可访问的应用程序[29-30]。

总结

所有年龄段的儿童患者的色觉测试都可以通过 3~4 个简单的临床测试来实现,所有这些测试也都可以用于成年患者。检测时间很短,应当重视对所有儿童患者进行遗传性颜色缺陷的筛查。

参考文献

1. Simunovic MP. Acquired color vision deficiency. *Surv Ophthalmol*. 2016;61(2):132–155. doi: 10.1016/j.survophthal.2015. 11.004. Epub 2015 Nov 30.

2. Benjamin W. *Borish's Clinical Refraction*. St. Louis, MO: Butterworth Heinemann Elsevier; 2006.

3. Kalloniatis M, Luu C. The perception of color. In: Kolb H, Fernandez E, & Nelson R (Eds.). *Webvision: The Organization of the Retina and Visual System*. Salt Lake City, UT: University of Utah Health Sciences Center; 1995. Retrieved from url: https://www.ncbi.nlm.nih.gov/books/NBK11538.

4. Birch J. *Diagnosis of Defective Colour Vision*. Woburn, MA: Butterworth-Heinemann; 2001.

5. Xie JZ, Tarczy-Hornoch K, Lin J, et al. Color vision deficiency in preschool children: The multi-ethnic pediatric eye disease study. *Ophthalmology*. 2014;121(7):1469–1474.

6. Adams RJ, Courage ML. A psychophysical test of early maturation of infant's mid- and longwavelength retinal cones. *Infant Behav Devel*. 2002;25:247–254.

7. Pitchford NJ. Conceptualization of perceptual attributes: A special case for color. *J Exp Child Psych*.2001;80(3):289–314.

8. National Research Council. *Procedures for Testing Color Vision: Report of Working Group 41*. Washington, DC: The National Academies Press; 1981. https://doi.org/10.17226/746.

9. Cole BL, Lian KY, Lakkis C. The new Richmond HRR pseudoisochromatic test for color vision is better than Ishihara test. *Clin Exp Optom*. 2006;89(2):73–80.

10. Bailey JE, Neitz M, Tait DM, et al. Evaluation of an updated HRR color vision test. *Vis Neurosci*. 2004; 21(2):431–436.

11. Cotter SA, Lee DY, French AL. Evaluation of a new color vision test: "Color vision testing made easy." *Optom Vis Sci*. 1999;76(9):631–636.

12. Cranwell MB, Pearce B, Loveridge C, et al. Performance on the Farnsworth–Munsell 100 Hue test is significantly related to nonverbal IQ. *Invest Ophthalmol Vis Sci*. 2015;56(5):3171–3178.

13. Ng JS, Self E, Vanston JE, et al. Evaluation of the Waggoner computerized color vision test. *Optom Vis Sci*. 2015;92(4):480–486.

14. Rabin J, Gooch J, Ivan D. Rapid quantification of color vision: The cone contrast test. *Invest Ophthalmol Vis Sci*. 2011;52(2):816–820.

15. Campbell TG, Lehn A, Blum S, et al. iPad color vision app for dyschromatopsia screening. *J Clin Neurosci*. 2016;92:92–94.

16. Rea MS. (Ed.). The IESNA Lighting Handbook. New York: Illuminating Engineering Society of North America; 2000. Figure 4–3. Accessed via www.ies.org on 12/21/2018.

17. Hovis JK, Neumann P. Colorimetric analyses of various light sources for the D–15 color vision test. *Optom Vis Sci*. 1995;72(9):667–668.

18. Richards OW, Tack TO, Thome C. Florescent lights for color vision testing. *Am J Optom Arch Am Acad Optom*. 1971;48(9):747–753.

19. Milburn NJ, Mertens HW. Validation of an inexpensive illuminant for aeromedical color vision screening. 1993. Retrieved from: https://www.faa.gov/data_research/research/med_humanfacs/oamtechreports/1990s/media/AM93-16.pdf

20. Adamczyk DT, Amos JF, Barker FM, et al. *Comprehensive Pediatric Eye and Vision Examination*. St. Louis, MO: American Optometric Association; 2017.

21. Ver Hoeve JN. A sweep VEP test for color vision deficits in infants and young children. *J Pediatr Ophthalmol Strab*. 1996;33(6):298–302.

22. Pease PL, Allen J. A new test for screening color vision: Concurrent validity and utility. *Am J Optom Physiol Optics*. 1988;65(9):729–738.

23. Cavanaugh P, Antis S, Mather G. Screening for color blindness using optokinetic nystagmus. *Invest Ophthalmol Vis Sci*. 1984; 25:463–466.

24. Bieber ML, Werner JS, Knoblauch K, et al. M-and L-cones in early infancy. III. Comparison of genotypic and phenotypic markers of color vision in infants and adults. *Vis Res*. 1998;38(21):3293-3297.

25. Simunovic MP. Colour vision deficiency. *Eye*. 2010; 24(5):747-755.

26. Horis JK. Long wavelength pass filters designed for the management of color vision deficiencies. *Optom Vis Sci*. 1997;74(4):222-230.

27. Zeltzer HI. The X-chrome lens. *J Am Optom Assoc*. 1971;42: 933-939.

28. Gundlach BS, Frising M, Shahsari A, et al. Design considerations for the enhancement of human color vision by breaking binocular redundancy. *Scientific Reports*. 2018;8(1). Retrieved from: https://www.ncbi.nlm.nih.gov/pubmed/30097592.

29. Colblindor. 20 iPhone apps for the colorblind. (December 13, 2010). Retrieved from https://www.color-blindness.com/2010/12/13/20-iphone-apps-for-the-color-blind/.

30. AppSoGreat. How to make your app colorblind friendly. (December 9,2017). Retrieved from: https://medium.com/@appsogreat/how-to-make-your-app-colorblind-friendly-resources-andexperience-sharing-b46615c5a007.

31. Sheedy JE, Keller JT, Pitts D, et al. Recommended vision standards for police officers. *J Am Optom Assoc*. 1983;54(10): 925-928.

32. Sheedy JE. Police vision standards. *J Police Sci Admin*. 1980; 8(3):275-285.

33. Walsh DV, Robinson J, Jurek GM, et al. Performance comparison of color vision tests for military screening. *Aerospace Med Hum Perf*. 2016;87(4):382-387.

第二十二章

使用电生理诊断的评估策略

Paul A. Harris

　　首次引入时,电生理诊断测试仅在研究人员的范围内使用,许多设备类似于Rube Goldberg型装置,由各种电子零件拼凑而成。通常是其创建者成为操作员,并且设备复杂,针对性强,难以检查出有意义的结果,对临床的指导作用不大[1]。最早的此类诊断测试是20世纪30年代早期产生的脑电图(EEG),使用了明亮的闪光灯或频闪灯来触发或引发患者反应。当时我们只能观察到带状图记录器捕获的对闪光产生的单个反应。

　　20世纪40年代末至50年代初,渐渐完善电生理测量工作的原理,在1954年,由于G.D.Dawson发表的早期信号理论的实用性,改变了传统的检测方法。诱发电位(EP)的主要问题在于,与大脑中的背景噪音信号相比,大脑中大量细胞对触发刺激产生的信号较小。查看视觉数据时,我们知道典型的视觉诱发电位约为 $20\sim25\mu V$,但与触发响应无关的大脑背景活动电位约为 $200\mu V$[2-4]。

　　人们关注带状图的信号反应,想知道他们响应的时间,设备是否在正常工作,所以人们开始尝试对大脑进行反应测试。当测试视觉系统时,他们将发出一道强光,或者测试听觉系统时,它们将执行一次响亮的噪音,然后在大约100ms后,观察收集的反应结果。由于大脑活动的背景电位与预期的反应电位相比过大,因此许多真实的反应被掩盖了。

　　信号平均技术是通过触发许多单独的信号反应,并将他们加在一起进行平均。关键部分是确切了解真实世界中的触发事件何时发生。触发事件是对齐或组织每个单独原始记录的关键时间点。随着越来越多的记录结果添加到求平均的过程中,不受刺激时间锁定的大脑背景活动开始以破坏性干扰的方式进行平均,从而消除了 $200\mu V$ 的噪声。每个 $20\sim25\mu V$ 的小反应在特定时间都以增强的方式叠加在一起,诱发反应(evoked response,ER)也越来越清晰。信号平均技术的出现,为使用EP或ER来了解电子系统的工作方式奠定基础,并最终发挥了其临床潜力。

　　20世纪60年代,在纽约的视光学中心,Ludlam和其他人在3个房间中完成了一系列工作。受试对象坐在内衬有铅屏蔽层的主房间。这是为了减少来自房间外电源的电子干扰,例如整个建筑物中存在的110V/60Hz的交流电压。在主房间的尽头,墙壁被挖开了,一个巨大的手工磨砂玻璃屏风被安装在开放空间中。其后是一台幻灯片放映机,其中放有不同空间频率的黑白条纹的幻灯片。幻灯机同时装有快门系统和道威棱镜。快门系统是为了触发空间频率目标的闪光,而道威棱镜则为改变条纹的方向。当时刺激方向对信号的影响尚不清楚,因此需要进行研究。

　　第3个房间装有用来放大信号的可视电子设备。首先使用示波器,然后再使用带状记录仪进行记录。这是开发对临床有重要意义设备的工作的开始。随着时间的流逝,人们开发了专用的电子组件,整合了许多设备,因此用户只需要较少的设备空间,并且这些设备提供了更多有用的信息。现在,计算机负责处理数据的大部分内容,而且几乎不需要专用的电子硬件。

此外,触发大脑事件的刺激器变得更加复杂。这使得刺激的制造更加灵活,用于不同目的。如上所述,人们制作了 35mm 的幻灯片,通过专用信号或图形发生器将其转换为阴极射线管(CRT)上显示的目标,然后由计算机驱动 CRT。这些都演变成由计算机驱动的液晶显示器(LCD),然后演变成由计算机驱动的超高分辨率,高对比度的屏幕。现在能在比过去更高的对比度和分辨率下产生目标,从而使我们能够比以前更精确地触发视觉系统。让我们转向现在,了解视光师如何使用这些仪器来帮助我们的患者。

临床指南

在详细介绍这些测试之前,重要的是给出一些临床指导原则,并消除电生理诊断测试的误区。

电生理诊断测试不能诊断疾病。临床医生使用电生理测试的结果来协助进行诊断。这些设备可帮助医生深入了解视觉系统如何对刺激做出反应,对这些刺激进行编码,并将编码后的响应,从视网膜水平通过视觉系统的各种通道,传输到记录产生的区域。如果没有信号产生,则只能证明信号不存在。如果信号延迟,那正是设备所显示的。测试不会区分可能导致信号延迟的任何特定条件。例如,视神经炎和多发性视网膜硬化都可能导致信号延迟到达初级视觉皮层。记录中出现的延迟等信号必须结合整体信息,以帮助医生做出合适的诊断。

电生理诊断测试并非针对特定条件。虽然某些电生理诊断测试与某些条件高度相关,但测试结果并非特定于该条件。对于电生理诊断测试几乎所有可能出现的结果,都有多种可能导致该结果的不同条件或情况。例如,有些人称某种电生理诊断测试为"青光眼测试",而实际上该测试只是比较不同测试目标下振幅和潜伏期的差异。当与其他诊断信息结合使用时,所得数据才能确认或否认青光眼的诊断[5-7]。

电生理诊断测试无法预测疾病的预后,尤其是弱视[8]。转诊弱视患者,通常是期望进行电生理诊断测试后,能够预测戴眼镜或视觉治疗的结果。这是对电生理诊断测试的误解。VEP/VER 测试为我们提供了从端到端,从眼睛到初始视觉皮层的系统完整性的了解,但是它对于人在较高水平的感知能力,提供的内容还是很少[9]。虽然电生理诊断无法预测疾病的预后,但是它对于监测疾病的发展非常有帮助。在一些弱视病例中,电生理诊断结果发生的明显改变可能提前于视敏度、对比敏感度或双眼状态的变化。这表现为振幅的提高,而信号的延迟变化更对称[2,10-13]。这一发现对非功能改善的情况下继续治疗,提供了支持。如果没有这些从电生理诊断测试中得出的结果,人们可能会提前终止治疗。

电生理诊断不能保证功能是否恢复。电生理诊断测试的结果,往往需要非常明确地说明。即使一系列记录显示所有数据均接近正常视觉功能,也并不能提示治疗结果成功。我们可以说:"没有证据表明潜在的神经系统问题会妨碍治疗的成功结果。"

只需要采集一次良好的电生理记录就可以表明神经系统是正常的。得到一条不好的电生理结果有很多原因。但对于存在严重的潜在神经系统问题,却能获得良好的电生理结果,目前没有合理的解释。换句话说,如果完成了一系列检查记录,并且几乎所有记录都异常,那么只需一个良好的结果,就可以知道视觉系统是健康的。例如,下列任何一项都会导致电生理信号达不到最佳诊断记录状态:没有注视,注意力不集中,做白日梦,在刺激的节奏下摇晃,电极放置不良,电极连接不良等[14]。同样,如果在一次记录中多种因素同时发生,电生理诊断测试呈现出了正常形状和样式,则所得到阴性结果是不可靠的。

现在,我们将逐一介绍每种设备,并讨论其在视光实践中的应用。

视觉诱发电位 / 视觉诱发反应

自 20 世纪 70 年代以来,VEP(也称为 VER)一直是视光学领域进行的主要电生理诊断测试[15-16]。该测试有许多可商购的产品,它们收集相似的数据。该测试是无创的,几乎每位患者都可以获得明确的数据。

关于在患者头上正确放置电极的位置和方式,每种设备都有自己的使用指南。有趣的是,这些波的记录是如此强大,以至于只有一个位于主视皮层(或 Oz)上的电极是至关重要的。有许多种方法可以找到此特定位置。根据国际 10/20 系统,应在头部前定位到鼻根部,在头的后部找到枕骨隆突,并用卷尺对其进行测量。然后,头骨中线上的枕骨隆突向上移动 10% 的测量距离,这就是应该放置有效电极的位置(图 22.1)。实际上,只需要在头部后部找到枕骨隆突,然后向上移动 2.5cm 即可放置有效电极。

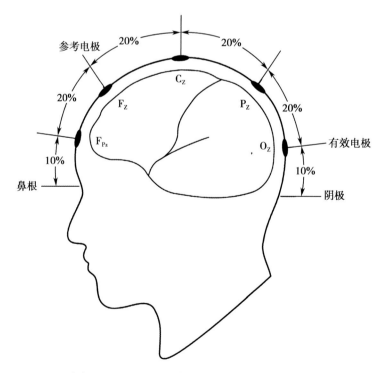

图 22.1　一种在 VEP/VER 测试中确定电极正确位置的方法

根据国际临床视觉电生理学会（International Society for Clinical Electrophysiology of Vision，ISCEV），头骨中线上的单个有效电极，最适合发现视交叉前方发生的问题。VEP测试的一些应用，可能会被用于定位发生在视交叉、视交叉后方或侧方视野的病变，这得益于在头骨后方 Oz 两侧放置的两个电极。这样，当使用刺激来选择性触发视野的一侧时，会更容易定位哪一侧的视皮层响应得更多或更少。视光学医生进行的大部分功能评估都使用位于颅骨后部 Oz 处的单个中心放置的有效电极。

其他两个电极称为参考电极和接地电极。根据 ISCEV 协议，应将参考电极放置在从鼻根部和枕骨隆突的测量距离的 30% 处，并位于额中线鼻根的上方。一些系统的接地电极位于头部的顶部，而其他系统使用的是耳夹电极，可以将其放在任一只耳朵上。还有一些系统建议将接地电极放置在头部的太阳穴区域，两侧都需要放置。

电极类型

我们有几种用于收集 VEP/VER 数据的电极类型。其中包括：

- 单个金杯电极（图 22.2）
- 金杯耳夹电极（图 22.3）
- Medi-Trace 监测电极（图 22.4）
- T 形头带电极

图 22.4 中的电极可贴在皮肤上。这些是一次性的，并且必须与导线一起使用，导线会卡在从电极外部凸起的金属扣上。右侧所示的背面显示了电极上的预湿海绵。当在皮肤上使用时，无需添加其他电极凝胶、糊剂或乳霜。当在头发上使用时，应在海绵上放置一些其他的凝胶、糊剂或乳霜，以确保电极片与其有良好的连接。

电极与 Oz 区的接近度非常重要，但是电极与皮肤形成良好的电接触也很重要。与电极接触区域的皮肤准备很重要。在大多数情况下，头发会覆盖 Oz 区。需要配备发夹和梳子以分开头发，暴露头皮。任何戴着假发片、假发、发网或其他头皮覆盖物的人，都需要将其除去，检查结束之后，这些配件将在当天返还给被检查者。好的检测结果离不开前期的电极安置。

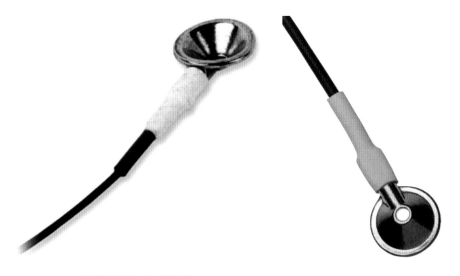

图 22.2　典型两侧的单个金杯电极

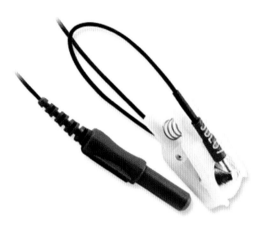
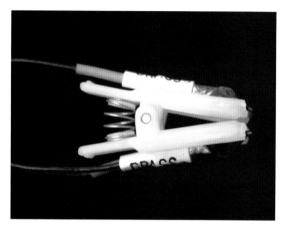

图 22.3　金杯耳夹电极。耳夹支架中有两个单型电极。弹簧的强度足以将夹子固定在耳垂上,但强度不至于引起任何患者不适

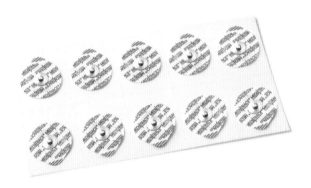
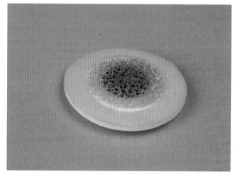

图 22.4　用于贴在皮肤上的 Medi-Trace 监测电极,与用于心电图记录的电极非常相似

　　头皮暴露后,应立刻清洁。出于检查目的,典型的酒精棉片就足够了。与普遍的看法相反,电极的粘贴区域无需反复擦拭。只需从皮肤区域清除碎屑或油脂,因为它们可能会对通过皮肤到达电极的电信号产生阻力。大多数电极要么在电极背面上用一小块海绵预先润湿,要么需要电极凝胶(图 22.5、图 22.6)。

　　Natus 医疗公司的 EC2 电极霜最厚,也是迄今为止最难清理的(图 22.7)。它具有高度的附着力。因此,金杯电极通常可以直接固定在皮肤上,无需胶带或头带的其他帮助。对于标准眼电图或视网膜电图,我们通常将金杯电极固定在前额或面部。

　　尽管最容易清理的是 Spectra 360 电极凝胶,但金杯电极可与任何凝胶、乳霜或糊剂很好地配合使用。这在耳夹电极的两个金杯中也都适用。

　　当在头骨后方 Oz 上方的头发上使用电极时,通常很难使电极紧贴头皮,特别是在厚厚或卷曲的头发上。因此,使用头带可能是非常有帮助的。各种发制品供应商能提供多种类型的头带。在戴上头带之前建议取半张纸巾,揉成团,然后放在电极上。然后把头带绕在头顶上(图 22.8),没有必要把头带绑得太紧。如果患者配戴矫正眼镜,确保不要遮盖眼睛,并留出足够的空间戴眼镜。这种准备将占用患者近 40% 的时间。进行实际操作不会花很长时间。当然,这取决于遵循的测试规程。

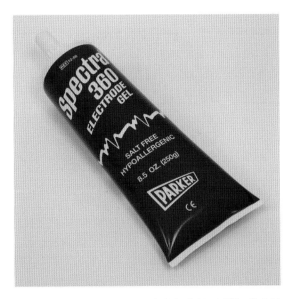

图 22.5　Spectra 360 电极凝胶大部分是透明的，带有淡蓝色调。它很容易用水洗掉

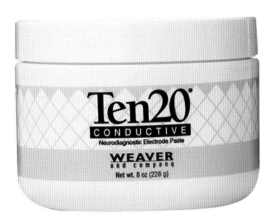 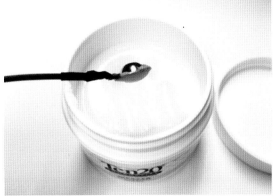

图 22.6　Ten20 导电电极膏被许多人推荐使用。它比 Spectra360 电极凝胶厚，而且从电极和患者身上移除更麻烦

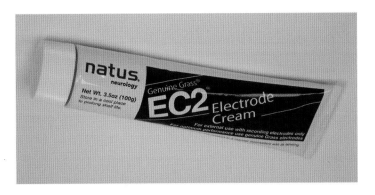

图 22.7　Natus 医药公司生产的 EC2 电极霜

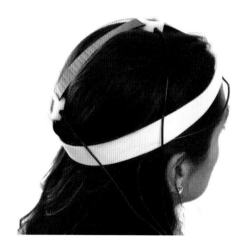

图 22.8　美国 Konan EvokeDx 系统中用于获取 VEP 数据的电极 T 形头带

视觉诱发电位指标

大多数的视觉系统视光检查选择的目标是棋盘模式,它在一个规律的周期内交替。其他模式的刺激也有一些用途,例如重复使用明亮的闪光灯装置。使用模式作为刺激,有助于彻底改变该领域,并为研究人员和临床医生提供了更好的工具,以帮助理解视觉系统和视觉表现[17]。

大多数视觉刺激器或信号发生器可以产生不同类型的刺激。其中最受青睐并得到多个领域研究支持的是棋盘格模式。在可预测的明确时间内,驱动视觉系统在初级视觉皮层中产生信号的关键是方波光栅。早期的工作是用不同宽度的条栅完成的,但是用棋盘模式能获得更大幅度的信号。棋盘图案覆盖整个屏幕,并且在整个屏幕上方格的间距是均匀的。

空间频率

空间频率是描述刺激大小的术语。每个单独的方格可以是大的或小的,或者在两者之间变化。在早期的研究中,检查时方格的大小以距离眼睛的弧分标记。现在,我们更多地讨论使用的显示器上方格的绝对数量。要计算弧分,只需要知道所使用的显示器上的方格的大小,以及从眼睛到显示器的距离。

大多数驱动模拟器的软件支持多种方格大小。最大的方格,水平 4 个,竖直 4 个,总共只有 16 个方格出现在屏幕上。最高的数目是水平 256 个方格,竖直 256 个方格,屏幕上总共有 65 536 个方格。刺激发生器允许用户在这些极端之间挑选不同的倍频程("倍频程"用来表示数量的加倍)。因此,屏幕在水平和竖直上被划分成特定数量的方格,使用以下的分区方式:4、8、16、32、64、128 和 256。图 22.9 显示了一个高对比度,32×32 棋盘刺激模式。当模式反转时,每个白色方格变成黑色,同时每个黑色方格在屏幕上变白。

通常,屏幕上的框越多,出现的边缘的线性量就越大。屏幕上出现的线条越多,视网膜对编码信息的处理就越多。因此,我们期望低空间频率刺激(大方格)获得的数据比高空间频率数据更快地到达初级视觉皮层(V1)。出于实际应用的目的,当对患者进行完整的 VEP 测试时,会记录五个不同的空间频率数据点。我们使用中间 5 个空间频率:8×8、16×16、

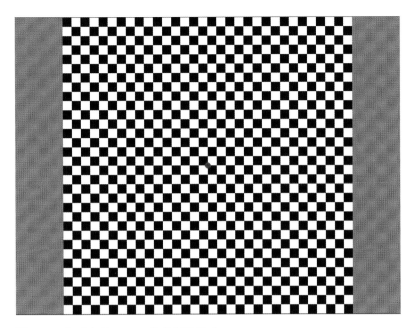

图 22.9 高对比度 32×32 棋盘刺激模式

32×32、64×64、128×128。在早期的 VEP/VER 记录中,如果屏幕上没有可见的混叠,CRT 显示器就无法获得足够清晰的图像质量,那么任何高于 128×128 频率的刺激都是不实用的。现代计算机屏幕和视频显示卡能有效地产生 256×256 的刺激。然而,这些对大多数临床研究几乎没有什么帮助。当刺激物变得太小时,所记录的信号的振幅就会降低到不再被认为是可靠的程度。另一方面,在 4×4 的检查尺寸下,极低空间频率要么没有足够的边缘,要么对大多数受试者来说太乏味,造成振幅过低,导致受试者对测量丧失信心。这就是为什么我们大多数的研究只包括中间 5 个空间频率。

反转速度——时间频率

几乎所有用于测量 VEP/VER 的设备都给用户提供了能够改变棋盘图案交替或翻转速度的功能。如果反转率太慢,需要很长时间才能获得足够的事件平均值,这样可能会使患者失去对屏幕的注意力;一旦检查结束,就没有足够好的数据。如果反转速度太快,返回初级视觉皮层的受体细胞和通道可能无法跟上速度。由于细胞的不应期,导致信号强度变差。过快和过慢都会造成假阴性结果,从而导致临床医生认为受试存在潜在的神经问题。

这些设备的大多数操作员以大约 2Hz 或每秒两个周期的反转速率来设置。一个周期被定义为两个变化,结束时,模式返回到与开始相同的状态。如果我们引用棋盘上的一个方格,比如白色的方格,则将一个周期定义为白色方格先变黑然后返回白色。标准速率是每秒两个完整周期,或四次变化。因此,每 0.25s 整个屏幕上的图案就会反转为对应的图案。

在老式专用刺激发生器中,用设备上的开关或旋钮选择时间频率。目前,时间频率是通过软件选择的。记录软件准确地知道刺激器何时被触发改变,因此确切地知道事件何时开始。要使信号平均算法产生有用的临床数据,需要对足够数量的事件进行平均。

对于嘈杂的系统,或有注意力困难的患者,或经常有节奏地摇摆或移动位置的患者,可能需要延长记录时间。记录时间越长,记录的事件越多。这是一把双刃剑,许多经验丰富的临床医生已经开始使用 80 个事件,40 个完整周期,或 20s 的连续的记录。一个设备(Konan EvokeDx)可执行 10 次短时间的记录,这是更适合于注意力不集中或烦躁的患者。每个记录周期相当短,并且在两次记录之间会有休息。如果患者看起来很平静,保持注视且注意力集中,那么休息时间可能仅需短短几秒钟;如果患者需要闭上眼睛,他们可能需要休息很长的时间。在第十次的记录片段结束时,软件执行快速分析,以查看是否有任何片段在统计上存在显著差异需要我们重新记录。这有助于确保最终的分析更彻底。

VEP/VER 分析

现在我们有了记录,我们需要弄清楚这些记录的含义。我们根据 VEP/VER 的 3 个具体参数作出临床推断和诊断。这 3 个参数是振幅、潜伏期和双眼总和的量[18-21]。我们将依次讨论每一个参数。

振幅

振幅是由头后部的测量电极从枕叶皮层记录的电量。这是由参考电极所采集的低于和高于整个脑活动的平均背景电信号的电压变化量。图 22.10 显示了一个清晰的参考曲线,来自 2009 年更新的 ISCEV 标准[22]。

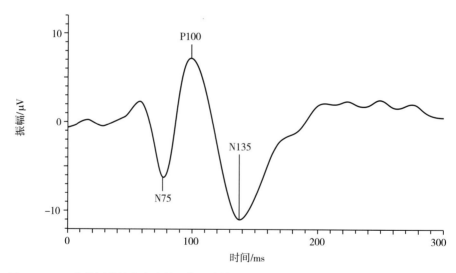

图 22.10　一个使用公认命名法的经典正常结果

时间为 x 轴,以 ms 表示。最左边的时间"0"指的是刺激器改变或触发事件的确切时刻。临床相关事件预计发生于 85~200ms,大多数的 x 轴显示范围为 0~300ms 或更多。

y 轴的单位为 μV。取决于设备和所记录的波的大小,记录的范围可能会有所不同。零点在中间,相对于背景脑部活动下降而显示负电荷,而相对于背景大脑活动上升则显示正电荷。在记录电极位置记录的电量零值,代表了背景脑活动的平均值,与棋盘或其他可能使用的刺激模式的触发无关。临床的关键数据点是 N75 和 P100。

　　在记录电极的位置,50~60ms 内什么也没有发生。尽管在我们标记的第一个事件之前,通常会有一个短暂的正向偏转,但它并不被认为是一个值得衡量的事件。记录中的第一个参考点称为 N75。这表示记录中的负偏转,在记录大约 75ms 发生。第二个参考点称为 P100。这代表了记录中的正偏转,即在放置记录电极的区域下方发生的背景脑活动。对于一些经验更丰富的研究人员和临床医生来说,这种命名有些不合适,因为第一个阴性通常不会发生在 75ms,而第一个阳性常常出现在 100ms 之前或之后。命名法中这些数字的含义,可能会使一些对这门学科不熟悉的人感到困惑。图 22.11 显示了 32 × 32 检查频率的正常结果。图中显示了所有特定参数。

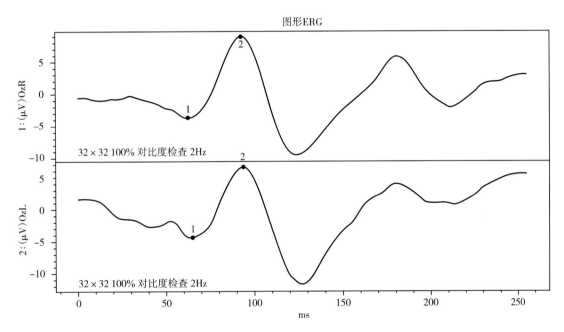

图 22.11　两个样本记录,上方为右眼,下方为左眼,用 32 × 32,100% 的对比度检查完成(图 22.9)。对于右眼,N75 发生在 62.5ms,P100 发生在 92.5ms,振幅为 12.5μV;对于左眼,N75 发生在 64.5ms,P100 发生在 93.5ms,振幅为 11.2μV

　　N75 和 P100 的值之间的绝对差称为振幅。一般来说,对于大多数机器和软件,在临床条件下,最快的经验法则是,我们寻找振幅为 5μV 或更高的记录。如果单个平均记录的振幅不超过 5μV,则执行测试的临床医生或技术人员应立即尝试再次记录。如果在尝试某种方案经历 3 次失败后,应该尝试其他方案。尽管有很多可以解释试验得到 5μV 以下的低质量记录的原因,这并不能提示患者存在实际的潜在神经问题。

　　我们接下来会讨论很多可以影响振幅数值的因素。这些因素包括但不限于电极的放置位置,电极连接的质量,患者的视觉注意力,患者的注视以及患者的节律性动作(实际或假想的)。

- 电极的放置:从一个记录过程到另一个记录过程,记录电极在头后面的位置不会完全相同。电极汇总发生在其远端到近处的一切活动,包括头发、皮肤、头骨、脑膜等下方的活动。这将影响从一个记录到另一个记录的信号量。

- 电极连接质量:指电极与头皮连接时的电阻,可以通过阻抗测量。阻抗越高,软件分析的信号量就越少;阻抗越低,到达软件的信号量就越大。因此,在贴附电极时,遵循正确的操作规程是至关重要的。
- 患者的视觉注意力:一般来说,患者注意力越好,记录的振幅越大。患者分心越多,振幅越低。
- 患者的注视:清醒的有意识的人类视觉系统在不断地运动着。在任何长时间内,对空间中的某一点绝对地保持注视是不可能的。然而,患者看向刺激中间的注视点越多,振幅应该越高。他们越是远离刺激出发点,振幅越低。
- 节律运动:由于触发的事件以固定的频率发生,如果该患者以与刺激频率相同或相近的频率运动,会大大降低测量的视觉反应幅度。任何有节律的活动都应该被劝阻。

由于以上或未提及的其他原因,记录的振幅始终是大脑对触发事件所产生的信号量的相对测量,这对临床医生很重要。这意味着,在单个记录中,振幅值可以相互比较。但是,当另一个记录完成时,绝对值不应直接比较。举个例子,假设我们在两个不同的时间得到15个记录结果。我们有一个非常合作的患者,技术人员在电极放置等方面做得很好。所有记录均显示典型的 N75-P100 结构,且所有记录均大于 5μV。如果第一次记录的峰值振幅为 12μV,而第二次记录的峰值振幅升至 20μV,我们应避免发表任何临床声明,声称患者在两次就诊之间情况得到了改善。两次记录 8μV 的差异,可能是由于上文提到的因素造成的。

我们可以比较的是振幅的比例值。例如,采取与上述相同的记录集,并假设在第一组15个记录中,右眼的 5 个记录的振幅平均比左眼的记录小 40%。然而,第二次记录时,我们注意到现在所有右眼记录的平均值与左眼记录的平均值相同。我们可以肯定地说双眼中的每只眼传达到初级视觉皮层的信号量是相同的,我们已经取得了显著的临床改善。

潜伏期

潜伏期是指从刺激器屏幕上新目标出现到 P100 与该刺激相关联之间的时间延迟。该刺激会在记录电极下方的大脑区域中引起相对于大脑背景电活动电压的最大正偏。此潜伏期包含各种固定因素,或从刺激开始到其效果在初级视觉皮层中出现之间的时间延迟。光线从屏幕到眼睛的速度是恒定的,快到以至于患者离屏幕的距离略有差异也不会影响潜伏期。除非有明显的混浊将光线散射到视网膜上,否则光线通过眼介质的速度也是恒定的。向前和向后的散射,都会导致对比敏感度降低,从而导致振幅显著降低。

视网膜受体、视杆细胞和视锥细胞,将光能转换成脉冲的时间也相当恒定,这些脉冲穿过视网膜并在视网膜中加工。从视网膜到初级视觉皮层(V1)的全部通路都是有髓鞘的,包括视神经、视交叉、视束、外侧膝状体核(lateral geniculate nucleus,LGN)和视辐射,最终都到达了 V1。P100 延迟到达的主要因素被认为是髓鞘形成的问题,特别是在病理条件下。在更易治疗的功能性问题中,我们看到这对潜伏期的影响要小得多,对信号振幅的影响更大。

P100 的正常潜伏期范围约为 85~115ms。一般来说,目标(较大的方格)的空间频率越低,信号到达 V1 的速度越快。来自每个连续的更高空间频率目标的信号,需要更长的时间才能到达 V1。确切的原因尚不可知,但是可以感觉到在更高的空间频率,信息释放到视神经并开始向 V1 传达之前,它们在视网膜级别进行了更多的编码和处理。需要记录系统能够检测其行程中各个点的信号,以准确知道这种延迟发生的位置。目前,唯一能实现这样的方法是侵入性的。

根据 McCulloch 和 Skarf 的研究[1]，在 5 种不同的空间频率下，成人潜伏期的范围为 107~113ms。他们表明，在生命的最初几个月，潜伏期要长得多，并且在 18~24 月龄时接近成人水平，较低的空间频率下的潜伏期会在较高的空间频率之前达到正常值。

随着新设备的出现，临床医生在理解潜伏期测量方法方面需要有一些灵活性。与其他机器和软件组合相比，每个机器和软件组合可以产生不同的延迟。在撰写本文的时候，有一种设备凭借着在所有空间频率下所报告的潜伏期都比其他设备短而脱颖而出。关于为什么会这样已经有一些猜测，但是正式的解释尚未出现。对于大多数医生来说，相同的设备和方案将被反复使用。这意味着从一个测试到另一个测试的潜伏期可以直接进行比较。然而，在可能使用不同的机器和方案的情况下，不建议直接比较它们的潜伏期。

一般来说，我们将特定的机器和方案的潜伏期视为绝对的量度，信号到达 V1 的时间不受各个测试阶段变化的因素的影响。如前所述，诸如电极放置，电极的连接程度，患者的视觉注意力等因素主要影响振幅。只要一个信号能被记录，并且高于设备设置的最小振幅，P100 信号的潜伏期就是绝对量度。

临床贴士

在某些情况下，8×8 甚至 16×16 的记录可能非常差，但是 32×32 的记录可能看起来正常。因此，如果你在 8×8 和 16×16 两个条件下，尝试记录了 3 次都不能达到所要求的 5μV，那么在停止测试之前，至少尝试一次 32×32 条件下的记录。

数据评估

在典型的数据集中，你将有 15 个单独的记录：右眼、左眼、双眼各 5 个。有些情况下，记录的数量会更多，但是我们会将这个视为最小或最基本数据集。建议的数据收集顺序如下：

- 双眼：从双眼记录开始，然后从最低的空间频率到最高的空间频率（通常从 8×8 到 128×128）进行。如果在任何记录结束时，你没有在 N75-P100 得到 5μV 或以上的振幅，则需要重复。如果在 3 次尝试之后，你仍然没有得到所需的振幅，你可以选择不继续进行更高空间频率下的记录。
- 患侧眼 / 通道：走到你怀疑可能有问题的眼睛旁边，比如弱视或色觉减弱，或者是斜视状态。如果你不怀疑不对称，那么请遵循标准协议，先评估右眼或左眼，然后再评估另一只眼睛。同样，从 8×8 空间频率开始，到 128×128 的空间频率。在从一只眼睛到另一只眼睛的 VEP 记录不对称的情况下，确保重复测试振幅小于 5μV 的空间频率记录更为重要。在某些情况下，你可能只能使用该眼睛低于这个振幅的记录。每个空间频率有多个记录，你可以选择一个看上去类似标准 N75-P100 形状图案的记录。有时，一些内置的分析算法不会把光标放在记录上或者做得不正确。人类比大多数计算机更擅长模式识别，这使得我们可以手动放置光标，并理解一些难以解释的记录。
- 对侧眼 / 通道：通过对侧眼从 8×8 到 128×128 的空间频率检查来完成方案，再次确保你重复测试了任何不超过 5μV 的记录，以获得更完整的数据集。

先测试患侧眼，后测试对侧眼是为了确保数据中发现的任何不对称情况与患者的视觉发育或病理情况有关,而不是由于测试过程中的某些变化(例如电极松动)引起的。当患侧眼 / 通道首先完成,并且看到延迟转移和 / 或振幅降低,然后在对侧眼 / 通道进行测试时,这两个因素都正常化,那么就会知道患侧眼 / 通道中的差异是真实的。如果振幅随着记录次数的增加而越来越差,那么无论是哪只眼睛或哪种情况都应该怀疑某些与设备、电极的物理设置或工作空间中电干扰相关的原因。

双眼总和

双眼总和是指在双眼系统正常的人中,两只眼睛睁开时记录的振幅,应该比具有最大单眼振幅的眼睛或通道的振幅高 10% 或更多。这并不意味着应该将振幅直接加在一起以获得预期的双眼总和值。例如,对于 OD 20μV 和 OS 20μV 的眼睛,我们预期双眼反应为 24μV 或以上。当我们在 3 个,4 个,甚至 5 个空间频率获得该结果时,我们就确信患者的双眼系统功能正常[23]。

10% 规则——一般准则

10% 规则是多年来对不同视觉条件的患者,进行视觉诱发电位过程中产生的一个规则。它可以以多种方式应用。当比较右眼和左眼时,在记录的 3 个或更多空间频率上,其振幅或潜伏期存在 10% 或以上的差异,表明患者潜在的视觉问题。双眼总和在 3 个或更多空间频率不能达到 10% 或更高,则得出结论,患者存在需要注意的双眼问题。因此,可以以 3 种不同的方式应用 10% 规则,这是评估收集的临床数据的极佳经验法则。

表 22.1 显示了一些样本数据,从中我们可以推断的出患者双眼情况。每个受试者仅显示一组振幅。根据建议,您应该至少以 5 个不同的空间频率收集数据。这样做时,如果您在 5 个空间频率和 1 个空间频率中使用相同的模式,则可以更清楚地了解这里所讨论的含义。

临床贴士

临床医生正在寻找数据中的模式。除非您获取的数据信息比一个空间频率读取的数据信息更多,否则这些模式不可能出现在临床上,而且你可能会误判患者的情况,包括双眼处理信息的质量。

表 22.1 不同类型患者的四种可能的数据集振幅　　　　　　　　　　单位：μV

眼	患者 1	患者 2	患者 3	患者 4
	振幅示例			
OD	18	18	18	18
OS	18	9	9	9
OU	23	18	12	22

患者 1 眼睛的平均振幅分别为单眼 18μV 和双眼 23μV。这是功能良好的双眼系统中双眼总和的预期水平,两只眼睛在一起的振幅增加了 27.7%。患者 2 显示了一种模式,即双眼振幅与右眼记录的振幅相同,而左眼的振幅显著小于任一者。如果 5 个空间频率上患者都保持这种模式,则意味着左眼根本没有对双眼反应做出很大贡献,而右眼则主导了双眼反

应。患者 3 的右眼和左眼振幅之间的相对差异与患者 2 相同。但是,在这种情况下,双眼振幅明显小于右眼的振幅。这意味着左眼正在干扰双眼整体功能。这些通常是患有严重不适的患者,他们可能正在寻找遮挡或遮盖干扰眼的方法。患者 4 显示了一种在视觉治疗的过渡阶段中经常看到的模式,即尽管每只眼睛的振幅之间存在很大差异,左眼的振幅较低但确实为双眼功能做出了贡献。

临床贴士

双眼数据有助于确定患者双眼处理模式的首选类型,从而指导治疗。

来自患者 2、患者 3 和患者 4 的数据都具有完全相同的 OD 和 OS 振幅,但是通过添加双眼数据,我们认为他们是非常不同的诊断实体。一名患者显然无视或抑制了左眼的电流,一个患者的左眼积极地干扰了右眼的电流,最后一个患者表现出一定程度的双眼总和,类似于具有出色双眼功能的人的双眼总和[24]。

弱视患者病例

对于弱视患者,VER/VEP 数据对于了解病例,提供预后以及监控治疗过程非常有帮助。这位患者于 2011 年初就诊,当时右眼的最佳矫正视力为 20/80,左眼的最佳矫正视力为 20/20+。图 22.12 显示右眼、左眼、双眼在 8×8 空间频率刺激下的反应。

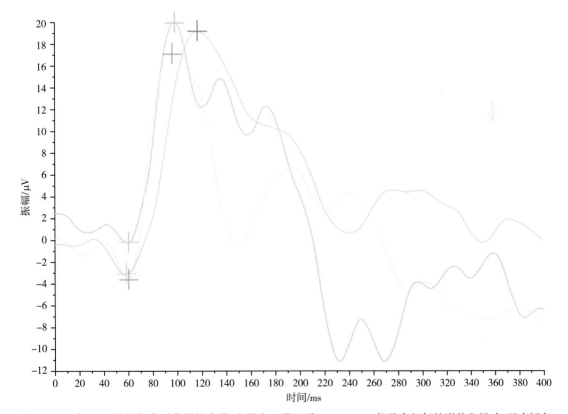

图 22.12　在 8×8 空间频率下获得的右眼、左眼和双眼记录。N75-P100 都具有相似的形状和尺寸,只有绿色记录具有稍长的潜伏期(光标标记比其他标记更右边)

首先,让我们来看看图 22.12 中 3 个记录的潜伏期。

右眼 P100 为 117ms,左眼为 98.5ms。双眼为 96.5ms。这表明右眼比左眼慢大约 18.8%。查看振幅或 N75-P100 的差异时,右眼为 22.22μV,左眼为 19.96μV,双目记录为 20.68μV。有趣的是,从右眼获得的记录振幅最大。如果这是我们手头仅有的唯一空间频率数据,那么我们将不得不考虑潜伏期差异和双眼总和的缺乏,但是右眼显示的振幅的强度可能使我们得出结论,目前还没有理由能强有力地支持弱视的诊断。现在让我们来看看同一个人在 64×64 空间频率下的记录。

图 22.13 显示了 64×64 空间频率的记录。图中显示了一个先前记录无法预测的明显不对称。右眼记录的潜伏期为 131.6ms,而左眼和双眼记录的潜伏期分别为 101.4ms 和 104.3ms。左眼和双眼记录的振幅分别为 16.35μV 和 17.49μV,而右眼的振幅仅为 5.23μV。请注意,从 5.23μV 的振幅中足以知道我们确实从该通道获得了有效的 VEP 记录,并因此将其视为信号从右眼到达初级视觉皮层的数量和时序的度量。

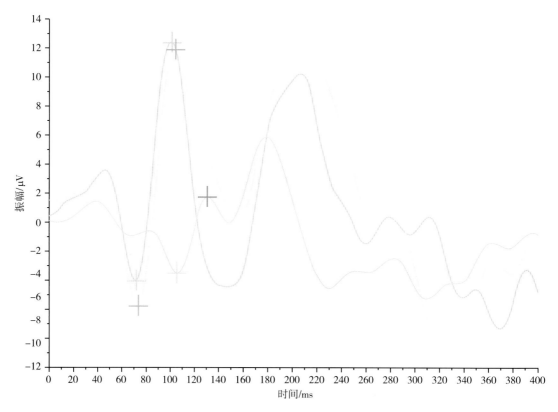

图 22.13　来自同一患者的 64×64 空间频率下的记录。可以看到,其中 2 个记录(左眼和两只眼睛在一起)看起来几乎相同,而第 3 个记录的振幅很小,并且相当晚(较长的潜伏期)

图 22.14 显示了右眼在 4 个不同空间频率下的一系列记录。这说明了弱视眼记录显示出随着空间频率的增加幅度降低的特征,以及随着空间频率的增加潜伏期延长或增加(更长的时间)的特征。

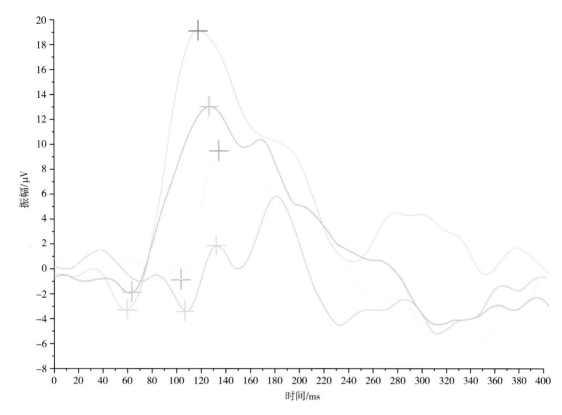

图 22.14 4 个记录,全部用右眼拍摄,并已进行最佳校正。我们无法在 128×128 空间频率下获得幅度为 5μV 或更高的记录

表 22.2 显示了右眼最佳矫正视力为 20/80 的弱视患者右眼的 4 次记录数据。这 4 个记录显示从空间频率 8×8 到 64×64 的记录中振幅减小,而潜伏期在 8×8 到 32×32 空间频率下变得更长,在 64×64 空间频率上保持不变。潜伏期比我们预期的更晚或更长,且都比左眼记录更晚。潜伏期在 8×8 空间频率下延迟 18.8%,在 64×64 空间频率下延迟 29.8%。

表 22.2 右眼弱视 4 项记录汇编的数据

右眼弱视 VEP/VER 数据	8×8	16×16	32×32	64×64
N75-P100 振幅 /mV	22.22	14.81	10.28	5.23
P100 潜伏期 /ms	117.0	124.8	132.6	131.6

在考虑所有可用数据的情况下,临床判断对于每种情况都很重要。深入研究这一情况超出本章的范围。这是弱视的 VEP/VER 数据类型的一个例子。完全基于这些数据,这个患者的预后将是很好的。这里得出的结论是:"没有任何潜在的神经问题会妨碍治疗措施的整体功能性治愈"。当潜伏期在 8×8 和 16×16 的空间频率上与较高的空间频率下的潜伏期一样,那么预后将变差。同样,较低的空间频率上振幅越低,预后也越差。

斜视

双眼总和是斜视治疗中最有用的信息[25]。在 The Binocular Continuum 一文中[26]，描述了整合、交互和干涉的概念，即从眼睛到大脑的两个通道的数据流可以使用的 3 种不同方式。整合是指来自 2 个通道的信号以双眼总和的方式相加。在 5 个空间频率中的 3 个或以上，双眼的幅度比具有较大振幅的单眼的幅度大 10% 以上时，我们能够看到正双眼总和。

交互是指在测试的 5 个空间频率中，只在 2 个空间频率上出现双眼总和。在某些情况下，可以在 5 个空间频率中的 3 个中出现双眼总和，但在任何情况下总和的量都不达到预期的 10%。因此，2 个通道以良好的方式交互，但是没有达到被认为是真正的双眼总和的水平。

干涉是指在 3 个或以上空间频率下双眼振幅小于任一只眼睛的最大振幅。这里的思想是，在记录过程中，当人用一只眼睛注视时，另一只眼睛的信号实际上正在降低注视眼通道的信号强度。这类似于破坏性干扰，当一个扬声器的电极被颠倒时，可以在立体声系统中显示这种破坏性干扰。相似的信息被发送到每个扬声器，扬声器中的锥体朝相反的方向移动。随着放大器的声音越来越大，在房间中关键位置听到的音量可能几乎没有增加，因为这两个波形相互干扰。这类似于视觉信息流所发生的情况。

因此，当一个人从单侧恒定斜视发展到双眼斜视时，我们所期望的是双眼总和程度和相对振幅的程度告诉我们这个人在连续体上的位置。表 22.3 显示了 VER/VEP 检查结果对双眼连续体上每个位置的预期结果。

表 22.3　双眼连续体上每个位置的预期 VER/VEP 结果

双眼状态	VER/VEP 指标
单眼	双眼振幅与注视眼相同；非注视眼在 5 个空间频率中的 3 个具有较低的振幅和 / 或更长的潜伏期
交替	双眼振幅与单眼振幅相同。眼睛之间没有振幅或潜伏期差异的模式
干涉	在至少 3 个空间频率上，双眼振幅小于单眼振幅中较大者
交互	未达到双眼总和的标准，但双眼振幅大于单眼振幅记录中的较大者
整合	在 3 个或更多的空间频率下，双眼振幅比单眼振幅至少大 10%

全世界的视光学医生都在为患有各种形式的获得性脑损伤（acquired brain injury，ABI）的患者提供治疗，其中一个子类是创伤性脑损伤（traumatic brain injury，TBI）。电生理诊断测试正以许多不同的方式被不同行业的人所使用。目前，关于如何从电生理诊断数据中读取损伤的程度和类型，有许多概念、想法和理论，但是即使通过试点研究，也只有很少（如果有的话）能对此进行论证。这是一个相当活跃的领域，在这些测试和诊断方法中有一个或多个显示出具有可重复的科学依据只是时间问题。

已有研究表明 ABI 和 TBI 均会干扰双眼，使受影响的个体难以进行通常在双眼连续体的较高级别上发生的双眼总和[26]。如前所述，当双眼功能良好时，我们期望双眼振幅比记录的最大单眼振幅增加 10% 或更大。许多 ABI/TBI 患者双眼振幅减小，有时显著低于记录的最大单眼振幅。这意味着个体在双眼连续体中受到干扰，来自一个通道的信号破坏性地干扰来自另一个通道的信号,导致双眼反应显著降低。

双鼻侧遮盖已被用于研究这种现象。当双眼功能良好的人使用双鼻侧遮盖时,会导致双眼振幅降低。然而,当那些遭受 ABI/TBI 的人使用双鼻侧遮盖时,尤其是对于那些没有使用双鼻侧遮盖时双眼振幅降低的人,双眼振幅会增加到单眼振幅较大的水平。Padula 推测,两只眼睛的鼻侧信息并没有很好地组合在一起,但是鼻侧电流正在引起噪音或干扰,特别是在这样的空间中[27]。通过消除重叠区域中的附加流动,可以减少干扰,从而改善可测量的双眼振幅和患者舒适度。Gallop 在其视觉治疗计划的早期,就使用了非常小的双鼻侧遮盖,以帮助患者实现从双眼干扰到双眼整合的过渡[28]。最初患者的整合作用较少,但随着时间的推移,遮盖的范围变得越来越小,最终完全移除。

端到端测试

端到端测试是一个常用于科技领域的短语。有许多情况下需要进行这种端到端(eye-V1)测试。当我们检查眼睛本身是正常的,但是患者检测光和图像的能力下降时,可以进行电生理诊断测试以查看视觉通路是否完好或已被破坏。多发性硬化、视神经炎或大脑视觉损害等情况会影响眼睛到大脑的传导[29]。电生理诊断的最初应用是研究视觉通路的完整性。

神经通路是有髓鞘的,信号到达初级视觉皮层的延迟可能反映髓鞘的问题。任何髓鞘的中断都会导致反应速度减慢,其表现为比正常潜伏期长。随着时间的推移,如果细胞受到更多的破坏,从而导致细胞死亡,振幅减小。速度降低,或潜伏期更长,本身不能诊断出任何特定的情况。他们只是指出髓鞘形成是一个潜在的因素,需要我们进一步研究。

视网膜电图

在前一节的 VEP/VER 中,所有的记录都是由初级视觉皮层的信号产生的。在视网膜电图(ERG)中,记录来自视网膜本身。多年来,只有一个标准的规则用来执行 ERG。然而,除了经典类型的 ERG 类型(将在下面部分中首先解释),新的测量方法已经出现,包括图形 ERG(pERG)和多焦 ERG(mfERG)[30]。经典的 ERG 是用闪光来完成的。pERG 是用方波光栅目标(线条或方格)完成的。mfERG 是在整个视野上用正六边形完成的,每种方法都有所不同。

经典或明亮闪光 ERG

有几种不同类型的电极用来收集眼睛的受体数据。其中包括 Burian Allen,Jet 和 DTL[31-32]。

为了记录经典或明亮闪光的 ERG,第一步是把电极放在适当的位置。大多数设备允许通过两个不同的电子通道同时记录两只眼睛的 ERG。使用接地电极,对于大多数应用,额头上的单个金杯电极效果很好。按照 VEP/VER 部分给出的说明完成电极的准备和放置。每个眼睛都需要一个参考电极。有些操作员更喜欢将这些电极放置在眼睛颞侧的皮肤上。另一种方法是使用耳夹电极,每只耳朵各一个。右耳用作右眼的参考,左耳用作左眼的参考。

最后,将记录电极放置到位。对于这种类型的 ERG,大多数医生使用 Burian Allen(图 22.15)

或者 Jet 电极（图 22.16、图 22.17）。Burian Allen 允许患者在暗适应期间闭上眼睛,而 Jet 电极则将眼睛保持在睁开状态。在我们的诊所,我们通常会在首次记录之前对患者进行暗适应,以使视杆细胞与视锥细胞功能隔离。这个适应时间可因设置而不同,但至少应该是12~15min。由于患者在配戴电极期间必须坐在黑暗中,我们使用 Burian Allen 电极而不是Jet 电极。

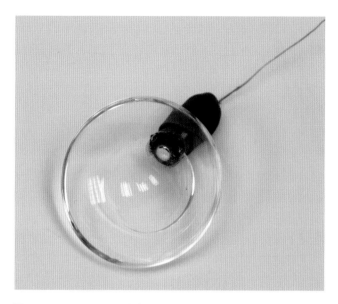

图 22.15　Burian Allen 电极

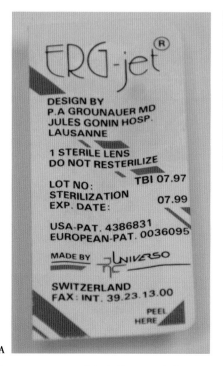

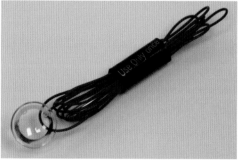

图 22.16　A. Jet 电极包装；B. 准备使用的整个电极装置

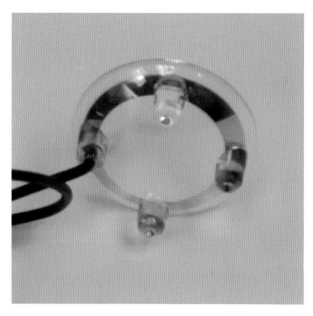

图 22.17 Fabrinal 公司的 Jet 电极。这是一次性使用的电极,具有塑料凸起,这利于进行检查时保持眼睑睁开

Burian Allen 电极像巩膜接触镜一样放置在眼睛上。内部曲率是一个通用的曲率,个别患者由于眼睑与镜片的相互作用,无法将镜片固定在巩膜上,可能因为眨眼使它脱落。该镜片的使用是可以耐受的,并且很少有患者需要在放入镜片前将润滑剂滴入镜片的凹面中以使眼睛更舒适。有些患者可能要求或需要局部麻醉。一旦两个镜片都安装到位,所有电极都固定好了,暗适应期就开始了。

另一种电极是 DTL 电极(图 22.18)。该电极是一根细金属丝线,嵌在线束中,附着在两个黏合垫上。用酒精棉片轻轻擦拭眼角两侧的皮肤,并等待它干燥。然后将最里面的黏合垫贴在皮肤上。拉下下眼睑时指示患者向上看。将埋有金属丝的线轻轻放在下眼睑上方的泪膜中,将另一个黏合垫贴在眼睛颞侧。电线不应太紧,但如果它太松,就容易从泪膜中掉落。大多数患者无需任何局部麻醉即可很好地耐受电极。

我们使用的系统(来自马里兰州盖瑟斯堡的 LKC 系统)具有一个带有红色注视点的刺激器,该刺激器包含一个视频系统,这样操作者就可以确定刺激出现时患者睁开了眼睛。当我们准备进行第一次记录时,请确保患者睁开眼睛并正视刺激器的正前方。第一次闪光是柔和的闪光,在 LKC 系统设备上,它的亮度是全亮度的 –24dB。保存后,系统将在完全照亮的情况下出现另外两次闪光。在两次闪光之间,除了红色的注视目标外,患者几乎完全处于黑暗状态。在第三次闪光之后,刺激器内部的背景光照亮。这有助于关闭视杆细胞功能并分离出视锥细胞功能,该功能将在下一次闪光时出现。最后,LKC 系统允许将重复的闪光用作最终刺激。这样做的目的是通过反复闪光(两次之间只有很短的时间)来查看系统是否可以恢复得足够快以再次启动。

一旦保存了最后一次记录后,灯光便会亮起,我们就可以取下电极。从患者达到完全暗适应的时间,到最后一次保存记录的时间,仅需 4~6min。大部分时间花在黑暗中与正在进行暗适应的患者交谈。

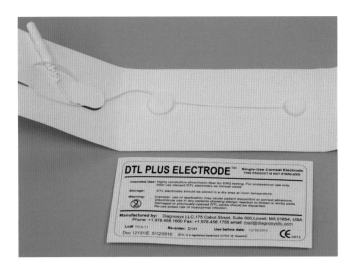

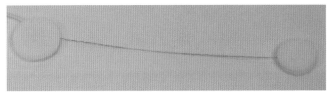

图 22.18　DTL 电极,带有完整包装(顶部)和电极特写(底部)

　　记录将产生 a 波和 b 波。a 波是负电荷方向上的偏转。随后是 b 波,这是在基线方向上的正偏转。大多数系统将提供一种应用过滤器,并将光标放在记录上以标记关键事件的方法使记录平滑。第一个记录是在最暗照明下完成的,旨在深入了解视杆细胞的功能,a 波是视杆细胞本身的响应,b 波是连接视杆细胞的下行细胞的反应。上述标准文件没有给出这些数字的标准值。制造商建议每位医生从正常患者或受试者那里获得测量结果,以便通过在临床或研究环境中使用的确切设置来确定正常测量值(表 22.4)。对于视杆功能刺激,我们希望 a 波发生在 22~24ms,负偏转为 150~250μV。b 波应在 38~58ms 发生,并且应向上偏转 250~400μV(图 22.19)。

　　当系统切换到打开背景光,使患者达到明亮的照明水平时,我们预计 a 波会在 7~15ms 发生,并从基线 25~75μV 向下负偏转。在明视条件下,b 波应出现在 25~33ms,并且该波应从基线向上偏转 75~200μV。a 波是对光感受器反应的量度。b 波是对被光感受器激活的无长突、水平、双极和 Müller 细胞的量度。表 22.4 显示了在南方视光学院建立的可与 LKC 系统一起使用的 ERG 期望值。

表 22.4　南方视光学院的 ERG 期望值

测量	明视	暗视
a 波振幅	25~75μV	150~250μV
a 波潜伏期	7~15ms	22~24ms
b 波振幅	75~200μV	250~400μV
b 波潜伏期	25~33ms	38~58ms

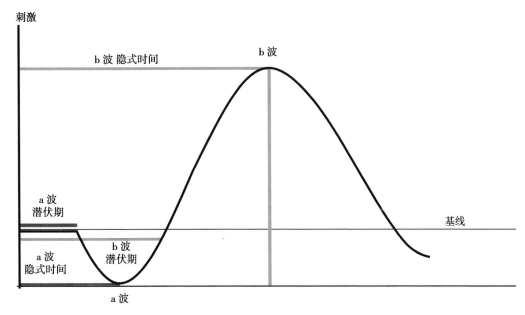

图 22.19　由软件完成的原始数据平滑后的标准或经典 ERG 记录模式

　　为了便于说明,在每个记录上标记了 4 个光标位置,第 1 个光标位于负向摆动之前的基线处,是 a 波的一部分,第 2 个和第 3 个光标都位于 a 波谷的底部。第 4 个光标被放置在 b 波的波峰处。通过这种方式,我们可以捕获每个波的净振幅。右眼 a 波发生在 13.5ms 处,振幅为 385.5μV。b 波发生在 52ms 处,振幅为 584.0μV。这两种波的振幅都比预期的大,a 波发生得较早,b 波发生在正常时间的后期(图 22.20)。

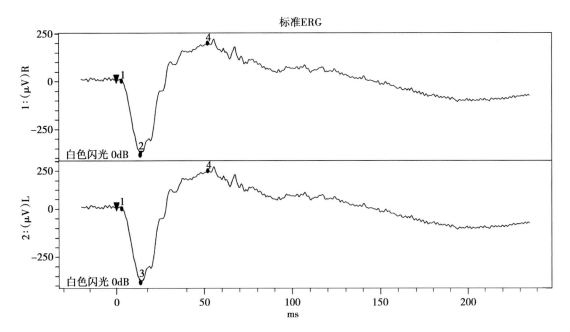

图 22.20　来自 LKC 系统设备的非常强大的暗视 ERG 记录

图 22.21 显示的明视 ERG 中,右眼的 a 波发生在 15.5ms,并且偏转了 56.6μV;这两个值都在正常范围内。右眼的 b 波在受刺激后的 31.0ms 内达到最大值 184μV,也属于测量的正常范围内。

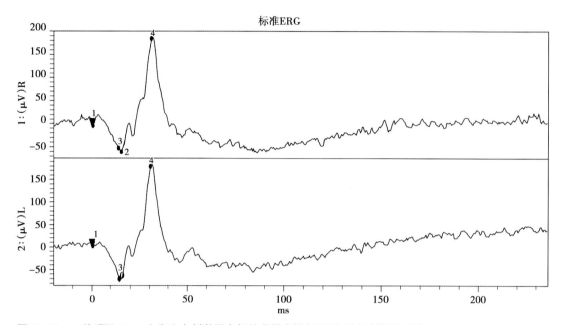

图 22.21　一种明视 ERG,它发生在刺激器内部的背景光被打开后,以抑制视杆系统

多焦视网膜电图

多焦视网膜电图(mfERG)是视网膜的一种映射,判断外层视网膜(视杆细胞和视锥细胞)的功能。神经节细胞对 mfERG 记录贡献很小[17,33]。当进行 mfERG 时,患者非常靠近刺激器,通常是计算机的显示器。这有助于绘制一个大面积的宏观视网膜的功能图,它随设备而变化。全视场 ERG 使用闪光灯,mfERG 使用具有高对比度边缘的六边形拼接[34]。当投射到视网膜上时,每一个六边形都按照视网膜角度测量相等数量的视网膜。在实际的计算机屏幕上,这就需要在屏幕中心的六边形最小,距离屏幕中心越远的六边形越大。图 22.22 从 LKC 系统中显示 61 个六边形屏幕。

由于总体响应很小,并且有许多单独的数据点必须彼此区分,所以这些设备需要长时间的记录时间来产生有意义的数据。例如,当测试 Diopsys 设备上的 61 个六边形图案时,为每个眼睛完成 8 个独立的 1min 记录。使用 Diopsys 设备,每只眼睛将分别被记录,因此受试者必须保持总共 16min 稳定的视觉注意力,以获得准确的数据。LKC 系统设备同时记录双眼,但是需要持续注视 32 个单独的片段,每个片段持续 14s,以获得准确的数据。

每个系统以独特的方式显示结果。图 22.23 显示 mfERG 的正常模式,从周围区域到中心点不断升起。最大振幅的反应应该在中心,因为有更多的受体,特别是视锥细胞都在这个区域。在视网膜病变的疾病中,我们看到图片的部分会出现信号丢失,通常在图片上显示为黑色(图 22.24)。仅影响黄斑区的情况下通常显示为中央部分有黑色区域的环绕。

mfERG 的数据分析的另一种方法是查看被称为环的数据,取 61 个六边形并将它们组织成环(图 22.25)。环 1 只是中心六边形,在这个例子中用红色表示。响应的幅度如图所示。每平方度 64.08 纳伏(nV)视网膜区域。环 2 在这里显示粉红色或紫红色。环 2 有 6 个六边形,平均振幅为每平方度 39.25nV。环 3 有 12 个六边形,平均振幅为每平方度 23.97nV。报告也给出了振幅从一个环到下一个的比值。任何环比大于 1.00 意味着下一个环更大。一系列正环比给出了很好的三维图,中心显示了最高的振幅,当我们离开黄斑区域时,振幅则越来越低。

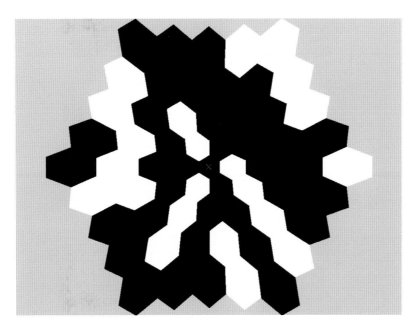

图 22.22　61 个六边形 mfERG 屏幕定格,单个六边形在一段时间内被随机地打开和关闭

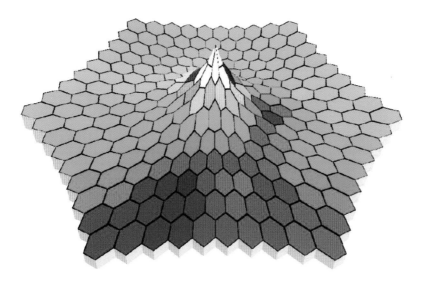

图 22.23　LKC 系统的三维显示 mfERG 响应的 103 六边形测试。显示器上的六边形越高,响应越大

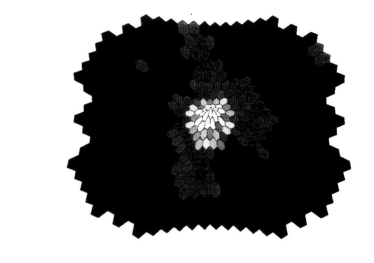

| <20 | 24 | 30 | 35 | 41 | 47 | 52 | 58 | 64 | 70 | 75 | >80 nV |

图 22.24　LKC 系统的三维显示 mfERG 响应的 103 六边形测试在一严重的周围病变患者。黑色区域表示对刺激没有反应

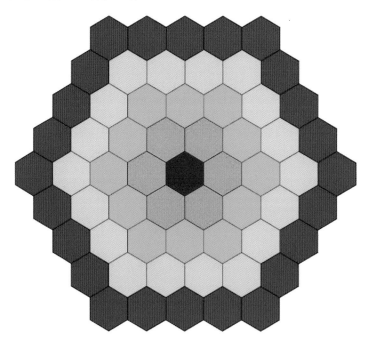

	平均振幅（nV/deg2）	环比
	64.08	
	39.25	1.63
	23.97	2.67
	19.98	3.21
	17.58	3.64

图 22.25　LKC 系统 mfERG 打印输出的环形显示

数据也可以按象限显示（图 22.26）。这里，在分析中包含的细胞是彩色编码的，从而可以容易地识别可能影响视网膜的任何分支视网膜血流问题（图 22.27）。这个图显示了 mfERG 是如何通过 Diopsys 软件显示的。两个眼睛都显示在同一个报告上，每个环上有一些额外的数据。

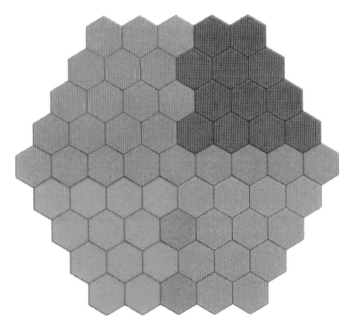

图 22.26 mfERG 象限显示。从垂直中线和水平中线上的六边形被去除，并且给出每个象限的平均振幅。这能够深入研究在视网膜中定位到一个或多个象限的问题

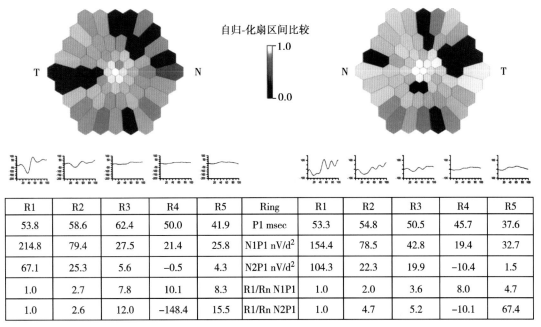

R1	R2	R3	R4	R5	Ring	R1	R2	R3	R4	R5
53.8	58.6	62.4	50.0	41.9	P1 msec	53.3	54.8	50.5	45.7	37.6
214.8	79.4	27.5	21.4	25.8	N1P1 nV/d²	154.4	78.5	42.8	19.4	32.7
67.1	25.3	5.6	−0.5	4.3	N2P1 nV/d²	104.3	22.3	19.9	−10.4	1.5
1.0	2.7	7.8	10.1	8.3	R1/Rn N1P1	1.0	2.0	3.6	8.0	4.7
1.0	2.6	12.0	−148.4	15.5	R1/Rn N2P1	1.0	4.7	5.2	−10.1	67.4

图 22.27 来自 Diopsys 系统的 mfERG 报告。下面的每一张灰度图都来自临床。临床上使用的关键信息是第 2 行编号，标记为 N1P1 NV/d2，表示出每个环的振幅，其中 R1 为中心，R5 为最外环

　　mfERG 在监测服用奎宁（羟氯喹）患者时特别有用。这种药物引起视网膜毒性,导致环状暗点。多年来,在自体荧光作为诊断技术出现之前,mfERG 是绘制视网膜敏感度变化的最好方法,而大多数主观测试针对中心凹的,如视力,对比敏感度,甚至色觉测试。

眼电图

　　眼电图（EOG）是一种测量眼睛前部和后部之间存在的电位的方法。没有特定的刺激被用来触发测量。相反,眼睛是一个偶极子,眼睛的前面有正电荷,眼睛的背面有负电荷。眼电图可以在不同的照明条件下,反映电荷差的变化量。

　　两个电极放置在每只眼睛的两侧。两者都被放置在皮肤上,在眼睛的两侧上各有一个,一个在眼睛鼻侧,一个在脸的侧面,在同一个水平线上。一个第 5 电极,通常在额头上,用作接地电极。图 22.28 显示用于 EOG 的刺激器。患者把头靠在额托处,红灯是中心注视点。在至少 35min 的记录期间,要求患者左右移动眼睛,在刺激器内的两个目标之间来回移动。当眼睛的正电荷前移时,首先靠近一个电极,然后靠近另一个电极,测量电压的变化。由于运动的幅度总是相同的,在电极上测量的电压变化与偶极电荷大小的变化成正比。

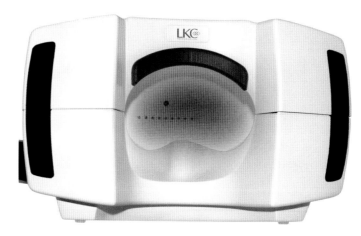

图 22.28　刺激器用作 LKC-UTAS 系统的一部分,用于记录全视场或闪光 ERGs 和 EOGs。摄像头位于内部,它将患者脸部图像发送到计算机屏幕上。这有助于操作者知道患者在睁开眼睛时,电极在记录时就位

　　由于眼睛是暗适应的,并且背景照明被降低到最小,眼睛正前方和负后方之间的电荷差减小。然后刺激器内部的灯被打开,电荷差再次产生。在暗适应阶段的最低点进行测量,并与明视中的最高点进行比较。两者之间的比例就是 Arden 比。可以看到 EOG 的样本记录（图 22.29）。

　　Arden 比是光峰（light potential, LP）与暗谷（dark potential, DP）的比值。虽然电荷的绝对量可以在装置的物理设置中随许多因素而变化,但是 LP 与 DP 的比值,在不同的设置和设备之间都是相当稳定的。比值大于 1.80 是正常的。比值在 1.65~1.80 一般称为亚正常,而那些小于 1.65 则明显异常[35]。

　　EOG 常与卵黄样黄斑营养不良有关,但对于许多其他疾病,EOG 也有助于诊断。以下是 EOG 有助于诊断的几个疾病:

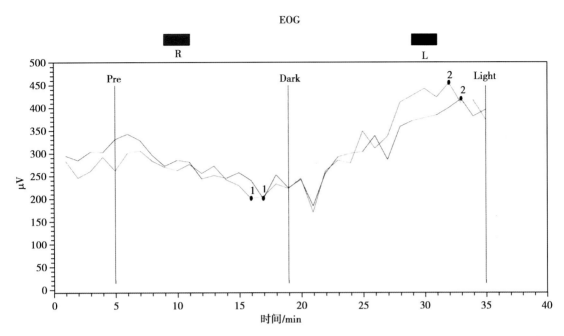

图 22.29　打印一位患者的 EOG 测试报告。这个测试至少需要 35min 来收集数据。有 5min 的预运行期，15min 的暗适应期，以及 15min 的时间内，进行光刺激

- Stargardt 黄斑营养不良（晚期）
- 图形样营养不良（正常或轻度低于正常）
- 视网膜色素变性和杆锥细胞营养不良
- 获得性视锥细胞或锥杆细胞营养不良
- 小口氏病
- 白点状眼底（暗适应 15min 无光反应的曲线提升）
- 无脉络膜症
- 回旋状脉络膜视网膜萎缩
- 弥漫性脉络膜萎缩
- 弥漫性慢性脉络膜视网膜炎
- 硅油眼，即便是取油后的四个月
- 氯喹和羟氯喹毒性
- 糖尿病，随病程加重
- 进行性高度近视
- 脉络膜恶性黑色素瘤

总结

目前，视光特检中的电生理诊断检测正在大规模推广中。设备已经发展到不再需要医生来运行测试。数据记录、过滤和分析等都是自动化的，因此技术人员可以按照医嘱进行一系列的检测。医生只需查看报告，就可以为诊断和治疗计划增加可靠的客观数据。这些设

备在测量随时间的变化产生的结果也是非常有效,通常在其他设备检测到之前,就可以显示出有明显变化的数值。尽管这些设备仍然很昂贵,但在同样的投资下,它们可以做得越来越多。现代视光学正在学习使用这些有价值的工具,为患者提供更好的治疗。

参考文献

1. Sokol S. Clinical applications of the ERG and VEP in the pediatric age group. In: *Evoked Potentials: Frontiers of Clinical Neuroscience.* Gracco RQ, Bodis Wollner I (eds.). New York: Alan R. Liss; 1986:447–454.

2. Sokol S, Hansen VC, Moskowitz A, et al. Evoked potential and preferential looking estimates of visual acuity in pediatric patients. *Ophthalmol.* 1983;90(5):552–562.

3. Zemon V, Victor JD, Ratliff F. Functional subsystems in the visual pathways of humans characterized using evoked potentials. In: *Evoked Potentials: Frontiers of Clinical Neuroscience.* Gracco RQ, Bodis Wollner I (eds.). New York: Alan R. Liss; 1986:203–210.

4. Creel DJ. Visually evoked potentials. webvision—the organization of the retina and visual system. http://webvision.med.utah.edu/book/electrophysiology/visually-evoked-potentials/ 2015.

5. Ventura LM, Feuer WJ, Porciatta V. Progressive loss of retinal ganglion cell function is hindered with IOP-lowering treatment in early glaucoma. *Invest Ophthalmol Vis Sci.* 2012;53(2):659–663.

6. Banitt MR, Ventura LM, Feuer WJ, et al. Progressive loss of retinal ganglion cell function precedes structural loss by several years in glaucoma suspects. *Invest Ophthalmol Vis Sci.* 2013;54:2346–2352.

7. Osborne NN, Wood JPM, Chidlow G, et al. Ganglion cell death in glaucoma: What do we really know? *Br J Ophthalmol.* 1999;83(8):980–986.

8. Regan D. Speedy assessment of visual acuity in amblyopia by the evoked potential method. *Ophthalmologica.* 1977;175:159–164.

9. Di Russo F, Martinez A, Sereno MI, et al. Cortical sources of the early components of the visual evoked potential. *Hum Brain Mapp.* 2002;15(2):95–111.

10. Friendly DS, Weiss IP, Barnet AB, et al. Pattern-reversal visual-evoked potential in the diagnosis of amblyopia in children. *Am J Ophthalmol.* 1986;102(3):329–339.

11. Halfeld Furtado de Mendonca R, Abbruzzese S, Bagolini B, et al. Visual evoked potential importance in the complex mechanism of amblyopia. *Int Ophthalmol.* 2013;33:515–519.

12. Arden GB, Barnard WM, Mushin AS. Visually evoked responses in amblyopia. *Brit J Ophthal.* 1974;58:183–192.

13. Hoyt CS, Jastrzebski GB, Marg E. Amblyopia and congenital esotropia— visually evoked potential measurements. *Arch Ophthalmol.* 1984;102:

58–61.

14. Eason RG. Visual evoked potential correlates of early neural filtering during selective attention. *Bulletin Psychonom Soc.* 1981;18(4):203–206.

15. Sherman J. Visual evoked potential (VEP): Basic concepts and clinical applications. *J Am Optom Assoc.* 1979;50(1):19–30.

16. Ventura LM, Golubev I, Feuer WJ, et al. Pattern electroretinogram progression in glaucoma suspects. *J Glaucoma.* 2013;22(3):219–225.

17. Dodt E. The electrical response of the human eye to patterned stimuli: Clinical observations. *Documenta Ophthalmologica.* 1987;65:271–286.

18. McCulloch DL, Skarf B. Development of the human visual system: Monocular and binocular pattern VEP latency. *Invest Opthalmol Vis Sci.* 1991;32(8):2372–2381.

19. Dawson GD. A summation technique for the detection of small evoked potentials. *Electroenceph Clin Neurophysiol.* 1954;6(1):65–84.

20. Ludlam WM, Cohen S, Ludlam DP. The visual evoked response—A new tool in vision research. *Am J Optom.* 1970;47(7):505–519.

21. Ludlam WM, Meyers RR. The use of visual evoked responses in objective refraction. *Trans NY Acad Sci.* 1972;34(2):154–170.

22. Odom JV, Bach M, Brigell M, et al. ISCEV standard for clinical visual evoked potentials (2009 update). *Doc Ophthalmol.* 2010;120:111–119.

23. Apkarian P, Nakayama K, Tyler CW. Binocularity in the human visual evoked potential: Facilitation, summation, and suppression. *Electroenceph Clin Neurophysiol.* 1981;51(1):32–48.

24. Sokol S. Abnormal evoked potential latencies in amblyopia. *Brit J Ophthal.* 1983;67:310–314.

25. Apkarian P, Levi D, Tyler CW. Binocular facilitation in the visual-evoked potential of strabismic amblyopes. *Am J Opt Physiol Optics.* 1981;58(10):820–830.

26. Harris PA. The binocular continuum. *J Behav Optom.* 2002;13(4):99–103.

27. Padula WV, Argyris S, Ray J. Visual evoked potentials (VEP) evaluating treatment for post-trauma vision syndrome (PTVS) in patients with traumatic brain injuries (TBI). *Brain Inj.* 1994;8(2):125–133.

28. Gallop S. A variation on the use of binasal occlusion—A case study. *J Behav Optom.* 1998;9(2):31–35.

29. Henkes HE, Legein CP. Electrodiagnostic procedures in the blind and partially sighted young child. *Int Ophthalmol Clin.* 1969 Winter;9(4):921–933.

30. Yu M, Brown B, Edwards MH. Investigation of multifocal visual evoked potential in anisometropic and esotropic amblyopes. *Invest Ophthalmol Vis Sci.* 1998;39(11): 2033–2040.

31. Shengelia A, Derr PH, Tello C. Evaluation of pattern ERG responses using various electrodes. *Invest Ophthalmol Vis Sci.* 2016;57:3943.

32. Barber C. Electrodes and the recording of the human

electroretinogram (ERG). *Int J Psychophysiol.* 1994; 16(2–3):131–136.

33. Porciatti V. Electrophysiological assessment of retinal ganglion cell function. *Exp Eye Res.* 2015;141:164–170.

34. Berninger TA, Arden GB. The pattern electroretinogram. *Eye.* 1988;2:257–283.

35. Brown M, Marmor M, Vaegan, Zrenner E, et al. ISCEV Standard for clinical electro-oculography (EOG) 2006. *Doc Ophthalmol.* 2006;113(3):205–212.

第 3 部分

治 疗 策 略

第二十三章

儿童屈光不正的处方配镜原则

Marc B. Taub

　　尽管有很多指南指导医生和视光师为婴幼儿开具配镜处方,但这些指南多根据临床观点和实践模式而制订,缺乏足够的临床证据支持。因此,我们在参考此类指南时需意识到,这些指南只是"指南"。在给婴幼儿处方配镜时,并没有所谓"一成不变"的规则。

　　每位眼健康从业者都能证实,尽管存在处方原则,确定配镜处方仍然是一个关乎艺术与科学的问题。部分患者的问题可根据既有的处方原则进行配镜,而一些患者则无法照搬这些原则。因此,正是这种鉴别的能力——将检查作为患者和眼保健者之间的协商,才能提供最佳的全面眼保健服务。在本章中,我们将展示并讨论关于确定配镜处方时所需参考的一些可获取资源。由于很多情况下并无对错之分,我们希望读者能够使用我们所介绍的知识检查自己的处方模式,甚至可能在处方配镜时怀疑自己的假设。

　　儿童检查和成人检查有本质上的不同,因此需要依赖客观检查。因孩子注意力持续时间和认知能力的不同,为临床决策提供依据的检查结果可能有很大变化。由于前几章中已经讨论过可选的检查方法,本章我们不会对检查方法的细节进行深入讨论。读者可仔细研读前面章节中关于检查方法的具体内容。

确定配镜处方时需考虑的因素

　　在处理儿童屈光不正矫正处方时,有几个因素必须考虑:

　　1. 随年龄变化的屈光状态　远视、近视、散光和屈光参差度数在出生后的前几年会发生较大变化(详见第四章)。

　　2. 儿童的视觉需求　年龄越小,视觉空间越近,所需的最佳视力水平越低,矫正其远视力的重要性越低(详见第二章)。

　　3. 行为因素　要关注到孩子生长发育中社会、情绪和认知发展所处的阶段;视觉会影响到以上三方面的发育(详见第九章和第十章)。如果这三方面的任一方面出现发育延迟,都有必要考虑为孩子提供合适的屈光矫正。

　　4. 出现令人困惑的视觉障碍　包括双眼视功能异常,弱视和斜视(详见第十八章～第二十章,第二十四章,第二十五章)。

　　5. 全天戴镜或部分时间戴镜　如果伴有其他眼部异常,全天戴镜更为必要(第十八章～第二十章,第二十四章,第二十五章)。

　　6. 全矫或者部分矫正　关于这一问题有两种观点:①儿童比成人有更强的适应能力,因此要矫正尽可能多的屈光不正;②儿童可塑性比较强,因此要矫正必要的屈光不正以排除其在学习和发育过程中所遇到的障碍,提升孩子与所处世界的互动能力。关于这一争论并无对错之分,但需要记住的是,大多数可用的证据基础允许研究者酌情减少处方。

7. 随访　当对处方存疑时,不管处方矫正量是多少,都应在戴镜后4~6周回访让孩子复查。在笔者执业生涯中曾见许多孩子戴上部分矫正眼镜后,检影验光结果出现较大的变化。此时调整处方是合理的,且在后续的随访过程中也可能进一步调整处方。在确定处方的过程中保持谨慎,直到确认最终结果后,再确定处方。

针对医生的调查

想了解执业者如何确定屈光不正处方(即处方习惯,prescribing patterns),最常用的方法是问卷调查。尽管文献中的调查和最佳实践可能有所不同,但它们确实提供了一个展开讨论的平台。一些调查研究特定人群的单一屈光矫正问题,而另一些则研究一系列屈光不正问题,并对人群进行比较。

Lyons等[1]调查了美国小儿眼科医生和视光师对6月龄、2岁和4岁儿童的远视处方习惯后发现,视光师给这3个年龄组儿童的远视处方度数更低。两类专业人员有一个共同的处方习惯,随着年龄的增加,对处方的容忍度逐渐降低(即被问卷调查的执业者往往更倾向于给2岁和4岁的儿童开具远视处方)。两组被调查的执业者中,约90%开具的处方度数会少于远视足矫度数,但是两组对于散光的矫正有巨大分歧,只有21.5%的眼科医生会考虑欠矫散光的处方,而这一占比在视光师组则骤升至78%。调查问卷关于散光欠矫量的问题中,两组关于矫正6月龄儿童远视的处方量没有显著差异,但关于散光的处方量则有显著差异。那些会欠矫的被调查者中,48.4%的视光师认为处方矫正散光的量应该介于总散光量的1/2~3/4,而眼科医生中持相同观点的人数占比上升到77%。有意思的是,没有医生报告少于总散光量1/2的处方量,而接近8%的视光师却选择这类处方。两组中大约有一半会矫正最多2/3的远视总量。如果考虑到屈光参差,两组都认为每个年龄组儿童的远视矫正量的上限应降低,但对于6月龄儿童远视性屈光参差的矫正量,两组被调查者则持不同观点,眼科医生会更快开具更低度数的矫正处方。

Reiter等[2]将Lyons团队的调研结果与德国眼科医生处方习惯的调研结果进行了比较。关于不同年龄儿童的远视度数的容忍度问题中,德国眼科医生的调研结果与美国视光师的调研结果平行,他们倾向于给更年长的孩子处方更低的度数。德国眼科医生和他们的美国同行一样愿意开具欠矫的远视处方,同时认为要全矫散光。对于远视的欠矫量,德国和美国两组眼科医生的观点则没有差异。在屈光参差矫正方面,德国和美国两组眼科医生的观点同样没有差异。关于三组结果差异的解释有两个原因:第一,美国视光师和德国眼科医生接诊每个患者的时间更长(这是由于每个月接诊3岁以下儿童的次数较少)。理论上讲,患者数量更少意味着可以做更多的检查、获得更多的信息以供处方参考。第二,德国眼科医生和美国小儿视光师都是初级眼保健的提供者,而美国眼科医生则是第二级和第三级的眼保健提供者。

在一项针对美国小儿眼科与斜视协会(American Association of Pediatric Ophthalmology and Strabismus, AAPOS)会员的调查中,Harvey等[3]询问了被调查者考虑到年龄因素时,多少散光量会考虑予处方矫正。和Lyons等[1]、Reiter[2]等研究的结果相同,被调查者对屈光不正的容忍度随年龄的增长而降低,而且有屈光参差和没有屈光参差的处方习惯不同。比较 0~6 月龄组和 24~36 月龄组的处方习惯,双眼散光的处方矫正量中位数从 ≥4.00D 降至 ≥2.00D,散光性屈光参差的处方矫正量中位数从 ≥3.00D 降至 ≥1.50D。

比上述研究大约早 10 年时,Miller 和 Harvey[4]调查了 AAPOS 会员矫正近视、远视、散光眼和屈光参差的处方习惯,其所覆盖的处方对象年龄在 7 岁以内。调查结果的均数、标准差和 50% 处方量详见表 23.1。和前面所讨论的研究结果一样,处方矫正屈光不正的量均随年龄的增长而下降。需要注意的是,这些调查并不包括诸如患者视觉状态、症状或者是否存在斜视这些信息。因此,将这些研究结果推广并用于临床实践有局限性。

表 23.1　AAPOS 眼科医生处方习惯

屈光不正类型	年龄 / 岁	均数（标准差）/D	50% 处方量 /D
近视	<2	3.78（1.51）	4.00
近视	2~4	2.67（1.07）	2.50
近视	4~7	1.67（0.83）	1.50
远视	<2	4.82（1.20）	5.00
远视	2~4	4.35（1.02）	4.00
远视	4~7	3.99（0.98）	4.00
散光	<2	2.60（0.83）	2.50
散光	2~4	2.19（1.72）	2.00
散光	4~7	1.72（0.61）	1.50
屈光参差	任何年龄	1.64（0.56）	1.50

表 23.2 中展示了 Farbrother[5]对英国医院体系中视光师的调查结果。这些结果中的参数与 Miller 和 Harvey[4]的调查在本质上极为相似,因此可进行比较。总体而言,英国的视光师对每个年龄组的屈光不正处方量都低一些,各年龄组 50% 中位数所对应的处方量详见表格。

表 23.2　英国医院系统视光师处方习惯[5]

屈光不正类型	年龄 / 岁	均数 /D	50% 处方量 /D
近视	1	3.47	3.00
近视	3	1.87	1.50
近视	5	0.98	1.00
远视	1	5.02	4.50
远视	3	3.40	3.00
远视	5	2.54	2.50
散光	1	2.63	2.50
散光	3	1.60	1.50
散光	5	1.13	1.00
远视性屈光参差	1	2.08	2.00
远视性屈光参差	3	1.38	1.00
远视性屈光参差	5	1.10	1.00

Shneor 等[6]针对以色列视光师进行的调查问卷包含 12 个问题或场景,涉及 4~70 岁的患者。被调查者需选择其可能处方的屈光不正矫正量。表 23.3 展示了儿童组的处方模式结果。在所有的年龄组中,远视是否存在症状是影响医生处方行为的主要因素,对于那些有症状的患者,医师对于屈光不正欠矫的容忍度较低。而对于近视或者散光眼,是否有症状则不是影响处方与否的重要因素。总体而言,在包括了针对全部年龄组处方习惯的调查结果中,研究者认为对所有年龄的症状性近视和年轻的症状性散光的患者开具屈光不正处方时,专业人员的执业年限和处方标准有微弱相关性。这意味着,视光师执业时间越久,他们开具临界处方的可能性越低。

表 23.3　以色列视光师处方习惯

屈光不正类型	4~6 岁(50% 百分位数)	6~10 岁(50% 百分位数)
有症状的远视	+1.00D	+1.00D
无症状的远视	+2.00D	+1.50D
有症状的近视		−0.50D
无症状的近视		−0.75D
有症状的散光		−0.75D
无症状的散光		−1.00D

表 23.4 列出了美国眼科学会的儿童眼部评估首选临床指南[7]。读者可能会问,为什么这些指南会被罗列在本章中。理论上讲,一个专业组织的指南应该以临床证据为支持,但当读者仔细看指南原文中表格下方标注时,可以看到这样的描述:"这些数值源于共识,且单纯基于执业经验和临床印象,这是因为目前并没有已发表的科学严谨的数据供现有指南参考。具体的参考数值尚属未知,且不同年龄组的参考数值可能并不相同。这些指南以普适性指南的形式出现,而在实际应用时应该根据每个孩子的情况进行个性化的修正。没有特定的指南适用于年龄较大的孩子,这是由于屈光矫正取决于屈光不正的严重程度、视力和视觉症状。"这些文件并未提供任何关于数据采集方法、采集时间和参与者的信息。

表 23.4　美国眼科学会婴幼儿屈光矫正指南[7]

屈光不正类型	屈光不正(屈光度)			
	年龄 <1 岁	年龄 1 岁至 <2 岁	年龄 2 岁至 <3 岁	年龄 3 岁至 <4 岁
双眼等同的屈光不正				
近视	5.00D 或更多	4.00D 或更多	3.00D 或更多	2.50D 或更多
远视(无明显眼位偏斜)	6.00D 或更多	5.00D 或更多	4.50D 或更多	3.50D 或更多
远视伴内斜视	2.00D 或更多	2.00D 或更多	1.50D 或更多	1.50D 或更多
散光	3.00D 或更多	2.50D 或更多	2.00D 或更多	1.50D 或更多
屈光参差(无斜视)				
近视	4.00D 或更多	3.00D 或更多	3.00D 或更多	2.50D 或更多
远视	2.50D 或更多	2.00D 或更多	1.50D 或更多	1.50D 或更多
散光	2.50D 或更多	2.00D 或更多	2.00D 或更多	1.50D 或更多

基于屈光状态的处方建议

近视导致弱视的风险较低,因此在建议中关于可以不予矫正的近视度数的标准较为宽松。美国视光协会(American Optometric Association, AOA)临床执业指南[8]中关于弱视相关的近视度数标准为:双眼等同的近视度数大于 8D、近视性屈光参差大于 3D 是有引起弱视潜在可能的屈光不正。表 23.5 中列举了参考 Leat[9]、Ciner[10] 和 Donahue[11] 等研究的处方建议。Leat 和 Donahue 都声明其研究参考使用了 COMET 研究的使用近附加度数延缓近视进展的方法,但 Donahue 承认该项研究结果在很大程度上被忽视是由于其影响力、成本和双光镜美观度等因素的限制。Ciner 倡导应注意不要过矫,因为过矫会对双眼视功能和调节功能产生一定影响。

远视矫正处方指南更不明确。有研究支持以下观点,即远视欠矫与低龄儿童的读写能力不良[12]和在标准化测试中的表现较差[13]有关。French 等人[14]发现,远视度数 ≥2D 且未矫正的澳洲 12 岁儿童与远视度数 <2D 且未矫正的儿童相比,视近任务的完成量更少,包括阅读。已获得矫正的远视度数更大的儿童并未出现相同的问题。为降低弱视发生率,AOA 临床执业指南[8]中规定,双眼远视度数均在 5D 以上的远视和远视性屈光参差在 1D以上有引起弱视的风险。

表 23.5　近视矫正处方建议[9-11]

年龄	Leat	Ciner	Donahue
1 岁以内	>−5.00D(考虑到正视化减少 2D)	>−5.00D	>−4.00D
1 岁至学步期	>−2.00D(减少 0.50~1D)	>−2.00D	>−3.00D
3~4 岁至学龄期早期	−1.00D 或更少	−1.00D 或更少	>−3.00D
学龄期	全矫(如有内隐斜考虑近附加度数)	早期	小学阶段:>−1.50D 小学中期及以后:全矫

Leat 提供了一个讨论远视处方的良好起点,并已建立了基于年龄的处方建议(表 23.6)。关于是否给屈光不正量低于 +1.50D 的学龄儿童矫正处方的讨论中,Leat[9]建议决定处方时应考虑是否存在混杂因素,诸如头痛、聚焦困难、视疲劳、内隐斜、高度调节滞后和阅读障碍等。

表 23.6　远视矫正处方建议[9]

3~6 月龄	如果度数在 95% 范围之外应予处方(保留远视欠矫度数高于年龄对应均值)
1~4 岁	一个或者更多子午线度数 ≥3.50D 应予处方(保留远视欠矫度数高于年龄对应均值)
4 岁至学龄期	如果 >2.50D 应予处方(考虑到视觉需求可欠矫 1.00~1.50D)
学龄期	≥1.50D(无症状)

Ciner[10]提出的 5 岁以下儿童远视处方建议如下:

- <+2.00D:除非出现内隐斜、内斜视或弱视,则可不予矫正

- >+2.00D：需要矫正处方，尤其是对于有过度调节、存在弱视和斜视风险的儿童应特别注意
- 高危儿童应每 3 个月复查
- 低度远视儿童应每 1~2 年复查 1 次

　　一个需要讨论的问题是，多少度的远视应予矫正。表 23.6 中，Leat[9] 建议应减少处方度数，对于年龄较小的儿童可不予矫正以保留与年龄相应的显性远视量。对于 4 岁至学龄期儿童，她建议保留 1.00~1.50D 的远视度数。这一远视度数保留量得到小儿眼病调查组（Pediatric Eye Disease Investigator Group，PEDIG）的支持[15-17]。在关于屈光参差性弱视的研究中，PEDIG 允许对非斜视性远视儿童双眼等量欠矫最多 1.50D。Ciner[10] 强调应给弱视患者全矫处方，但确定处方时必须考虑双眼视功能。

　　散光的矫正对于很多执业者而言也是一项挑战，因为散光在整个婴儿期内会有显著的变化，并且随时间的变化散光量会大幅减少[18]。5 岁以前散光轴从最初的顺规变为逆规[18-20]。由于这些潜在的变化，在确定矫正方案时保持谨慎就显得尤为重要。

　　AOA 临床执业指南[8] 将可引起弱视的散光度数设定为双眼等同的散光大于 2.50D，双眼不等同的散光量大于 1.50D。AAPOS 指南[7] 中建议予处方矫正的起始散光度数随年龄不同而有所降低（表 23.4）。在不同的屈光状态中，这些指南中屈光参差的起始矫正度数通常是最低的。Leat[9] 也强调她的处方建议基于年龄而定（表 23.7）。Ciner 的散光处方建议如下[10]：

- 1 岁以下：不矫正散光
- 1~3 岁：密切随访观察
- 与顺规散光相比，对逆规散光、斜轴散光和子午线远视性散光应进行更为密切的观察
- 以下情况应予处方矫正：
  - 散光 >1.50D
  - 连续 3 次复查散光度数稳定
  - >1 岁儿童
  - 视力低于相应年龄期望值

表 23.7　散光处方建议[9]

15 月龄 ~2 岁	>2.50D（欠矫 1D 或欠矫总度数的 50%） ≥1.00D（斜轴散光）
2~4 岁	≥2.00D（给予部分柱镜度数）
4 岁至学龄期	>1.50D（给予全部柱镜度数，除非散光度数较高且为第一次戴镜则予部分柱镜度数矫正）
学龄期	≥0.75D（无症状）

　　另一个较为有争议的话题是屈光参差的矫正。AOA 临床执业指南中规定[8]，以下情况的屈光参差有引起弱视的风险：远视性屈光参差 >1.00D，散光性屈光参差 >1.50D，近视性屈光参差 >3.00D。Weakly[21] 认为，>1.00D 的球性远视性屈光参差，>2.00D 的球性近视性屈光参差和 >1.50D 的散光性屈光参差有较高的发展为弱视的风险。Kutschke 等[22] 回顾了 2 000 名弱视患者的病历记录，其中 124 人为屈光参差并且完成治疗。作者发现，初始视力和最佳视力与屈光参差的程度不相关，而他们也未提供处方指南。Donahue[11] 支持使用

PEDIG 的指南[23]。他们推荐以下建议：如无内斜视，可双眼等量保留最多 2.00D 的生理性远视并给予散光全矫；如果存在内斜视，应全矫远视和散光。

Leat[9]再一次提供了基于年龄的处方建议。如果屈光参差与弱视相关，她建议全矫屈光参差和散光并根据年龄矫正近视和远视。无弱视的病例，如果直到 1 岁仍然有 ≥3.00D 的屈光参差，可考虑减少处方量（比全矫屈光参差少 1.00D）并使用年龄对照表确定球镜和柱镜的处方量。1~3.5 岁儿童，如果屈光参差介于 1.00~3.00D，可定期复查。但如屈光参差持续存在，则应按照前述方法予以处方矫正。3.5 岁以上儿童，应基于以下内容考虑矫正处方：≥1.00D 球性远视性屈光参差，≥2.00D 球性近视性屈光参差，或 ≥1.50D 散光性屈光参差。如果无弱视，可由执业者根据情况决定复查的频率。

总结

以上列举的是近视、远视、散光和屈光参差的矫正指南。需注意的是并没有必须遵行的固定规则。正如前言所提到的，屈光不正处方的确定既是艺术也是科学。我们都见过戴矫正眼镜但视力未达到期望的孩子，情况有好也有坏。要考虑的是不管你决定的是多少度数的处方，这个处方都不应作为患者的最终处方；调整处方本身是屈光不正矫正过程中应有的一部分。Ciner[10]建议在处方矫正前应定期复查，笔者也非常认同这一观点。因为儿童的视觉系统发育非常迅速，我们必须在决定处方矫正和确定处方矫正量时审慎明智。如果你让孩子再次复查以确认处方，患儿家长会乐于接受，并欣赏你的真诚和考虑周全。

在决定矫正处方时，不能只是反复纠结于到底是根据检影验光或电脑验光结果，小瞳验光还是睫状肌麻痹验光结果，而是必须对患儿的视觉系统发育情况进行整体考虑，诸如融像功能、双眼视和调节功能以及眼球运动功能的检查都需要被视为处方过程的一部分。此外，矫正处方将对视力产生怎样的影响（包括远视力和近视力）也都应在考虑之中。

不论是使用镜片箱还是综合验光仪，进行视网膜检影都很重要。坦白地说，我不知道没有这些工具怎么能正确地为这些人检查。我喜欢用近点检影技术代替睫状肌麻痹验光，比如 Harold Haynes 博士发明的单眼估计法（monocular estimation method, MEM）[24]和 Glen T.Steele 博士发明的 Just Look 法[25]。而其他执业者会依赖于睫状肌麻痹验光以获取临床资料，这也是他们的特权。我能够欣赏那种对于获取"准确数据"的需求，但在我的整个职业生涯中，我没有发现我的处方（根据检影验光结果确定）需要改变的案例。这一话题将在 Smith 和 Laudon 写的《正方 / 反方观点：睫状肌麻痹验光》[26]这一文章中深入探讨。不管是近点还是远点检影验光，应该综合评估被检查者反应的质量和数量。事实上，检影验光的波动情况和终点值一样重要。使用透镜进行检影可以观察到正透镜和负透镜下视网膜反光的影响情况，这些线索有助于深入了解患者的视觉系统以及透镜对其可能产生的影响。

确定舍弃所开具的处方眼镜的方法：戴上这副眼镜后，会比不戴时让视觉更糟糕，或者带来新的问题。例如，笔者曾经见过转诊过来配戴远视全矫眼镜的患者，从原来的内隐斜、内斜视或者原本可维持正位的隐斜变为外斜视。笔者也曾检查过无数被全矫配镜戴镜视力不佳的患者，在减少矫正量后视力提升的同时，视觉系统变得更为平衡。

总的处方建议

- 确定屈光不正处方时应保持审慎。
- 根据视觉和年龄需求确定屈光不正矫正处方。
- 用最少量的球镜或柱镜矫正以获得最佳视力。
- 确定处方时需考虑双眼视、调节和眼球运动功能。
- 如无斜视或弱视,起始矫正量为球镜或柱镜的 1/4~1/3。
- 患者年龄越低,确定最终处方前的潜在处方矫正量越高;应在处方后 3 个月内定期复查,或让患者复诊以确定最终处方。
- 伴内斜视的远视,应给予足以矫正斜视的屈光不正矫正量,但同时应保留足够的调节。
- 屈光参差眼的矫正处方应两眼同步减量,进一步的减量应视视力和双眼视功能改善的情况而定。

参考文献

1. Lyons SA, Jones LA, Walline JJ, et al. A survey of clinical prescribing philosophies for hyperopia. *Optom Vis Sci.* 2004;81(4):233–247.
2. Reiter C, Leising D, Madsen EM. Survey of German clinical prescribing philosophies for hyperopia. *Optom Vis Sci.* 2007;84(2):131–136.
3. Harvey EM, Miller JM, Dobson V, et al. Prescribing eyeglass correction for astigmatism in infancy and early childhood: A survey of AAPOS members. *J AAPOS.* 2005;9(5):189–191.
4. Miller JM, Harvey EM. Spectacle prescribing recommendations of AAPOS members. *J Ped Ophthalmol Strab.* 1998;35(1):51–52.
5. Farbrother JE. Spectacle prescribing in childhood: A survey of hospital optometrists. *Br J Ophthalmol.* 2008;92:392–395.
6. Shneor E, Evans BJW, Fine Y, et al. A survey of the criteria for prescribing in cases of borderline refractive errors. *J Optom.* 2016;9:22–31.
7. American Academy of Ophthalmology. Pediatric eye evaluations preferred practice patterns. 2017. Retrieved from https://www.aao.org/preferred-practice-pattern/pediatric-eye-evaluations-ppp-2017
8. Rouse MW, Cooper JS, Cotter SA, et al. American Optometric Association Optometric Clinical Practice Guideline: Care of the patient with amblyopia. Retrieved from https://www.aoa.org/documents/optometrists/CPG-4.pdf
9. Leat SJ. To prescribe of not to prescribe? Guidelines for spectacle prescribing in infants and children. *Clin Exp Optom.*

2011;94(6):514–527.

10. Ciner EB. Management of refractive error in infants, toddlers, and preschool children. *Problems in Optom.* 1990;2(3):394–419.

11. Donahue SP. Prescribing spectacles in children: A pediatric ophthalmologist's approach. *Optom Vis Sci.* 2007;84(2):110–114.

12. The VIP-HIP Study Group. Uncorrected hyperopia and preschool early literacy. *Ophthalmol.* 2016;123(4):681–689.

13. Williams WR, Latif AHA, Hannington L, et al. Hyperopia and educational attainment in a primary school cohort. *Arch Dis Child.* 2005;90:150–153.

14. French AN, Rose KA, Burlutsky G, et al. Does correction of hyperopia affect the pattern of children's activities, and does this differ from that of emmetropic children? *Invest Ophthalmol Vis Sci.* 2009;50:E-Abstract 3961.

15. Pediatric Eye Disease Investigator Group. A randomized trial of atropine vs. patching for treatment of moderate amblyopia in children. *Arch Ophthalmol.* 2002;120: 268–278.

16. Repka MX, Beck RW, Holmes JM, et al. A randomized trial of patching regimens for treatment of moderate amblyopia in children. *Arch Ophthalmol.* 2003;121: 603–611.

17. Holmes JM, Kraker RT, Beck RW, et al. A randomized trial of prescribed patching regimens for treatment of severe amblyopia in children. *Ophthalmol.* 2003;110:2075–2087.

18. Gwiazda J, Schieman M, Mohindra I, et al. Astigmatism in children: Changes in axis and amount from birth to six years. *Invest Ophthalmol Vis Sci.* 1984;25:88–92.

19. Atkinson J, Braddick O, French J. Infant astigmatism: Its disappearance with age. *Vis Res.* 1980;20:891–893.

20. Dobson V, Fulton AB, Sebris SL. Cycloplegic refractions in infants and young children: The axis of astigmatism. *Invest Ophthalmol Vis Sci.* 1984;25:83–87.

21. Weakley DR Jr. The association between nonstrabismic anisometropia, amblyopia, and subnormal binocularity. *Ophthalmol.* 2001;108:163–171.

22. Kutschke PJ, Scott WE, Keech RV. Anisometropic amblyopia. *Ophthalmol.* 1991;98:258–263.

23. Holmes JM, Clarke MP. Amblyopia. *Lancet.* 2006;367: 1343–1351.

24. Harris PA, Hohendorf R, Kitchener G, et al. Retinoscopy. Retrieved from https://www.oepf.org/VTAids/Retinoscopy.pdf

25. Steele GT. Nearpoint retinoscopy. Lecture presented at ICBO 2010. https://www.oepf.org/sites/default/files/Glen%20Steele.pdf

26. Smith D, Loudon RC. Point/counterpoint: Cycloplegia. *Optom Vis Perform.* 2013;1(1):8–10.

第二十四章

斜视的发展、诊断和康复

Samantha Slotnick　　Yin C. Tea

引言

正如前面章节中所提到的,视觉依赖于光的引导和定位。新生儿的大脑随着与世界的互动而逐渐引导发展出内部组织程度更高的视觉[1],这包括将光与声音的位置进行匹配[2],将二者与触觉和运动觉输入信息的整合[3]。随着时间的推移和视觉经验的积累,孩子开始让双眼注视物体,会更准确、更有目的地收集信息。在更大空间范围内,对模式认知和学习的注意力也将有所提升。

伴随典型的发育和经验积累,婴儿在 6 月龄时,已建立良好的维持眼位正位的技巧并具有可测量的立体视觉[4-7]。

在视觉发育过程中可能形成斜视。然而,斜视的发生与肌肉性质的异常并不完全相关,甚至与眼外肌的神经控制也不完全相关。事实上,很多有先天缺陷的患者通过异常头位[8-9]、更大范围的双眼聚散控制[10]获得双眼视。比较常见的例子包括上斜肌麻痹或滑车神经麻痹、Duane 综合征和 Brown 综合征[8,11]。患者发育过程中的这些变化带来的问题包括:是什么引导一些患者在有解剖学异常时出现斜视,而其他患者尽管在发育过程中存在一些阻碍,但其双眼视觉系统仍能正常发育?

而且,并非全部出现斜视的患者病因都为解剖学异常。一些研究观察了没有对任何肌肉进行干预的动物模型出现的形觉剥夺。Das 和 Mustari[12] 报告:"如果斜视完全是由于形觉因素导致的,那么异常很有可能出现在对眼球运动的内在驱动环节。"他们进一步推断:"我们的研究结果支持 Demer 的判断[13],即经典概念中的斜肌功能亢进或功能低下是错误的,其涉及的应是对功能的描述而非对肌肉状态的展示。"

那些出现斜视的患者中普遍存在的因素是什么? 而有导致斜视的解剖学异常的患者能够保存双眼视的原因是什么? 斜视只是眼睛的问题吗? 斜视可能是视觉信息处理的问题吗? 为什么有的个体选择成为斜视作为妥协方案,而其他人则选择保持双眼黄斑中心凹注视的眼位?

本章从斜视是视觉信息处理发育障碍导致的眼位异常这一观点出发进行讨论。即使早产儿,神经发育也可能得到促进和引导[14-18]。治疗的理念是解决潜在的视觉信息处理功能障碍,视觉感知整合,视觉 - 运动规划和感觉运动信息处理与控制。

斜视的优势

并不是全部具有斜视易感体质的人都会发展为斜视。为什么有的人会成为斜视? 他们是否有其他选择？一个熟悉的例子是出现调节性内斜视的患者：她选择清晰（和复视，可能是暂时的）而不是单一模糊。也就是说她将"这是什么"优先于"这东西在哪儿"。

斜视的优势是什么呢？不同的类型和不同的信息处理方式可能倾向于不同的斜视结果。

- 对焦清晰、有定位细节的信息处理方式会缩小使患者转移精力/注意力的视野功能区，一般患者会通过以下方法进行代偿：
  - 抑制
  - 眼位向内偏斜
- 斜视可以减轻或屏蔽来自降低清晰度眼睛的噪音。在降低双眼视觉同步输入过程中，斜视可被视为一种可预期的副作用。研究者用交替遮盖单眼的方法诱导灵长类动物新生儿斜视模型，以供后期研究[12]。如果一眼因视网膜疾病、炎症、创伤或深度弱视干扰视觉质量，斜视可以将患眼输入的被扰乱的视觉信息重置，以降低对视野范围内视觉质量的影响，通过以下机制实现：
  - 抑制
  - 斜视眼位的异常视觉信息投射（anomalous projection，AP）
- 斜视降低视网膜可融像区域内的视觉矛盾①。中央视网膜到颞侧视网膜是形成双眼视野的主要区域，而鼻侧视网膜通常是单侧的视觉信息处理，通过以下机制实现：
  - 异常头位（abnormal head postures，AHPs）：这些患者可能会选择特定头位以打破一定时间内的眼位异常，比如通过歪头或者将脸转向一侧②[9,19-20]。这些情况出现于诸如在注视极近处时，一眼较另外一眼有更好、更近或更清晰的视觉。这些患者也会将其所注视的物体偏向一侧（多数是向优势手一侧移动）以避免越过其生理中线。类似的适应性变化也可见于在看远处时头或身体转向一侧，以便于在用一眼注视屏幕的同时，将鼻子作为隔挡以阻挡另一眼的注视[20]。这些融像的暂时中断有时会成为诸如存在大角度内斜视或外斜视时的可行选择。
  - 大角度内斜视：眼位向内偏斜的程度逐渐增加可降低融像的可能性，最大程度同时使用双眼鼻侧视网膜而无需匹配右眼和左眼接收的视觉信息（图 24.1）。因此，这些患者往往难于将两眼的视觉通道传入的信息进行关联。两眼同时有视觉信息传入，但是却无法协调。
  - 大角度外斜视：眼位向外偏斜的程度逐渐增加拓宽了单眼视野范围，在两个较大范围的单眼注视区中间留下相对窄的双眼融像区。因此，这些患者可以保证有全景注视机制，在扩大但连续的视野范围内有同时处理来自右眼和左眼黄斑区的视觉信息的潜能（图 24.1）[21-23]。
  - 垂直斜视：优势是对周边粗大运动深度觉的感知提升，并重新定位偏斜眼（比如使偏斜眼的视线高于或低于注视眼，而非与注视眼重叠）以更容易忽略或抑制中央注视区传入的视觉信息。垂直性斜视可作为术后并发症出现于水平斜视矫正术后[24-25]，可能是在无法形成中心融像时的一种妥协方案。

---

① 双鼻侧遮盖的工作原理：减少患者可融像区域视网膜的竞争，降低眼位偏斜程度，从而减少异常竞争（内斜视、外斜视或上斜视均适用）。这个原则也适用于获得性脑损伤患者。

② AHP 可能促进垂直斜视患者的融像。

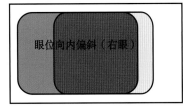
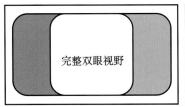
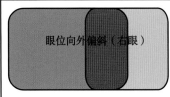

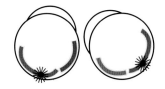
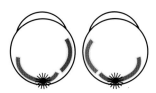
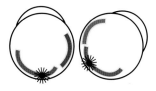

图 24.1　斜视患者两眼视野范围内视觉信息差异模式图。中图：第一眼位无斜视。图中所示为鼻侧视网膜的单眼视觉信息处理区（投射到颞侧视野）和完整的双眼视野（由中心和颞侧视网膜组成）。左图：大角度内斜视模式图。双眼视觉信息处理区（右眼中央和颞侧视野）被重新定位以减少斜视眼颞侧视觉信息的刺激。这一变化使整个视野信息处理区缩小（相对于非斜视眼位）。随着右眼对外界物体注意力的降低，该眼视野内视觉信息的饱和度相较于左眼下降。因此，在双眼视野中左眼比右眼贡献更大。右图：大角度外斜视模式图。在大角度外斜视中，右眼被重新定位以缩小双眼视觉信息处理区的面积同时拓展单眼（右眼或左眼）视觉信息处理区的面积，以提供更为广泛的视野（超过非斜视者视野范围）。这种异常投射可以使这些患者持续将分别来自两眼的视觉信息构建成连续的场景。相对于注视眼，斜视眼可能会有注意力的轻微下降，但与内斜视相比，外斜视眼位下右眼或左眼间视网膜像饱和度的差距更小

儿童斜视诊断

对于斜视患者最合适的治疗方案源于每个患者独特视觉特点的完善和准确的诊断。由于年龄的影响，儿童病例更为复杂。比如，配合度有限、主观反应的可靠性低。而且，低龄儿童视觉系统结构、功能和可塑性的生理差异意味着儿童斜视的诊断和治疗相较于成人更为复杂。在使用传统方法检查这些低龄斜视患者时，检查者有必要发挥其创造力并有足够的耐心，可适当的调整具体的检查方法，不必墨守成规。

屈光不正的矫正

屈光状态与斜视

不管医生将其认为是斜视的原因还是结果，屈光状态都应在斜视患者的诊断和治疗中被放在中心位置去考量。这对于那些易发生斜视且有显著的未矫正的屈光不正患者同样非常重要。

婴儿期未补偿的屈光不正眼发生弱视和斜视风险增加。Ingram 报道，2 岁以前 +2.00~+2.75D 的远视与内斜视显著相关[26]。她后来发现，远视 +3.50D 以上的 1 岁儿童有 45% 在 3.5 岁时发展为内斜视[27]。Atkinson 报道，+3.50D 以上的远视儿童 4 岁时发生斜视的风险增加 13 倍[28]。Ingram 也发现 6 月龄时，远视少于 +3.50D 的婴儿发展为斜视和弱视

的风险低于远视度数更高的婴儿[29]，但在远视矫正的婴儿中她并未发现斜视发生率的下降[30-31]。然而她确实发现经常戴眼镜的婴儿最后一次测量的视力好于那些不常戴眼镜的婴儿，这提示了通过矫正异常量的远视度数，可以预防婴儿严重弱视。Atkinson 发现出生后第一年内矫正部分远视可将发生斜视的风险从 13 倍降低到 4 倍。单纯屈光补偿可提升甚至完全矫正一部分斜视性弱视儿童的视力[32-33]。矫正外斜视儿童的高度远视可改善其眼位偏斜情况[33]。因此，为预防儿童期斜弱视，应考虑至少部分矫正度数较高的远视眼。在处方配镜时，应以最低的屈光矫正量获得最佳的双眼视功能。

随着孩子长大，屈光状态会发生显著的变化。非斜视和斜视儿童在婴儿期平均散光量均会显著下降，但斜视儿童最终的散光量更高[34]。球镜度的增加或减少会给之前已经稳定的双眼视觉系统带来压力。有些斜视儿童会出现度数较高的迟发性散光，这也会改变其眼位控制情况[35]。因此，定期进行验光并根据屈光状态调整矫正处方应是斜视儿童在常规检查中的重要部分。评估双眼的变化比评估屈光状态的绝对变化更重要。确定保持最佳眼位所需的最小矫正度数的变化是每次随访的目的。

离轴检影验光

斜视儿童的屈光状态应通过检影验光这一客观方法确定。检影过程中观察到的视网膜反射光的亮度、稳定性和总体质量可提供关于儿童如何使用其视觉系统的重要信息，而这些信息是自动验光设备所无法提供的。强烈建议所有斜视儿童的验光应在综合验光仪以外的自由空间通过使用插片或者排透镜进行。

即使少量的眼位偏斜也会影响检影验光结果的准确性，而检影验光的结果是判断孩子真实屈光状态的重要参考。因此，在进行检影验光时，应保持检查者的观察视轴与被检眼的注视轴一致（在轴验光），以保证对屈光状态进行准确的判断。离轴验光会人为地增加散光度数，减少球镜度数[36]。非斜视患者离轴检影验光的原因之一是医生在对患者的任何一只眼睛进行检影镜检查时都使用了同一位置的同一只眼睛[37]。而斜视患者的检影验光中，出现离轴验光是由于医生在检影验光时，没有被验光的注视眼保持注视眼前视标，导致被检影的斜视眼发生偏斜。在以上两种情况下，如果被检查者是成人，可通过主觉验光法矫正检影验光的错误。然而，对于年龄太小或不能提供可靠主观反应的儿童，主觉验光通常是不可靠或不可能的。

通过一些方法上的调整可避免离轴验光。为保持对偏斜眼进行检影验光时，检查者观察视轴与被检眼的注视轴一致，对外斜视患者进行检影验光时，医生可向眼位偏斜的颞侧适度移动；对内斜视患者进行检影验光时，医生可向内斜眼鼻侧适度移动以阻挡另一眼（非偏斜的注视眼）的视线。在注视眼前放置中和棱镜，不管是内斜视还是外斜视都可诱导共轭的非注视眼转向第一眼位，以便医生检影验光时能够保持在轴状态。

Mohindra 检影法

当使用 Mohindra 检影法检查婴儿自然瞳孔状态下的屈光状态时，因为是在单眼注视状态下进行检查，因此斜视导致的离轴验光并非障碍。让患者保持注视远处视标不仅对婴儿不现实，在使用这种方法验光时使用远视标也并不合适。Mohindra 检影法要求婴儿在暗室中遮盖单眼的状态下，直接注视眼前 50cm 处检影镜的灯光。通常使用排透镜或单个试戴镜片中和视网膜反光。在最后的总验光结果中减去 –1.25D 以获得自然瞳孔下的屈光状态[38]。不同年龄的患者检查结果中要减去的多少度数目前尚存争论[39]。然而,考虑到这种技术所用的换算量是基于婴儿在非常特殊的条件下的平均调节张力,并且对于估计屈光状态最有价值,年龄的细微调整并不会引起最终验光度数的显著变化,也不会导致治疗方案的大幅改变。

睫状肌麻痹验光

一些医生会使用睫状肌麻痹滴眼液确定患者的屈光状态。睫状肌麻痹滴眼液的作用效果依赖于很多因素,比如患者的年龄、屈光状态的类型、虹膜颜色、是否伴有斜视、用药量和方法以及用药后验光前间隔时间的长短。

1% 托吡卡胺或托吡卡胺与去氧肾上腺素的复方制剂在非斜视性近视的验光检查中已有足够的睫状肌麻痹效果[40-43]。而虹膜颜色较深或者远视度数较高的患者相对那些虹膜颜色浅或者低至中度近视的患者而言,需要用更强力的睫状肌麻痹剂[44]。喷雾剂型比滴眼液更容易操作[45]。但是,于闭合的眼睑使用喷雾或者滴眼液,虽然在绝大多数患者中有足够的睫状肌麻痹效果,但是与直接将滴眼液滴到角膜相比,睫状肌麻痹不足的发生率会轻度上升[46-47]。滴眼液使用量的增加会使药物副作用发生率增加[48]。如果需要使用 1 滴以上剂量的 1% 环戊通,每次滴眼间隔 1min 和间隔 5min 的效果相同[49]。

使用睫状肌麻痹剂确定内斜视患者远视总度数的方法已广为接受。具有更强睫状肌麻痹效果的睫状肌麻痹剂(诸如环戊通或阿托品)已被认为在斜视患者或度数异常高[50]的远视眼中有比托吡卡胺更强的睫状肌麻痹效果,而托吡卡胺用于发育正常的婴儿[51]和正常儿童[52]可保证足够的效果[52]。Hyatt 发现对有斜视的婴儿和低龄儿童进行睫状肌麻痹验光,使用阿托品所得远视度数显著高于用托吡卡胺的结果[53]。更早期和此后的研究也都证实了阿托品在发现斜视眼潜在远视度数方面比单独应用托吡卡胺、单独应用环戊通或者联合使用托吡卡胺和环戊通都更为有效[54-59]。

使用睫状体麻痹剂后验光会受到很多因素的影响,所以没有任何一种单一的睫状肌麻痹剂眼液可作为理想眼药水。医生需要考虑到所有相关因素,以确定对患者最安全和最方便的方案,同时能达到充分的睫状肌麻痹效果。

在获得完全的睫状肌麻痹效果以后,就不必通过注视远视标以稳定调节波动。因此,睫状肌麻痹状态下对斜视儿童进行检影验光时可交替遮盖非检查眼。验光过程中可让儿童直接注视检影镜的灯光(多数儿童在验光时都会主动去看检影镜的灯),这时医生在对未遮盖眼进行验光时可保证在轴验光。如果被检查儿童在睫状肌麻痹状态下没有遮盖另外一眼,仍然有必要在注视眼前放置中和棱镜,以确保医生在对该眼进行验光时能够保持在轴验光。

视力

视力检查中的弱视 "行为"

斜视性弱视患者在传统 Snellen 视力检查中可能给出不一致和不可靠的反应。斜视性弱视相关功能异常包括空间扭曲[60]、异常轮廓干扰效应[61]、对比敏感度功能下降[62]、不稳定且不准确的注视、追随和追踪能力[63]以及调节反应异常[64]。虽然大部分研究以成人为主要研究对象,Fronius后来证实斜视性弱视儿童所表现出的视功能异常与成人斜视的视功能异常相似[65-66]。

比视力更高层次的视功能异常,有助于解释为什么弱视患者识别传统的整幅Snellen视力表时存在困难。弱视患者读出视标的速度缓慢且节奏不一,甚至用比最佳视力更大的视标进行检查时也是如此。在识别多行不同大小的视标时,他们会跳过或者反复辨认某些视标,并没有明确的视标阈值界限。多次测量的结果往往并不一致,结果可靠性和重复性都较低。斜视性弱视患者视力检查表现的一个重要特点是他们更容易辨认单个视标而非单行或者整幅视标[67]。在对斜视性弱视患者进行视力检查时应使用单个视标以获得更为稳定和重复性好的检查结果,但是应注意的是,用单个视标进行视力检查有高估视力的可能,即视力检查结果高于比患者日常舒适注视时的视力。

使用不同类型的视力检测

多种类型的视力表可用于不同年龄儿童的视力检查(见第十二章)。研究显示,斜视性弱视和屈光参差性弱视在使用不同视力表进行视力检查时表现不同,提示不同类型的弱视眼神经损伤机制不同[68]。在使用Vernier视力表检查时,斜视性弱视眼的高空间频率视力显著低于屈光参差性弱视眼。屈光不正性弱视的条栅视力或Snellen视力检查结果相近,但是斜视性弱视眼Snellen视力比条栅视力更低。鉴于这些差异,临床医生需要意识到,当使用光栅视力测试时,斜视性弱视可能比非斜视性弱视更容易被低估。在治疗弱视时,如果想要确认视力是否已经有所提升,就不应将一种检测技术的视力测量结果与另一种检测技术的视力测量结果进行比较。

单眼注视能力

旁中心注视(eccentric fixation,EF)

斜视患者可出现不稳定或不准确的单眼注视,这两种情况都会降低最佳矫正视力。单眼注视时患者会使用黄斑或者黄斑外某点注视,即中心或者旁中心注视。应同时评估并记录注视的稳定性,记录方式包括稳定、不稳定或游走性。EF也可详细记录为旁中心凹注视(>2°),旁黄斑注视(>5°),或者周边注视(>10°)。更具特异性的定量描述包括相对黄斑中心凹偏离的幅度(以棱镜度表示)和方向(鼻侧、颞侧、上方、下方、斜向、混合方向)。

旁中心注视点离黄斑中心凹越远,最佳视力越差。即使在弱视患者中,当患者以稳定的中心注视时,也能获得最好的视力。不管是否有弱视,视网膜光感受器在黄斑中心凹密度最高,因此只有在黄斑中心凹才有最高的精细分辨力。

研究者发现视力下降与旁中心注视点偏离黄斑中心凹的度数呈线性相关[69]。基于二者之间的线性关系,可以用简单的公式计算旁中心注视眼的最佳视力。斜视性弱视患者的视力通常较低,而这种过低的视力无法用旁中心注视量解释。这提示斜视性弱视的视力损伤通常是两种复合机制的影响,即病理性视力损伤叠加非黄斑中心凹注视引起的视力下降。

因此,既不能单独以视力预测旁中心注视患者的旁中心注视偏离量,也不能将根据旁中心注视偏离量预测的视力作为其最佳视力。旁中心注视患者的视力可能并不会高于使用周边视网膜注视的视力。

旁中心注视多见于斜视性弱视,而在屈光不正性弱视中发生率相对较低。旁中心注视点方位与斜视眼的偏斜方向通常一致,而矛盾性旁中心注视眼的方位则与斜视眼方向相反,可见于持续性斜视(consecutive strabismus)或斜视矫正术后。通常临床上所见旁中心注视的注视点偏斜程度不会超过 $4^\Delta \sim 5^\Delta$ [70-72]。

旁中心注视的检查方法

检眼镜法

检眼镜是客观评估患者注视性质各方面参数的有效方法。直接检眼镜中整合有可量化的视标可被投射于患者视网膜上,在检查时需遮盖对侧眼并让患者保持注视视标最中心处(图 24.2)。如果黄斑中心凹反光不在视标中心,则为旁中心注视(虽然此时患者报告他们是直视视标的中心位置)。旁中心注视的程度和方向可以根据黄斑中心凹偏离视标中心的距离和方向计算。注视的稳定性和变异性可同时进行评估。应在患者报告在注视视标时尽快进行评估,否则注视点可能发生偏移。检查过程中应多次移动视标并指引患者注视视标的中心,直到检查者确认患者日常状态下的单眼注视性质。

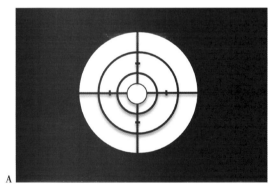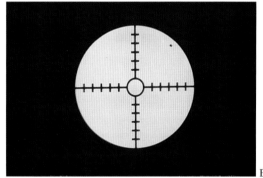

图 24.2 A. Keeler 检眼镜视标;B. Welch Allyn 检眼镜视标

可在自然瞳孔状态下用检眼镜进行注视性质的检查。但是对于那些活泼好动的低龄儿童,小瞳下往往难于准确评估注视性质,而在散瞳状态下更容易操作。该技术的最大优势是检查结果的客观性,医生不仅能在快速连续检查中多次评估,而且能够便捷地进行定性的观察,比如注视的稳定性和患者注视区域大小和位置的变异情况。

海丁格刷法

早在 1844 年,Wilhelm Von Haidinger 首次对海丁格刷进行描述,这是一种基于内视现象的检查方法。Henle 纤维膜中的黄斑色素可选择性吸收偏振光(图 24.3)[73],所以在用视网膜黄斑中心凹区域注视时,对应视野可感知到海丁格刷的形状。

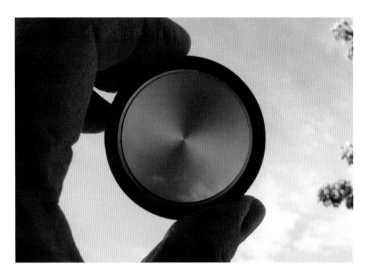

图 24.3 海丁格刷的形状（Courtesy of Bob Fosbury.）

目前已经产品化的黄斑完整性测试仪（Macular Integrity Test, MIT）使用一个可旋转的偏振片和蓝色滤光片以提升这种内视现象并让注视者感知到一个小的旋转刷状视标，刷状视标（光刷）的中心投射于注视者黄斑中心凹。这个设备可让患者主观地报告他们的黄斑中心凹相对于观察目标的位置。对于那些不能用黄斑中心凹进行注视的患者，刷状视标和所注视视标间的距离可用于计算旁中心注视点相对于黄斑的方向和旁中心注视的幅度。注视的稳定性可通过患者的主观报告了解，但可能与患者持续注视目标时出现的正常固视漂移相混淆。

应先进行非斜视眼的检查以保证患者能够感知海丁格刷或者理解他们要看到什么样的视标。并不是所有患者都能看到海丁格刷，一些低龄儿童可能因为内视现象较为模糊，或者其观察技巧尚不成熟而根本识别不了海丁格刷。其他人在注视清晰的视标时，可能没有足够的精细协调能力将其感知到的海丁格刷准确定位于不同位置。旁中心注视儿童倾向于追随海丁格刷而非保持稳定地注视视标。只是扫一眼海丁格刷会导致海丁格刷逐渐偏离注视视标。在 40cm 注视距离下，海丁格刷向注视视标侧向每偏离 4mm 代表旁中心注视偏斜量为 1^{Δ}。

后像转移法

评估单眼注视性质所用的后像转移技术应选择有正常视网膜对应关系的患者进行检查。大脑皮质将投射到一眼视网膜黄斑中心凹上的像转移到另一眼依赖于双眼黄斑中心凹具备正常的对应关系。对于那些存在异常视网膜对应的患者（anomalous correspondence, AC），一眼黄斑中心凹上的像不会转移到另一眼的黄斑中心凹。因此，在这种情况下无法使用后像转移技术决定对侧眼黄斑中心凹的注视状态。

后像转移技术可通过使用后像设备实现，或者可将闪光灯进行改装（在闪光灯上贴一层矩形贴纸）以供使用。让患者用其非斜视眼注视改装过的闪光灯上贴纸（矩形贴纸呈垂直状态摆放）的中心位置，然后按下闪光灯。非斜视眼视网膜黄斑中心凹形成的垂直的线状后像将转移到对侧斜视眼。因此，在遮盖非斜视眼时，对侧的斜视眼将看到垂直的线状后像。后像相对于注视视标的位置代表了斜视眼黄斑中心凹的注视状态。使用这一主观方法检查低龄儿童时，获得准确且可靠的信息往往较具挑战性。在注视距离为 1m 时，后像每偏离注视视标 1cm 代表 $1^\triangle$ 的旁中心注视量。

眼位检查

遮盖试验

单侧遮盖试验（单眼遮盖 - 去遮盖试验）

斜视的评估参数包括斜视发生的频率、优势眼、眼位偏斜量以及眼位偏斜的方向（表 24.1）。单侧遮盖试验（unilateral cover test，UCT），也称单眼遮盖 - 去遮盖试验（monocular cover-uncover test），可用于除眼位偏斜定量以外所有斜视参数的检查。这一技术最关键的部分是保证患者在一眼被遮盖前睁开双眼并保持双眼注视检查视标。检查开始时遮盖患者一眼以使双眼分视并非必要，因为本方法的目的是观察患者双眼注视状态下是否有显斜视。使用遮眼板遮盖时，应仔细观察未遮盖眼恢复注视时是否有眼动，如果有眼动则提示存在显斜视。

去除遮眼板恢复双眼注视时的观察可进一步定性评估。可以观察到以下几种情况：如果被遮盖眼在去遮盖后保持偏斜状态，那么患者在自由空间保持双眼融像能力不足，偏斜眼可能有弱视，注视眼为优势眼；如果去遮盖眼恢复向前注视而原注视眼转动并发生偏斜，则被遮盖眼是主导眼或者非遮盖眼有弱视。那些两眼能够自由交替注视，或者在拿掉遮眼板后每只眼都能保持稳定注视的孩子更有可能两眼视力相等。

表 24.1 斜视特点

偏斜特点		结果中应记录的细节
斜视量	棱镜度	
偏斜方向	内（隐）斜视	水平方向上眼球向内偏斜
	外（隐）斜视	水平方向上眼球向外偏斜
	上（隐）斜视	水平方向上眼球向上偏斜
	下（隐）斜视	水平方向上眼球向下偏斜
	内旋斜视 [a]	眼球鼻侧旋转
	外旋斜视 [a]	眼球颞侧旋转
频率	恒定性	
	间歇性	应注明出现斜视状态和保持融像状态的持续时间在总观察时间中的占比（%）
偏斜眼别	单侧斜视	记录斜视眼别
	交替性斜视	记录哪只眼为优势眼，优势眼保持注视持续时间的占比（%）

a：旋转性斜视通常要记录旋转量。旋转的方向（内旋 / 外旋）是指眼球 12 点钟位置的位移（向鼻侧 / 颞侧旋转）。

如果在拿掉遮眼板后双眼能重新获得融像,应注意重新融像的速度以了解融像的控制强度。快速恢复融像提示融像控制能力较好。定量评估融像能力的方法之一是记录重新融像所需时间(以秒计)。双眼恢复融像的时间可能并不相同,隐斜或控制良好的间歇性外斜视患者都有这种情况出现。理想状态下,如有显斜视,单侧遮盖试验过程中双眼都能保持稳定的注视;如有隐斜,两眼重新获得融像的速度应相等。

在检查婴儿或者年龄非常小的儿童时,以下方法进行检查效率更高:医师轻轻将手掌置于孩子头顶以固定头位,同时用大拇指代替遮眼板进行单眼遮盖 - 去遮盖检查。在检查过程中使用笔灯可同时作为注视视标进行角膜映光点检查评估 Kappa 角(图 24.4)。

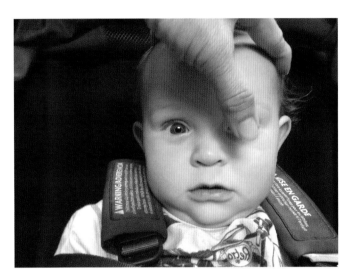

图 24.4　单眼 Kappa 角评估

交替遮盖试验

交替遮盖试验(alternating cover test, ACT),是一种通过双眼分视配合三棱镜中和以定量检查眼位偏斜度的方法。这一方法的关键点在于持续保持双眼分视以控制棱镜适应,眼前放置棱镜时患者无法动用集合反应。在进行检查时要注意,将遮眼板从一眼移动到另一眼时动作应迅速,但要留给患者充足单眼注视时间。应保证交替遮盖之间有足够的时间,以便患者在一只眼去遮盖时能正确地恢复注视。而且,在稳定注视重新建立之前,不应再次移动遮眼板。

三棱镜遮盖试验

三棱镜遮盖试验(simultaneous prism cover test, SPCT)是一种在非双眼分视状态下中和眼位的方法,可用于任何显性斜视的定量检查,尤其适用于那些在双眼注视状态下有小角度斜视而在充分双眼分视后斜视角度增大的患者,如微小角度斜视。SPCT 同时使用三棱镜和遮眼板进行检查,在检查过程中将遮眼板置于对侧眼直到注视眼通过三棱镜注视时不再出现眼动。检查结束后应同时拿掉遮眼板和三棱镜以避免出现棱镜适应。与交替遮盖不同,SPCT 可用于小角度显斜视的定量检查但不能发现同时存在的大角度隐斜。

Hirschberg 试验，Krimsky 试验和 Brückner 试验

Hirschberg 试验即角膜映光法，可用于无法通过三棱镜中和遮盖试验或有重度弱视患者的检查，通过观察每眼角膜映光点位置以评估眼位。在检查过程中应比较同一眼在双眼注视状态下和单眼注视状态下（Kappa 角）角膜映光点的位置。任何双眼注视状态下和单眼注视状态下角膜映光点位置的差异都提示该眼可能存在显斜视。

两眼 Kappa 角相同的患者，可直接比较一眼和另一眼的角膜映光点，因为两眼角膜映光点的任何差异都可能是斜视的结果，两眼角膜映光点的相对差异即为斜视的偏斜量（图 24.5）。两眼 Kappa 角不对称的患者，斜视眼角膜映光点应直接与该眼的 Kappa 角比较以获得最为准确的眼位偏斜量的评估。角膜映光点每偏斜 1mm 约为 22^{Δ}[74]。

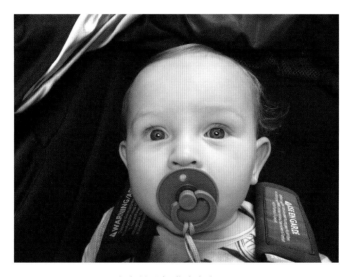

图 24.5　Hischberg 试验所见角膜映光点

Krimsky 试验通过使用单个三棱镜将角膜映光点向中心移动以确定斜视量。检查时将单个三棱镜置于非斜视的注视眼前，同时观察斜视眼的角膜映光点。三棱镜将使注视眼的像产生位移，导致两眼产生与像移动方向一致的共轭运动（a yoked movement）。将角膜映光点移至中心所使用的三棱镜量即为斜视量。

Brückner 试验通过在眼前 1m 处使用直接检眼镜同时照射双眼、观察眼底红光以评估斜视。Brückner 首先将该方法用于低龄儿童小角度斜视的检查[75]。检查时患者应注视直接检眼镜的灯光，此时医生通过直接检眼镜的观察孔了解患者两眼瞳孔区眼底红光的亮度差异。如果存在斜视，偏斜眼的眼底红光更亮。可同时评估角膜映光点的位置。

Hirschberg 试验和 Krimscky 试验相较于三棱镜交替遮盖试验准确性较低，而后者为斜视定量检查的金标准[76]。Hirschberg 试验和 Krimscky 试验均依赖于检查者确定角膜映光位的能力。White 等推荐联合使用 Brückner 试验和 Krimsky 试验以提高斜视角度检查的准确性[77]。

调节 - 集合联动关系

调节和集合的联动关系通过调节性集合与调节的比值衡量（AC/A 值）。临床上确定 AC/A 值的一个简单方法是通过公式法计算而得。将视标从远处移近至眼前同时测量期间隐斜量的变化,再通过眼位计算出 AC/A 的值。这个公式有时会通过假设变量固定而简化,例如设定瞳距或近距工作距离。

计算 AC/A 的公式

$$AC/A=pd+m（\angle D_n-\angle D_f）$$

pd= 瞳距（cm）

m= 近视标距离（m）

$\angle D_n$= 近距眼位

$\angle D_f$= 远距眼位

eso=（+）

exo=（-）

另一个获得 AC/A 值的方法是让患者保持注视眼前一定距离的视标,通过放置额外的球镜以增加或减少调节需求获得这一参数。每 1D 球镜带来的调节需求变化所引起的集合张力的总变化量,即为梯度性 AC/A。

梯度性 AC/A

AC/A= 隐斜棱镜度变化量 / 所增加的透镜度数变化量

确定斜视患者的 AC/A 值有助于了解斜视的病因并为选择合适治疗方法提供参考。AC/A 值也有助于鉴别真性散开过度外斜视（高 AC/A）和假性散开过度外斜视（正常或低 AC/A）。

理论上讲,对高 AC/A 患者检查时使用透镜以间接改变患者的集合眼位更为有效。这一理论在临床上的应用包括内斜视患者近距使用近附加透镜或者负透镜治疗外斜视。

高 AC/A 见于散开过度外斜视和集合过度内斜视。低 AC/A 见于散开不足型内斜视和集合不足型外斜视。正常 AC/A 见于基本型外斜视和基本型内斜视。

共同性和非共同性斜视

临床上常规只在患者第一眼位注视远和近的状态下进行眼位的测量。但事实上,患者往往会被要求双眼注视无限远处以完整了解患者的视觉环境。因此,双眼注视状态下的测量会在多种注视眼位下进行。除了第一眼位的近距和远距以外,应至少测量包括向上、向下、向左和向右注视的眼位。完整的眼位检查应包括 9 个基本注视眼位的测量（即诊断眼位）。所有斜视患者都可归类于以下两种斜视之一:共同性和非共同性斜视。共同性斜视在所有注视眼位两眼的斜视度均相等。如果不同眼位斜视角不同,则患者诊断为非共同性斜视。

非共同性斜视

非共同性斜视通常为麻痹性或限制性。如果眼位偏斜的病因是由于一条或多条眼外肌功能障碍,则在不同眼位的注视状态下斜视角度会有所不同。眼外肌的不完全麻痹称为不全麻痹(paresis)。眼外肌不全麻痹或者完全麻痹的患者,在不同注视眼位每条眼外肌的需求不同。总的来说,当患者注视麻痹肌最大作用方向的对侧视野时,斜视度最小;注视麻痹肌独立作用的初始眼位方向时,斜视度最大。非共同性斜视另一个病因是眼外肌物理性受限,包括机械性限制(眼眶爆裂性骨折导致的眼外肌受限)、生理性限制(炎症引起的肌肉肿胀)或者病理损伤引起的脑神经机械受压或者肌肉损伤。考虑到非共同性斜视有潜在的、可能威胁视功能,甚至生命的多种病因,应在斜视患者的初始检查中判断斜视为非共同性还是共同性。

非共同性斜视的典型病程表现为以下三个阶段:最初的眼外肌麻痹之后出现同侧眼拮抗肌的亢进,继而出现对侧眼协同肌的相应拮抗肌功能下降。随着发病时间的延长,斜视的表现向共同性斜视的表现转变,不同眼位斜视角的差异也逐渐减小。

非共同性斜视角度的检查方法

临床上可能会在病史中或者对有轻微、轻度麻痹患者的基本眼位检查中发现非共同性斜视的一些端倪。临床医生应习惯于关注患者是否出现异常头位(AHP)并将其作为判断该患者是否有非共同性斜视的线索。儿童可能没有足够的意识或感知能力来报告只出现在特定注视眼位下的复视症状,因此可能往往没有相应的主诉。事实上,他们更可能通过回避特定眼位的注视或通过异常头位以代偿复视,这样才能允许他们在斜视角最小的眼位注视而不出现复视。

在内转眼位观察到明显的眼外肌受限时,应立即进行外转眼位的检查。如果发现单眼转动仍有受限,应进一步进行被动牵拉实验以鉴别病因是麻痹性还是限制性。

单条眼外肌运动功能障碍导致的非共同性斜视表现为第一眼位和第二眼位的偏斜。以非麻痹眼注视时,眼外肌功能低下可直接导致第一眼位的斜视。第二眼位注视时斜视角度更大的原因是强迫注视眼位下麻痹肌的协同肌(对侧眼)功能亢进。在斜视检查时要获得准确的结果,需要在检查过程中尽可能控制注视眼。

使用遮盖试验加三棱镜进行检查时,三棱镜放置在麻痹眼前测量的是第一斜视角,将三棱镜置于非麻痹眼时测量的是第二斜视角。在判断共同性还是非共同性斜视的检查中,应将棱镜棒置于同一眼前以保证注视眼在检查过程中不会发生改变。

垂直方向非共同性斜视

三步法和直立 - 仰卧试验

三步法用于判断第一眼位垂直斜视是否因斜肌麻痹引起。三步法的局限之一是该方法是为鉴别单一肌肉是否为引起非共同性斜视的原因。在垂直方向上发挥功能且被单一脑神经支配的唯一肌肉是上斜肌。因此,三步法的检查结果用于鉴别非上斜肌的功能障碍时应谨慎考虑。三步法后进行的直立 - 仰卧试验有助于鉴别滑车神经麻痹与潜在的、更为隐蔽的病因,诸如反向偏斜(skew deviation),一种因核上病变导致的垂直斜视。直立 - 仰卧试验只检查眼前 33cm 距离处直立位和仰卧位的斜视度数。50% 以上的斜视度降低为阳性结果。Wong 等报道该方法在检查反向偏斜的患者中有较高阳性率,而在检查滑车神经麻痹、限制性麻痹或者其他原因的斜视患者中为阴性[78]。有阳性检查结果的患者应考虑包括神经影像学在内的进一步检查。

感觉适应能力检查

为代偿斜视而出现的基本感觉适应包括抑制和异常视网膜对应（anomalous correspondence，AC）。抑制多见于大角度或者迟发斜视，而 AC 在早发性或者小角度斜视中更为常见[79-80]。

抑制

抑制是一种用来消除双眼视觉系统（失代偿）压力的感觉适应。不适感或复视可通过主动抑制来解决斜视产生的不同和混淆的图像[81]。双眼注视条件下，可用几种现有的临床方法检查斜视眼视野内出现的抑制（表 24.2）。

表 24.2　抑制检查法

检查方法	说明
Bagolini 线状镜试验	能够测量自然注视条件下的抑制
儿童 Worth 4 dot 试验	通过改变测试距离测量抑制暗点的大小
4^{Δ}BO 试验	能够检测到非常微小的抑制暗点
同视机检查法	通过改变视标大小检查相应的抑制暗点的大小
后像法	属于高度双眼分视检查方法

异常视网膜对应（异常投射）

异常视网膜对应（anomalous correspondence，AC）是一种对早发性斜视导致的视网膜上正常对应点成像不一致的妥协。与其经历复视或单眼抑制，不如通过皮质关联代表空间中不同方向值的受体建立基本双眼视。而偏斜眼的黄斑中心凹不再对应于注视眼的直线投影的黄斑中心凹。

通常所使用的"视网膜异常对应（anomalous retinal correspondence，ARC）"，术语中的"视网膜"部分经常被省略为"异常对应"，以避免暗示潜在的问题是在视网膜层面而不是大脑。医生们更喜欢使用术语"异常投射（anomalous projection，AP）"，他们希望强调这种情况更多是一种视觉空间感知现象，而非两眼间的特定受体对受体的重新分配[82-83]。

AP 的诊断是通过比较患者主观斜视角和医生观察到的客观斜视角而明确的。正常对应（normal correspondence，NC）或正常投射的诊断是指患者的感知方向和大小与检查过程中所观察到的眼动相匹配。当患者的主观感知与患者所表现出的双眼眼位不一致时，就可诊断为 AC。AC 的分类基于患者可能表现出的感知（表 24.3）。

发病早、病程长的斜视儿童更容易出现 AC。Katsumi 发现 1 岁以前发生斜视的患者出现 AC 的频率较高，而 3 岁是发展为 AC 的关键期。4 岁后发病的患者中不会出现 AC。当斜视持续时间超过 3 年时，AC 出现的频率也较高[80]。临床上测量 AC 所用方法不同会导致 AC 诊断结果的差异。检查过程中的状态越接近自然注视状态或者双眼分视程度越低, AC 出现的可能性越大。相比后像法或有色镜片法等不自然注视状态的检查, Bagolini 线状镜这种更接近自然注视状态的检查方法更容易引出 AC[79]。评估对应关系的多种方法见表 24.4。

表 24.3　异常对应的分类

类型	客观检查	患者感知	诊断依据
正常对应 NC	客观斜视角等于主观斜视角	∠O=∠S ∠A=0	
和谐的异常对应 HAC	显斜视	无斜视 可不借助棱镜融像	∠O=∠A ∠S=0
不和谐的异常对应 UAC	显斜视	感觉相同方向的斜视但主观斜视角小于客观斜视角	∠O 大于∠S ∠O 大于∠A
1 型矛盾性不和谐异常对应 PAC1	显斜视	主观斜视方向与客观斜视角相反	∠A 大于∠O ∠S 与∠O 相反
2 型矛盾性不和谐异常对应 PAC2	显斜视	主观斜视角方向与客观斜视角一致但斜视角大于客观斜视角	∠S 大于∠O ∠A 方向相反

注：∠O= 客观斜视角；∠S= 主观斜视角；∠A= 反常角。

表 24.4　对应的检查方法

异常角的间接检查方法	• Bagolini 线状镜法 • 红玻片法 • 马氏杆法 • Worth 4 dot 法 • 同视机法
异常角的直接检查方法	• Hering-Bielschowsky 后像法 • Brock-Givner 后像法（BGAIT） • 海丁格刷法和 BGAIT 综合法 • Cuppers 黄斑中心凹标记检查法

斜视的治疗

斜视治疗成功的决定要素

与任何治疗干预一样,成功的结果是基于在治疗开始时确定的治疗目标。在斜视治疗中,改善外观常常是促使患者和 / 或家长寻求治疗的关键因素。斜视治疗也可聚焦于改善功能的目的。视觉系统可收集两个稍微错位的视觉图像,以形成单一的、融合的有意识视觉感知,在这样的前提下,微小视差可产生深度觉[84-86]。斜视患者可能不仅缺乏立体视觉功能,他们还可能在各种非立体任务中缺乏双眼整合的优势,包括视敏度和对比敏感度[87]。

这体现在低对比视力测试中,这种差异有统计学意义。的确,双眼视功能的抑制可能导致双眼表现不如单眼表现,促使斜视患者闭上一眼或将一手遮盖一眼,以增强单眼注视状态,即使没有复视也会如此[34,88]。评估斜视的功能指标包括:

- 粗大立体视[89]
- 立体视锐度
- 立体视范围[90-91]
- 双眼视力[34]
- 遮盖试验结果
- 阅读能力[92]
  - 阅读速度
  - 丢失注视点,回返注视
  - 每 100 个单词的注视情况
  - 发展性眼动(DEM)测试中的表现[93]
- 改良视觉运动整合技能[94]
- 改良生活质量评分量表
  - COVD-QOL[95-96]
  - AS-20(成人斜视问卷)[35,97-98]
  - 关于干预带来积极变化的其他调查问卷

　　眼科类文献中,可能认为斜视治疗成功的指标应是以是否需要再次手术判定。文献报道,成功的斜视手术判断标准为术后残余量水平方向少于 $10^\Delta \sim 15^\Delta$ 或垂直方向少于 5^{Δ}[99-102]。外观改善这一主观标准(根据医生和 / 或患者的主观感觉为评定依据)也可以作为成功的指标。一些眼科文章将斜视手术后的功能改善作为成功指标。这些指标可能包括双眼视野范围的拓展、立体视觉或 Worth 4 dot 试验结果的提高与改善以及 Bagolini 线状镜所测量的感知能力的提升。一项研究在 359 名成人斜视术后即刻测量了这些患者戴 Bagolini 线状镜的感知反应,86% 的患者检查结果较术前有显著提升[103],证实了斜视手术后双眼视觉信息处理的潜力确实存在。一项针对印度成年人的研究发现,那些斜视术前没有融合功能的患者术后 6 周仍能获得一些功能上的改善,包括 Worth 4 dot 试验、Bagolini 线状镜试验、Titmus 苍蝇试验和 TNO 立体视觉试验[104]。在一项对 72 名成年患者的研究中,研究人员评估了术前和术后的功能(斜视类型未明确),其中 42% 的受试者立体视觉有提升,而 53% 的受试者立体视觉不变[105]。成年人进行斜视手术的动机之一是获得"许多心理和人际关系上的好处"[106]。

斜视治疗的视光学方法或策略

　　斜视的视光学治疗基础是提供机会减少两眼冲突和改善双眼功能。这两个目标都是通过获得更好的眼位以最大限度的实现。因此,斜视治疗的美容目标通常是改善功能目标的副产品。越来越多的证据支持斜视患者在所谓"关键期"之后的成年期具备恢复立体视觉的能力[107-113]。多项新研究探索了涉及运动知觉[114]、运动一致性和知觉训练在双眼分视刺激下对深度知觉的促进作用。

　　以下治疗策略是对斜视为主的患者经过 15 年的实践不断优化、发展形成的。在编者之一（SS）的患者中,对这些治疗有阳性反应的患者 40%~60% 在开始治疗时通常伴有某种形式的斜视,有可随时提供参考的支持材料。

透镜治疗

透镜处方通常是斜视的一线治疗方法。历史上,透镜处方这一保守治疗方法为眼科医生所认可。他们发现婴儿时期有远视的患者大多会发展为斜视和 / 或弱视[115]。Atkinson 建议按照“在远视度数较低的轴向上的（球镜成分）远视度数欠矫 1D 的方案”给予双眼屈光补偿,并进一步指出“婴儿期常见的散光度数通常在出生后一两年自发减少”[116]。

透镜处方可用于调整每眼的相对焦点和两眼间的双眼平衡[117]。验配矫正眼镜以治疗斜视时,应将双眼功能置于单眼的图像质量或双眼视敏度之上考虑。在两眼开始协作发挥功能后,才可能在接受更精确图像补偿的同时不至失去双眼视。然而,如果两眼不能一起向同一方向注视,那么两个清晰度相等的像可能引起视觉信息处理的冲突。当两眼像清晰度相同但不能轻易地融合为一时,患者可能激活中枢抑制一眼或者同时调整两眼轮流注视,以避免因两个同样清晰的图像间的竞争造成图像混淆。以下策略可用于提升斜视患者的双眼视觉表现:

- 弱化非优势眼的图像质量,以降低对该眼的抑制。两个清晰度相等的图像易于激发视网膜竞争,从而干扰双眼信息处理功能的发育[118]。所用方法包括:

  柱镜处方的调整

  （1）对一眼或双眼的散光不予矫正或者欠矫。

  （2）如需降低柱镜矫正度数,则偏向于补偿主要轴向上的散光,包括水平方向（×180）或垂直方向（×90）的补偿。

  （3）尝试去除非优势眼的斜轴散光度数。

  （4）如果两眼散光轴向冲突（×90 和 ×180）,可尝试消除非优势眼的散光,仅保留所测得的球性屈光不正。

  （5）旋转斜视患者常双眼注视下和单眼注视下呈现出散光轴向的变化。应确认两眼注视时的柱镜轴向（如有必要的话,可用棱镜补偿）。

  球镜处方的调整

  （6）保留非优势眼球镜度数的轻度离焦。其目标是提供两个聚焦在相似平面上的图像,并且足够柔和,使两只眼睛都能对其图像做出质量贡献。当确认在特定注视距离两眼屈光度能够平衡后,可逐渐减少一眼的屈光矫正度数至患者可感觉到该眼的视觉质量或视力下降。然后再增加屈光矫正度数,直至双眼像的清晰度不再进一步提升。这一过程可能需要同时应用棱镜补偿,本章后续将会讨论这一内容。

  （7）单视法可用于形成不对称的屈光状态,这有助于患者整合其视觉信息处理过程、使一眼能更多获取细节信息的同时,另一眼轻度离焦。这种状态下离焦眼能获取深度信息,而不会产生图像冲突,否则会引起抑制。就治疗层面而言,这提供了一种双眼视野中的单眼注视的训练形式。

- 关注调节 - 集合联动功能

  （1）使用近附加时,优化视远和视近状态下的调节 - 集合联动功能。

  （2）高 AC/A 患者,尤其是有内（隐）斜视倾向的患者,可在视远和视近处方中增加正镜。

（3）患者可通过配戴散光欠矫的眼镜感知更多的焦深,这也会降低其视近时的调节性集合量。通常患者可以接受 0.50~0.75D 的残余散光,而不会注意到视觉质量的下降、特别是当散光轴向接近 90 或 180 时。近点检影有助于确定球镜度数。

● 确定处方时应考虑屈光参差眼的聚焦平面

（1）在确定屈光参差处方时,尽量向两眼处方度数相近的方向调整,以使双眼成像看起来源于空间中的相似位置。

（2）可将单眼视作为向双眼视功能康复过程中的一个中间步骤。给予屈光参差患者对称（或接近对称）的球镜处方可较为容易地实现这一点。如果初始试戴处方让患者明显感觉到视觉质量降低引起不适,可以采用分步追加矫正量的方式调整处方。

棱镜治疗（不伴主动的视觉训练）

适用于斜视度数不稳定的患者。从诊断层面上讲,如果眼位在部分时间或部分空间能够保持正位,这种斜视可称为间歇性斜视,在特定的注视方向或在有限范围的注视距离是可以融像的。这类斜视可能是由于麻痹肌功能的失代偿或各种其他病因导致的。只要大脑具有将两幅图像融合成单一立体视觉的经验,棱镜就可用作一种帮助间歇性斜视患者重新稳定融像的方法[119-120]。

以下方法可用于提升斜视患者的双眼视功能:

● 暂时使用棱镜矫正

（1）可使用压贴膜制成的压贴三棱镜（Fresnel prism）作为暂时的棱镜处方[121]。压贴三棱镜膜通过静电附着在镜片上,可以在合适的方向上剪切以更好地贴附于镜片后表面,使压贴膜边缘刚好在镜框内（图 24.6）。

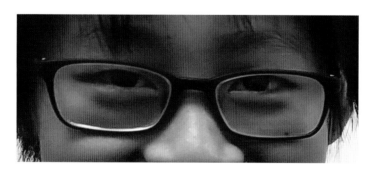

图 24.6　压贴三棱镜（Fresnel 压贴棱镜）

（2）给暂时性斜视（由于去神经或失代偿性眼外肌麻痹）使用压贴三棱镜是为了避免双眼注视时降低图像质量,应将三棱镜压贴膜置于斜视眼前。根据眼位偏斜情况和所需三棱镜度数,单眼使用压贴三棱镜可能无法让患者耐受。此时可能需要更换为三棱镜眼镜,或者同时使用压贴三棱镜和三棱镜眼镜。

（3）为在戴镜时眼镜片不接触到鼻子,BI 方向的最大三棱镜度数是有限的。此时,配合使用三棱镜眼镜和压贴三棱镜可能是最好的解决方案。

● 棱镜用于垂直斜视

（1）为明确诊断进行相应的检查以确定斜视度数最大或最小的眼位是非常有益的。需要注意的是,不同眼注视的检查结果可能有所不同。

（2）应观察患者是否有代偿头位（歪头或者脸转向一侧）。三棱镜可用来将两眼的图像移到可改善头位的视野内。这样能缓解长时间保持代偿头位所带来的副作用。

（3）可使用试戴三棱镜以确定患者在自由空间恢复双眼视觉所需的最小棱镜度数。应在中、近注视距离和不同注视方向重复测量所需的最小棱镜量。

（4）如果有单眼抑制,可在自由空间中近距离向下注视的眼位进行检查,在抑制眼前放置足量的 BD 棱镜。可将棱镜度数置于一眼或者均分置于两眼。

（5）如果远用处方和近用处方的棱镜量不同,一定要对患者进行宣教。如有必要可在眼镜的近附加区域使用压贴三棱镜。

● 水平斜视的棱镜处方

（1）如能促进融像或拓展融像幅度,可在眼镜处方中增加水平方向的棱镜度数。

（2）一些疾病对暂时的水平棱镜处方有良好反应,这些疾病包括外直肌去神经支配（例如糖尿病引起的外直肌病变）和突眼及眼眶变化的一过性影响（如毒性弥漫性甲状腺肿）。在这种情况下,暂时使用压贴三棱镜可能已足够。

（3）暂时棱镜处方也可用于进行功能康复训练时随时间延长斜视度数减少的患者。这些病例中,随着神经肌肉重新分布,患者所需的外部支持会越来越少。

● 非补偿棱镜的应用

（1）垂直分离斜视（DVD）患者表现出双眼向上漂移。这类患者常使用共轭 BD 棱镜处方后双眼上漂移会得到缓解。通常他们并不能耐受 BD 棱镜,因此在给这类患者棱镜处方时最好将棱镜度数均分于双眼前。

（2）低度数棱镜处方（也称微小棱镜）给患者带来的空间视觉变化可能有多种正面影响。棱镜不仅通过像的横向位移,还通过入射光的净旋转变化来改变光的路径[122]。低度数棱镜（例如 ½$^\triangle$, 1$^\triangle$, 1.5$^\triangle$）的像移量足够小,大多数患者可能忽视像移轻松获得两眼等量的集合变化。特别是低棱镜度的 BI 棱镜可在水平方向形成微量放大的像。当在双眼前放置棱镜时,低度 BI 棱镜已被证明可改善阅读时的追踪能力、减少斜视性弱视[123]和其他功能性视力障碍常见的"拥挤现象"[124]。

（3）不等像视设计眼镜,例如 Shaw 眼镜[125],可用于减少屈光补偿眼镜带来的两眼像大小的差异[126-127]。

遮盖治疗（不伴主动视觉训练）

正如在讨论斜视的优势时所提到的,一个人可以利用斜视将不易合成单一的实体图像分离或区分为两个。融像不良的原因可能是由于两眼屈光或器质性差异造成的图像质量不对称。精细运动控制困难（如张力减退）也可能阻碍双眼融像。在这种情况下,患者可能通过眼位偏斜以消除图像冲突。

遮盖法可作为减少注视空间中图像冲突的一种替代方法。为提升斜视患者的双眼视觉表现,可采用以下遮盖方法:

● 双鼻侧遮盖

（1）双鼻侧（或单鼻侧）遮盖是一种减少多种体位斜视角度的有效方法,其基本原理是:它遮盖了双眼视野中提供冲突图像信息的区域[69,128-131]。通过遮盖鼻侧视野,双鼻侧遮盖片降低了双眼视野的可见性。每眼都有同向颞侧视野,双眼视野被缩小成一个窄条,减少了可感知冲突的视野区域。双鼻侧遮盖状态下每眼都能提供新的视觉信息,但任何一眼都不能提供全视野范围的视觉输入,而这可鼓励两眼相互配合,并在走路时向前注视(保持眼位正位),以获得最一致的视觉信息(图 24.7)。

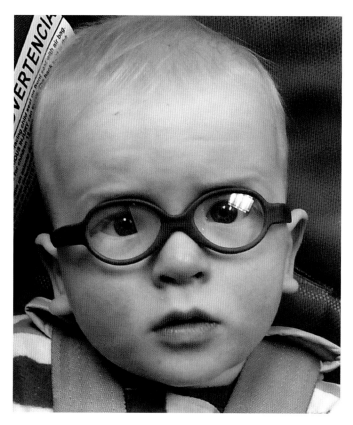

图 24.7   双鼻侧遮盖图

(2)为鼓励注视优势眼的灵活性,可在两眼使用不同宽度的遮盖片以实现双鼻侧遮盖(图 24.7,作为优势眼的右眼的遮盖程度大于左眼)[122,132]。在后续随访中交替更换两眼的遮盖程度有助于缓解代偿头位以及在逐渐恢复双眼配合度过程中拓展视觉范围。如图 24.8 所示,同一患者使用双鼻侧遮盖前后的变化。

(3)双鼻侧遮盖鼓励在弱视眼或内斜视眼使用颞侧视野[30,132]。

(4)双鼻侧遮盖可减少外斜视的融像需求,使双眼在第一眼位向前注视,并沿中线对两眼的像进行融像[30,79]。

(5)双鼻侧遮盖打破上斜视眼的抑制倾向,刺激眼睛水平注视,使两眼的注视水平线保持一致[69]。

(6)一项关于双鼻侧遮盖对创伤性脑损伤患者影响的新研究证明双鼻侧遮盖可以提高视觉诱发电位(VEP)的振幅,该研究的作者认为这一现象的机制是双鼻侧遮盖减轻视觉运动敏感区域的抑制需求[133]。类似的机制可以减少视觉混淆或视觉空间处理功能障碍的抑制需求。

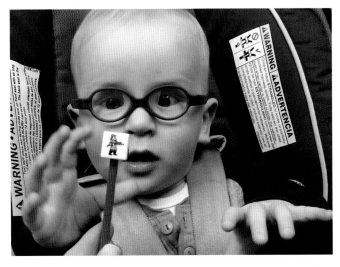

图 24.8　鼓励患儿伸手抓住眼前视标时的眼位状态。注意与图 24.7 相比,双鼻侧遮盖贴膜的位置变化

- 点状遮盖

（1）对那些因图像质量的本质差异而产生两眼视觉冲突的患者而言,使用点状遮盖可抑制中心 / 扭曲图像,同时使两眼都能获得周边视野的定位信息[69,134]。

（2）点状遮盖尤其适用于那些因疾病导致两眼成像质量差异而扰乱优势眼的患者[69]。

- 遮盖法的应用

（1）遮盖法可通过以下方法实现:将一小块半透明的胶带或一片压抑膜（Bangerter foil）贴于镜片表面,或将干净的透明指甲油点刷于镜片表面,然后再涂上一层表面更为光滑的指甲油以保持有效遮挡光线的作用。

（2）推荐使用的双鼻侧遮盖所用的膜层厚度有多种选择。确认眼镜的位置非常重要,应将眼镜稳定定位于眼前。保持眼镜位置不变,将遮盖贴膜做成窄条,只覆内眦区域通常已足够（这样可以允许患者具有可融像的双眼视区域）[135]。有时会建议在优势眼前用稍微宽一点的遮盖膜,这可能有助于改变低龄儿童的主导模式[79]。将鼻侧遮盖膜向颞侧移至鼻侧虹膜缘则不易被患者耐受。在放置遮盖贴膜后,应观察患者在注视中线对侧视标的眼球追踪模式来评估遮盖膜的位置是否合适。调整斜视患者遮盖贴膜的位置时,可让患者从左向右或者从右向左交替注视,使患者能够注视中线对侧 5°~10° 的视标。

屈光矫正指南和以家庭为基础的视觉训练

不断完善的治疗指南使年轻的斜视患者持续受益。这包括前面讨论的镜片治疗策略的应用,同时配合对家长进行视觉 - 运动发育相关知识的宣教。在家庭进行的视觉训练可融入日常生活中,这是为孩子提供学习机会的最佳方式,有利于双眼视觉的发育[136-139]。接受家庭训练的年轻患者复查频率为每月或者每个季度一次。可根据患者的年龄告知家长孩子应具备的与年龄相匹配的学习经验:

- 婴儿期至 9 月龄

（1）在可触及的范围内提供更容易预测的反馈以刺激视觉 - 运动发育,有助于双眼视的发育,保持眼位正位。

(2)鼓励母亲在哺乳时更换位置以让孩子用不同的眼睛注视。

(3)婴儿休息时可帮助其不断更换姿势,让他们能够从不同角度看到他们的房间或婴儿床。

(4)鼓励孩子向不同的方向翻滚。

(5)在喂养时强调 z 轴方向的注视机会。可慢慢地、沿中线将奶瓶移近眼前,并观察孩子在注视奶瓶时两眼的位置。

(6)喂养内斜视孩子时一定要把奶瓶或汤匙拿近,以获得足够的视觉接触,然后把食物向后拉,在喂食前观察孩子眼睛在注视食物时双眼发散的情况。

(7)前庭活动参与刺激孩子的运动。当孩子们看着一个静止的物体,同时被拉得更近或更远时(例如,在秋千上下前后荡来荡去这样的状态),他们可以学会双眼的集合和发散。在这些过程中孩子能够学会双眼的集合和发散[83, 136]。

(8)在发现肢体运动不对称或头位不正时尽早与运动治疗专家一起开展治疗,包括将患者转诊给发育物理治疗师或颅骶病治疗师。

- 爬行阶段的婴儿

(1)把孩子感兴趣的物体(包括小块的食物)放在够不到的地方,以鼓励孩子作出运动、接触和抓取动作(见图 24.8)。

(2)孩子能够抬头并学会保持正确的头位使两眼处于同一水平面上时,就增加了获取双眼视觉的机会[86, 140]。

(3)视觉前庭治疗的练习对内斜视婴儿特别有益,包括遮盖眼睛和让孩子旋转,让孩子注视视标,以引出旋转后外展方向的眼球震颤[141]。

- 幼儿阶段

(1)在孩子的两侧摆放玩具以鼓励孩子在更大的视野范围内获得视觉注意能力。

(2)开始拓展配对活动和分类活动,让孩子学会寻找和处理空间区域内具有相似性的视觉信息。

(3)增加在更大的空间中孩子对 z 轴方向物体(不仅限于食物)的注视兴趣,包括沿孩子视觉中线滚动小球,并鼓励他们提升抓住球再把球滚回来的能力。

(4)弹跳或垂直弹跳可增加周边视野范围内的运动视觉经验,这有助于儿童注意到可通过使用双眼获得视觉,并常常有助于斜视患者维持眼位正位[142]。

- 学龄前阶段

(1)学龄前儿童继续通过视觉的引导进一步完善其运动控制能力。

(2)可给孩子看三维立体的玩具和拼图。例如让孩子将合适形状的积木放进适当的形状小孔,可鼓励孩子在放置之前确定形状的方向。

(3)玩堆叠游戏和积木可以帮助孩子在放置物体时根据深度觉精细调整物体的方向。

(4)视觉 - 运动活动可加入大运动游戏和原始反射发育训练,包括练习让孩子在中央或周边视野范围内由双眼引导手或手指将物体排序。例如,中央或周边视野范围的手电筒游戏、圈出时钟数字和时钟中心的游戏以及套圈游戏。

视光诊室视觉训练策略

在理解斜视发展的基础源于患者视觉信息的处理异常倾向之后,将视觉信息处理能力的康复训练整合到斜视的视觉训练方案中就显得更为合理了。通过这样的治疗方案,可为大脑在广阔的注视范围内,在动态的、随时间变化的情景中收集和使用立体视觉信息创造条件。一旦建立了时间 - 空间的四维框架,就能为患者将来更好地在真实生活中保持双眼协调打下良好的基础。

周边视觉如同黏合剂,可使两眼视觉系统如同被粘在一起一样保持良好的眼位。立体视觉的出现是神经对比的结果,这种神经对比主要是对落在两眼视网膜上轻度错位点上的两个像之间的比较。主动参与到获取视觉信息的周边视野范围越大,双眼定位以获得立体视觉信息的双眼协调反应的自主性越强[31]。但是,如果注意力被限制在狭小范围的观察区域内,那么两眼成像的优势就相对不明显,而此时协调两眼所需的感知(运动)控制则需要支出过多的能量。

有全身压力的患者在双眼视觉方面处于劣势。交感神经系统的"战或逃"反应触发应激反应,此时患者会将注意力只放在视野的中心区域,同时周边视网膜的血流减少形成管状视野反应[143-145]。帮助患者调节自主神经系统平衡的练习,可为其使用周边视觉信息处理系统提供更多机会,包括粗大肢体运动(参见第九章以了解更多关于原始反射的信息),并作为支持患者整体健康护理的一种补充。

为了提高斜视患者的双眼功能,可采用以下治疗策略:

- 中央 - 周边视野整合训练

(1)当进行需要关注周边视野重要细节的训练时,可增强患者将注意力分散在更大视网膜区域中,并提取和使用关键信息的能力。

(2)这些练习提供了在保持准确细节聚焦的同时,与视觉世界中更大区域进行互动的用眼方法的组织架构。

- 眼球运动技能训练—扫视的关键作用

(1)扫视运动帮助患者绘制其周边视网膜上的图像,并使用视网膜上的点高效测量其与中心视网膜的距离。这一过程以用黄斑中心凹注视时将眼定位于周边某点所产生的眼球运动为基础。

(2)拓展扫视范围和准确性的练习要求注视者将注意力放在空间中某个位于周边位置的点,并计划做出将中央视网膜置于该点的眼球运动。有研究已证实了斜视患者的扫视功能缺陷,与无斜视的患者相比,斜视患者需要进行多次扫视才能将黄斑中心凹对准周边视标[40, 146-149]。

(3)斜视患者较差的注视能力可表现在视力检查时视力较低。事实上,视力受损的患者 VEP 测量结果可靠性低于强制选择性优先观看检查结果,这是由于 VEP 检查需要被检查者能够持续、准确的注视[150-151]。

(4)扫视练习可选用周边视标呈环状排列于单个中心视标进行训练。训练过程中应要求患者在注视环状排列周边视标的后,再次注视位于中心的视标。训练过程可按顺时针或者逆时针的方向进行。

(5)扫视练习可采用简单的 4 个注视角扫视的模式进行训练,让患者从左到右、从上到下进行扫视。还可鼓励患者将眼(同时用手或肢体)穿过垂直中线进行练习。为了强调中线交叉的挑战,可以将目标放置在中心左右约 15° 的位置。当患者离 4 角目标越近,目标图像将有效地移动到视网膜周边更远的区域,同时增加了双眼注视从一个角更换到另一个角的单次、准确跳视的难度。

（6）扫视练习中可以在基本的从左到右和从上到下的练习中加入更小的细节和更小的跳视，类似于阅读的过程。对不同阅读顺序（比如希伯来语的阅读顺序一般先从右到左，在一些亚洲文化中阅读顺序则先从上到下）的患者进行训练时，可将这些方法进行调整。

（7）在训练中应模拟现实生活中的经验，双眼扫视运动应在不同距离的视标上进行，并且能在相距较宽的多个视标间完成。

（8）可用特定的位于周边的视标进行训练以强化扫视的精确度。阶段性进行水平视标间有规律的、重复扫视（例如，使用 Hart Chart 进行扫视训练时，可在第一列和最后一列之间进行扫视）。

（9）阅读过程特别鼓励不规则距离的双眼扫视，每个连续周边图像的距离必须在信息处理时进行测量。可反复练习那些强调不规则的双眼扫视过程中同时处理视觉信息的训练方法，以产生更多的在阅读中出现的自发眼动。这些训练方法中的一个例子就是 SUNY 视觉 - 运动表 C（印有圆形和方形排列的视标）：患者注视视标然后只触摸圆形（或方形），按照从左到右的顺序逐行阅读直到页面最后一行。

（10）一旦患者能够进行扫视，可建议他们尝试用节拍器同步眼球运动（或身体动作），这有助于促进其在扫视前做好准备和计划。

● 眼球运动技能训练—平滑的眼球追随运动的作用

（1）平滑追随眼动将眼动速率（包括速度和方向）与视标运动速度相互匹配[152]。双眼视觉经验对于在鼻 - 颞方向的平滑眼球追随运动的发育非常必要，现已证实斜视患者的眼球追随运动存在缺陷[153-154]。

（2）在患者从更广范围的周边视野中被动收集视觉信息时，平滑眼球追随运动的准确性得到提高。

（3）早期平滑眼球追随运动训练包括让患者双眼盯住自己运动的手指或拇指，这样能让患者自己控制视标和眼球的运动速度以增强对两种速度匹配度的认知。

（4）平滑眼球追随运动的轨迹可以是水平方向的、环状的、摆动的曲线状（使用绳子上的球）或者垂直方向的。

（5）当患者能够尝试双眼追随外部产生的运动时，可让他们双眼注视被绳子悬吊的球，让这个球前后摆动，患者保持注视摆动的球。这一练习具有一定挑战性，可让患者躺在地上注视悬在其上方的球以降低难度。

（6）患者可能意识不到其在追随注视过程中出现了头或躯干的运动而非单纯的眼球运动。可以在训练过程中在患者头上或肩膀上放置沙包（或其他小而有一定重量的物体），让患者在追随注视过程中获得其身体姿势稳定情况的反馈。这样的方法有助于患者在追随注视训练过程中自主地控制粗大运动和精细运动，而非根据医生的指示限制运动，因为后者会产生过多的认知干扰。

● 立体视觉训练

（1）在身体运动时，鼓励双眼注视可促进粗大立体视觉的发育。无论是线性的前后运动还是弹跳运动，稳定注视时的身体运动会产生周边视网膜上像的运动和视觉流[55]。

（2）双眼光泽是立体视觉发展的基石，因为它提供来自右眼和左眼视觉经验混合的生物反馈[155-156]。由于在没有形状的情况下可能会出现光泽，注视不良的患者可能在双眼视觉的早期阶段（还没有因感知形觉引起的视觉混淆）有光泽感知[157-158]。黄斑完整性测试检查仪（macular integrity tester, MIT）与红色/蓝色或者红色/绿色滤光片配合使用时，是非常好的感知双眼光泽的工具。

（3）建立双眼周边融像后，进行小幅度眼跳运动并让患者比较在这一过程中两眼所感知的深度觉，这样的练习有助于视觉系统逐渐适应更小分离度的立体图像[159-160]。小幅度的眼跳运动有助于双眼更准确地对齐，也能逐渐让患者获得更为稳定的、不易失去的双眼深度觉感知。同时，随着双眼眼位的改善，两眼视觉通路间的冲突减少，来自单眼的中心视觉信息抑制信号也逐渐消除[161]。

（4）通过让患者接触真实空间中的真实物体，实现多感官整合。可用红色/绿色滤光片帮助患者练习如何处理右眼和左眼视觉层面的细微差异。在自由空间粗大立体视觉或光泽感知练习中将红色滤光片置于非注视眼以提供额外刺激。

（5）在进行 MFBF[162]练习时，几乎可以用任何颜色的滤片以达到双眼分视的效果，比如只在注视眼前放置红色或者绿色滤光片，而在非注视眼前不放置任何滤光片。这样可增加立体深度线索和触摸固体时的触觉反馈，在模拟真实生活的状态下有效地训练双眼。例如，可做一个 3D 积木造型然后让患者匹配颜色和形状。

（6）当患者在真实空间立体活动中获得了信心和准确性后，可尝试用静态立体视标和立体图或者偏振矢量图进行后续训练。

（7）矢量立体视觉的早期阶段可以用一对相同的视标图片，图片位置适度分离来训练。训练时可将两张画片分开少许（例如将两张偏振绳圈图分开并置于刻度 A 和 2）。早期可选用缺乏中央细节的画片进行训练，这样能让患者更容易的感知立体视觉。而且，中央有一个点的圆形视标更容易融像（视标中央点可作为参考平面）；而那种有多个边角和边缘的图像更容易刺激双眼的竞争、抑制。圆形的大视标的融像需求较低可增加周边视网膜的融像。可选用的偏振片视标有绳圈图和抑制视力检查卡、宝石系列和漩涡偏振片。

● 多感官系统整合训练

可将其他感觉体验与视觉的深度感觉相结合进行训练。通过这种方式的训练，斜视患者可以利用他们已经学会的可靠感觉（听觉、触觉等）产生的深度和定位信息与视觉感知匹配。整合多感觉体验的最终目的是让患者更相信他们获得的视觉输入的准确性，将来才能只依靠输入的视觉信息引导其行动[163]。

（1）触觉-视觉整合：这是指特别将视觉输入与触觉输入结合的训练。这一训练方法助于大脑匹配以下感官刺激：

1）指尖触觉和眼球注视运动的匹配。

2）从大拇指指尖到小拇指指尖的连续注视过程中集合的微小变化[123]。

3）眼球作为一个球窝关节与身体的其他关节（如肩膀和手腕）一样，在平滑追随和或扫视运动过程中，双眼会以相同的速度和方向运动。将自发运动作为目标（同时固定拇指、指尖、手电筒的延伸等），可以帮助大脑将发送到大运动关节的神经冲动与发送到眼睛的精细运动关节的信号进行匹配。训练范例包括拇指旋转练习、四角扫视练习等。

（2）弹道运动/运动视觉训练：将球投射到靶位这一活动需要在投球前瞄准靶位[164]。患者应该先用自己的手指作为瞄准指针瞄准靶位，而非直接投掷。把球射出去时可以了解到患者对自己的空间定位[165]。每个调整都有助于患者在周围空间中将自己准确定位。"眼球运动与手的运动是共轭的"[166]。有研究表明,斜视患者的这一功能存在缺陷,主要表现在瞄准的准确度和执行动作的时间方面[167-168]。

1)某些特殊斜视病例中,患者典型的表现为两种不同空间定位:当眼位偏斜时,两眼注视状态下的空间定位不一致。异常投射是大脑尝试调和视线不平行的两眼投射的结果[30, 169-170]。

2)每只眼和每只手之间有 4 种截然不同的神经通路。用同侧和对侧的手辅助每只眼向准确的方向进行注视,将帮助患者形成统一的空间地图,这个空间地图可让两眼注视时有内在的一致性[171]。在感觉性斜视患者中,穿越中线眼球运动障碍与双眼偏斜相关[12, 172]。

(3)听觉 - 视觉整合训练:这一方法有助于患者整合信号的方位和出现的时间点。这对于动态环境中的视觉运动规划至关重要。可通过以下方法实现听觉和视觉的整合:

1)在视觉主导的注视训练中使用节拍器。

2)将言语与动作同步(例如,由 AJ Kirshner[173]提出的跳跃箭头训练,让患者在跳起后于落地时说出箭头的方向)。

(4)视觉 / 触觉 + 听觉融合:用节拍器将语音和视觉引导的动作同步。

(5)视觉 - 前庭整合训练:这种训练可让患者在周围环境中移动时维持所看到的像稳定。训练中可让患者进行头部运动、身体运动、旋转运动、平移运动或组合运动。晕动病通常是由于视觉与前庭的不匹配,因此这类患者无法整合其所见到的信息和所感觉到的信息。

1)前庭眼反射(VOR)动作,让患者在转头时保持一眼或者双眼注视视标。

2)旋转运动可以从快速转向右或左开始训练,并逐步升级为让患者完成旋转动作。

3)平移活动包括让患者在步行轨道(线性方向的信息整合)上行走,以及在蹦床 / 弹跳床(垂直 / 重力的信息整合)上跳跃以进行练习。

4)利用蹦床进行练习也为视觉 / 触觉 + 听觉的整合提供了绝佳的机会。

- 视觉信息处理训练:斜视知觉治疗的目标是帮助患者扩展其意识空间中的 4D 结构。自上而下的(大脑指导 - 身体)信号处理有助于开发 4D 空间思维的潜力。当患者开始逐渐获得处理双眼视觉信息所需的技能后,可通过 4D 自下而上的感觉经验帮助患者确认并强化其自上而下的信息处理框架。

(1)视觉图像

1)视觉图像化:让患者在更大、更广阔的大脑视觉空间中维持和处理信息。

2)视觉记忆:让患者练习在大范围内收集视觉信息,并保持数据的内部组织。

(2)视觉记忆测试的重要性:给患者展示视标后快速收回,不给他们时间转换。

1)这种训练尤其有助于增强患者对其所见物体的自信。斜视的视觉经验常常使他们怀疑某物或图像的所在位置,当眼位偏斜或两眼交替注视时,所看到的物体或图像仿佛在移动。

2)当目标出现的时间持续约 0.25s 时,通常可以让患者获得视觉空间记忆的自信。这个时间短于扫视所需的潜伏时间,因此能够使患者视网膜上的图像稳定。

3)如果患者难于重现一幅闪现的图像,可指导患者将他们的注视点放在中心点上,并练习用周边视觉观察视标的边缘。例如,开始时可使用简单的实物进行练习,如先选用 2×2 板上的单个有颜色的积木块,进而一次给患者看两个积木块以鼓励患者在规定的区域内同步进行信息处理。在患者能够更一致、更准确地说出他们看到的视标或他们在哪儿看到视标后可扩大观察区域(使用 3×3 板,3×4 板,4×4 板等)。

4)计算机化的视觉游戏在空间区域内控制图像的呈现时间和新颖的图像类型方面特

别有价值。

5）可通过添加时间元素、让患者按适当的顺序回忆图像或空间位置这些方法以增加获取视觉 - 空间信息能力的稳定性。同样地，指导患者使用周边感知来维持对中心点的注视，通常比让患者尝试注视区域内的移动视标能产生更好的效果。追踪视标是一个连续的聚焦活动，而使用视网膜周边感知一个移动的视标能够更容易地在广阔区域内形成可视化的图像。

（3）视觉信息处理同步化

1）同时识别并对两幅或多幅图像做出反应，有助于患者认识到可同时而非按顺序收集两眼的视觉数据。

2）这有助于斜视患者通过扩大收集信息的中心区域来解锁小范围处理信息的倾向。

3）视觉信息同步化支持 4 个维度的视觉想象，因为同步的视觉信息处理需考虑以下内容：

中央与周边

图形与背景

部分与整体

空间与时间

辅助家庭视觉训练

进行在院视觉训练的患者，在训练期间学习到的用眼技巧可通过家庭训练进一步强化。关于对家庭训练价值的认识有多种解释[174]。在理想状态下，在院训练提出的概念应很容易地应用到现实生活中。这取决于患者能否在新环境中应用新学的技能。最终，这将支持患者终身学习，并在其日常生活中自动强化[55, 175]。

转诊以进一步治疗斜视

提供初级保健服务的视光师可在很大程度上帮助他们的斜视患者，比如可指导患者到合适的专科就诊。尽管斜视患者可能表现出对其外貌的顾虑，但告诉他们功能康复治疗可以作为解决美容问题的一个选项是非常有益的，而且有更持久的疗效和较低的风险。

有视觉训练和康复教育背景的视光学医生（optometrists，OD）可以提供二级护理。这些医生可能会有行为学、发育学或者功能学的标签，或者有神经验光师的标签，或者有这些组合的标签。许多医生是视光学发展计划基金会（Optometric Extension Program Foundation，OEPF）的临床助理或视觉训练视光学会（College of Optometrists in Vision Development，COVD）的会员。可通过 COVD 或以下列出的一些国际组织申请成为其高级会员、获得其资助的视觉发育方向博士后的独立研究资助和执业认证：

- 加拿大：加拿大视觉训练与康复视光师协会（Canadian Optometrists in Vision Therapy & Rehabilitation，COVT&R）
- 墨西哥：功能视光师协会（Consejo Mexicano de Optometría Funcional，COMOF）
- 欧洲：行为视光学基金会 - 欧洲合视验光学会（Behavioral Optometry Academy of Syntonic Optometry，BOAF-EASO）
- 澳大利亚：澳大利亚行为视光学院（Australasian College of Behavioural Optometrists，ACBO）
- 英国：英国行为视光师协会（British Association of Behavioural Optometrists，BABO）
- 西班牙：国际行为视光师协会（Sociedad Internacional de Optometría del Desarrollo y del

Comportamiento，SIODEC-International Society of Developmental and Behavioural Optometry）

- 神经 - 视光学康复协会（Neuro-OptometricRehabilitation Association，NORA）
- 光学治疗师学院（College of Syntonic Optometry，CSO）
- 国际运动视觉（International Sports Vision，ISV）

可转诊患者给当地有以上组织相应资质的视光师（会员、助理或高级会员等）。每个组织的网站有"寻找服务提供者"的搜索功能。

目前评价斜视手术成功率的文献中尚缺乏随机、前瞻和双盲的临床试验数据的支持[176-179]。小儿眼科医生对斜视有不同的看法。通常小儿眼科医生更喜欢早期手术干预，其理论是双眼视轴平行时才更能让两眼协作。Tychsen 提出，使两眼视轴平行才能获得双眼视觉[180]。Ing 认为如果在 12 月龄时手术矫正斜视，立体视觉可能正常发育，最迟在 21 月龄前手术矫正斜视，融像范围可能在术后恢复正常[181]。Von Noorden[81]和 Shauly 等[182]认为在手术前治疗弱视可保证更好的术后效果。他们的研究结果显示，婴儿和低龄儿童比更大年龄儿童的二次手术率低。然而根据 Cochrane 对斜视手术和弱视治疗的回顾，不同研究的结果并不一致[124]。

一项回顾性研究评估了 95 名间歇性外斜视儿童斜视手术后的知觉功能[183]，大多数儿童术后立体视觉没有变化，只有 4 名（4%）儿童立体视觉得到改善，6 名儿童立体视觉消失，1 名儿童需要再次手术[131]。

几项前瞻性研究主张 6 月龄时进行第一次手术可获得最佳效果，虽然患者后续可能需要多次手术[130, 184-185]。在一项超过 10 年的回顾性分析中，Pineles 等人得出的结论是："如果将知觉状态评分加入评估指标中，间歇性外斜视的长期手术效果并不那么令人振奋。屈光参差、非共同性水平斜视和术后即出现的斜视欠矫，患者预后不良和需要再次手术的风险提高[186]。"

一项前瞻、对照、非随机、多中心临床试验（早期和晚期婴儿斜视手术研究，ELISSS）探讨了早期还是晚期进行斜视手术矫正这一具有挑战性的问题[187]。该研究中"早期"定义为 6~24 月龄，"晚期"定义为 32~60 月龄。该报告的结论是，早期手术的儿童在 6 岁时的粗大立体视觉较晚期手术的儿童更好，两组中具备立体视觉的儿童占比仅为 13.5%（早期组）和 3.9%（晚期组）。相反，我们可以发现绝大多数接受手术的患者未能出现粗大立体视觉，其中早期组 86.5% 的患者无立体视觉，晚期组 96.1% 的患者无立体视觉，提示任何时期手术患者的视功能结局都并不理想。而且，每组约有 35% 患者残余斜视角度大于 10^Δ，这也是再次手术的指标。Cochrane 在其一篇综述中评估了婴儿内斜视干预措施的效果并提示应进一步研究，获得更多证据以决定手术干预的时机[126]。

研究者一般不会直接将非手术治疗方法与手术直接比较进行研究。然而，有研究表明，对婴儿进行非手术支持比手术干预有更高的成功率。Calcutt 和 Murray 认为早期手术治疗原发性婴儿外斜视会导致弱视，但是获得一定程度双眼视觉的机会比继发弱视的风险更为重要。然而，在那些无法获得持续治疗的地方，如果将手术推迟到视觉成年期，原发性婴儿内斜视、两眼交替偏斜和没有屈光参差的患者两眼再次获得良好视力的机会更大[188]。Maples 和 Bither 提出，在婴儿出生的第一年采用合适的方法进行诊断和治疗，这些孩子可能根本不需要手术，但如果积极干预没有达到令人满意的结果，在两年的时间窗内仍可选择手术治疗[189]。的确，出现弱视可能是婴儿型内斜视早期行斜视手术的风险[190]。如果不治疗,婴儿型内斜视患者可能会自行解决其眼位偏斜问题。在一篇病例回顾中,Clarke 发现婴儿型内斜视自发缓解会伴随下斜肌亢进(可能是借助于随后形成的外展双眼的能力)[191]。

何时转诊? 转诊给谁?

这可能要根据患者所在地区和个体情况加以确定。接受过斜视专科训练的本地行为视光师能够评估患者并确定成功干预治疗的预后。积极的预后指征包括任何性质的间歇性斜视[125]和伴有支撑性歪头(supportive head tilt)的垂直斜视[192]。某些情况下,可以断定患者手术治疗的预后特别差。例如,低张力症患者在努力集中注意力时出现高张力反应,可能会在术后再次出现内斜视[135,193]。两眼协调能力非常差的患者,最好是推迟手术直到其视觉系统有一定的感觉融像基础[129-131]。高度近视和婴儿型内斜视患者不太可能有成功的手术结果[194]。这类患者可以先进行视觉训练,而视觉训练可为其后期手术奠定良好基础。他们也可能需要术后进行短期的治疗,以帮助他们在术后的动态距离和方向范围内保持双眼融像,并提供生物反馈和自我管理(年龄依赖)的工具。有时,斜视发生在视觉训练后,手术不再是必要的治疗。

当视觉训练患者需转诊进行手术矫正斜视时,主诊视光师在手术前与斜视手术医生就患者的视功能情况进行讨论是很重要的。手术医生通常会保留小角度内斜视。这种方式对于未曾接受过视觉训练的患者而言,非常容易变成单眼注视综合征。因为,在这种状态下患者容易将一眼的生理盲点与对侧眼的黄斑中心凹形成对应关系。术前已建立双眼感觉融像的患者通常对这种干预反应为复视。接受过视觉训练的患者术后最好保留轻微外隐斜眼位,因为无论术前眼位如何,他们都有可能在无意识状态下动用集合功能以保持正位。

治疗效果的维持和长期随访护理

有斜视诊疗经验的眼科护理专业人员对曾接受斜视治疗的患者进行长期的持续监测将会使患者受益良多。如重新出现一眼偏斜,更换眼镜处方可能会有帮助,以便在看远和看近时提供更有效的支持。调节和集合的联动功能将随年龄和双眼使用情况而发生变化。

进行在院视觉训练患者在停止治疗前,逐渐减少视觉训练强度可让患者有更好的表现。这可能意味着在最初的几个月里,治疗频率从每3~4周一次逐渐减少至每8~12周一次。在院训练提供了更多的机会来探索双眼视觉的生物反馈和方向并且指导日常生活中加强双眼视觉经验。一旦患者觉得训练不再能让其视功能进一步提升时,可根据其意愿决定是否终止在院训练。对斜视患者最有价值的长期支持是他们在现实世界中持续使用新发现的注视方法的能力。在日常生活中应该运用深度觉识别现实空间经验,如走在走廊上或照镜子[195]。

对斜视患者的有效管理需要团队的协作。临床医生、患者和家长一起朝着共同的目标努力。应该安排时间对患者的父母或患者进行宣教,以说明外观和功能正位之间关系。即使在儿童期,患者作为参与者参与治疗的意愿也是决定依从性的关键因素,应将其置于临床医生治疗计划的重要位置。每次复诊时都应考虑要么帮助患者保持视觉稳定、舒适和功能性,要么提高患者双眼视功能和视觉信息处理技能。

参考文献

1. Cron M, Garzia R, Richman J. Annual review of the literature: infant vision development. *J Optom Vis Devel.* 1986(3);17:6–18.
2. Linkliter R. The integrated development of sensory organization. *Clin Perinatol.* 2011;38(4):591–603.
3. Gibson EJ. Exploratory behavior in the development of perceiving, acting, and the acquiring of knowledge. *Ann Rev Psychol.* 1988;39:1–41.
4. Fox R, Aslin RN, Shea SL, et al. Stereopsis in human infants. *Science.* 1979;207:323–324.
5. Shea SL, Fox R, Aslin RN, et al. Assessment of stereopsis in human infants. *Invest Ophthalmol Vis Sci.* 1980;19(11):1400–1404.
6. Petrig B, Julesz B, Kropfl W, et al. Development of stereopsis and cortical binocularity in human infants: electrophysiological evidence. *Science.* 1981; 213(4514):1402–1405.
7. Birch EE, Shimojo S, Held R. Preferential-looking assessment of fusion and stereopsis in infants aged 1–6 months. *Invest Ophthalmol Vis Sci.* 1985;26(3):366–370.
8. Campos EC. Ocular torticollis. *Int Ophthalmol.* 1983; 6:49–53.
9. Erkan Turan K, Taylan Șekerog̃lu H, Koç İ, et al. Ocular causes of abnormal head position: *strabismus* clinic data. *Turk J Ophthalmol.* 2017;47(4):211–215.
10. Mottier ME, Mets MB. Vertical fusional vergences in patients with superior oblique muscle palsies. *Am Orthop J.* 1990;40(1):88–93.
11. Sorrentino D, Warman R. Clinical progression of untreated bilateral Brown syndrome. *J AAPOS.* 2014;18(2):156–158.
12. Das VE, Mustari MJ. Correlation of cross-axis eye movements and motoneuron activity in non-human primates with "A" pattern strabismus. *Invest Ophthalmol Vis Sci.* 2007;48(2):665–674.
13. Demer JL. Clarity of words and thoughts about strabismus. *Am J Ophthalmol.* 2001;132:757–759.
14. Als H, Duffy FH, McAnulty GB, et al. Early experience alters brain function and structure. *Pediatrics.* 2004; 113(4):846–857.
15. Westrup B. Newborn Individualized Developmental Care and Assessment Program (NIDCAP)—family-centered developmentally supportive care. *Early Hum Dev.* 2007;83(7):443–449.
16. Lawhon G, Hedlund RE. Newborn individualized developmental care and assessment program training and education. *J Perinat Neonatal Nurs.* 2008;22(2):133–144; quiz 145–146.
17. Als H, Duffy FH, McAnulty G, et al. NIDCAP improves brain function and structure in preterm infants with severe intrauterine growth restriction. *J Perinatol.* 2012;32(10):797–803.
18. McAnulty G, Duffy FH, Kosta S, et al. School-age effects of the newborn individualized developmental care and assessment program

for preterm infants with intrauterine growth restriction: preliminary findings. *BMC Pediatr.* 2013;13:25.

19. Reddy AC, Portilla A, Donahue SP. Purely horizontal strabismus associated with head tilt. *J AAPOS.* 2018;22(1):69–71.

20. Erkan Turan K, Taylan Sekeroglu H, Koc I, et al. The frequency and causes of abnormal head position based on an ophthalmology clinic's findings: Is it overlooked? *Eur J Ophthalmol.* 2017;27(4):491–494.

21. Cooper JE, Feldman JE. Panoramic viewing, visual acuity of the deviating eye, and anomalous retinal correspondence in the intermittent exotrope of the divergence excess type. *Am J Optom Physiol Opt.* 1979;56(7):422–429.

22. Joosse MV, Simonsz HJ, Van Minderhout EM, et al. Quantitative visual fields under binocular viewing conditions in primary and consecutive divergent strabismus. *Graefes Arch Clin Exp Ophthalmol.* 1999; 237(7):535–545.

23. Economides JR, Adams DL, Horton JC. Perception via the deviated eye in strabismus. *J Neurosci.* 2012; 32(30):10286–10295.

24. Kushner BJ. Complicated strabismus. In: Strabismus. Cham: Springer; 2017.

25. Richard JM, Parks MM. Intermittent exotropia: surgical results in different age groups. *Ophthalmol.* 1983;90(10):1172–1177.

26. Ingram RM. Refraction as a basis for screening children for squint and amblyopia. *Br J Ophthalmol.* 1977;61(1):8–15.

27. Ingram RM, Walker C, Wilson JM, et al. Prediction of amblyopia and squint by means of refraction at age 1 year. *Br J Ophthalmol.* 1986;70(1):12–15.

28. Atkinson J, Braddick O, Robier B, et al. Two infant vision screening programmes: prediction and prevention of strabismus and amblyopia from photo- and videorefractive screening. *Eye (Lond).* 1996;10(Pt2):189–198.

29. Ingram RM, Arnold PE, Dally S, et al. Emmetropisation, squint, and reduced visual acuity after treatment. *Br J Ophthalmol.* 1991;75(7):414–416.

30. Ingram RM, Arnold PE, Dally S, et al. Results of a randomized trial of treating abnormal hypermetropia from the age of 6 months. *Br J Ophthalmol.* 1990; 74(3):158–159.

31. Ingram RM, Gill LE, Lambert TW. Effect of spectacles on changes of spherical hypermetropia in infants who did, and did not, have strabismus. *Br J Ophthalmol.* 2000;84(3):324–326.

32. Stewart CE, Moseley MJ, Fielder AR, et al; MOTAS Cooperative. Refractive adaptation in amblyopia: quantification of effect and implications for practice. *Br J Ophthalmol.* 2004;88(12):1552–1556.

33. Cotter SA, Edwards AR, Arnold RW, et al; Pediatric Eye Disease Investigator Group. Treatment of strabismic amblyopia with refractive correction. *Am J Ophthalmol.* 2007;143(6):1060–1063.

34. Ingram RM, Gill LE, Lambert TW. Reduction of astigmatism after

infancy in children who did and did not wear glasses and have strabismus. *Strabismus.* 2001;9(3):129–135.

35. McNeer KW. Astigmatism in visually immature child with strabismus. *Arch Ophthalmol.* 1980;98(8):1430–1432.

36. Jackson DW, Paysse EA, Wilhelmus KR, et al. The effect of off-the-visual-axis retinoscopy on objective refractive measurement. *Am J Ophthalmol.* 2004;137(6):1101–1104.

37. Tay E, Mengher L, Lin XY, et al. The impact of off the visual axis retinoscopy on objective central refractive measurement in adult clinical practice: a prospective, randomized clinical study. *Eye (Lond).* 2011;25(7): 888–892.

38. Mohindra I. A non-cycloplegic refraction technique for infants and young children. *J Am Optom Assoc.* 1977;48(4):518–523.

39. Borghi RA, Rouse MW. Comparison of refraction obtained by "near retinoscopy" and retinoscopy under cycloplegia. *Am J Optom Physiol Opt.* 1985;62(3):169–172.

40. Manny RE, Hussein M, Scheiman M, et al; COMET Study Group. Tropicamide (1%): an effective cycloplegic agent for myopic children. *Invest Ophthalmol Vis Sci.* 2001;42(8):1728–1735.

41. Hamasaki I, Hasebe S, Kimura S, et al. Cycloplegic effect of 0.5% tropicamide and 0.5% phenylephrine mixed eye drops: objective assessment in Japanese schoolchildren with myopia. *Jpn J Ophthalmol.* 2007; 51(2):111–115.

42. Hofmeister EM, Kaupp SE, Schallhorn SC. Comparison of tropicamide and cylopentolate for cycloplegic refractions in myopic adult refractive surgery patients. *J Cataract Refract Surg.* 2005;31(4):694–700.

43. Lin LL, Shih YF, Hsiao CH, et al. The cycloplegic effects of cyclopentolate and tropicamide on myopic children. *J Ocul Pharmacol Ther.* 1998;14(4):331–335.

44. Fan DS, Rao SK, Ng JS, et al. Comparative study on the safety and efficacy of different cycloplegic agents in children with darkly pigmented irides. *Clin Exp Ophthalmol.* 2004;32(5):642–647.

45. Ismail EE, Rouse MW, DeLand PN. A comparison of drop instillation and spray application of 1% cyclopentolate hydrochloride. *Optom Vis Sci.* 1994; 71(4):235–241.

46. Syrimi M, Jones SM, Thompson GM. A prospective comparison between cyclopentolate spray and drops in pediatric outpatients. *J Pediatr Ophthalmol Strabismus.* 2013;50(5):290–295.

47. Zurevinsky J, Sawchuk K, Lim HJ, et al. A clinical randomized trial comparing the cycloplegic effect of cyclopentolate drops applied to closed eyelids versus open eyelids. *Am Orthopt J.* 2016;66(1):114–121.

48. Bagheri A, Givrad S, Yazdani S, et al. Optimal dosage of cyclopentolate 1% for complete cycloplegia: a randomized clinical trial. *Eur J Ophthalmol.* 2007; 17(3):294–300.

49. Stolovitch C, Alster Y, Loewenstein A, et al. Influence of the time

interval between instillation of two drops of cyclopentolate 1% on refraction and dilation of the pupil in children. *Am J Ophthalmol.* 1995;119(5): 637–639.

50. Pratt-Johnson JA, Tillon G. *Management of Strabismus and Amblyopia: A Practical Guide.* New York: Thieme Medical Publishers; 1994:19.

51. Twelker JD, Mutti DO. Retinoscopy in infants using a near noncycloplegic technique, cycloplegia with tropicamide 1%, and cycloplegia with cyclopentolate 1%. *Optom Vis Sci.* 2001;78(4):215–222.

52. Egashira SM, Kish LL, Twelker JD, et al. Comparison of cyclopentolate versus tropicamide cycloplegia in children. *Optom Vis Sci.* 1993;70(12):1019–1026.

53. Hiatt RL, Jerkins G. Comparison of atropine and tropicamide in esotropia. *Ann Ophthalmol.* 1983; 15(4):341–343.

54. Goldstein JH, Schneekloth BB. Atropine versus cyclopentolate plus tropicamide in esodeviations. *Ophthalmic Surg Lasers.* 1996;27(12):1030–1034.

55. Robb RM, Petersen RA. Cycloplegic refractions in children. *J Pediatr Ophthalmol Strabismus.* 1968;5:110–114.

56. Hallum AV. The management of the deviation. *Am Orthoptic J.* 1961;11:28–37.

57. Rosenbaum AL, Bateman JB, Bremer DL, et al. Cycloplegic refraction in esotropic children. *Ophthalmology.* 1981;88:1031–1033.

58. Scobee RG. The nonsurgical treatment of heterotropia. *Am J Ophthalmol.* 1949;32:1734–1739.

59. Celebi S, Aykan U. The comparison of cyclopentolate and atropine in patients with refractive accommodative esotropia by means of retinoscopy, autorefractometry and biometric lens thickness. *Acta Ophthalmol Scand.* 1999;77(4):426–429.

60. Hess RF, Dakin SC, Tewfik M, et al. Contour interaction in amblyopia: scale selection. *Vision Res.* 2001;41(17):2285–2296.

61. Flom MC, Weymouth FW, Kahneman D. Visual resolution and contour interaction. *J Opt Soc Am.* 1963;53:1026–1032.

62. Hess RF, Howell ER. The threshold contrast sensitivity function in strabismic amblyopia: Evidence for a two type classification. *Vision Res.* 1977;17(9):1049–1055.

63. Schor C. A directional impairment of eye movement control in strabismic amblyopia. *Invest Ophthalmol.* 1975;14(9):692–697.

64. Ciuffreda KJ, Hokoda SC. Spatial frequency dependence of accommodative responses in amblyopic eyes. *Vision Res.* 1983;23(12):1585–1594.

65. Fronius M, Sireteanu R, Zubcov A, et al. Preliminary report: monocular spatial localization in children with strabismic amblyopia. *Strabismus.* 2000;8(4)243–249.

66. Fronius M, Sireteanu R, Zubcov A. Deficits of spatial localization in

children with strabismic amblyopia. *Graefes Arch Clin Exp Ophthalmol.* 2004;242(10): 827–839.

67. Pugh M. Visual distortion in amblyopia. *Br J Ophthalmol.* 1958;42(8):449–460.

68. Levi DM, Klein S. Hyperacuity and amblyopia. *Nature.* 1982;298(5871):268–270.

69. Flom MC, Weymouth FW. Centricity of Maxwell's spot in strabismus and amblyopia. *Arch Ophthalmol.* 1961;66:260–268.

70. Von Noorden GK. Classification of amblyopia. *Am J Ophthalmol.* 1967;63(2):238–244.

71. Whittaker SG, Budd J, Cummings RW. Eccentric fixation with macular scotoma. *Invest Ophthalmol Vis Sci.* 1988;29(2):268–278.

72. Bedell HD, Flom MC. Monocular spatial distortion in strabismic amblyopia. *Invest Ophthalmol Vis Sci.* 1981;20(2):263–268.

73. Bone RA, Landrum JT. Macular pigment in Henle fiber membranes: a model for Haidinger's brushes. *Vision Res.* 1984;24(2):103–108.

74. Eskridge JB, Wick B, Perrigin D. The Hirschberg test: a double-masked clinical evaluation. *Am J Optom Physiol Opt.* 1988;65(9):745–750.

75. Tongue AC, Cibis GW. Bruckner test. *Ophthalmology.* 1981;88(10):1041–1044.

76. Choi RY, Kushner BJ. The accuracy of experienced strabismologists using the Hirschberg and Krimsky tests. *Ophthalmology.* 1998;105(7):1301–1036.

77. White JJ, Gole GA. Combining the Bruckner reflex and Krimsky test for measuring the angle of strabismus. *Clin Exp Ophthalmol.* 2009;37(6):633–634.

78. Wong AM, Colpa L. Chandrakumar M. Ability of an upright-supine test to differentiate skew deviations from other vertical strabismus causes. *Arch Ophthalmol.* 2001;129(12):1570–1575.

79. Bagolini B. Sensory anomalies in strabismus. *Br J Ophthalmol.* 1974;58(3):313–318.

80. Katsumi O, Tanaka Y, Uemura Y. Anomalous retinal correspondence in esotropia. *Jpn J Ophthalmol.* 1982;26(2):166–174.

81. von Noorden GK, Campos EC. *Binocular Vision and Ocular Motility: Theory and Management of Strabismus.* 6th ed. St Louis, MO: Mosby; 2002.

82. Greenwald I. Strabismus adaptations and the totality of the individual. *J Optom Vis Devel.* 1993;24(2):15–19.

83. Greenwald I. *Effective Strabismus Therapy.* Santa Ana, CA: Optometric Extension Program Foundation; 1979.

84. Saladin JJ. Stereopsis from a performance perspective. *Optom Vis Sci.* 2005;82:186–205.

85. Klink PC, Roelfsema PR. Binocular rivalry outside the scope of awareness. *Proc Natl Acad Sci USA.* 2016;113(30):8352–8354.

86. Schor C. Binocular sensory disorders. In: Regan D, ed. *Binocular*

Vision, vol. 9. London: Macmillan; 1991:179–223.

87. Pineles SL, Velez FG, Isenberg SJ, et al. Functional burden of strabismus: decreased binocular summation and binocular inhibition. *JAMA Ophthalmol.* 2013;131(11):1413–1419.

88. Tandon AK, Velez FG, Isenberg SJ, et al. Binocular inhibition in strabismic patients is associated with diminished quality of life. *J Am Assoc Ped Ophthalmol Strabismus.* 2014;18(5):423–426.

89. O'Connor AR, Birch EE, Anderson S, et al; FSOS Research Group. The functional significance of stereopsis. *Invest Ophthalmol Vis Sci.* 2010;51(4):2019–2023.

90. Goutcher R, Wilcox LM. Representation and measurement of stereoscopic volumes. *J Vis.* 2016; 16(11):16.

91. Harris JM. Volume perception: disparity extraction and depth representation in complex three-dimensional environments. *J Vis.* 2014;14(12):11.

92. Perrin Fievez F, Lions C, Bucci MP. Preliminary study: impact of strabismus and surgery on eye movements when children are reading. *Strabismus.* 2018;26(2): 96–104.

93. Kapoor N, Ciuffreda KJ. Assessment of neuro-optometric rehabilitation using the Developmental Eye Movement (DEM) test in adults with acquired brain injury. *J Optom.* 2018;11(2):103–112.

94. Gligorovic´ M, Vucˇinic´ V, Eškirovic´ B, et al. The influence of manifest strabismus and stereoscopic vision on non-verbal abilities of visually impaired children. *Res Dev Disabil.* 2011;32(5):1852–1859.

95. Vaughn W, Maples WC, Hoenes R. The association between vision QOL and academics as measured by the College of Optometrists in Vision Development QOL questionnaire. *Optometry.* 2006;77:116–123.

96. Maples WC, Hoenes R. The College of Optometrists in Vision Development checklist related to vision function: expert opinions. *Optometry.* 2009;80(12):688–694.

97. Hatt SR, Leske DA, Bradley EA, et al. Development of a quality-of-life questionnaire for adults with strabismus. *Ophthalmology.* 2009;116(1):139–144.e5.

98. Durnian JM, Owen ME, Marsh IB. The psychosocial aspects of strabismus: correlation between the AS-20 and DAS59 quality-of-life questionnaires. *J AAPOS.* 2009;13(5):477–480.

99. Kushner BJ. The benefits, risks, and efficacy of strabismus surgery in adults. *Optom Vis Sci.* 2014; 91(5):e102–e109.

100. Scott WE, Kutschke PJ, Lee WR. 20th annual Frank Costenbader lecture—adult strabismus. *J Pediatr Ophthalmol Strabismus.* 1995;32:348–352.

101. Keech RV, Scott WE, Christensen LE. Adjustable suture strabismus surgery. *J Pediatr Ophthalmol Strabismus.* 1987;24:97–102.

102. Hertle RW. Clinical characteristics of surgically treated adult strabismus. *J Pediatr Ophthalmol Strabismus.* 1998;35:138–145.

103. Kushner BJ, Morton GV. Postoperative binocularity in adults with

longstanding strabismus. *Ophthalmology.* 1992;99(3):316–319.

104. Fatima T, Amitava AK, Siddiqui S, et al. Gains beyond cosmesis: recovery of fusion and stereopsis in adults with longstanding strabismus following successful surgical realignment. *Indian J Ophthalmol.* 2009;57(2):141–143.

105. Mets MB, Beauchamp C, Haldi BA. Binocularity following surgical correction of strabismus in adults. *J AAPOS.* 2004;8(5):435–438.

106. Kushner BJ. The efficacy of strabismus surgery in adults: a review for primary care physicians. *Postgrad Med J.* 2011;87:269–273.

107. Levi DM, Knill DC, Bavelier D. Stereopsis and amblyopia: a mini-review. *Vision Res.* 2015;114:17–30.

108. Barry SO. *Fixing My Gaze: A Scientist's Journey Into Seeing in Three Dimensions.* New York: Basic Books; 2009.

109. Bridgeman B. Restoring adult stereopsis: a vision researcher's personal experience. *Optom Vis Sci.* 2014;91(6):e135–e139.

110. Ding J, Levi DM. Recovery of stereopsis through perceptual learning in human adults with abnormal binocular vision. *Proc Natl Acad Sci USA.* 2011;108(37):E733–E741.

111. Astle AT, McGraw PV, Webb BS. Recovery of stereo acuity in adults with amblyopia. *BMJ Case Rep.* 2011;2011:pii: bcr0720103143.

112. Hess RF, Mansouri B, Thompson B. A new binocular approach to the treatment of amblyopia in adults well beyond the critical period of visual development. *Restor Neurol Neurosci.* 2010;28(6):793–802.

113. Minichello MA. Adult strabismus and vision therapy. (Electronic Thesis or Dissertation). 2015. Retrieved from https://etd.ohiolink.edu/

114. Maeda M, Sato M, Ohmura T, et al. Binocular depth-from-motion in infantile and late-onset esotropia patients with poor stereopsis. *Invest Ophthalmol Vis Sci.* 1999;40(12):3031–3036.

115. Atkinson J, Braddick O. Infant precursors of later visual disorders: Correlation or causality? In Yonas A, ed. *Perceptual Development in Infancy: The Minnesota Symposia on Child Psychology, Volume 20.* Hillsdale, NJ: Lawrence Erlbaum Associates, Inc.; 1988:35–65.

116. Atkinson J, Braddick O, French J. Infant astigmatism: its disappearance with age. *Vision Res.* 1980;20(11):891–893.

117. Slotnick S. Lens-guided visual rehabilitation of bilateral refractive amblyopia and vertical strabismus in the presence of superior oblique paresis. In: Taub MB, Schnell PH, eds. *The Power of Lenses, Volume One.* Timonium, MD: Optometric Extension Program Foundation, Inc.; 2018:97–103.

118. Greenwald I. Brock: a binocular approach to amblyopia therapy. *J Optom Vis Dev.* 1995;26:62–67.

119. Groce A. Prism treatment for strabismus. In: Taub MB, Schnell PH, eds. *The Power of Lenses, Volume One.* Timonium, MD: Optometric Extension Program Foundation, Inc.; 2018:54–58.

120. McBryar HM. Compensatory prism for strabismus secondary to stroke. In: Taub MB, Schnell PH, eds. *The Power of Lenses, Volume*

One. Timonium, MD: Optometric Extension Program Foundation, Inc.; 2018:87–89.

121. Flanders M, Sarkis N. Fresnel membrane prisms: clinical experience. *Can J Ophthalmol.* 1999;34(6):335–340.

122. Slotnick S, Baxstrom C, Clopton J. Optometric management of functional vision disorders. In: Taub MB, Bartuccio M, Maino DM, eds. *Visual Diagnosis and Care of the Patient With Special Needs*. Philadelphia, PA: Wolters Kluwer Health | Lippincott Williams & Wilkins; 2012:289–327.

123. Slotnick S. Adult patient, post-surgical strabismus and anisometropia. In: Taub MB, Schnell PH, eds. *Vision Therapy Success Stories From Around the World, Vol 1*. Santa Ana, CA: Optometric Extension Program Foundation, Inc.; 2015:151–163.

124. Bowan M. Microprism application in acquired brain injury: a significant treatment intervention. *ResearchGate*. 2015. Retrieved from: https://www.researchgate.net/publication/282327409.

125. "What makes the SHAW lens different?" (2018, December 15). Retrieved from: http://shawlens.com/the_shaw_lens/the_science/

126. "Other problems with glasses" (2018, December 15). Retrieved from: http://shawlens.com/aniseikonia/other_problems_with_glasses/

127. Seagrim GN. Stereoscopic vision and aniseikonic lenses. II. *Br J Psychol.* 1967;58(3):351–356.

128. Jensen KA. Binasal occlusion in a child with esotropia and developmental delay. In: Taub MB, Schnell PH, eds. *The Power of Lenses, Volume One*. Timonium, MD: Optometric Extension Program Foundation, Inc.; 2018:65–71.

129. Tassinari J. Binasal occlusion for the treatment of esotropia. In: Taub MB, Schnell PH, eds. *The Power of Lenses, Volume One*. Timonium, MD: Optometric Extension Program Foundation, Inc.; 2018:114–123.

130. Gallop S. A variation on the use of binasal occlusion: a case study. *J Behav Optom.* 1998;7(6):31–35.

131. Proctor A. Traumatic brain injury and binasal occlusion. *Optom Vis Dev*. 2009;40(1):45–50.

132. Tassinari J. Binasal occlusion. *J Behav Optom.* 1990;1: 16–21.

133. Ciuffreda KJ, Yadav NK, Ludlam DP. Effect of binasal occlusion (BNO) on the visual-evoked potential (VEP) in mild traumatic brain injury (mTBI). *Brain Injury.* 2013;27(1):41–47.

134. Taub MB, Harris P. Little occlusion goes a long way. *Rev Optom.* 2015. Retrieved from https://www.reviewofoptometry.com/article/little-occlusion-goes-a-long-way

135. Gallop S. Viewpoint: binasal occlusion–immediate, sustainable symptomatic relief. *Optom Vis Perf.* 2014; 2(2):74–78.

136. Valenti CA. Infant vision guidance: fundamental vision development in infancy. *Optom Vis Dev.* 2006;37(3):147–155.

137. Gesell A, Ilg FL, Bullis GE. *Vision—Its Development in Infant and Child*. Santa Ana, CA: Optometric Extension Program Foundation; 1998.

138. Sassé M. *Active Baby, Healthy Brain.* New York: The Experiment, LLC; 2009.

139. Goddard S. *Reflexes, Learning and Behavior: A Window Into the Child's Mind.* Eugene, OR: Fern Ridge Press; 2005.

140. Goddard S. The role of primitive survival reflexes in the development of the visual system. *J Behav Optom.* 1995;6(2):31–35.

141. Kawar MJ, Frick SM, Frick R. *Astronaut Training: A Sound Activated Vestibular-Visual Protocol for Moving Looking and Listening.* Madison, WI: Vital Links; 2005.

142. Slotnick S. Visual-vestibular integration, motor planning and visualization: "The Slotnick Scramble," a vision therapy activity. *J Behav Optom.* 2010;21(3): 69–71.

143. Godnig EC. Tunnel vision: its causes and treatment strategies. *J Behav Optom.* 2003;14(4):99.

144. Forrest EB. *Stress and Vision.* Santa Ana, CA: Optometric Extension Program Foundation, Inc.; 1988:59–60, 214.

145. Getzell J. Viewpoint: tunneling—a pervasive vision disorder. *Optom Vis Perf.* 2014;2(1):13–16.

146. Niechwiej-Szwedo E, Chandrakumar M, Goltz HC, et al. Effects of strabismic amblyopia and strabismus without amblyopia on visuomotor behavior, I: saccadic eye movements. *Invest Ophthalmol Vis Sci.* 2012;53(12):7458–7468.

147. Kapoula Z, Bucci MP, Eggert T, et al. Impairment of the binocular coordination of saccades in strabismus. *Vision Res.* 1997;37(19):2757–2766.

148. Bucci MP, Kapoula Z, Yang Q, et al. Binocular coordination of saccades in children with strabismus before and after surgery. *Invest Ophthalmol Vis Sci.* 2002;43(4):1040–1047.

149. Bucci MP, Kapoula Z, Eggert T, et al. Deficiency of adaptive control of the binocular coordination of saccades in strabismus. *Vision Res.* 1997;37(19):2767–2777.

150. Bane MC, Birch EE. VEP acuity, FPL acuity, and visual behavior of visually impaired children. *J Pediatr Ophthalmol Strabismus.* 1992;29(4):202–209.

151. Ciuffreda KJ, Kenyon RV, Stark L. Fixational eye movements in amblyopia and strabismus. *J Am Optom Assoc.* 1979;50(11):1251–1258.

152. Ciuffreda KJ, Tannen B. *Eye Movement Basics for the Clinician.* Mosby Incorporated; 1995.

153. Tychsen L, Lisberger S. Maldevelopment of visual motion processing in humans who had strabismus with onset in infancy. *J Neurosci.* 1986;6(9):2495–2508.

154. Westall CA, Eizenman M, Kraft SP, et al. Cortical binocularity and monocular optokinetic asymmetry in early-onset esotropia. *Invest Ophthalmol Vis Sci.* 1998;39(8):1352–1360.

155. Howard IP, Rogers BJ, eds. Types of disparity. In: *Binocular Vision*

and Stereopsis. Oxford University Press, USA; 1995:235–312.

156. Howard IP, Rogers BJ, eds. Binocular fusion and rivalry. In: *Binocular Vision and Stereopsis*. Oxford University Press, USA; 1995:313–348.

157. Collier S. *In Syntony*. 2011:103–104. Books on Demand.

158. Gottlieb R. Syntonic advanced filters. *J Optom Photother.* 2003;5–12.

159. Cooper J. Computerized vision therapy for home and office treatment of accommodative and vergence disorders, and amblyopia. *J Behav Optom.* 2007;18(4):88–93.

160. Feldman J, Cooper J, Eichler R. Effect of various stimulus parameters on fusional horizontal amplitudes in normal humans. *Binoc Vis Eye Muscle Surg Qtrly.* 1993;8:23-32.

161. Li J, Thompson B, Deng D, et al. Dichoptic training enables the adult amblyopic brain to learn. *Current Biology.* 2013;23(8):R308–R309.

162. Cohen AH. Monocular fixation in a binocular field. *J Am Optom Assoc.* 1981;52(10):801–806.

163. Slotnick S. Tactile-visual integration and stereopsis. *Vis Devel Rehabil.* 2015;1(4):272–279.

164. Abrams RA, Meyer DE, Kornblum S. Eye-hand coordination: oculomotor control in rapid aimed limb movements. *J Exp Psychol Hum Percept Perform.* 1990;16(2):248–267.

165. Johansson RS, Westling G, Bäckström A, et al. Eye–hand coordination in object manipulation. *J Neurosci.* 2001;21(17):6917–6932.

166. Carey DP. Eye–hand coordination: eye to hand or hand to eye?. *Current Biology.* 2000;10(11): R416–E419.

167. Niechwiej-Szwedo E, Goltz HC, Chandrakumar M, et al. Effects of strabismic amblyopia on visuomotor behavior: part II. Visually guided reaching. *Invest Ophthalmol Vis Sci.* 2014;55(6):3857–3865.

168. Niechwiej-Szwedo E, Goltz HC, Chandrakumar M, et al. Effects of strabismic amblyopia and strabismus without amblyopia on visuomotor behavior: III. Temporal eye-hand coordination during reaching. *Invest Ophthalmol Vis Sci.* 2014;55(12):7831–7838.

169. Petito GT, Greenwald I, Fox CR, et al. A model of spatial localization and its application to strabismus. *Am J Optom Physiol Opt.* 1988;65(2):108–117.

170. Mann VA, Hein A, Diamond R. Localization of targets by strabismic subjects: contrasting patterns in constant and alternating suppressors. *Percept Psychophys.* 1979;25(1):29–34.

171. Fisk JD, Goodale MA. The organization of eye and limb movements during unrestricted reaching to targets in contralateral and ipsilateral visual space. *Exp Brain Res.* 1985;60(1):159–178.

172. Fischer B, Rogal L. Eye-hand-coordination in man: a reaction time study. *Biol Cybern.* 1986;55(4):253–261.

173. Kirshner AJ. *Training That Makes Sense*. Academic Therapy Publications; 1972.

174. Menezes M, Kitchener G. Point/Counterpoint: office vision therapy

activities at home are a necessary part of the program / Questioning the value of VT "homework." *Optom Vis Perf.* 2013;1(5):168–170.

175. Brock FW. Visual Training—Part III. *Optom Wkly.* (1955–1959):46–50.

176. Maino DM. Editorial: the number of placebo controlled, double blind, prospective, and randomized strabismus outcome clinical trials: none! *Optom Vis Dev.* 2011;42(3):134–136.

177. Korah S, Philip S, Jasper S, et al. Strabismus surgery before versus after completion of amblyopia therapy in children. *Cochrane Database Syst Rev.* 2014;(10):CD009272.

178. Hatt SR, Gnanaraj L. Interventions for intermittent exotropia. *Cochrane Database Syst Rev.* 2013;(5):CD003737.

179. Elliott S, Shafiq A. Interventions for infantile esotropia. *Cochrane Database Syst Rev.* 2013;(7): CD004917.

180. Tychsen L. Binocular vision. In: Hart W, ed. *Adler's Physiology of the Eye: Clinical Application.* 9th ed. Mosby; 1992:806–808.

181. Ing MR, Okino LM. Outcome study of stereopsis in relation to duration of misalignment in congenital esotropia. *J AAPOS.* 2002;6(1):3–8.

182. Shauly Y, Prager TC, Mazow ML. Clinical characteristics and long-term postoperative results of infantile esotropia. *Am J Ophthalmol.* 1994;117(2):183–189.

183. Morrison D, McSwain W, Donahue S. Comparison of sensory outcomes in patients with monofixation versus bifoveal fusion after surgery for intermittent exotropia. *J AAPOS.* 2010;14(1):47–51.

184. Ing MR, Rezentes K. Outcome study of the development of fusion in patients aligned for congenital esotropia in relation to duration of misalignment. *J AAPOS.* 2004;8(1):35–37.

185. Spiegel PH, Wright KW. Optimum timing for surgery for congenital esotropia. *Sem Ophthalmol.* 1997;12(4):166–170.

186. Pineles SL, Ela-Dalman N, Zvansky AG, et al. Long-term results of the surgical management of intermittent exotropia. *J AAPOS.* 2010;14(4):298–304.

187. Simonsz HJ, Kolling GH, Unnebrink K. Final report of the early vs late infantile strabismus surgery study (ELISSS), a controlled, prospective, multicenter study. *Strabismus.* 2005;13(4):169–199.

188. Calcutt C, Murray AD. Untreated essential infantile esotropia: factors affecting the development of amblyopia. *Eye (Lond).* 1998;12:167–172.

189. Maples WC, Bither M. Treating the trinity of infantile vision development: infantile esotropia, amblyopia, anisometropia. *Optom Vis Dev.* 2006;37(3):123–130.

190. Good WV, daSa LCF, Lyons CJ, et al. Monocular visual outcome in untreated early onset esotropia. *Br J Ophthalmol.* 1993;77:492–494.

191. Clarke WN, Noel LP. Vanishing infantile esotropia. *Can J Ophthalmol.* 1982;17(3):100–102.

192. Chang MY, Coleman AL, Tseng VL, et al. Surgical interventions for vertical strabismus in superior oblique palsy. *Cochrane Database Syst*

Rev. 2017;11:CD012447.

193. Cassin B, Serianni N, Romano P. The change in ocular alignment between the first day and six weeks following eye muscle surgery. *Am Orthop J.* 1986;36(1):99–107.

194. Shauly Y, Miller B, Meyer E. Clinical characteristics and long-term postoperative results of infantile esotropia and myopia. *J AAPOS.* 1997;34(6):357–364.

195. Cook DL. The shape of the sky: the art of using egocentric stereopsis in the treatment of strabismus. *Vision Dev Rehab.* 2016;2(4):211–237.

第二十五章

弱视的诊断与治疗

Don W. Lyon　　Kristi A. Jensen

引言

弱视是导致儿童和青少年单眼视力损伤的主要原因[1-2]。弱视的传统定义为"视觉发育期内由于形觉剥夺导致一眼或双眼异常的交互作用而引起的单眼视力下降,眼部检查无引起视力下降的器质性病因,通过合适的治疗,病情可逆[3]。"在该定义中,弱视患者的视力下降是唯一缺陷,而且导致弱视的原因和影响明确。更新后的弱视定义中包括必要的弱视相关危险因素,如异常屈光不正、斜视或形态剥夺[4-5];还指出除了视力下降外,弱视还常见其他视觉异常,包括可能影响非优势眼和优势眼的调节功能的变化、对比敏感度下降和双眼功能异常[5-9]。然而,并不是儿童所有的视力丧失都应被视为弱视。随着研究的不断深入,人们发现不仅视觉信息的处理受弱视影响,弱视的原因和影响也不断受到质疑。本章将详细介绍目前弱视的定义、弱视对视觉系统的影响以及治疗方法。

现有临床定义

弱视有很多定义,如果把美国视光协会和美国眼科学会撰写的弱视定义相结合,我们就能得到这一疾病完整的临床定义。

弱视被定义为单眼或双眼(不太常见)最佳矫正视力下降但眼部检查无异常,或者是视力下降不能归因于眼部或视觉通路结构异常的影响。弱视眼是由于生命早期的异常视觉经验引起的。弱视眼的对比敏感度和调节功能可存在异常,伴有对轮廓交互作用的敏感度增加、空间扭曲异常、单眼注视不稳定且不准确,以及眼追踪功能异常。通常,弱视眼的对侧眼并非正常而可能有轻度异常[8-10]。

这一定义并未直接指明除了在生命早期视觉经验异常以外弱视的直接因果关系,也未将弱视归类为一种实质性疾病。然而,这一定义指出弱视所涉及的不单纯是视力下降。尽管视力是临床医生的主要关注点和诊断的标志,但弱视影响的不仅限于视力下降,治疗有效性也不仅把视力提高作为主要标准。

单眼弱视病例两眼视力差异至少 2 行 logMAR 视力。双眼弱视的诊断标准为:4 岁及以上儿童,好眼最佳矫正视力为 20/40 或更低;4 岁以下儿童最佳矫正视力低于 20/50[10]。

通常弱视的诊断年龄在 3~8 岁。弱视常见于 3 岁以下儿童,这一年龄人群的主要问题在于很难对其视力进行准确检测,这使弱视的诊断更具挑战性。8 岁被认为是视觉发育敏感期的上限[11],这一时期后,任何导致视力下降的视觉系统异常(如10岁时的外伤性白内障)都不会被归类为弱视。被诊断为弱视的病例,根据视力下降的程度分为中度(20/80~20/40)弱视或重度(20/100及更低)弱视。

如果儿童没有接受视力检查或筛查,弱视的诊断时间可能会延迟到8岁以后。孩子们不能理解他们应该怎样看东西。例如,一个12岁的孩子认为一只眼睛模糊是正常的,他会说:"我有两只眼睛,我认为看清东西只需要一只眼。"单眼弱视,尤其是不伴斜视的情况下,家长可能也不会注意到这个问题,有些家长也没有意识到适当的视觉护理对孩子的重要性。幸运的是,即使诊断时间较晚且治疗开始的时间晚于传统定义的敏感期,治疗仍然能够提高大龄儿童的视力。因为弱视治疗存在年龄效应,对大龄儿童的治疗更具挑战性。大龄儿童对治疗强度要更高,然而治疗的反应较弱[12-13]。无论在什么年龄被诊断为弱视,如果不治疗,弱视都会产生长期影响并会一直持续到成年。

除对视力的影响,弱视还会影响视觉效率技能。弱视对双眼视觉的影响包括调节能力下降[14-16]、注视能力下降[6]、立体视觉下降[17-19]、对比敏感度下降[20-21]、视觉-运动缺陷[22]以及抑制[23-24]。优势眼存在弱视时其对比敏感度和调节能力下降且有大角度旁中心注视[6-7]。和视力一样,这些视觉技能也可以通过视觉训练这一干预方法得到改善和提升。

流行病学

全世界儿童弱视的患病率为1%~5.5%[25-29]。患病率的差异可能是由于研究对象年龄以及弱视诊断标准的差异。根据两项大样本研究,美国6~71月龄儿童弱视患病率为0.8%~2.6%[25-26]。这一年龄范围儿童弱视大部分与屈光不正、斜视和形觉剥夺有关。大多数病例是单眼弱视。双眼弱视的患病率要低得多(根据患者年龄和弱视的定义,其患病率为0.3%~0.8%)[28-32]。在单眼弱视病例中,儿童眼病研究组(PEDIG)回顾单眼弱视病例后发现,屈光不正性弱视病例中59%左眼视力下降(P<0.001);在斜视性弱视病例中,视力降低眼别则没有明显的倾向性[33]。

弱视的危险因素

未矫正的屈光不正和斜视是弱视发生的主要危险因素。结构缺陷导致的形觉剥夺也增加了弱视风险。此外,有报道称环境和遗传因素可增加弱视发生的可能性。

大样本研究报道屈光不正是弱视发生的最大危险因素。63%~85%的弱视诊断病例中有屈光性因素[25,27,34-35]。专业组织依靠共识和专家临床意见决定什么时候应矫正屈光不正以减少弱视风险。研究表明,虽然绝大多数弱视病例屈光不正程度一致,但弱视与未矫正的屈光不正的相关性比之前认为的更低。虽然弱视的绝对风险很低,但两眼屈光参差为0.50~1.00D的远视性屈光参差和散光性屈光参差仍然与单眼弱视相关[36]。当屈光参差≥1.00D时,弱视风险显著提升,且随两眼差异增加,弱视的风险也持续提升[36-37]。远视性屈光不正的绝对风险也比之前认为的要低。远视>2.00D与单侧弱视的发展相关[37]。双眼弱视的风险与3.00D的远视显著相关,且随屈光不正的增加而升高。较低度数的近视(0.50~2.00D)也与单眼和双眼弱视有关(表25.1)[37]。

表 25.1　与弱视潜在相关的未矫正的屈光不正

屈光参差类型	度数 /D
远视	>1.00
散光	>1.00
近视	>2.00
双眼度数相同的屈光不正	
远视	>3.00
散光	>2.50
近视	>6.00

　　斜视是弱视的另一个常见眼部危险因素。理论上由于外斜视更有可能是间歇性或交替性的,而内斜视更有可能是单眼的和恒定性的,因此内斜视患者的弱视程度通常比外斜视患者更严重。间歇性或交替性斜视较少与弱视相关。

　　还有一些与弱视相关的非眼部危险因素。研究表明,早产或小于胎龄儿患弱视的风险更高。此外,一级亲属患有弱视的患者,其弱视的风险增加。尽管尚无证据表明年龄和性别与单眼弱视有关,但拉美裔患单眼弱视的可能性更大[25,37]。

　　虽然研究表明低度屈光参差、远视和近视具有弱视的绝对风险,但许多该水平的未矫正屈光不正患者具有正常视力。关于通过对低龄儿童进行视觉筛查以发现视觉异常(包括弱视)的讨论已有很多。然而,问题在于由谁来筛查、何时筛查、使用何种转诊标准,以及何时予处方眼镜。如果转诊或治疗标准降低到有绝对未矫正的屈光不正,则会有很高的假阳性率和许多不必要的眼镜处方。那么,临床医生在处理低度屈光不正时,如何使用这些信息判断其是否有弱视绝对风险呢?临床医师在决定是否对患者进行随访或开具处方时,应将屈光不正与视力、是否伴有斜视及其他非眼部危险因素综合进行考量,处理的目标应该是降低发生弱视的可能性,同时不应过矫。

弱视是疾病吗?

　　关于弱视神经缺陷的所在位置已有大量的研究;功能异常的位置在眼部还是在脑部?家长称弱视为"懒惰眼",而临床医生有时在与患者及其家属讨论诊断时,会说"弱视"眼或"注视差"的眼。然而,异常真的是在眼部吗?研究表明神经异常主要位点不在眼部,而在视觉皮层 V1 区[38]。虽然 V1 可能是主要的异常区域,但也有强证据表明,异常功能区也延伸至外侧纹状体区。弱视的高层次功能缺陷无法用异常功能区局限于 V1 解释[39]。因此,后续研究沿着视束寻找其他存在异常的区域[39-44]。虽然研究表明问题在于大脑,那么眼睛是否也牵涉其中?

　　记得弱视的定义中包括一个特定说明,这个特定说明强调了导致视力损伤的原因不仅是眼部的病变。然而,眼部病变可以与弱视同时出现。如果存在这种情况,就使用"相对弱视"这一术语,例如视盘发育不全、脉络膜缺损或伴斜视或屈光参差的视网膜病,都会导致视力损伤[45-48]。虽然相对弱视的结构异常会在临床检查时被发现，但已有研究专注于了解是否能检测出弱视患者存在引起视力下降的视神经或神经纤维层微小的结构变化。但尚无定论关于弱视眼是否存在广泛的结构异常。研究人员不能肯定他们所观察到的变化（例如，神经纤维层变薄）会导致视力下降，或判断这些变化是否发生于出现弱视之后。据推测，结构上的细微变化可能是部分弱视病例治疗不成功的原因[49-55]。眼部病变诊断明确（视神经发育不全）和有相关因素（屈光参差、斜视）的病例，最好尝试采用与弱视相同的治疗方法治疗患儿视力下降和视觉效率下降。然而，判断预后需谨慎，因为由于病理变化对视力的影响，患者视力很可能快速进入平台期。我们建议（这也是一种良好的临床实践），在治疗后视力不能有效提高的情况下，应进行额外的检查。这些检查可能包括 OCT，甚至一些极端病例需要 CT 或 MRI，以排除那些最初可能被忽视的微小眼部病变。

弱视的分类

医学层面和眼部疾病的定义通常根据特征（例如，近视眼与远视眼）或病因（例如，开角型与闭角型青光眼或 1 型与 2 型糖尿病）进行分类。临床上弱视的定义一直采用第 2 种分类方法，这意味着不同的病因可能导致相同的结果。临床上单眼弱视主要分为 3 类：形觉剥夺性弱视、斜视性弱视或屈光参差性弱视。虽然这种分类强调了每种类型的弱视都有直接的因果关系，但并不完全清楚导致弱视的原因。已经相当明确的是，生命早期发生的单眼形觉剥夺（例如，先天性白内障或上睑下垂）直接导致弱视且往往是严重的弱视[56-58]。斜视性和屈光参差性弱视的因果关系则较为复杂（图 25.1）。

斜视可能是弱视的原因之一，也可能是继发于弱视的一种结果。人们普遍认为斜视患者的弱视继发于慢性且长期存在斜视眼的抑制状态。抑制可消除由图像位移引起的复视和视觉混淆。抑制深度与弱视严重程度正相关的证据为这一假说提供了间接的支持[59]。例如，在内斜视患者观察到的鼻侧视网膜抑制区[59]对应于斜视眼注视物体时视网膜的成像区。然而，有限的数据显示斜视性弱视最严重（视力降低最显著）的部位是偏斜眼的黄斑中心凹处，提示斜视性弱视源于偏斜眼黄斑中心凹的慢性离焦，是对"抑制导致弱视"这一传统观点的挑战[60-62]。也有证据表明斜视出现于弱视之后，而不是先于弱视出现，这一现象在以猴为观察对象的动物研究和针对先天性白内障婴儿的临床研究中都曾被观察到。被诊断为先天性白内障的婴儿因单眼白内障导致形觉剥夺会发展为斜视[63-64]。虽然大多数研究证实了斜视，尤其是内斜视会导致弱视的理论，但斜视通过怎样的机制导致弱视尚不明确，也有弱视先于斜视出现的病例（见图 25.1）。

明确屈光参差性弱视形成的时间轴及其因果关系更具挑战性。与内斜视有明显眼位偏斜不同，屈光参差在很大程度上是一种无症状的状态，通常在儿童时期后期才被发现。屈光参差要发展为弱视，必须有一段时期处于长期持续的离焦状态。未矫正的

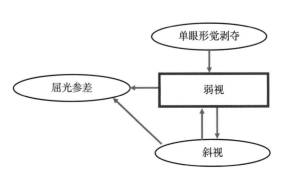

图 25.1　目前人类弱视的病因模型

屈光参差确实会导致两眼视网膜成像质量的差异。远视性屈光参差是与弱视关系最为密切的屈光不正,离焦像很可能被限制在远视度数更高的那只眼。包括视力筛查或视力检查在内的横断面研究似乎支持了屈光参差导致弱视的理论。之所以这样说,是因为随着被检查儿童年龄增加,研究人员发现随着被观察者年龄增长,弱视在屈光参差个体中更普遍且更严重。这类横断面研究提供了支持这一假说的微弱证据,即暴露于未矫正的屈光参差的时间越久、弱视越严重[25,34,65]。然而,由于屈光参差并无症状,纵向研究所观察到的屈光参差先于弱视出现的病例非常缺乏。因此,屈光参差导致弱视的假说只能作为一种推测。有证据表明,单眼形觉剥夺性弱视会导致屈光参差,这使得发病机制更为复杂。而且,现有实验研究并未排除因斜视等第三病因导致屈光参差与弱视并存的可能性[66]。

以儿童为观察对象的纵向研究表明,屈光参差的患病率总体而言较为恒定,但就个体而言,在弱视发展的敏感期屈光参差可能是非常短暂的[67-69]。在整个被观察的队列中,随时间的推移屈光参差病例的总占比保持不变。然而,个体的屈光参差量和是否出现屈光参差会随着时间的推移而发生很大的变化。例如,一个孩子可能出现屈光参差然后消失,而另一个孩子可能出现之前没有的屈光参差。这使屈光参差的患病率在群体中保持稳定,但个体差异却非常显著。由于屈光参差的短暂性,Almeder、Ingram 和 Abrahamsson 等人对在这一发病率水平下屈光参差导致弱视的可能性提出了质疑[67-69]。如果屈光参差不是导致弱视的原因,那么二者之间有什么关系呢?弱视发生后屈光参差是如何发生的?答案可能是弱视眼的正视化过程受到干扰[66]。

大量非人类灵长类动物实验和低龄儿童实验研究显示,正常的正视化过程需要正常的视觉。Barrett 等曾就斜视(主要为内斜视)相关研究以及斜视如何破坏正视化过程,导致弱视和屈光参差展开讨论[66]。根据 Mutti 报道,远视度数越高的儿童不能完成正视化的可能性越大[70]。如果这些孩子不能完成正视化,就会发展成内斜视[71-72],这是由于未矫正的远视使他们在调节时过度集合[73]。一旦形成内斜视,弱视也随之形成[74]。注视眼可正常完成正视化,也可能延迟发育并经历晚的正视化过程。最终临床上表现为患者同时有内斜视、屈光参差和弱视,而屈光参差在斜视和弱视之后出现[66]。那么临床上只有屈光参差而没有眼位异常的病例呢?这些病例的存在支持了"屈光参差导致弱视"的假设,但如前所述,如果没有高质量的纵向数据,这一结论只能是暂时的。另外,这些患者可能有未被发现的微小斜视或旁中心注视,或者他们过去可能经历过可导致弱视形成的视觉异常。虽然关于屈光参差导致弱视的研究并不多,但最终不能排除这一可能,正如其他关于斜视、屈光参差和弱视之间关系的理论一样不能被忽视。

了解上述证据后,我们可能会问,为什么知道弱视的因果关系那么重要?尽管真正了解弱视的原因和影响对临床检查和诊断没有影响,但更好的理解弱视的原因和影响可能有助于及时决定配镜处方、遮盖治疗和视觉训练。而且,更好地了解未矫正的屈光不正、斜视和弱视之间的因果关系,能使我们减少残余弱视儿童的占比。

弱视的诊断

弱视的诊断一般基于对 3 岁及以上的儿童进行全面的眼部和视觉检查。这些儿童可能因视力筛查出现异常,被儿科医生转诊或由于家长因有视觉问题家族史担心孩子而就诊。

全面的眼科检查应包括对视网膜的检查。检查结果应指出与功能性弱视有关的视力下降的原因。要记住,并不是所有的儿童视力损伤都是由于功能性弱视所致。小儿眼科检查的要点可在本书的几个章节中找到。这里我们将着重介绍与弱视相关的检查和结果分析。

病史

与所有儿科视力检查一样,完整的病史对临床医生能否做出正确的诊断至关重要。与斜视相关的弱视因眼位异常被家长或老师发现是最常见的病例主诉。其次是视觉筛查过程中可发现斜视和未矫正的屈光不正并被转诊以进行全面检查。而那些只有未矫正的屈光不正病例则可能没有任何主诉,患者父母可能没注意到任何异常,患儿也可能没意识到他们应该如何真正地用双眼去看,因此不那么容易被发现。此时应采集完整的病史,以便了解患者的视觉需求、可能影响其全身健康的任何病史以及弱视或斜视家族史。对于有弱视病史的患者,应了解其首次诊断的时间以及患者是否曾接受过治疗及何种治疗。询问患者在之前治疗期间的依从性也是很重要的。如患者曾有不遵从医嘱的情况,应查明原因;这将为指导对患者的管理提供有价值的信息。临床医生不应开具患者和其家人不能耐受的治疗。

视力检查

单眼或双眼视力下降是弱视的临床特点。对3岁以下儿童进行合适的视力检查是有挑战性的。Cardiff视力检查法已被证实可被用于12~36月龄儿童的视力检查并能提供可靠的单眼和双眼视力检查结果[75]。优先注视检查法是另一个选择。优先注视检查法的有效性在大样研究中受到质疑尤其是用于没有斜视的儿童的视力检查时[76-77]。然而,研究人员发现优先注视检查法用于年幼斜视性弱视儿童(婴幼儿)的检查时,其检查结果具有更高的灵敏度和特异度[78-79]。尽管这一检查方法可能对斜视儿童有用,但将该方法用于弱视合并屈光参差的儿童或将其结果作为唯一的诊断依据时应谨慎。

对于3岁至未满7岁的儿童,HOTV或Lea符号是视力检查的金标准[80],对于7岁以上的儿童,Snellen或Sloan字母视力表检查法则是首选(表25.2)。使用有边框的视标很重要。让被检查儿童指出视标时,可通过在视标周围增加边框,也可以通过在中心视标周围围绕其他视标以实现。有边框的视标因通过在中心视标周围增加边框,可以有目的地制造拥挤效应,这种拥挤效应对弱视儿童视力检查有限制[81-82]。虽然低龄或年龄更大一点的儿童可能更容易对单个孤立视标做出反应,但这种显示视标的方式显著降低了弱视检测的灵敏度,使用单个独立的(没有边框的)视标检查所得视力结果被人为提高,因而有漏诊弱视的可能。

表 25.2　根据患者年龄选择合适的视标

年龄	视标
出生未满12月龄	Teller 视力,注视和追随能力
1岁至未满3岁	Cardiff 视力卡,注视和追随能力
3岁至未满7岁	单个有边框的 Lea 或 HOTV 视标
7岁至成人	单个有边框的 Sloan 或 Snellen 视标

PEDIG 开展的弱视治疗研究使用单个带边框的 HOTV 视力标进行视力检查[83]。针对学龄前儿童的研究显示,单个有边框的 Lea 符号对 3~5 岁儿童的视力检查有良好的灵敏度[84]。7 岁及以上儿童的视力检查,PEDIG 弱视治疗系列研究使用的单个有边框 Sloan 视标是测试视力的首选方法。单个有边框的 Snellen 视标也是测试视力的合适方法。

患者非优势眼的远视力与近视力是否一样一直存在争议。为帮助回答这个问题,PEDIG 使用了 2~6 岁患有单眼弱视(20/80~20/40)儿童的数据,这些患儿的弱视与屈光参差、斜视或两者都有关系。结果表明,在本队列中,非优势眼远视力和近视力之间没有系统性差异[85]。远视力和近视力的个体差异可能与重复测量变异性或临床医生没有正确控制测试距离有关。

随着计算机视力检查系统的出现,在临床中更容易在近距离和远距离显示不同的单个有边框的视标。在每次复查时使用相同的视标是非常重要的。由于弱视治疗可能需要数月甚至数年的时间,患儿通常会逐渐脱离使用 HOTV 或 Lea 视标检查视力的年龄,进入使用 Sloan 或 Snellen 视标检查视力的年龄。当儿童长大到不需要使用 HOTV 或 Lea 视标进行视力检查时,最好在每次复查时测量两次视力,一次使用 HOTV 或 Lea 视标,另一次使用 Sloan 或 Snellen 视标,都是单个带边框的视标。这使得临床医生可以对比新方法与之前所使用的视力检查方法所得的视力结果,并评估患者正在接受的治疗的效果,以便能够准确地传达给患者、家长和医疗团队。

注视性质评估

众所周知,弱视患者,特别是斜视性弱视,可能因旁中心注视导致视力下降,较少情况下优势眼也可能出现旁中心注视[86]。旁中心注视可导致视力进一步下降,这是由于患者在单眼注视条件下使用非中心凹的某点进行注视。旁中心注视的检查方法有两种:直接检眼镜法和黄斑完整性测试仪检查法。每种方法都可以确认旁中心注视存在与否以及旁中心注视的位置和性质(稳定或不稳定)。由于旁中心注视是单眼现象,未被测试的眼睛应是被遮盖的。如果先检查优势眼(非弱视眼),患者可能更容易理解检查内容。怀疑有弱视的全部患者均应使用这一方法进行检查,即使临床上没有观察到斜视。屈光参差性弱视可能同时伴有微小角度斜视,进行两种方法中的任何一种都可以发现微小角度斜视。治疗期间,随访弱视患者时应重新评估注视性质。有不稳定或稳定的旁中心注视患者接受治疗缓解弱视所需走的路将更长且更为困难。

双眼视觉功能检查

由于弱视除影响视力外还会影响视觉效率,因此有必要全面评估调节功能、双眼融像功能和眼球运动系统。对于年龄较大的儿童,应进行负/正相对调节和调节灵敏度检查。如条件允许,临床医生应检查视远和视近眼位下的融像系统功能,包括集合近点、遮盖试验和融像范围检查。应对所有病例进行眼位检查,如果不能进行遮盖试验,临床医生可采用 Brückner 或 Hirschberg 检查法确定是否有斜视。

同时需要对感觉融像系统进行评估,包括视网膜对应情况、融像能力和立体视觉的检查。立体视检查应包括随机点立体视检查,而不是用简单的侧向视差原理的局部立体视视标(如 Wirt 圆)进行检查。Randot 学龄前立体视检查视标可用于低至 2 岁儿童的检查,检查范围覆盖 800″ 至 40″（详见第十九章）。弱视治疗期间应定期复查视觉效率相关项目。因为弱视治疗除了能够提升视力以外,同时也会改善患者的双眼视觉功能。

其他检查

应检查弱视或怀疑有弱视患者的色觉、眼球运动功能、视野和对比敏感度。色觉通常不因弱视而受影响。一眼视力下降伴色觉异常,而对侧优势眼视力正常,这可能是存在器质性疾病而非弱视的信号,应进行不同方向的检查。CVTME 是低龄儿童色觉检查的合适方法（详见第二十一章）。弱视患者存在扫视和追随功能障碍,检查方法包括 Maples 眼球运动测试,该方法已经过验证并有标准化数据（详见第十八章）。弱视眼也可能有对比敏感度下降的表现。检查和监测对比敏感度是否改善可让临床医生更好地了解弱视治疗的效果。如条件允许应进行视野检查。3 岁以下患者,可能需要检查双眼视野。年龄更大的儿童如果不能进行自动视野计的检查,可以选择面对面视野检查或者指数视野检查。在进行这些检查后还需在后期治疗阶段继续监测,以记录功能改善情况。

检影验光或主觉验光检查

对怀疑或确诊的弱视患者进行验光检查是至关重要的。光学治疗,如验配框架眼镜,已成为弱视的一线治疗方法,临床医生必须提供正确的眼镜处方。为确定远视和散光的总度数可进行睫状肌麻痹验光。接受弱视治疗的患者,保持处方正确至关重要。有的医生会让患者每 6 个月接受一次检影验光或主觉验光检查（可能在睫状肌麻痹状态下）。这样重复检查可能有助于保证患者一直配戴正确度数的框架眼镜,有助于通过准确的处方矫正使视力稳定。对于低龄儿童,临床医生可选择 Mohindra 检影法进行屈光不正检查。屈光不正检查结果的准确性对判断治疗方案正确与否至关重要。因此,视光师需选择他们认为合适的检影方法以获得准确的检查结果。

眼健康检查

散瞳查眼底了解患者眼部健康情况之后才能决定弱视诊断是否成立。虽然弱视可能与眼部器质性疾病同时存在,导致"相对弱视",但是儿童视力损伤也可能单独由于眼部疾病所致。眼科疾病的治疗与弱视的治疗并不相同,临床医生需要确保诊断正确。在某些情况下,即使经过适当的治疗,孩子的视力似乎仍然停滞不前,临床医生应想到需要通过 OCT 检查了解是否存在眼部结构的微小变化;在极少见的情况下,患者可能持续存在额外的神经症状,此时应进行 MRI 或 CT 检查排除眼眶和脑部异常。

弱视治疗

弱视的治疗是必要的。与普通人群相比,弱视患者致盲的风险更高[87],双眼疾病往往首先影响功能较好的眼睛[88]。这些是单眼弱视患者的真实风险。弱视患者及时治疗可提高视力和立体视觉,有助于改善眼位[8]。

在确定弱视的分类、注视性质、发病年龄、既往或目前治疗情况以及患者的依从性后,可以确定最初的治疗路径。由于以上各点每位患者可能各不相同,应对患者进行个性化管理。

弱视患者的治疗分为几个阶段,旨在消除形觉剥夺和双眼抑制。治疗目的是增强视觉功能并增加对视觉皮层的输入。治疗的最初目标是通过改善单眼视力、注视性质、调节功能和眼球运动技巧以重建视觉功能。达到这一目标后,如患者有双眼视觉功能异常,治疗将旨在改善双眼视觉功能。因为改善双眼视觉功能有助于保持视力持续增长并降低弱视复发的可能性,同时能够提高视觉效率[89]。根据 Flom 的说法,功能性治愈的结果是两眼视力一致,并且在所有注视距离都有舒适的唯一的双眼视觉。双眼视觉不应只包括立体视觉的提升,还应包括建立正常的融像范围[90]。

屈光矫正:光学治疗

基本概念

正确的屈光矫正是最重要的。让弱视眼拥有尽可能清晰的图像是提升弱视眼功能的第一步。不同类型的屈光不正(包括远视、近视或散光)对弱视眼视力严重程度的影响不尽相同。我们已经讨论过,与未矫正的近视相比,未矫正的远视或散光更容易导致视力下降。屈光不正、斜视或同时具有屈光不正和斜视的弱视眼,光学矫正应是首选治疗方法。

正确的屈光矫正对弱视的影响如何以及有哪些证据支持? 1997 年成立的 PEDIG 旨在进行斜视、弱视和其他儿童眼部异常的临床研究。PEDIG 研究者发现,单纯屈光矫正可以提升弱视眼视力。3~7 岁中度屈光参差性弱视儿童中单纯给予屈光不正矫正后 27% 的病例视力得到改善。77% 的病例视力提升 2 行以上,60% 的病例视力提升 3 行以上。83% 的病例在单纯戴镜后 15 周视力提升进入平台期[91]。

在 Chen 等的一项相似研究中,60 名 3~7 岁屈光参差性弱视儿童接受全矫眼镜(远视欠矫度数 1D 以内)并进行每 4 周一次随访观察。连续 6 次随访视力无变化则视为视力稳定。45% 的患者弱视得到缓解。平均视力提升时间为 18.3 周,范围为 4~40 周。视力提升与屈光参差量小于 4D 有关,但与年龄和屈光参差的类型无关。基线视力也是视力提升的预测因子,视力提高的患者中 54% 的病例基线视力介于(0.2~0.6)logMAR(表 25.3),22%的病例基线视力高于 0.6 logMAR(20/80)[92]。

PEDIG 研究人员发现,3~10 岁双眼度数等同的屈光不正性弱视患者仅用眼镜治疗即可改善弱视。1 年达到 20/25 或更好的视力的概率为 74%,视力提升同时伴有立体视觉的提升[30]。

关于双眼屈光不正性弱视的治疗方法,前面提到的弱视治疗研究(Amblyopia Treatment Study, ATS)[30]表明,不需要像之前认为的那样在配戴眼镜的同时开始遮盖治疗,单纯戴镜已有助于提升儿童视力。如果视力提升并达到平台期后仍然存在弱视,可进一步治疗。在 Lin 的一项研究中对 3~8 岁双眼高度屈光不正性弱视儿童进行了观察。高度屈光不正性弱视被定义为:两眼视力均低于 6/9(20/30)同时双眼近视≤-5.00D、远视≥5.00D或散光≥2.00D。近视和散光眼予全矫处方,远视眼予 1D 内的欠矫处方。18 个月后视力有所提升。一年内双眼视力 6/7.5(20/25)的病例占比为 93%。而且,85.7% 的受试者在 18 个月以后立体视觉达到 60″ 或以上(61% 的受试者入组时无立体视觉,立体视觉基线值为 1 143″)[93]。

表 25.3　logMAR 视力换算表

logMAR	Snellen（小数视力）	Snellen（分数视力）
−0.30	6/3	20/10
−0.20	6/3.8	20/12.5
−0.10	6/4.8	20/16
0.00	6/6	20/20
0.10	6/7.5	20/25
0.20	6/9.5	20/32
0.30	6/12	20/40
0.40	6/15	20/50
0.50	6/19	20/63
0.60	6/24	20/80
0.70	6/30	20/100
0.80	6/38	20/125
0.90	6/48	20/160
1.00	6/60	20/200
1.30	6/120	20/400
1.60	6/240	20/800
2.00	6/600	20/2 000

Pang 的一项研究评估了 17 名 4~14 岁被诊断为近视性屈光参差性弱视的儿童。受试者接受为期 16 周的屈光矫正，之后受试者接受为期 16 周的遮盖治疗并配合视近的精细注视训练。53% 的受试者视力提升 3 行，88% 的受试者视力提升 2 行及以上。基线视力平均值为 0.96 logMAR（20/180）。经过 16 周的屈光矫正后，视力平均值为 0.84 logMAR（20/140），进一步遮盖治疗 16 周后，视力平均值为 0.71 logMAR（20/100）[94]。这些证据证实了不管弱视为哪种类型，第一步治疗都应该是矫正屈光不正。

配镜处方

由于存在弱视相关危险因素，屈光矫正处方时机和处方量这一问题显得尤为重要。表 25.1 显示了与弱视最有可能相关的未矫正的屈光不正量。配镜处方的目的是提高视力和双眼视功能。处方总原则可以在第二十三章找到。然而，在大多数情况下，表格中的参考值只是临床上的屈光不正矫正的起点，其目标是矫正全部或大部分未矫正的屈光不正[95-96]。最近的数据提示，即使未矫正的屈光不正度数较低，例如 0.50D 的屈光参差，患者也存在弱视危险。因此，在弱视患者初始阶段的密切监控对于决定处方时机以及处方量至关重要。

患者（特别是那些有调节功能异常的弱视患者）对配镜处方的主观反应可能多种多样。客观反应有助于确定有无屈光不正和屈光参差量[97]。除了远矫处方外，还应根据调节功能和双眼视功能异常情况考虑是否给予近附加或棱镜处方。正透镜可用于减少高 AC/A 型内斜视患者的内斜视和调节功能异常,或用于解决其近视力低于远视力的问题[98]。可通过棱镜处方以减少斜视量、保持眼位正常或缓解隐斜对双眼视功能的影响。同时还应考虑戴镜期间眼部安全问题,应使用聚碳酸酯或 Trivex 等抗冲击性强的镜片材质。

应关注孩子(尤其是低龄儿童)是否存在发生弱视的风险因素。对于这部分患者,这可能意味着即使患儿有高度远视和屈光参差,也不予全矫处方。给 18 月龄或更小的孩子积极主动地开具处方是可行的,但在最后的处方中应为其正视化保留空间。一般而言,平衡两眼像的清晰度和对称性、保持最佳视力的同时尽可能平衡两眼处方量是至关重要的(尤其是对于低龄儿童群体而言),这样在接受干预后,患儿屈光参差度数才可能自然减少。

应稳定每眼的调节功能,因为弱视眼在单眼注视状态下的调节功能可能不稳定[99]。应在双眼注视条件下或根据睫状肌麻痹验光结果权衡屈光不正的矫正量。值得注意的是,有的医生会选择特定的检影法或主觉验光法而非睫状肌麻痹控制调节波动。进行客观和主觉验光后,还应考虑眼位以及屈光不正的影响。如果患者是远视眼并有内隐斜或内斜视,可根据睫状肌麻痹结果给予全矫处方(双眼等量欠矫不超过 0.75D)。正位或外隐斜的远视眼,可以给予双眼等量正镜欠矫,欠较量最多 2.00D,以保证戴镜的清晰度和舒适度。全矫处方可能使非弱视眼视力降低。如果发生这种情况,可等量减少双眼球镜度数。一般情况下,散光的矫正量不变,但如果想保留一小部分柱镜度数,则应保留与之相当的球镜度数[96]。

近视的那只眼更容易接受屈光参差的全矫处方。矫正远视性屈光参差可能不那么容易。部分矫正主要是保证两眼球镜更为对称、减少屈光参差量,使患者更容易接受矫正处方[100]。

如果考虑屈光不正欠矫,多少度数的欠矫量合适?屈光不正欠矫、双眼平衡和视力是非常重要的。Chang 建议在开处方时要注意以下三点:视力提升的速度、斜视发生的可能性以及矫正远视对正视化过程的影响。在其研究中,受试者被分为三组:一组给予全矫处方,另一组给予部分或欠矫处方,并进一步细分为 1.00~1.50D 的固定欠矫正组和一组睫状肌麻痹后矫正组(postcycloplegic refraction, PCR),即在全矫基础上以 0.25D 为梯度降低矫正度数,直至视力不再进一步提升,此时的度数定为矫正处方。采用睫状肌麻痹验光法作为屈光矫正的终点。固定矫正组的欠矫量为 1.17D(1.00~1.50D),PCR 组为 2.62D(1.50~4.00D)。各组间视力改善程度并无明显差异。PCR 组视力提升的更快,2.9 个月时视力提升且远视度数降低。第 6 个月和第 12 个月随访时,PCR 组与全矫组相比,远视度数显著降低。远视欠矫量与视力降低量相关。欠矫促进正视化的机制尚不清楚,但可以推测调节功能的改善可能加速正视化过程[101]。

不应忽视的是,最初的光学治疗是必不可少的起点。Kirandi 等回顾分析了 64 例 7~9 岁无斜视的儿童屈光参差性弱视病例。他们发现,导致治疗失败和弱视复发的唯一因素是弱视眼等效球镜度 >3.00D。治疗失败是指在观察结束时,视力低于 20/32 或 logMAR 视力提升少于 2 行[102]。发育过程中清晰图像的刺激是必须的,而且在视觉发育过程中越早出现越好。

框架眼镜与角膜接触镜

用框架眼镜还是角膜接触镜矫正弱视眼的屈光不正尚存争议。框架眼镜的成本更低,而且在使用抗冲击材质的镜片时,还可为非弱视眼提供一层安全保护。如果双眼融像功能或调节功能异常,使用框架眼镜还可在镜片上增加棱镜或近附加度数。角膜接触镜更为美观。屈光参差性弱视用角膜接触镜矫正可减轻屈光参差的影响,棱镜不平衡、像变或重量问题以及由于镜框造成的视野限制。角膜接触镜可改善这些问题,增加融像的机会,且在进行视觉训练时具有更容易融像的优势。Press[96]指出:"所有屈光参差超过 5D 的弱视患者都应试戴角膜接触镜"以及"涉及融像时,棱镜平衡的重要性超过是否满足 Knapp 定律"。眼位异常时使用棱镜矫正可引起复视(尤其是通过视轴之外注视时),而使用角膜接触镜可使复视降低到最小。角膜接触镜对依从性不佳的患者也很重要。对不想戴眼镜的患者而言,角膜接触镜可能是开始治疗的唯一方法。

Li 观察发现角膜接触镜有助于消除抑制。屈光参差性弱视配戴硬性透气性角膜接触镜比配戴框架眼镜抑制较轻。遮盖治疗后较强的抑制与视觉不良呈相关性[103]。这些发现也支持角膜接触镜的使用。

综上所述,在考虑眼镜处方时应权衡小瞳主觉验光和睫状体麻痹验光的结果,并考虑以下治疗顺序(adapted from Wick,Wingard,Cotter&Scheiman)[104]:

1. 确定全矫度数和屈光参差总量。

2. 处方全矫度数或调整矫正度数以平衡双眼功能。

3. 考虑眼位。如果患者为高 AC/A 型(且为内隐斜)或有调节不足,可给予近附加矫正度数。如果患者在视远时有内隐斜或者为上隐斜,可予棱镜附加度数。

4. 视弱视的严重程度,可给予每日 2~5h 的部分直接遮盖。

5. 可考虑视觉训练以最大限度地提高单眼视力和改善双眼功能。

遮盖治疗

遮盖治疗通常需明确方法、持续时间和遮盖类型。遮盖治疗包括直接遮盖(遮盖非弱视眼)、间接遮盖(遮盖弱视眼)或交替遮盖。持续时间是指被遮盖眼应该遮盖多长时间,不管全部还是部分遮盖。遮盖类型是指使用什么材料进行遮盖。"遮盖(patching)"和"遮挡(occlusion)"这些术语会在本文中同时使用。

遮盖治疗的历史背景

遮盖可增加弱视眼和大脑视觉皮层对应点的视觉刺激,以增加神经连接的数量并增强神经间的连接强度。以往常使用的方法是直接遮盖非弱视眼,方法是根据孩子的年龄决定直接遮盖的时间,每 1 岁对应遮盖时间为 1 天,中间放开 1 天,然后再次遮盖(斜视性弱视的遮盖治疗则采用间接遮盖法,即将放开 1 天改为直接遮盖弱视眼 1 天)。在整个遮盖治疗期间都应如此进行遮盖[105]。斜视性弱视和屈光参差性弱视的遮盖时间每天至少 4h[105]。Caloroso 强调在关键期(尤其是 2 岁以下)进行遮盖治疗应谨慎,他主张每天 2h 遮盖,如有必要再增加遮盖时间直到全天遮盖[97]。

Caloroso 进一步强调了对不稳定的中心注视、稳定的旁中心注视和不稳定的旁中心注视进行遮盖治疗的注意事项[97],方法是对黄斑注视和不稳定的旁中心注视采用直接遮盖法(遮盖健眼),对稳定的旁中心注视采用间接遮盖法(遮盖弱视眼)。遮盖的方法取决于注视性质而非视力。如果注视状态发生变化,则可相应调整遮盖方法。

以上介绍的方法是使用眼罩或眼贴进行的遮盖治疗。不能配合遮盖的患者或者对遮盖治疗无反应的患者可使用阿托品进行药物压抑治疗作为补充。每日滴用阿托品眼液,压抑非弱视眼,可刺激弱视眼及其视觉通路。治疗的时长取决于个体视觉功能的提升情况和医生对可接受的治疗效果的评价标准。

双眼屈光不正度数相等的屈光不正性弱视,两眼视力降低程度非常一致(特别是具有双眼视时),在考虑任何形式的遮盖治疗之前,应先配戴处方眼镜几个月(2~3 个月)。如果连续 2 个月视力无提升或进入平台期则可开始进行交替遮盖。

以临床数据为基础的治疗方案

临床研究对屈光不正处方和遮盖治疗的临床实践进行了深入的分析。弱视治疗方法中的主要内容是同步开始戴镜矫正,而不再是全天遮盖或每日滴用阿托品。我们现在有证据表明,敏感期以后开始的弱视治疗仍可获得良好的治疗效果。在选择初始治疗方法时,我们已经有相关研究供临床实践参考。

治疗的第一步是配戴眼镜。一项前瞻性研究随访观察了 84 名 3~7 岁中度屈光参差性弱视的儿童,其中 60% 的患者视力提高 3 行或 3 行以上,弱视缓解率为 27%[91]。之后,他们对 3~7 岁单纯戴镜的斜视性或斜视合并屈光参差复合机制的弱视儿童进行了评估,发现 75% 的患者视力提升 2 行或 2 行以上,54% 视力提升 3 行或 3 行以上,弱视缓解率为 32%。这项证据有非常重要的指导意义,可指导我们调整治疗方案,在遮盖治疗前就选择这一已被证实有效的干预方法作为的主要治疗方法[106]。

因为已发现在进行遮盖治疗之前将配戴眼镜作为初始治疗的方法的是有效的,PEDIG 评估了 3~8 岁斜视性或屈光参差性弱视患者戴镜的时间和疗程。受试者配戴框架眼镜持续 16 周或更久,直到连续两次复查视力无变化。然后予以每天 2h 的遮盖治疗,持续 12 周或者直到连续两次复查(每次间隔 6 周)视力无改善。中度弱视组和重度弱视组中半数患者在开始遮盖后 12 周左右达到最佳视力。进一步视力提升与入组时弱视严重程度和年龄有关,但治愈与否则与基线视力是否更好有关[107]。

在传统观念中,只有在 7 岁之前开始遮盖治疗才有效,这种假设是错误的。7~10 岁依从性好的斜视性或屈光参差性弱视患者,可成功通过遮盖法进行治疗,甚至获得双眼视觉[12,108]。PEDIG 指出,7~17 岁弱视人群约有 25% 的人仅通过戴眼镜就能提升视力[12]。另一项研究将观察对象的年龄跨度增加至 6~49 岁,并明确了依从性良好的屈光参差性弱视即使错过敏感期,接受遮盖治疗后视力也会有所提升[104]。

PEDIG 比较了 3~7 岁两眼视力相差 3 行或以上的中度到重度弱视儿童,单纯戴镜(随访 16 周或在戴镜后连续 2 次复查无视力变化延长随访时间)与每天遮盖 2h 配合 1h 近距离工作两种处理方法的视力提升的情况。6 周后中度弱视治疗组比单纯戴镜组多提高 0.6 行视力,研究完成时多提高 0.9 行。值得注意的是,单纯戴镜组视力持续提升,这提示视力随戴眼镜时间的延长而提高。在该研究中,第二组患者来自单纯戴镜治疗后仍有残余弱视的受试者,在进入临床观察期之前,其两眼视力相差 2 行,弱视眼视力 20/32、健眼视力 20/16。第二组中 68% 的病例遮盖后弱视眼最佳检测视力提高 1 行或以上,而 29% 的病例继续戴框架眼镜视力只提升 1 行或更低,这显示残余弱视可以通过治疗进一步提升视力,单纯戴框架眼镜可以让一部分患者的视力得到提升[109]。考虑到治疗期间的初始依从性和持续性,在增加额外治疗之前达到最佳视力对保持患者持续的依从性是最有效的。

遮盖治疗的形式

进入遮盖治疗阶段时,医生必须首先要考虑的是遮盖材料的物理性质。医生可能会在分离式遮盖(阻断所有光和形觉)与部分遮盖或压抑治疗(最小程度地减少光和形觉)之间有所权衡。遮盖类型的选择可能需要考虑到患者的年龄、舒适度、美观度和依从性等因素。

选择分离式遮盖时,可使用不透明的遮盖眼罩以完全阻断非弱视眼视觉信息的输入。根据年龄或依从性的不同,还可选择眼贴以进行遮盖治疗。眼贴有时用于婴儿或蹒跚学步的孩子,因为该方法不会让孩子有偷看的机会,所以能快速、有效地阻断感觉异常的输入。遮盖期间必须频繁且密切的监测。通常,使用眼贴进行遮盖会有不适症状和黏合剂带来的皮肤刺激症状。使用这种遮盖方式时密切监测是非常重要的。如果视力快速提升,可以停止遮盖或改为其他遮盖形式,以尽量减少潜在的缺点。其他的完全分离遮盖方法可选择使用套在健眼一侧镜框边缘或镜腿上的眼罩。这种遮盖方式允许眼睛看到一些位于周边的光线,但患者可能会尝试通过眼镜边缘偷看,但在中央部分则可实现完全遮盖。带有毛毡袖的遮眼罩适用于眼镜有鼻托的患者,可将鼻托从织物上的一个小缝中穿过去,并将其固定在眼镜上,以减少偷看的机会(图 25.2)。其他由弹性材料制成的眼罩也很有用,因为这些材料紧贴着镜片,不受鼻托或框架形状的影响(图 25.3)。

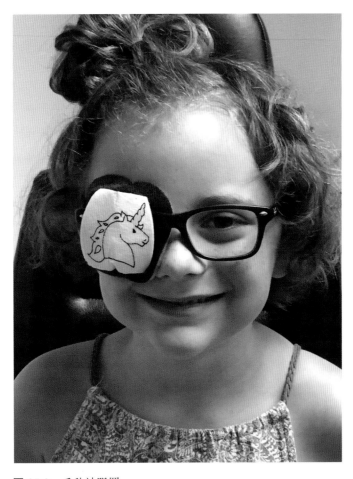

图 25.2　毛毡袖眼罩

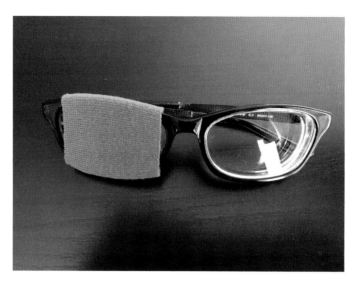

图 25.3 用弹性材料自制的袖式眼罩

对那些需要压抑非弱视眼但仍然允许其感知光和形觉的病例可使用半透明遮盖片或雾视夹片作为部分遮盖的方法。如果患者戴框架眼镜,可以考虑在眼镜上贴半透明胶带。许多从业者使用可撕贴的胶带,这种胶带可以贴在镜片上且在撕掉后不会在镜片上遗留痕迹。可以贴在眼镜片表面的 Bangerter 压抑膜是一种非常好的选择。这种压抑膜有 8 个等级的模糊程度,从 1.0(20/20)到 <0.1(20/300)以及光感和完全遮盖(表 25.4)。贴压抑膜后可使非弱视眼的视力下降到弱视眼的视力,随着视力提高,可将压抑膜换成不那么模糊的挡级以匹配对侧眼视力。由于美观性更好,患儿对贴压抑膜的遮盖方法依从性更好。但是,这种遮盖方法下患者也有偷看的机会。也有人担心 Bangerter 压抑膜并不能如所标明的那样均匀地降低视力;在某些人身上使用时,有些压抑膜的模糊程度可能与所标示的程度有一定差异[110]。

表 25.4 Bangerter 压抑膜视力对照表

压抑膜参数	视力被压抑的程度	压抑膜参数	视力被压抑的程度
(1.0)	~20/20	(0.2)	~20/100
(0.8)	~20/25	(0.1)	~20/200
(0.6)	~20/30	(≤0.1)	~20/300
(0.4)	~20/50	(LP)	光感
(0.3)	~20/70	(00)	完全遮盖

PEDIG 对使用 Bangerter 压抑膜和遮盖眼罩治疗 3~10 岁中度弱视儿童的效果进行了为期 24 周的调查研究。两组儿童视力都有所提升。全天配戴贴有 Bangerter 压抑膜的眼镜可使视力提高 1.8 行,而每天 2h 遮盖治疗可使视力提高 2.3 行[111]。有趣的是,眼镜片上有压抑膜的非弱视眼视力并非总是低于弱视眼的视力,但弱视眼的视力仍可得到提升。

一些临床医生可能会分别根据每眼处方度数,选择在患者非弱视眼前戴正度数过矫的角膜接触镜或框架眼镜(甚至平光镜片)使非弱视眼雾视,从而达到遮盖的目的。虽然戴正度数过矫的角膜接触镜会被视作部分遮盖,但这种方法有助于实现全天遮盖,因为患者可能会喜欢每天 8h 或更长时间戴角膜接触镜。由于眼睛仍然受到光线的刺激,因此不用担心遮盖性弱视或反向弱视的发生[105]。如果使用光学方法强迫斜视眼注视,Caloroso 曾展开讨论并认为至少需要 3.00D 的过矫度数(或负度数欠矫),而此时患者仍有机会从镜片边缘偷看[97]。

在框架眼镜上使用眼罩贴片或胶带进行遮盖时,孩子的双眼视觉信息处理会受到干扰,但光线从镜片边缘进入,而不是像用眼贴那样完全遮盖。如果美观程度提升,患者的依从性也会提高,且发生遮盖性弱视的可能性也会降低,但因容易偷看,可能会延长治疗时间。这些因素都可能影响特定患者遮盖治疗的方案。

遮盖时长

中度到重度弱视患者戴框架眼镜视力稳定后如需给予遮盖治疗,应每天至少遮盖主导眼 2h。如果予以阿托品压抑,主导眼用药的起始剂量是周末早上一滴。

PEDIG 在两项研究中深入观察了对 3 岁至 7 岁以下重度和中度弱视儿童遮盖时间调整后的治疗效果[112-113]。严重弱视患者(20/400~20/100)被随机分配到 6h 或全天直接遮盖组。在同一研究的另一对照组中,中度弱视(20/80~20/40)患者被随机分配到 2h 或 6h 直接遮盖组。不管是哪一治疗组,4 个月治疗观察期结束时重度弱视患者的平均视力为 20/50。相较基线视力,6h 遮盖组视力平均提高 4.8 行,而全天遮盖组视力平均提高 4.7 行。不考虑遮盖时间,中度弱视组 4 个月后平均视力 20/32,两组的平均视力提升 2.4 行。这些研究结果表明,对重度或中度弱视延长遮盖时间并不会进一步提高视力,也没有证据表明不同时间遮盖组之间的视力提高速度有差异。没有足够的数据分析两组遮盖依从性的差异[112-113]。在不知道真实的总遮盖时间的情况下,只能描述规定遮盖时间与视力之间的相关性。我们也不能推断最终测量的视力是可以达到的最佳视力。即使有诸多局限,这些研究也能在很大程度上改变我们对弱视患者进行直接遮盖的方式,遮盖时间更久未必效果更好。在 PEDIG 的另一项研究中,重度弱视患者遮盖治疗的同时进行了近距离和远距离视觉活动。直接遮盖时间为每天 2h。其中一项结果显示,这些患者在 15 周后视力可提升 3.6 行[114]。这一发现引出了关于对重度弱视患者遮盖治疗是否应从更长时间开始的疑问,即使 2h 遮盖也被证明有效果。因此,在本研究的基础上,在予眼镜处方之后,中度弱视应予以 2h 的直接遮盖。重度弱视可能需要更长时间的直接遮盖,但如果依从性下降,则可遮盖 2h 且视力会有所提升。

对于伴有旁中心注视的弱视患者(通常与斜视性弱视典型相关的一种异常),旁中心注视的程度和稳定性是遮盖治疗时需要考虑的因素。当然,注视状态会影响治疗结果。监测弱视遮盖治疗效果研究(Monitored Occlusion Treatment of Amblyopia Study, MOTAS)发现,在遮盖治疗后,旁中心注视组比中心注视组的残余弱视量更多。在这项研究中,受试者每天遮盖非弱视眼 6h。但是,遮盖治疗矫正的病例比例并无组间差异。研究人员注意到,弱视性视功能缺陷的缓解程度和治疗后的视力取决于旁中心注视点的使用情况。在开始遮盖治疗前受试者戴处方眼镜适应 18 周。在这一阶段,中度弱视患者中心注视组比旁中心注视组视力提升的病例占比更高[115]。虽然目前的观点是,旁中心注视不应该否认遮盖治疗,正因如此,医生们可能希望在进行遮盖治疗同时更早进行视觉训练,以便将注视性质向中心注视引导。

遮盖治疗的注意事项

大多数医生在给患者进行遮盖治疗时会处方视近活动(例如,阅读,迷宫,点对点连

线)，PEDIG 对这种方法是否能带来额外的治疗效果进行了观察研究。他们开展的一项随机临床试验分别比较了该方法对 3~7 岁中度和重度弱视的屈光参差性弱视、斜视性弱视或混合机制弱视的治疗效果。这项研究比较了每天 2h 遮盖，同时进行近距离活动和远距离注视活动的效果。在第 8 周，远距离注视活动组平均视力提高 2.6 行，而近距离注视活动组平均提高 2.5 行。在第 17 周时，研究发现重度弱视者在进行视近活动时视力轻度提高，但没有统计学显著性差异[114]。这项研究对在该治疗方案中采用近距离活动的益处提出了质疑。

很多时候遮盖可能会干扰日常学习或娱乐活动，真正达到遮盖治疗的处方时长也不太可能。Sachdeva 等人对平均拆分遮盖持续时间（即一天遮盖 2 次）的效果进行研究，并观察了 4~11 岁中度到重度屈光参差性弱视儿童（68 例）。被观察儿童无遮盖治疗史，在研究开始前 1 个月没有接受任何弱视治疗。被观察儿童接受检查后戴全矫光学眼镜，6~8 周后复查。如果视力仍低，则开始遮盖治疗。44 例接受持续遮盖治疗，24 例采用分次遮盖。在本研究中，中度弱视眼视力达到 20/100，每天遮盖总时间 3~4h。重度弱视儿童视力低于 20/100，每天遮盖 6h。视力提高到 20/100 以上时，缩短遮盖持续时间。3 个月和 6 个月复查时两组视力差异无统计学意义。在 6 个月时，连续遮盖组比分次遮盖组视力高 4 个字母，即 0.08 logMAR 视力[116]。因此，如果不能持续进行遮盖，不要让患者完全放弃遮盖，让他们做现在能做到的，等当日晚些时候再继续遮盖治疗。

阿托品压抑疗法的注意事项

阿托品是治疗弱视的一种可行选择。主导眼戴远视眼镜的患者是很好的治疗对象。然而，阿托品的选择应该根据临床表现、对应年龄的视觉需求和对治疗的依从性谨慎选择。医生在决定剂量和频率时应仔细权衡副作用。应对家长进行宣教，宣教内容包括使用这种治疗方法的原因、遵循治疗指导以及定期复查或发现不良反应时复查的重要性。

PEDIG 调查人员比较了遮盖治疗和阿托品压抑疗法治疗 7~12 岁中度弱视儿童的治疗效果。两组治疗效果无统计学差异，患者对两种治疗方法的反应一样，阿托品组 17 周时视力提高 7.6 个字母，而遮盖组提高了 8.6 个字母[117]。应当注意的是，阿托品用于更年长儿童可能在其学习方面造成影响。这项研究表明，两种治疗方法都有效，对更年长组弱视儿童也有效。本研究采用弱视治疗的评价指标，观察到阿托品用药期间有更好的依从性。

在 3 岁至 7 岁以下儿童中，每日滴用阿托品与每日直接遮盖 6h 比较，提升视力的效果相似。一项随访研究在两年后对这些患者进行复查，发现遮盖组和阿托品组的疗效相似[118-119]。这些患者在 10 岁和 15 岁时进行复查时视力结果一致，其中 60% 的弱视眼视力仍然保持 20/25 或更好。遮盖组和阿托品组之间视力提升无差异，验证了两种治疗的有效性和疗效的可持续性[120]。

阿托品的传统推荐剂量为非弱视眼每日滴用 1% 硫酸阿托品眼液 1 滴。3 岁至 7 岁以下中度弱视儿童仅在周末滴用一滴阿托品的效果与每日用药效果相同。在比较每日用药和周末用药的效果时，没有发现视力提升速度或改善幅度的差异（4 个月后 2.3 行）。4 个月后达到最佳视力的占比达到 80%，有些病例持续 10 个月仍有视力的提升，50% 的病例弱视得到缓解[121]。随后，另一项随机对照试验观察了阿托品治疗 3~7 岁和 7~12 岁重度弱视的效果，两组视力提高分别为由 4.5 到 5.1 和 1.5 行[122]。

阿托品的副作用包括在视远和视近持续的视物模糊（特别是远视眼尤其明显）。使用阿托品时，全天视物模糊可能会影响患者在学校的表现和视近需求。正是由于这些原因，阿托品通常只用于 7 岁以下的儿童。除了视物模糊以外，阿托品的副作用还包括畏光、过敏、眼部刺激和药物中毒的风险（皮肤干燥、口干、发烧、心率加快、脸红和易怒）[118]。

反向弱视或单眼弱视治疗后的健眼视力下降是值得关注的副作用，特别是采用全天遮盖法进行弱视治疗时。即使使用阿托品，这一问题仍然存在。在评估阿托品治疗效果的研究中，有少数怀疑为反向弱视的病例。然而，停用阿托品后反向弱视消失。这种担忧源于对全天遮盖的依赖，但是随着遮盖持续时间的减少，这种担忧很少被注意到，即使发生也不会持久。

斜视的影响

对伴有斜视的弱视眼判断视觉功能预后应更为谨慎。提高视力是一个目标，但这一目标是否能实现受眼位和注视性质的影响。研究一再表明，治疗之后视觉功能异常很难完全得到改善。斜视或高度屈光参差性弱视眼，视力可能无法持续保持在 20/20。将良好视力作为目标可能更有效，以使视力与双眼抑制达到平衡。

在对 104 例 3~8 岁屈光参差性弱视眼遮盖治疗或阿托品治疗效果的回顾性分析中，Hussein 得出了几个结论。具备以下几点时，弱视眼治疗失败（视力 20/40 或更低，或视力提升未超过 3 行或以上）的风险更高：年龄超过 6 岁、散光超过 1.50D、依从性差或弱视眼初始视力 20/200 或者更低。但斜视、屈光参差和屈光不正均不是治疗失败的重要因素[123]。这与先前的知识相矛盾，让我们怀疑斜视是否真的是预后的负面指标。

斜视可继发于遮盖治疗。曾有学者观察 3~7 岁斜视性弱视或屈光参差性弱视儿童进行遮盖治疗或阿托品压抑治疗对眼位的影响。2 年后，那些开始治疗时没有任何斜视的病例，遮盖组有 18% 和阿托品组有 16% 发展为斜视，斜视度大多 <8$^\Delta$。一些患者在开始治疗时有小角度斜视，发展到大于 8$^\Delta$（13% 比 15%）。相反，13% 的遮盖治疗患者和阿托品组中 16% 的患者在入组时斜视大于 8$^\Delta$，在研究结束后变为正位[124]。后面这一发现支持了将遮盖作为斜视手术前的一种治疗方式，如其他文献所述，这种方法可能只适用于中度弱视。

光学离焦

作为另一种遮盖方法，一些医生可能会根据屈光不正度数选择在非弱视眼前制造光学离焦或处方平光镜，让患者全天或部分时间戴镜。Tejedor 和 Ogallar 比较了阿托品压抑法和光学离焦法治疗一组 75 例 2~10 岁屈光参差性弱视的疗效。光学离焦组使用矢量投影仪显示视标，让受试者配戴偏光眼镜注视一个 20/50 大小的字母，然后在非弱视眼前增加正度数直到患者只能用弱视眼看到字母，平均附加正度数为 1.53D。每次随访中都会核对正度数并根据需要重新调整。定期随访时间为 2~6 个月，但在 3~6 个月记录数据。当连续两次随访弱视眼和健眼视力相同时就停止治疗。6 个月时阿托品组弱视眼视力的平均改善优于光学离焦组，分别为 3.4 行与 1.8 行。6 个月时，阿托品组中 80.6% 的病例弱视眼视力提升 3 行，而接受光学离焦治疗组中弱视眼视力提升相同的人数占 25%。阿托品治疗斜视性弱视（3.3 行对 1.7 行）和屈光参差性弱视（3.5 行对 1.9 行）的效果也比光学离焦组更佳。基于这一信息，虽然光学离焦法可提升视力，但尚未无证据证明这是最佳的方法[125]。

治疗效果的监测

复查频率

不管是何种类型的弱视,一线治疗应是给予最佳光学矫正的处方。强调随访的重要性和对患者的教育采用循序渐进的方式很重要。初始阶段的复查频率可维持在 6~8 周一次。当视力提升进入平台期或在几次随访时达到稳定但仍低于正常时可开始遮盖治疗。如果使用阿托品,第一次复查应在 2 周内,以监测患者的依从性和药物副作用。每一次复查都应该包括标准的病史采集,和患者讨论依从性,使用带有拥挤标志或边框的视标进行视力检查以及对调节功能和双眼视觉功能的检查。使用相同的检查方法和工具进行复查是精确测量患者视觉功能改善情况的理想方法。每次复查应分别进行单眼视力检查。虽然现在因治疗方法的改善,反向弱视已很少见,但仍有可能发生,因此应该密切监测视力(尤其是低龄儿童)。虽然所采取的临床路径和决定视觉训练时间节点可能不同,但复查必须持续并保持一致。

最初,关注重点应是提高视力。无论是单纯矫正屈光不正还是进行遮盖治疗,有良好依从性的患者视力应有所提高,甚至在第一次复查时就出现视力提高。一旦几次复查视力达到并且稳定在平台期,可按照后面的方法逐渐减少治疗。逐步减少治疗后,继续保持规律复查。如果视力仍然保持稳定,可增加复查周期至每 6~12 个月。

处理旁中心注视患者和接受遮盖治疗的患者时,复查的频率应更为频繁,每 4 周一次的复查,检查视力和注视性质是非常重要的。视力不能进一步提高可能是由于依从性差或视力进入平台期。如果这种情况持续时间超过 8 周,应排除其他病因并重新评估治疗方案。此时,可以调整遮盖方案或查看是否存在其他功能异常需要进行治疗。

治疗方案的调整

就治疗顺序而言,采用结构化的方案治疗弱视是很重要的。在对 PEDIG 研究的总结中, Chen 和 Cotter[126] 提供了一个循序渐进的、基于证据的中度弱视治疗方案(屈光参差性弱视或斜视性弱视)。

1. 根据睫状肌麻痹结果全矫散光、近视和屈光参差。远视眼,全矫或欠矫度数应双眼平衡。

2. 每 6~8 周进行一次复查,直到弱视缓解或视力提升进入平台期(稳定期)。如果弱视持续存在,开始每天 2h 的遮盖(或给予健眼每周 2 次阿托品压抑或全天戴 Bangerter 压抑膜)。

3. 每 6~8 周随访一次直到弱视缓解或进入稳定期。

4. 如果弱视持续存在,从 2~6h 延长遮盖时间或考虑其他遮盖形式。

5. 当视力提升到最佳值时,逐渐减少(如患者遮盖时间为 6h 或更久)或停止治疗并监测复发。

并不是所有的患者都符合教科书里的描述,临床医生必须做好跳出诊疗指南进行思考的准备。患者可能无法接受全矫处方,可进行一些调整以提高患者的接受度和双眼视觉平衡。虽然建议的复查频率是 6~8 周,但如果有遮盖治疗并发症风险,应对低龄患者以及形觉剥夺性弱视患者应进行更为频繁的复查。

由于 PEDIG 还没有对视觉训练的疗效进行全面的研究,所以 Chen 和 Cottter[126] 没有将视觉训练列入上述弱视治疗序列。本章后面将讨论视觉训练,但它可以作为弱视治疗方案的补充以提高治疗效果或作为弱视或视混淆问题的独立治疗方法。总体而言,积极的视觉训练可以减少 50% 的治疗时间。但是,斜视性弱视的预计治疗时间会更长[8]。

当视力达到预期终点,逐渐减少遮盖时间很重要,可减少每天遮盖的小时数,最终减少到每周遮盖的天数。目前没有任何研究能指导我们找到"正确"减少遮盖时间的方法。但我们已见过因突然中断遮盖或者过快减少遮盖导致的弱视复发。脆弱的双眼系统或两眼之间视觉技能的不同步会影响弱视复发,这为推断这类患者应进行视觉训练提供了基础。

如果在治疗方案中采用视觉训练,鼓励维持训练是很重要的(特别是在治疗结果不理想时)。在几个月的时间里,逐渐减少每周在家训练的天数和每次训练的时间是一个安全的方法。

结束治疗后的随访对确保疗效的维持至关重要。建议在积极治疗后的第一年每隔 3 个月密切复查。

视力达到可知的平台期或稳定期时却仍然存在弱视的处理方法可参考相关临床指南。研究人员对视力稳定至少 12 周的 3~8 岁残余弱视儿童进行了研究,将遮盖时间从 2h 增加到 6h,10 周后 6h 遮盖组视力提升 1.2 行,2h 遮盖组视力提升 0.5 行,这表明如果视力提升出现停滞,可延长遮盖时间,直到视力再次进入平台期[127]。

治疗结束后存在弱视复发的可能。PEDIG 对那些完成治疗(遮盖或阿托品压抑)的患者进行了为期 1 年的跟踪观察,24% 的儿童弱视复发。6h 遮盖组复发率高于 2h 遮盖组,每日滴用阿托品组的复发率高于间断用药组。这可能是由于突然停止治疗或加深了弱视程度[128-129]。如果患者确实出现视力回退,要么是治疗强度减弱的速度太快,要么是需要视觉训练才能得到长期的提升。

影响预后的因素

治疗的基本原理有几个考虑因素。单眼或双眼视力不良可影响正常发育、学习效率和某些职业的选择,如执法类职业、军队和驾驶某些车辆。患有单眼弱视的情况下,非弱视眼也有可能因为外伤或疾病而丧失视力,从而导致日常生活所需的行动能力进一步受损。影响治疗成功的因素包括弱视出现的年龄、开始治疗的年龄、弱视的类型和初始视力水平。初始视力越低预后越差[130]。

MOTAS 对影响弱视治疗效果的因素进行了观察研究。该研究纳入了年龄为 3~8 岁的屈光参差性弱视或斜视性弱视儿童(n=85 例)为研究对象。有屈光不正的患儿单纯戴框架眼镜 18 周,如仍然有弱视则进入遮盖治疗阶段,遮盖时间为每天 6h,每 2 周复查一次,持续该治疗,直到出现 3 次复查视力没有变化或 2 次复查视力出现回退则停止该治疗。所观察的因素包括弱视类型、治疗年龄、治疗前弱视的严重程度或分级、注视性质和双眼视觉状态。所有参与实验的患儿中,各组视觉功能提升的病例占比没有显著性差异。视觉功能的改善与旁中心注视无关,提示弱视相关视觉功能改善及残余弱视依赖于视网膜注视点的变化。视功能改善的占比也与初始弱视程度无关,各组视力平均值相近,尽管重度弱视组有更多的残余弱视。残余弱视不受年龄影响。屈光参差性弱视或斜视性弱组的残余性弱视无显著性差异。但是,斜视性弱视组中旁中心注视的残余弱视病例比中心注视病例的更多。轻度弱视与重度弱视之间、中度弱视与重度弱视之间的残余弱视有差异。无双眼视的受试者比有双眼视的受试者有更多的残余弱视。根据遮盖时间分组比较残余弱视,遮盖时间不足 50h 的病例残余弱视更低。遮盖时间少于 0.5h/d 的病例,残余弱视更多,且遮盖时间少于 1h/d 组弱视缓解占比明显较小。遮盖时间超过 1h/d 可获得良好的治疗效果。遮盖 1h 与遮盖 6h 以上的中等遮盖强度视力提升效果相似,但在处方少量遮盖时间时需特别谨慎,因为比较有代表性的实际遮盖时间是处方遮盖时间的 50%。轻度弱视在治疗初期戴镜矫正后视力提升的比例更大。有双眼视觉的受试者通过屈光矫正后视觉功能提升的比例高于无双眼视的受试者。遮盖时间 100h 附近剂量反应似乎进入平台区。年龄是解释视力变化的原因之一。但是,如果考虑残余弱视和视觉矫正的比例后,年龄的影响就不显著了[115]。

复视的风险会影响所采取的诊疗方案,特别是对有多种病因或斜视性弱视的患者。Caloroso 注意到,10 岁以下的复视患儿即使复视持续数月,停止遮盖后的几周内往往还是会恢复抑制。她指出,为减少抑制而进行遮盖治疗,但没有进行视觉训练建立融合是有风险的[97],这支持了对这类患者进行视觉训练以稳定病情和促进融合能力的观点。但即使如此治疗也不一定成功。治疗那些最初即有复视的病例,需要谨慎对待治疗方案。

患者教育

如前所述,对患者及其家属进行治疗流程和步骤方面的教育对于促进患方的理解和提高依从性是非常重要的。应告知患者或家长诊断、预后好和不好的方面、治疗方案和顺序以及预估的治疗时间。与患儿家庭讨论治疗方案时,需权衡这些因素,应根据他们的期望和偏好调整方案,提高配合度。视光师应讨论不进行弱视治疗的风险,包括对学习和未来择业的影响以及非弱视眼的损伤风险。应强调配戴防护眼镜的重要性并通过随访持续监测患者病情的重要性。视光师和患儿家庭签署知情同意是必不可少的。

依从性

让患儿和其家人有积极性且愿意合作是最重要的治疗因素之一。不愿参与治疗将是治疗成功的障碍。保持治疗积极性和依从性也是一个挑战。由于治疗成功与否取决于依从性,在考虑治疗弱视时,给予患方书面和口头说明是很重要的。需要具体说明的信息可能过多。给患方提供能带回家查看的信息有利于其了解病情和治疗、提高治疗积极性以及保持复查。应写一份正式的文件说明需遮盖哪只眼、遮盖时间、应进行哪些手眼协调训练、这些方法是如何制订的以及患者应如何进行每个项目的训练,还有患者应何时复查(图 25.4)。如果需要补充药物压抑疗法,该文件应包含给药时间表、药物储存注意事项(应置于儿童无法接触之处)、药物副作用以及出现不良副作用时的紧急联系电话(图 25.5)。

依从性影响治疗结果。在 MOTAS 中,遮盖剂量监测器(occlusion dose monitor, ODM)被用于量化遮盖时间。依从性从 33% 至 58% 不等。结果表明,年龄、弱视的严重程度或之前的视力改善对患者的依从性似乎没有影响。有趣的是,该研究还发现依从性随剂量的增加而成比例地下降[115]。医生在决定遮盖剂量和如何鼓励患者以最大限度地提高依从性时应小心谨慎。

家长说明:左眼弱视

遮盖时间表:每天2h,遮盖右眼。

时间	星期日	星期一	星期二	星期三	星期四	星期五	星期六
右眼	2h	2h	2h	2h	2h	2h	2h
左眼							

治疗: 全天戴镜。根据上述时间表进行遮盖。同时每天进行手眼协调训练30min,包括:

    堆玩具

    爬行

    拍蛋糕

    抓物体/玩具

    追踪目标

    接球

后续预约:_____

医生名字:_____

紧急联系信息(地址/电话):_____

图25.4 遮盖治疗的家长说明(Adapted from Kattouf VM.Options in amblyopia. In:Duckman RH,ed. *Visual Development*,*Diagnosis*,*and Treatment of the Pediatric Patient*. Philadelphia,PA:Lippincott Williams &Wilkins; 2006:382-392.)

家长说明:左眼弱视

阿托品给药时间表:周六、周日早上,右眼滴1滴。

时间	星期日	星期一	星期二	星期三	星期四	星期五	星期六
右眼	×						×
左眼							

谨慎使用阿托品,存放在儿童接触不到的地方,将阿托品保存在原装安全容器中。 如果出现下面所述的眼部或全身副作用,请致电医生并停止使用。

眼部副作用(罕见):过敏性眼睑反应、局部刺激或发红、反向弱视

全身副作用(罕见):皮肤和/或口腔干燥、发热、心率加快、潮红和刺激

注意:

1. 如果您对光敏感(继发于瞳孔散大),请戴太阳镜或宽边帽。

2. 告知医生正在使用阿托品,特别是在急诊。

后续预约:_____

医生名字:_____

紧急联系信息(地址/电话):_____

图25.5 阿托品压抑疗法的家长说明(Adapted from Kattouf VM.Options in amblyopia. In:Duckman RH, ed. *Visual Development*,*Diagnosis*,*and Treatment of the Pediatric Patient*.Philadelphia,PA:Lippincott Williams &Wilkins;2006:382-392.)

对患者的心理影响

患者的依从性是治疗成功的关键。然而,对父母来说鼓励低龄儿童遵守规定可能是一项艰巨的任务。年幼的孩子可能会因为脸上有遮盖眼罩的感觉或他们现在看不太清楚的事实而抗拒遮盖。然而,稍大一点的孩子因已经有自我意识,戴眼罩可能会感到尴尬或难为情（尤其是在公共场合）。他们也可能有视力问题,导致视功能下降。

一项关于 3~7 岁弱视儿童阿托品与遮盖治疗效果的研究曾就弱视治疗对心理的影响进行了评估。该研究使用弱视治疗指数、一份家长问卷、治疗给父母或其他家属造成的压力、对患者的感知能力和遵守治疗要求的能力进行了分析调查。调查问卷是在治疗 5 周后进行的。患者及其家属对两种遮盖方法均有良好的耐受性,但在心理上更倾向于阿托品。年龄、弱视深度和弱视原因对得分影响不大。遮盖的具体形式、治疗相关的耻辱感和另类感都影响依从性[131]。

年龄对治疗效果的影响

相关研究还讨论了敏感期以后的干预效果。传统观点认为,通过遮盖的方式进行干预的起效年龄不会超过 7 岁,这已被证明是错误的。在一项针对 7~17 岁儿童的研究中,13~17 岁组有 47% 的病例即使之前没有接受过治疗,视力也得到了改善。如果有弱视治疗史,视力改善并未高于对照组[12]。另一项 Khan 的研究证实了这一发现[132]。在其研究中,61 例屈光参差性弱视接受了遮盖治疗,年龄 12~30 岁,平均年龄 17 岁。受试者每天遮盖非弱视眼 2~4h。在连续 3 个月视力无改善的情况下结束观察。平均基线视力为 20/132,观察终点的平均视力为 20/32。视力达到 20/20 和 20/25 的成功率分别为 54% 和 77%[131]。Fronius 等人也证实了这些发现。他们分析了 5.4~15.8 岁屈光参差性或斜视性弱视儿童每天遮盖 6h 的数据,并使用设备监测遮盖时间。尽管治疗在任何年龄都能有效地改善视力,但最大治疗效果确实出现在 7 岁之前,此后视力提升率稳定下降[133]。

一项 meta 分析表明,7~13 岁中度和重度弱视对治疗的反应不如 3~7 岁组。两组视力都有改善。对于严重弱视,3~5 岁儿童比 5~7 岁儿童对治疗有更大的反应。对于中度弱视,这两组反应相同。受试者接受每天 2h 遮盖、1% 阿托品压抑或每天戴 2h Bangerter 压抑膜[13]。

预后虽然受年龄影响,但不受年龄限制。我们知道任何年龄都可能发生改变。虽然我们对所能达到的视力知之甚少,但我们知道神经可塑性可能会导致视力的变化。当然,我们已经看到,更早的治疗可以更快地取得疗效,从而可以更早地实现双眼视觉的整合。有更好的视觉技能作为学习和发育的基础,患者在教育、日常生活和心理影响方面受到挫折的可能性就会减少。

弱视的临床特点

弱视类型不同,对患者的管理和目标也不尽相同。对于斜视性弱视,轻度弱视（20/40~20/50）的治疗目标应设定为避免复视（特别是伴有异常视网膜对应时）。视力达标后,应重新评估双眼视觉的预后。旁中心注视是这一人群的另一个限制因素[97]。Von Noorden 指出,如果在 5 岁之前开始治疗,旁中心注视不会成为视力提升的主要障碍。然而,旁中心注视的角度大小和稳定性对预后有影响。旁中心注视角度越大,视力越差,越难以取得完全的治疗成功[134]。最后,垂直性的旁中心注视可能提示双眼注视条件下的垂直偏差并导致预后不良。

Hardman 发现,在比较双眼中心凹注视的屈光参差性弱视与"微小斜视的相同人群(一种同时有微小角度斜视和旁中心注视的屈光参差性弱视)"的治疗结果发现,微小斜视可达到的最佳矫正视力为 6/9(20/30),而双眼中心凹注视的病例最佳矫正视力为 6/7.5(20/25)。未观察到治疗后所能达到的最佳视力与初始或最终年龄相关[135]。

形觉剥夺性弱视的预后也很差。为取得良好治疗结果,必须在生命早期尽早开始干预。结构异常必须治疗,治疗后要及时随访。由于先天性白内障导致的形觉剥夺,即使在出生后的最初几个月内进行治疗干预也可能无法获得 20/50 以上的最佳矫正视力。

与之相反,双眼屈光等同的弱视和屈光参差性弱视(尤其是能建立并维持稳定双眼视的患者)在治疗干预后视功能的预后良好。

判断预后的检查

图形视觉诱发电位(pVEP)可用于弱视的诊断检查,特别是那些难以测量视力的患者群体。通常,弱视患者的 pVEP 振幅降低,P100 潜伏期延长。Chung 的前期工作评估了治疗前和治疗后潜伏期数值并指出在测量 VEP 的 P100 中可能有提示治疗成功或预测预后的因素。虽然样本量小,但斜视性与屈光参差性弱视眼该值似乎没有差异。pVEP 的 P100 与遮盖治疗后视力的改善有关[136]。之前,Iliakis 测量了斜视性弱视的 P100 值,并比较中心凹注视眼和旁中心注视眼后发现,旁中心注视眼的 P100 值确实更大,这组患者的视力预后更差[137]。

Ridder 检索了早期关于图形 VEP 的研究,并决定使用扫描 VEP(sVEP)测量治疗前的视功能状况,以评估这是否可作为治疗后 Snellen 视力提高的良好预测因子。研究包括 17 例屈光不正性或斜视性弱视患者。治疗方法根据弱视的类型而定,双眼等同的屈光不正性弱视接受光学矫正和视觉训练以解决调节功能异常。屈光不正性弱视视力提高到 20/60 或更好后,接受光学矫正和部分遮盖(每天 2~5h)同时配合视觉训练解决注视性质、调节、空间感知和双眼视异常等问题。斜视性弱视接受全天光学矫正、全天或部分遮盖和视觉训练。治疗持续时间为 12 个月或更短。研究发现,sVEP 测量的治疗前的视力是预测治疗后 Snellen 视力的一个良好的预测指标,预测视力与实际最终视力相差 1 行 logMAR 视力。屈光不正性弱视和斜视性弱视组间无显著性差异[138]。VEP 是一种未被充分利用的工具。由于 VEP 客观测量大脑皮层水平的反应,这一方法成为比当前的工具(如激光干涉仪)更准确的预测方法。

主动视觉治疗

视觉训练可选择不同时间点开始,需根据检查结果或患者的准备情况,而患者的准备情况取决于年龄、合作程度、遵循指示的能力和行为。许多医生首先通过一些形式的遮盖治疗观察视力的改善情况,但一些医生也可能在治疗初始就推荐视觉训练,同时配以眼镜的处方和可能的遮盖治疗。这可能源于这样一个问题:为什么要将视力独立出来,正如 Leonard·Press 所说[96],"弱视不仅仅是视力下降,而是视觉功能下降。"这一思维提倡在治疗开始时就着手处理视觉过程中存在异常的各个方面。

与往常一样,任何形式的干预治疗都有副作用,需要谨慎对待,视觉训练也不例外。虽然复视很少见,但也有可能发生。虽然在治疗过程中会有检查和平衡,但患者需要提前意识到这种可能性。

Caloroso 指出当双眼问题没有解决时,视力的改善就不能持久[97]。Press 指出了处理视觉信息异常的重要性[96]。双眼视觉信息整合有助于维持较高的信息处理水平,特别是对于弱视或之前有过弱视的眼睛,降低复发的风险。研究者建议将视觉训练的目标设置为改善双眼视觉和视觉信息处理能力,可减少复发的可能性(尤其是屈光参差性弱视)。FitzGerald 和 Krumholtz 在一项回顾性研究中观察了屈光参差性弱视的复发率。他们找到三组:单纯光学矫正;光学矫正和遮盖治疗;光学矫正和遮盖治疗联合视觉训练。患者在停止治疗后 1~2 年接受检查。单纯光学矫正组 50% 的病例保持视力稳定。光学矫正和遮盖治疗组中 60% 的病例保持视力稳定。第三组加入了视觉训练的积极治疗方法,100% 的病例保持视力稳定。在对各年龄组(4~6 岁 11 个月、7~9 岁 11 个月和 10~14 岁)进行比较时,10~14 岁年龄组的儿童保持视力稳定的比例最高为 86%。在那些视力回退的病例中,没有病例视力低于治疗前视力[89]。

治疗概念路线

弱视患者在比较两眼视力和视觉技能时有一个可感知的终点。然而,这可能不是真正的终点,也不应该阻止我们为患者寻求更好的治疗效果。在某些情况下,弱视患者在视觉技能方面确实存在困难,导致他们无法达到预期的水平,这可能是因为非弱视眼的视觉技能不高,或者是两只眼睛协同工作时存在的问题。因此,只将弱视眼隔离出来处理可能不是最好的策略。当我们选择只强调视力的治疗形式时,我们就会这样做。虽然戴框架眼镜和遮盖治疗已被证明可提高视力和立体视觉,但弱视患者的其他视觉技能存在缺陷,这些异常包括调节功能、对比敏感度、注视能力、眼球运动功能、双眼视觉功能、运动感知和游标视力[139]。阅读速度和精细运动技能也会受到影响[126]。当有其他缺陷时,应鼓励进行积极的视觉训练。

立体视觉的出现可为视觉提升提供更好的基础。如果在眼镜矫正或遮盖之后开始治疗,可能已有能测量到的立体视觉提升,这可以推动患者在治疗过程中持续进步。一项研究观察了 3~18 岁接受遮盖治疗的屈光参差性弱视儿童的治疗效果发现,立体视觉在治疗后得到了改善(尽管仍低于同龄无弱视儿童)[140]。这可能为改善视觉功能提供更好的基础,成为双眼视觉系统的"黏合剂"。当双眼融合功能不佳时,如斜视性弱视,将单眼视觉技能提高到最大仍将有助于实现视力和视功能的最终目标。

传统方法

视觉训练的传统方法仅限于单眼技能的纠正。视觉训练最初在患者进行直接遮盖治疗时进行。医生们会给患者一份训练清单,让他们遮盖时间内进行训练,训练需在 30min 内完成。这些训练旨在改善注视时的眼球运动技巧、追随或扫视,调节功能,或粗大运动技能,这是在遮盖期间的常见做法。在视力达到中度弱视程度或患者年龄足以接受主动治疗之前,不会开始在院视觉训练。治疗计划仍将集中于上述领域,但将在治疗方案中纳入更为结构化的技能发展。积极在院训练(特别是对屈光参差性弱视)将包括脱抑制训练和视觉感知技能训练,以及强调双眼视觉信息的整合能力。单眼治疗针对的是继发性单眼视觉异常,而不是主要的双眼视异常,这将是治疗计划的目标。

建议开始视觉训练的时间尽量接近敏感期,可避免因弱视而造成的视觉及其他发育障碍。如果患者对目前治疗没有反应或视力已经稳定,也可以增加视觉训练。如果患者已经达到中度弱视,效果会更好。当然,随着视力和视觉功能的改善,依从性和结果会更好。有学者认为,视觉训练的最佳候选人是那些有最低水平的立体视觉(至少800″)和没有恒定性斜视的儿童,这样他们能更好地使用双眼或双眼视。

证据基础

弱视的视觉训练旨在解决眼球运动和注视、空间感知、调节和双眼功能方面的缺陷。视觉训练的目标是纠正这些缺陷,随之而来的是单眼技能的平衡和双眼视觉功能的整合。单眼治疗的方法包含视觉刺激技术,该技术可以提高弱视眼的视力并促进更为正常的眼球运动,中心注视和调节功能。由于双眼视觉的主动抑制是单眼弱视的潜在病因之一,因此脱抑制训练应在双眼注视条件下进行。如果患者能够配合,可使用仪器内部空间模拟双眼注视状态,使用一级、二级和三级融像视标进行训练[8]。另外,之所以推荐主动视觉训练是因为一些研究表明,改善单眼视觉功能的训练方法可缩短弱视治疗持续时间。一旦视力得到改善、达到轻度弱视的视力水平(20/40~20/60),应重新评估和治疗残留的双眼视觉异常(特别是抑制)[8]。据估计,非斜视性屈光参差性弱视达到最佳视力并建立正常双眼视觉功能的治疗时间需进行15~25次到院训练,尽管大多数私人医生可能会认为实际所需疗程比这更长。合并有斜视和屈光参差性弱视的预期治疗时间更长。

直到最近,主动视觉训练治疗弱视的效果仍无大规模研究。PEDIG曾尝试评估其疗效,并开展了一项旨在研究将主动视觉训练纳入弱视治疗方案中的可行性的文章。他们招募了7~13岁斜视性(近距离非持续性斜视)和屈光参差性弱视儿童,制订了一套技术方案用于为期16周的主动视觉训练。其中包括每周45min的在院训练,同时进行每天2h的遮盖治疗以及30min近距离视觉活动和30min通过训练软件完成的家庭训练。对照组则进行遮盖治疗和空白视觉训练。由于招募的受试者数量不足,该研究的结果无法发表。然而,那些被纳入实验的患者通常能够根据研究方案完成观察[139]。

正如本章前面所提到的,一些医生倾向于放弃遮盖治疗,而在一开始就采用双眼视觉训练。视觉训练通常是个性化的项目。医生在训练室指导患者进行训练时,会采用一系列的双眼视觉活动。很难基于一项研究创造出一种通用方法、设计一套对治疗组的所有参与者都有效的训练内容。由于弱视是一种双眼视觉异常的单眼表现形式,探索双眼治疗路径将是非常有意义的,并将建立一个视觉训练的平台供后期研究。研究人员曾观察了将单眼或双眼进行的知觉学习和视频游戏作为一种治疗形式的可行性,结果显示使用双眼训练可以成功治疗弱视患者。

运用技术和游戏系统来控制参数和技巧得以实现并显示出有效性的研究被设计和执行后,证明这些方法在治疗弱视方面提供了新的思路。最初,视频游戏是通过被动视觉刺激和主动游戏的方式对弱视眼进行单眼训练。此后的研究进行了单眼知觉学习结合遮盖治疗效果的观察。这种治疗方法比单独遮盖的效果更好。然而,建立双眼视觉的结果尚不清楚。注视技术随后转向在双眼同时注视背景和图像时进行双眼分视刺激,此时只在弱视眼前呈现视标[141]。最近,又出现了另一种旨在建立双眼视觉的分视视标,降低非弱视眼前图像的对比度,直至实现双眼融像。每个患者所需对比度不同。在整个治疗过程中,随着弱视眼的功能改善,需调整对比度直到双眼所看到的图像的对比度一致。在一项研究中,这一治疗持续 4~6 周,每天 1h。迄今为止,大约 192 名成人和儿童接受了这种持续变化的治疗方法。17 岁以上成人视力平均提高 0.24 log MAR,儿童视力提高 0.16 log MAR。成人立体视觉提高 2.55 log MAR,儿童立体视觉提高 0.19 log MAR[141]。虽然这种治疗方法很有前景,但却没有预期的那么有效。

Tsirlin 等在其 meta 分析中系统回顾了关于现有治疗方法有效性的文献。分析结果提示,年龄和弱视类型对治疗后视力和立体视觉都没有影响。训练持续时间和小时数并非影响因素。更差的初始视力(弱视程度较重)是视力和立体视觉提升的有统计学意义的预测因子。重要的是,这些视觉训练方法(单眼观看、视频游戏、知觉学习、视觉观看)在治疗选择中没有差异。参与研究的受试者中 56% 视力至少提高 0.15 log MAR,32% 的参与者视力至少提高 0.2 log MAR。屈光矫正加遮盖比知觉学习训练的视力提升更显著,但没有关于双眼分视训练和视频软件训练的研究,这提示开展更大规模的临床实验可能有助于训练方法标准化。出现复视的风险仍然存在,但尚未见报道[142]。

这些康复方法结果的可变性并不能允许我们根据其结果得出应将视觉训练纳入弱视标准化治疗方案之中的观点。这种形式的视觉训练在提高视力方面是否比传统治疗方法效果更优并不明显,而其改善双眼视觉的效果是否更优也还没有定论。单纯遮盖治疗可提升双眼视觉,体现立体视觉的提升,但是其对降低弱视复发率发挥的作用并不确定。

视觉训练的治疗顺序

视觉训练是一种针对患者视觉异常的个性化训练,通常以每天家庭训练结合每周在院训练的形式进行。训练中的动作是在为患者提供反馈的条件下进行的。逐渐增加训练需求,使患者视觉功能得到改善。

许多医生治疗弱视采用通行的治疗顺序,首先给予最佳光学矫正处方,然后进行遮盖治疗。主动视觉训练或者始于视力开始进入稳定期,或者始于整个治疗期的初始阶段。这种治疗方法可以在家遮盖治疗时开始进行(特别是以提升单眼功能为目标时)。患者开始在院训练后可继续进行家庭训练。单眼训练的目标旨在改善眼球运动功能、调节功能和感知能力。此后,视觉训练进入双眼视野内的单眼功能训练和双眼视觉功能训练,并以双眼视觉和感觉整合训练结束[96]。

主动视觉训练的新思路是从双眼视野中的单眼训练开始,跳过单眼训练阶段。曾有学者主张这一假设,即弱视是双眼视觉异常导致的单眼异常,治疗时针对实际存在的双眼功能缺陷可能是一个更好的途径。本章前面提到的使用技术创建平台以评估这一假设已有不错的结果,但还不足以彻底改变治疗标准。目前还不确定的是,视力缓慢提升的同时重建双眼视是否更有利于患者。

无论进入主动治疗的切入点是什么,所采取的治疗路线取决于弱视的类型。屈光不正性弱视以视力分辨功能异常为主,治疗中需强调的重点与斜视性弱视可能稍有不同(斜视性弱视眼因眼球运动不准确以及缺乏双眼视觉导致视觉分辨能力和空间判断准确性异常)。患者进行训练时,需要注意这些差异。可能需要强调单眼视觉技能,特别对于斜视患者而言。因为屈光不正性弱视双眼视觉损伤可能并没有那么严重，在训练中不需要强调一些技能。因为遮盖治疗和单眼训练带来的功能改善可能已使患者恢复一定的双眼融像能力。相比之下，斜视患者需要更多的时间进行双眼视野范围内的单眼训练，并向双眼视觉训练过渡。可以采用类似的训练方法，但如何引导患者做出正确的动作、应向患者提哪些问题以及必须解决什么问题、增加什么内容或应在训练项目中强调什么内容，这些细节都因人而异[143]。

在训练室采用主动视觉训练方法治疗弱视患者时，遵循通用的临床指南是很重要的。如果进行单眼训练，可以考虑先从非弱视眼开始，这样患者就能理解训练中提到的方向和概念。给低龄患者训练，可以考虑尝试先进行训练不进行遮盖治疗，以确保患者的认知水平符合要求。应从患者可成功完成的活动开始，选择合适的大小视标并尽快向更难的视标和训练方法过渡。当弱视眼和非弱视眼的表现相等或非弱视眼表现达到稳定时，应调整训练内容。进入双眼视觉训练期后，对于斜视性弱视患者而言，所需完成的任务难度更大。这一转变对于屈光性弱视患者而言更为容易。随着视力的提升，他们将在视觉信息处理和双眼视觉方面有所收获。但是，斜视性弱视比屈光不正性弱视需要更多努力以克服抑制，因此需要更多时间进行双眼视野内的单眼训练。斜视性弱视过渡到双眼视觉阶段会遇到更多困难，因为他们需要真正学习如何一起使用两眼。当视力达到中等水平后向双眼视觉过渡则更容易[96]。

使用 Socratic 法指导治疗是另一种可带来治疗效果的方法。在进行单眼训练时，弱视眼和非弱视眼完成训练的难度有所不同。一般来说，应选择有一定难度的训练方法，可用一系列问题让患者清楚其视觉系统是如何工作的，并使用这些提问让他们意识到自己的表现已经有所改善，这将有助于向前推进训练并有助于巩固已经获得的功能改善。

当患者进入主动治疗阶段时，对其保持关注并和患者就其症状进行沟通是很重要的。有必要让患者意识到诸如模糊、复视和眼疲劳等症状。很多时候这种反馈对于指导患者完成训练非常重要。这些提示有助于让患者了解如何感知复视的出现。然而，复视这样的线索如果在患者完成动作后仍然存在，就可能是不良反应的信号，此时就不得不调整病例的处理方案。此外，复视也可能揭示患者存在其他健康问题需要检查或转诊。

根据上面总结的内容，单眼训练可以作为一种补充方法与遮盖治疗同期进行。在直接遮盖时进行的单眼训练可借助视光师发给患者的单页指导患者进行训练。应根据患者年龄判断其完成训练的能力，制成训练内容列表发给患者和家长。列表中应包括一系列肢体运动、眼球运动、调节和知觉任务。根据前面提到的研究，远距离和近距离注视训练有相同的训练效果。在院进行的单眼训练旨在改善与注视、眼球运动和调节功能相关的基本视觉技能。应选择能对患者产生合适刺激的训练方法。因此，训练内容必须与患者的年龄、视力水平和注视状态相匹配。视力提升后应使用更小的视标进行训练。对于改善一般眼球运动和调节功能的训练，实际使用的训练方法与总训练流程中改善眼球运动或者调节功能异常的训练方法一样或者接近，但训练中应特别关注所使用的视标的大小和类型。

非中心凹的注视性质会影响本阶段的训练流程。应补充改变旁中心注视的训练方法。小度数（$1^{\triangle} \sim 2^{\triangle}$）的旁中心注视是最难纠正的。中度至重度弱视伴旁中心注视的病例，训练应以达到中度或轻度弱视为目标。不稳定的旁中心注视比稳定的旁中心注视更容易纠正。任何度数稳定的旁中心注视均难以产生变化，但如果其对训练有反应并且向不稳定的旁中心注视变化,则为预后良好的指标。单眼眼球运动训练侧重于快速反应和努力看清模糊的目标有助于转移旁中心注视点。借助内视现象的训练对矫正旁中心注视有重要作用,但对年幼儿童而言,可能这一训练的难度太高。使用这些训练方法改变注视点以提高视力和视觉功能对于整个训练过程非常重要。

双眼视野中的单眼训练对所有类型的弱视都是必要的,特别是斜视性弱视或那些经过遮盖治疗和单眼训练后仍然存在两眼视力、抑制和视功能不对称的病例。双眼视野中的单眼训练也被称为双眼视野中的单眼注视(MFBF)。将单眼视觉功能过渡到双眼视觉功能对视觉功能康复是非常关键的。

临床医生会使用很多方法实现这一功能训练,比如用红色打印的工作表进行补色描记,或者使用红色眼镜注视覆盖绿色的印有黑色图像的卡片,MFBF 匹配游戏和有 MFBF 视标的一系列计算机训练软件。这些方法将弱视眼中心注视区进行隔离,同时让双眼都能看到周围区域。这种方法能教会大脑同时使用两只眼睛并提供视觉刺激以产生和重建双眼视觉信息通路。使用红色滤光片的原理是视锥细胞对可见光谱中红光更敏感。使用黄斑中心凹内密度更大的视锥细胞注视,可减少中心抑制并移动旁中心注视点[144]。

使用双眼注视训练技术可创造条件让患者必须同时处理来自每只眼睛的视觉输入。这个阶段没有融像而有 Press 所描述的"无抑制状态"。可使用包括电视机分视、Kraskin 压抑训练、分离矢量图或垂直棱镜分离训练等训练方法,提高患者同时处理来自两眼视觉输入的能力[96]。

获得双眼视觉本身就是一种成功。在这个阶段,视力会持续提升,在不加深旁中心注视的同时建立双眼视觉。而且,稳定的双眼视觉可以预防弱视复发,这可能对那些对单眼治疗没有反应的低龄儿童也有好处。这一阶段可能采用与斜视患者相似的训练方法(见第二十四章)。可能会用到斜面实体镜绘图训练法,即患者在斜面实体镜中描红时,可从简单的周边视标开始逐渐过渡到有更多细节的中心视标。在这种情况下,让患者确定他们同时看到了眼前的真实物体和另一眼前的像是很重要的。如果患者有交替抑制,训练将无法达到预期效果。本阶段的训练也可使用一些训练器械,比如同视机或平面实体镜,可以选择将视标置于斜视性弱视患者的客观斜视角或使用一级或二级融像视标以期能在注视三级视标时产生融像。在这些仪器中进行双眼融像训练时,所用图像可以先从大尺寸的视标开始,并向尺寸更小、有更多细节的视标过渡,这有助于鼓励患者正确使用调节功能,也利于提升视力。

总结

虽然视力下降是诊断的主要标准,但临床医生需要进行全面检查,以评估弱视对视觉系统的影响并排除引起视力下降的眼部疾病。成功的干预始于提倡对婴幼儿进行早期评估。虽然研究表明,我们可以在任何年龄治疗弱视,但早期发现和治疗患者能让我们在患者的生长发育、学习遇到困难和视觉功能受到限制之前最大程度发挥其潜力。正确的诊断和对视觉系统状态的评估以及行为动力学使医生能够为患者选择最适合的治疗方案。应对患者和其家人进行相关教育,鼓励他们遵守医嘱并在使用所有治疗工具(包括眼镜、遮盖和视觉训练)的同时进行定期复查,这样才能预后良好。

参考文献

1. Gunton KB. Advances in amblyopia: what have we learned from PEDIG trials? *Pediatrics*. 2013;131(3): 540–547.
2. Jonas DE, Amick HR, Wallace IF, et al. Vision screening in children aged 6 months to 5 years evidence report and systematic review for the US preventive services task force. *JAMA*. 2017;318(9):845–858.
3. Noorden GK. Mechanisms of amblyopia. *Adv Ophthalmol*. 1977;34:93–115.
4. Ciuffreda KJ, Levi DM. *Amblyopia: Basic and Clinical Aspects*. London: Butterworth-Heineman; 1991.
5. Birch EE. Amblyopia and binocular vision. *Prog Retin Eye Res*. 2013;33:67–84.
6. Kandel GL, Grattan PE, Bedell HE. Are the dominant eyes of amblyopes normal? *Am J Optom Physio Optics*. 1980;57(1):1–6.
7. Leguire L, Rogers G, Bremer D. Amblyopia: The normal eye is not normal. *J Pediatric Ophthalmol Strab*. 1990;27(1):32–39.
8. American Optometric Association Consensus Panel on the Care of the Patient with Amblyopia. Optometric Clinical Practice Guideline Care of the Patient with Amblyopia (CPG4). June 29, 1994. (Revised 1998, Reviewed 2004); St. Louis, MO.
9. Pediatric Ophthalmology/Strabismus Preferred Practice Pattern® Panel. Amblyopia Preferred Practice Pattern®. *American Academy of Ophthalmology®*. 2017;1–38.
10. Hunter D. Amblyopia: the clinician's view. *Vis Neurosci*. 2018;35:E011.
11. Simons K. Amblyopia characterization, treatment, and prophylaxis. *Surv Ophthalomol*. 2005;50:123–166.
12. Scheiman MM, Hertle RW, Beck RW, et al. Randomized trial of treatment of amblyopia in children aged 7 to 17 years. *Arch Ophthalmol*. 2005;123(4):437–447.
13. Holmes JM, Lazar EL, Melia, BM, et al. Effect of age on response to amblyopia treatment in children. *Arch Ophthalmol*. 2011;129:1451–1457.
14. Abraham SV. Accommodation in the amblyopic eye. *Am J Ophthalmol*. 1961;52:197–200.
15. Hokoda SC, Ciuffreda KJ. Measurement of accommodative amplitude in amblyopia. *Ophthal Physiol Opt*. 1982;2(3):205–212.
16. Ciuffreda KJ, Hokoda SC, Hung GK, et al. Static aspects of accommodation in human amblyopia. *A J Optom Physio Optics*. 1983;60(6):436–449.
17. Wallace DK, Lazar EL, Melia M, et al. Stereoacuity in children with anisometropic amblyopia. *J AAPOS*. 2011;15(5):455–461.
18. Singman E, Matta N, Tian J, et al. Association between accommodative amplitudes and amblyopia. *Strabismus*. 2013;21(2):137–139.

19. Levi DM, Knill DC, Bavelier D. Stereopsis and amblyopia-a mini-review. *Vision Res.* 2015;114:17–30.

20. Bradley A, Freeman RD. Contrast sensitivity in anisometropic amblyopia. *Invest Ophthal Vis Sci.* 1981;21(3):467–476.

21. McKee SP, Levi DM, Movshon JA. The pattern of visual deficits in amblyopia. *J Vis.* 2003;3:380–405.

22. Niechwiej-Szwedo E, Chandrakumar M, Goltz HC, et al. Effects of strabismic amblyopia and strabismus without amblyopia on visuomotor behavior, I: Saccadic eye movements. *Invest Ophthalmol Vis Sci.* 2012;53(12):7458–7468.

23. Holopigian K, Blake R, Greenwald MJ. Clinical suppression and amblyopia. *Invest Ophthalmol Vis Sci.* 1988;29(3):444–451.

24. de Belsunce S, Sireteanu R. The time course of interocular suppression in normal and amblyopic subjects. *Invest Ophthalmol Vis Sci.* 1991;32(9):2645–2652.

25. Multi-ethnic Pediatric Eye Disease Study Group. Prevalence of amblyopia and strabismus in African American and Hispanic children ages 6 to 72 months the multi-ethnic pediatric eye disease study. *Ophthalmology.* 2008;115(7):1229–1236.e1.

26. Friedman DS, Repka MX, Katz J. Prevalence of amblyopia and strabismus in white and African American children aged 6 through 71 months the Baltimore Pediatric Eye Disease study. *Ophthalmology.* 2009;116:2128–2134.

27. Pai AS, Rose KA, Leone JF, et al. Amblyopia prevalence and risk factors in Australian preschool children. *Ophthalmology.* 2012;119(1):138–144.

28. Fu J, Li SM, Li SY, et al. Prevalence, causes and associations of amblyopia in year 1 students in central China: The Anyang Childhood Eye study (ACES). *Graefes Arch Clin Exp Ophthalmol.* 2014;252:137–143.

29. Aldebasi YH. Prevalence of amblyopia in primary school children in Qassim providence, Kingdom of Saudi Arabia. *Middle East Afr J Ophthalmology.* 2015;22(1):86–91.

30. Wallace DK, Chandler DL, Beck RW, et al. Treatment of bilateral refractive amblyopia in children 3 to <10 years old. *Am J Ophthalmol.* 2007;144(4):487–496.

31. Fu J, Li SM, Liu LR, et al. Prevalence of amblyopia and strabismus in a population of 7th-grade junior high school students in central China: The Anyang Childhood Eye study (ACES). *Ophthalmic Epidemiol.* 2014;21(3):197–203.

32. Xiao O, Morgan IG, Ellwein LB, et al. Prevalence of amblyopia in school-aged children and variations by age, gender, and ethnicity in a multi-country refractive error study. *Ophthalmology.* 2015;122(9):1924–1931.

33. Repka M, Simons K, Kraker R, Pediatric Eye Disease Investigator Group. Laterality of amblyopia. *Am J Ophthalmol.* 2010;150(2):270–274.

34. Mocanu V, Horhat R. Prevalence and risk factors of amblyopia among refractive errors in an eastern European population. *Medicina (Kaunas)*. 2018;54(1):E6.

35. Chia A, Lin X, Dirani M, et al. Risk factors for strabismus and amblyopia in young Singapore Chinese children. *Ophthalmic Epidemiol*. 2013;20(3):138–147.

36. Tarczy-Hornoch K, Varma R, Cotter SA, et al. Risk factors for decreased visual acuity in preschool children: The Multi-Ethnic Pediatric Eye Disease and Baltimore Pediatric Eye Disease studies. *Ophthalmology*. 2011;118(11):2262–2273.

37. Ying GS, Huang J, Maguire MG, et al. Associations of anisometropia with unilateral amblyopia, interocular acuity difference, and stereoacuity in preschoolers. *Ophthalmology*. 2013;120(3):495–503.

38. Hess RF. Amblyopia: Site unseen. *Clin Exp Optom*. 2001;84(6):321–336.

39. Wong AM, Burkhalter A, Tychsen L. Suppression of metabolic activity caused by infantile strabismus and strabismic amblyopia in striate visual cortex of macaque monkeys. *J AAPOS*. 2005;9(1):37–47.

40. Barrett BT, Bradley A, McGraw PV. Understanding the neural basis of amblyopia. *Neuroscientist*. 2004; 10(2):106–117.

41. Hess RF, Thompson B, Gole G, et al. Deficient responses from the lateral geniculate nucleus in humans with amblyopia. *Eur J Neurosci*. 2009;29(5):1064–1070.

42. Li C, Cheng L, Yu Q, et al. Relationship of visual cortex function and visual acuity in anisometropic amblyopic children. *Int J Med Sci*. 2012;9(1):115–120.

43. Clavagnier S, Dumoulin SO, Hess RF. Is the cortical deficit in amblyopia due to reduced cortical magnification, loss of neural resolution, or neural disorganization? *J Neurosci*. 2015;35(44):14740–14755.

44. Duan Y, Norcia AM, Yeatman JD, et al. The structural properties of major white matter tracts in strabismic amblyopia. *Invest Ophthalmol Vis Sci*. 2015;56(9): 5152–5160.

45. Kushner BJ. Functional amblyopia associated with organic ocular disease. *Am J Ophthalmol*. 1981; 91(1):39–45.

46. Kushner BJ. Functional amblyopia associated with abnormalities of the optic nerve. *Arch Ophthalmol*. 1984;102(5):683–685.

47. Olsen TW. Visual acuity in children with colobomatous defects. *Curr Opin Ophthalmol*. 1997;8(3):63–67.

48. Cavazos-Adame H, Olvera-Barrios A, Martinez-Lopez-Portillo A, et al. Morning glory disc anomaly, a report of a successfully treated case of functional amblyopia. *J Clin Diagn Res*. 2015;9(10):ND01–ND03.

49. Repka MX, Goldenberg-Cohen N, Edwards AR. Retinal nerve fiber layer thickness in amblyopic eyes. *Am J Ophthalmol*. 2006;142(2):247–251.

50. Lempert P. Retinal nerve fiber layer thickness in amblyopic eyes. *Am J*

Ophthalmol. 2007;143(1):190–191.

51. Huynh SC, Samarawickrama C, Wang XY, et al. Macular and nerve fiber layer thickness in amblyopia: The Sydney Childhood Eye study. *Ophthalmology.* 2009;116(9):1604–1609.

52. Repka MX, Kraker RT, Tamkins SM, et al. Retinal nerve fiber layer thickness in amblyopic eyes. *Am J Ophthalmol.* 2009;148(1):143–147.

53. Andalib D, Javadzadeh A, Nabai R, et al. Macular and retinal nerve fiber layer thickness in unilateral anisometropic or strabismic amblyopia. *J Pediatr Ophthalmol Strabismus.* 2013;50(4):218–221.

54. Chen W, Chen J, Huang J, et al. Comparison of macular and retinal nerve fiber layer thickness in untreated and treated binocular amblyopia. *Curr Eye Res.* 2013;38(12):1248–1254.

55. Wu SQ, Zhu LW, Xu QB, et al. Macular and peripapillary retinal nerve fiber layer thickness in children with hyperopic anisometropic amblyopia. *Int J Ophthalmol.* 2013;6(1):85–89.

56. Harwerth RS, Smith EL 3rd, Boltz RL, et al. Behavioral-studies on the effect of abnormal early visual experience in monkeys—spatial modulation sensitivity. *Vision Res.* 1983;23:1501–1510.

57. Birch EE, Stager DR. The critical period for surgical treatment of dense congenital unilateral cataract. *Invest Ophthalmol Vis Sci.* 1996;37:1532–1538.

58. Eaton NC, Sheehan HM, Quinlan EM. Optimization of visual training for full recovery from severe amblyopia in adults. *Learn Mem.* 2016;23(2):99–103.

59. Sireteanu R, Fronius M. Naso-temporal asymmetries in human amblyopia: Consequence of long-term interocular suppression. *Vision Res.* 1981;21:1055–1063.

60. Bedell HE, Flom MC. Monocular spatial distortion in strabismic amblyopia. *Invest Ophthalmol Vis Sci.* 1981;20(2):263–268.

61. Bedell HE, Flom MC, Barbeito R. Spatial aberrations and acuity in strabismus and amblyopia. *Invest Ophthalmol Vis Sci.* 1985;26(7):909–916.

62. Flom MC, Bedell HE. Identifying amblyopia using associated conditions, acuity, and nonacuity features. *Am J Optom Physiol Opt.* 1985;62(3):153–160.

63. Quick MW, Tigges M, Gammon JA, et al. Early abnormal visual experience induces strabismus in infant monkeys. *Invest Ophthalmol Vis Sci.* 1989;30:1012–1017.

64. Lambert SR, Lynn M, Drews-Botsch C, et al. A comparison of grating visual acuity, strabismus, and reoperation outcomes among children with aphakia and pseudophakia after unilateral cataract surgery during the first six months of life. *J AAPOS.* 2001;5(2):70–75.

65. Donahue SP. Relationship between anisometropia, patient age, and the development of amblyopia. *Am J Ophthalmol.* 2006;142(1):132–140.

66. Barrett BT, Bradley A, Candy TR. The relationship between

anisometropia and amblyopia. *Progress Retinal Eye Res.* 2013;36:120–158.

67. Abrahamsson M, Fabian G, Sjöstrand J. A longitudinal study of a population based sample of astigmatic children II: the changeability of anisometropia. *Acta Ophthalmol (Copenh).* 1990;68:435–440.

68. Almeder LM, Peck LB, Howland HC. Prevalence of anisometropia in volunteer laboratory and school screening populations. *Invest Ophthalmol Vis Sci.* 1990; 31:2448–2455.

69. Wood IC, Hodi S, Morgan L. Longitudinal change of refractive error in infants during the first year of life. *Eye (Lond).* 1995;9(5):551–557.

70. Mutti DO. To emmetropize or not to emmetropize? The question for hyperopic development. *Optom Vis Sci.* 2007;84(2):97–102.

71. Aurell E, Norrsell K. A longitudinal study of children with a family history of strabismus: Factors determining the incidence of strabismus. *Br J Ophthalmol.* 1990;74(10):589–594.

72. Ingram RM, Arnold PE, Dally S, et al. Results of a randomised trial of treating abnormal hypermetropia from the age of 6 months. *Br J Ophthalmol.* 1990;74(3): 158–159.

73. Candy TR. Which hyperopic patients are destined for trouble? *J AAPOS.* 2012;16(2):107–109.

74. Birch EE, Stager DR. Monocular acuity and stereopsis in infantile esotropia. *Invest Ophthalmol Vis Sci.* 1985; 26(11):1624–1630.

75. Adoh TO, Woodhouse JM. The Cardiff acuity test used for measuring visual acuity development in toddlers. *Vision Res.* 1994;34(4):555–560.

76. Friedman DS, Katz J, Repka MX, et al. Lack of concordance between fixation preference and HOTV optotype visual acuity in preschool children the Baltimore Pediatric Eye Disease study. *Ophthalmology.* 2008;115:1796–1799.

77. Cotter SA, Tarczy-Hornoch K, Song E, et al. Fixation preference and visual acuity testing in a population based cohort of preschool children with amblyopia risk factors. *Ophthalmology.* 2009;116:895–903.

78. Kothari M, Bhaskare A, Mete D, et al. Evaluation of central, steady, maintained fixation grading for predicting inter-eye visual acuity difference to diagnose and treat amblyopia in strabismic patients. *Indian J Ophthalmol.* 2009;57:281–284.

79. Birch EE, Holmes JM. The clinical profile of amblyopia in children younger than 3 years of age. *J AAPOS.* 2010;14:494–497.

80. Hunter D, Cotter SA. Early diagnosis of amblyopia. *Vis Neurosci.* 2018;35(35):E013.

81. Fern KD, Manny RE, Davis JR, et al. Contour interaction in the preschool child. *Am J Optom Physiol Opt.* 1986;63:313–318.

82. Giaschi DE, Regan D, Kraft SP, et al. Crowding and contrast in amblyopia. *Optom and Vis Sci.* 1993; 70(3):192–197.

83. Moke PS, Turpin AH, Beck RW. Computerized method of visual acuity testing: Adaptation of the amblyopia treatment study visual acuity

testing protocol. *Am J Ophthalmol*. 2001;132(6):903–909.

84. Vision in Preschoolers Study Group. Effect of age using Lea symbols or HOTV for preschool vision screening. *Optom and Vis Sci*. 2010;87(2):87–95.

85. Christoff A, Repka MX, Kaminski BM, et al. Distance versus near visual acuity in amblyopia. *J AAPOS*. 2011;15(4):342–344.

86. Kandel GL, Grattan PE, Bedell HE. Monocular fixation and acuity in amblyopic and normal eyes. *Am J Optom Physiol Opt*. 1977;54(9):598–608.

87. Tommila V, Tarkkanen A. Incidence of loss of vision in the healthy eye in amblyopia. *Br J Ophthalmol*. 1981:65:575–577.

88. Schrader KE. Influence of dominance on susceptibility of the eye to disease. *EENT Monthly*. 1965;44:66–70.

89. FitzGerald DE, Krumholtz I. Maintenance of improvement gains in refractive amblyopia: A comparison of treatment modalities. *Optometry*. 2002;73(3):153–159.

90. Flom MC. Issues in the clinical management of binocular anomalies. In: Rosenbloom AA, Morgan MW, eds. *Principles and Practice of Pediatric Optometry*. Philadelphia, PA: Lippincott-Raven; 1990:222.

91. Cotter SA, Pediatric Eye Disease Investigator Group, Edwards AR, Wallace DK, et al. Treatment of anisometropic amblyopia in children with refractive correction. *Ophthalmology*. 2006;113(6):895–903.

92. Chen P, Chen J, Tai MC, et al. Anisometropic amblyopia treated with spectacle correction alone: possible factors predicting success and time to start patching. *Am J Ophthalmol*. 2007;143:54–60.

93. Lin PW, Chang HW, Lai IC, et al. Visual outcomes after spectacles treatment in children with bilateral high refractive amblyopia. *Clin Exp Optom*. 2016;99:550–554.

94. Pang Y, Allison C, Frantz KA, et al. A prospective pilot study of treatment outcomes for amblyopia associated with myopic anisometropia. *Arch Ophthalmol*. 2012; 130(5):579–584.

95. Ciner EB. Refractive error in young children: evaluation and prescription. *Pract Optom*. 1992;3:182–190.

96. Press LJ. Amblyopia therapy. In: Press LJ, ed. *Applied Concepts in Vision Therapy*. St. Louis, MO: Mosby; 1997:190–201.

97. Caloroso EE, Rouse MW. *Clinical Management of Strabismus*. Newton, MA: Butterworth-Heinemann; 1993:113–126, 175–200.

98. Werner DB, Scott WE. Amblyopia case reports—bilateral hypermetropic ametropic amblyopia. *J Pediatr Ophthalmol Strabismus*. 1985;22:203–205.

99. Scheiman M, Wick B. Refractive amblyopia. In: Scheiman M, Wick B, eds. *Clinical Management of Binocular Vision*. 4th ed. Philadelphia, PA: Lippincott Williams & Wilkins; 2014:471–490.

100. Amos J. Refractive amblyopia. In: Amos J, ed. *Diagnosis and Management in Vision Care*. Boston, MA: Butterworth Heinemann; 1987:369–407.

101. Chang JW. Refractive error change and vision improvement in moderate to severe hyperopic amblyopia after spectacle correction: Restarting the emmetropization process? *PLoS ONE*. 2017; 12(4):e0175780.

102. Kirandi EU, Akar S, Gokyigit B, et al. Risk factors for treatment failure and recurrence of anisometropic amblyopia. *Int Ophthalmol*. 2017;37:835–842.

103. Li J, Hess RF, Chan LY, et al. Quantitative measurement of interocular suppression in anisometropic amblyopia: a case-control study. *Ophthalmology*. 2013;120:1672–1680.

104. Wick B, Wingard M, Cotter S, et al. Anisometropic amblyopia: is the patient ever too old to treat? *Optom Vis Sci*. 1992;69:866–878.

105. Kattouf VM. Options in amblyopia. In: Duckman RH, ed. *Visual Development, Diagnosis, and Treatment of the Pediatric Patient*. Philadelphia, PA: Lippincott Williams & Wilkins; 2006:382–392.

106. Cotter SA, Foster NC, Holmes JM, et al. Optical treatment of strabismic and combined strabismic-anisometropic amblyopia. *Ophthalmology*. 2012; 119(1):150–158.

107. Wallace DK, Lazar EL, et al. Time course and predictors of amblyopia improvement with 2 hours of daily patching. *JAMA Ophthalmol*. 2015;133(5):606–609.

108. Mintz-Hitner HA, Fernandez KM. Successful amblyopia therapy initiated after age 7 years: compliance cures. *Arch Ophthalmol*. 2001;199:1226.

109. Wallace DK, Pediatric Eye Disease Investigator Group. A randomized trial to evaluate two hours of daily patching for amblyopia in children. *Ophthalmology*. 2006;113(6):904–912.

110. Pérez GM, Archer SM, Artal P. Optical characterization of Bangerter foils. *Invest Ophthal Vis Sci*. 2010;51: 609–613.

111. Rutstein RP, Quinn GE, Lazar EL, et al. A randomized trial comparing Bangerter filters and patching for the treatment of moderate amblyopia in children. *Ophthalmology*. 2010;117(5):998–1004.e6.

112. Holmes JM, Kraker RT, Beck RW, et al. A randomized trial of prescribed patching regimens for treatment of severe amblyopia in children. *Ophthalmology*. 2003; 110(11):2075–2087.

113. Repka MX, Beck RW, Holmes JM, et al. A randomized trial of patching regimens for treatment of moderate amblyopia in children. *Arch Ophthalmol*. 2003;121(5):603–611.

114. Pediatric Eye Disease Investigator Group. A randomized trial of near versus distance activities while patching for amblyopia in children aged 3 to less than 7 years. *Ophthalmology*. 2008;115(11): 2071–2078.

115. Stewart CE, Fielder AR, Stephens DA, et al. Treatment of unilateral amblyopia: factors influencing visual outcome. *Invest Ophthal Vis Sci*. 2005;46(9): 3152–3160.

116. Sachdeva V, Mittal V, Kekunnaya R, et al. Efficacy of split hours part-time patching versus continuous hours part-time patching for treatment

of anisometropic amblyopia in children: a pilot study. *Br J Ophthalmol.* 2013;97:874–878.

117. Scheiman M, Hertle RW, Kraker RT, et al. Patching vs atropine to treat amblyopia in children aged 7 to 12 years: a randomized trial. *Arch Ophthalmol.* 2008;126(12):1634–1642.

118. Pediatric Eye Disease Investigator Group. A randomized trial of atropine versus patching for treatment of moderate amblyopia in children. *Arch Ophthalmol.* 2002;120(3):269–278.

119. Repka MX, Wallace DK, Beck RW, et al. Two-year follow-up of a 6-month randomized trial of atropine vs patching for treatment of moderate amblyopia in children. *Arch Ophthal.* 2005;123(2):149–157.

120. Pediatric Eye Disease Investigator Group, Repka, MX, Kraker RT, Beck RW, et al. A randomized trial of atropine vs patching for treatment of moderate amblyopia: follow-up at age 10 years. *Arch Ophthalmol.* 2008;126(8):1039–1044.

121. Pediatric Eye Disease Investigator Group. A randomized trial of atropine regimens for treatment of moderate amblyopia in children. *Ophthalmol.* 2004;111(11):2076–2085.

122. Repka MX, Kraker RT, Beck RW, et al. Treatment of severe amblyopia with weekend atropine: Results from two randomized clinical trials. *J AAPOS.* 2009;13(3):258–263.

123. Hussein MA, Coats DK, Muthialu A, et al. Risk factors for treatment failure of anisometropic amblyopia. *J AAPOS.* 2004;8:429–434.

124. Repka MX, Holmes JM, Melia BM, et al. The effect of amblyopia therapy on ocular alignment. *J AAPOS.* 2005;9(6):542–545.

125. Tejedor J, Ogallar C. Comparative efficacy of penalization methods in moderate to mild amblyopia. *Am J Ophthalmology.* 2008;145(3):562–569.

126. Chen AS, Cotter SA. The amblyopia treatment studies: implications for clinical practice. *Adv Ophthalmol Optom.* 2016;1(1):287–305.

127. Pediatric Eye Disease investigator Group, Wallace DK, Lazar EL, Holmes JM, et al. A randomized trial of increasing patching for amblyopia. *Ophthalmol.* 2013;120(11):2270–2277.

128. Pediatric Eye Disease Investigator Group. Risk of amblyopia recurrence after cessation of treatment. *J AAPOS.* 2004;8(5):420–428.

129. Hertle RW, Scheiman MM, Beck RW, et al. Stability of visual acuity improvement following discontinuation of amblyopia treatment in children aged 7 to 12 years. *Arch Ophthalmol.* 2007;125(5):655–659.

130. Taylor K, Elliott S. Interventions for strabismic amblyopia. *Cochr Database Syst Rev.* 2014;7:CD006461.

131. Felius J, Chandler D, Holmes JM, et al. Evaluating the burden of amblyopia treatment from the parent and child's perspective. *J AAPOS.* 2010;14(5):389–395.

132. Khan T. Is there a critical period for amblyopia therapy? Results of a study on older anisometropic amblyopes. *J Clin Diag Res.* 2015;9(8):NC01–NC04.

133. Fronius M, Cirina L, Ackermann H, et al. Efficiency of electronically monitored amblyopia treatment between 5 and 16 years of age: New insight into declining susceptibility of the visual system. *Vis Res.* 2014;103:11–19.

134. von Noorden GK. Occlusion therapy in amblyopia with eccentric fixation. *Arch Ophthalmol.* 1965;73:776–781.

135. Hardman Lea SJ, Loades J, Rubinstein MP. The sensitive period for anisometropic amblyopia. *Eye (Lond).* 1989:3:783–790.

136. Chung W, Hong S, Lee JB, et al. Pattern visual evoked potential as a predictor of occlusion therapy in amblyopia. *Kor J Ophthalmol.* 2008;22:251–254.

137. Iliakis E, Moschos M, Hontos N, et al. The prognostic value of visual evoked response latency in the treatment of amblyopia caused by strabismus. *Doc Ophthalmol.* 1996;92:223–228.

138. Ridder WH 3rd, Rouse MW. Predicting potential acuities in amblyopes, Predicting post-therapy acuity in amblyopes. *Doc Ophthalmol.* 2007;114:135–145.

139. Lyon DW, Hopkins K, Chu RH, et al. Feasibility of a clinical trial of vision therapy for treatment of amblyopia. *Optom Vis Sci.* 2013;90(5):475–481.

140. Wallace DK, Lazar EL, Melia M, et al. Stereoacuity in children with anisometropic amblyopia. *J AAPOS.* 2011;15(5):455–461.

141. Hess RF, Thompson B. Amblyopia and the binocular approach to its therapy. *Vis Res.* 2015;114:4–16.

142. Tsirlin I, Colpa L, Goltz HC, et al. Behavioral training as new treatment for adult amblyopia: a meta analysis and systematic review. *Invest Ophthal Vis Sci.* 2015;56:4061–4075.

143. Press L, Kohl P. Vision therapy for amblyopia. In: Moore B, ed. *Eye Care for Infants & Young Children.* Boston, MA: Butterworth-Heinemann; 1997:155–173.

144. Malik SR, Gupta AK, Choudhry S, et al. Red filter treatment in eccentric fixation. *Br J Ophthal.* 1968;52:839–842.

第二十六章

幼儿的视觉训练

Jennifer S. Simonson

引言

　　和低龄儿童一起工作可以让医生观察视觉发育变化过程。视觉系统需要视觉经验以不断完善眼球运动控制的准确性。儿童与周围世界的互动是学习如何理解所看到内容的基础。脑眼之间的神经肌肉连接可实现双眼协调的追踪、稳定的注视、清晰的聚焦和保持双眼视线平行。视觉的快速发育也体现在感觉和认知信息处理方面。视觉和其他感觉系统的整合（例如触觉、听觉、前庭、嗅觉和味觉）可以实现对外界物体的鉴别和定位。协调性良好的视觉系统高效运作可实现由视觉引导运动技能的发育（图 26.1）。

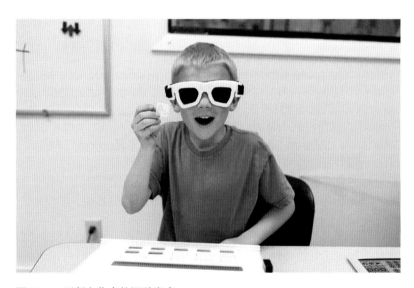

图 26.1　不断变化中的视觉发育

　　学龄前儿童视觉发育研究（Vision in Preschoolers Research Study, VIP）显示，视觉功能异常的早期诊断是可能的，而且早期诊断可增加有效治疗的可能性[1]。视觉功能障碍在低龄儿童中比较普遍，有研究显示弱视发病率为 2%~5%，斜视发病率为 3%~4%，显著屈光不正的发病率为 10%~15%。及时的干预可以让孩子免受因视觉功能不良引起的一系列问题——视物模糊、复视、深度觉感知障碍、行动笨拙、头痛和学习表现不佳等的困扰。及早使用透镜和棱镜处方可提升视觉功能并获得良好预后。通过早期诊断和治疗以上异常，我们能够为孩子在未来获得最佳的视觉表现铺平道路[2]。

视觉训练领域的 5 个关键视觉功能——注视、追随、聚焦、融像和视觉信息的读取

1. 注视需要视觉注意和准确注视的能力,孩子必须学会如何去看他们想看的东西。

2. 追随需要眼的跟踪运动,在这一过程中还需要同时将头和身体运动的速度及方向与眼球运动进行匹配。

3. 聚焦需要准确的调节能力以获得全程视野距离内的清晰像。

4. 融像需要双眼视轴协调一致和感觉认知,这样才能向同一方位注视并有深度觉。感觉融像、大小和距离感知(SILO 现象近小远大)以及抗抑制都需要集合和散开功能。

5. 视觉信息的读取是视觉和身体全部感觉以及运动系统的整合,对视觉信息的处理使我们能够识别所见之物、与外界沟通并进行知觉学习。

我们的视觉系统非常复杂并且在儿童生长发育期显著变化(表 26.1)。在评估孩子的视觉表现时,重要的是要确保孩子的视觉系统在年龄发展的轨道上舒适、有效和准确地工作[3]。视觉引导的运动技巧需要先看,然后通过手、脚或身体以合适的速度准确作出反应。

表 26.1　正常视觉发育过程

年龄:3 岁	年龄:4 岁	年龄:5 岁
能够将注意力从近处转移到远处	能与 3~5m 处的人进行眼神交流	视力发育到能看清 6m 远处的物体 能够维持眼神交流
良好的空间定位能力	能够画出可识别的图形	能够画出圆形、十字交叉和物体的边缘
能够进行平滑的双眼扫视	能开始将所想象的画面视觉化并能对后续动作做出计划	能够准确判断物体在空间中的位置
在注视近处和中间距离 2.1~3m 时能够保持眼位正常	具有更多的周边感知能力	能够识别颜色、大小和位置
具备一定的计划能力并且能够预知空间中的运动(能够更好地抓住运动中的球)	能进行需要想象力的游戏	有更好的双眼追踪技巧(7 岁时发育完全)
能够对物体命名 能够描述视觉经验中的空间概念(上方、下方、后面、更大、更多)	能够整合水平和垂直方向的运动	有更好的双眼视觉(能够将杯子倒满水而不会溢出来)

发育迟缓的表现(低于 25% 平均水平)		
3 岁	4 岁	5 岁
眼球运动	眼球运动	眼球运动
● 不能在追随注视运动中的物体保持头不动 ● 转移注意力时必须移动头部 ● 不能在行走的同时去注视;必须在静止状态下才能进行注视	● 只能注视 12.5cm 以内的物体 ● 在追随注视物体时出现双眼快速跳跃 ● 如果头部不动则无法保持追踪物体	● 只能注视 7.5cm 以内的物体 ● 眼球运动过程中存在小幅停顿和开始的动作 ● 在注视视标时存在看过头或没到位的现象

续表

发育迟缓的表现（低于 25% 平均水平）		
3 岁	4 岁	5 岁

手眼协调
- 不能完成 3 块不同形状积木的拼图
- 不能画圆形
- 不能折纸

空间感知
只掌握几个空间类词语（不会使用"上面、从、用、在……上"这些词汇）
- 不能根据指令放置物体
- 不能定义空间细节：如厨房与"房子"

手眼协调
- 不能在完成任务时不注视双手
- 不能用积木块搭建桥的形状

空间感知
- 不能执行以下指令：如"把玩具放在……上、里、后、前、旁边"
- 不能自己用积木拼成不同形状
- 不能复制 4 个以内的序列

手眼协调
- 感觉正方形看起来像个大写的"D"
- 不能根据示例画出三角形
- 不能完成积木拼图

空间感知
- 不能将两个三角形拼在一起组成一个矩形
- 不分左右
- 不能在绘画时根据指令将标记符号放在印刷形状的下面、上面、后面或者前面

视觉信息处理能力的评估

了解正常视觉发育的时间节点和技能发育水平有助于发现低龄儿童是否存在发育迟滞和问题。可于出现显著发育迟滞和症状之前开始干预。Douglas T. Cook 和 W. C. Maoles 的 NSUCO 视觉治疗临床速查指南（*NSUCO Vision Therapy Clinic Pocket Reference*）概括了眼球运动和视觉感知检查指南、评分和说明[4]。视光师可从这本书中方便地选择评估眼球运动和视觉感知的临床方法。除此之外，R.W. Lowry, Jr. 编写的发育视光师诊断方法手册（*Handbook of Diagnostic Tests for the Developmental Optometrist*）包括了评估视觉信息发育情况的检查方法。这本指南由视光拓展项目基金会（Optometric Extension Program Foundation, OEPF）出版，包括一些有用的表格、发育检查方法说明、测试表和评分信息[5]。如要获得更多关于检查方法和评分的细节，需要参考每个评估方法对应的检查手册。

临床工作中，Harry Wachs 制订的 Wachs 认知结构评估分析法（the Wachs Analysis of Cognitive Structures Test）是针对学龄前儿童视觉信息处理技巧的最全面的评估方法[6]。这套评估方法整合了几种发育评估方法，包括复制图形（copy forms）、画人测试（draw-a-person）和堆积木（block stacking），也包括特别针对评估视觉、触觉、运动、语言和听觉整合能力的测试。这套方法通过将不同的任务分组并节段化，以评估儿童以上功能的强弱，评估表格可鉴别发育延迟的总量。

绘画是手眼协调、记忆视觉化和精细运动顺序发展后的一项技能。画出斜线、清晰的边角和更为复杂的图形，这些技能随着练习和成熟而发展（表 26.2）。可通过临摹图片和完成绘画以评估视觉运动协调技巧的发育水平。随年龄的增长，动作的准确性、平衡性和精细程度逐渐完善。理想状态下，进入小学前的儿童可具备写字母和数字的能力。

表 26.2　绘画技巧发育时间表

绘画技巧	年龄
涂鸦	15 月龄
模仿画出垂直线条	2 岁
模仿画出圆圈	2 岁
模仿画出十字交叉	3 岁
复制圆圈（准确模仿画出圆圈）	3 岁
复制十字交叉（准确模仿画出十字交叉）	4 岁
复制正方形（准确模仿画出正方形）	4.5 岁
模仿画出斜线	4 岁 9 个月
复制三角形（准确模仿画出三角形）	5 岁
复制 2 张图片（准确画出 2 张图片）	5.5 岁
复制斜线（准确画出斜线）	5 岁 9 个月
复制被分开的矩形（准确画出分开的矩形）	6 岁

Beery-Buktenica 视觉运动整合发育测试（Beery™ VMI）[7]

年龄范围：2 岁 0 个月至成年。

所需物品：测试工具本，2 号铅笔（不需要橡皮）。

补充检查：运动协调能力测试和视觉感知测试。

说明：检查本里印有特定的图形。

检查过程中不会使用任何图形名称，这些图形都应被命名为"形状"。让患者在其绘画纸上临摹这些图形。如果连续出现三个错误可停止评分。

评估准确性和计分方法应按照检查手册说明的具体方法进行 VMI 评估（表 26.3）。但临床上使用 VMI 法时通常会作出适当的变化（注：具体方法请参考指南手册）。这些非正式的检查方法包括：开始画图形之前让患者用铅笔沿图形的线进行描画；向患者示范一遍如何画出图形，然后让患者进行模仿；在画图形的过程中允许患者使用橡皮擦进行涂改，但经过涂改的图形不应计分或者可给患者一张新的空白纸再画一次。

表 26.3　学龄前儿童 VMI 检查预期值

图形	年龄
模仿画出垂直的直线	2 岁 0 个月
模仿画出水平的直线	2 岁 6 个月
模仿画出圆圈	2 岁 9 个月
画出垂直的直线	2 岁 10 个月
画出水平的直线	3 岁 0 个月
画出圆圈	3 岁 0 个月

续表

图形	年龄
画出由水平直线和垂直直线组成的十字	4 岁 1 个月
画出向右的斜线	4 岁 4 个月
画出正方形	4 岁 6 个月
画出斜十字交叉	4 岁 11 个月
画出三角形	5 岁 3 个月
画出开放的正方形和圆形	5 岁 6 个月
画出三条相交的直线	5 岁 9 个月
画出有方向的箭头	6 岁 5 个月

患者所画出的图形是否是他想画出的样子？实际画出的图形与想要画出的图形之间有什么差别？观察在患者画画过程中是否有身体姿势的变化或者偶然出现的错误导致所画出的图形无法反应患者真实的能力？患者画图形时是否有一定的策略？他们是否尝试自我修正或者匆忙画出图形并持有"足够好了"的态度？最后，在检查 VMI 测试结果和询问患者的过程中还可以获得一些其他信息。例如，在画图形 2 时可问患者："这个图形看起来像等号（＝）还是横线（－）？"临床上可让有复视症状的患者画出他们所看到的两个像。在检查到图形 8（/）和图形 10（\）时可问：这些图形看起来都一样吗？这些图形能配对吗？"然后可检查患者是否有方向概念和图形匹配的能力。在检查到图形 17 时问："你看到多少个圆圈？"这一测试能让患者家长了解复视、双眼视觉不稳定或弱视如何影响孩子的整体发育。VMI 是一个非常好的测试，可以作为转诊患者给其他专科的参考（例如教育心理学和职业技能治疗），以进一步检查和改善精细运动、握笔姿势和矫正身体姿势的问题。

Gesell 图形复制能力发育测试[5, 8-9]

年龄范围：2 岁 0 个月至成年。
所需材料：22cm×28cm 大小的空白纸，铅笔，图形测试卡（图 26.2）。
说明：让患者"在这张纸上画出这个图形"。

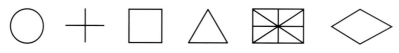

图 26.2　复制图形

测试中将对患者所画出的每个图形进行评分。可对患者落笔的次序进行编号、对图形的方向进行标记（顺时针还是逆时针）。包括有线条的交叉、闭合的角、水平底座和直线这些图形都可得分。图形总体的组织程度也可得分（各图形之间的方向、大小、一致性、细致程度）（表 26.4）。

表 26.4　学龄前儿童复制表

年龄	绘画能力的关注点
3 岁	能够准确画出圆形。对圆形的命名可增加画图的准确性。十字交叉状的图形通常可以水平地或垂直地被分开 - 分开的每个半边都是单独的线而非两个交叉的实线。正方形的角多为钝圆,看起来像圆形。3 岁时应能够画出圆形和分节段的十字交叉
4 岁	能模仿画出有圆角的正方形。画三角形比较难,难点在于画斜线的部分。4 岁儿童的目标是能完成圆形、交叉线和有圆角的正方形
4.5 岁	画正方形边角的能力提升,但画出来的形状仍像矩形。4.5 岁儿童的目标是能画出圆形、十字交叉以及正方形(有准确的直角,但可能被拉长)
5 岁	所画正方形的比例正确性提升。所画出的斜线方向多数呈垂直方向。5 岁儿童的目标是能画出圆形、十字交叉和由垂直线构成的正方形或斜线构成的三角形和分开的直角形状
5.5 岁	能够用中心点画成分开的直角形状。5.5 岁儿童的目标是能画出圆形、交叉、正方形、三角形和分开的直角形状
6 岁	能够按照逆时针的笔画顺序画出圆形、按照从上到下的笔画顺序画出十字交叉的垂直线、从左到右的笔画顺序画出水平线。能够画出由连续节段组成的正方形和 1~2 个节段组成的三角形。6 岁儿童的目标是能画出所有形状,画菱形有一定难度
7 岁	能够复制画出所有的形状

Gesell 不完整人形测试[5, 8-9]

年龄范围:2 岁 0 个月至 10 岁 0 个月。

所需材料:画有不完整的人物图案的纸、铅笔。

说明:让患者"完成这幅画"。

本测试中可让被测试的孩子补充图形中缺失的结构以使贴纸图形完整(图 26.3)。

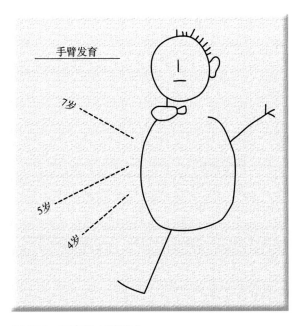

图 26.3　不完整人形测试

在本测试中需观察以下内容：①握笔姿势；②画图过程中是否存在多余的动作，比如扭动身体、踢脚或说话；③身体姿态，比如身体与画纸的距离，是否歪头或者伴有头位转动；④身体的一部分与整体姿态匹配的能力；⑤所完成图形的对称性，腿、手臂、耳朵和眼睛的大小、形状、所在空间位置是否一致；⑥细节的复杂程度，比如是否有 5 个手指、衣服是什么样的、是否画出额外的结构（比如肚脐或者眼睫毛）。评估内容包括对称性、比例和定位（表 26.5）。

表 26.5　Gesell 不完整人形测试

年龄	特征
2 岁 0 个月	涂鸦
2 岁 6 个月	涂鸦，图形中增加手或脚的细节
3 岁 0 个月	增加腿、眼、脚尖朝左的脚
3 岁 6 个月	增加手指和耳朵，可能增加眼和头发
4 岁 0 个月	增加腿、脚、手臂（通常手臂较长）。脚尖向左，手肘朝下，眼睛用圆形表示，增加身体线条
4 岁 6 个月	增加肚脐或肚脐眼，脚尖朝右，头发可能很长且眼睛很大
5 岁	完整的身体线条，头发包绕头部，耳朵位置比较靠下且没有形状，可能增加 5 个手指，眼睛为两个圆圈，手肘轻度向下，可能画有领结和领口细节
6 岁	耳朵呈点状，能够正确画出腿的形状，可画出更多二维形状
7 岁	画出正确的领结、耳朵的形状，能够自己用橡皮擦涂改错误的地方，纠正图形的长度和位置错误
8 岁	眼的形状为椭圆形且有面部表情，所增加的部分能够保持对称
9 岁	眼睛有瞳孔、眉毛和睫毛

Goodenough 画人测试

所需物品：空白的纸，铅笔。

说明：告诉患者"画一个小人"。

当孩子画一个小人图形时，要观察所画出的小人的细节、比例、对称性和特征，这些内容都会根据孩子的年龄不同按一定顺序出现[6]。2 岁以下的儿童能够涂鸦出圆形作为小人的头和脸。尽管不能总是被辨认出来，应仔细观察孩子是否能意识到头发长在他们自己的头上，这意味着所画出的小人的头发应该在代表脑袋的那个圆形的顶上。当孩子有更多意识和精细运动控制能力时，就能画一个圆形了。这个脑袋反映的正是孩子对人形象的认知，腿和手臂一般从圆形的右边伸出来，有时会用点表示眼睛或笑脸。随后在孩子的绘图构思中开始将头和身体分开，身体用一个大圆形表示，其上是一个小一些的圆形代表脑袋。额外的细节比如手指、脚、耳朵和鼻子，也会在图中出现。更进一步的细节，比如眉毛和肚脐眼会显示出孩子对大小和空间方位的概念。膝盖、手肘和肩膀显示身体的轮廓和结构。说出身体各部分的名称(如:"这个圆形代表什么?""脑袋!"),需要视觉输入和语言输出。回答"眼睛在哪儿?"这句话,需要听觉输入和视觉引导的触觉输出。

大量关于儿童对身体结构的认知、精细运动发育和视觉化技巧掌握程度的信息可通过让孩子画一个复杂图形评估(比如画出一个小人),如表 26.6 所示。在所画图形中的细节可用于评估其表现(表 26.7)。

表 26.6 画小人测试评分表:每项计 1 分

项目	特征	Goodenough 选择框	WACS 评分 22 项特征	WACS 选择框
1	头存在		头	
2	两条腿都存在		两条腿	
3	两臂存在		两臂	
4a	躯干存在		躯干	
4b	躯干长度大于宽度			
4c	显示出肩部		双肩分明	
5a	双臂和双腿都与躯干相连			
5b	腿与躯干相连:手臂在正确的位置与躯干相连			
6a	颈部存在		颈部	
6b	颈部轮廓与头部、躯干或二者相连			
7a	双眼存在		双眼	
7b	鼻子		鼻子	
7c	嘴巴		口	
7d	鼻子和嘴巴表现出两个维度,露出两片嘴唇		鼻孔	
8a	头发		头发	
8b	在头的轮廓上画有头发,完全涂抹也可以			
9a	服装		任何服装	
9b	两件衣服(不仅仅是轮廓)			
9c	完整的画出袖子和裤子(完整的,不只是图形轮廓)			
9d	四件或四件以上衣服			
9e	服装完整,没有不协调			
10a	手指		任意数量的手指	
10b	正确的手指数量			

续表

项目	特征	Goodenough 选择框	WACS 评分 22 项特征	WACS 选择框
10c	手指是二维的,长度大于宽度,且角度不大于 180°			
10d	拇指对掌			
10e	手能和手指或手臂区别开来		双手	
11a	手臂关节显示(或有肘关节、或有肩,或者都有)		双肘	
11b	腿关节显示(或有膝盖,或有臀部,或者都有)		双膝	
12a	头部比例			
12b	手臂比例			
12c	腿的比例			
12d	脚的比例		双足	
13	画出脚后跟			
14a	运动协调:线条牢固并且大部分连在一起			
14b	运动协调:所有线条都牢固且正确连接			
14c	运动协调:头部轮廓			
14d	运动协调:手臂和腿的轮廓			
14e	运动协调:容貌			
15a	耳朵		双耳	
15b	画出耳朵正确的位置和比例			
16a	眼部细节:眉毛或睫毛		双眉	
16b	眼部细节:瞳孔			
16c	眼部细节:比例		双眼睫毛	
16d	眼部细节:在轮廓图中,视线指向前方			
17a	下巴和前额都表现出来			
17b	下巴凸出			
18a	画图轮廓错误不超过一个		任何牙齿的迹象	
18b	正确和完整的轮廓图		交接线	
	总分:		WACS 总分:	

表 26.7　画小人测试

评分	对应年龄	评分	对应年龄
1	3 岁 3 个月	9	5 岁 3 个月
2	3 岁 6 个月	10	5 岁 6 个月
3	3 岁 9 个月	11	5 岁 9 个月
4	4 岁 0 个月	12	6 岁 0 个月
5	4 岁 3 个月	13	6 岁 3 个月
6	4 岁 6 个月	14	6 岁 6 个月
7	4 岁 9 个月	15	6 岁 9 个月
8	5 岁 0 个月	16	7 岁 0 个月

Gesell 积木搭建能力测试[5,9]

年龄范围：6 月龄至 5 岁。

所需物料：12~20 个 2.5cm 大小的积木块（一半给测试者，一半给患者），不透明的隔板。

说明：让患者"做一个这样的形状"。

将积木块进行堆砌、对齐和匹配形成一定的形状是儿童早期发育的一项技能。为评估这一能力，开始的时候可指导患者"搭一个和我搭的形状一样的"。可告知患者这些积木块是如何排列的，可从两个积木块的堆砌开始讲解（图 26.4A）。让患者和你一起搭建积木，同时观察这些积木块是如何互相匹配的，然后，用 3 个积木块搭一个塔形（图 26.4B）和一个有 3 个积木块形成的火车（图 26.4C）。如果患者能够完成以上任务，可继续让其搭建一个桥（图 26.4D）和一个大门（图 26.4E）。最后的模式是楼梯形状（图 26.4F，图 26.4G）。如果患者在观察搭建过程后能够轻易完成以上任务，可以加大测试难度，在有遮盖物遮挡的情况下搭建相应的结构。只在搭建完成后给患者看积木形状。再过半年后，孩子不需要指导就能够完成火车、桥和大门的搭建。

观察内容包括视觉在患者玩积木块过程中的参与度。患者在 6 月龄时应能伸手拿到并抓取积木。随后到 15 月龄时能够具备将积木块从一只手换到另外一只手和将两个积木块叠放的能力。到 18 月龄，孩子应能制作一个由 3 个积木块叠放形成的垂直的积木塔。到 24 月龄时，孩子应能搭建由 3 个积木块组成的水平的墙或者小火车。在这一难度层面的所有检查过程中，都应是由检查者先向患者说明如何搭建这些图形。如果患者能完成以上难度的检查，后续的检查应在有隔板遮挡的情况下，先由检查者搭建特定形状的积木块，搭建完成以后拿掉遮挡的隔板，给患者展示搭建好的积木形状，再给患者相应数量的积木块，让患者对照示例搭建一样的形状。36 月龄时，孩子应该能完成垂直和水平组合形成的积木桥搭建。48 月龄时，孩子应能用 5 块积木搭建完成垂直、水平和斜向组合的大门。60 月龄时，孩子能够搭建完成由 6~10 个积木块组成的楼梯。

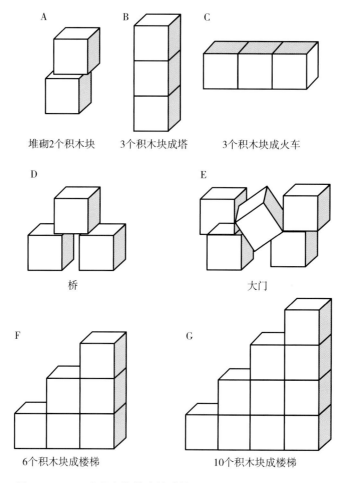

图 26.4　A~G 为积木块搭建的形状

图形拼图测试[8-9]

　　图形拼图测试可评估孩子对形状的感知能力、视觉匹配能力、形状位置的判断能力和对形状的辨别能力。三图形拼图板通常包括一个圆形、一个方形和一个三角形。六图形拼图板则使用更为复杂的形状,包括一个圆形、一个方形、一个三角形、一个椭圆形或矩形、一个钻石形或月牙形以及一个十字形(图 26.5)。也有一些分体式拼图板,这类拼图板要求被测试者将图形的不同部分进行组合后形成新的形状,并将其与拼图板中的凹槽形状进行匹配。这一部分内容可评估患者视觉思维中对部分与整体关系的认知能力。患者应能够认出整体形状以及构成整体的各个部分。

　　检查过程中可指导患者将小图形块放到拼图板中相应的凹槽中[6]。每正确放置一个形状板可得 1 分。如果患者能自己纠正错误,也能够得到 1 分。对年龄更小的孩子进行评估时可使用"试错"策略以让孩子不断尝试,然后将图形板放到合适形状的凹槽中,直到将全部图形板都放到正确的凹槽中。年龄大一点的孩子可在放置图形板前先调整图形板的方向,使其在视觉上与相应形状的凹槽匹配。当患者在放置前正确地翻转和旋转图形板时,可以说明其有更高级的发育。

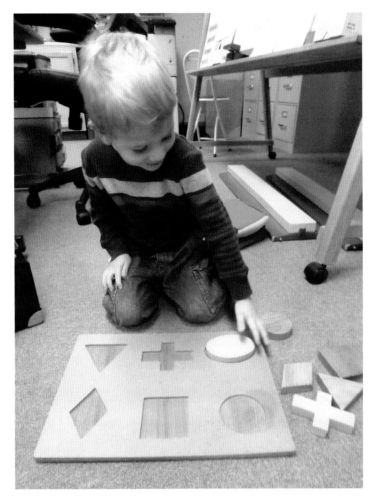

图 26.5　图形拼图测试

Wachs 结构认知分析[6]

Wachs 结构认知分析（Wachs Analysis of Cognitive Structures，WACS）由 Harry Wachs 和 Laurence James 共同创造,本方法在检查指引和对患者的反应进行评估时可同时采用非语言类和语言类的方法,评估孩子认知和运动发育的情况,是一项极有创造性的检查方法。本方法也可作为工具用于决定孩子学习过程所需活动的适宜水平。本方法一共包括 4 个测试单元,即物体识别、物体设计、图形设计和大运动能力的评估,可用于 3 岁至 6 岁 0 个月儿童的测试。

WACS 测试单元 1: 物体识别

所需材料:

1. 正方体积木块,积木块的颜色可选择以下颜色中的 2 个或更多:红、橙、黄、绿、蓝、紫、棕和黑（图 26.6）。

2. 以下形状的积木块：圆形、正方形、三角形、菱形、十字形和椭圆形（图 26.7）。

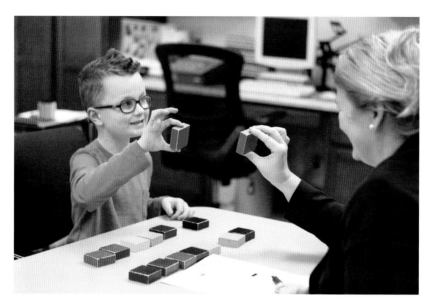

图 26.6　颜色识别

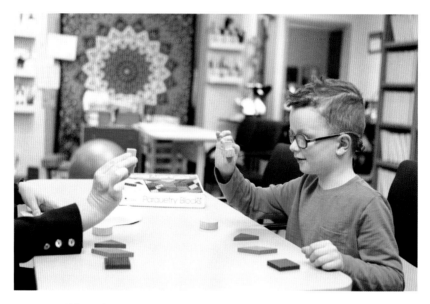

图 26.7　形状识别

3. 能够容纳以上积木块的容器，能让患者伸手触摸到这些积木块（图 26.8）。

需评估的技能：

颜色识别力：视觉（通过视觉将所看到的积木块进行匹配）。

颜色识别力：听觉（通过语言指引识别颜色）。

形状识别力：视觉、听觉和触觉。

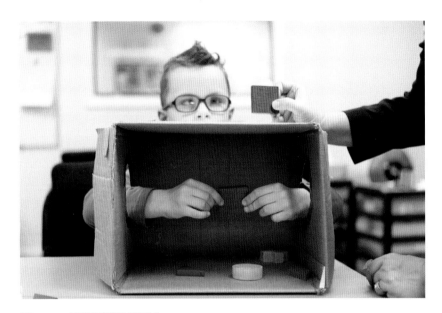

图 26.8　触觉识别形状测试

WACS 测试单元 2：物体设计

所需材料：

1. 以下形状的可拼搭积木块：正方形、三角形和菱形。

2. 以下形状的拼图板和积木块：圆形、正方形、三角形、菱形、十字形和椭圆形。此外，还需能组成以上形状的小积木块，每 2~3 个小积木块可组成以上 1 个形状。

3. 钉板和塑料钉（黄色、蓝色）。

4. 积木和钉板测试的检查说明。

需评估的技能：

方形积木块搭建能力：用积木块较宽的面搭建形状（图 26.9）。

方形积木块搭建能力：用积木块较窄的面搭建形状（图 26.10）。

用积木拼成不同形状的能力（图 26.11 和图 26.12）。

钉板拼图（图 26.13）。

完整形状拼图板。

组合图形拼图板（图 26.14）。

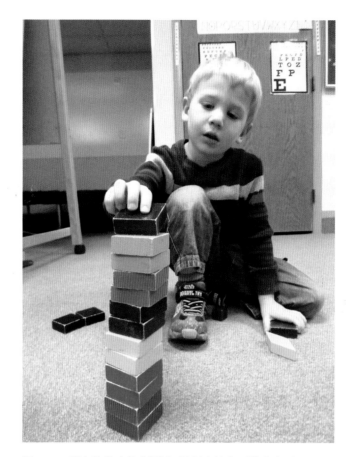

图 26.9 积木块搭建能力测试:用积木的宽面搭建造型

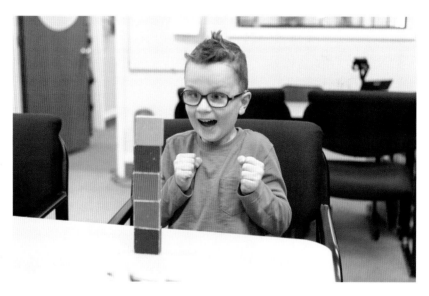

图 26.10 积木块搭建能力测试:用积木的窄面搭建造型

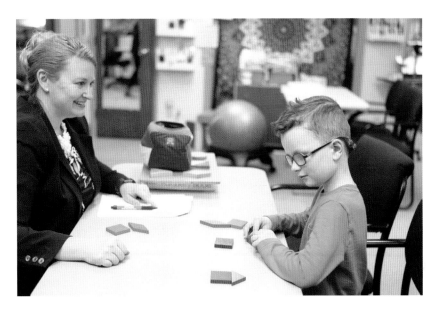

图 26.11 2D 平面形状搭建

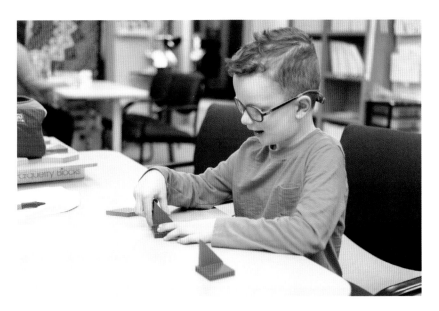

图 26.12 3D 立体形状搭建

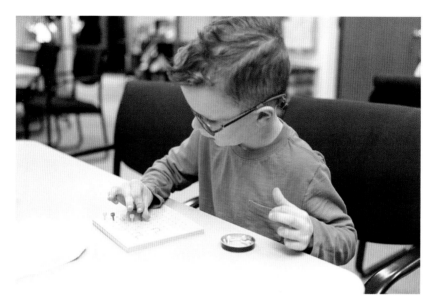

图 26.13　钉板拼图测试

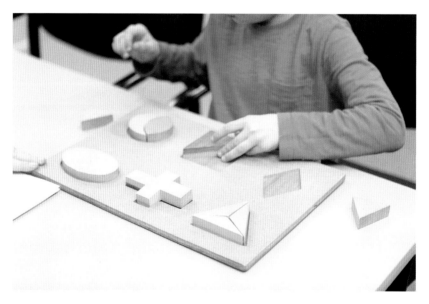

图 26.14　组合图形拼图板

WACS 测试单元 3：图形设计

所需材料：

1. 铅笔。

2. 测试本。

3. 形状模版。

所需评估技能：

绘制形状的能力：通过听觉和视觉自己绘制形状。

图形控制力：沿线条描画，跟踪线条描画（图 26.15）。

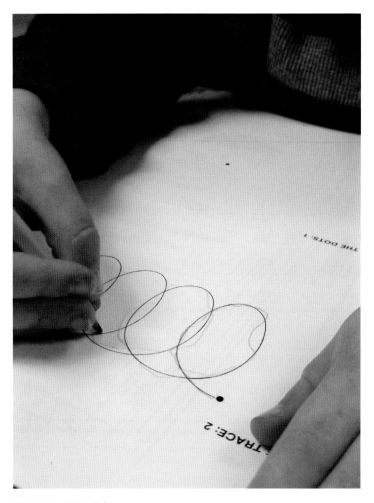

图 26.15　描画线条

图形控制力：将点用线连接的能力。

画小人测试。

用形状模型画图（图 26.16）。

条状积木搭建能力：根据卡片上的图形摆放积木条（图 26.17）。

条状积木搭建能力：没有图形范本辅助搭建积木条。

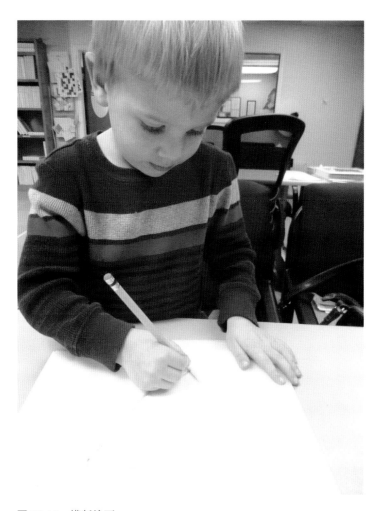

图 26.16　模版绘画

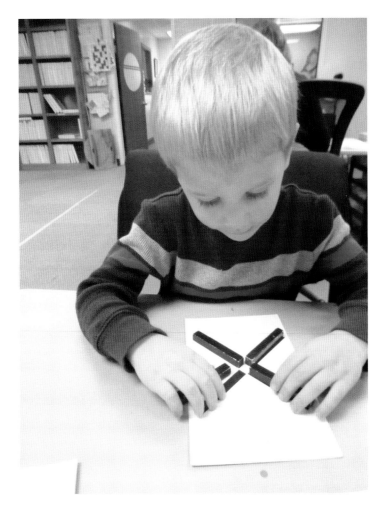

图 26.17 条状积木搭建

WACS 测试单元 4：大运动

所需材料：

1. 球。

2. 绘制有线条的地板。

需评估的能力：

平衡力。

单脚和双脚跳跃以及跨越的能力。

肢体抬升能力。

沿线行走能力。

抓球能力。

每项技能都记录在测试表中,测试结果以"Yes"（能够完成）,"No"（不能完成）或者

"NA"（未掌握）表示。测试指南中有表现评分表,包括比例、标准差和百分数评分。

站立的雪地天使[10-11]

年龄范围:3~8岁。

目的:评估双侧整合力、对身体的认知力以及大运动控制能力。

说明:患者站在检查者面前等待检查者触碰其胳膊或腿。如果胳膊被触碰到,患者要抬臂至等肩高。特别应注意的是,检查者应面对患者坐,将其双脚作为患者运动的终点。如果肢体一个以上部分被碰触,患者应同时移动其被碰触的肢体(表26.8)。

表26.8 站立的雪地天使

测试步骤		步骤	测试步骤		步骤
A.	1.	触碰右臂	C.	6.	同时触碰右腿和右臂
	2.	触碰左臂		7.	同时触碰左腿和左臂
	3.	触碰右腿	D.	8.	同时触碰右臂和左腿
	4.	触碰左腿		9.	同时触碰左臂和右腿
B.	5.	触碰两臂			

需评估的能力:

单一肢体运动(一臂或腿)。

同类肢体运动(双臂)。

同侧肢体运动(同侧胳膊和腿)。

对侧肢体运动(对侧胳膊和腿)。

站立天使所应观察的内容:

- 孩子是否必须在肢体运动时看着其肢体?
- 开始运动时是否有犹豫?
- 运动过程是否不流畅?
- 肢体运动过程中运动幅度是否过大而不是所计划的运动幅度?
- 是否必须要重复指令?
- 患者第二次是否能够纠正错误?

3~8岁儿童的大运动控制能力和准确度逐渐提升(表26.9)。

当患者能够按照测试方案完成评估时,视觉技能是否发育到相应的水平可由检查者直接作出判断,可通过比较获得标准化数据。使用比例、标准差和百分数计分可对难易程度或患者所呈现的视觉表现发育迟滞程度进行定量[2,12]。患者不修正就无法完成测试,也可通过对很多功能和行为的观察了解患者的视觉系统[13]。

表 26.9 站立的雪地天使评分标准

表现	分段	年龄水平
产生运动的肢体与被碰触的肢体无关	全部	3
可完成同类肢体运动,但单一肢体运动困难	B	4
可完成同类肢体运动、单一肢体和同侧肢体运动。在测试全程都有运动幅度过大的表现	B（A、C 伴运动过度）	5
只有对侧肢体运动幅度过大或者过小的表现	A、B、C（D 伴运动过度）	6
对侧肢体运动幅度过大的问题改善。运动分化（被触碰的肢体没有同时运动）	A、B、C（D 伴运动分化）	7
全部运动都能成功完成而不会出现运动幅度过大	A、B、C、D	8

视觉技能训练

给这个年龄段的孩子制定视觉训练方案时,了解这个年龄段孩子应该能完成的活动并作出孩子能理解的指引是非常重要的。通常,几个持续时间短的训练项目组合比几项需要较长时间才能完成的任务更合适。但是,很多训练方法可分解为不同的训练难度以强调视觉信息处理过程的复杂性。如果患者喜欢进行某项训练并且愿意学习,则可进行反复的练习。

针对低龄儿童或发育迟滞患者的视觉训练所需的变换内容

1. 用真实的物体开始训练（操作积木、手指偶人、数小熊）。
2. 使用真实物体的图片（一张橄榄球的照片）。
3. 使用普通形状（圆形、正方形、三角形、十字交叉形）。
4. 使用容易辨认的符号（花朵、苹果）。
5. 完成动态的动作（翻滚、爬行、站立、行走、跳跃）。
6. 创造能让孩子自然作出规定动作的环境（比如为让孩子向上方注视,可使用气球、泡泡或者在天花板悬挂一个球）。
7. 整合孩子感兴趣的元素（玩具小汽车、积木块、小猫、火车）。
8. 参与到活动中:训练者可以和患者一样戴上红/绿眼镜!

Linda Sanet（COVT）[14] 总结的临床要点

规则 1:知道且了解你的患者。
规则 2:孩子不是小号的成人。
规则 3:了解视觉信息处理过程。
规则 4:保持灵活性。
规则 5:保持创造力。

1. 你的部分工作将是填补发育缺口并建立一项强大的技能基础。应深入了解原始反射、韵律、身体拼图、拍手游戏、大运动、双侧肢体整合和黑板写字等行为。
2. 关注完成动作本身,不要期望动作的掌握程度。要知道在这个年龄,对侧肢体运动可能在该年龄段还没发育完善。肢体运动幅度过大也很正常。

3. 准备一些备选动作。一个动作可能有益,但在某些时间可能并不起效。

4. 将动作调整到合适的水平,例如可调高或者降低 Marsden 球的高度。

5. 训练工具包括迷你蹦床、滑板车和健身球(需注意监护)。使用气球、泡泡、球、羽毛、闪光灯、弹子、简单的猜谜游戏、积木块、彩色小珠子、纽扣和能够发出声音的小东西。

视觉治疗运动

低龄儿童的视觉问题主要表现为三个方面:斜视,弱视和眼球运动功能障碍。这些问题都有值得注意的体征和症状,而且容易在年龄比较小的时候被发现。治疗应从以下方面开始:①光学矫正,包括框架眼镜或者角膜接触镜;②合适的遮盖治疗(可选择的方案包括双鼻侧遮盖、透明遮盖、红色遮盖片、双眼视野中的单眼注视(monocular fixation in a binocular field, MFBF)和 / 或阿托品压抑法;③主动的视觉治疗。视觉治疗通过改进眼 - 身体协调、眼球运动控制能力、聚焦准确性和视觉感知能力以改善和提升视觉功能[2,15]。

视觉治疗方法

视觉治疗可按照以下顺序分阶段开展[11,16]:

1 期:合适的光学矫正处方(可能包括棱镜或双鼻侧遮盖)。

2 期:发展运动技能。

3 期:平衡单眼运动能力。

4 期:使用 MFBF 发展融像能力。

5 期:双眼分视训练以减少感觉抑制。

6 期:双眼视训练以拓展融像范围。

7 期:整合感觉和运动系统。

8 期:提高视觉信息处理速度和效率。

视觉引导的肢体动作

在视觉训练中使用前庭和本体感觉输入以引发反射性眼球运动的视觉发育训练是一个非常重要的工具。这些训练方法模仿正常发育过程中的经验,将感觉和运动信息进行连接以提高协调能力。

利用皮层下反射,有可能进一步同步眼球运动。反射性眼动能被前庭眼反射(vestibulo-ocular reflex, VOR)刺激出来。通常被描述为"娃娃眼"的动作,前庭系统内半规管的旋转运动引发双眼代偿性旋转以稳定注视。在视觉治疗中,可通过让患者坐在椅子上旋转椅子,让患者坐在玩具太空船上,或者让患者在地板上翻滚以刺激 VOR。头和脖子的运动刺激出的头眼反射引发眼球运动,这一过程与 VOR 同步,以保持头和眼球运动的协调一致。在治疗中,可以增加让患者反复从一边向另一边转头的动作以通过这两个反射提升眼球运动的控制能力。

1. 线性运动:蹦床、秋千、平衡板[15]。

2. 旋转运动:在地板上翻滚、在椅子上旋转、在秋千上旋转、转动身体、转头。

当患者用双眼注视运动中的物体直到该物体从视野中移动出去时,可以观察到视动性眼震（optokinetic nystagmus，OKN）反射，然后双眼快速移动至开始时的位置。有代表性的例子是，使用有黑白条栅的视动性眼震鼓诱发条纹运动方向的平滑注视追随运动。当对条栅的注视消失时，双眼会出现快速的反向扫视以重新获得对其他条栅的注视。有黑白条栅的织物和能呈现黑白条栅的 ipad 上的 app 也可用于刺激 OKN 反应。其他方法包括使用红白条栅，以不同速度让条栅运动，或者用贴纸代替条栅。也可以考虑在运动的物体上增加条栅以刺激视觉系统。比如，在网球上贴黑色绝缘胶条用于练习翻滚和捡球动作。OKN 反射使用感觉视觉信息以形成视觉 - 运动反应。

身体运动和双侧肢体协调能力是本年龄组要发展的重要技巧。如果深度觉感知能力、表面转换能力和周边视觉较差，则难于发展大运动技巧。大运动包括双腿、躯干和双臂的大肌肉运动。包括协调平衡、手臂和腿的运动和反应时间的视觉治疗活动，可以提高时间和空间的运动准确性。手眼协调训练包括滚球动作、抓球动作、打弹子动作、打保龄球动作（包括用马斯登球击到保龄球瓶）、把气球当作排球打的动作、戳泡泡动作、投沙包动作、沿轨道移动小汽车和钓鱼动作。

视觉系统的发育也会提升双侧肢体的协调性。激发双侧大脑半球的身体运动包括雪地天使、爬行动作、跪地行进动作、Randolph 变换肢体位置、Patty cake（一种儿童拍手游戏）和拍手动作。

雪地天使[15,17]

步骤：患者仰面躺卧，双腿并拢、双臂贴于身体两侧。患者伸直手臂沿地板将双臂滑向头部。年龄比较小的孩子，可向其解释运动方法并引导其手臂和腿向合适的位置移动以协助其完成动作。然后，让患者将手臂和胳膊放回初始位置。

目标：在空间中能够对称的移动双臂和双腿，全部肢体能够同时到达终点。理想状态下，患者会在实际行动之前想象动作并形成肢体的运动计划。然后，使双侧肢体对称运动且在准确的时间点移动双臂和双腿。最后，他们能够学习如何调整肢体运动以匹配目标的位置和时间。

训练顺序：

1. 移动右臂。

2. 移动左臂。

3. 移动右腿。

4. 移动左腿。

5. 移动双臂（图 26.18A）。

6. 移动双腿（图 26.18B）。

7. 移动右臂和右腿（图 26.18C）。

8. 移动左臂和左腿（图 26.18D）。

9. 移动右臂和左腿。

10. 移动左臂和右腿。

11. 移动双臂和双腿（图 26.18E，图 26.18F）。

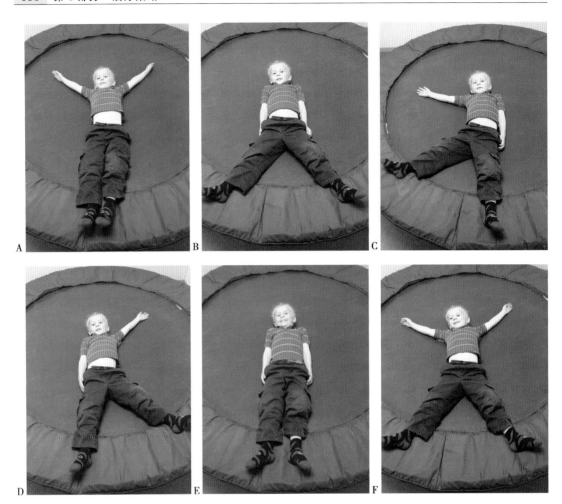

图 26.18 A~F 雪地天使

平衡板[15]

材料：平衡板、泡沫正方体、跷跷板。

目标：整合视觉、身体姿势控制力和对重力的感知能力。

步骤：双脚分开站在平衡板上，膝盖绷直但不锁紧。练习平衡和前后旋转（图 26.19 ）。可在不同的位置和方向添加视标。训练过程中辅助使用的各种身体姿势的示例图表是非常好的工具，可以帮助患者摆出良好的身体姿势。

保持平衡并按顺序抬升肢体的训练[15]

步骤：这些步骤是按顺序进行训练的。应在进入下一步前掌握每一训练步骤，然后朝与年龄相当的目标继续练习。

双膝跪地，双手撑在地板上。抬起肢体的某个部分并保持平衡，持续 10s。

1. 抬起一只手放在空中，然后换另一只手再抬起。

2. 抬起一条腿离开地面，然后换另一条腿再抬起。

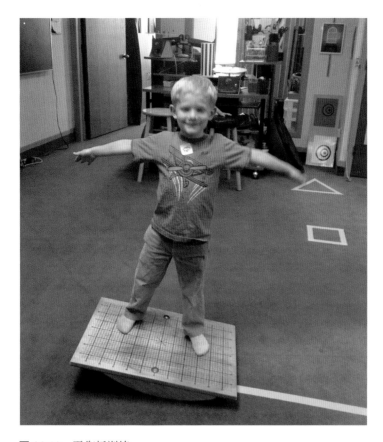

图 26.19　平衡板训练

3. 抬起同侧的腿和手臂,然后换对侧抬起腿和手臂,再将同侧的腿和手臂抬起。

4. 抬起左腿和右臂,然后换右腿和左臂再抬起。

按照以下方法完成后续的步骤:

5. 踮起脚尖数 10s。

6. 坐在地板上,弯曲双臂并交叉置于胸前,保持双臂不动站起来。

7. 双膝跪地并用膝盖前后移动。

8. 单脚站立数 10s,换另一脚重复以上动作。

9. 闭上双眼重复步骤 5~8。

身体认知度训练

步骤:

1. 从说出患者身体部位的名称开始,让患者指出相应的身体部位并重复该部位的名称。

2. 让患者注视训练师。要求患者定位并说出自己对应身体部位的名称。

3. 使用图片、绘画或照片展示每个身体部位。让患者对照图片中的内容说出自己身体各部位的名称。

4. 描述身体不同部位的功能,例如:"这个部位帮助你看见。"让患者将描述的功能与正确的身体部位相匹配。

匍匐前进训练

步骤:

难度1:让患者趴在地上,身体各部位均与地板接触。先从同侧肢体运动开始。让患者前伸右臂并向右转头、沿地板向前弯曲右腿。用右臂拉,同时用右脚推,使身体沿地板向前滑动。伸出左臂,向左转头并弯曲左腿。沿地板向前滑动,保持与地板接触。

难度2:使用对侧身体的运动。向右前伸右臂,向右看,弯曲左腿并先前滑行。换左臂向前伸,向左看并弯曲右腿沿地板向前滑行。

双侧肢体俯撑前进训练[17]

步骤:双膝跪地、双手撑在地板上。双手手指并拢贴在地板上,指尖向前。患者应抬起双手和双膝、不要向前滑动。

难度1:从同侧肢体运动开始。看右手并同时抬起右手和右膝并向前运动,将右手和右侧膝盖同时放在地板上。运动过程中用左手和左膝保持平衡。然后换另外一侧肢体重复以上运动。

难度2:同时使用对侧身体部分运动。从看右手开始。抬起右手和左膝并向前运动,同时将右手和左侧膝盖放在地板上。看左手,同时向前移动左手和右膝。

"加载":辅助使用图表并在每个动作步骤说出一个符号或者根据节拍器的节拍匍匐爬行。

滚球训练

材料:球和足够大的空间。

步骤:训练师和孩子面对面坐在地上。训练师将球滚向患者,让患者双手抓球。本训练的目标不是用身体夹住球,而是准确地抓住球。

打排球训练

材料:充气气球。

步骤:双手持续颠球使气球飘浮在空中。可使用以下方法以增加动作难度,包括使用一个以上的气球、使用小一点的气球或者配合使用共轭棱镜(yoked prism glasses)进行训练。

投掷沙包训练

材料:沙包、球、气球、填充动物玩具(能够安全投掷的物体)和桶、篮子或者盒子。

步骤:孩子面对可被当作篮筐的容器,站在距离容器1m远的位置。让孩子将沙包丢进容器(图26.20)。可通过以下方法增加动作难度,包括让患者在训练时戴共轭棱镜、移远容器、使用不同大小和重量的沙包或者使用小一点的容器。

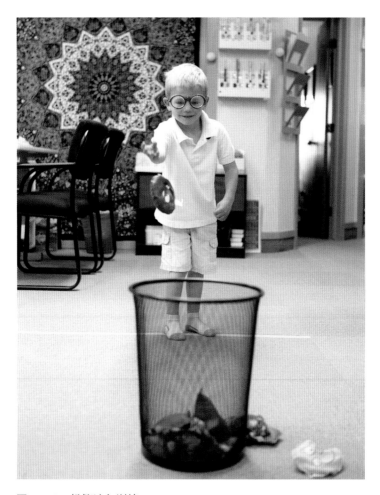

图 26.20　投掷沙包训练

捉泡泡训练

　　材料：泡泡液和吹泡泡杆或吹泡泡器。

　　步骤：用双手拍打泡泡、抓泡泡或者用拇指和示指捏泡泡。

Randolph 变换肢体位置训练

　　步骤：这一动作是一系列手臂和腿参与的动作以发展运动协调和双侧肢体整合能力。患者应使用视觉引导并控制肢体的运动。

　　难度 1：患者以平衡姿势站立，手臂向下贴在身体两侧，双脚稍分开。

　　A：训练师说"向前"，让患者向前抬起双臂至齐肩高。

　　B：训练师说"侧面"，让患者将双臂从"向前"姿势侧向伸展双臂至身体两侧。

　　C：在训练师发出"向前"的指令时，让患者将双臂从身体两侧移向前方。

　　D：在训练师发出"向下"的指令时，将双臂放回身体两侧。

　　使用视觉监测双臂在相同的高度并同时到达运动的终点。让患者注视并按照训练师的指令及时完成动作。本训练的目标是让患者能够流畅且有一定节律地完成动作。

难度 2：让患者向前移动右脚（向前），向右侧向移动右脚（侧面），前进（向前），然后回到开始的位置（向下）。让患者用左脚重复向前 - 侧面 - 向前 - 向下的运动步骤。

难度 3：Randolph 变换肢体位置的动作训练

- 单一肢体的单一动作：

    右臂：前 - 侧 - 前 - 下

    左臂：前 - 侧 - 前 - 下

    右脚：前 - 侧 - 前 - 下

    左脚：前 - 侧 - 前 - 下

- 多肢体的协调动作

    双臂：前 - 侧 - 前 - 下

    同侧身体运动：右臂，右脚：前 - 侧 - 前 - 下

    　　　　　　　左臂，左脚：前 - 侧 - 前 - 下

    对侧身体运动：右臂，左脚：前 - 侧 - 前 - 下

    　　　　　　　左臂，右脚：前 - 侧 - 前 - 下

    组合身体运动：双臂，右脚：前 - 侧 - 前 - 下

    　　　　　　　双臂，左脚：前 - 侧 - 前 - 下

训练难度应考虑到年龄的因素，按照与年龄相匹配的运动模式推进训练。需注意的是年龄较小的儿童出现运动幅度过大是正常的（例如，本打算做出一只手臂的动作结果出现两只手的动作）。

难度 4：闭眼肢体位置变换动作训练。练习双眼闭合时的动作，强调在动作过程中感觉、监控并想象身体各部位所处位置的能力。

视觉引导的精细动作

提升手眼协调能力的视觉训练属于发展精细运动的范畴。精细动作使用手指小肌肉、手腕和手（表 26.10）。这些动作有助于提高注视稳定性和双眼追随以及扫视动作的效率。精细动作也需要维持双眼集合和准确的深度觉感知能力。近距离的活动也需要眼睛具备稳定和准确的调节能力。手眼协调动作的训练可通过戴透镜、棱镜和红 / 绿滤光片眼镜完成。

表 26.10　视觉引导的精细动作举例

涂色	使用筷子	画出线条和写字
给字母涂颜色	形状分类	将点连成线
绘画	大钉板	走迷宫
在卡片上穿线	戳吸管	搭积木
串珠游戏	旋转钉板	在高尔夫球座上放置高尔夫球
戳漂浮在牛奶里的麦片	丢硬币	剪纸
拿取钉珠板上的小珠子	将竹签戳进奶酪粉瓶盖上的小孔中	黑板上画圈 / 直线
用夹子和镊子夹东西	将牙签放到盐瓶上的小孔中	放贴纸

涂色训练

材料：涂色纸、标记笔、彩笔或者涂色铅笔。

步骤：涂色训练可从给大尺寸的涂色书填色开始，然后逐渐使用小尺寸的、有更多细节的图片，继而使用有开口的字母（A、B、D、O 和 P）。使用其他的涂色工具也可提高视觉和精细运动需求，可从大尺寸的、颜色鲜明的标记开始，逐渐过渡到使用彩笔直到使用更尖锐的彩色铅笔。

通过双眼分视的方法让一眼看不到所涂颜色可用于监控抑制。以下颜色的笔画线条可在红色滤光片下消失：红色、紫红色、康乃馨红、黄-橙、橙色、杏色和红-橙。以下颜色的线条可在绿色滤光片下消失：黄-绿、绿-黄、蒲公英色或黄色。

一些相同色调的涂色铅笔和记号笔也可以相互抵消颜色。而且，很多红色和绿色的可擦写标记也可以被红/绿眼镜抵消。只需将涂色的页面放在透明的页面保护夹上，然后在透明塑料板上画图可达到训练的目的。红色颜料印制的涂色书易于获取（图 26.21）。这类书通常有练习页面，可在设置为粉红色的彩色复印机上复制工作表，以做成上述可抵消颜色以供抗抑制训练的涂色页。

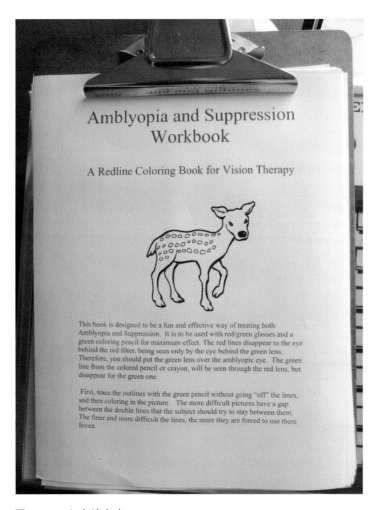

图 26.21　红色涂色书

穿线训练

所需材料:有小孔的卡片(木制、硬纸板或毛毡制成)和细绳子(鞋带、纱线或绳子)。

步骤:穿线卡是一些有孔的小板子,能够用鞋带或者其他绳子穿过开口(图 26.22)。可通过选用更小的孔和更细的绳子增加训练难度。

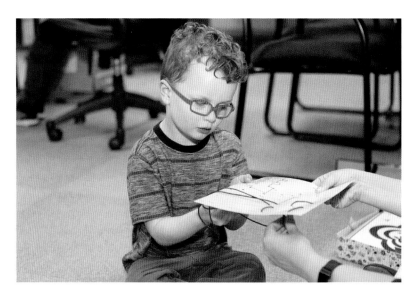

图 26.22　穿线训练

穿珠动作训练

所需材料:细绳状物(鞋带、纱线、意大利细面条、夹缝钉)和有孔的物体(珠子、纽扣、麦圈、中空的意大利面)。

步骤:将物体一个一个串起来。可使用有更大孔洞的物体和较为硬实的线降低训练难度。其他增加难度的方法包括使用开口较小的物体,例如,使用珠板让患者将珠子放在珠板上凸起的底座上。

夹取物体训练

所需材料:夹子(夹子、钳子、筷子)和可以夹取的小物品(米粒、豆子、葡萄干、毛绒球)。

步骤:使用镊子尖夹取每个物品并将其放到杯子里。可通过使用夹子,钳子或者筷子来增加难度。使用开口小的杯子或者更小的物体并让患者在不触摸杯子侧壁的前提下完成任务,也可增加动作的难度。让患者戴红 / 绿眼镜夹取放在黑色表面的红 / 绿毛球可用于抗抑制训练。

插孔训练

材料:有开口的物体,如形状分类器、钉板、被插孔的纸、有凹槽的盖子、有孔的奶酪粉瓶盖、有孔的盐瓶盖子、搅拌棒(图 26.23)、硬币、指示棒、钉子、高尔夫球座(图 26.24)、牙签[11]。这个动作最常用的训练形式是将指示棒穿入吸管[15]。

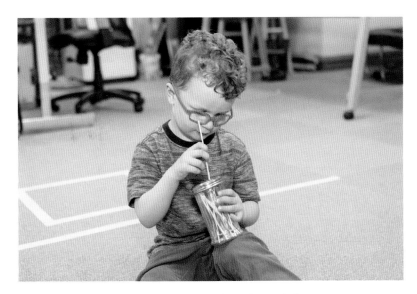

图 26.23　将咖啡搅拌棒插入有孔的奶酪粉瓶盖上的小孔

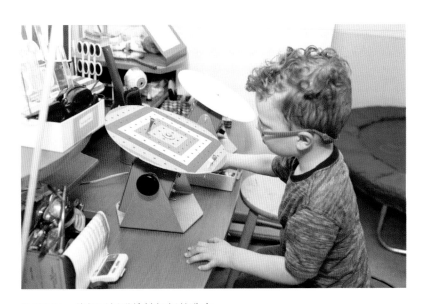

图 26.24　将钉子插进旋转钉板的孔中

步骤：将物体穿入孔洞中心，不能碰到孔壁。可使用更小开口的物体和朝不同方向移动物体增加难度。应注意训练过程中动作完成的速度和准确度。

刺戳训练

所需材料：牙签和可以被刺戳的小物体（葡萄干、奶酪、棉花糖、黏土、玩具面团）。

步骤：使用牙签刺戳物体的中心，并把物体放进杯子中。

其他可选方法：可使用指示棒、钉子或者高尔夫球座。

绘图训练

所需材料：合适的书写工具（蜡笔、铅笔、粉笔）和书写表面（写字簿、白斑、黑板、纸）。很多写字簿可用于视觉训练，比如迷宫游戏簿、符号追踪游戏、寻找隐藏的图形、连线本、线条涂擦本、走轨道游戏、Groffman 双眼追踪等。

步骤：完成动作过程中应关注动作的准确度和绘画过程中的精确度。应使用非优势手扶住纸，双眼应在 Harmon 距离下注视画本并用优势手以正确的姿势持握书写工具（图 26.25）。

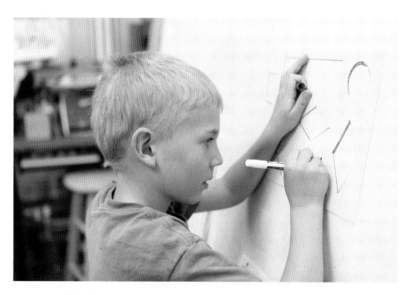

图 26.25 模板绘图

其他可选方案：

1. 使用图形模版尺或描红本[15]。

2. 在黑板上画圆圈。

3. 走迷宫。

4. 画轨道或跟着轨道走（在轨道中走而不能碰触轨道）。可通过使用更窄的开口，在同一轨道中追踪多条线条或者通过增加曲线和转弯提高动作难度。

5. Ann Arbor 或 Michigan 符号追踪（先用大符号后用小符号练习）。

6. 用圆圈圈出隐藏的图形。

7. 连线练习（图 26.26）。

将点用线连接（如果孩子不知道数字的顺序，可以使用箭头辅助）。

8. 线条描红动作训练（在线的正上方和正下方涂色，使线条始终位于色带的中线位置）。

9. 字母追踪和书写。

10. 追踪线条或 Groffman 双眼追踪训练（图 26.27）。

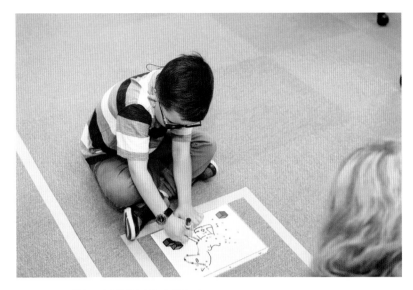

图 26.26　戴红/绿眼镜用线连接红点

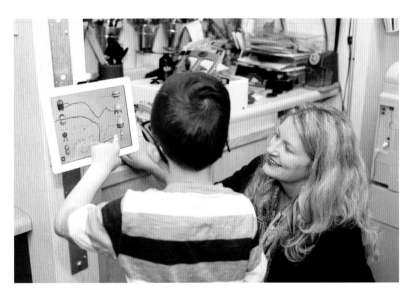

图 26.27　戴红/蓝眼镜进行追踪线条练习

搭积木训练

材料：积木（木质、塑料、乐高、Duplo 大颗粒乐高、Wedgit 可嵌插积木、边长 2.5cm 大小的立方体积木块、骰子）或高尔夫球座上的弹珠。

步骤：将这些小物体呈线形叠放。可以在动作过程中使用钳子或镊子以增加动作的挑战性。如果要增加感知方面的训练难度，可使用二维图形卡片让患者构建三维结构。

眼追踪动作：眼球运动技能

眼球运动技巧包括固视,追随和扫视。眼追踪动作的发展应着重强调眼动准确性、范围、效率和舒适度。固视需要保持准确和稳定的注视。事实上,双眼需要通过学习以控制往哪里看。眼追随运动需准确地移动双眼以追随一个运动的视标。双眼需在不同的轨迹上平滑跟随且与视标的运动速度相匹配。扫视眼动是从空间中的一点向另外一点快速跳动,需要准确的空间定位以完成高效的扫视。

双眼运动的训练可以从单眼追随动作开始,当两眼运动平衡后可进入双眼运动练习阶段。很多眼动训练方法很容易在本年龄组中应用而无需变化训练方法。训练过程中使用与年龄相匹配的视标,包括用形状代替字母、使用贴纸图和指偶(表 26.11)。

表 26.11 眼追踪动作

眼动训练	在院训练设备
手电筒追踪	Sanet 视觉整合器(Sanet Vision Integrator, SVI)(图 26.28)
手电筒标签	
注视容器内滚动的球的眼动训练	扫视注视器(saccadic fixator)(图 26.29)
贴纸涂色 / 字母铅笔扫视运动	光学训练器(optics trainer)
扫视	旋转钉板
手指偶人	矩阵积木块
弹珠陷阱	ipad app
Marsden 球训练	
形状触摸训练	
眼注视范围伸展训练	
注视空间四角训练	

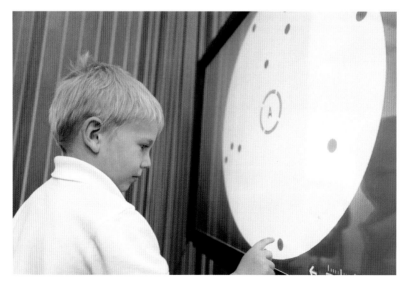

图 26.28 Sanet 视觉整合器

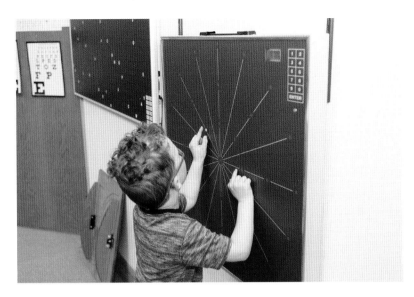

图 26.29　扫视注视器

手电筒追踪训练[15]

材料：2 个手电筒。

步骤：训练师持手电筒，将光柱照向墙壁。患者将手中的手电筒置于训练师的手电筒在墙上的光圈之上。训练师缓慢移动手电筒，使墙上光圈移动，让患者将其光圈以相同的速度与训练师的手电筒光圈持续重合（追随运动）。

采用 MFBF 的训练方案：让患者戴红 / 绿眼镜，一个手电筒有红色滤光片照出红色光圈，另一个手电筒有绿色滤光片形成绿色光圈。

手电筒标记训练[15]

步骤：训练师持手电筒照向墙壁并快速移动形成新的光点。让患者移动手中的手电筒照出新的光点位置（扫视运动）。手电筒训练也能通过使用戴在头上的头灯或者手指灯实现（有弹性带子能将小手电筒固定在手指上）。

罐头盒旋转训练[15]

所需材料：圆形罐头盒和不同种类的球（弹珠、小珠子、乒乓球）。

步骤：两手持罐头盒并让球在罐头盒的边缘滚动。让患者双眼准确随球的运动轨迹运动，并保持头固定不动（追随运动）。观察使用不同大小、不同重量的球练习时眼球运动的差异。

变换方法：使用正方形或矩形的平底锅。

追踪注视贴纸训练

步骤：这是类似字母铅笔追踪眼动的另外一种训练形式。可在大搅拌棒上粘贴作为视标的贴纸。训练师从上到下说出贴纸的名称,让患者在两个贴纸间来回注视(扫视运动)。可在冰糕棒上贴印有更小图案的贴纸以增加训练难度。还可通过增加两个注视棒间的距离以增加训练难度。

指偶扫视训练

材料:手指木偶。

步骤:在每只手示指上各放一个指偶。两个指偶视标相距 25cm,让患者看向训练师说的那个指偶。可增加指偶视标间的距离以提高训练难度,最大距离为 50cm。指偶也可垂直或呈对角线放置。训练师可说出指偶的特征而非说其名字(例如,用羽毛或鸟喙代替说"鸟",用胡须或小白代替说"猫")。要注意的是,该年龄段出现一些头部运动是正常的。

滚球陷阱训练[15]

材料:桌子、乒乓球、弹子、玩具小汽车盒一个杯子或一个小盒子。

步骤:将乒乓球放在桌子上并滚向患者。当球滚到桌子边缘时让患者用杯子接住球。

变换的训练方法:可通过提高球的运动速度、变换球的运动轨迹以提高训练难度。对于小一点的孩子,不能选用存在窒息风险的小颗粒物品进行训练。也可以把球放在地板上滚动,然后让患者用杯子扣住球。

马斯登球追随注视训练[15,17]

步骤:患者在悬挂于天花板的马斯登球下方仰卧。告诉患者用双眼注视马斯登球,并尽可能保持头和身体不动(追随运动)。可先从遮住一眼开始训练,训练目标是单眼注视时,每只眼都能平滑、准确地追随运动的球。下一步就是双眼同时注视下的训练(图 26.30)。

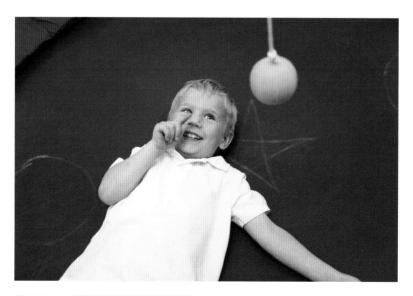

图 26.30　马斯登球眼追随注视训练

马斯登球——"背后的球"注视训练[15]

步骤：患者站在马斯登球的正下方，球的高度应低于患者的肩膀，让球在患者的身体周围绕圈旋转。让患者双眼注视马斯登球至尽可能远的位置（头不能动）。当球摆动到视野之外时，眼睛应迅速移向另一边，做好准备以便当球再次出现时恢复对球的注视。可从顺时针或逆时针的方向摆动马斯登球。可通过以下方法增加训练难度，比如让患者在感觉球要再次出现时喊"现在"、让患者轻轻击球以保持球的圆周运动或者配合使用平衡板或跷跷板进行训练。

马斯登球——棒球击打动作训练[15]

材料：柔软的海绵质地的马斯登球和球棒（由木销钉或彩色包装纸包裹的中空硬纸板质地的长木筒制成）

步骤：将球降至与患者腹部等高的位置。用手指握住球棒或中空管，拇指在上、四只手指在下，两手间要有足够的距离，使球撞击球棒的位置在两手之间的中心位置。患者与球保持合适的距离，在这个距离下患者拿着球棒能够轻轻推到球而无需伸直手臂或者向前迈步以触碰到球。在保持良好平衡时，患者能够控制其肢体运动以轻触球，使其向前摆动并在球回摆时准确地将球再次击出。在整个动作过程中，双眼应保持对球的注视（图 26.31）。

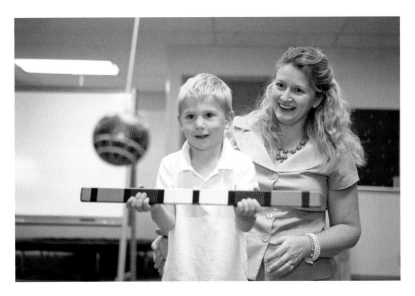

图 26.31　击球

"加载"（增加训练难度）：

a：使用房间内不同物体作为注视视标并朝物体所在的方向击球。

b：用击球棒的末端而非中心击球。

c：在击球棒上用彩色的绝缘贴做标记，让患者按照训练师说出的颜色用击球棒上对应颜色的部位击球。

d：调整马斯登球的高度并让患者保持击球位置的准确性。

e：增加认知训练的方法，在保持双眼协调运动并保持击球动作准确性的同时，说出字母表、数数、拼写单词或唱歌，同时计时。

f：增加平衡能力的训练方法，使用跷跷板或平衡板。

马斯登球——身体触觉感知训练

步骤：将球置于适当的高度以便患者能用以下身体部位击球：

手掌

拳头

空手道中用手掌砍的手势

手肘

臀部

膝盖

脚趾

脚背

脚跟

可让患者交替使用身体的左右两侧撞击马斯登球。训练师可以根据患者需要的难度，调整所用的球的大小（或气球）和选择其他质地（包括泡沫、橡胶、塑料）的物体进行训练。

"加载"：创建运动模式，例如，右手拍两次球，左手拍三次球。训练师可通过喊出相应的指令，比如下一个击球所用的身体部位，以创造随机运动模式，比如喊："右臀"。或者可先口头告知患者各个身体部位击球的顺序并让患者凭记忆执行相应的指令："右膝 - 左膝 - 右手 - 开始。"

马斯登球——躲球动作训练

材料：马斯登球和足够的空间以供球能够有至少 1.8m 或更大的摆动空间。

步骤：训练师把球摆向患者，患者必须向侧面移动以躲开球的运动轨迹。动作全程患者应保持双眼注视马斯登球。

"加载"：患者在每次球摆过来时能够向侧面躲避，球在一侧摆过来时要躲开，当球从另外一侧摆回来时也能躲开。这个动作也可以修改为将多个球在同一路径上摆动（地板上的线、平衡木），以让患者知道在不被马斯登球击中的情况下的移动时机。

形状触觉训练[15]

材料：形状图（圆形、正方形、三角形）。

步骤：

1. 触摸并说出每个形状的名称。

2. 只摸圆形。

3. 只摸正方形。

4. 只摸三角形。

先强调准确性，然后强调速度。可通过添加节拍器和双手交替触摸以增加训练内容。

延伸注视范围训练

步骤：让患者朝不同方向看，并保持注视。可先遮盖一眼进行单眼分离注视。如果发现在一个区域的注视不准确，则需重复练习。例如，可让右眼内斜视的患者向右侧注视（外展）、向左侧注视（内收）、然后再次向右注视（外展），最后进行两眼向各个方向的伸展注视。训练时应注意保持注视的稳定性和拓展注视范围。如有需要，可使用注视视标或大拇指以帮助保持注视。训练目标是在相应的方位保持注视15s。

1. 向左看。
2. 向右看。
3. 抬头看天花板。
4. 低头看地板。
5. 抬头向左看。
6. 向下看再向右看。
7. 向下看再向左看。
8. 抬头向右看。
9. 看鼻子。
10. 看舌头。
11. 看两眉之间。

空间四角注视训练

材料：使用4张与年龄相匹配的图片、形状或字母图表，贴在墙上长宽均0.6m的正方形的4个角上。

步骤：患者站在墙的前面并看向位于左上方的图表，让患者读出第一个图的内容。然后，让患者看向右上角的图表，读出图里的第一个内容。接下来，让他们读出左下角图表上的第一项、然后读右下角图表。然后让患者以同样的方法注视并读出每个图表里的第二项内容。训练过程中需强调从左到右的注视顺序、注视节奏和注视的准确性。可通过以下方法增加难度：在每个图表里添加额外成行或成列的内容，并让患者以每分钟40次的速度配合节拍器的节奏进行注视。

图片阅读训练

所需材料：照片图表。

步骤：让患者从左上开始阅读每张图片。可与Hart-chart技术相同的方法进行训练。变换的方法包括使用有动物形象的图表并通过模仿不同动物的叫声代替说出动物的名称。例如，一行鸭子、猪和猫会被读作"嘎嘎-哼哼-喵"。

聚焦动作：调节

训练调节功能可从单眼开始，当两眼调节功能平衡后可进行双眼训练。如果使用与年龄相匹配的视标或图表，很多提升聚焦准确度、稳定性和灵活性的训练方法即使不做任何变化，也可用于本年龄组的训练。

1. 看近-远-和匹配动作。以下方法的任何变化都能完成这一训练内容,包括bingo游戏卡,卡片匹配游戏,物体匹配游戏或图案匹配游戏。这些游戏都有重复看远、看近的动作[15]。

2. 近-远绘画和涂色动作:在白板或黑板上绘画。患者看远处的视标并在近处的涂色页面画相应的图形。

3. 近-远拼图:将拼图板的样式置于墙上,让患者用手里的拼图板拼出相同的样式。

4. 透镜训练:+/- 翻转透镜,让患者通过负透镜注视[15]。

这一动作的目标是快速通过透镜看清图片、保持清晰、注意图片大小的变化以及通过透镜看空间的变化(图26.32)。

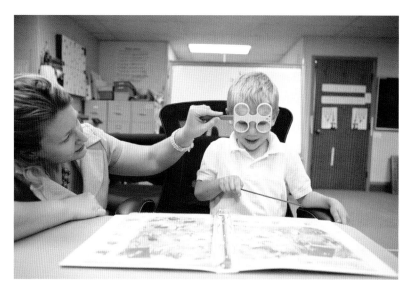

图26.32　翻转透镜辅助下的调节功能训练

双眼视觉功能的提升训练

准确的两眼眼位控制和感觉融像是视觉训练中一项重要的部分。双眼技能可通过训练良好的单眼技能,使用抗抑制技术,建立融像范围和准确的深度感知完成。可选用儿童尺码的红/绿眼镜和偏振眼镜。如果患者不愿意戴训练眼镜,可考虑在训练中短暂使用翻转滤光片。

目标1　单眼视觉训练[11]

平衡单眼视觉技能的目标是获得单眼眼球运动、调节和眼-手协调。

单眼运动(遮盖一眼)。

不透明遮盖眼罩:被遮盖眼没有光透过(图26.33)。

半透明遮盖眼罩:有光透过但是没有形觉。

滤光片遮盖:选择性遮盖1种颜色(图26.34)。

遮盖隔板:分隔双眼视标,但双眼打开。

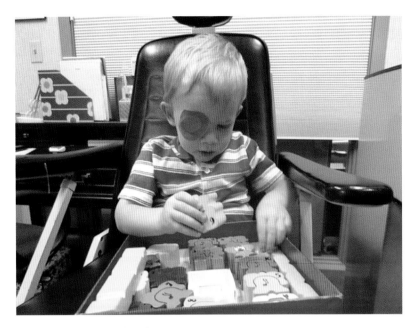

图 26.33　不透明遮盖眼罩

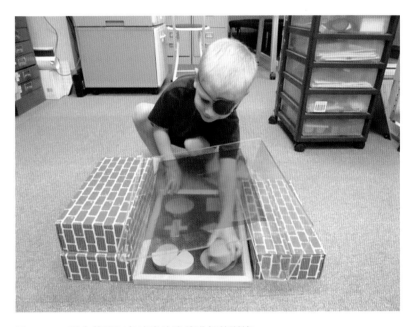

图 26.34　配合使用红色滤光片遮盖进行的训练

目标 2　双眼视野内的单眼训练（MFBF）[11]

　　MFBF 训练中, 双眼都能看到视野范围内的背景, 但只有一眼能看到空间中的细节。MFBF 可使用偏振视标和偏振片或补色（彩色）视标配合滤光片实现。红 / 绿滤光片是典型代表, 也可选择红 / 蓝滤光片和红 / 青滤光片。应保证双眼都能看到背景, 以易于实现双眼融像,但视标不能被两眼同时看到(在此状态下没有中心融像)。

MFBF 训练过程中让患者将视标进行分类,可作为抗抑制训练的一种变换方法。例如,从红色背景中只挑出 Sherman 卡。此时,患者戴红 / 绿眼镜,红色滤光片后的眼睛能看到细节,绿色滤光片后的眼睛只能看到卡的背景。

通过看电视机完成的训练

所需材料:红色塑料滤光片,胶带,显示屏(电视、电脑、iPad、Kindle、智能手机等)和红 / 绿眼镜。

步骤:将红色滤光片用胶带贴到显示屏上。红色片后的眼能看到细节,绿色片后的眼看到的是黑色不透明的滤光片而且只能看到显示屏的边缘[11]。

Lite-Brite

所需材料:Milton Bradley 公司的 Lite-Brite,黑色图形模板,绿色钉板,红色遮盖罩,红 / 绿眼镜。

步骤:进行 MFBF 训练时,注视背景的那只眼应予红色滤光片遮盖或戴红色镜片,且注视眼前不应放置滤光片或者在使用绿色钉板时戴绿色镜片。患者应将绿色钉子插入全部标记的小孔中。在进行抗抑制训练时,可同时使用红色和绿色钉子以完成图形的绘制。

印有黑色字体的红色卡片或红色字体的白色卡片

所需材料:图案能被抵消的分类卡片(Sherman 卡、感知卡、Carl 卡),红色滤光片眼罩,红 / 绿眼镜。

步骤 1:让患者将印有黑色墨水印刷字体的红色卡片进行分类(图 26.35)。将绿色片置于注视背景的眼睛前,将红色片置于对侧的注视眼前。

步骤 2:让患者将有红色或橙色图案的白色卡片进行分类(图 26.36)。将红色滤光片眼罩或者红色片置于注视背景的眼前,对侧的注视眼前则不放滤光片或者置绿色片[11]。

注意事项:训练中使用红色铅笔在白色标签上写字则能够在训练中增加 MFBF 的训练内容(图 26.37)。

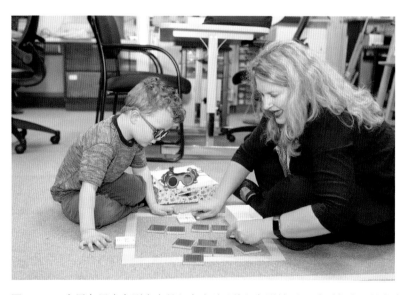

图 26.35　有黑色墨水印刷内容的红色卡片(戴红色眼镜可以看到卡片上的内容)

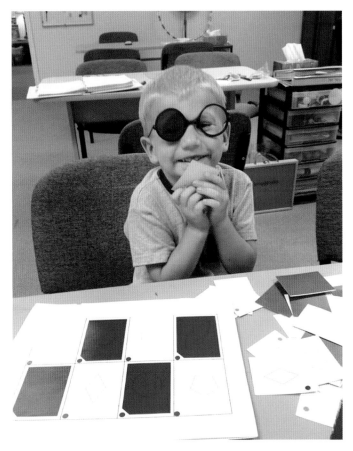

图 26.36　有橙色墨水印刷内容的白色卡片（戴红色眼镜看颜色会被抵消）

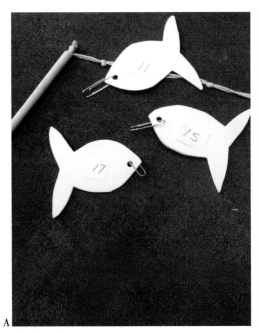

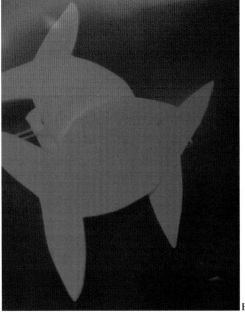

图 26.37　A~B. MFBF 钓鱼训练（字体只有戴绿色片的那只眼才能看到）

在电脑与 iPad 上进行的训练

所需材料：弱视训练所需软件及 app 并需配戴相应的分视眼镜（红 / 绿眼镜、红 / 蓝眼镜、红 / 青眼镜）。

步骤：调整设置以确保双眼注视时一眼看不到的图像另一眼能看到（图 26.38）。

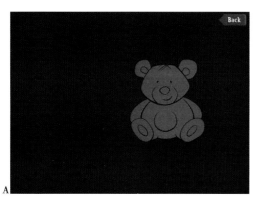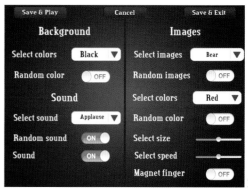

图 26.38　A~B.　iPad app 上的 Little Bear Sees 训练软件

单一矢量图

所需材料：偏振眼镜和偏振矢量图。

步骤：观察注视眼对应的单一矢量图（R 标记右眼，L 标记左眼）。

可供选择的其他方法：用红 / 绿眼镜注视分视图（红绿矢量图）。戴红色镜片的眼能看到绿色字体，戴绿色镜片的眼可以看到红色字体。

注意：可以通过使用训练透镜以提高调节能力。

目标 3　双眼视觉技巧训练

所谓"双眼"[11]指的是两眼都能看到细节，而看到的像是分开的非融合状态。通常可通过使用分离棱镜以实现这一状态。在一眼前放置底朝上的棱镜，在另一眼前放置足够大的底朝内的棱镜形成复像，以进行双眼视觉技巧训练。其他方法是将矢量图分开放置，一张在右、一张在左。在本年龄段，也可以使用红绿矢量图（戴红 / 绿眼镜）。

目标 4　抗抑制训练

本训练可提供抑制反馈信息，通常可使用红 / 绿眼镜和滤光片进行训练。如果患者感觉看到的图像变暗，可以使用移动视标、轻拍对应的眼和眨眼的方法打破抑制。两只眼睛须同时看到所有的细节。需注意要让患者同时看到两张图，而不是用两眼交替看[11]。

MFBF 匹配游戏

这一技术要求戴红色镜片的眼观察红色滤光片上用黑色墨水打印的信息（图 26.39A）。戴绿色镜片的眼则能看到用红色墨水印在白色卡片上的信息（图 26.39B）。该方法可与 MFBF 交替进行。这个游戏所需的图片 - 匹配卡片可根据年龄选择[18]。也可以让孩子按照视频所显示的方法匹配图片和字母。

使用红 / 绿卡片（感知卡、红 / 绿玩具盒卡、Sherman 卡、Carl 卡）的训练

这一训练技术使用两类卡片，一类可以透过绿色透镜看到，另一类可通过红色透镜看到（图 26.40）。本训练方法的目标是双眼能同时看到所有的卡片。

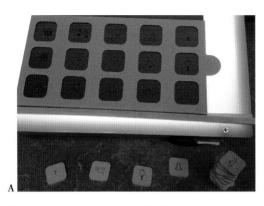

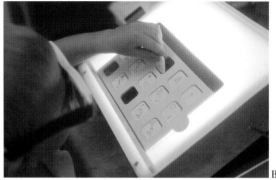

图 26.39　A~B. MFBF 匹配游戏

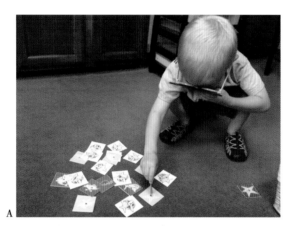

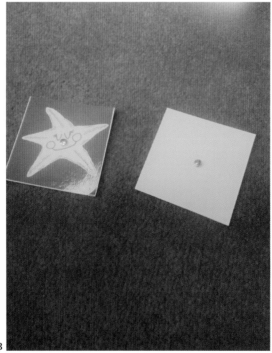

图 26.40　A~B. 红 / 绿玩具盒卡

Press Lite 训练

材料：红色和绿色救援手电筒（有可闪烁的彩灯）、红 / 绿眼镜[19]。

步骤：患者戴红色眼镜可看到红色闪光，戴绿色眼镜可看到绿色闪光。当两种颜色的闪光灯同时亮起时，患者应报告其所见。

红 / 绿色手电筒注视训练

所需材料：红色和绿色手电筒（手指灯，红色和绿色激光笔，可用贴有红色或绿色滤光片的照相机闪光灯替代手电筒），红 / 绿眼镜。

步骤：患者戴红 / 绿眼镜，戴红片的眼看到红光，戴绿片的眼看到绿光。当两种颜色的闪光灯重叠时，患者应报告其所见。本训练的目标是让患者感知闪辉（luster），即一种从黄色到银色的闪烁的融合色。

在电视机上完成的训练

在电视机上完成的训练可通过在电视屏幕上、电脑屏幕或者 iPad 屏幕上贴红 / 绿塑料滤光片实现。当戴上红 / 绿眼镜时，训练的目标是在看全屏幕时不会有一半屏幕的图像变黑[11]。

条栅阅读单位训练

阅读单位可以使其下的信息变模糊[11]。

红 / 绿滤光片阅读训练

红色和绿色塑料片或类似塑料压板可有效遮挡每只眼睛通过红 / 绿眼镜所看到的信息（图 26.41）。可在训练中使用隐藏的图片页、图形表和匹配动作以在训练过程中建立双眼视和视觉感知技能。

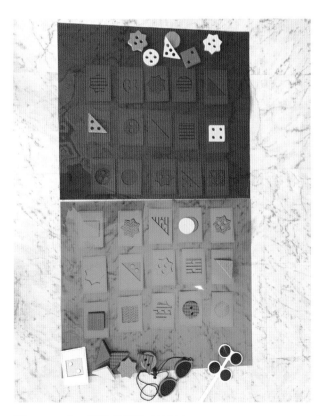

图 26.41　红 / 绿滤光片配对按钮（Courtesy of Dr. Susie Collins.）

利用黑色毛毡进行的训练

材料：本训练中使用黑色毛毡作为背景，用红色、绿色物体（比如玩具小熊、管道清洁器、绒球、珠子等）作为视标。需检查在没有抑制时只有一眼能看到对应的物体，因为这些物体的颜色可被红/绿眼镜抵消（图26.42）。

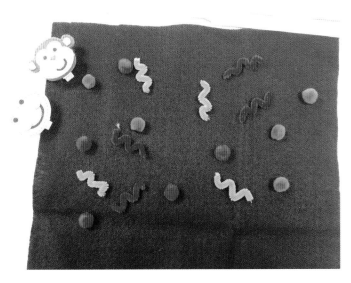

图26.42　黑色毛毡双眼视觉技巧训练

训练方案：训练的内容包括图案匹配、数物体的数目、把物体按照大小顺序排列、分类。因为背景是黑色的，所以红色的物体是透过红色镜片看到的，而绿色的物体是透过绿色镜片看到的。白色物体可能有闪辉感。

红/绿背景下的双眼视觉训练

材料：有白色或灰色的印刷图案的彩色背景（图26.43）。

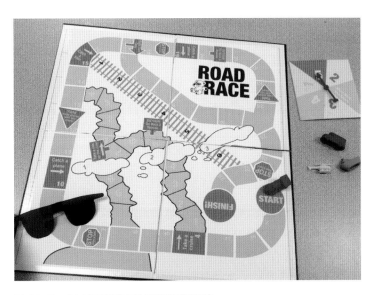

图26.43　红/绿背景下的双眼视觉训练

步骤：通过绿色镜片可以看到红色背景上的白色或灰色的细节。透过红色镜片可看到绿色背景上的白色细节。

注意：电脑软件和 iPad 应用程序可以设置在每眼前显示不同的视标。例如包括 Sanet Vision Integrator（SVI）、Binovi 扫视注视器、弱视治疗训练软件以及像 Vision Tap 这样的可用于视觉训练的 iPad 应用程序。

目标 5　双眼视觉训练：眼位对齐、感觉融像和深度觉感知能力

真实空间训练对发展准确的集合和散开技巧是非常重要的。通过接触和触摸目标物体或握住目标以获得触觉反馈，可改善空间定位和在注视时对眼睛的控制力。

聚散球训练（Brock String）[17]

所需材料：串有珠子、玩具或磁盘的绳子（图 26.44）。这一训练也常被称为珠子和绳子。

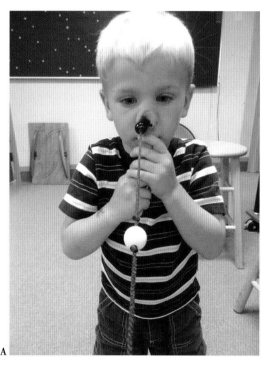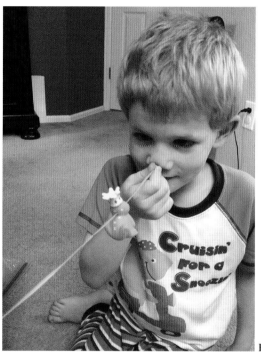

图 26.44　A~B. 聚散球训练

步骤：把绳子的末端固定在鼻尖位置。在开始训练前应向患者说明训练方法。训练师可以握着绳子的另一端，也可以把它绑在一个固定点上（门把手、抽屉把手、椅背等）。让患者看着视标并描述在看视标时的感觉以及所看到绳子像的交叉位置。如果两眼注视位置准确，患者应报告看到两根绳子在视标的位置交叉（像"X"一样）。如果交叉点的位置比视标所在的位置更近或更远，或者有一根绳子消失，则本训练的目标是使用这一反馈以提高眼位控制的准确性。

变换方法：使用白色鞋带和红 / 绿眼镜以提供在注视绳子时的抑制反馈。可通过快速

眨眼、使周边视野内的物体运动、改变平衡和改变姿势以减少一眼的抑制倾向。

降低难度的方法：触摸视标，使用训练透镜（正镜或负镜），将绳子移动到不同的角度让患者注视或者改变视标的注视距离（更近或更远）。

增加难度的方法：训练时可使用额外的视标，并在不同的注视距离让患者调动自觉意识调整眼位（需注意的是，训练中患者所看的那个视标应一直保持一个像，同时比所注视的那个视标更近和更远的其他视标应有两个像）。

用勺子和乒乓球进行的训练

所需材料：塑料汤匙和乒乓球（或绒球）。

步骤：让患者把勺子的把手放在嘴里，同时注视放在勺子里的乒乓球。让患者在叼着球移动的过程中保持对乒乓球的注视和集合，并且注意对周边空间的感知能力。

口衔吸管的训练

所需材料：吸管、乒乓球、绒球、纸。

步骤 1：用吸管吹气。

用吸管吹气让乒乓球或海绵球在桌子上或地板上移动。

变化方法：可使用聚会时用的那种卷成卷的小丑吹龙口哨。在尖帽子上放置一排贴纸贴，并让患者尝试用吹龙口哨的尖端部分延伸触及特定的目标贴纸。

步骤 2：用吸管吸空气。

使用一张足够大的纸防止把东西吸入嘴里，但纸又要足够轻，保证纸可以用吸管吸起。让患者把纸吸在吸管的末端。

变换方法：训练过程中可剪短吸管以增加集合需求。

眼位控制力训练

用 Brock 姿势板和红灯 / 红圈完成的训练

所需材料：红 / 绿眼镜、红色滤光片、笔灯或小手电筒、有红色墨水印刷图案的白纸。

步骤：把红色的滤光片和笔灯放在纸后面。只有红色镜片后面的眼才能看到透过的光点。绿色镜片后的那只眼可看见纸上用红墨水印刷的图案。

目标：

1. 同时感知光和印刷图案。

2. 眼位准确性——光与纸上的图案视标重合。

3. 准确地移动的光源来勾勒图案的形状、沿实线移动、穿过迷宫等。

4. 关灯后，将手电移动到目标位置，然后打开手电检查空间定位的准确性。

5. 保持开灯的状态，通过改变图像的位置改变集合和散开。

红光或白色背景下的红色迷宫[17]

所需材料：红光（可用红色手电筒、红色手指灯、红色激光笔或在白色笔灯前贴红色滤光片）和印在白色背景上的红色迷宫。

步骤：红色镜片后的眼睛可以看到红光。绿色镜片后的眼睛可以看到红色迷宫。在走迷宫时，保持双眼对齐，使得追踪中始终保持红色的灯在迷宫轨道中央。这一训练过程中，患者将光线射向页面（而不是像前面的训练那样穿过页面）。使用激光笔可增加患者与视标间的距离并在更远的距离下完成动作。

感觉融像训练

活页书可用于发展感觉融像技能,包括 Keystone 基本双眼视觉测试和 Keystone 补色融像游戏(可从 OEPF 获取)。这些训练是通过使用红/绿眼镜以产生同时感知、平面融像或抗抑制和深度知觉(产生像差)。

如果患者出现抑制,能产生闪辉感知的训练可能更合适。让患者戴上红/绿眼镜,观察白色视标,并调整难度直到红、绿两色能够混合,有闪烁感,变成"扎染"样的图像,或所见色调看起来是金属色或黄色。

1. 非常大而柔和的白色光 在黑暗的房间用一个大手电筒或其他器械,将光线投射在墙上,同时要给患者戴上高度数的正透镜(可以使视野的中央区变模糊)。可考虑在使用矢量图训练时配合使用灯架。

2. 中等大小的白色物体 白纸、手电筒、白色泡沫或纸质形状卡片。可考虑使用不加蓝色滤光片的白光黄斑完整性测试仪(macular integrity tester, MIT)进行训练。

3. 白色的小物体 乒乓球、白色绒球(有各种尺寸供选择)、笔灯。

集合与散开功能训练

偏振矢量图[15]

所需材料:偏振矢量图和偏振眼镜(图 26.45)。

步骤:本训练的目标是引出漂浮感、定位感、对 SILO 的感知(近小远大)和对视差的感知。通过移动矢量图,可以测量 BI(字母刻度显示)和 BO(数字刻度)的平滑融像范围。

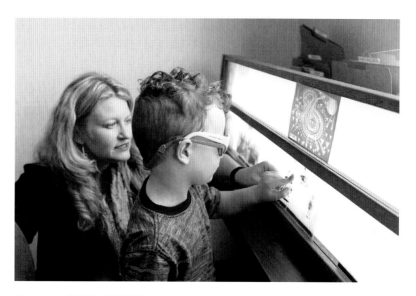

图 26.45　偏振矢量图训练

补色立体图

所需材料:补色立体图和红/绿(也可用红/蓝、红/青)眼镜。

其他变换方法:借助计算机和应用程序训练时也可选用补色立体图创建深度感知。例如:可选用 HTS、Vision Builder、Vision Tap、Opto. 3D 视频剪辑和电影以感知立体视觉。

使用红/绿视标进行的视觉训练：

- 可变红绿矢量图（可从 Bernell 和 Emergent 获取）
- BC 训练卡和塑料卡片（可从 Bernell 获取）
- 黑色背景下进行的红绿矢量图
- 字母融合卡（可从 Red/Green Toybox 获取）
- Keystone 基本双眼视觉测试和融合卡（可通过 OEPF 获取）

使用红/蓝视标进行的视觉训练：

- 家庭训练系统（home therapy systems，HTS）
- Vision Builder 训练系统

3D 红/青色的视标：

电影和摄影行业使用数字图像——两件式图像可使用滤光片或瞬时显示装置在每眼前呈现不同图像。此类视标标准状态下的视觉应是左眼前放置红色镜片、右眼前放置青色镜片（与标准视光学惯例相反）。

- 3D 图画书
- YouTube3D 动画短片
- 3D 电影（有些也使用偏振眼镜实现分视）

步骤：目标是引出漂浮感、定位感、SILO 知觉（近小远大）和视差感知。

注意事项：有些目标是固定的，此时感知视标的准确空间定位是本训练的目标（图 26.46）。

通过滑动不同的分视画片，可测量 BI 和 BO 平滑融像范围。

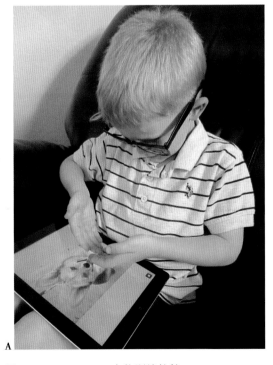
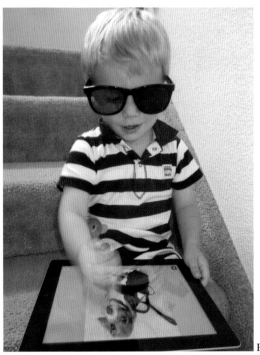

图 26.46　A~B. Opto 宠物训练软件

镜子融像能力训练

平面镜像叠加 / 重叠训练法[15]

所需材料：手持式平面镜（最合适的是矩形剃须镜和更衣柜镜子）。

步骤：站在房间的角落面对墙壁。在双眼正前方放置视标，并在侧面墙上与眼睛等高的位置放置另一视标。在眼前放置一个手持平面镜，使镜面的边角朝向患者的面部。倾斜镜面使其与患者的面部呈 45° 夹角并与墙角保持平行，使一眼可以看到正前面的视标。这样放置平面镜可将其作为隔板，阻隔能够注视正前面视标的那只眼的视线，使患者无法看到侧面墙上的视标。镜子反射侧面墙上的图像使对侧眼能看到侧面墙上的视标（图 26.47）。

目标：看到空间中重叠的两个视标。

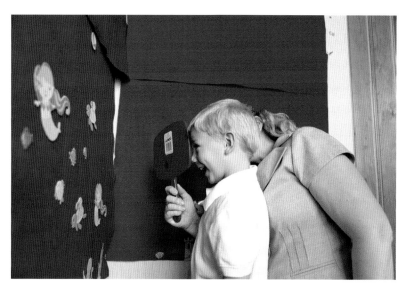

图 26.47　镜像重叠融像训练

对称性绘画训练

所需材料：手持式平面镜、有半边图像和一条对称线的纸。

步骤：把镜子放在图像的对称线上（面对图像）。俯身把鼻子对着镜子（根据需要倾斜镜子以看到完整的图像）。镜像使这幅画完整。患者用铅笔在纸上按照这幅画的反射图像描红。

其他变换方法：搭建积木、绘制形状、在一面排列形状。患者看到镜中的反射图像并直接按照图像搭建积木。

斜面实体镜跟踪训练

所需材料：斜面实体镜、形状卡片、铅笔或蜡笔和纸。

步骤：透过斜面实体镜注视时，患者的一眼通过镜子看到卡片上的图形、另一眼是注视画图的平面。要求患者按照所看到的镜子中的图像在绘图平面画出一样的图形。

变换方法：如果上述描摹训练对患者过难，可考虑让患者在图形中的特定部分进行比对，指出图形中的特定区域或将与所看到的图形一样的卡片放置于绘图平面使两个图像重叠。本训练的目标是让患者同时看到不同的像(同时视)。这要求患者在一眼看到图的同时,另一眼能看到画笔或指示棒而不产生抑制。

三棱镜训练

本年龄组可在训练过程中使用三棱镜而无需任何变换方法。包括:

单个三棱镜块

让患者透过单个三棱镜注视并进行双眼融像(图 26.48)。

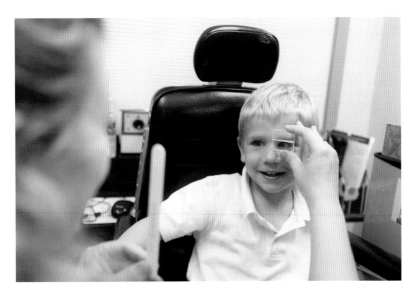

图 26.48　BI 和 BO 棱镜

棱镜棒

让患者透过棱镜棒上的每个棱镜注视并进行融像。需注意患者在融像过程中所见到的图像是否变模糊或变成两个,以及何时患者能够恢复单一、清晰的视觉。

棱镜眼镜

训练过程中可让患者戴上共轭棱镜(yoked prism)(一种两眼棱镜方向相同的眼镜)以改变患者空间知觉感知。

棱镜翻转拍

BI 和 BO 棱镜翻转拍可用于训练融像性聚散的速度和准确性。棱镜辅助下进行的融像性聚散灵敏度的训练可配合使用红/绿透镜,以保证患者所看到的单一像是融像而非抑制的结果。

使用设备进行的视觉训练

根据患者的情况,训练师可以在训练中使用传统设备,比如 Keystone 望远镜、Bernell 实体镜(图 26.49)、斜面实体镜和 Vodnoy 裂隙尺(图 26.50)成功开展视觉训练。一般来说,针对这个年龄段孩子的大多数训练技术都是在真实空间中进行的。训练中选择动物图案或形状的卡片作为视标,并要求患者寻找图片中的细节,可保证他们在设备上注视时保持注意力的集中。

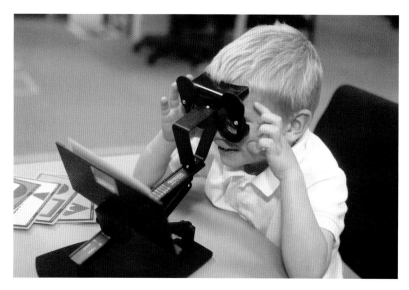

图 26.49　Bernell 实体镜

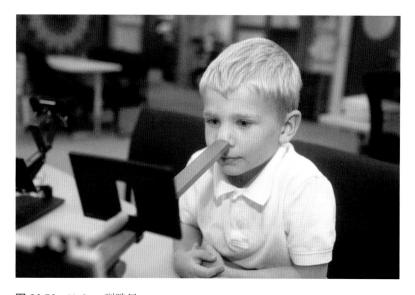

图 26.50　Vodnoy 裂隙尺

知觉训练

　　精确的感知和视觉信息处理的视觉训练内容包括视觉辨认、视觉方向、形态恒常、图形背景、视觉记忆和顺序记忆技能。许多技术还需要注视、调节和准确的双眼追踪。因而,进行视觉感知训练时应同时注重提高眼球运动能力(图 26.51)。

　　视觉辨别能力是识别物体特征或属性的能力。构建视觉辨别技巧的训练通常包括将物体分类、矩阵排列和图形匹配这些训练内容(图 26.52)。从发育的角度讲,一般从真实物体开始训练,进而使用真实物体的图片、符号或者有特征的图画,最后使用与年龄相匹配的数字、字母和单词进行训练(表 26.12)。

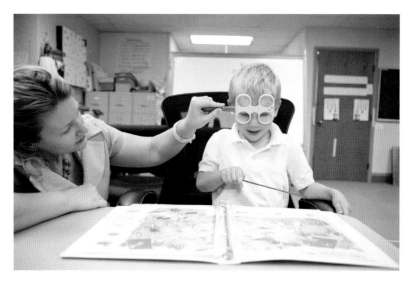

图 26.51　搜索 - 发现训练：使用图形 - 背景识别能力同时配合 +/- 透镜进行调节功能训练

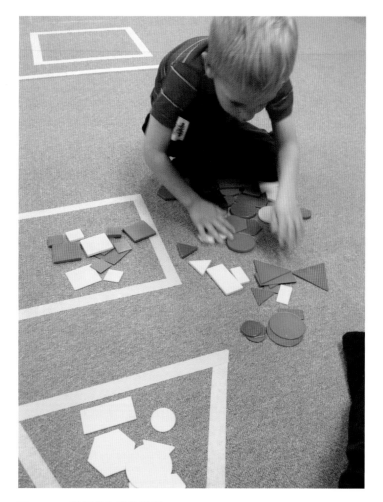

图 26.52　按颜色和形状排序

表 26.12 视觉辨别能力

分类概念	分类项目
颜色	挂钩
形状	珠子
厚度	积木块（积木拼图板、特征积木板）
大小	绒球
细节信息（纽扣上孔洞的数量）	按钮
材料（针织、塑料、木制、泡沫、纸）	小玩具（汽车、手偶、贴纸）
图案（实线、条纹、点）	卡片
类别（食物、动物、玩具）	糖果洒

视觉识别与辨别
积木拼图板

由正方形、三角形和菱形组成的木制积木拼图板是儿童视觉治疗的极佳工具。在训练注视真实物体时进行匹配，是本训练要发展的第一项技能（表 26.13）。在初级阶段，可让患者根据颜色对积木进行分类。标准的积木拼图有红色、橙色、黄色、蓝色、绿色和紫色等不同颜色的积木。如果使用全部颜色对患者太难，可先选择两种颜色，让患者将积木块分类堆放。

表 26.13 视觉思维层次

1~2 岁	相同 - 不同	7~8 岁	可处理比较难的图案
2~3 岁	直接配对	9~10 岁	转置（翻转和旋转）
3~4 岁	边 - 边配对	11~12 岁	倾斜图形
5~6 岁	根据回忆进行拼图	13~14 岁	成人水平的技能

下一水平是匹配特定的形状。例如，让患者找出所有的正方形，可用语言指导患者完成动作，这将使任务更具挑战性。

要求患者找一个正方形，给患者看一个形状并让患者找出和这个一样的形状，患者大脑处理这两个指令的方式并不相同。使用更复杂的语言指令，可增加训练的难度。添加更多的图形也可增加训练难度。告诉患者找一个黄色的方块，这一指令可让患者观察积木块的颜色和形状。

用积木搭建一个简单形状，并让患者根据所看到的内容（视觉信息输入）用语言和行动（输出）描述并找出，这一过程可以让患者在脑中产生新的视觉信息处理。一旦患者能够完成简单的形状搭建，可通过使用图形表增加挑战。直接配对是将正确颜色和形状的积木块直接放置在图形表上（图 26.53）。可先教会患者解谜的策略，如先按颜色对拼图进行分类，然后先从图形的角落和边界开始。接下来，不使用模版搭建积木。这一过程需要患者观察形状，然后将积木放到相应的位置（图 26.54）。

积木拼图训练可用以发展眼球运动技巧和视觉感知能力（表 26.14）。通过将积木置于患者一定距离处并在训练中强调不同的训练内容，训练师可同时提高患者的双眼注视、追随、调节和融像的能力。

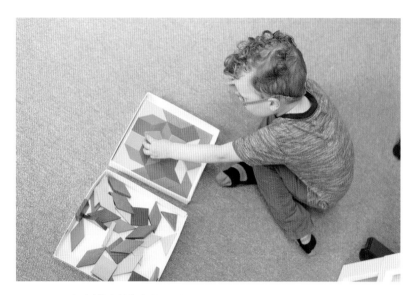

图 26.53　积木拼图训练中的图形匹配

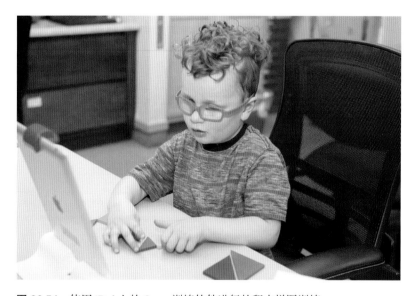

图 26.54　使用 iPad 上的 Osmo 训练软件进行的积木拼图训练

表 26.14　使用知觉训练建立眼球运动技巧的临床训练要点

如何使用知觉训练（比如积木拼图训练）实现有效的眼球运动训练？

拓展眼睛向左、右凝视，可以在距离患者身体较远的位置放积木拼图块。可让患者用一只手捡位于对侧身体一边的积木块以增加训练难度（右手拿左边的积木块，左手拿右边的积木块）。为了让患者抬头向上注视，可让他们坐在地板上进行训练，此时可把积木块放在椅子上。

如何使用积木块进行抗抑制训练？

将红色和绿色的毛毡形状片放在黑色背景上。戴上红 / 绿眼镜，戴绿色镜片那只眼注视时，红色的形状片会变成黑色，融入背景中看不到形状；戴红色镜片的那只眼注视时，绿色的形状片会变黑并融入背景中。可让患者匹配不同形状的毛毡片。

续表

如何使用积木块进行聚焦训练？
在远处放置图表且朝向对应的积木块。让患者交替注视远处的图标和近处的积木块以完成训练。

如何强调视觉引导下的运动技能？
包括用积木块搭建塔的形状。让患者用特定手指抓住积木。

如何强调视觉与听觉的整合？
让患者描述他们手中积木块的颜色和形状。例如，用"蓝色的正方形"描述一个积木块。然后用语言描述位置（旁边、上方、侧面、下面、上面等）。也可让患者向治疗师描述如何完成任务。在训练过程中和患者互换角色通常是挑战患者的一种有趣方法。

串珠训练

　　与积木训练相似，串珠训练也可发展患者辨别、辨认和认知不同颜色和形状的能力。串珠训练也可训练患者注视和视觉引导下的精细运动技能。使用有大孔的珠子和定位杆进行训练，可降低训练难度，也更适合年龄较低的孩子（图 26.55）。使用有小孔的小珠子会使这一训练更具挑战性且只适合在没有引起窒息风险的情况下进行训练。串珠是一个很好的训练方法，可以引入形状和排序的概念。

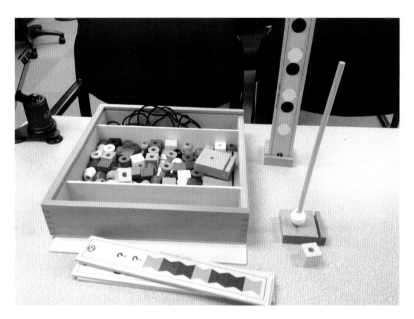

图 26.55　串珠训练

操作能力：使用小物体进行的训练

　　去工艺品店或玩具店一趟，可能会让你有灵感去寻找一些小的可操作的物体以用于视觉训练。许多文具商店提供不同大小和颜色的物体。这些东西包括分类熊、小汽车、绒球、塑料纽扣、毛毡贴和泡沫积木。操作能力可用以发展将物体配对的技巧、分类技巧和图案识别能力（图 26.56）。

使用钉板进行的训练

　　钉板训练时可让患者将钉子按颜色进行分类，然后按照示例进行图案匹配并排序（图 26.57）。

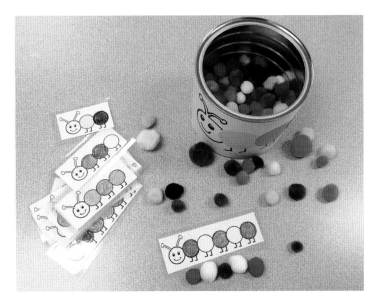

图 26.56　用绒球拼毛毛虫的训练

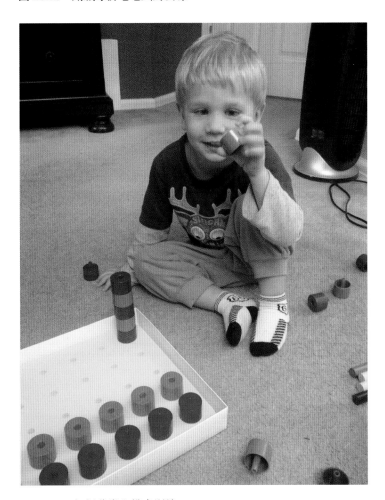

图 26.57　钉板分类和排序训练

　　可使用更小的钉子和有更小孔洞的钉板来增加训练难度（图26.58）。旋转钉板训练是用于这个年龄段训练的一项非常好的方法。可先从慢速开始，然后逐渐提高旋转速度以增加训练难度。

形状分类器和形状拼图板

　　让患者将不同形状的积木块放到形状拼图板对应形状的凹槽中，是将触觉输入作为视觉系统的反馈信息进行训练的一种非常好的方法。为了使不同形状的积木块与凹槽相匹配，积木块的大小、形状和方向必须与凹槽一致（图26.59）。尽管正方形和长方形看起来很相似，但它们的形状差异足够大，因此只有一种匹配方式。学习如何通过视觉定位物体的方向获得的经验会让患者更成功、也更容易完成任务。

矩阵网格形状分类训练

　　当患者可成功地根据一个特征将物体进行分类时，训练可进展到根据多个特征将物体进行分类。这种分类方法是将物体放在一定空间数组或矩阵中（图26.60）。上面的例子中让患者根据背景中三角形的颜色决定哪一行的形状片能与之匹配。位于中心的形状决定了物体属于哪一行。每一块形状片都位于数组中的一个特定位置。

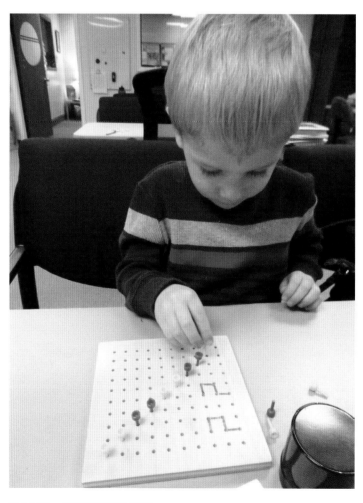

图26.58　钉板图案制作训练

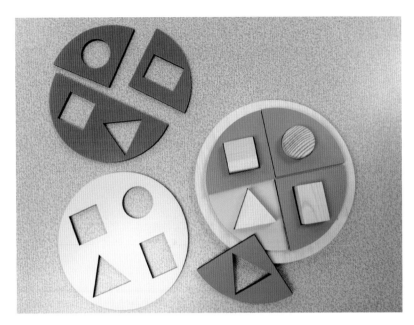

图 26.59　形状拼图板

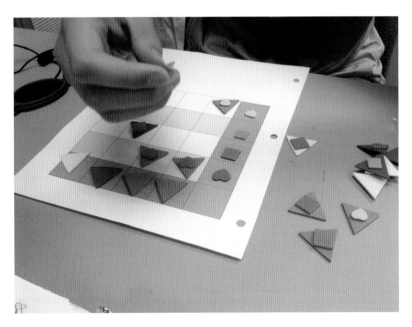

图 26.60　矩阵网格形状分类训练

"我是小间谍" 图形 - 背景识别能力训练

　　"我是小间谍（I-Spy）"训练工具书和桌面游戏工具是进行图形 - 背景信息处理能力训练的一类好工具（图 26.61）。类似的训练还有 Spot It、搜索与寻找书（Seek-and-Find books）和找出隐藏的图片（highlights hidden pictures）（图 26.62）。"我用我的小眼睛侦察"游戏利用真实环境进行训练，是能让患者与家长玩的一种非常好的游戏。颜色、方向和大小在内的各种线索有助于简化任务。添加更多相似的物品和更加杂乱的背景会使任务难度增加。像 *Where's Waldo*？这些游戏书因有更小的细节而增加了训练难度。

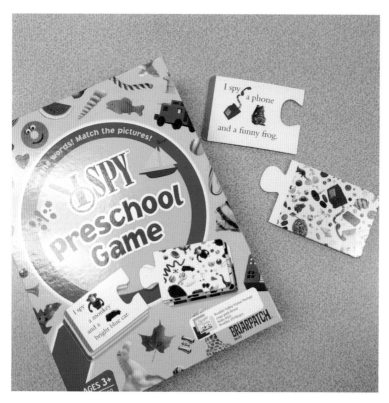

图 26.61   "我是小间谍"训练

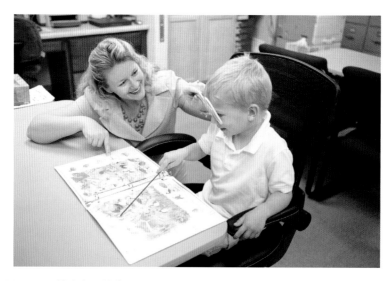

图 26.62   搜索与寻找书

适合 2~3 岁儿童的家庭训练方法[13]

1. 图片配对游戏。

2. 在给大声孩子朗读故事书时,让他们指着图片来说明你正在阅读的内容。

3. 躲藏与描述的游戏,看看孩子能记住关于物体的哪些信息。

4. 堆积木的游戏。

5. 让孩子做出一个图案,然后向你描述如何做一个与之相匹配的图案。

6. 抓气球游戏。

7. 把物体从桌子上滚下来,看孩子能不能在桌子边上将掉下来的物体抓住。

8. 看看孩子是否能辨认出一个被部分遮盖的玩具。

适合 4~5 岁儿童的家庭训练方法[13]

1. 识别地标并按照它们在行进中被看到的顺序来描述这些地标。

2. 演示如何按一定的顺序做动作。

3. 描述照片里的内容。

4. 纸牌游戏和棋盘游戏。

5. 建筑类玩具(乐高、积木)。

6. 猜谜游戏。

对低龄患者进行视觉训练的目的是提高其视觉表现和信息处理能力。通过改善双眼注视的稳定性和准确性、眼球运动的范围和速度、双眼眼位和深度感知,患者的视觉功能和发育将会得到改善。通过向患者详细介绍其视觉信息处理发育的延迟情况,可让患者在进入学习阶段时做好准备。通过将感觉和运动系统与视觉相结合,患者将获得更好的舒适性、安全性和发育。

参考文献

1. Kulp MT. Vision in preschoolers study group. Findings from the vision in preschoolers (VIP) study. *Optom Vis Sci.* 2001;86:619–623.

2. Cooper JS, Burns C, Cotter SA, et al. Care of the patient with accommodative and vergence dysfunction. [Online] 2011. [Cited: January 18, 2019.]. Available at https://www.aoa.org/documents/optometrists/CPG-18.pdf

3. Gesell A, Ilg FL, Bullis GE. *Vision: Its Development in Infant and Child*. New York: Harper & Brothers; 1949.

4. Cook DT, Maples WC. NSUCO Vision Therapy Clinic Pocket Reference.

5. Lowry RW. *Handbook of Diagnostic Tests for the Developmental Optometrist*. Santa Anna, CA: Optometric Extension Program Foundation.

6. Wachs H, Vaughan LJ. *Wachs Analysis of Cognitive Structures Manual. Western Psychological Services*; 1977.

7. Beery KE, Beery NK. *The Beery-Buktenica Developmental Test of Visual-Motor Integration (VMI) Administration, Scoring, and Teaching Manual*. Bloomington, MN: PsychCorp, 2010.

8. Getman GN, Cox JL. *Techniques and Diagnostic Criteria for the Optometric Care of Children's Vision*. Santa Anna, CA: Optometric Extension Program Foundation; 1960.

9. Venkatesan S. Celebrating a century on form boards with special reference to seguin form board as measure of intelligence in children. *Global J Interdiscip Soc Sci*. 2014;3(6):43–51.

10. Scheiman M, Rouse MW. *Optometric Management of Learning-Related Vision Problems*. St. Louis, MO: Mosby-Year Book, Inc.; 1994.

11. Press LJ. *Applied Concepts in Vision Therapy*. Santa Anna, CA: Optometric Extension Program Foundation; 2017.

12. Morgan MW. Analysis of clinical data. *Am J Optom*. 1944;21:477–491.

13. Kavner RS. *Your Child's Vision*. New York: Simon & Schuster, Inc.; 1985.

14. Barber A. *Infant and Toddler Strabismus and Amblyopia*. Santa Ana, CA: Optometric Extension Program; 2000.

15. Swartwout JB. *Optometric Vision Therapy Manual*. Santa Anna, CA: Optometric Extension Program; 1991.

16. Bateman R, Danner R, Dowis R, et al. *Manual of Esotropia Therapy*. Colorado: Colorado Vision Consultants; 1985.

17. Headline TC, Wahlmeler I, Bedes V. *The Vision Therapist's Toolkit*. San Jose, CA: Shoestring Vision Solutions, Inc.; 2005.

18. Taub MB. Matching game instructions. Available at https://www.good-lite.com/cw3/Assets/documents/MFBF_Matching_Game_Insructions_0822141.pdf [Online] [Cited: January 18, 2019].

19. Press L. Press Lites—Procedures for visual field awareness. *Optom Vis Perf*. 2013;1(2):62–67.

20. Kay H. *Kay Pictures*. Tring, Hertfordshire, UK: Kay Pictures Ltd.; 2018. Available at www.kaypictures.com.

21. Hyvarinen L. *Lea Visual Tests*. Helsinki, Finland; 1979. Available at http://www.lea-test.fi/.

第二十七章

运 动 视 觉

Geoffrey A. Heddle

"在我看来,Revien 医生的名字也应该出现在奖杯上!"这是纽约岛人队的守门员 Billy. Smith 在球队赢得 Stanley 杯后说的。Billy 指的是每年的奖杯得主都会把他们的名字刻在奖杯上。Revien 医生,一位来自纽约长岛的视光师,在赛季期间为 Billy 提供了一些帮助。Revien 医生的视觉训练计划对 Billy 赛场上的表现影响很大,他觉得 Revien 医生应该被授予这样的荣誉。作为一名痴迷曲棍球运动的加拿大视光师,我只能梦想得到这样的荣誉。这只是患者通过视觉训练获益的一个例子,在这个案例中运动员可以从视光学领域的视觉训练中获益。

参与体育活动过程本身对视觉系统的要求最高且变化最大。在运动领域,快速、准确地觉察和响应视觉刺激的能力是至关重要的。如果理解视觉目的的通用定义为获得意义和指引行动[1],那么就不难意识到,参加一项高水平的体育运动需要功能良好的视觉系统。分析和解释环境的能力、理解队友和对手的位置,以及预测他们下一步行动都是由视觉系统控制的。

运动视觉是对运动员的视觉系统进行分析,始于 1952 年的赫尔辛基奥运会,对这一领域的正式研究始于 1955 年,俄罗斯科学家开始研究视觉在体育比赛中的作用[2]。直到 20 世纪 80 年代,"运动视觉"才开始进入词典。最近的研究证实了视光学在体育领域的必要性。这项研究继续证明了视觉在运动中的作用。研究也证实了对运动员进行视觉训练的有效性。如果由一位有知识背景的视光师正确应用,可以产生更好的运动成绩。

最初,运动视觉的话题仅仅集中于测试。运动的视觉要求是什么[3]?关于运动员是否具有更高的视觉技能这一问题已经被 Laby 等人证实[4]。在对职业棒球运动员进行测试后,他们得出的结论是:这些运动员确实具有出色的视觉技能。具体而言,像平均视力、远距离立体视觉和对比敏感度(CS)等运动员的视觉属性被认为明显优于一般人群。针对高中阶段的运动员和非运动员的研究得出了类似的结论[5]。研究人员对大学运动员、中级运动员和非运动员也进行了同样的观察研究[6]。这些研究还发现,动态视力作为一种视觉属性,大多数运动员比非运动员拥有更高的水平的动态视力[7]。

最终,研究者在视觉评估领域进行了足够多的研究,并开始将研究范围扩展到视觉训练领域,即提升视觉系统功能。一开始,很多研究都集中在试图反驳"运动员的视觉系统实际上是可以改进的"这一概念[8-9]。根据 Laby 等人的发现,持怀疑态度的人仍然坚持认为运动员只是单纯地拥有天然技能。

虽然对运动员的最初测试确实证实了他们的高超技能,但关于测试的争议仍然存在。

对于应进行哪些测试尚缺乏共识。这些争论的部分原因是,不同的运动需要不同的视觉需求[3]。因此,关于应该测试哪些视觉特征的争论显得尤为突出。应该根据运动类型选择测试内容吗? 应该考虑运动员在运动中的具体位置吗? 过度分析可能会导致简化主义模式。我不赞成这种模式。

现已不复存在的美国运动视觉学会(American Sports Vision Academy)制作了一份简表用于衡量每种运动视觉特征的重要性,该量表按照 1~5 分进行分级。他们考虑了视力、动态视力[10]、眼球运动技能、手眼协调能力、双眼视觉或立体视觉、调节能力、中央 - 周边视野的知觉能力、视觉反应时间、视觉调整和视觉可视化这些参数。以对动态视力进行分析为例,这个简表的使用方法如下:一位射箭运动员的远视力评分可能低至 1 分;棒球运动员的远视力评分可能为 5 分。可以由此理解为,如果对射箭运动员进行评估,就没有必要测试远视力。如果想仔细观察每项运动中的不同位置,还可以进一步减少检查项目。与外场选手相比,棒球比赛内场选手的视觉要求有差异吗? 测试时可以考虑重点观察下方视野,例如下方视野的功能可影响内场选手接地球时的表现。对于外场选手而言,他们可能会接到更多飞过来的球,所以针对上方视野的检查可能更合适。与前锋相比,冰球守门员的视觉要求如何? 所有这些可能被精简的评估项目以及过度分析都可能导致混乱。

测试领域的另一个争议涉及标准化的缺乏。测试这些特征的最佳方法是什么? Howard-Dolman 测试能准确评估深度知觉吗? 能够根据在近距离进行 Wirt 圆这样的立体视觉测试,然后预测被检查者准确判断飞过来的球的能力? 不仅难以比较同一运动项目的检查结果,而不同年龄组之间的结果比较又如何呢? 你认为 U14 地方女子足球队的视觉检查结果能与美国女足国家队的视觉检查结果匹配吗? 为什么可以或不可以? 随着年龄的增长,人眼对光线的敏感度呈线性下降趋势(从 20 岁开始)[11]。在所有级别的运动中,性别之间的视觉技能是否存在差异? 我们知道女性比男性发育快。你如何看待不同年龄组之间存在的发育差异?

测试的逻辑也可能存在问题。你有能力让运动团队来你的办公室吗? 如果可以,你可以使用任何想用的检查技术。如果你必须去一个综合性运动场所进行检查,则要求检查设备具有便携性。你能带哪些设备去那些场地? 有些设备,如 AcuVision 视力表,需要两个人来抬,而且需要一个沉重的底座来支撑视力表。这些因素会影响到部分检查的实际应用。在检查整个运动团队时,必须考虑到时间因素,你可能只有 3h 去筛选 20 名运动员。为决定进行哪些检查,不仅应该确定要检查哪些视觉特征,还应该确定哪些测试能提供更多信息。如果你希望提高运动员的视觉表现,所用检查方法应能让你了解运动员视觉系统的相对优势和弱势[12]。所用的检查方法还应该有助于明确能否帮助运动员提高其视觉表现。

虽然对于要测试的基本视觉特征存在争议,但是有一些项目被普遍认为是重要的。Loran 列出了视觉可视化、动态视力、眼球运动、手眼协调、深度感知、调节灵敏度、中心 - 周边知觉和视觉可调适性等项目[13]。Roy 等甚至创造了一个运动视觉金字塔。他们将视力和对比敏感度(高空间频率)[14]置于金字塔顶端,认为双眼知觉过程(包括立体视觉和深度觉的感知能力)在金字塔的第二层。金字塔的底层由视觉力学参数构成,包括眼球追踪或眼球运动技能。他们认为追随、扫视和注视属于这一层。这些模型的重点是感觉 - 运动。

很少有人关注视觉感知方面的检查。

2011年，Erickson等[15]曾试图理解视觉与运动成绩之间的关系。他们想甄别成功赛场表现的决定因素，并找到一种准确的、可重复的方式用于运动员的检查，这就带来了Nike感觉测试系统（Nike Sensor Station，NSS），之后成为Senaptec（图27.1，图27.2）。该设备实现了检查的一致性和统一性，并在同龄人之间有良好的可比性。但成本高和可移动性可能是该设备的缺点。NSS设备通过一系列由9个计算机编程的视觉任务测试运动相关的视觉和视觉运动能力。这些测试包括静态视力、对比敏感度、深度知觉、近-远快速反应能力、捕捉目标的能力（动态视力）、知觉广度、手眼协调、go/no-go（在"go"或"no-go"刺激出现时执行和抑制视觉引导的手部反应的能力）和手部反应时间。NSS宣称自己是一个对个体的感觉运动技能进行定量评估，以便进行同行间的比较，并产生个性化的训练方案的系统[16]。

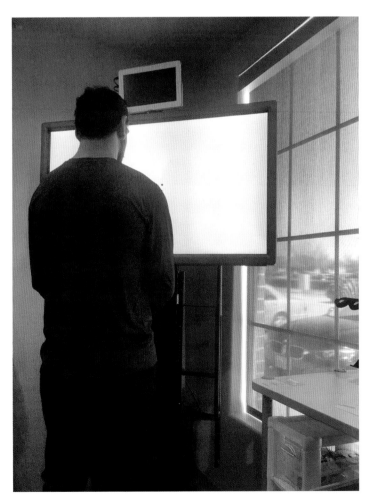

图27.1　Nike感觉测试系统（Nike Sensor Station，NSS）/Senaptec设备
（Courtesy of Charles Shidlofsky，OD.）

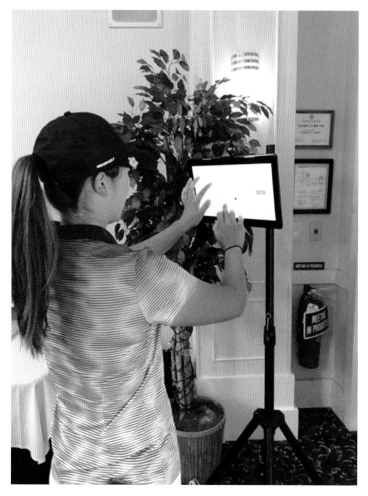

图 27.2　Nike 感觉测试系统（Nike Sensor Station，NSS）/Senaptec 设备
（Courtesy of Charles Shidlofsky，OD.）

　　在 NSS/Senaptec 检查基础上还应考虑进一步的检查。便携式自动验光仪可以快速评估可能的屈光需求。Eyecarrot 公司也有一些电子仪器，对运动员的检查很有帮助。Binovi 触摸式扫视注视器（Binovi Touch Saccadic Fixator）的平衡板附件（图 27.3）可用于眼 - 身体协调性评估。预测时间也可以通过预测轨迹来评估。周边知觉能力可以通过周边知觉训练器或将多个 Binovi 触摸式扫视注视器的屏幕进行同步，形成一个更大的拼接屏幕进行测试。除了这些测试，还应考虑进行眩光恢复能力检查并增加检查次数。测试仪器的最初版本是让运动员观察机器上的一个管状附件。开灯一段时间，关灯后进行计时，统计运动员需要多长时间才能读出移动磁盘上的数字。今天，几乎没有人关注这方面的视觉评估，尽管职业运动员可能不得不面对各种竞技场和运动场地的照明导致的眩光恢复（特别是在晚上），例如一名棒球赛的外场选手试图在夜间比赛中跟踪一只高飞球。

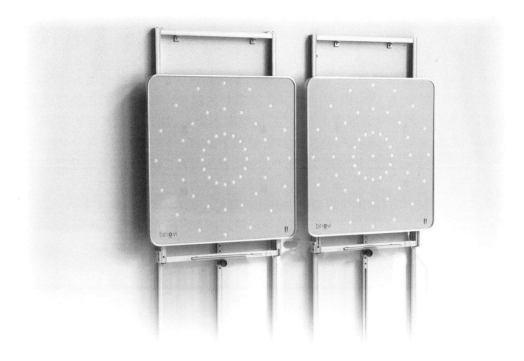

图 27.3　Binovi 触摸式扫视注视器（Courtesy of Eyecarrot Inovations Corp.）

低技术含量的测试顺序可能对普通视光师更为实用,包括视力、对比敏感度[14]、优势眼或手、注视视差（视远和视近）、聚散球（Brock string）、深度觉和镜片反转拍。

颜色视觉并不是一个值得高度关注的特征。在击球、接住冰球或向移动或静止的目标射击时,颜色缺陷似乎并不影响。有色觉缺陷的患者可能面临的最大挑战是判断同时参加比赛的选手中谁是队友谁是对手。

优势眼的作用在文献中的评价褒贬不一。早期的评估提示美国职业棒球大联盟球员中混合优势者（优势眼和优势手不在一侧）很普遍[17],但现在对优势眼的关注较少。除了考虑棒球击球手的视觉需求外,大部分注意力都被放在了高尔夫球比赛上（尤其是推杆）[18]。我的经验使我相信,高尔夫运动员瞄准时,会关注优势眼同侧的肩部和球的相对位置。这一概念与 Skeffington 四个圆圈为中心的思想是一致的。在 Skeffington 的术语中,中心定位指用整个身体与所关注的对象或身体准备行动的目标保持一致。在运动方面,这意味着棒球外场选手或橄榄球接球手可能更容易在其优势眼一侧过肩接球。

知觉检查基本上只在 NSS 上进行,这让使用设备进行相关检查变得更为困难。职业运动员在复杂动态视觉场景中快速学习这一方面有非凡的技能[19]。Poltavski 和 Biberdorf[20]检查了 38 名甲级男性和女性冰上曲棍球运动员,试图找出哪些 NSS 测试有助于分析视觉感知技能。他们还提出了在 NSS 测试系列中这些方面的测试得分更高是否能正确预测比赛中的更优表现（在本研究中是得分目标）的疑问。他们在研究中发现,与假设相反,在他们测试的冰上曲棍球运动员数据中,不管是远视力还是手眼协调能力与成功的进攻表现都没有显著相关性。针对冰上曲棍球运动员的研究中,进攻数据和静态视觉感知测量结果之间缺乏显著相关性的结论,这与 Ciuffreda 和 Wang[21] 在其运动员视觉功能与赛场表现的 meta 分析研究中配给这些视觉功能的相对权重一致。例如,使用 5 分制 Likert 量表(5-Point Likert Scale)预估美国经常开展的动态体育运动中(如足球、棒球、篮球、网球和美式足球),作者给出了静态视力平均分为 3.5 分,对比敏感度的评价分为 1.3 分。

Poltavski 和 Biberdorf[20] 进一步认为,NSS 的系列测试方法似乎提供了曲棍球比赛中赢得点数的最佳指标,包括知觉、注意力和认知参数的组合。具体来说,更快的简单运动反应时间配合更大的感知范围跨度、更好的视觉辨别能力(决策),以及在近视标和远视标之间更快聚焦的能力(动态视觉注意力),预测了 2011—2013 年前锋得分目标变化的 69%。而且,在 go/no-go 测试中的视觉注意力和运动控制能力总评分可以预测比赛点数的平均值。

基本的知觉评价可以从测量视野范围开始。理论上,只要运动员能够保持中心 - 周边或图形 - 背景的关系完整,视野范围越大,提供的信息越多。研究表明,与非运动员相比,运动员的视野范围更大[22]。在该领域内的注意力对运动员的表现是至关重要的。所有运动都需要高度的注意力、专注力和自控力。注意力的控制能力似乎是可以训练的,而且不同运动的要求不同。一项使用注意力变量测试(Test of Variables of Attention,TOVA)的研究表明,武术运动中接受功夫训练的运动员得分更高[23]。进一步研究表明,通过视频训练和功能遮盖,知觉意识可以慢慢提升,从而使运动员对定位和信息类型更为敏感,而这些都可为其参加运动项目带来好处[24]。这项特别研究使用一种透明的红色遮眼罩来引导注意力,在球拍 - 羽毛球接触之前的 160ms 注意力转向球员的躯干移动。这被称为外源性定向,因为注意力变化的触发因素源于外部,而不属于内部驱动因素。虽然新选手可以通过这种训练提高技术,但专业选手并没有得到任何好处,这可能表明他们已经(可能是很自然地)知道在对手的球拍接球之前应该往哪里看。因此,他们知道往哪儿看以获得最大量的有用信息来帮助他们赢得比分。

希望这项研究的结果能带来一些模式的转变。在运动视觉最初的体现中,最早被提出的问题是:运动员对刺激的反应更快吗?答案是一个响亮的"是"。这让我们可以得出一个现在看来过于简单的结论:运动员比非运动员好只是因为他们拥有快速的视觉反射。现在的关键问题应该是:运动员是否知道在哪里找到关键信息?知觉技能为运动员提供了编码、检索和识别特定运动信息的能力。复杂的、有辨别力的长期记忆结构对于运动中的预测至关重要。这也许可以解释伟大的澳大利亚网球运动员 Rod Laver 是如何在对手真正击球之前就知道对手的发球走向的。这种类型的信息处理使 Rod 能够达到较高的比赛水平,而非被描述为低级的视觉技能或视觉反射。

关于"看"的另一个问题也与指导行动有关。"静眼"(quiet eye,QE)是运动视觉词典中一个相对较新的词汇,由 Calgary 大学的 Joan Vickers 教授首先提出,这一术语指的是在瞄准任务开始前观察到的一种凝视行为。Vickers 将 QE 定义为"在 3° 视角范围内至少 100ms 的最终注视"[25]。评估运动员 QE 参与下的表现已应用于不同的体育项目,包括篮球[26] 和飞镖[27] 等。这两项研究都证实,成功的赛场表现需要选手将目光放在动作将要发生的地方。以篮球运动为例,运动员在投篮时手臂(或手,或球)在伸展之前最终的注视点应为篮筐。Vicker 对篮球运动员的研究在两个前沿方面都很重要。首先,研究显示了视觉系统(在这个案例中主要为注视稳定性)对运动员场上成功表现的重要性。其次,该研究表明,视觉技能是可以培训的,经过培训后,运动员的运动成绩可以得到提升。

一项对技术娴熟的足球运动员的评估[28]表明,他们在进行小规模比赛(1 比 1 或 3 比 3 赛制)时注视整个比赛场地所使用的搜索策略不同于大规模比赛(11 比 11 赛制)。防守球员和进攻球员所使用的视觉搜索行为也有所不同。熟练的运动员会使用卓越的知识来控制其必要的眼球运动模式,寻找和获取重要信息来源。意识到这一点,评估运动员视觉搜索模式的必要性就变得清晰了。这些数据传递给教练或比赛团队能够确定一位运动员是否具有较高的运动素质,以及该运动员最适合的赛场位置。强调的重点应该在于这是一项对技术娴熟的足球运动员的研究。"熟练"这一术语指的是一个人在相当长一段时间内都以较高水平从事某项运动。这是否指的是 Malcolm Gladwell 所说的"一万小时定律"[29]?有一个概念是:人如果不知道自己在看什么,他们只能看到自己想要看的内容[30]。这个概念在"篮球场上的大猩猩"实验中得到了解释。这段视频揭示的问题不是人类对大猩猩"视而不见"(就像 Daniel Kahneman 等人所信奉的那样[31]),而是视觉错误遗漏的错误。Bruce Wolff 在与 Greg Kitchener 的谈话中指出:"知道要观察什么,首先要收集什么数据,不是一项计算机编程的任务,而是一个由人完成的任务!"重要的是,要意识到人类可以预先知道要寻找什么或注意什么,这直接影响到我们能意识到什么。这一概念实际上表明,在对运动员进行适当指导时,可以告知其应寻找什么、在哪里寻找以及何时寻找。

如前所述,随着越来越多证据的出现,我们很容易发现体育界对视觉系统在体育成就中所扮演的角色有了更深刻的认识。虽然这种意识在逐渐扩大,但似乎仍然缺乏对视觉系统的整体理解。似乎共同的主线是视觉,只是没有将各项视觉功能进行关联以显示出它是如何联系在一起的。我怀疑运动团队的管理者是否理解视觉系统的普遍本质,更不用说考虑本章开头所述的视觉定义了。在这种对视觉过程缺乏普遍本质理解的情况下,为运动员设计系列测试成为了困难。除非有人理解视觉的广泛性,否则他们很可能不会在足够重要的水平上测试运动员,来评估这种广泛性。

试图设计一个测试方法的关键在于需要深入,但涉及面不应过于广泛,找到一个测试方法达到准确评估普遍性的目的。检查方案的设计应该能够应对各种变化,比如检查的地点、要评估的运动员人数和时间的限制。我的测试模型已经发展为能洞察运动员视觉发展阶段的测试。我不再试图用特定的检查并思考该方法是否与运动员所从事的运动有关。

测试应该包括感觉 - 运动和视觉思维特征。我将分别对这两个组做进一步的阐述。应该注意的是,最初的讨论基于这样的前提,即测试将在诊所之外的地方进行。根据我与专业团队合作的经验,有必要去他们那里进行评估,这意味着必须考虑一定程度的移动性能。感觉 - 运动测试涉及对运动员视觉反射能力的评估。这类测试应包括静态视力、动态视力、眼球运动功能、调节功能、中心 - 周边知觉能力、视觉空间体积大小、空间定位和眼 - 身体协调能力。我想强调的是,进行测试不应该只是为了得到一个数字。相反,测试本身是观察患者在不同情况或需求下视觉表现的机会。观察运动员如何完成测试提供了比数字本身更丰富的信息。

必须检测静态视力,20/20 是运动员达到的平均水平。每一位视力低于这个标准的运动员都应立即进行适当的屈光检查。由于 Snellen 图表的可移动性,这项检查几乎可以在任何地方开展。我建议使用标准视力表并在正常照明条件、6m 的检查距离下进行。

随着基于计算机视力检查方法的发展,动态视力检查变得更加容易。以前,这项测试很难掌握。那时使用的是老式的数据记录设备,必须控制 RPMs 波动。今天,现代的电子计算机和眼球追踪设备,如 RightEye,可以生成一类 20/×× 的数值。不幸的是,尚无标准规定什么水平是理想的、什么水平是差的。在评估动态视力时,必须认识到,功能活跃的周边视觉对运动很敏感,需要帮助大脑将视标与黄斑对齐。因此,动态视力不只是黄斑的一个功能(虽然有人认为它是),关键是要意识到,如果对整个团队进行测试,就会看到测试分数的显著变化。

随着基于计算机的测试方法的使用,眼球运动功能的检查方法变得不那么主观了。检查结果显示为运动员能够跟随移动目标的时间百分比。尽管这种类型的测试确实以数字表示,但对功能的量化方法可能过于简单。我认为,要求运动员站在三维空间中,双眼跟随运动方向不可预测的移动物体,这一检查更有价值。除了观察动作的平滑性外,还应考虑是否有头部或下巴的移动、睁大眼睛、凝视、握紧拳头、平衡不稳等表现。

可用聚散球(Brock string)检查空间感知能力。这里不详细介绍可以收集到的信息的深度,但可评估简单的空间定位、垂直偏差和间歇性抑制等。对运动员进行聚散球检查应在近距离和至少 4.5m 的远距离进行。聚散球检查的简单之处在于,该方法可以轻松地检查 9 个眼位。测试时一定要考虑运动员的视觉姿势。例如,检查篮球或排球运动员时,由于这些运动员经常在离地 3m 或更高的地方跟踪球,检查内容应该包括对上方视野的评估。可把聚散球绳子的一端固定在篮筐上并使用梯子进行检查。曲棍球守门员或棒球内场球手是使用下方视野的运动员的典型例子。

反转拍是评估调节功能的标准方法。反转拍检查结果的设定值已确定很久了(见第二十章)。如果使用这种测试方法,我的建议是使用红/绿眼镜或偏光眼镜以检查是否存在抑制。我还建议检查时间持续 2min,而不是 1min,以查看视觉系统是否有任何疲劳表现。虽然近距离测试有一定的价值,但我认为最好评估将焦点沿 z 轴移动到至少 6m 远的能力,而不是标准的眼前 40cm。

基于该方法的特性,Harry Wach 的 Mental Minus 检查[32]是我的金标准。可使用 Snellen 图表上 20/400 的 E 视标和一个 –8.00D 的透镜进行该项检查。检查时可能需要使用半透明遮盖板遮盖一眼,让运动员无法看到 Snellen 视力表,但不影响检查者观察到被遮挡的那只眼。当患者注视 20/400 大小的字母时,将 –8.00D 的透镜置于眼前,询问运动员是否能看清楚字母。如果能看清楚,则被遮挡的那只眼向内偏斜的量应等同于注视眼前 12.5cm 处或差不多距离透镜前 12.5cm 时所产生的集合量。将透镜固定于注视眼前时,要求运动员将 E 视标看模糊,以评估患者对特定需求的调节反应的自主意识控制力,并能提供有关空间定位的信息。应分别对每只眼进行检查,两眼的视觉表现应相同。在检查过程中观察到的内容包括是否出现眯眼、皱眉、头部或身体前倾以及身体各个部位的紧张。

中心-周边感知能力可以通过电子系统进行评估,如 Binovi 触摸式扫视注视器、Dynavision 或 NSS/Senaptec。这些设备主要是通过用手点击屏幕周边的视标完成。其中一些设备不仅能评估空间定位的准确性,还能评估点击视标的速度。评估可以发现被压缩的视觉区域或象限,显示出其他视觉功能更低的区域。这些信息可以推断某一空间区域的延迟反应时间。例如,如果一个足球守门员在左上象限得分很低,那么他成功拦截左上象限射门的成功率就会很低。这些设备的费用可能高得令人望而却步,而且携带到诊室以外的地方也很麻烦。当你考虑到一个 300 磅(约 136kg)重的前锋可能会重力锤击设备,设备的稳定性问题也就很重要了!所检查运动员的身高变化范围很大时,也必须考虑设备的可调节性。

当预算和便携性限制了这些计算机化仪器的使用性时,用沙包或网球进行简单的评估也能满足要求。使用一种低技术含量的方法评估中心 - 周边视觉能力时,首先要站在离运动员 3~4.5m 远的地方并让他们持续注视检查者的眼睛,随机扔沙包,向左或向右,向上或向下丢沙包,观察运动员在持续注视检查者眼睛的同时如何接住沙包(图 27.4)。为观察周边知觉和进一步的身体控制力,检查者可以把沙包扔到运动员的脚边,此时他们必须简单地用脚挡住丢过来的沙包。这些评估方法可以用来评估侧向性和整个身体的管理。

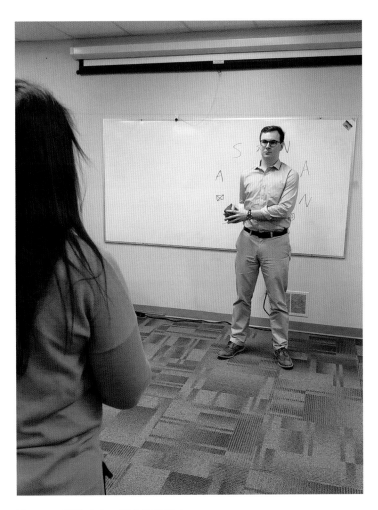

图 27.4 评估中心 - 周边视觉能力

额外的全身协调和中央 - 周边评估可以使用平衡板附件完成。Wayne 扫视注视器（Wayne Saccadic Fixator）配备了一个平衡板，这是实现这一检查目标的理想装置。使用时，运动员站在平衡板上移动其重心，根据墙上挂的板子上的闪烁灯的位置，平衡板向前、向后或向侧面倾斜。应观察运动员的身体姿势和眼睛的注视位置。关于身体对齐或各部分之间相互关系的概念直接来自 Skeffington 的第一个圆。Elliott Forrest 博士和他的 3 个倒三角形概念可以让我们理解运动员是如何作为一个统一的有机整体运动（图 27.5）。如果运动员站在平衡板上的姿势歪斜或笨拙，他们在运动场上则会经常失去平衡。这种不平衡的位置通常意味着他们在比赛时会落后一步。当运动员沿着墙上灯光的方向摇动平衡板时，他们最理想的状态是用柔和的目光注视着平衡板的中心。暂时经过处理的周边视网膜信息能够控制运动员的动作。当他们继续寻找闪烁的灯并直视每个灯时，表示他们可能正在压缩他们所感知的空间的体积。当进行扫视运动时，视觉系统会受到抑制，所以如果运动员对着每个灯光进行扫视，他们的反应时间就会变慢。

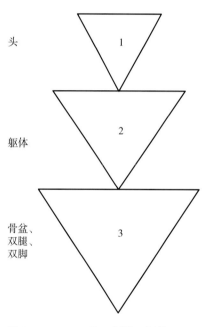

图 27.5　Forrest 的 3 个倒三角形

头

躯体

骨盆、
双腿、
双脚

立体视觉检查的传统概念，常常被错误地称为深度知觉，检查主要在近距离进行。传统的检查工具是偏振眼镜和一些类型的立体视觉检查本。这种类型的测试可以表明大脑有能力解析不同的图像。这项检查也会产生一个以秒为单位的数字表示解析图像能力，但这是非常有限的。由此推断双眼系统如何在远距离工作更是危险的。这就好比只根据视近时的隐斜量推断视远时的眼位，反之亦然。这种检查方法的另一问题在于区分运动员视觉能力方面的有限性。例如，在一个 15 人的高中篮球队中，大多数人会看到全部 Wirt 圆，检查结果可达到 20″。是的，你已经能够识别出那些不具备必需的高级双眼视觉技能的运动员。这些人可能是在比赛中花费时间最少的人，因此你可以确定哪些人可以从视觉训练中受益最大。不幸的是，你无法区分哪些运动员的立体视觉有 20″。这就是 Greg Kitchener 博士提出的"如果每个人都得满分，考试能告诉你什么？"需要一直强调这一问题。进行这项测试的另一个变化因素是计算运动员完成测试的速度。测试这种变化需要一个详细的指令集并在开始之前就让运动员知道他们被要求做的事情。

William Padula[33] 在他的《神经视光学康复》一书中提出了一个很好的问题："深度知觉检查中没有运动交互或物体定位，那么该检查究竟决定了什么？"考虑到这一点，我认为重要的是评估立体容量，使用这一方法要求运动员在环境变化时对运动或空间定位做出判断。

深度知觉和立体视觉实际上是两个独立的概念。深度觉感知是一个物体相对于观察者的精确定位。立体视觉是一种识别两个不同物体相对位置的能力。实际上没有术语能将这两个概念结合，但我更愿意将其称为立体容量。在空间中使用矢量图是评估立体容量的好方法，可使用螺旋偏振图或绳圈图进行检查，我更喜欢螺旋偏振图（图 27.6）。螺旋偏振图

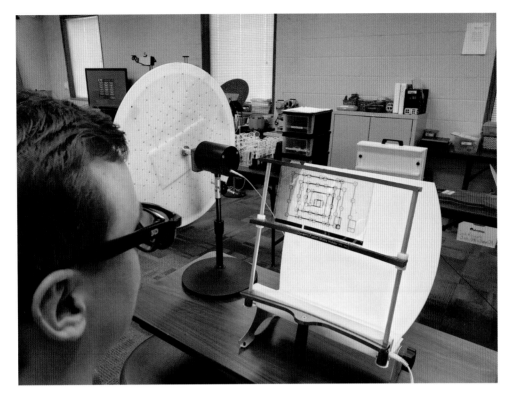

图 27.6　螺旋偏振图

本身具有立体感,才能感知到一个立体的螺旋。在 BI/BO 范围内调整螺旋偏振片的位置,可以改变测试难度。

在开始评估运动员能感知到螺旋体的突出并有漂浮感之前,必须首先检查运动员是否能够保持将所看到的螺旋形看成是一个坚实的,有三维立体感的图像。一旦能看到这样的图像,让运动员保持能看到这一有立体感的图像,同时比较该图像和移动中物体的相对空间位置。我喜欢用有红色指示棒进行该测试。在检查过程中,我会不断靠近或远离运动员,并让他们在看到,在我和他们的距离与他们和螺旋图像的距离相等的时候"喊停"。在这个阶段运动员的反应如果一致,则表明他们具有能够在一定视觉压力时持续准确地感知空间的能力。因此,他们在激烈的竞争环节中将能够保持高水平的表现。相反,如果被检查的运动员的空间定位能力在 BO 检查中降低,这些运动员很可能在有视觉压力的环节表现出水平下降。

在底朝内(base-in,BI)方向上的检查也有一定难度。该部分的评估过程中的视觉压力有所减少。这并不意味着被测试者的视觉表现一定能提高。这部分检查仍然需要较高程度的视觉表现。在 BI 检查过程中,空间定位可能会发生变化。被测试运动员能保持稳定且准确的空间定位,表明其能够在视觉压力较小的比赛中保持稳定的表现。有些运动员需要一定程度的视觉压力才能完成检查。如果他们的空间感知能力在 BI 检查阶段下降,这就表明运动员在这段时间会表现得很吃力,通常会让人觉得运动员在动作间歇难以保持注意力。

　　另一个用于评估深度知觉的老派概念是 Plano-scope。Plano-scope 使用平坦表面,透过表面注视时可看到表面上的反射(这也被称为可移动的森林)。理想表面是单面镜,也可使用有机玻璃(图 27.7)。平坦表面的基本光学原理表明,物体在镜面后形成的像距离镜面与物体相对镜面的距离相等。进行 Plano-scope 检查时,运动员在镜面前,手持开灯的小手电筒,在镜子中可看到反射的光。测试者站在镜面边缘处,在镜面后面放置一个目标(比如一个指示棒)。让运动员移动手里的灯光,这样看起来就像光的反射直接在指示棒的顶端,从而"点燃蜡烛"。一旦完成这个测试,检查者就会改变指示棒的位置,评估运动员对动态定位变化的反应能力。

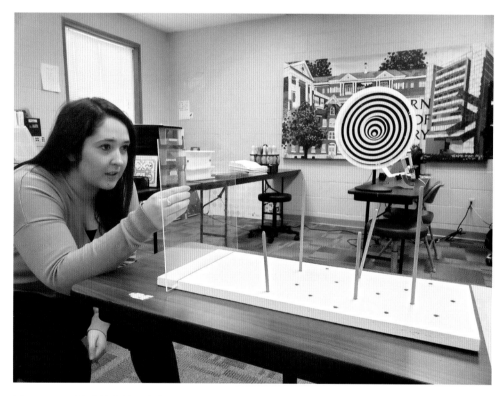

图 27.7　"可移动的森林"测试法

　　对运动员进行的检查中,最有价值且最有趣的方法之一就是使用共轭棱镜(yoked prism)。对运动员进行检查时只会选择底朝右和底朝左的共轭棱镜。应选择足够度数的棱镜以对运动员产生足够大的干扰,建议的度数为 $15^{\triangle}\sim20^{\triangle}$。检查前可进行一些准备,比如在被检查的运动员前 3m 处放置一个小废纸篓和沙包。检查前向运动员说明,在丢沙包时需始终保持双眼注视篮筐(图 27.8)。通过强迫运动员不断注视篮筐,用双手抛沙包,运动员必须调整双侧肢体,适应并完成抛沙包入篮筐的任务。如果没有强迫运动员盯着篮筐,运动员就会以不太理想的方式应对这一检查所带来的挑战。事实上,这样就没有了检查的意义。

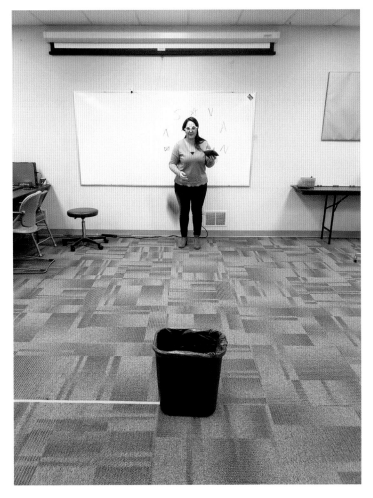

图 27.8 戴共轭棱镜进行测试

　　如果不盯着篮筐,运动员总会试图盯着篮筐左边或右边的某个点进行距离补偿,补偿的距离等于沙包没有进入篮筐时的掉落点与篮筐的距离。例如,如果运动员戴着底朝右的棱镜,他们将最有可能把沙包抛到篮子的左边,假如距离篮筐 0.6m 的左边某点。尝试 1 次或者 2 次后,如果沙包掉落在同样的位置,脑子反应快的运动员调整看向距离篮筐右边 0.6m 的位置进行注视补偿,这样就能把沙包丢到篮筐里。

　　如果运动员戴底朝右的棱镜,则评估的是运动员适应右侧空间的能力。当三棱镜的底朝向运动员的左侧时,则正好相反。检查获得的这些信息有助于了解运动员在比赛中在哪个位置更合适。应准确记录沙包入篮筐的次数。高水平的运动员应该能够在投掷 3 次后适应过来。不能适应表明不能纠错,这意味着运动员将会一次又一次地犯同样的错误,而不知道如何做以适应戴棱镜完成任务。

　　视觉广度测试评估运动员在很短的时间内所能吸收和处理的信息总量,这对运动员来说是一项很重要的技能。视速仪(tachistoscopic)检查是评估视觉广度最简单的方法。视标以 0.01s 的频率显示,一个高水平的运动员应该能够记住 7 位数或更多位数。Vision Builder是一个基于计算机的视觉治疗程序,用于视觉广度测量非常合适。为确保运动员是通过其视觉完成这项检查,可在检查时让他们唱歌或背诗,这样他们在试着写出数字的时候就不会试图默念数字了。

视觉思维探测仪着眼于运动员如何利用视觉信息预测接下来将发生的事,而不是简单地对刚刚发生的事做出的反应。这似乎是专业运动员的关键特征。那些仅仅靠视觉反射做出反应的运动员往往无法胜过高中水平的运动员。事实上,比赛的速度会非常快,如果仅能对刚刚发生的事情做出反应,则会因慢人一步而输掉比赛。Wayne Gretzky 是美国国家冰球联盟(National Hockey League)历史上得分最多的选手,他的比赛成绩完美地总结了这一概念。他曾提到,"他不想去冰球所在的地方,他想去冰球将要去的地方"[34]。

视觉思维的概念由已故的 Harry Wachs 博士提出。他引入的关键概念之一是拼图积木的使用。Wachs 博士提倡在通过多种方法使用拼图积木。位置变换(Transpositions)是Wachs 博士用于了解患者视觉思维能力的一种特殊测试的名称。在位置变换测试中,患者被要求观察已有的积木图案,然后用第二组积木摆出这些积木经过翻转或旋转后的样子。将积木块沿三个空间轴(x 轴、y 轴和 z 轴)旋转可使测试人员深入了解运动员对空间概念的理解能力[35-36]。

拼图积木也可测试透视能力。这项检查将评估运动员是否能从另一个角度看问题(这可以被认为是一种非自我为中心的注视角度,而不是一种以自我为中心的注视角度)。如果你站在别人的位置看过去,积木是如何排列的呢?你能把积木摆得像别人看到的样子吗?理解这一属性对于像建筑学这类职业的人非常有价值。比如,在想象所要设计的建筑结构时,可能会从 4 个主要的方向着眼。但是,这与运动员和他们的表现有什么关系呢?当一个球或冰球不是从运动员的正前方(例如,一名网球运动员来到网前准备打一记正手截击球)被击中时,视角属性就会发挥作用。从将要击球的球员的角度来看,似乎对手已经把球打到底线了。因此,应该进行跨场投篮。然而,如果我们从球拍的角度来观察对手的位置,球拍的长度加上手臂的长度,看起来似乎有很大的空间让球从线上穿过。

视角的第二个用途涉及团队成员之间的简单交流。在一场比赛中,一名选手从他的角度看到一些情况。那个球员能从队友的角度来描述比赛吗?举个例子,在一场篮球比赛中,控球后卫可能有一个特定的队友,在"开始"的信号被喊出时会想传球给他。他们注意到对方防守的方式,并遮挡住他所希望传球过去的队友。这个控球后卫能否向队友描述,他们希望队友下次如何做以适应对手在比赛中的防卫方式?

Wachs 博士开创的另一个重要的视觉思维组成部分是接受性和表达性语言的理念。接受性语言指的是运动员听到或看到一系列指令并能够执行这些指令的能力。在这些方面存在困难的运动员经常给教练带来很大的挫折,因为教练们一直会想为什么这些运动员没有执行这些指令。当教练知道运动员有能力执行设计好的动作时,他们往往会更加沮丧[36]。表达性语言的一个例子就是前面提到的,控球后卫指挥队友移动到不同的位置。请注意,这项技能需要高水平的侧向和方向感知能力。

视觉训练似乎总有一些怀疑者和反对者。正如 Norman Doidge 所主张的那样[37],神经可塑性表现为在正确的时间给予正确的刺激水平时,大脑具备学习能力。在视光学领域,Susan Barry 在其专著 *Fixing My Gaze* 中描述了大脑在任何年龄都具有内在的灵活性[38]。

列出各种运动视觉训练的程序是徒劳的。大多数的视觉训练步骤可以被调整得非常复杂或者难度很高,甚至可以让专业水平的运动员感觉面临挑战。然而,在对运动员进行视觉训练时,应考虑几个主要概念。在理想情况下,每个训练步骤本身就是一个测试。视觉训练应该为患者提供必要的反馈,让他了解自己目前的表现水平。反馈能让患者知道如何完成正在进行的训练任务。这种反馈也有助于向患者提供必要的信息,以确定他们尝试改变动作后是否产生预期的结果。在给运动员进行视觉训练时,患者如何判断自己的表现是至关重要的。

运动员往往是完美主义者。根据我的经验,参加个人项目(如网球和篮球)的运动员往往更容易是完美主义者。这主要是因为他们意识到在舞台上是独立表演的。如果他们出错,并没有可以依靠的队友。对他们来说,错误会更加明显,没有其他人可以代替他们接受指责。

拥有完美主义特质的人会自我限制。有这特质的人通常不太可能尝试去做那些不确定能否马上成功的事情。因此,他们不太可能尝试大胆一击或做出冰球比赛中将要趴在地上的假动作。在训练期间,你需要意识到这种情况发生的可能性。显然,这可能会限制运动员在训练期间的参与度,这将最终影响训练结果。

在给运动员训练时,不生气本身就是一个值得讨论的重要概念。愤怒本身是一种无用的情绪,愤怒不会让运动员有更好的成绩。愤怒可能会激发你改进训练方案,通过专注于训练或实践来实现提高技能的愿望,但愤怒通常会使你的表现不佳。愤怒是一种能引起交感神经兴奋的情绪。转变成交感神经兴奋的自主反应将产生视觉反应,如调节功能下降、视野缩小、泪腺分泌减少以及向外隐斜转变等[39-40]。

在体育运动中,表达愤怒几乎是一种根深蒂固的文化现象。如果运动员没有发出咒骂的尖叫声,没有砸球拍或球棒,也没有扔头盔,球迷会认为他们不够在乎或者没有投入足够的感情。这似乎是体育广播节目中主持人和听众表达的主要观点。他们相信,表达愤怒是一种显示运动员在比赛中投入了多少的方式。我建议把观看 Roger Federer 的比赛作为一个反例。Roger 很少表达感情,不管他是否得分。他只是继续进入下一个环节。我认为就像 Timothy Galloway 在他的书 *The Inner Game of Tennis* 中试图解释的那样,Roger 就是很好的例子[41]。

教会运动员不要把自己归入这两类人:"空谈者"和"实干者"。Galloway 在 *The Inner Game of Tennis* 一书中对这些概念作了充分的解释[41]。Galloway 通过对网球赛场上的常见情景进行说明以解释"空谈者"和"实干者"这些概念。在一个回合中,选手 A 因使用正手长球,最终失去一分。意识到自己丢了一分时,选手 A 开始嘲笑自己,说:"你这个白痴!打上旋球时要把手腕翻过来!如果再不开始转动手腕,你就永远不会赢!"这是"空谈者"在贬低自己。与此同时,球员 A 的"实干者"一面在对自己说:"我试过了。我以我能做到的最好方式击球!"这种场景导致了一定程度的人格分裂。这样只会对运动员的表现产生负面影响而不会带来任何好处。

Eckhart Tolle 的书 *The Power of Now* 在某种程度上与之相关[42]。体育迷已经开始将运动员的激情或关心程度与他们在犯错时是否表现出适当的沮丧或懊悔联系起来。事实上,比赛已经结束了,球员可能已经尽力了。最好是对已经做的进行评估,了解哪些有问题以及如何避免同样的失误。巧合的是,这种类型的评估是在视觉训练时应该寻找的。在这个过程中,情绪的外在表达是无益的。担心即将到来的比赛或表演会产生焦虑。Tolle 信奉这样的理念:当我们的思想始终如一地活在当下时,我们的焦虑水平就会降低。还应该注意的是,当运动员的思想发生变化时,他们会倾向于抑制他们目前可获取的视觉信息。这种情况当然会对运动员的表现产生不利影响。

给运动员进行评估或训练时,应该考虑的最后一个概念是 QE[43],之前在关于 Joan Vickers 工作的讨论中曾引入 QE 的概念。另一种对 QE 的理解是屏蔽来自外界的想法。根据欧洲视光师 Stefan Collier 的观点,这里的关键原则是让大脑一片空白(这是与 Stefan Collier 的私人对话)。当然,说起来容易做起来难。这么做需要高水平的视觉技能以让大脑处于空白状态,视觉系统准备好接受下一个关键信息,例如棒球击球手准备击球时的状态或网球运动员准备发球时的状态。

视觉训练的目标应该是帮助患者准确地接收更多的信息(在更大的空间里看东西)、处理这些信息并在更短的时间内产生适当的反应。为了更好地理解这一点,我们可以使用"频宽"和"流"的概念。Paul A. Harris 博士写了一篇文章(The Binocular Continuum)来描述这一点[44]。帮助运动员这样做不仅可以使他们表现得更好,还可以避免潜在的脑震荡发生。

从视光学角度看,脑震荡常被归为创伤性脑损伤(traumatic brain injury,TBI)。公众对脑震荡认识的提高以及患者在创伤事件后很长一段时间内所经历的症状,增强了我们对自己所能提供治疗的意识。神经视光学康复协会(Neuro-Optometric Rehabilitation Association,NORA)成立时间已经超过 25 年。NORA 的目标是提高公众和专业人士的知识和对神经视光学服务的理解,并鼓励为遭受创伤性脑损伤的患者提供康复服务的所有专业人员建立一个跨学科的团队方法[45]。

公众对脑震荡,尤其是足球运动中的慢性创伤性脑病(chronic traumatic encephalopathy,CTE)的高度关注,已经开始说明在体育运动中需要视光学服务[46]。在美国儿童和青少年的所有创伤性脑损伤中,因体育和娱乐活动导致的占比为 21%[47]。

患有脑损伤意味着极大可能会遇到某种视觉上的挑战。研究表明,90% 的 TBI 患者有视觉功能障碍[48]。虽然不是详尽无遗,但脑损伤后经常出现一系列视觉症状,包括视力模糊、畏光、阅读困难、视觉任务引起的头痛、视野缩小或缺损以及眼球运动困难[49]。遗憾的是,视觉功能的好坏在诊断脑损伤症状时常常被忽视(尤其是在脑损伤的初始治疗阶段)。这可能是由于脑损伤并不像骨折或韧带撕裂那样能表现出来。收集创伤前的数据,然后比较创伤后的数据,脑损伤的诊断将会有很大的提高。King-Devick 检查法在综合格斗(MMA)选手中的应用证明了这一点[50]。如果视觉问题得不到解决,就会产生严重的后果。

避免头部受伤是每个人的目标。已有研究表明,视觉训练有利于减少脑震荡的发生[51]。在所有运动中避免头部受伤不太可能,不管在比赛前接受什么样的视觉训练。一旦受伤并做出诊断,就需要注意运动员重返赛场的时间。在专业水平上对运动员健康状况的担忧已经引起了大量辩论,这成为业余体育爱好者所关注的问题,以至于华盛顿州通过了相关法律(the Zackery Lystedt Law)[52]。

为患脑震荡或 TBI 的运动员提供服务时,在视光学上所面临的困难是判定损伤的程度。

如果你不知道运动员最初的基础技能情况或功能水平,就很难判断他们的表现受到了多大的影响。运动员在创伤事件后所表现的症状足以表明某些事情已经发生了改变。不幸的是,表现的症状可能不足以证实因创伤事件所发生的变化,也不是向反对者展示我们可能通过视觉训练改善患者功能的基础。参加体育运动之前有全面的检查数据是理想的,但这是一个逻辑问题。此时记录受伤前和受伤后数据的最简单方法是使用 King-Devick 检查法。如前所述,有研究支持该测试法用于诊断脑震荡。该测试设备为便携式的并可形成电子格式的检查报告。除了平板电脑,其他设备都不需要。

目前,视光学在高水平运动中的作用是不容置疑的。过去和现在的研究不仅证实了运动员拥有高功能的视觉系统这一事实,而且还证实了运动员拥有的视觉表现水平可以提升。即使运动产生了像脑震荡这样的负面情况,视光师仍然需要出面解决问题。

参考文献

1. Kraskin R. *Visual Training in Action*. Santa Anna, CA: OEPF; 1968.
2. Graybiel A, Jokl E, Trapp C. Russian studies of vision in relation to physical activity and sport. *Res Q Am Assoc Health Phys Educ*. 1955;26;480–485.
3. Gardner L, Sherman A. Vision requirements in sport. In: Loran DF, MacEwen C, eds. *Sports Vision*. Boston, MA: Butterworth-Heinemann; 1995.
4. Laby DM, Rosenbaum AL, Kirschen DG, et al. The visual function of professional baseball players. *Am J Ophthalmol*. 1996;122(4):476–485.
5. Ridini L. Relationships between psychological function, test and selected sports skills of boys in junior high school. *Res Q Am Assoc Health Phys Educ*. 1968;39:674–683.
6. Olsen E. Relationships between psychological capacities and success in college athletics. *Res Q Am Assoc Health Phys Educ*. 1956;27:79–89.
7. Ishigaki H, Miyao M. Differences in dynamic visual acuity between athletes and nonathletes. *Percept Mot Skills*. 1993;77(3):835–839.
8. Abernethy B, Wood JM. Do generalized visual training programs for sport really work? An experimental investigation. *J Sports Sci*. 2001;19(3):203–222.
9. Abernethy B. Enhancing sports performance through clinical and experimental optometry. *Clin Exp Optom*. 1986;69:189–196.
10. Hoffman LG, Rouse M, Ryan JB. Dynamic visual acuity: A review.*J Am Optom Assoc*. 1981;52(11):883–887.
11. Haas A, Flammer J, Schneider U. Influence of age on the visual fields of normal subjects. *Am J Ophthalmol*. 1986;101(2):199–205.
12. Roy R, Chaudhry M, Sharma IP. Visual assessment for sports professionals. *Int J Curr Advanced Res*. 2016; 5(10):1295–1300.
13. Loran DFC. An overview of sports vision. *Sports Vision Services on Line*. 1999; http://www.sportvision.co.uk/pdf/articleoverview.pdf

14. Kluka DA, Love PA, Sanet R, et al. Contrast sensitivity function profiling: By sport and sport ability level. *Int J Sports Vis*. 1995;2:5–16.

15. Erickson G, Citek K, Cove M, et al. Reliability of a computer-based system for measuring visual performance skills. *Optometry*. 2011;82(9):528–542.

16. Senaptec. Retrieved from www.senaptec.com

17. Goss DA. The relationship of eye dominance and baseball batting: A critical literature review. *J Behav Optom*. 1998;9(4):87–91.

18. Steinberg GM, Frehlich SC, Tennant LK. Dextrality and eye position in putting performance. *Percept Motor Skills*. 1995;80:635–640.

19. Faubert J. Professional athletes have extraordinary skills for rapidly learning complex and neutral dynamic visual scenes. *Sci Reports*. 2013;3:1154. Retrieved from https://www.nature.com/articles/srep01154.pdf

20. Poltavski D, Biberdorf D. The role of visual perception measures used in sports vision programmes in predicting actual game performance in Division I collegiate hockey players. *J Sports Sci*. 2015;33(6):597–608.

21. Ciuffreda KJ, Wang B. Vision training and sports. In: Hung GK, Pallis JM, eds. *Biomedical Engineering Principles in Sports. Bioengineering, Mechanics, and Materials: Principles and Applications in Sports, vol 1*. Boston, MA: Springer; 2004.

22. Berg WP, Killian SM. Size of the visual field in collegiate fast-pitch softball players and nonathletes. *Percept Mot Skills*. 1995;81(3 Pt 2):1307–1312.

23. Williams AM, Grant A. Training perceptual skill in sport. *Int J Sport Psychology*. 1999;30(2):194–220.

24. Hagemann N, Strauss B, Cañal-Bruland R. Training perceptual skill by orienting visual attention. *J Sport Exercise Psychol*. 2006;28(2):143–158.

25. Vickers JN. Visual control when aiming at a far target. *J Exp Psychol*. 1996;22(2):342–354.

26. Harle SK, Vickers JN. Training quiet eye improves accuracy in the basketball free throw. *The Sport Psychologist*. 2001;15:289–305.

27. Vickers JN, Rodrigues ST, Edworthy G. Quiet eye and accuracy in the dart throw. *Int J Sports Vis*. 2000;6. Retrieved from https://www.researchgate.net/publication/235328264_Quiet_eye_and_accuracy_in_the_dart_throw

28. Williams AM. Perceptual skill in soccer: Implications for talent identification and development. *J Sports Sci*. 2000;18(9):737–750.

29. Gladwell M. *Outliers: The Story of Success*. Philadelphia, PA: Little, Brown and Company; 2008.

30. Felin T. The fallacy of obviousness. 2008. Retrieved from https://aeon.co/essays/are-humans-really-blind-to-the-gorilla-on-the-basketball-court

31. Kahneman D. *Thinking, Fast and Slow*. New York: Farrar, Straus and Giroux; 2013.

32. Wachs H. Accommodation as a measure of sensorimotor intelligence. *J Optom Vis Dev*. 1982;13(3):1–4.

33. Padula W. *Neuro-Optometric Rehabilitation*. Santa Anna, CA: OEPF; 1994.

34. Gretzky W, Reilly R. *Gretzky: An Autobiography*. Philadelphia, PA: Harpercollins; 1990.

35. Wachs H. *Thinking Goes to School: Piaget's Theory in Practice*. Oxford: Oxford University Press; 1975.

36. Shanks R. Wachs visual blocks test: Standardizing a probe of visual thinking. *J Behav Optom*. 15(6):144–157.

37. Doidge N. *The Brain That Changes Itself: Stories of Personal Triumph from the Frontiers of Brain Science*. Philadelphia, PA: Penguin Books; 2007.

38. Barry SA. *Fixing My Gaze: A Scientist's Journey into Seeing in Three Dimensions*. New York: Basic Books; 2010.

39. Godnig EC. Tunnel vision: Its causes and treatment strategies. *J Behav Optom*. 2003;14(4):95–99.

40. Godnig EC. Body and alarm reaction: Sports vision. *J Behav Optom*. 2001;12(1):3–6.

41. Galloway T. *The Inner Game of Tennis: The Classic Guide to the Mental Side of Peak Performance*. New York: Random House Trade Paperbacks; 1997.

42. Tolle E. *The Power of Now: A Guide to Spiritual Enlightenment*. Vancouver, BC: Namaste Publishing; 2004.

43. Robson D. Why athletes need a 'quiet eye'? BBC. (2018, June). Retrieved from http://www.bbc.com/future/story/20180627-is-quiet-eye-the-secret-to-success-for-athletes

44. Harris PA. The binocular continuum. *J Behav Optom*. 2002;13(4):99–104.

45. Neuro-Optometric Rehabilitation Association. Retrieved from noravisionrehab.org

46. Harpham JA, Mihalik JP, Littleton AC, et al. The effect of visual and sensory performance on head impact biomechanics in college football players. *Annals Biomed Eng*. 2014;42(1):1–10.

47. American Association of Neurological Surgeons (n.d.). Sports-related head injury. Retrieved from http://www.aans.org/Patients/Neurosurgical-Conditions-and-Treatments/Sports-related-Head-Injury

48. Ciuffreda KJ, Kapoor N, Rutner D, et al. Occurrence of oculomotor dysfunctions in acquired brain injury: A retrospective analysis. *Optometry*. 2007;78(4):155–161.

49. Master CL, Scheiman M, Gallaway M. Vision diagnoses are common after concussion in adolescents. *Optom Vis Sci*. 2016;94(1):68–73.

50. Galetta KM, Barrett J, Allen M, et al. The King-Devick test as a determinant of head trauma and concussion in boxers and MMA fighters. *Neurology*. 2011;76(17):1456–1462.

51. Brunsman BJ. Here's why concussions plummeted among UC football players. Cincinnati Business Courier. (2015, April 21). Retrieved from https://www.bizjournals.com/cincinnati/news/2015/04/21/heres-why-concussions-plummeted-among-uc-football.html

52. Washington State Department of Health website. https://www.doh.wa.gov/

第二十八章

儿童视觉障碍或伴有其他功能障碍的
护理和康复方法

Barry S. Kran　　Nicole C. Ross　　Darick Wright

引言

本章的目的是提供一类广泛适用的,以患者为中心的儿童低视力康复方法。这包括理解视觉教育工作者的作用,为学生提供适当的教育和训练的基本原则,使他们在脱离教育系统之前尽可能地独立。本章的主要内容并非重点介绍那些可影响视力、视野、对比敏感度或视功能的儿童眼病。本章只重点强调了一部分眼病,其他眼病可参阅其他书籍以获取更为详细的内容[1-2]。

在临床工作中,面对有视觉障碍或伴有其他功能障碍的患者,了解病史等临床信息时需要不断变换关注点。至于干预措施,设备固然重要、有用,但不要低估了环境适应的影响。最重要的是,对于许多患者来说,需要充分重视医护的角色。患者的看护人很少接受过医学教育,也没有接受过视觉教育的培训,但他们很快就能学会(通常能够掌握)为孩子争取最佳权益所必需的知识。因此,与看护人沟通、而不是给他们一套操作指南,往往对孩子更有利。

贯穿本章的理念是:患者首先是"人"而不是"疾病",这个理念应排在第一位,评估病情则排在第二位。这不是一个"糖尿病患者",而是一个"患有糖尿病的人"。在面对有功能障碍或者其他疾病(如糖尿病)的患者时,这些患者可能首先会把自己描述成一个糖尿病患者,而不是把自己与其他事情(比如爱好、家庭或职业)联系起来。

在发达国家,低视力患者,特别是儿童低视力患者的处境,与过去几代人相比,正在发生显著的变化。相较低视力设备,基于计算机的产品(包括智能手机和平板电脑)和各种平台软件的应用越来越多。这些设备可提供多感官方法,将听觉和视觉信息结合起来,不断改进功能和可获取性。在儿科领域,15年前看护人最关心的问题是:在他们的符号交流手册中的符号应该有多大? 如今,这个问题已经演变成:我孩子的设备上应该显示多大的符号? 屏幕上应该同时显示多少符号? 这些问题对于那些基于触摸和视觉扫描的设备非常重要。

自20世纪50年代以来,美国儿童视觉障碍(vision impairment, VI)的主要原因已经发生了变化。据纽约Lighthouse低视力中心的数据,1953—1968年引起VI或盲的前三大原因是早产儿视网膜病变(retinopathy of prematurity, ROP)、先天性白内障和视神经萎缩。在1969—1972年的第二个报告期内,ROP的发病率由第一名降至第二名。在随后的两个报告期(1973—1978年和1979—1983年)内,导致VI或盲的最常见原因中,ROP分别位列第八位和第七位常见的 VI 或盲的原因。这一变化反映了从 20 世纪 50 年代中期至 60 年代初，新生儿保温箱中使用氧气含量的降低。1979—1983 年，视神经萎缩、先天性白内障和白化病是引起 VI 或盲的三大主要原因[3]。而今天，排名前三的分别是脑源性疾病引起的视觉障碍（cerebral vision impairment，CVI）、ROP 和视神经发育不良[4-6]。随着早产儿存活数量的增加，ROP 再次成为 VI 或盲的主要原因。此外，由于早产儿存活率的增加，CVI 已成为发达国家儿童 VI 或盲的首要原因[7-9]。

大脑皮质或脑源性视觉障碍：背景以及评估和管理方法

关于 CVI 的描述见于 20 世纪 80 年代末[10-12]，是一种脑源性的 VI，可影响视野、视力、对比度、色觉和高阶视觉信息处理，包括背侧视觉信息流（与动作有关的视觉）和腹侧视觉信息流（视觉信息库）。CVI 最初被认为只有在视力异常而眼部或前段视路无异常的情况下才会被诊断。随着时间的推移，这一情况发生了变化，如果存在前段视路异常，但这些发现并不能单独解释视觉功能异常，此时也会做出 CVI 的诊断[13]。

功能性视觉（functional vision）可以被定义为人如何使用所拥有的视觉，而视觉功能（vision function）则主要指视力、对比度或视野等参数。尽管存在比较视觉功能（特别是视力和视野）与功能性的观察的可信表格[14]，但这些表格通常不能描述许多 CVI 儿童残疾的程度，这些儿童的视力和视野可能良好，但存在影响功能的高阶视觉处理问题。CVI 是基于对前段视路的评估，包括对眼球运动和眼位的评估，当儿童视觉表现比预期差时，需要考虑的诊断。

随着新生儿医学的不断进步，早产儿在出生时孕周不足的情况下也能存活，并能更快地被诊断出是否患有代谢和遗传疾病。虽然很多孩子发育正常，但也有很多孩子会有多重缺陷。因此，更多的孩子需要接受眼保健提供者的检查，以排除脑源性或者前段视路异常引起的 VI[15]。这意味着眼保健提供者在做出视觉损伤的诊断时，必须考虑高阶视觉缺陷。此前，视觉功能测试（比如视力、对比度、视野检查）足以识别和治疗儿童 VI。今天，我们认为眼保健提供者不仅必须考虑视觉功能的参数异常，也应该考虑这些孩子在不同视觉（和其他感觉）环境下的功能，以及他们在熟悉或新奇的环境中，识别物体或熟人的能力。许多 CVI 患者存在高阶视觉信息处理缺陷。这些孩子可能有相对较好的（甚至是极好的）视力、有完整的视野和极好的对比度，但不能通过视觉识别朋友或家人，不能识别熟悉的物体，不能安全地过马路，没有人会说这些孩子有视觉功能障碍。然而，根据目前基于视觉功能定义的 VI 和盲，并没有政策或者法规支持这一亚类的 CVI 患者应由眼保健提供者提供服务，由眼保健提供者为这些患者提供个性化的服务，评估视觉功能的情况及视觉功能损伤对旅行安全、独立生活或获取合适教育机会的影响。

后面的内容将围绕视觉功能障碍儿童的临床评估展开，所涉及的检查方法主要包括以下四个：

- 视觉功能（包括视力、对比敏感度、视野和双眼视功能）
- 屈光不正检查
- 眼部健康
- 视觉信息的整合效率、流畅性和视觉功能的使用情况。这可能包括病史和观察孩子完成视觉任务（如完成家庭作业、完成拼图或大声朗读）过程中向家长和老师收集详细的数据

儿童视觉障碍的流行病学

虽然儿童在 VI 或低视力人群中只占很小的比例,但他们确实是低视力人群的重要组成部分,他们也是受 VI 困扰时间最长的群体。发达国家中的 CVI 是导致儿童 VI 的主要原因,但引起视功能损伤的首要眼部疾病是 ROP 和视神经发育不全。在美国,1 000 人中就有 1 人患遗传性眼病,患病率排名紧随前两种疾病之后[16]。

根据患病率排名,位于前三的疾病可能继发于早产,并可能有眼部以外的继发性并发症,这些都需要考虑。虽然美国没有正式的 VI 诊断登记,但许多人口研究和非正式登记机构已经对该人群进行了抽样调查[17]。相比之下,一项针对南美洲、亚洲和非洲的 8 个儿童群体的调查发现,弱视和视网膜病变导致的 VI 最为常见[18]。

早产儿视网膜病变

早产儿视网膜病变(retinopathy of prematurity, ROP)最早由 Arnoll Patz 博士在 20 世纪 40 年代提出,他确定了早产儿不受控制的供氧水平与发育中视网膜无血管区新生血管形成之间的关系[19]。20 世纪 70 年代末至 80 年代,尽管控制了供氧,仍然出现了第二次 ROP 流行的报告,原因是体重在 750~999g 的极低出生体重儿的存活率增加[20-21]。ROP 的进展分为两大阶段。第一阶段表现为外周视网膜血管生长迟滞、已有血管的部分退化。在此后的第二阶段,缺氧诱导血管生长。过量的氧气通过抑制血管内皮生长因子(VEGF)参与这一过程,而 VEGF 在调节血管生长中起关键作用。

ROP 的国际分类描述了病变区域相对视神经的位置、血管的发展程度和疾病的阶段。1 期是最轻,4 期和 5 期分别包括部分和全部视网膜脱离。术语 "+" 指 ROP 表现为处于变化中的病理迹象,可以伴随任何阶段[22]。ROP 常出现于妊娠 23~26 周出生的低出生体重儿,诱因包括氧饱和度水平和遗传因素,其他报道过的因素包括通过人工生殖技术受孕、孕期的营养水平、低血压,以及其他心血管并发症[23]。视力因黄斑区的完整程度不同而有较大差异,也可伴发斜视、眼球震颤、周围视野缩小和高度近视性的屈光不正(可能主要是晶状体源性)[24]。而且,这些低龄儿童可能需要通过早期干预为其在运动发育、认知发育和语言方面的发育延迟提供进一步支持。

视神经发育不全

视神经发育不全是视神经发育不完全的表现,可能与视隔发育不良有关,这代表大脑中线结构和垂体发育不全。因此,视隔发育不良的儿童可能需要激素治疗。视神经发育不全的首要特征是视神经的发育不完全或存在一个较小的视神经,特征性的表现为视神经周围有较厚巩膜呈新月形,称为 "双环征"。可疑的视神经发育不全通常可以通过 OCT 或眼底检查确诊。相关表现包括视力介于 20/60~20/1 000、眼球震颤和斜视[25]。

大脑皮质或脑源性视觉障碍

大脑皮质或脑源性视觉障碍(cortical/cerebral vision impairment, CVI)是一种在子宫内或围产期出现的脑源性视觉损伤,可伴发多种疾病。这些伴发疾病的显著性差异极大。想象一下,一台老虎机有一系列的单元,每个单元代表受潜在影响的不同区域。这些区域中的细胞功能可能包括视觉功能（视力、对比敏感度、视野、色觉），高阶视觉信息处理（视觉引导的运动，对面孔、形状或字母的识别功能，视觉映射，处理视觉复杂性的能力），粗大运动功能，精细运动功能，听觉功能，听觉信息处理，多感觉处理和视觉前庭整合功能。每个细胞受影响的程度不同，从轻微到严重。随着老虎机臂的每一次拉动，不同的结果组合将出现在显示屏的每个单元中。每一个结果都代表一个可能患有 CVI 的患者。因此，每一个 CVI 患者都是独特的，需要医生的充分关注和创造力以确定诊断和治疗方案。

CVI 没有一个被普遍接受的名称、诊断代码（通常用皮质盲）或定义。皮质性视觉障碍源自 20 世纪 80 年代以来在北美使用的术语。最初是对前段视觉通路正常但视力较差的儿童做出的诊断。皮质盲，这个词出现于 20 世纪初[26]，用于描述有持续性脑损伤且视力和/或视野都显著受损的士兵。后来这一术语用作描述儿童 CVI 模型。随着时间的推移，这一术语的使用逐渐明确为脑源性 VI 伴随前段视觉通路缺陷的患者。CVI 的两个定义如下：

"儿童期的脑源性视觉障碍是一种可验证的视觉功能障碍，这种视觉功能障碍不能用前段视觉通路异常或者任何潜在并发的眼部功能异常所解释"[13]。

"由于视觉通路和大脑视觉中心（包括负责视觉感知、认知和视觉引导运动的视觉通路）的损伤或功能紊乱而造成的视觉功能障碍"[27]。

第一个定义代表了编者在仔细回顾文献后的一致意见。需注意的是"可验证"一词的使用并不说明这一术语是基于结构（如 MRI 检查结果阳性）、某些功能或行为异常。

第二个定义最实用且涵盖 CVI 个体的多样性。这一定义非常广泛，巧妙地包括了同时存在的前段视觉通路异常。这也是我们对 CVI 的首选定义。

CVI 确实需要与延迟性视觉成熟（delayed visual maturation, DVM）区分开来。1927 年，Beauvieux 在其著作中提到 DVM，并开始相关研究。多年来，许多临床医生和研究人员对其进行重新评估和细化分型。目前，大多数人都认为"DVM"一词适用于描述那些没有注视或追随环境中物体能力的婴儿，但在未经治疗的情况下这些婴儿在 6 月龄大时，这些功能均发生改善[28]。如果有初步诊断，我们认为迫切需要在儿童早期干预项目中，向患儿推荐一位视觉教师为其服务。应在大约 6 月龄大时重新评估患儿，以确定当时最适当的诊断。在此期间，应向家庭和视觉教师（如有必要）提供资源，以供其了解 CVI 和可能的康复策略。

Coady 和 Good 对各种类型的 DVM 进行了分类，并认为 DVM 与传入和传出视觉通路损伤无关，更可能与目前尚未发现的视觉注意通路有关[29]。

在评估已明确的视觉盲的婴儿时，Hoyt 将有和无眼震的婴儿进行区分。有眼球震颤的婴儿，CVI 不是一个考虑因素。进一步的分型取决于是否存在前庭视觉反射（vestibular ocular reflex, VOR）。VOR 正常的患者可能有 CVI 或 DVM，可通过神经影像学检查明确。那些 MRI 检查结构正常的，可能被认为是 DVM。这种分型方法有两个缺陷，一是 CVI 和婴儿眼球震颤不能共存[30]，二是这一分型方法基于的假设为"影像学检查结果中的结构正常等于功能正常"。高角度分辨率弥散成像（high angular resolution diffusion-based imaging, HARDI）技术与功能磁共振成像（fMRI）技术相结合，可以更精细地评估结构，并提供有关功能的信息。因此，一个孩子有可能被误诊为 DVM，其 MRI 检查结果为"阴性"，但最终由于功能无改善而被诊断为 CVI（或随后在儿童期进行 HARDI 或 fMRI 检查）[31]。在技术进步之前,最好通过早期干预推荐视觉服务,无论是否诊断为 DVM 或 CVI。此外,如果儿童的视觉功能较差或视觉功能使用较差,且无法用任何前段视路疾病解释,那么在 1 岁或更大时,最合适的诊断是 CVI[30,32]。

当前视路的检查结果不足以解释患者的视觉功能或视觉功能的使用情况,且已充分排除其他原因时,CVI 可作为一个合适的诊断。这意味着要思考是否存在遗传、代谢、肿瘤、感染、神经学(感觉和/或运动)或其他方面的解释,为什么孩子会以他们现在的方式使用视觉。CVI 患儿的父母在孩子出生的第一年或第二年,会注意到孩子有以下行为,包括长时间凝视光源(也可能没有此表现)、不看父母的脸、喜欢熟悉的玩具而非新玩具、偏爱有颜色的反光玩具、在抓玩具或物体时看向别处。眼保健提供者在评估有皮质视觉障碍的患者时,应注意患者是否合并有以下表现:在看到条栅视力卡后作出反应的潜伏期显著延长,需要简化视觉空间才能集中精神使用视觉功能,对通过视觉感知的事物的好奇心缺乏、对周围空间的感知有限,需要频繁的视觉休息[33]。向父母了解病史时,也可发现一些线索,当孩子仰卧位时(或与孩子进行眼神交流时)是最需要发挥视觉功能的体位(例如给孩子换尿布时)。

早产儿有较高的眼前段和后段损伤风险,以及更高层次视觉信息处理缺陷。由于自我调节机制和血管系统发育不成熟,早产儿的大脑还未能对高效消除炎症做好准备,这会导致一定程度的运动、感觉和认知缺陷。相对于视觉系统,这些缺陷可能包括 ROP、逆行轴突变性继发的视神经发育不全[34]、大脑视放射损伤继发的视野缺损,或视觉皮质损伤继发的视力下降。还可能存在视觉注意力(与次级视觉通路连接的额叶负责该功能)和高阶视觉信息流处理的问题,同时还伴有背侧(后顶皮质)和腹侧(颞叶皮质)相关视觉引导的运动困难。不同的视觉和感觉中枢也可存在损伤,如丘脑和大脑两半球之间的连接(胼胝体)[31]。其他可能受到影响的区域包括基底神经节、脑干和小脑。与早产相关的脑损伤被称为“早产儿脑病”或“不成熟性脑白质损伤(white matter damage of immaturity, WMDI)”。这两个术语都包括处于发育中的大脑最敏感区域的损害,而这些区域位于脑室周围。沿脑室排列的生发基质富含血管容易受损,导致出血和组织坏死(白质丢失和脑室扩大),这种损害称为室周白质软化症(periventricular leukomalacia, PVL)。PVL 患儿应注意排查 CVI、脑瘫(cerebral palsy, CP)或其他运动障碍、认知障碍和发育迟滞。因上方视放射穿过顶叶的位置邻近侧脑室,应对有 PVL 病史的患儿进行检查,了解是否有下方视野缺损(可以是相对或绝对的视野缺损,缺损区可局限于一个象限或全部下方视野)[35-37]。PVL 或脑室周围出血的患儿可表现为两种不同的视神经发育不全。如果这两种病变发生在妊娠 28 周之前,视神经就会比较小。这个时间之后,视神经的大小相对正常但视杯会比较大。理论上认为大视杯是继发于逆行性轴突变性[34,38]。

足月出生的婴儿也会发生脑病。缺氧缺血性脑病(hypoxic ischemic encephalopathy, HIE)是描述新生儿脑损伤的通用术语,由于血管系统、神经元和支持细胞成熟度不同,其损伤模式不同于早产儿。HIE 的特征性表现是弥漫性脑损伤,损伤区涉及大脑皮质、丘脑和脑干,可导致运动控制力、认知和情绪障碍,还可有不同程度的 CVI 表现。视野缺损仍然可能发生,但相较 PVL 相关的下方或下方象限缺损有更多变化[37]。

Milner 和 Goodale 等人曾描述背侧(与使用视觉联系以做出动作相关)和腹侧(视觉库)信息流处理过程[39]。CVI 患者因背侧和腹侧信息流相关缺陷的数量和密度不同而有很大的个体差异。如具备一定量的特征性缺陷或少量严重的特征性缺陷、而这些缺陷影响视觉功能,足以支持 CVI 的诊断。CVI 的这种特殊表现通常需要在采集病史时额外注意。如果可能,还需回顾其他专业人员的评估结果。这样做的必要性在于,许多这种病例的视觉功能评估数据(至少是那些通常在眼科检查中收集的数据)与儿童视觉功能使用情况之间可能看起来没有关联。调查问卷或评估清单可帮助医生在问病史时发现常被掩盖的一些与高阶视觉信息处理能力相关的障碍。

以下是与背侧和腹侧信息流功能障碍相关的常见行为表现[40]:

背侧信息流功能障碍的表现:

- 肢体动作不准确(动作终止点肢体位置更靠上和或靠下)
- 视觉搜索功能损伤
- 下方视野功能障碍
- 分离不同感官注意力或分散视觉注意力的能力受损
- 对快速移动物体和快速面部表情的感知能力受损
- 在拥挤地方感到不适
- 在混乱的环境中行为障碍

腹侧信息流功能障碍的表现:

- 面孔识别能力差
- 理解面部表情的能力较差
- 识别熟悉物体的能力较差
- 识别字母、数字、形状的能力较差
- 同时有以上几项缺陷
- 无法用视觉识别任何东西
- 在运动中只能识别单个孤立的物体

背侧信息流功能障碍比腹侧信息流功能障碍更常见、也更易于观察。证实腹侧信息流功能障碍通常需要直接对患者进行问诊。但由于许多患者有表达沟通障碍或其他功能缺陷,通过问诊获得有效信息是非常困难的。因此,需要仔细观察,鉴别以上缺陷是否存在。通过神经心理学、职业治疗、物理治疗、智商测试和其他由学校专业人员(包括视觉教育工作者、定位和运动能力方面的专家)进行评估测试后,对所得结果进行回顾和整合、结合询问病史所获得的信息,可明确后续需要进行哪些更为有针对性的检查。检查结果要包括导致目前功能性视觉所处水平的明确原因,可能的原因和进一步检查建议,或在检查结果与CVI 不一致时,要确定是否存在其他原因。

在进行检查时,眼保健提供者可能会、也可能不会获得上述检查的评估,但基于全身情况、出生史、用药史或观察期间的检查报告,应考虑 CVI 诊断是否成立[41-44]。Dutton 量表是为了帮助医生更有针对性地询问病史,量表中约 50 个条目,涵盖了 CVI 患者很多方面的特征性表现。该清单不是通过评分对患者情况进行评估,而是用于帮助医生全面了解患者视觉的使用情况。可让患者的家庭成员、主要的看护者或服务提供者完成问卷调查,或者可用 Dutton 博士提出的 5 个问题对患者进行评估,Dutton 博士发现这 5 个问题最能揭示潜在的关键信息。结合临床经验,综合这 5 个问题、有针对性设计的检查、其他专业的评估报告、前述清单中的"加载"等信息,可引导医生做出诊断和治疗计划[45]。

Dutton 设计的 5 个关键问题包括[45]：

- Q2 您孩子下楼梯有困难吗？
- Q18 您孩子注视快速移动的物体（如小动物）是否有困难？
- Q19 您孩子看所指示的远处物体是否有困难？
- Q24 您孩子在一堆衣服中找一件衣服有困难吗？
- Q27 您孩子是否觉得抄写文字或绘画既费时又困难？

现在已经有可用于筛查和研究的调查及评估工具（可用于卫生站、社区或学校）[33,46-47]。为社区筛查而设计的调查问卷可帮助筛查人员在怀疑 CVI 诊断时转诊患者到医疗机构进一步检查。然而，医生也可以在诊室使用这些调查问卷进行病史询问，并进行后续检查。Christine Roman Lantzy 设计的 CVI 系列调查可了解患者是否有提示 CVI 的 10 个特征[33]。如果其中一个特征并不会影响孩子视觉功能的使用，可计 1 分；如果该特征对患儿视觉功能的使用有非常显著的影响，则计分可低至 0 分（无影响和最大影响评分的间隔为 0.25）。CVI 系列调查通常由受过培训并获得认证的视觉教育工作者进行评估，可在孩子家里、学校或其他环境中进行。低分通常提示被评估对象有许多与 CVI 一致的特征，高分代表孩子与 CVI 特征的一致性较低。根据所记录的分数和观察到的缺陷，可制订针对缺陷的康复训练及训练目标。CVI 系列调查有助于医生根据检查结果制订干预方案。然而，教育工作者不是医疗专业人员，并不会对病情做出诊断。因此，应对所有的儿童（包括那些已用 CVI 系列问题评估过的孩子）进行合适的功能性临床低视力评估，检查结果可包括 CVI 正式诊断。最近的一项文献综述和针对 0~2 岁高危或被诊断为 CP 的婴儿的视力干预措施的评估分析表明，有必要在推荐 CVI 系列调查问卷前进一步验证评估效能[48]。

医生应意识到，每位患者都具有其独特性，这些患儿可能同时合并其他非视觉相关的疾病，如多动症。但 CVI 患者的诊疗工作明显有别于对那些有传统定义的 VI 患儿的诊疗。例如，虽然白化病患儿有不同程度的视力下降和畏光症状，且每个患者的性格不同、对低视力助视设备的接受度和认可度不同，但在其他方面，这些患者的情况是相当一致的，干预措施也相对简单。然而，对 CVI 患者进行统一的评估和康复治疗是不可能的。与低视力患者的护理类似，对儿童低视力患者进行全面的诊疗史和眼部病史的询问是非常有必要的。详细的孕产期病史询问也同样重要。随后，检查者必须反复确认眼科护理人员、监护人和患者清楚检查目的，同时要在开始检查之前应向患者介绍检查人员。随着检查的深入，检查结果和观察结果可能会揭示出其他问题，甚至是更重要的问题。与许多儿童低视力患者的一个关键区别在于，在对 CVI 患者的检查过程中，必须对整个检查方法进行变换以匹配患者的能力。

医生必须创造一个能够让患者检查成功的环境。这可能包括但不限于从需要借助单眼视力以外的任务开始，比如借助玩具检查眼部运动。在检查时应考虑到细节，可让在患者坐在自己的椅子或婴儿车里进行检查，这样患者可以有更好的体位支撑身体。房间的灯光可能需要调暗，以减少视觉范围内的干扰或吸引孩子视觉注意的信息。很多时候还需要增加收集数据的时间。通过频繁中断视觉任务，同时增加反应时间、简化视觉环境以获得视觉功能数据，这些策略在诊断和治疗层面都至关重要。花 20min 检查一位近 3 岁的儿童，获得双眼视力阈值（而非可能接近正常的视力），可为家长或者教育者决定是否变更学龄前涉及视觉的教育方案、是否给患儿提供视觉教育服务提供确凿的证据。因此,检查环境能否让患者成功完成检查,能决定所收集数据的重要程度。在正确的时间以最合适的方式进行正确的检查,将为制订治疗方案提供足够的信息。

医生了解患儿的教育和生活目标以及发育水平是非常重要的,因为干预措施应能为患儿当前和未来的目标提供支持。这些干预方案可能涉及用眼镜辅助调节功能或改变放大倍率(也许需要更多类似的方法以减少既定空间的复杂性,而非简单基于视力考虑,增加助视器的放大倍率),这些干预措施还经常涉及一个团队(包括医生和其他服务提供者)的协作,为孩子创造一个不管是视觉还是其他方面更易于生活的环境。对于正在考虑使用各种放大倍率助视器的儿童,需要创建一个安全的空间,以便儿童能够在使用相关设备时获得最真实的反馈。例如,那些曾经拒绝使用单目望远镜视远,或使用有照明的手持式放大镜进行阅读的患儿,通常会热衷于使用智能手机来完成这些任务,因为这让他们看起来与同龄人没有那么大的差别。有趣的是,有的患者在同龄人没有广泛使用平板电脑或计算机的情况下,并不愿享受使用平板电脑或计算机的自由。同样的,如果其他孩子没戴同样的帽子,那些因低色素而影响视力的畏光儿童,会拒绝在学校戴棒球帽。相对于让这些患儿戴棒球帽,安排这些孩子坐在教室中距离窗户和一排排的灯光较远的位置则更为重要。时间、咨询以及视觉教育者的参与,有助于创造一个让孩子能主动提出自己需求的环境。作为眼保健提供者,我们应为患者及其家庭、将就读的学校提供咨询、支持和建议,帮助他们适应所需要的设备。

教育服务和额外康复服务提供者概要

自 1973 年通过《康复法案》第 504 条以来,残障人士不能被拒绝参加任何美国联邦政府教育部资助的项目或活动,也不能被剥夺参加这些项目或活动所应享受的利益。无论残障性质或严重程度如何,学校都必须提供免费、适宜的公共教育,包括那些从学龄期到高等教育阶段、有记录显示因身体或精神残疾,使其一项或多项主要生活行为受限的学生。通过多专业团队的协作,被认证的学生会被安排在 504 计划中,该项目确定了这些学生的残障情况和使他们能够完全参与生活所需要的任何合理的住宿条件。

1975 年颁布的《残障人士教育法》(IDEA)(公法 94-142)中进一步明确了相关法律条款。该法案规定,必须向所有美国残障儿童(如果其残障影响了学习能力)提供接受公共教育的平等机会。而且,要求给每个孩子进行正式评估并根据评估结果制订教育计划或确定住宿条件。

IDEA 赋予从出生到 3 岁有残疾或有功能障碍的儿童享有获得个性化家庭服务计划(IFSP)的权利、强调了专业化的早期干预服务。学龄前期和学龄期有残疾或功能障碍儿童可接受个性化教育计划(IEP),直至毕业或年满 22 岁。504 计划和 IFSP/IEP 都需要家庭成员、医疗专业人员和当地学区的教育工作者的共同努力。但是,两类项目之间有着显著的差异。504 计划覆盖至高等教育阶段,但只明确了适宜的居住条件或应对居住环境进行的调整,该计划并未明确应由特殊教育者对特殊人群直接指导或评估。IEP 覆盖至中学阶段的教育系统或至 22 岁,该项目规定了应由一组教育工作者和治疗师进行年度审查,每三年需要进行一次全面评估。该计划确定了由一个团队的成员制订的年度目标以保证特殊人群能享有平等的接受公共教育的权利[49]。

视觉损伤患者康复训练的成功和康复器械的成功配置需要一个专业团队的贡献,还需要提供与其他视觉相关专业的协作护理工作。这一过程通常始于视光师或眼科医生对视觉损害的诊断和分类,再由医生转诊患者到其他医学专业和相应的教育专家进行后续评估和指导。

转诊患者到职业治疗师、物理治疗师或语言治疗师非常常见。尽管视光医生或眼科医生是诊疗小组的重要成员,但由他们转诊患者给其他视觉相关专业人士,对确认和满足儿童的视觉需求至关重要。

这包括:

- 视障教师或视障患儿的特殊教师(teacher of the visually impaired, TVI):有执业资质的教育工作者,可在患者家中与早期干预专家或公立学校的普通教师合作,进行评估,以确保通过提供合适的环境,并在使用盲文、光学或非光学器械和辅助设备进行学习与交流方面提供直接指导,使患者享有获得同样课程的权利,他们与教育团队一起制订 IEP 或 504 计划。

- 定向与行动专家(orientation and mobility specialist, O&M 专家或运动教师):美国视觉与康复教育专业委员会认证的国家级资质(the Academy for Certification of Vision and Rehabilitation Education Professionals, ACVREP),这些专业人员专门从事针对儿童或成年的特殊人群的工作。与视障教师不同的是,他们指导特殊人群在环境中能够准确定向地学习安全、高效的旅行技能。他们还负责对特殊人群所处环境进行评估和修改。指导特殊人群学习使用的工具包括白色盲杖和光学或非光学器械。

团队中专业人员的确切组合取决于患者的年龄、损伤程度(诊断)、教育或康复目标、是否有其他残疾或功能障碍,以及是否有资格获取服务[50]。

在组建团队时应该考虑的其他专业人员,包括听力学专家(评估听力并提供听力训练)、表达或接受性语言受损时所需的沟通专家和适应性体育教师。有一种新兴的职业,即针对视觉障碍人群的辅助技术指导专家(certified assistive technology instructional specialists for people with visual impairments, CATIS),他们是向视觉损伤人士介绍辅助技术并提供使用指导的、经国家认证的专业人士[51]。

与美国联邦政府定义的"盲"不同,IDEA 将视觉障碍定义为即使经过矫正,也会对孩子的教育表现产生负面影响的一类视觉障碍。这一术语包括残余部分视力和失明 [34 CFR § 300.8(c)][13]。即使有这个联邦标准和准则,许多州机构和地方学校仍然要求视力低于 20/70 的儿童才有资格获得视觉相关的服务。这一标准很可能受预算限制,也与长期缺乏专业人员有关。这样的标准是许多特殊需要儿童及其家庭(尤其是那些无法用传统方法测量视力的儿童和家庭)获取必要生存技能的主要障碍。

TVI 及 O&M 专家均受聘于地方学校或(残疾儿童)寄宿制学校,根据 IEP 团队同意的方案提供指导和服务,其优点是他们的工作不受诊断或疾病代码的约束,对患者指导的需求和频率由患者的评估和表现决定。因为提供这些服务是当地学区的责任,医疗保险不会成为医疗提供者或家庭转诊的障碍。

对于婴幼儿来说,早期识别视觉障碍,对他们的视觉系统发育和整体或认知发育至关重要。这类儿童必须被转诊至当地相关机构,进行早期干预服务,包括早期干预教育者,视障人群的专业老师,也可以是生活指导师,物理治疗师或语言治疗师。尽早让一个家庭获得适当的支持,可促进特殊人群及其家庭与专业机构间的沟通,使其获得帮助并解决问题,以及理解地方、州和联邦政府的相关项目。及早转诊和与专业团队建立联系,也可帮助特殊需要儿童及其家庭在关键过渡时期获得帮助,比如患者从医院回到家庭的适应期,从家庭进入学校后的过渡期[52]。

地方教育管理机构(local education authority, LEA)或学区必须发挥作用,根据孩子的 IEP 为其提供 TVI 或 O&M 认证专家的指导,保证学龄前期和学龄期儿童能够享有平等和充足的教育机会。

刚被诊断有视力损伤的儿童家庭,通常会向儿童视光师或眼科医生寻求有关盲文、盲杖,甚至导盲犬使用的指导和建议。尽管这两类眼保健专业人员能提供重要且关键的诊断,以及视觉障碍的治疗方案,但这些问题的最佳答案,实际上来自 TVI 或 O&M 专家。事实上,眼科护理专家尝试回答这些问题,可能会与 TVI 或 O&M 专家的答案相矛盾。

将有视觉损伤的学龄期儿童转诊至有资质的 TVI 或 O&M 认证专家进行评估检查非常重要,这样才能让学校有资格为这些特殊需要儿童提供视觉相关服务并制订个性化的教育计划。

在学区层面由 TVI 进行的功能性视力评估(functional vision assessment, FVA)会综合考虑临床检查结果和环境影响并记录学生在评估过程的执行功能任务时如何使用其视觉。这项评估通常与临床检查相辅相成,在确定患者完成持续性任务时的功能视标大小、环境对视力的影响、需要对环境进行哪些改变、如何使用设备以及视觉效率技能等方面提供非常有价值的信息。

确定孩子是使用视觉、触觉还是听觉材料学习效果最好是一个复杂的决定。做出这一决定不能仅考量视力、视野或眼球运动能力。没光感的儿童,可能不具备使用盲文所需的触觉、身体或认知能力。TVI 进行的学习媒介评估是一系列检查,可系统地收集信息,以确定发展读写技能的最合适媒介。与 FVA 不同,这些方法记录了用于学习的感官通道(视觉、触觉、听觉)的表现和偏好。大多数州的法律要求有视觉障碍的儿童接受,这项评估的结果回答了 TVI 所提出的问题,即"我的孩子应该学习盲文吗?"[53]。

O&M 专家也与眼保健提供者、TVI 和其他团队成员合作,以确定特殊需要儿童,如何收集感觉信息以使自己在空间中定位并在所有熟悉和不熟悉的环境中安全、独立地移动。他们的评估结果可确定对特殊需要儿童安全旅行技能和设备的使用方法进行的直接指导,包括开具使用盲杖的处方和进行盲杖使用方法的培训[54]。

除了传统学术或职业评估以及指导领域外,TVI 和 O&M 专家是扩展核心课程的倡导者,并经常提供指导。拓展核心课程于 1996 年首次明确,包括了视觉障碍儿童在学校、社区和工作场所取得成功所需的 9 个板块的内容。包括[55]:

- 获得课程的补偿技能
- 职业教育
- 独立生活技能
- O&M 技能或概念
- 娱乐和休闲

- 自我决定
- 社会互动
- 辅助技术
- 感觉效率

对有中枢疾病引起的视觉障碍或 CVI 儿童,评估和检查更为复杂。因此必须用超越传统的、以视觉障碍为基础的方法,对这类人群进行检查。TVI 和 O&M 专家必须使用精心制作的问题、结构化的行为观察方法和与 CVI 相关的环境影响评估方法。

虽然多年来 TVI 和 O&M 的专家们已经了解脑源性视觉障碍的存在,但对大学的培训项目来说,将当前的知识体系纳入其中是一项挑战。然而,由于特殊教育的发展,以及医学界和教育界信息交流的增加,这一情况正得到改善。

大多数 TVI 和 O&M 专家采用当前的 VI 儿童评估方法,并可能将这些检查结果与职业治疗师和神经心理学家的评估结果相结合。一些教育工作者使用的工具是 CVI 系列,该方法将 CVI 进行计分,分数介于 0~10 分。经过培训的教育工作者可使用该评估方法,然后采取干预措施[27,33]。本章前面部分已详细描述具体方法。

协调多种专业人员之间的服务、护理和沟通非常有挑战性,特别在是接诊那些有复杂病史和诊断的儿童(如 CVI 儿童)时。各种教育团队模式会协调服务、鼓励专业人员之间的交流并确定指导方法。最常见的模式之一是多学科团队,每位专家独立进行评估,产生的建议和 / 或治疗计划通过单独的书面报告传达给其他人。这种模式的一个明显优势是,有机会从不同专家那里收集的深入的评估。然而,这种模式整体性最低,而且患儿的家庭经常被排除在外。与之相反,跨学科的团队也可以各自独立进行评估,但可以合作制订教育或康复计划。这种模式的协调性更好,也更能够做出能让患方家庭参与的整体性教育计划。协调性最佳、可能也是最具挑战性的方法是跨学科模式。个人评估完成后,所有建议的执行由团队中的关键成员使用一个称为"角色释放"的过程来分享[50]。

评估视觉障碍儿童的视觉功能:调整检查方法

对视觉障碍的儿童进行评估时,要根据儿童的需要和能力来调整检查方法。在上述 CVI 的章节中描述的关于检查方法和视觉功能评估的原则也适用于此。本节将回顾应如何考虑和适应儿童的需要和能力。

需要调整视力检查方法。视力检查方法的类型(觉察能力、分辨率或认知能力)必须考虑在内。对于低龄儿童,可使用大块 Lea 符号或 HOTV 符号匹配法(图 28.1)。根据孩子的认知能力和他们对一步或两步指令的反应能力,可以使用有 2~4 个符号的强迫选择模式。使用扑克牌匹配视标法,进行近视力检查就是使用这种方法。在所有情况下,为保证测试结果的一致性,应注意测试距离和字母的大小。

给年龄较小的婴儿或还不会说话的幼儿查视力时,检查视力的优先注视法,如 Teller 或 Cardiff 卡可能更有用(图 28.2)。对比敏感度是另一个重要的视觉功能,有皮质或视神经病变的儿童的对比敏感度可能更易受损。对比敏感度检查也有助于监测特定的病理变化。大多数字母和符号图形类的对比敏感度检查采用的是 Weber 对比度。Weber 将对比度定义为 $(L_{max} - L_{min})/L_{min}$,也称为韦伯分数。Weber 对比度常用来描述大背景里的小细节。通过 Pelli-Robson 或 Mars 图表测量患者的峰值对比敏感度,有助于理解患者发现低空间频率至中空间

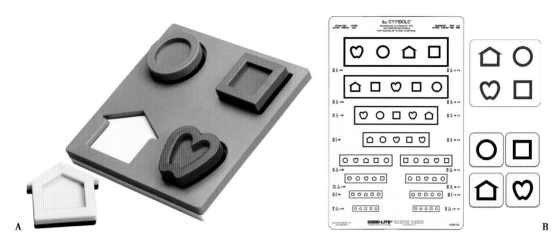

图 28.1　可用 M 号的 Lea 图形视标检查低龄儿童视力。A. 图形配对积木板；B. 视力检查表（Courtesy of Good-Lite and Lea Test International. ）

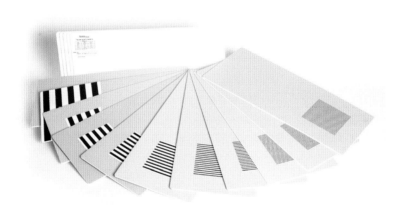

图 28.2　Teller 卡（courtesy of Precision Vision）。通常用于无语言表达能力患者的视力检查

频率视标[56]（如面部和人行道路缘）的能力，也可评估暗环境中儿童的表现。虽然有许多字母视标的对比敏感度视力表，但因为针对儿童的特点进行了调整，因此优先注视技术可用于对该年龄段儿童的检查。这些检查包括 Hiding Heidi 检查或双笑脸对比敏感度检查（double-happy contrast sensitivity test）。

　　Hiding Heidi 检查卡（图 28.3A）是针对低龄儿童和婴儿的视力检查而设计的。检查卡由 4 个测试板和 6 个水平的对比敏感度（1.25%、2.5%、5%、10%、25%、100%）条栅组成。检查时要让患者找出卡片上的笑脸边缘，类似于找出大号字母的边缘。然而，该方法的检查结果不能与 Pelli-Robson 字母图相比较[57]。和其他检查一样，为获得准确的测试结果，需调整检查时的照明并对环境进行改造。

　　其他的对比敏感度检查方法，如 Luisa Mayer 开发的双笑脸检查法（图 28.3B），使用相似的优先注视方法，但所用视标的对比敏感度范围更广[58-59]。Berkley Disc 检查则更复杂，需要识别卡片上的圆圈。虽然检查过程中不能使用优先注视,但该方法很容易操作,并可用于视力极低患者的视力检查[60]。

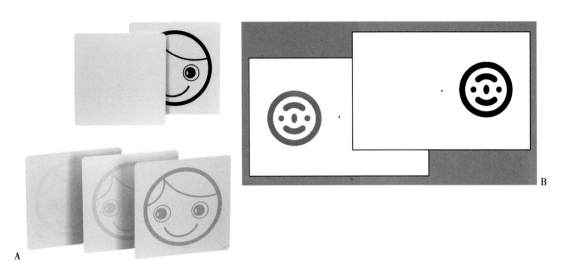

图 28.3　适用于儿童低视力患者的对比敏感度检查卡。A. Hiding Heidi 检查卡(Courtesy of Lea Test Intl, LLC.);B. 双笑脸检查卡(Courtesy of Good-Lite.)

一种与 Colenbrander 视力表相似的高对比敏感度和低对比敏感度检查法,在 Lea 符号和数字中交替使用 100% 和 10% 的对比敏感度,可以用于儿科患者的检查,该检查的计分和使用方法类似于 Colenbrander,大于 2 行的差异被认为是中度到重度对比敏感度损失。

当孩子不能配合上述视力检查时,需要结合观察法并且应对视力检查方法进行调整。例如,可以检查患儿能否在颜色相近的背景中识别出她们喜欢的玩具,能否在白色或黑色背景中找出甜甜圈。这类功能评估可为临床医生提供关键信息,协助关于教育和其他家庭环境的改造或建议。表 28.1 列举了对比敏感度的解读指南。

表 28.1　对比敏感度解读指南[61]

对比敏感度对数值	分级	定量解释
1.52~1.48	接近正常	与正常值相比减少约 2 倍($10^{(1.80 \sim 1.48)}$=1.91)
1.48~1.04	轻度损失	减少 2~4 倍
1.00~0.52	重度损失	减少 6~19 倍
<0.48	极重度损失	减少量 >20 倍

视觉障碍儿童的视野检查方法也需调整。采用对面而坐的方法,如数手指或对面而坐进行动态视野检查。通常所检查的视标对比敏感度较差,而且年龄较小的儿童很难理解这一检查的内容。对这类患儿进行视野检查时更常用的方法是在昏暗的房间里使用移动的发光视标,检查患儿的视野。在这个过程中(图 28.4),可让孩子的注意力集中在位于中心的视标上,同时从周边向中心视野移动第二个发光视标,直到患儿报告能看见位于周边的视标,或孩子的视线转移到周边的视标上[62]。

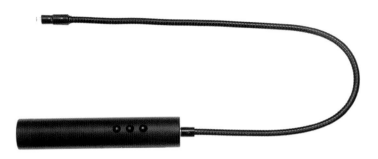

图 28.4　用于低视力儿童患者的改良面对面视野检查的 Lea 闪烁棒
（ Courtesy of Good-Lite and Lea Test International. ）

阅读材料印刷尺寸大小和阅读能力的评估

　　MNRead 视力表（图 28.5）常规用于低视力患者[63-65]，以评估阅读能力、临界印刷字体大小（接近最大阅读速度时的最小印刷字号）和阅读视力阈值。MNRead 视力表每段有 16 个字符，对应三年级的阅读水平。其视力水平从 8M 到 0.3M，并有多种语言版本。孩子习惯阅读距离的临界印刷字号可以用来推断其他距离处的合适印刷字号，表 28.2 列举了在学校环境中，使用临界印刷字号，以确定阅读材料中合适的印刷字号。

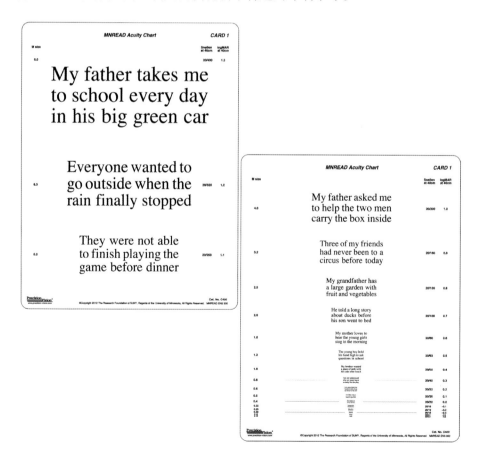

图 28.5　MNRead 视力表，专为三年级的阅读水平设计（ Courtesy of Precision Vision. ）

表 28.2　推荐字体大小示例

注视距离	阅读评估推荐的字体大小
20cm（~8 英寸）	1.25M（字母 ~2mm 高度）
40cm（~16 英寸）	2.5M（字母 ~3.6mm 高度）
50cm（~20 英寸）	3M（字母 ~4.5mm 高度）

　　注意在表格中明确规定字母的测量高度很重要。尽管可尝试明确字母的点值大小（8 点 =1M），但我们知道，字母的实际大小可能因其字体不同，而有很大的差异。

　　使用 MNRead 视力表对阅读速度的正式测量，也可以为要求延长测试时间提供依据。图 28.6 显示了一例黄斑营养不良患者的阅读曲线。与视力正常的同龄人每分钟 250~300 字的阅读速度相比，这名大学生的阅读速度为每分钟 150 字，比同龄人慢一些，其临界印刷字体大小为 4.0M。

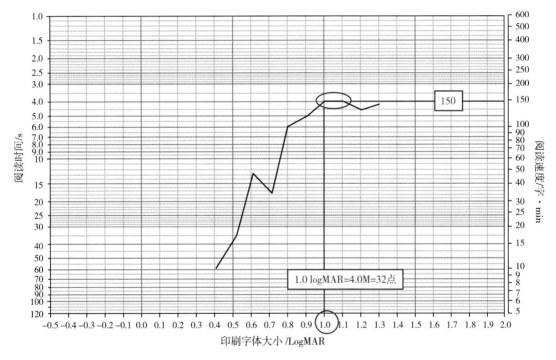

图 28.6　MNRead 视力表测试的阅读功能曲线。红色区域显示患者最大阅读速度的临界字体大小。曲线的末端描述了患者的阈值字体大小

　　对于较年幼的儿童，或无法达到特定阅读水平的儿童，可用视力储备原则估计推荐字体的大小。该原则规定，大多数人的阈值和临界阅读字体大小相差 2 倍。例如，在 20cm 时的视力阈值为 2.0M（比如，0.20/2.0M），则建议 20cm 阅读距离的字体大小为 4.0M 或 40cm 距离为 8.0M。

　　该方法也可用于根据 Cardiff 或其他视力阈值测量方法指导确定阅读字体大小。这有助于确定沟通系统或其他孩子可能在学校环境中与他人沟通的材料中的符号大小。

视觉辅助设备的考虑内容

视觉设备处方应根据患者的年龄、成熟程度及需要而定。读取 1M 大小字体所需的屈光度可用多种方法计算，但通常是用临界字体大小的倒数或推荐视力储备确定[66-67]。例如，患者临界字体大小为 0.40/2.5M，预估其阅读 1M 字体所需的等效屈光度应为 2.5M/0.40 或 6.25D。医生经常会给视觉障碍儿童处方验配圆顶放大镜。其设计简单且图像距离短，易于在较近的注视距离下使用（图 28.7A）。

台式闭路电视或便携式视频放大镜等电子设备，可用于高倍率放大（图 28.7B，图 28.7C）。对比敏感度障碍患者使用这些设备时，可增加其显示视标的对比度。最近的一项随机对照试验发现，这些设备与光学辅助工具一样有效[68]。

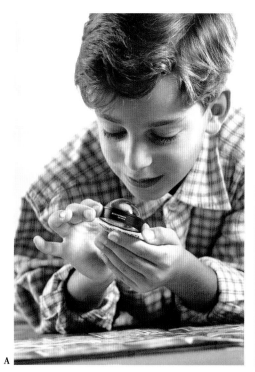
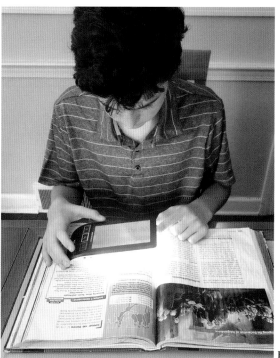
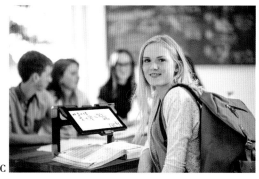

图 28.7   A. 圆顶放大镜（Courtesy of Eschenbach Optik USA）；B~C. 电子放大镜系统，是在教室使用的流行设备（Courtesy of Marc Taub, OD［B］and Humanware［C］.）

单眼望远镜也应作为一种远距辅助工具,用于患者远距离注视和行动过程中的辅助,比如阅读街道上的标志、公共汽车标志和店铺上方的招牌。在开望远镜处方时,通常建议通过望远镜的目标视力达到 20/40[66-67],并且需要配合教育团队,给患者进行使用方法的培训。具有远距离和近距离聚焦功能的相机系统,更常用于抄黑板、记笔记一类的任务(图 28.8)。

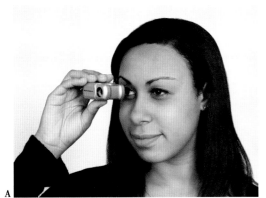
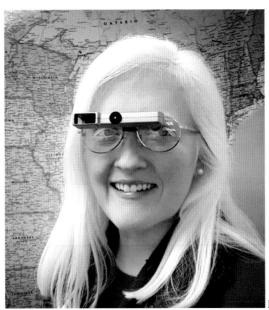

图 28.8　单眼(A)和眼镜式望远镜(B)用于远距离注视(Courtesy of Eschenbach Optik USA[A]and Ocutech USA[B].)

病例

出生到 3 岁

患者 R,3 岁女童
- 就诊理由
  - 患者走路时低着头。这是否与她患脑瘫有关? 还是她的视力有问题?
  - 由小儿眼科医生转诊
- 全身及眼部病史
  - 早产
  - 超声诊断为 PVL
  - 痉挛性三肢瘫痪(spastic triplegia)
  - 眼部健康
  - 右眼间歇性外斜视

- 条栅卡视力：OD 20/190，OS 20/130
- 查体
  - 裸眼近视力：OD 20/190，OS 20/130
    - 为吸引患者注视获得视力检查结果，检查视力时只照亮视力卡
    - 随时间延长反应潜伏期延长，检查过程中需要中断休息
  - 视野：通过 LED 视野计检查发现下方视野缺损（图 28.9）
  - 附加观察：伸手抓物体时，患者在抓住物体后会看向别处

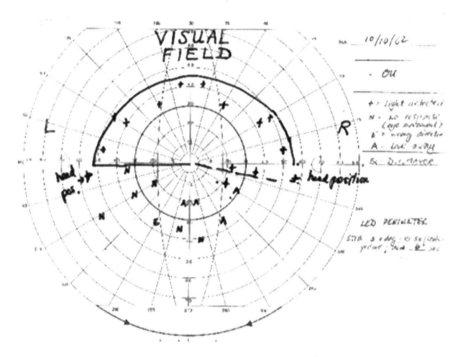

图 28.9　LED 视野计检查的下方视野缺损

- 综合
  - 检测视力低于该年龄应达到的水平，但没有前段视路异常
  - 视觉的行为或功能使用情况：需简化视觉空间以吸引视觉注意，需要频繁的视觉休息，看向别处
  - 下方视野缺损
    - 因此，走路时头朝下是视觉缺陷引起的，而非运动系统异常所致（这两种缺陷都与 PVL 有关）
  - 最能解释所收集的这些数据和视觉功能使用情况的诊断是 CVI。父母提供的信息有助于关注视野缺损和 CVI，这些信息与 CVI 有关
  - 视觉服务申请
    - 考虑到患儿在使用视觉时所需的条件，如不显著调整居留环境，为其提供其他直接的、由视觉教育者提供的服务，那么患儿不可能在幼儿园的环境中使用视觉

- TVI 以社区为基础进行低视力功能评估。应考虑评估学习媒体的适当组成部分以及感觉通路的组成部分
- O&M 专家应评估患者在熟悉和不熟悉的环境中穿行的能力（包括复杂视觉和非复杂视觉的空间）。应考虑进行适当的环境调整、与工作人员商议以及对直接服务的需求。可能的直接服务包括与视觉教师建立统一的扫描策略（应与父母共享），以便相互加强。而且，O&M 专家会决定和尝试使用盲杖或考虑在使用盲杖前进行训练

学龄前儿童

患者 D：4 岁女童

- 就诊是为进行临床功能低视力检查。妈妈的问题是："她能看到什么？"
- D 不愿意戴眼镜或助听器，而且至今也没戴
- 有特殊教育团队在跟进 D 沟通交流方面的康复治疗。目前，特殊教育团队想让 D 学习识别符号并借助有符号的交流板进行后续沟通训练，但他们想确认 D 能否看到这些符号
- 现病史和眼部病史
  - CHARGE 综合征
  - 脉络膜视网膜广泛缺损，右眼累及黄斑和视神经，左眼仅累及视神经但接近黄斑
  - 右眼虹膜缺损、小眼畸形
- 受教育史
  - 接受视觉教师、职业治疗师、理疗师和口语及语言专家的服务
- 查体
  - 近矫视力（NVA cc）：OU 4.7cpd（20/130），在正常照明条件下检查，检查距离为 55cm
  - 单眼视力，尝试用 Teller 卡进行检查，但患者抗拒被遮盖左眼（可能左眼视力更佳）；能用右眼跟踪和跟随发光玩具
  - 眼位检查：远、近眼位均为右眼感觉性外斜视
  - 对比敏感度 Double-Happy：0.75log CS，严重损伤
  - 视野检查：昏暗照明检查室内完成检查。检查时双眼注视，两手分别拿发光杆状视标。检查时患者被要求注视检查者面部，打开发光杆状视标后，让患者注视或者用手指出视标所在位置
  - 上方视野显著缺损
  - 患者前额有瘀伤，是当天早些时候碰到头顶上方障碍物所致
- 验光检查
  OD：+2.00−2.00×180
  OS：+3.00−2.00×180
- D 的康复方案
  - 经过进一步观察和检查过程中对病史的考虑，D 的感觉信息处理存在显著困难。她能看但听不见，或者说在听的时候，不会看。对其进行感觉信息整合训练特别有挑

战性

- 与老师和家长就眼镜配戴话题进行了广泛讨论,但由于整合感觉具有一定挑战性,她可能需要视觉休息
- 讨论后确定的戴镜方案是在特定视近活动时戴眼镜并逐步增加眼镜的配戴时间
- 经讨论决定使用印有大号字体的沟通信息板,并在进行沟通训练时配戴眼镜
- 考虑到 D 在处理感觉信息方面存在的困难,需对教室进行改造以简化新事物在环境中的呈现
- 讨论了对比敏感度检查的影响,需将阅读材料中的字体加粗或使用颜色对比鲜明的背景和字体,同时要增大字号

患者 P:4 岁女童
- 就诊原因
  - 临床功能性低视力评估
  - 一直就诊于一家私营儿童眼科机构
  - 有关视觉和视野的问题
  - 无法持续使用视觉:用餐时间、出行时;当拿到物体时会看向别处
- 既往病史
  - Prader-Willi 综合征
  - 发育迟缓
  - 学习障碍
- 眼部病史
  - 间歇性交替性内斜视
  - 原镜:+2.25 DS OU;偶尔配戴
  - 眼内、眼外健康,瞳孔情况:正常
  - 视野自述正常
- 受教育史
  - 接受视觉教师、职业治疗师、理疗师和口语及语言专家的服务
- 查体
  - 近矫视力(NVA cc):正常照明下 OU 4.7cpd(20/130)。如只照亮视力检查卡,则视力为 13cpd(20/47)。检查距离为 55cm
  - 优先注视对比度近视力检查,双眼视力(OU):0.75 logCS
    - 检查期间需多次中断休息,不确定检查结果是否为诊室真实视力阈值
    - 近眼位检查表现为不稳定的间歇性内斜视,右眼为注视眼
  - 3 块几何形状拼图测试
    - 检查初始阶段,对拿起一个形状块并将其放到正确的拼图区域的指令没有反应
    - 整合视觉和触觉反馈后,仍不能将形状块放到正确的位置
    - 视野:在昏暗房间内完成检查,双眼注视,检查者每手持一发光棒。患者被要注视检查者的面部,并开灯时注视或用手指向其中一根发光棒

- 有视野缺损,但无法评估视野范围
- 教患者及家属使用 CVI 筛查专用调查问卷(第 1 册)
  - 设计这些筛查用的调查问卷是为了在社区筛查中甄别存在 CVI 风险的儿童,转诊以进行相应的医疗评估,明确诊断,包括 CVI 的诊断。如文中所述,这些调查问卷可用作辅助检查,了解患者当前功能水平的历史表现
  - 已使用与该患者发育水平相匹配的调查问卷进行评估
    - 18 个项目,包括 6 个筛选模块
      - 这 6 个筛选模块是这个版本中最有价值的
        - 在 6 个筛选模块中,发现至少有 3 个为阳性反应或 1/3 的答案为阳性,则应建议进一步转诊
        - 每个项目有 4 个可能的回答:1 从不,2 偶尔,3 频繁,4 总是
        - 母亲和视觉老师独立填写问卷,且他们的回答一致
          - 5/6 的筛选模块答案为阳性
          - 15/18 的项目为阳性
        - 调查问卷中的问题评估了视觉注意、背侧流、腹侧流和视野
- 综合分析
  - 注意:条栅视力卡以每度多少个周期记录视力。优先注视法检测的主要是对视标的发现能力而非认知能力,即如果患者在卡片的一侧能看到什么,那他们就会优先注视那一侧。这与阅读一行字并能准确区分"o"或"c"是不同的。优先注视法已有相应的视力标准,但该方法可能会高估实际的字母视力
  - 已做出 CVI 诊断,同时建议转至视觉教师和定位及行动专家进行评估和干预
  - 已向患者 P 提供前述网站的链接
  - 需注意在不同照明条件下检查视力时,如只有视力卡有光照或检查室内有照明,则视力检查的结果会有较大变化。如果患者会认符号视标,那么用整幅视力表检查的结果和单个视标检查的结果可能会有很大的差别
  - 调查问卷中的项目,例如能够在玩具箱中找到玩具,也与玩具箱中玩具的多少有关(找目标玩具时,目标玩具所在背景的复杂程度)。这可能是同时性失认症(simultanagnosia)的一种形式,与背侧流(特别是枕叶顶区)视觉信息处理有关
  - 该患儿所处年龄段和手部灵活性,应能够完成图形拼图测试,但不能理解形状积木块和积木板之间的视觉空间关系。尽管图形拼图测试的视标和背景非常简单,但对她来说,还是太过拥挤,以致无法理解和解释。另一种可能性(也是在其他检查中观察到的)是借助视觉引导手抓玩具这一功能的缺失。这个患者在抓住一个物体时,会把目光从物体移开,如同触觉和视觉信息超载,无法同时接受两类(触觉和视觉)信息输入
  - 形状拼图测试可快速了解患者的空间感知以及手眼协调能力。许多检查,如 Beery 视觉运动整合检查(Beery visual motor integration test, Beery VMI)、视觉感知技巧检查(test of visual perceptual skills, TVPS)等,通常是由职业治疗师在学校进行的教育评估的一部分。本病例的评估采用形状拼图检查,是考虑到测试阶段的时间限

制和患者的发育水平,而这种不太正式的方法更合适和实用

- 已对母亲进行相关培训,并与母亲和视觉教育工作者一起制订策略,确定如何对患儿的学校生活进行优化。考虑到患儿注视时视标所处背景的复杂性,不仅要了解患儿完成任务的复杂性,还要了解周围环境的复杂性。视觉教育工作者越来越意识到这一问题的重要性,并不断开发出一系列的工具用于评估视觉环境复杂性对视觉表现的影响

小学 / 中学

患者 N:5 岁女童

N 在 TVI 及母亲的陪同下来诊,进行低视力评估复查。她的老师注意到她运用视觉的能力有了很大的提高。N 曾有语言和运动发育迟滞。现在她说话的能力已经取得了巨大进步,老师希望在学习环境中加入更多的视觉辅助设备。

特别需注意的是 N 刚被诊断的眼部疾病——眼皮肤白化病。因为她是在去年被收养的,家族史不详。N 的家人担心她的发育迟缓的问题,儿科医生预约了基因检测,基因检测结果证实了 *TYR*11p14, *OCA1* 发生突变(严重)。他们还特别想排除已知的可能与白化病相关的遗传基因突变,这可能会影响她的诊疗方案。N 的基因图谱排除了以下情况:

- R/o Hermansky-Pudlak 综合征(*HPS1*,染色体 10q23.1)
  - *HSP* 基因 10 号染色体突变
  - 凝血功能检测:凝血酶、肾上腺素、二磷酸腺苷
  - 诊断:血小板内无"致密颗粒"
  - 与全身出血、肺和肾有关
- R/o Chediak-Higashi 综合征(*LYST* 基因, 1q42.1)
  - *CHS1* 基因(*LYST* 基因)突变
  - 溶酶体转运蛋白突变
  - 诊断:巨大包涵体
  - 与发热、出血、感染、器官衰竭有关

N 其他方面的病史无明显异常,没有使用任何药物和 / 或已知的药物过敏史。

视觉功能检查如下:

相关入学测试和低视力检查结果

测试项目	检查结果
目前视力	Lea 图形积木配对检查法 OD: 20/150, OS: 20/250
眼球运动功能检查(EOMs)	准确、到位、眼球运动范围正常,但有先天性水平眼球震颤和异常头位(下巴内收)
面对面视野检查(发光视标)	视野范围正常

测试项目	检查结果
双笑脸对比敏感度检查	OU：1.80 log CS，正常
近视力	Lea 符号扑克视力卡检查 OU：0.09/1.0M
色觉	使用快乐毛毛虫玩具进行完整的颜色命名和匹配（检查不用同色图）

患者 N 能较好配合完成所有检查，然而，为了让 N 的更好地参与到检查中，需要变换检查方法。检查方法的变化内容包括使用大号视标。使用 Lea 符号扑克视力卡检查视力，不仅可以了解患者阈值字号的大小，还可以了解患者的习惯工作距离，以及头眼的姿势。习惯阅读距离近达眼前 9cm，同时下巴内收，眼位为中间带向上注视。

眼位评估和验光检查及结果

检查方法	检查结果
裸眼遮盖试验	右眼恒定性内斜视，最大斜视角在近眼位，给予双眼 +2.00D 矫正后斜视角减小
习惯处方	OD：+4.00-1.00×180 OS：+4.00-1.00×180
自然瞳孔检影验光（加雾视）	OD：+7.00-3.00×180 OS：+6.00-1.50×180
睫状肌麻痹检影验光	OD：+7.50-2.00×180 OS：+7.50-1.50×180

如上所示，眼位检查显示有斜视，且有高度顺规散光，这在白化病儿童中很常见。这类斜视常有调节性内斜视的成分。因此，对本病例进行了睫状肌麻痹验光检查。

眼前节和后节检查结果与眼白化病表现一致。

眼前节

- 双眼眼睑、结膜、睫毛、角膜未见异常
- 透照法检查双眼房角开放
- 双眼虹膜透明
- 双眼晶状体透明

眼后节

- 双眼玻璃体清
- 双眼杯盘比（C/D）为 0.1/0.1，视盘圆
- 眼底反光为金色
- 双眼视盘边界清晰，色泽粉红，OU
- 双眼黄斑中心凹发育不良
- 360°范围内无视网膜裂孔/撕裂/脱离

在散瞳之前进行了低视力助视器验配指导。

试用了单目望远镜辅助远距离注视。考虑到患者好眼视力为 20/150,需选用放大倍率为 3× 到 4× 的望远镜,达到阅读远处标识 20/50 的目标(放大倍数 =50/150=3×)。然而,对于低龄儿童,通过望远镜定位并聚焦视标可能非常困难,需要 TVI 提供一些练习和辅导工作,以整合到课堂环境中。使用一个稍低放大倍率、视野更宽的望远镜对这个病例而言,是一个很好的起点。患者对设备的反应记录在下面的评估里。

对于许多低视力儿童而言,iPad 是一种重要的学习工具,可以控制图片和字母的大小。我们这里要讨论和评价的是患者如何在近距离工作时更舒适地使用 iPad。

圆顶放大镜也是一种常见的用于辅助近距离注视的设备。根据近视力需求,推荐印刷字号至少为 0.09/2.0M(使用储备视力的 2 倍阈值),据此可估算出 1M 字号的印刷字需要的放大镜度数为 22D(推荐印刷字号的倒数,2.0M/0.09=22D)。圆顶放大镜的图像距离较短,可以在较近工作距离时非常舒适地使用。虽然圆顶放大镜的放大比例与所用材料的折射率有关,通常该值较低,但是可以配合患者的调节(或配合使用老年人用的近附加度数)以获得相当大的放大倍率和等效度数。在这种情况下,9cm 的注视距离可提供 11D 的调节和 18D 的等效度数(支架放大镜的等效度数 =F_{accom}× ER=11D×1.7×=18D)。这个患者能够在更接近放大镜时获得相当于 22D 的等效度数。

学校的学习资料会越来越复杂,因此使用该方法助视需鼓励更远的注视距离以防止视觉疲劳。因此,配合使用台式闭路电视是很重要的。

值得注意的是,N 的虹膜透光亮较多,有明显的畏光表现。使用棒球帽和染色片眼镜(光敏变色的浅色基片)是重要的议题,并且在提交给学校的关于居留环境的报告中也要特别强调这一点。

N 的助视方案

- 根据睫状肌麻痹给予全矫处方眼镜
  - 推荐在室内用的黄色染色片眼镜上增加过渡镜片
  - 在户外活动时继续配戴面罩和偏光太阳镜
- 继续使用圆顶放大镜和放在斜面书写板上的 iPad
- 处方 2.2×28 Selsi 单眼望远镜,继续接受 O&M 的辅导
- 对家长进行教育,内容包括检查发现的异常以及异常头位的情况
- 每 3~4 周复查,进行视觉评估
  注意:最佳矫正视力提高到 20/100, 20/120
  应考虑未来的助视方案
- 调节功能异常、部分调节性内斜视应给予双光眼镜矫正,以维持近距离注视时的调焦能力
- 在自我意识期开始(8 岁)之前继续使用低视力助视设备
- 必须注意同时存在的弱视
- 使视力尽可能提升至最佳,这样患者将来就有更多的选择(具备双目注视能力,能驾驶,有更多的职业选择)

而且,N 的儿科医生曾询问她早期语言发育延迟是否与眼部白化病的诊断有关,但事实并非如此。值得注意的是,虽然低视力作为儿童多动症和眼部白化病的合并症已经被关注[69-70],但患有该类疾病的儿童的发育一般是正常的。在非常罕见的病例中,患儿也可能有

Prader-Willi 综合征，导致发育迟缓，包括小头畸形、严重的语言障碍、癫痫、抽动症、共济失调和肌张力低下。

高中 / 大学

患者 G：18 岁女性
- 就诊理由
  - 接受临床功能性低视力检查
    - 曾就读于公立学校，但视力和视野突然下降，现在是一所盲人学校的全日制学生
    - 需要强化培训，学习新技能和盲文，这样她就可以追求事业发展并具有独立生活能力
    - 1 年前发现视力轻度降低，视野缩小
    - 因为持续学习盲文，她越来越少靠视觉进行阅读而更多地依赖听觉辅助阅读；在她的手机和平板电脑上使用画外音
- 既往病史
  - Bardet-Biedl 综合征
- 眼部病史
  - 接受眼底内科专业的儿童眼科医生的随访观察
    - 视网膜变性
    - 夜间视力降低
    - 配戴高度远视矫正眼镜
    - 在过去的 2 年内停止戴镜，因为戴镜和不戴镜的视力没有明显差异
    - 过去 12 年内曾来过本诊所 3 次，接受低视力康复服务
    - 2006 年 Goldmann 视野检查，发现视野缩小（图 28.10）
  - 教育史
    - 盲人学校的全日制学生
- 查体
  - 裸眼远视力：OU 10/120, OD 10/160, OS 10/100 Feinbloom（通过预约进行的评估）
  - 裸眼近视力：缩小版 HOTV 视标检查，2.5M @ 40cm
  - Pelli-Robson 对比敏感度检查：0.04 log CS
  - 视野：双眼注视下"面对面测试法"
    - 在注视检查者的鼻子时，患者能够在横向视野上看到检查者的脸颊，垂直方向上能看到的范围位上唇往上直到眉毛，这代表视野范围在垂直方向约为 11°，水平方向约为 20°
- 综合分析
  - 考虑到持续的视力丧失（视野、敏锐度和对比敏感度），传统的低视力设备评估是没有必要的。相反，医生主要将时间用于询问她的生活和需求上，并确保将注意力放在满足其需求和目标上

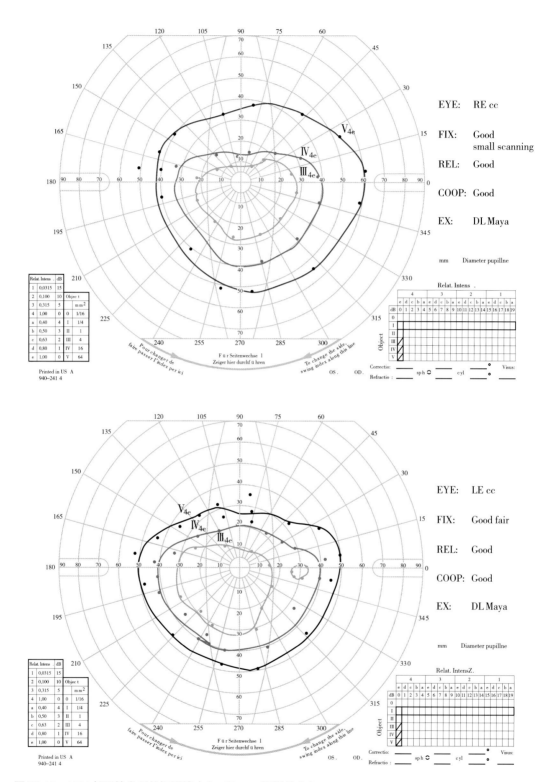

图 28.10　2006 年开始出现的视野缩小（Goldmann 视野检查）

- 学习盲文对她的读写能力很重要。幸运的是,她有学习盲文的触觉技能。视觉教育工作者是经过训练,决定视觉障碍的儿童读写方式的专业人员。眼保健提供者关注视力或视野水平,并能选择合适的检查方法,通过探索其他形式进行读写或学习。但很难将这些方法作为标准,因为不是所有人都具备学习盲文所需的触觉和/或认知技能

- 这个患者可能会在盲人学校学习,直到毕业或者掌握核心扩展课程的一部分技能。一般在 20~22 岁会从盲校毕业,具体时间取决于其所在州的相关规定
  - 如果视力丧失相关的问题没有解决,或需要开发其他的学习技能,那么很快会有解决方案
  - 患者现在已经很好地适应了视力下降,这可能是校园咨询服务的结果
  - 许多 BBS 患者以及一些有其他视网膜营养不良(如视网膜色素变性)的患者,由于在高中视野的急剧丧失,患者、家庭成员和眼保健提供者都会感到非常挫败。尽管努力让这些学生在教育的早期,就具备适当的盲文学习技能,以进一步学习盲文,但许多人并没有学习盲文的积极性。因此,他们依赖于视觉的读写能力,这和盲文的读写能力非常不一致,对患者来说是巨大的挑战,可能引起挫败感
  - 视力丧失(在某种程度上也包括对比敏感度的丧失)发生在视野最终收缩形成中心岛之前。在这一过程中,相对于视力或功能变化,眼镜的用途有限。视野范围从大约 20° 缩小到 10° 并逐渐丧失,常常是患者在视觉基础上维持阅读能力的最后阶段。视网膜变性的类型和病程所在阶段不同,患者学习盲文的时机和积极性会有所不同。视网膜变性患者通过视觉进行学习将会非常困难,因此眼科医生、视觉教育工作者、家庭成员和患者一起协作是至关重要的。所有人必须共同努力,确定最佳康复课程,而等到中学再去进行盲文的学习为时已晚
  - 视野丧失也会进一步影响患者的行动能力。一般来说,盲杖使用比盲文更容易掌握。虽然初期盲杖会被视为一种负面符号,但随着视野损伤的进展,盲杖能发挥的作用往往代替了以前的观念中的负面形象。然而,如果之前没有做好准备工作,完全独立行走也需要时间训练,包括乘坐交通工具和参与社区活动,如购物,熟悉学校和工作环境,以及了解有导航辅助功能的 app

总结

目前一代视觉障碍儿童的需求和所面临的挑战比以往任何时候都更多。视光师可以通过整合行为视光学或功能视光学、儿科学和低视力学,来更好地应对这一挑战。我们希望这一章的内容能帮助读者更深刻地了解这种整合,并阐明视光师在与其他社区执业的专业人士和服务提供者共同为这类特殊人群提供医疗服务的过程中发挥的作用。

参考文献

1. Steun C, Arditi A, Horowitz A, et al. *Vision Rehabilitation: Assessment, Intervention and Outcomes*. New York: Swets & Zeitlinger; 2000:273–340.
2. Silvestri G. Visual impairment in the young. In: Jackson AJ, ed. *Low Vision Manual*. Philadelphia, PA: Butterworth Heinemann Elsevier; 2007:27–55.
3. Faye E. *The Low Vision Child. Clinical Low Vision*. Boston: Little, Brown & Co.; 1984:438.
4. Steinkuller PG, Du L, Gilbert C, et al. Childhood blindness. *J AAPOS.* 1999;3(1):26–32.
5. Afshari MA, Afshari NA, Fulton AB. Cortical visual impairment in infants and children. *Int Ophthalmol Clin.* 2001;41(1):159–169.
6. Good WV, Jan JE, Burden SK, et al. Recent advances in cortical visual impairment. *Dev Med Child Neurol.* 2001;43(1):56–60.
7. Flanagan NM, Jackson AJ, Hill AE. Visual impairment in childhood: Insights from a community-based survey. *Child Care Health Dev.* 2003;29(6):493–499.
8. Kong L, Fry M, Al-Samarraie M, et al. An update on progress and the changing epidemiology of causes of childhood blindness worldwide. *J AAPOS.* 2012;16(6):501–507.
9. Rahi JS, Cable N. Severe visual impairment and blindness in children in the UK. *Lancet.* 2003; 362(9393):1359–1365.
10. Flodmark O, Jan JE, Wong PK. Computed tomography of the brains of children with cortical visual impairment. *Dev Med Child Neurol.* 1990;32(7):611–620.
11. Huo R, Burden SK, Hoyt CS, et al. Chronic cortical visual impairment in children: Aetiology, prognosis, and associated neurological deficits. *Br J Ophthalmol.* 1999;83(6):670–675.
12. Jan JE, Wong PKH. The child with cortical visual impairment. *Sem Ophthalmol.* 1991;6(4):194–200.
13. Sakki HEA, Dale NJ, Sargent J, et al. Is there consensus in defining childhood cerebral visual impairment? A systematic review of terminology and definitions. *Br J Ophthalmol.* 2018;102(4):424–432.
14. Colenbrander A. Aspects of vision loss: Visual functions and functional vision. *Vis Impair Res.* 2003;5(3):22.
15. Dutton GN. The spectrum of cerebral visual impairment as a sequel to premature birth: An overview. *Doc Ophthalmol.* 2013;127(1):69–78.
16. Stone EM, Aldave AJ, Drack AV, et al. Recommendations for genetic testing of inherited eye diseases: Report of the American Academy of Ophthalmology task force on genetic testing. *Ophthalmology.* 2012;119(11): 2408–2410.
17. Hatton DD, Schwietz E, Boyer B, Rychwalski P. Babies Count: The national registry for children with visual impairments, birth–3 years. *J*

AAPOS. 2007;11(4): 351–355.

18. Gilbert CE, Ellwein LB. Prevalence and causes of functional low vision in school-age children: Results from standardized population surveys in Asia, Africa, and Latin America. *Invest Ophthalmol Vis Sci.* 2008;49(3):877–881.

19. Tasman W, Patz A, McNamara JA, et al. Retinopathy of prematurity: The life of a lifetime disease. *Am J Ophthalmol.* 2006;141(1):167–174.

20. Gibson DL, Sheps SB, Hong S, et al. Retinopathy of prematurity-induced blindness: Birth weight-specific survival and the new epidemic. *Pediatrics.* 1990;86(3): 405–412.

21. Gibson DL, Sheps SB, Schechter MT, et al. Retinopathy of prematurity: A new epidemic? *Pediatrics.* 1989;83(4): 486–492.

22. An international classification of retinopathy of prematurity. *Pediatrics.* 1984;74(1):127–133.

23. Wheatley CM, Dickinson JL, Mackey DA, et al. Retinopathy of prematurity: Recent advances in our understanding. *Br J Ophthalmol.* 2002;86(6):696–700.

24. Garcia-Valenzuela E, Kaufman LM. High myopia associated with retinopathy of prematurity is primarily lenticular 1091–8531. *J AAPOS.* 2005;9(2):121–128.

25. Mohney BG, Young RC, Diehl N. Incidence and associated endocrine and neurologic abnormalities of optic nerve hypoplasia. *JAMA Ophthalmol.* 2013; 131(7):898–902.

26. Hoyt CS. Visual function in the brain-damaged child. *Eye (Lond).* 2003;17:369–384.

27. Dutton GN, Lueck AH. Impairment of vision due to damage to the brain. In: Lucek AH, Dutton GN, eds. *Vision and the Brain.* New York: AFB Press; 2015:4.

28. Coady PA, Good WV. Delayed visual maturation: A visual inattention problem. *Exp Rev Ophthalmol.* 2011; 6(4):421–430.

29. Hoyt CS. Delayed visual maturation: The apparently blind infant. *J AAPOS.* 2004;8(3):215–219.

30. Wiess AH. Infantile Nystagmus [Cited on July 17, 2019]. Available from https://www.aao.org/disease-review/infantile-nystagmus

31. Merabet LB, Mayer DL, Bauer CM, et al. Disentangling how the brain is "wired" in cortical (cerebral) visual impairment. *Sem Ped Neurol.* 2017;24(2):83–91.

32. Stoerig P, Cowey A. Blindsight in man and monkey. *Brain.* 1997;120:535–559.

33. Roman-Lantzy C. *Cortical Visual Impairment: An Approach to Assessment and Intervention.* 2nd ed. New York: AFB Press; 2018.

34. Jacobson L, Hård AL, Svensson E, et al. Optic disc morphology may reveal timing of insult in children with periventricular leucomalacia and/or periventricular haemorrhage. *Br J Ophthalmol.* 2003;87(11):1345–1349.

35. Jacobson L, Flodmark O, Martin L. Visual field defects in prematurely

born patients with white matter damage of immaturity: A multiple-case study. *Acta Ophthalmol Scand.* 2006;84(3):357–362.

36. Hellgren K, Hellström A, Jacobson L, et al. Visual and cerebral sequelae of very low birth weight in adolescents. *Arch Dis Child Fetal Neonatal Ed.* 2007;92(4):F259–F264.

37. Zihl J, Dutton GN. *Cerebral Visual Impairment in Children: Visuoperceptive and Visuocognitive Disorders.* Wein: Springer-Verlag; 2015:61–129.

38. Jacobson L, Hellström A, Flodmark O. Large cups in normal-sized optic discs: A variant of optic nerve hypoplasia in children with periventricular leukomalacia. *Arch Ophthalmol.* 1997;115(10):1263–1269.

39. Goodale MA, Milner D. *Sight Unseen: An Exploration of Conscious and Unconscious Vision.* 2nd ed. New York: Oxford University Press; 2013.

40. Lueck AH, Dutton GN. Assessment of children with CVI. In: Dutton GN, Bax M, eds. *Vision and the Brain: Understanding Cerebral Vision Impairment in Children.* New York: AFB Press; 2015.

41. Jacobson L, Ek V, Fernell E, et al. Visual impairment in preterm children with periventricular leukomalacia—visual, cognitive and neuropaediatric characteristics related to cerebral imaging. *Dev Med Child Neurol.* 1996;38(8):724–735.

42. Fazzi E, Signorini SG, Bova SM, et al. Spectrum of visual disorders in children with cerebral visual impairment. *J Child Neurol.* 2007;22(3):294–301.

43. Fazzi E, Bova S, Giovenzana A, et al. Cognitive visual dysfunctions in preterm children with periventricular leukomalacia. *Dev Med Child Neurol.* 2009;51(12): 974–981.

44. Jacobson L, Ygge J, Flodmark O. Nystagmus in periventricular leucomalacia. *Br J Ophthalmol.* 1998; 82(9):1026–1032.

45. Dutton GN, Calvert J, Ibrahim H, et al. Structured history taking for cognitive and perceptual dysfunction and for profound visual difficulties due to damage to the brain in children. In: Dutton GN, Bax M, eds. *Visual Impairment in Children Due to Damage to the Brain.* London: MacKeith Press; 2010:117–129.

46. Ortibus E, Laenen A, Verhoeven J, et al. Screening for cerebral visual impairment: Value of a CVI questionnaire. *Neuropediatrics.* 2011;42(4):138–147.

47. Ferziger NB, Nemet P, Brezner A, et al. Visual assessment in children with cerebral palsy: Implementation of a functional questionnaire. *Dev Med Child Neurol.* 2011;53(5):422–428.

48. Chorna OD, Guzzetta A, Maitre NL. Vision assessments and interventions for infants 0–2 years at high risk for cerebral palsy: A systematic review. *Ped Neurol.* 2017;76:3–13.

49. U.S. Department of Education Office of Civil Rights [cited September 9, 2018]. Available from https://www2.ed.gov/about/offices/list/ocr/504faq.html

50. Topor H. Creating and nurturing effective educational teams. In: Holbrook MC, Kamei-Hannan C, McCarthy T, eds. *Foundations of Education*. 3rd ed. New York: AFB Press; 2017.

51. Academy for Certification of Vision Rehabilitation & Education Professionals. Available from https://www.acvrep.org

52. Pogrund RL, Fazzi DL. *Early Focus: Working with Young Blind and Visually Impaired Children and their Families*. American Foundation for the Blind; 2002.

53. Holbrook MC, Wright D. Specialized assessments. In: Holbrook MC, Kamei-Hannan C, McCarthy T, eds. *Foundations of Education*. 3rd ed. New York: AFB Press; 2017.

54. Fazzi N. Teaching orientation and mobility to school-age children. In: Wiener WR, Welsch RL, Basch BR, eds. *Foundations of Orientation and Mobility*. New York: AFB Press; 2010.

55. Kamei-Hannan C, Barclay L, Zebehazy K. Assessment techniques. In: Holbrook MC, Kamei-Hannan C, McCarthy T, eds. *Foundations of Education*. 3rd ed. New York: AFB Press; 2017.

56. Pelli DG, Robson JG, Wilkins AJ. The design of a new letter chart for measuring contrast sensitivity. *Clin Vis Sci*. 1988;2(3):187–199.

57. Leat SJ, Wegmann D. Clinical testing of contrast sensitivity in children: Age-related norms and validity. *J Optom Vis Sci*. 2004;81(4):245–254.

58. Gerger K, Marcheva N, Kran B, et al. Double-happy low contrast test pilot study: Test-retest and intra-examiner reliability. *Optom Vis Sci*. 2014:e-abstract, 145113.

59. Marcheva N, Gerger K, Kran B, et al. Double-happy low contrast test compared to Pelli-Robson letter contrast test: A pilot study. *Optom Vis Sci*. 2014:e-abstract, 145112.

60. Chu MA, Bailey IL, Jackson AJ, et al. Measurement of contrast sensitivity in populations with severe visual impairment [abstract]. *Optom Vis Sci*. 2010.

61. Arditi A. Improving the design of the letter contrast sensitivity test. *Invest Ophthalmol Vis Sci*. 2005; 46(6):2225–2229.

62. Kong J, Johnson C, Mayer L. Visual fields in deafblind students tested with a new stimulus and kinetic double-arc perimetry [abstract]. *Optom Vis Sci*. 2012.

63. Legge GE, Ross JA, Isenberg LM, et al. Psychophysics of reading. Clinical predictors of low-vision reading speed. *Invest Ophthalmol Vis Sci*. 1992;33(3): 677–687.

64. Legge GE, Ross JA, Lubker A. Psychophysics of reading. VII. The Minnesota low-vision reading test. *Optom Vis Sci*. 1989;66:843–851.

65. Legge GE, Ross JA, Luebker A, et al. Psychophysics of reading. VIII. The Minnesota low-vision reading test. *Optom Vis Sci*. 1989;66(12):843–853.

66. Dickinson CM. Optical aids for low vision. In: Cronly-Dillon JR, ed. *Vision and Visual Dysfunction*. CRC Press, Inc.; 1991:183–228.

67. Dickinson C. *Low Vision: Principles and Practice*. Oxford: Butterworth; 1998.

68. Taylor JJ, Bambrick R, Brand A, et al. Effectiveness of portable electronic and optical magnifiers for near vision activities in low vision: A randomised crossover trial. *Ophthal Physiol Opt.* 2017;37(4):370–384.

69. DeCarlo DK, Bowman E, Monroe C, et al. Prevalence of attention-deficit/hyperactivity disorder among children with vision impairment. *J AAPOS.* 2014;18(1):10–14.

70. DeCarlo DK, Swanson M, McGwin G, et al. ADHD and vision problems in the national survey of children's health. *Optom Vis Sci.* 2016;93(5):459–465.

附录

附录 1

视觉与学习筛查表

| 姓名 | 年龄 | 年级 | 日期 |

您的回答将帮助医生更好地了解您的孩子,并解决他在视觉方面可能遇到的任何问题,请回答这些问题。

4= 总是　3= 经常　2= 偶尔　1= 很少　0= 从没有

1. 您对孩子的阅读能力了解吗?

　　4　3　2　1　0

2. 您的孩子在阅读时,是否会跳行 / 漏字?

　　4　3　2　1　0

3. 您的孩子阅读时,是否难以集中注意力?

　　4　3　2　1　0

4. 当有人给孩子读书时,他的理解力是否更好?

　　4　3　2　1　0

5. 您的孩子完成家庭作业是否很痛苦?

　　4　3　2　1　0

6. 您的孩子在合理时间内,完成作业是否有困难?

　　4　3　2　1　0

7. 您是否关注到,孩子写字母 / 数字会颠倒?

　　4　3　2　1　0

8. 您是否关注到,孩子的书写能力有问题?

　　4　3　2　1　0

9. 您的孩子在阅读或做作业时,是否经常头痛或眼睛不舒服?

　　4　3　2　1　0

10. 您的孩子乘车时,是否有晕车问题?

　　4　3　2　1　0

附录2

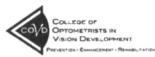

生活质量筛查表

患者姓名：_____

表格填写者：_____

日期：_____

最具代表性的症状	从来没有 0	很少 1	偶尔 2	经常 3	总是 4
近距离视觉模糊					
复视					
近距离工作头痛					
阅读时,感觉文字挤在一起					
眼睛灼热、发痒、流泪					
阅读时犯困					
一天结束时,视觉更糟					
阅读时,跳行或重复阅读					
近距离工作头晕/恶心					
阅读时,头部倾斜或闭上一只眼睛					
抄写黑板笔记困难					
避免近距离工作或阅读					
阅读时省略小字					
写字上坡或下坡					
难以将数字/列对齐					
阅读理解能力困难					
运动能力差或不协调					
阅读时离得很近					
难以保持阅读注意力					
难以按时完成任务					
做之前会说"我不可以"					
避免运动或游戏					
手眼协调能力不良					
书写能力不良					
无法准确判断距离					
动作笨拙,容易把东西打翻					
时间管理能力不佳					
不能很好地做出改变					
丢失物品或钱财					
晕车					
记忆力差					
每列总计	X0=	X1=	X2=	X3=	X4=
总计					

≤15 建议常规眼科检查

16~24 建议寻找视光学医生,进行发育的全面检查

≥25 可能存在发育性视觉问题,强烈建议寻找视光学医生,进行发育的全面检查